中国医药学术原创精品图书出版工程

第2版

口腔种植学
IMPLANT DENTISTRY

主 编　宿玉成

编 委　宿玉成　耿　威　戈　怡　李翠英
　　　　彭玲燕　陈德平　汪　霞　袁　苏

绘 图　袁　苏　宿玉成

秘 书　刘　倩　赵　阳　马　蕊　林　婷

U0391844

人民卫生出版社

图书在版编目（CIP）数据

口腔种植学 / 宿玉成主编. —2 版. —北京：人民卫生
出版社，2014
ISBN 978-7-117-19354-2

Ⅰ. ①口… Ⅱ. ①宿… Ⅲ. ①种植牙—口腔外科学
Ⅳ. ①R782.12

中国版本图书馆 CIP 数据核字（2014）第 132579 号

人卫社官网	www.pmph.com	出版物查询，在线购书
人卫医学网	www.ipmph.com	医学考试辅导，医学数据库服务，医学教育资源，大众健康资讯

口腔种植学
（第2版）

主　　编：宿玉成
出版发行：人民卫生出版社（中继线 010-59780011）
地　　址：北京市朝阳区潘家园南里 19 号
邮　　编：100021
E - mail：pmph @ pmph.com
购书热线：010-59787592　010-59787584　010-65264830
印　　刷：北京盛通印刷股份有限公司
经　　销：新华书店
开　　本：787×1092　1/8　印张：114
字　　数：1707 千字
版　　次：2004 年 10 月第 1 版　2014 年 8 月第 2 版
　　　　　2022 年 7 月第 2 版第 8 次印刷（总第 14 次印刷）
标准书号：ISBN 978-7-117-19354-2/R・19355
定　　价：1580.00 元
打击盗版举报电话：010-59787491　E-mail：WQ @ pmph.com
（凡属印装质量问题请与本社市场营销中心联系退换）

献给热爱和支持口腔种植事业的人们！

本书提示

编写本书的目的是推广口腔种植学的基础与临床知识,为口腔医学本科生、研究生和口腔医师从事科学研究和临床工作提供参考。本书所提出的观点是基于循证医学的文献和作者本人的观点。本书的主编、编委和出版社并不保证本书内容的完美性或绝对准确性,对使用本书信息所引起的任何损害(包括直接、间接或特殊损害,意外性损害,经济损失等)所产生的后果不负有任何责任。本书内容并不能取代医师对患者的个体评价,因此,当医师将其用于临床治疗时,治疗后果由医师自己负责。

口腔种植治疗的特点之一是必须使用种植体系统、骨增量材料和其他修复相关性材料。因此,在本书叙述临床技术时一定会涉及产品和材料,但并不代表作者和出版社推荐和认可其价值、特点或生产者的观点。

本书保留所有版权,包括但不限于文字、图片及视频资料。未经作者与出版社授权,不得修改、复制、网络传播本书部分或全部内容。在此严正声明,对于任何形式的侵权行为,作者与出版社将追究其法律责任!

本书提及产品时,尽量客观附带生产者的名称,并非代表本书在宣传其产品或产品生产者。同时声明,没有任何生产者向本书提供支持。

为避免产生歧义,本书的牙位描述均采用纯文字叙述的方式。

本书附赠网络增值服务,激活方法:
1. 注册并登录人卫医学网"网络增值服务"平台(zengzhi.ipmph.com)
2. 搜索并找到本书
3. 点击"激活",输入"激活码","激活码"在本书封底

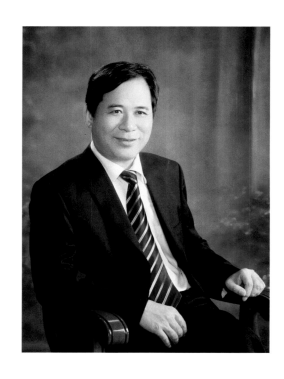

宿玉成

BDS，MS，DDS，PhD，EMBA，教授、主任医师
中国医学科学院北京协和医院（PUMCH）口腔种植中心主任、首席专家
北京口腔种植培训中心（BITC）首席教官
享受国务院政府特殊津贴

主要教育背景

- 医学学士（佳木斯医学院口腔医学系，1977 ～ 1982 年）
- 医学硕士（白求恩医科大学口腔医学系，1985 ～ 1988 年）
- 医学博士（吉林大学口腔医学院，2005 ～ 2008 年）
- 工商管理硕士（上海中欧工商管理学院，2002 ～ 2005 年）

主要工作背景

- 佳木斯医学院／佳木斯大学（1982～1999 年），助教、住院医师，讲师、主治医师，副教授、副主任医师，教授、主任医师，硕士研究生导师，硕士研究生培养点和黑龙江省口腔医学研究所创始人。曾任佳木斯医学院口腔医院颌面外科主任、口腔医院院长、口腔系主任、党委书记，黑龙江省口腔医学研究所所长，佳木斯大学医学院副院长。1991 年破格晋升为副教授、副主任医师，1994 年破格晋升为教授、主任医师，黑龙江省教委口腔颌面外科重点学科带头人。1993 年起享受国务院政府特殊津贴，主要研究领域为正颌外科学
- 邮电总医院（1999～2002 年），教授、主任医师，硕士研究生导师。曾任口腔科主任、副院长，主要研究领域为口腔种植学与正颌外科学
- 中国医学科学院北京协和医院（2002 年～ ），教授、主任医师，硕士研究生导师。曾任口腔科主任、副院长，现任口腔种植中心主任、首席专家，主要研究领域为口腔种植学

口腔种植学相关的主要学术兼职

- 北京口腔种植培训中心（BITC）首席教官
- 北京口腔医学会口腔种植专委会主委，中华医学会口腔种植专委会常委
- 国际牙医师学院院士，国际口腔种植学会（ITI）专家组成员
- 《口腔医学研究杂志》副主编，《中国口腔颌面外科杂志》《口腔颌面外科杂志》《中华老年口腔医学杂志》《中国口腔医学年鉴》《实用口腔医学杂志》和《中国口腔种植杂志》等多种杂志编委

口腔种植学相关的主要研究成果

- "牙列缺损与缺失种植修复的临床研究"，国家"十五"攻关计划课题（2004BA720A27，2004），课题负责人
- "口腔颌面种植的基础与临床研究"，2007年北京市科技进步三等奖，第一完成人

口腔种植学相关的主要发明与专利

- "颅颌面种植系统及其配套的手术器械"，国家发明专利（ZL 2005 1 0072388.7），第一完成人
- 微螺钉种植支抗系统，国家实用新型专利（2005 2 0107564.1），第一完成人

口腔种植学相关的主要著作与论著

- 主编《现代口腔种植学》，人民卫生出版社，2004年，6次印刷，共万余册
- 参编《口腔种植学》，全国口腔医学研究生教材，人民卫生出版社，2011年；第2版，2014年
- 《中华口腔医学杂志》、《口腔颌面外科学杂志》、《口腔医学研究》和《实用口腔医学杂志》等杂志发表论文25篇

口腔种植学相关的主要译著

- 《国际口腔种植学会（ITI）口腔种植临床指南，第1卷》，宿玉成译，人民军医出版社，2008
- 《国际口腔种植学会（ITI）口腔种植临床指南，第2卷》，宿玉成译，人民军医出版社，2009
- 《国际口腔种植学会（ITI）口腔种植临床指南，第3卷》，宿玉成译，人民军医出版社，2009
- 《国际口腔种植学会（ITI）口腔种植临床指南，第4卷》，宿玉成译，人民军医出版社，2011
- 《国际口腔种植学会（ITI）口腔种植临床指南，第5卷》，宿玉成译，人民军医出版社，2012
- 《国际口腔种植学会（ITI）口腔种植临床指南，第6卷》，宿玉成译，人民军医出版社，2014
- 《牙种植学SAC分类》，宿玉成主译，人民军医出版社，2009
- 《牙种植学的引导骨再生》，宿玉成主译，人民军医出版社，2011
- 《种植体周围炎：病因、诊断和治疗》，宿玉成主译，人民军医出版社，2011
- 《牙种植外科并发症—病因、预防和治疗》，彭玲燕、刘倩主译，宿玉成审校，2014
- 《口腔种植学的软组织美学》，戈怡、陈德平译，宿玉成、陈波审校，人民军医出版社，2008
- 《实用口腔种植学：治疗程序与临床技巧》，耿威主译，宿玉成、谭包生审校，人民军医出版社，2009
- 《即刻种植外科精要》，赵阳、林婷、马蕊译，宿玉成审校，辽宁科学技术出版社，2014
- 《即刻负荷临床指南》，林婷、戈怡、孙玉洁译，宿玉成审校，人民军医出版社，2014

口腔种植学相关的主要教育项目

- 口腔种植学方向的硕士研究生培养（1998年～ ）
- 国家级口腔种植继续教育项目（2007年～ ）：北京口腔种植培训中心（BITC）的口腔种植培训课程。迄今，已举办近百期培训课程、培训了近3000名学员
- "BITC口腔种植病例大奖赛"（2012年～ ），国内规格最高的全国口腔种植临床病例大奖赛，每年举办一次。主席王兴、刘宝林，执行主席宿玉成
- 《中国口腔种植临床精萃》（2013年～ ），国内最为经典的口腔种植临床病例荟萃，年卷版。人民军医出版社，主编王兴、刘宝林，执行主编宿玉成（2013年～ ）

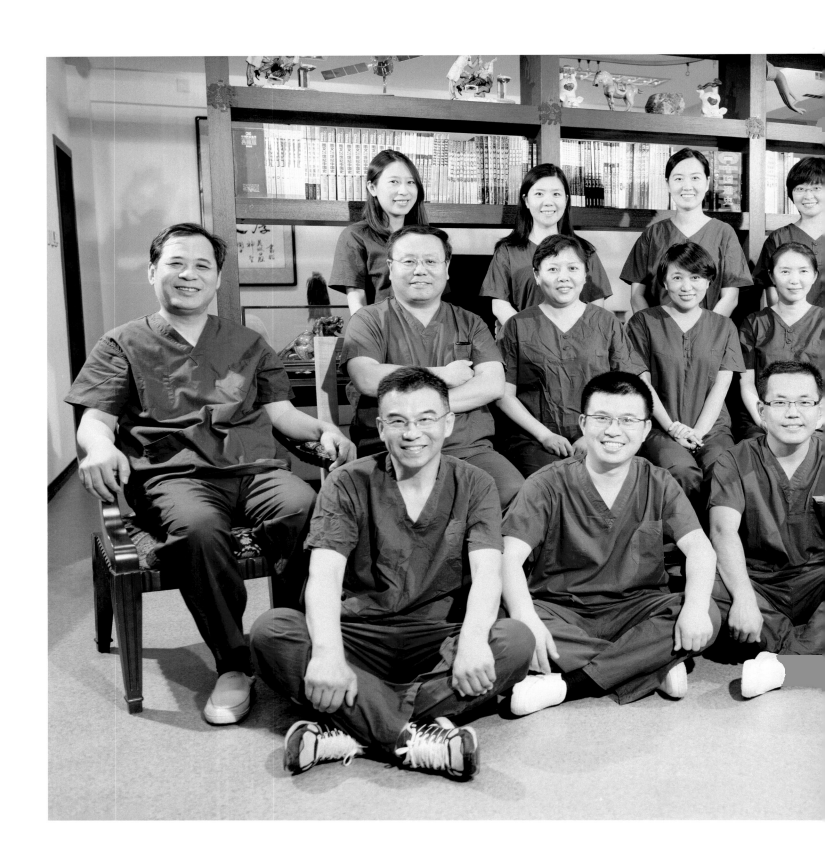

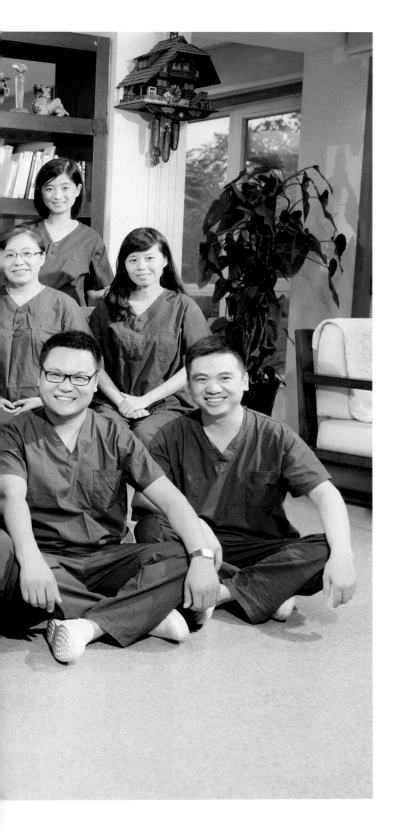

● 林　婷 ● 马　蕊 ● 皮雪敏 ● 孙玉洁 ● 刘　倩

● 宿玉成 ● 林润台 ● 赵　颖 ● 耿　威 ● 彭玲燕 ● 汪　霞 ● 戈　怡

● 袁　苏 ● 陈德平 ● 赵　阳 ● 倪以亮 ● 司武俊

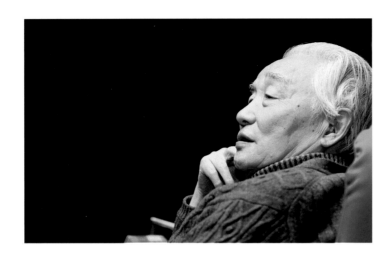

曾任上海第二医科大学口腔医学系主任、口腔医学院院长、附属第九人民医院院长、国际口腔颌面外科医师学会理事等职。现为中国工程院院士，上海市临床口腔医学中心名誉主任，上海交通大学口腔医学院名誉院长、口腔颌面外科教授、主任医师，博士研究生导师，中华医学会总会理事、中华口腔医学会口腔颌面外科专委会名誉主任委员，中国抗癌协会头颈肿瘤外科专委会名誉主任委员，香港牙医专科学院名誉院士及日本大阪齿大名誉教授，国际牙医学院大师（MICD）和 4 个国际学会院士或成员，《中国口腔颌面外科杂志》主编，北京口腔种植培训中心（BITC）名誉主席，享受国务院政府特殊津贴。

邱蔚六　序

2004 年，应本书第 1 版主编宿玉成教授之邀曾为《现代口腔种植学》一书作序。弹指 10 年间，我国口腔种植学迅速发展，口腔种植技术不但为临床医师广泛应用，也为不少患者所欣然接受。迄今，种植体的 10 年成功率已达98%，在某些医疗机构甚至更高。

经验源于逐步累积，一项成功的技术，特别是医疗技术需要时间和循证医学的考验。回顾我国开展口腔种植治疗 30 年的结果，可以再一次肯定口腔种植学具有良好的安全性和有效性，的确可以被称为口腔医学中继乙醚麻醉、氟化水源之后的第三次技术革命，也可以被视为类似现代物理学中被发现的、在口腔医学中的"上帝（希格斯）粒子"。它将进一步推动口腔修复、颅颌面赝复等学科中理念的更新和更替，并能达到生理功能恢复的满意度，从而保证患者的生活质量更大幅度地提高。

以宿玉成教授为首的团队是国内最早从事口腔种植工作的单位之一。近 20 年来，累积了大量的临床宝贵资料；不断进行技术改良；持续进行基础研究；连年主持国家级口腔医学继续教育项目，并专门设立了"北京口腔种植培训中心（BITC）"，培养近 3000 余名口腔种植临床医师，并取得口腔种植培训结业证书。这种集医教研于一体的模式是十分宝贵的经验，值得推广和借鉴。

在第 1 版基础上，本书增加了许多新内容、新经验以及新进展，图文并茂，印刷质量上乘。所有资料，包括实验研究和临床资料均详细列注，标注出处、作者和完成时间，体现出作者严谨的科学态度，可谓开国内的同类参考书之先河，十分可喜。也说明本书值得广为推荐，是十分可信、可靠的一本好参考书。

目前，口腔种植学已经逐渐形成口腔医学中一门新的学科，在口腔医学教育的新一轮规划教材中业已有独立的《口腔种植学》一书，然而在口腔医学临床单位中尚有不同的设置。例如有的单位已成立了独立的口腔种植科或中心，有的则分别属于不同科室：口腔修复科、口腔颌面外科，牙周科等等。显然，这是由于各医疗单位条件不同，以及不同学科的需求和出发点也各不相同而形成的结果。笔者认为：口腔种植没有科界，作为一项技术，各口腔医学亚科都可应用；但独立的口腔种植科或中心仍然需要。因为种植学的发展不但涉及口腔修复科、口腔颌面外科等各临床专科，也涉及生物材料、生物力学等学科。现在的种植科或种植中心尚需进一步加强充实人员，加强基础研究，力争出现高质量的国产种植体，才能降低高额的成本费用，进一步为广大的患者需求服务。各专科则应以自己的实际情况出发进行与自己专科有关的种植探讨和研究。例如口腔修复科当以研究种植治疗的后期修复为主；口腔外科应以研究即刻种植为主（因为他们拥有大量的拔牙患者）；牙周科当以探讨牙周病的种植适应证以及有关牙周病特点为研究对象；至于口腔正畸科无疑应当以支抗种植为研究目标。只有合理分工才能有助于我国口腔种植学的全面发展。

通过本书的出版，笔者欣喜地看到我们终于有巨著可以与国外口腔种植学优秀专著相媲美，从事口腔种植学的年轻一代正在茁壮成长。

十年磨一剑。本书由第 1 版的 20 章增加到 22 章，内容更加丰富。希望再过 10 年，本书除进一步丰富牙种植的内容外，还能按中国口腔医学体系，扩充第 3 版内容，将颅颌面缺损的赝复种植以及各专科种植特点等方面的叙述独立成章，并更名为《现代口腔颅颌面种植学》。

笔者还深深怀念和感谢我的好朋友，前吉林大学口腔医学院院长欧阳喈教授在建立"北京口腔种植培训中心"上所作出的巨大努力和贡献！

热烈祝贺《口腔种植学》第 2 版问世，深信中国口腔种植学将迎来更新的发展！

2014 年 7 月 3 日于上海

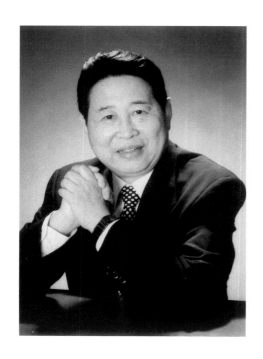

四川大学华西口腔医学院口腔颌面外科学教授，主任医师，博士生导师及博士后合作导师，日本齿科大学荣誉博士，国际牙医师学院大师。曾任华西医科大学口腔颌面外科主任、口腔医学院院长、口腔医院院长、口腔医学研究所所长、华西医科大学副校长、卫生部口腔医学重点实验室学术委员会主席等职。现兼任中华口腔医学会名誉会长，口腔颌面外科专委会顾问；台湾中山医学大学口腔医学院院长顾问。先后受聘为日本齿科大学、美国哈佛大学及韩国国立汉城大学等客座教授。卫生部有突出贡献专家，享受国务院特殊津贴。

王大章　序

　　用异体或异种材料植入人体以替代缺失牙的原始探索，已有几百年历史。到 19 世纪至 20 世纪中叶，随着工业和科技的发展，兴起了用金属人工种植体修复缺失牙的尝试，临床应用的探索此起彼伏，终因没有科学的理论指导，又无相应的科技发展支撑，加之，无原则的扩大临床应用，招致失败案例频发，令医患双方均惧而缩步，进而冷静反思原由，积极探寻振兴之路。及至 20 世纪 60 年代之后，特别是 1982 年在加拿大多伦多市召开的"Osseointegration in Clinic Dentistry"国际学术会议，对瑞典学者 PI Brånemark 提出的钛牙种植体与骨界面形成"骨结合"（osseointegration）理论取得共识，并经实践认定之后，种植义齿修复才走上健康、快速发展的阳光之道。继由相关学科的新理论、新材料和新技术交叉融合，逐步发展形成了令人瞩目、造福患者的现代口腔种植学。其临床治疗达到的功能、形态与美学俱佳之效果，使种植义齿修复成为 21 世纪人类失牙患者的福音和最佳选择。

　　我国的口腔种植学虽起步较晚，但学习借鉴了国际上口腔种植发展历程中极为宝贵的经验教训，特别是我国经济建设的突飞猛进、社会需求的促进，使之发展很快，亟需正确的培育引导。进入 21 世纪后，我国的口腔种植学逐渐发展成熟。为适应需要，国内学者相继发表出版了一批论述和专著，有力地推进了我国口腔种植学的健康发展和人才培训。由宿玉成教授主编的《现代口腔种植学》，于 2004 年由人民卫生出版社发行，迄今虽已多次重印，但仍被读者认购一空。该书出版发行后的十年，正值口腔种植学进入以循证医学与医学循证相辅相成、更加深入的发展阶段。口腔种植的科学理念和诊治原则业已确立并获共识；临床应用程序和技术已趋规范并日益完善；口腔种植的美学概念和要求备受关注；口腔种植学的应用范围也扩展进入颅颌面畸形与缺损的整复与功能重建领域。在此情况下，再次印刷原书已不合时宜。据此，在原主编宿玉成教授主持下，于原书第 1 版的基础上，以作者团队在其后进一步的基础研究和临床应用取得的新成果为重点，参考了国内外相关文献和共识性论述，重新组织编写了冠名为《口腔种植学》（第 2 版）的新著。本书在章节、内容及编排上，均较第 1 版有很大扩增和更新，涵盖了现代口腔种植学从基础到临床的完整内容。全书分为 22 章，约 900 页，配以图像 2000 余幅，着重介绍了近十余年来口腔种植学的新理念、新进展和新技术，包含了作者团队多年勤奋研究，勇于实践创新的心得荟萃。全书布局在系统完整的前提下，以理论与实践相结合，引导临床应用为轴线，论述简练，深入浅出，制图精美，切合实际。为增进读者对临床诊治程序和实用技术的理解，又选用展示了数个病例的诊治视频作为范例。对应用技术的难点和要点，加注了图文对照的讨论。

自从 1982 年笔者参加 "Osseointegration in Clinic Dentistry" 国际学术盛会之后，一直关注着国内口腔种植的发展。由宿玉成教授主编的《口腔种植学》第 2 版，可视为我国口腔种植学发展的一个缩影，从中可以看到国内口腔种植学界通过学习引进、辛勤耕耘、开拓创新，在基础研究和临床应用方面取得的快速发展与进步，令人欣喜、欢慰！

本书是一部全面系统、重点突出、思路清晰、脉络有序、承前启后、内容丰富、言之有理、论之有据的口腔种植学专著，又是一本图文并茂、新颖实用的向导丛书。既有益于口腔种植学医师的应用参考，又可供本专业研究生及住院医师（专科医师）培训与自学选用；对口腔医学各临床学科的医师，以及整复与重建外科医师亦可用为自学参考。

值此《口腔种植学》（第 2 版）出版发行之际，特致衷心祝贺！

王大章

2014 年 7 月 1 日于成都

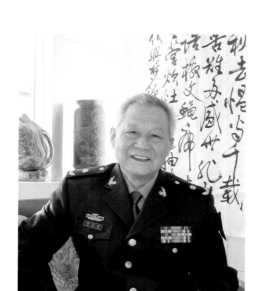

第四军医大学口腔医学院一级教授，主任医师、博士研究生导师，国际口腔颌面外科学会（IAOMS）会员、全军口腔医学专业学会学术顾问，曾首任中华口腔种植协作组组长及中华口腔种植专业委员会名誉主任委员、中华口腔医学会口腔颌面外科专业委员会副主委、中国生物医学工程学学会人工器官分会颅颌面种植学组副主委、《中国口腔颌面外科杂志》副主编及《中华口腔医学杂志》等11本杂志编委。

刘宝林　序

　　作为一个新兴的具有划时代意义的学科——口腔种植学，从 Brånemark 的理论基础被国际公认以来，已有近50年的发展历程了，我国涉及此领域虽然较晚，但后起直追之势也令人欣慰。1980年邱蔚六院士首次在口腔颌面外科大学教材中提及了牙种植的重要性；1982年作为唯一的中国学者参加了加拿大多伦多"骨结合会议"的王大章教授，第一时间在国内口腔医学国外分册中详尽地介绍了会议精神；90年代最初的几年，由于商业利益驱动，国内一度出现了无规范的"乱种"现象，作为中华口腔医学杂志主编的张震康教授于1995年在珠海组织召开了第一届"种植义齿工作研讨会"，尝试规范国内的口腔种植技术，此后我国的种植临床得以健康发展；2011年和2014年人民卫生出版社先后出版了研究生和本科生全国规划教材《口腔种植学》。

　　近30年来我国已较普遍地开展了口腔种植技术，但是与具有13亿人口的大国的需求相比还差之甚远，2013年国家卫生计生委提出了口腔种植技术管理规范，中国亟需培养更多口腔种植专业医生，"工欲善其事，必先利其器"，推出更多更好的专业学科教材、专著，则是首要之举。宿玉成教授十年前编写了《现代口腔种植学》，使国人受益匪浅。作为中国种植第二代人，宿玉成教授经过国内外广泛交流学习深造，经过"砥砺琢磨"的刻苦努力，编译了大量国外著名专家的口腔种植领域专著，并出版了亲自主刀的多项手术视频教材，积极参加国内外口腔种植专业学术会议，举办了多次 BITC 种植培训班，培训了众多专业医生。由此，宿玉成教授及其团队在口腔种植理论与实践方面达到很高的境界，对口腔种植有更透彻的理解。十年后他又再版了《口腔种植学》专著，2014年5月底笔者浏览了全书的梗概，并听取了宿玉成教授关于本书的出版目的与思路的详细汇报，留下了深刻的印象。可以看出，他和他的团队总结了近10年来所做的工作，并收纳了国内外口腔种植最新理论与技术，推出了一本全新并广涵现代口腔种植最新发展、理论与技术的巨著，可喜可誉！

　我认为此书有几个突出的特点。其一，国内同类专著中首次采用大开本、大图片，既有各种实用技术的基本理论和实验根据；又有详尽的极具规范的纪实性的手术操作和修复过程，使人赏心悦目。子曰："学而不思则罔，思而不学则殆"，朱子说"知其然，知其所以然"，此书充分体现了这种精神。其二，此书一改编写专著的常规，恪守了"循证医学"的原则，在文中采用了角注形式，这可使读者既能领略先进的理论与技术，同时又能查有实据，也是对引用文作者的尊重，提高了阅读的可信度。其三，全书共有 22 个章节，两千多幅精美清晰的图像，内容全面系统，囊括了口腔种植的基础理论和临床技术；书中还突出介绍了口腔种植数字技术的应用。对初学者、研究生和专业医生来说可谓是一本可供查询、答疑解惑的专业文库。其四，本书在口腔医学领域首次实现专著附加在线网络视频，以更加先进的手段传播医学知识。其五，人民卫生出版社的编审老师们也一改坐堂等稿、案牍来去的旧习，多次现场办公进行编排、修改，推出了一种创新的著作编审校对定稿模式。这将有利于提高作者与编辑的交流，有利于图书出版的质量，值得贺誉！

　宿玉成教授主编的《口腔种植学》第 2 版丰富了口腔种植学类专著的文库，也必将有益于国内口腔种植学的健康发展。同时，通过本书的基础与临床研究可以见证国内口腔种植学在短短的数十年间已经达到一个新的高度。纵观此书，也可以发现这是一本承前启后的巨著，也必将恩泽后人、惠及患者！

　值此宿玉成教授主编的《口腔种植学》再版之际，谨致由衷的祝贺！并祝愿国内口腔种植学再上新台阶！

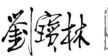

2014 年 7 月 2 日于西安

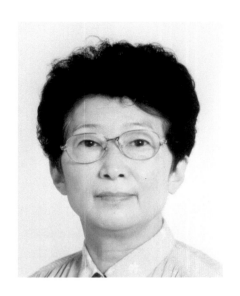

现任北京大学口腔医学院主任医师,教授,博士研究生导师,中华口腔医学会口腔病理专业委员会顾问,日本朝日大学客座教授。曾任中华口腔医学会第一届和第二届口腔病理专业委员会主委,北京大学口腔医学院病理科主任。主要研究方向为口腔组织病理学和骨代谢调控研究。

于世凤　序

　　口腔种植学在我国起步较晚,却是发展非常快的学科,涉及生物力学、材料学、口腔组织学、口腔解剖学、口腔修复学、口腔颌面外科学及牙周病学等多门学科。口腔种植技术现已成为修复牙缺失的主要手段之一。规范的口腔种植技术和良好的种植材料是确保良好种植临床远期效果的重要保证。

　　本书主编宿玉成教授及其团队,十多年来一直把临床实践与基础研究紧密地结合,辛勤并执着地开展了多项实验研究作为临床应用的科学依据。本着严谨务实的学风,自主创新,通过科学实验解决了临床的许多疑难问题,并不断地追求完美。这正是近十年来"转化医学"(NIH,2006)所积极倡导的实验研究成果尽快转化于临床应用,并根据临床存在的新问题,再从临床到实验室的双向互动转化。这也是本书的最大亮点,即是将临床应用与科学实验做了完美的结合,相互促进,提高临床诊治水平。

本书的另一特点是其内容涵盖比较全面,从口腔种植学的概念、发展史,到种植体系统及其组织学解剖学基础再到临床(包括设计方案、修复程序以及并发症的防治等)等诸方面进行了全面的阐述,信息量丰富,提出了丰富的临床种植成功经验及困难病例的处理意见和教训。本书还涉及工作经验、体会及理想的美学效果等问题,论述深入浅出,文字清晰流畅,结构严谨,图文并茂,基础扎实,是一部对临床应用具有指导意义的参考书。这本《口腔种植学》(第2版)将为规范国内口腔种植工作做出卓越贡献。

口腔种植之所以能够成功,是建立在发现纯钛种植体能够获得与周围骨组织的直接接触,Brånmark 将其称为种植体骨结合。种植体周围骨代谢是种植成功和维持种植体稳定的重要因素。宿玉成教授与他的团队在此方面做了大量的动物试验研究,为临床实践提供了组织学的支持与科学依据,并在本书中详细描述了在此方面所取得的成果。种植体研发必须建立在如何获得并长期维持种植体骨结合,而获得种植治疗的长期成功也是如此,尤其是患有骨质疏松症的群体。从本书中已经看到了国内学者对此方面的认识,这必将有益于口腔种植学的健康发展。

本书反映出主编具有深厚的文化底蕴及扎实的种植技能功底。作者出于对专业的挚爱和认真执着的科学态度,展现出与众不同的才华与天赋。常言道:实践出真知,真知靠勤奋和胆识;思维有多远,就能走多远。宿玉成教授正是这样一位对口腔种植专业痴迷、极富灵感的学者,多年来一直在孜孜不倦地勤奋工作和探索,并带领其团队谱写出常人难以完成的大型著作。

谨此祝贺《口腔种植学》(第2版)即将出版,并祝愿以宿玉成教授为首的团队,今后成为一支一流的创新团队,更上一层楼!

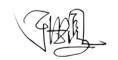

2014 年 6 月 23 日于北京

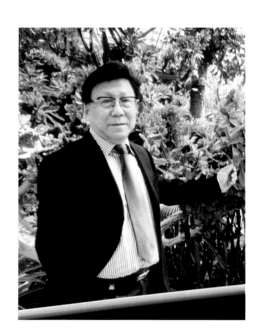

曾任武汉大学口腔医学院院长，口腔医院院长，口腔医学研究所所长，武汉大学医学院院长，国际牙科研究学会亚太地区联盟主席等职。现为武汉大学口腔医学院名誉院长、教授、博士研究生导师，台湾中山医学大学名誉博士，中华口腔医学会名誉会长、卫生部口腔教材评审委员会顾问、《口腔医学研究杂志》主编等职，被授予湖北省名师、全国高校教学名师，获"中国医师奖"。是卫生部有突出贡献专家、国家级有突出贡献专家，享受国务院特殊津贴。

樊明文　序

宿玉成教授倾心打造的巨著《口腔种植学》第 2 版即将问世。我之所以称之为"巨著"，一是因为本书字数多达百万，病例多，图片量大。二是其篇幅大，与国外同类型书籍相比，毫不逊色。三是增加了基于网络媒介的数字化动态视频资料（国内口腔学术专著首创），在国内外口腔医学专著中走在了前列。

该著作中使用的素材完全是自己的病例和病历记录，具有独立的知识产权，这与一般文抄公的作品有本质区别。近廿年来，医学界大量引进国外先进学术思想和技术后，逐渐开始有了一些完全经由中国医生之手治疗患者后总结出的经验。这样的作品实属难得，也极具参考价值。

口腔种植学作为一门新兴学科，于上世纪 30 年代兴起，继而在 20 世纪 60 年代由瑞典科学家 Brånemak 证实了纯钛种植体具有良好的生物相容性，并提出了骨结合理论。早期的种植技术并不为学界完全接受，但经过近数十年来的实践证明，口腔种植技术确实具有强大生命力。目前口腔种植学已经成为一门非常成熟的分支学科，被学术界广泛接受。在 Brånemak 种植体系统和 ITI 种植体系统的基础上，现在市场上已推出了一系列新的种植体系统。接受种植治疗的患者数量目前呈几何级数增长。学习种植技术，拓展种植治疗领域，已成为许多口腔医生的愿望。

因此该书的问世，对于学习口腔种植的医师而言是极好的借鉴。

我和宿玉成教授的接触已经将近25年，可以说是看着他从一名年轻医生成长为一名口腔种植学专家，他淡泊名利，但无论顺境与逆境从不言放弃、从无牢骚，是一名真正的乐观主义者。他经常与我交流思想、心得和在工作中取得的成绩。尤为让我高兴的是他尊师爱幼，打造了一个团结、乐观的团队，踏踏实实地展开着口腔种植学的医疗、教学和科研工作。

俗话说，十年磨一剑。从2004年出版的第1版《现代口腔种植学》至2014年的第2版《口腔种植学》，宿玉成教授的这支剑整整打磨了十年，让他花费了数年光阴，经历了数百个日日夜夜的苦心撰写。宿玉成教授是一个非常忙碌却又追求个人自由空间的人。尽管如此，他仍然可以整天将自己关在办公室内伏首工作，手不离电脑。与此同时，他也总是手不离香烟，在他的书桌上不仅可见成堆的参考书籍、无序排列的打印文稿，还有烟灰缸内数不清的烟头。他深知香烟对人体的危害，但是按照他的生活习惯，在节假日不出门诊时通常在办公室内从早上9点一直工作到晚上10点，我理解这时香烟是他的唯一慰藉。据说近一段时间以来他常常敲打键盘到半夜，白天还要承担繁重的临床工作。知道了他这样的奋斗精神，再从电脑中

看他的样稿，规范化的文字排列，精美的病例图片，逻辑清晰的文字和语言也就不足为奇了。这些精美的文字和图片无不展现出他过人的才气和辛勤劳动的成果。

这本书内涵丰富，涵盖了当前口腔种植学各方面的知识，包括了解剖生理、种植材料、各种种植治疗方法和各种类型的病例，图文并茂，文字深入浅出，易于学习。其中尽可能多地展示了作者团队和收集到的并发症病例，让这些教训启迪世人，让同行们避免同类错误。这些病例的公开表明了作者坦陈、豁达的胸怀，高尚的情操和敢于面对问题的勇气。

在他的著作完成之日，我荣幸地应邀作序，虽然口腔种植学并不是我的本行，但平时也涉猎过一些相关知识。应该毫不夸张地说本书是当前我国最完整的种植学著作之一。

对本书赞叹之余，也想坦率地提点建议，希望本书再版时增加一些相关内容，如牵引成骨在牙种植中的应用、微小种植体的临床使用等。但瑕不掩瑜，本书已然成为学习口腔种植的必读之作。

成书之日，我向宿玉成教授及其团队表示热烈祝贺并致以深深的敬意。

2014年6月21日于武汉

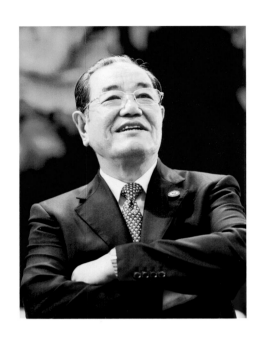

现任北京大学口腔医学院教授、博士生导师，中华口腔医学会会长，中国医师协会副会长，中华医学会常务理事，中国科协全国委员会委员，香港专科医师学院名誉院士，香港大学牙科学院名誉教授，美国 ADA 名誉会员，中华口腔医学杂志总编，中国口腔医学继续教育杂志总编，国际牙科研究会会员，国际牙医学院院士。曾任北京大学口腔医学院副院长、口腔医院副院长。享受国务院政府特殊津贴。

王 兴 序

　　宿玉成教授于 2004 年作为主编出版过一本《现代口腔种植学》专著，他也曾带领他的团队翻译出版了 14 本与口腔种植学有关的专著。这次他又带来厚达半尺的彩色打印书稿，请我为之作序。

　　这是他本人的第二本"口腔种植学"专著。毋需置疑，完成这样一本字数达 200 万字、彩色插图超过 2000 幅、在国内口腔医学专著中首开数字化视频先例的专著，是一个宏大工程，作者为之付出的心血可见一斑。但是让我吃惊的是这本专著的"形"和"质"。书中所有的病例图片均取自他本人和他的团队自己的病例，每一个病例的图片均注明了患者的基本信息。听说为了确保所选病例的真实性，本书编辑还曾花费几天的时间就书中采用的每一个病例图片与宿教授病例资料库中的原图一一做了查对。所有基础研究的病理切片（包括含有种植体的硬组织切片）也都是从他们团队自己的基础研究资料中选取，所有的模式插图也是由他们团队中的成员自己电脑绘制，这是其"形"。仔细翻看其章节结构，特别是展现出的各种种植外科技术、修复技术、修复体工艺制作技术及其达到的良好效果无不凝聚了作者及其团队的追求与心血！资料收集之完整，图像采集的水平之高，无疑将为本书增添不尽的光彩！其内容之丰富全面，编辑之用心，图片之精彩，为其"质"。这样一本有"形"有"质"的宏论巨著自然引起我诸多感叹！赞叹！

作为从 20 世纪 90 年代中期就介入我国口腔种植事业的一名老兵，看到这支队伍中一批中青年学术带头人的成长与成就，由衷地为之骄傲与自豪！在很长一段时间里，我们手头翻阅的口腔种植学专著还大多是国外同行的作品。我们国内的同道尽管也编辑出版了一些口腔种植学专著，但就其"形"与"质"和国际同道尚有差距。如今我们总算看到了中国作者完全采用自己的资料著书立说，出版一本从写作到编辑印刷可与国外同道的作品相媲美的口腔种植学专著，这可能是第一次。也许这是一个极好的开端与先例！我祝愿越来越多这样的专著问世！我相信阅读这样的专著，一定会对从事口腔种植的同道们有所帮助！也会为将要从事口腔种植的同事提供极有价值的参考！

自 20 世纪中期不断发展成熟起来的口腔种植学是口腔医学领域一个具有里程碑意义的重大进展。它不仅为数以千万记的牙列缺损和牙列缺失患者带来类似天然牙的舒适、美观和好用的义齿修复，而且日益深刻地改变着口腔医学的面貌，促进了口腔医学的不断进步与发展，造福广大的缺失牙患者。口腔种植学以其全新的理念、全新的技术以及无以伦比的修复效果极大地超越了传统义齿修复，已成为当今口腔医学领域中发展最为迅速的临床学科。正因如此，中华口腔医学会也已经连续三年打造"口腔种植年"并取得了预期的成绩。

现在越来越多的口腔医生、口腔医疗单位都在开展或准备开展口腔种植，越来越多的牙列缺损和牙列缺失患者在选择口腔种植修复。在一些经济发达国家选择种植修复的患者比例已达到 50% 以上，即使是在经济发展水平与我国类似的一些发展中国家口腔种植的发展速度也令人十分吃惊。例如两亿人口的巴西仅 2013 年种植体消耗量就已达到两百万颗。而拥有 14 亿人口的我国 2013 年的种植体消耗量仅有 45 万颗左右。由此看来我国口腔种植的发展，不仅与发达国家相比较仍有极大差距，而且远远满足不了中国老百姓日益增长的口腔健康需求。因此发展中国的口腔种植不仅任重道远，也是每一个中国口腔种植工作者不可推卸的历史责任。然而，合格的口腔种植人才（包括医生、护士和技师）的缺乏，是制约中国口腔种植发展最重要的因素，而这样的人才只能依靠不断的学习来培养来造就。

我相信，宿玉成教授主编的这本《口腔种植学》必将为口腔种植学人才的培养、专家团队的打造提供有力的支持与帮助，为我国口腔种植学的发展发挥积极作用。我愿意向各位热心的读者推荐这本专著，相信大家会从阅读这本专著中受益颇多！

在此，我也希望宿玉成教授和他的团队再接再厉、努力工作，为中国口腔种植事业的健康发展贡献力量。

2014 年 6 月 21 日于北京

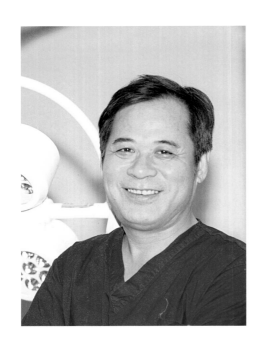

宿玉成

BDS, MS, DDS, PhD, EMBA, 教授、主任医师

中国医学科学院北京协和医院（PUMCH）口腔种植中心主任、首席专家

北京口腔种植培训中心（BITC）首席教官

享受国务院政府特殊津贴

前 言

第 1 版《现代口腔种植学》

第 1 版《现代口腔种植学》（人民卫生出版社，2004 年）的出版，至今已经过去了十年的时光。十年间，第 1 版《现代口腔种植学》六次印刷、印数过万，去年年底还在再次印刷。这似乎是一组极其单纯的数据，但就一本专业性质极强的专业著作而言，却蕴意丰富。换言之，这组数据体现了第 1 版《现代口腔种植学》的品质、读者的信任与热爱以及口腔种植事业的蓬勃发展之势。第 1 版发行之后，笔者曾接到许多专家、读者以及出版社编辑的修改建议，借此机会深表谢意。

口腔种植学十年间的发展

就口腔种植学断代研究而言，可以说口腔种植学的发展经历了三个阶段：以实验结果为基础的种植发展阶段（二十世纪八十年代之前）、以扩大适应证为动力的种植发展阶段（二十世纪八十年代至二十世纪末）和以临床证据为依据的种植发展阶段（本世纪初以来），口腔种植从实验室走入临床，从试验治疗演变为常规治疗，由一门治疗技术发展为一个口腔医学的分支学科。

第 1 版和第 2 版《口腔种植学》间隔的这十年，恰好处于以临床证据为依据的种植发展阶段（或称之为以循证医学研究为依据的种植发展阶段）。在此阶段，口腔种植的临床原则逐步确立，口腔种植的临床程序和临床技术日臻完善。其中，口腔种植美学的临床原则与风险控制受到了高度关注。这些进步与变化无疑是再版《口腔种植学》的推动力。

第 2 版《口腔种植学》

本书的编写，作者团队是基于口腔种植学的基础与临床研究，并参考相关的文献和共识性论述，较为全面地阐述了口腔种植的基础理论与临床实践。在基础理论方面，本书重点强调与临床密切相关的材料学、解剖学、组织学和生物学研究成果与进展；在临床实践方面，本书详细阐述了口腔种植的临床程序（诊断与设计、种植外科、种植修复和种植维护等）和临床技术，并以临床病例为主线，将其融会贯通。

本书，通过四条主线向读者全面展现了口腔种植学的发展与成就。其一，通过动物实验的组织学研究阐述了拔牙窝愈合、引导骨再生、拔牙位点保存和即刻种植的组织学愈合过程以及骨结合的发生与成熟过程；其二，通过解剖学研究阐述了牙缺失之后的解剖学变化及其对种植治疗的影响；其三，通过对种植体结构的研究阐述了种植体系统的设计和表面处理及其对种植治疗效果的影响；其四，通过对口腔种植治疗程序和技术的详细论述，展现了种植治疗所获得的理想功能和美学效果，并详细叙述如何获得之。

本书共计 22 章，图文并茂，附有 2016 张图片、18 张表格、4 类主要种植程序的视频资料。本书首度在国内原创口腔医学学术专著中附加视频病例资料，体现了纸制图书与网络媒介、静态平面图文与动态视频信息的完美结合。

本书是在家人的支持和鼓励下完成的。在此，感谢家人对我的支持与理解。你们理解我将时间和精力奉献于我所热爱的口腔种植事业。没有你们的分担与时间上的宽容就没有我的口腔种植事业，就没有本书。

本书也是我们团队的十年工作总结。在此，感谢我们团队的所有成员。本书的每一个文字、每一张图片、每一个病例和每一个观点都凝聚着你们的辛苦和汗水，都是赠送予我的永恒回忆，没有你们对事业的追求与忠诚，没有你们在临床中的日积月累，没有你们在成稿过程中的日夜煎熬，就没有本书。

本书也是我们团队与人民卫生出版社的合作结晶。本书的版式与设计将口腔种植的严谨与浪漫、科学与艺术、功能与美学融为一体。在此感谢本书的责任编辑、封面设计、版式设计老师，没有你们的催促与努力，就没有本书。

本书也是各位学术泰斗和同行朋友对我们团队支持的结果。在此，感谢邱蔚六老师、王大章老师、刘宝林老师、于世凤老师、樊明文老师和王兴老师长期以来对我们的教诲与帮助，并亲笔为本书写序，没有你们的支持就没有本书。

在本书即将出版之日，遗憾的是我的恩师欧阳喈教授未能亲眼目睹本书，没有您对我的教育就没有本书。

由于笔者平时临床工作繁忙和水平有限，本书肯定存在瑕疵甚至错误，敬请各位专家与读者斧正。

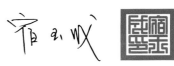

2014 年 6 月 20 日于北京

第 1 版　邱蔚六序

在过去的半个世纪，特别是在 20 世纪 80 年代以后，口腔种植已从一项新技术逐步发展成为一门新兴的学科，在发达国家已成为一种牙列缺损或缺失的常规临床修复技术。

我国是世界上最早尝试牙种植的国家之一。据记载，在 4000 年前就有人开始进行牙种植，但是只有在 20 世纪后期，特别是以 Brånemark 为代表的学者提出"骨结合"理论后，同时伴随着材料学的进步，牙种植才真正获得成功，并逐渐为口腔医学界所公认。我国对牙种植的研究和应用较欧美国家起步晚，但普及和发展的速度很快。原华西医科大学口腔医学院陈安玉教授等在国内最先开展研发工作；此后许多院校进行了种植系统的研发、基础研究和临床应用研究，相继引入国外一些知名的种植系统，使种植技术在全国范围内大规模开展起来。临床应用的范围，从常见的牙列缺损和缺失的恢复到外伤、肿瘤术后导致合并骨缺损的牙列缺损和缺失的恢复与再造，种植技术从单纯的牙种植到引导骨再生和骨移植技术等均已开展。

尽管如此，我们的研究深度及临床操作规范与发达国家相比，还有很大差距，对种植技术的培训还不能满足临床和口腔种植发展的需求。北京协和医院口腔种植中心较为全面地开展了口腔种植的基础研究和临床实践，积累了丰富的经验，在此基础上他们编著了《现代口腔种植学》一书，全面而系统地介绍了口腔种植的基础理论和临床实践，包括组织学、解剖学、材料学等基础研究和种植外科、种植修复、种植支抗及种植体维护等各种临床操作技术和理论。同时，本书不但介绍了国际知名种植系统在临床上的应用，还介绍了国内自行研发的种植系统的临床应用。难能可贵的是，几乎所有的图片和资料均为作者自己的研究成果，反映出国内口腔种植学的研究和应用已经进入一个新的阶段。

《现代口腔种植学》的出版为临床医师及从事口腔种植的研究人员提供了一本高水平、高质量的参考书，具有较高学术和实用价值，不但有利于规范临床应用，而且对进一步的研究工作也有所启示。

祝愿口腔种植事业健康发展！祝贺《现代口腔种植学》出版发行！

2004 年夏于上海第二医科大学口腔医学院

第 1 版 王兴序

20 世纪 60 年代，Brånemark 教授创立的骨结合理论奠定了现代口腔种植学的生物学基础，40 多年来，经过世界各国学者的大量临床实践和基础研究，口腔种植学已成为口腔医学领域中一门新的分支学科，有人将其称之为口腔医学领域的一场革命。它不仅是修复牙列缺损与缺失以及颌面部器官缺损、缺失的理想手段，同时也极大地推动了口腔医学的整体发展。口腔种植学的成熟与发展综合了口腔医学领域中的一系列新技术、新成果，例如种植体的材料、设计及表面处理、种植外科技术、种植修复技术、种植修复的技工室制作技术和种植体维护等。因此，成功的口腔种植修复是口腔医学中多学科、多种临床技术相互交叉相互融合的结果，它的成功实施也需要多学科口腔临床医护技人员的密切合作。

中国医学科学院北京协和医院口腔种植中心具有专门从事口腔种植外科、种植修复、种植体维护和种植修复技工等的医生、技工和护士，人才结构齐全。他们积极学习国内外口腔种植学的先进理论和经验，结合自己的临床实践，扎扎实实地开展口腔种植工作，并在实践中不断总结经验，不断总结自己的研究成果，在此基础上编写了《现代口腔种植学》专著。

这本专著系统地介绍了现代口腔种植学的基本理论和一系列规范的临床操作技术，涵盖口腔种植的组织学、解剖学、材料学、口腔种植外科技术、种植修复技术、种植支抗技术、种植体维护以及种植的适应证、禁忌证和并发症等。《现代口腔种植学》的出版是北京协和医院口腔种植中心宿玉成教授及其领导下的中心所有同仁们辛勤工作的结晶。该书图文并茂，内容丰富、详尽，展示了作者多年来在口腔种植学领域开展的一系列新技术，取得的新成果。本书的出版对促进我国口腔种植学的规范健康发展无疑具有重要意义，也为正在开展或将要开展口腔种植的同行们提供了一本很有价值的参考书。

从《现代口腔种植学》的出版发行，我非常高兴地看到我国口腔种植事业的蓬勃发展，看到在短短的十多年间，国内口腔种植所取得的巨大进步，同时我也为国内口腔种植学科队伍的不断发展壮大以及所取得的令人鼓舞的新成就而感到由衷的自豪。我相信有全国口腔医学工作者的团结进取，艰苦努力，我国的口腔种植事业一定会得到进一步的普及和发展，现代口腔种植学的一系列新技术、新成果也必将进一步推动我国口腔医学的发展，并为更多的患者带来福音。

2004 年 8 月 14 日于北京大学口腔医学院

第 1 版 前言

口腔种植技术已经经历了几个世纪的发展历程，但由于失败率较高，其发展和临床应用受到限制。直到 20 世纪，两项研究成果改写了口腔种植的历史：①四十年代，美国哈佛大学的 Strock 教授等研制的两段式根形种植体在临床应用中获得了长期成功，并开始进行动物实验探讨骨和种植体的结合方式；②六十年代，瑞典 Gothenberg 大学的 Brånemark 教授和瑞士的 Schroeder 教授等学者关于种植材料和骨 – 种植体界面的研究，提出了 "骨结合"（osseointegration）理论，两位教授分别发明了潜入式种植（Brånemark 种植系统）和非潜入式种植（ITI 种植系统）。这两项研究奠定了口腔种植的理论基础，由此，国内外学者进行大量的基础研究和临床实践，产生了各种各样的种植系统，形成了较为完整的基础理论，种植技术也趋于成熟，口腔种植学（oral implantology）开始成为一门新的学科。

口腔种植技术在发达国家迅速发展，成为牙列缺损和缺失的常规修复方法之一，其所具有的功能和美学修复效果是传统修复方法无法比拟的。虽然国内这一技术起步较晚，但其普及和发展的速度同样非常迅速，患者的接受程度很高。由于口腔种植技术具有一定的复杂性，口腔种植的临床工作往往需要经过专门培训。北京协和医院口腔种植中心从 2002 年开始定期举办口腔种植技术培训班，进行临床操作的模拟训练。本书是在培训教程的基础上进一步整理、编辑完成的。

本书命名为《现代口腔种植学》是因为：①口腔种植学作为一门学科，在发展过程中形成了许多理论体系、种植系统和临床操作技术，但有些已经很少使用，如纤维结合理论和纤维骨结合理论、其他材料的种植体和叶状种植体等，本书不再讨论和介绍；②以骨 – 种植体的骨结合理论作为种植体愈合的生物学基础；③以钛作为种植体材料；④以根形种植体作为常规种植体；⑤同时介绍潜入式和非潜入式种植的种植系统及其临床应用；⑥种植体植入应满足生物力学要求，达到较高的长期成功率；⑦种植修复应满足功能要求和达到完美的美学效果。因此，本书从临床实践出发，较为全面地论述了现代口腔种植的基础理论和临床操作技术，内容涉及口腔种植的解剖学、组织学和材料学等基础研究以及口腔种植适应证、禁忌证、设计原则和种植外科技术、种植修复技术、种植体维护技术和种植支抗技术等。全书共分二十四章，附 940 幅病例图片、模式图等，力争使读者全面了解和掌握现代口腔种植学的基础理论和临床操作技术。

在本书编写过程中，我们得到了中国工程院院士、中华口腔医学会副会长、中华口腔医学会口腔颌面外科专业委员会主任委员邱蔚六教授和中华口腔医学会口腔种植专业委员会委员王兴教授的指导和鼓励，并为本书作序，在此深表谢意。

本书在编写过程中得到北京协和医院口腔科和口腔种植中心同仁的大力支持。吉林大学口腔医学院欧阳喈教授一直对本书给予关注和支持；中国工程院院士曹春晓教授和北京航空材料研究院涂柏林教授对本书的材料学内容给予指导并审校了相关章节，侯淑娥高级工程师协助拍摄电镜扫描照片；北京协和医院内科学系徐作军教授对口腔种植中相关系统性疾病的处理原则和方案等内容给予指导，并审校了相关章节，放射科金征宇教授对 CT 研究内容给予指导，张云庆和王纭医师协助 CT 扫描；中国人民解放军总医院王东胜副主任技师协助制作硬组织切片；首都医科大学口腔医学院李翠英教授对组织学研究内容给予指导，并审校了相关章节，李玉京教授协助并指导偏光显微镜下的组织学研究，在此深表感谢。

袁苏同志为本书绘制所有插图，谷一同志为本书排版，北京协和医院鄢雪川、郭春岚医师认真阅读和校对，丁珊珊同志参与部分内容的初稿打印，在此一并致谢。

本书所有内容和图片除标注外均为北京协和医院口腔种植中心的研究内容和实验及临床资料。因为本书基本涉及了口腔种植的各个方面，内容较多，笔者水平有限，不可避免存在错误及疏漏之处，敬请广大读者指正，以利提高和改正。

宿玉成

2004 年 8 月于中国医学科学院北京协和医院

目 录

网络增值录像

　　　　种植诊断与设计程序
　　　　种植外科程序
　　　　种植修复程序
　　　　种植维护程序

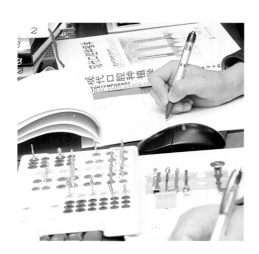

Chapter 1

Introduction

Su Yucheng

第 1 章　口腔种植学导论

宿玉成

1.1　口腔种植的学科概念

1.1.1　口腔种植的概念

种植和种植体

种植，在中文中主要是指植树、植花草和植农作物等。英文单词"implant"是一个合成词，由前缀"im-"加"plant"组成，即"im-plant"。单词"plant"，在英文解释中为植物（名词）以及种植或栽种（动词），为有生命的植物被植入在土壤中，或植入后的植物可以在土壤中生长。单词"implant"在英文解释中为植入身体中的无机材料或器官（名词）或植入过程（动词），为无生命的材料或器官被植入在有机体内，并且本身并无在机体内的生长发育的能力。由此看来，中文的"种植"并非英文的"implant"，而是与"plant"同义。但是多年来"implant"一直被"错译"为种植，并且已经被国内医师所接受，似乎成为一个约定俗成的新单词，即：中文的"种植"与英文的"implant"为同义词，并且具有动词和名词的性质。由于"implant"也具有名词词性，中文也翻译为种植体。

在医学中，种植体（implant）是一个相当常用的单词，如牙种植体、关节种植体、耳蜗种植体等，甚至骨折的固定夹板、结扎丝和心血管支架也被称为种植体。

牙种植体和牙种植

牙种植体（dental implant）是指锚固（anchorage）在颌骨内，为缺失牙的修复体提供支持或固位的无机异质材料。

牙种植（dental implant），就狭义而言是指牙种植体植入的外科程序；就广义而言是指牙缺失种植治疗的整个治疗过程。

牙种植技术

牙种植技术（dental implant technique），就狭义而言是指牙种植体植入的外科技术，包括引导骨再生等骨和软组织增量技术；就广义而言是指牙缺失种植治疗各种程序中所涉及治疗技术，包括种植外科技术、种植修复技术、种植工艺技术和种植体周围维护技术等。

1.1.2　口腔种植学的概念

口腔种植学的定义

口腔种植学（oral implantology），又称之为牙种植学（implant dentistry），是研究以植入颌骨内的种植体支持或固位修复体，用以修复牙列缺损和缺失的口腔临床医学学科。包括牙种植体及其相关材料的一系列基础和临床应用研究等内容。

半个多世纪以来，牙种植的研究始终没有间断，而 20 世纪 70 年代是一个重要的分水岭。虽然在此之前已经开始使用不同的金属材料制作根形种植体，但由于缺乏相关基础研究以及种植体失败率高，这一技术并未被医学界和患者广泛接受。

20 世纪 50 年代 Strock 等才开始进行牙种植的动物实验和开发分体式骨内种植体，并进行骨－种植体界面的研究，最终于 20 世纪 70 年代由 Brånemark 和 Schroeder 等分别创建了骨结合理论，拉开了广泛开展牙种植基础与临床研究的序幕。

迄今为止，牙种植技术已从早期的动物实验和临床试验，发展为涵盖基础、临床、种植材料、修复工艺和机械制造等组成方面的成熟学科。在基础研究方面，涉及（口腔）组织学、（口腔）解剖学、生物学、生物力学、生理学、化学和材料学等学科；在临床方面，形成了与口腔临床相关的诸多内容，包括种植诊断、种植外科、种植修复、种植维护及种植体周围疾病的预防和治疗等；种植材料研究已形成了诸多符合生物学和生物力学的种植体系统；种植修复工艺远比传统工艺涉猎广泛，而种植体系统的机械制造复杂、精密，并且日益符合临床需求。

牙种植学的概念已经被医学界广泛接受。但是，考虑到种植体能够和骨组织形成具有一定抗压力、抗拉力和抗剪切力特性的骨结合，并且具备骨感知能力，因此除了可以用于牙种植之外，也可作为正畸过程中的支抗，还可以支持和固位其他口腔颌面部人工器官,如义颌、义耳、义鼻等。因此,包括牙种植在内,口腔颌面部的种植统称为口腔种植学,或颅颌面或颅面种植学(craniomaxillofacial/craniofacial implantology)。

综上所述,口腔种植学的基础理论和临床实践涉及口腔医学、临床医学、基础医学、生物学、生物力学、生理学、材料学、化学等许多学科和领域,是现代科学技术和口腔医学相互渗透、融合的结晶。就口腔医学而言,口腔种植学将修复牙缺失相关的口腔基础医学和口腔临床医学的多学科、多专业融会贯通。换言之,口腔种植学涉及如下学科和专业:

- 口腔组织病理学
- 口腔解剖生理学
- 口腔放射影像学
- 牙槽外科学
- 口腔颌面外科学
- 口腔修复学
- 口腔修复工艺学
- 牙周病学
- …………

口腔种植学的研究内容

牙种植治疗的临床效果不断提高,这主要依赖于种植体系统和相关材料的发展与进步、牙种植临床治疗原则的确立和临床技术的进步以及牙种植学的循证医学研究。三者之间形成了口腔种植研究的良性循环,迄今为止,10 年的种植体总体存留率已经超过 95%,在某些医疗单位可以达到 98% 以上。

因此,目前口腔种植学研究的主要内容集中于如下几个方面:

- **种植体骨结合**　种植体骨结合是牙种植学研究的核心问题之一,包括获得骨结合的速度与长期稳定。
- **种植治疗的美学效果**　与传统的牙缺失修复相比,美学区种植治疗的优点不只在于咀嚼功能的恢复,更重要的是恢复软组织美学效果。目前,广泛的研究集中于如何规避种植治疗的美学风险,在最大程度上获得美学治疗效果并维持其长期稳定。
- **种植体周围炎**　已经意识到种植体周围炎对骨结合的破坏和对种植体存留的威胁,尝试探讨不同的治疗方法。但是,目前尚无系统、规范和有效的防治手段。
- **骨和软组织增量**　用损伤最小、术后反应最轻和周期最短的外科程序修复骨和软组织缺损,扩大种植治疗的适应证,并获得种植体周围骨和软组织的长期稳定。
- **种植体系统**　近 30 年来相关研究成果不断更新。种植体系统(包括种植体和基台等)的精度(工差)、几何设计和抗疲劳强度不断改善,显著提高了种植治疗的长期稳定性和成功率。种植体系统的研究主要包括:①种植体设计;②基台和相关部件;③种植体表面和表面处理,尤其是注重具备生物再生能力的种植体表面;④种植体材料。目前,钛作为骨结合种植体材料已经基本能够满足临床需要,但是仍然在尝试研究获得更快骨结合和更高机械强度的种植体材料。
- **引导骨再生材料**　进一步提高骨代用品和屏障膜的生物性能,加快新骨形成的时间并拓宽临床指征。

1.2 口腔种植学的产生与发展

1.2.1 种植体的产生与演变简史

种植治疗的临床概念

牙列缺损或缺失的种植体修复已经成为常规治疗手段。它的发展并非一帆风顺,是建立在无数次失败和成功的实践基础之上的。

从临床角度而言,种植体植入到修复体制作完成的过程始终包括种植治疗的诊断与设计、种植外科、种植修复(包括临床与技工室两个方面)和种植体维护等四个基本程序。而这些治疗程序又在不同程度上与种植体系统的研发密切相关。因此,现代口腔种植学是伴随现代牙种植体系统的研发和进步而发生和发展的。而牙种植体系统的研发标志着口腔医学与生物材料学、生物力学、应用化学和机械制造学等多学科的共同进步与相互融合。

因此,口腔种植学是口腔医学与许多相关学科进步与发展有机融合的结晶。从文献记载[1~4]中可以追溯其发展轨迹(表1–1)。

种植治疗的萌芽

牙种植的产生是从类似于现代的根形种植体开始的,至今已有几千年的历史。早在4000年前的中国、2000年前的埃及和1500年前的印加帝国,就曾有人类开始使用同种异体牙、动物牙和金属材料等替代缺失牙的记载,但目的纯粹是为了美学装饰,而不是恢复咀嚼功能。

公元1100年Alabucasim首先使用外科植入技术进行牙移植和牙再植,一度流行于法国和英国等欧洲国家的上层社会。但是,由于失败率高和担心传染结核、梅毒等原因,对牙移植持批评态度的人数逐渐增加。牙再植似乎是治疗牙缺失的一个选项,例如外伤脱位牙的原位再植、利用下颌智齿和正畸拔出牙在牙缺失位点的再植等。因为无法控制再植牙的牙根吸收,牙再植长期成功率一直受到质疑。因此,即便是在牙再植和牙种植研究的鼎盛时期,对种植体的研究并未停止。

种植体设计的探索

19世纪初期自然科学迅速发展,科学技术和知识在医学领域得以广泛应用,人们开始植入异质材料代替缺失牙。1807年Maggiolo使用金做成根形种植体,虽然只使用了14天,但启发人们开始尝试将不同的材料如金、银、陶瓷和象牙等做成牙的形状用于牙种植。

1891年Wright的异质种植体(一体式种植体)在美国获得首个种植体专利(图1–1)[5]。1906年Greenfield发明的种植体是使用24k金焊料焊接铱铂金属丝而成,其外形为空篓圆柱状,类似于现代的中空柱状种植体,并且为修复体提供了"固定基台(fixed abutment)"。他采用延期种植方案,种植窝用环钻制备,几周之后再安装修复体。1909年这种分体式种植体获得了专利(图1–1)。在临床应用了7年之后,于1913年公布于世。1937年Adams设计了螺旋柱状种植体和球形附着基台(图1–1),第一次考虑到了两段式的外科程序。虽然不知道这项专利是否被应用于临床,但已清楚地显示出他的设计和现代种植体的设计理念极为相似。1940年Bothe等第一次报告了骨和钛的"融合(fusion)"。

这个时期出现了很多种植体,但是由于缺乏实验研究的支持,并且临床失败率很高,这一技术仍未得到广泛应用。

Strock的研究

在20世纪50年代之前,开始了关于种植体生物学基础、设计和外科程序的研究,其典型的代表为美国哈佛大学的Strock。

1937年美国哈佛大学的Strock用钴铬钼合金制作了适用于一体式植入的螺旋状种植体,并植入犬体内,在115周之后对其进行组织学研究。同时他还将一体式种植体应用于临床,并在种植体上安装瓷修复体。Strock提出，良好的咬合关系是防止种植体受到咬合创伤和避免骨吸收的关键因素，并且首次获得 15 年的种植体长期存留。1939 年他对种植成功的描述如下："牙拔除后即刻种植，没有术后并发症，之后的放射线检查显示骨和种植体的完全结合（integration），组织学切片显示受植区组织与种植体相容"。

1946 年 Strock 又设计并在临床应用了分体式的螺纹状种植体，描述骨 – 种植体接触为"固连"（ankylosis）。Strock 很有可能是首次使用分体式骨内种植体者。该种植体是用钽金属柱手工制作，植入颌骨后缝合创口。在种植体完全愈合后，行二期手术暴露种植体，安装基台和修复体。Strock 设计的种植体愈合时间较长，甚至允许种植体埋置在黏膜下几年后才进行冠上修复。他植入的第一颗潜入式种植体在 38 年之后仍能行使功能（图 1-2）。由此可见，Strock 首次进行了种植的动物实验研究，确定了骨 – 种植体界面，应用分体式种植体进行了分阶段式种植，并且从机体反应、组织学切片和放射线检查等方面对牙种植的成功进行了评价，翻开了现代口腔种植的新篇章。遗憾的是当时这些研究和尝试并未得到足够的重视。

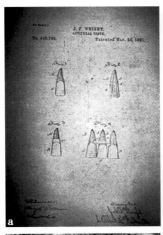
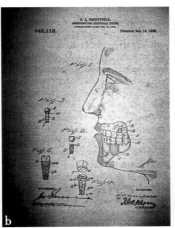

图 1-1　早期的种植体专利
a. Wright 一体式种植体（1891）
b. Greenfield 分体式种植体（1906）
c. Adams 分体式根形螺旋状种植体（1937）
引自：Bell.WH. Modern Practice in
Orthognathic and Reconstructive Surgery, 1992

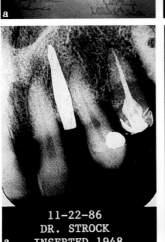
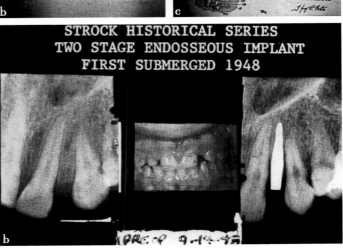

图 1-2　Strock 分体式种植体
a. 1948 年上颌左侧侧切牙位点种植体的
根尖放射线片
b. 功能性负荷 38 年之后的根尖放射线片
引自：Bell.WH. Modern Practice in
Orthognathic and Reconstructive Surgery, 1992

表 1-1 　口腔种植体研发年代史简表

年　代	材　料	形　状	外科技术	报告人
~2000BC	同种异体牙	同种异体牙	再植,无特殊技术	Marziani(1955)
~400BC	金、木和动物牙	牙形	再植,无特殊技术	Cockburn 等(1955)
1100	同种异体牙	同种异体牙	外科植入技术	Arnaudow 等(1972)
1647	同种异体牙	同种异体牙	再植,无特殊技术	Ulbricht(1989)
1756	同种异体牙	同种异体牙	第一个组织学检查	Hunter(1756)
1807	金	根形	使用 14 天	Jourdan 等(1807)
1863	瓷	根形	拔牙后种植	Mitscherlich(1863)
1906	铱-铂	篓形,中空状	延期种植,骨孔预备,种植体植入	Greenfield(1913)
1937	钴铬钼合金	螺纹状,并有冠上结构	即刻种植,首次组织学检查	Strock(1939)
	铱-铂	骨膜下金属丝网状,含 4 个基台	黏膜上印模	Müller(1937)
1943	钴铬钼合金	骨膜下金属支架	黏膜上印模	Dahl(1943)
1946	钽	螺纹状	潜入式	Strock 等(1949)
1947	钽	螺纹状	一段式,自攻性	Formiggini(1947)
1951	钴铬钼合金	骨膜下金属支架	暴露骨面印模,两段式程序	Ogus(1951)
1954	钽	带孔的盘状	延期种植,一段式	Marziani(1955)
1960	丙烯酸树脂	支架	两段式,三个月后功能性负重	Maurel(1960)
1962	钽	钉状	呈三脚架状植入	Scialom(1962)
1964	聚甲基丙烯酸树脂	根形	即刻种植	Hodosch 等(1962)
1966	纯钛	螺纹柱状	延期种植,延期负重,螺纹钻成形	Brånemark 等(1977)
	钛,钴铬钼合金	大孔叶状	用涡轮钻或摆动锯进行槽形骨预备	Linkow(1966)

表 1–1（续）

年　代	材　料	形　状	外科技术	报告人
1971	氧化铝陶瓷	螺纹状	延期种植,逐级骨预备	Sandhaus（1971）
	钽	钉状	成排钉入	Pruin（1971）
1974	钽	螺纹状	一段式,即刻负重,自攻性	Heinrich（Pruin,1974）
	钽	双叶状	槽形骨预备	Herskovits（1974）
1975	生物陶瓷	螺纹状	即刻种植,延期种植	Kawahara 等（1975）
	不锈钢	骨内螺纹状和叶状	需要口外切口	Small（1975）
1976	氧化铝陶瓷	锥状,根形	延期负重,牙龈愈合	Schulte 等（1976）
	钛浆涂层	柱状,具有内动部件	内冷,无负重愈合	Koch（1976）
	钛浆涂层	中空柱状,中空螺纹状	即刻负重	Schroeder 等（1976）
1979	钛	螺纹状	即刻功能性负重	Ledermann（1979）
1982	钛	柱状	几种修复治疗方案	Niznick（1982）
1987	羟基磷灰石涂层	柱状	外科程序和钛浆涂层一致	Thomas 等（1987）
1991	钛,喷砂酸蚀表面处理	螺纹状	非潜入式,潜入式	Buser 等（1991）
1999	钛,羟基磷灰石新涂层技术	螺纹状	潜入式	Burgess 等（1999）
2000	钛,电化学氧化表面处理	螺纹状	潜入式	Hall 等（2000）
	钛离子表面处理	螺纹状	潜入式	Maeztu（2000）
2001	钛可吸收性喷砂介质表面处理	螺纹状	非潜入式	Sanz 等（2001）
2004	钛,亲水喷砂酸蚀表面	螺纹状	非潜入式,潜入式	Buser 等（2004）
2005	钛,骨水平种植体	螺纹状	潜入式	Swartz 等（2005）
2008	钛锆合金,亲水喷砂酸蚀表面	螺纹状	非潜入式,潜入式	Gottlow 等（2008）

Brånemark 的研究

现代牙种植体诞生于一项与牙种植并不相关的基础医学实验研究。1952 年瑞典哥德堡大学的 Brånemark 开始用钛合金制作的观测器植入兔髁骨内，研究骨髓愈合过程中的血液微循环。实验结束后，在取出观测器的过程中偶然发现钛和骨发生了非常坚固的结合。他由此得到灵感，于 1960 年代初开始将钛应用于牙种植的实验研究。他将种植体植入犬的体内，在长达 10 年的种植体整合的实验研究中，没有发现不利于骨和软组织的反应。1965 年 Brånemark 开始将钛种植体应用于牙列缺失的种植治疗，经过 10 余年的临床研究之后，于 1977 年进行了种植治疗的成功报道，正式提出了"骨结合"（osseointegration）理论：在光镜下，活骨和种植体表面直接接触，并且比例不同。将能够获得骨结合的种植体称为骨结合种植体（osseointegrated implant）。

Brånemark 巧妙的创造了新名词"骨结合"（英文前缀骨 osseo- 与整合 integration 的合成词），尽管与之前学者使用的名词"骨融合（bone fusing）"或"骨固连（bone ankylosis）"在描述骨 – 种植体界面时的含义相同，但是"骨结合"既表达了骨 – 种植体界面的微观状态，也描述了种植体"坚固固定（rigid fixation）"的临床状态，并直接否定了骨 – 种植体界面的纤维结缔组织结合。Brånemark 的研究结果直接导致了早期"Brånemark 种植体"的诞生：商业纯钛、光滑表面的螺纹状分体式种植体，骨 – 种植体界面为骨结合，外科方式为分阶段式种植、潜入式愈合。

尽管 Brånemark 首次提出了骨结合的概念，并证实骨 – 种植体的直接接触是最佳的界面方式，但是在学术交流中这一观点仍然不能完全令人信服，其中一部分原因在于证实骨结合的方法欠佳。由于当时 Brånemark 还无法获得完整的骨 – 金属联合切片，所以是通过间接方法来证实骨结合，即：在含有种植体的动物实验标本上取出种植体，然后进行组织学检查，由于种植体周围的骨界面未发现纤维结缔组织，所以断定骨结合的存在；或者在机械力量下将种植体从活体动物的机体中强行拉出，由于种植体表面仍然存在骨组织并且没有结缔组织，所以断定骨结合的存在。

Schroeder 的研究

1976 年瑞士伯尔尼大学的 Schroeder 首次明确证实了骨结合在组织学上的存在。在 1970 年代初期 Schroeder 种植研究的起点即骨 – 种植体界面，证实种植体表面与骨组织直接接触，并称之为"功能性固连"（functional ankylosis）。Schroeder 发表其研究报告之后，在同期略早的文章发现中，Brånemark 已经将骨—种植体的直接接触定义为"骨结合"，因此放弃了"功能性固连"这一称谓，避免了不同命名可能产生的混乱（Schroeder 这一做法体现了学者风范，为学界所赞颂）。Schroeder 的研究结果直接导致了早期"ITI 种植体"的诞生：商业纯钛、光滑表面的中空柱状种植体，骨—种植体界面为骨结合，外科方式为一阶段式种植、非潜入式愈合。

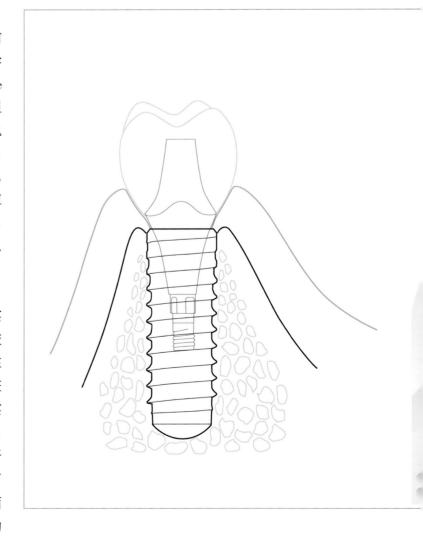

ITI 种植体的设计理念是种植体可以穿黏膜愈合，不需要暴露种植体平台的二期手术，简化了种植外科程序，并为种植体即刻负荷创造了条件。同时一体式穿黏膜愈合种植体的另一个优点是种植体骨结合与种植体周围软组织成熟同步发生（图 1-3）。

Schroeder 的另一个贡献是采用一种新的硬组织切片技术，不是像从前那样将骨和种植体分离，而是直接制作未脱钙的骨和种植体联合切片，因此获得了骨与种植体直接接触的组织学图片，此时骨结合的概念与理论开始被学界所广泛接受。Schroeder 的研究方法至今仍是种植系统研发的必经之路（图 1-3）。

"临床牙科学中的骨结合"学术会议

尽管种植治疗的理论基础已经建立，临床试验获得了初步成功，但是在以往种植治疗中种植体高脱落率的阴影笼罩下，口腔医学界对这些新进展仍然充满疑惑，漠视甚至拒绝种植治疗。为此，1982 年 5 月 Brånemark 倡议在加拿大多伦多大学召开了一次名为"临床牙科学中的骨结合（Osseointegration in Clinic Dentistry）"的国际学术会议，并向与会者全面展现了骨结合种植体的实验和临床研究结果。之后，口腔医学界迅速接受了种植体骨结合理论和牙缺失的种植治疗，开启了牙缺失种植治疗的新纪元。由此，Brånemark 被誉为"现代口腔种植之父"。同时在口腔种植学的年代史研究中，1982 年被认为是现代口腔种植学断代史纪元。

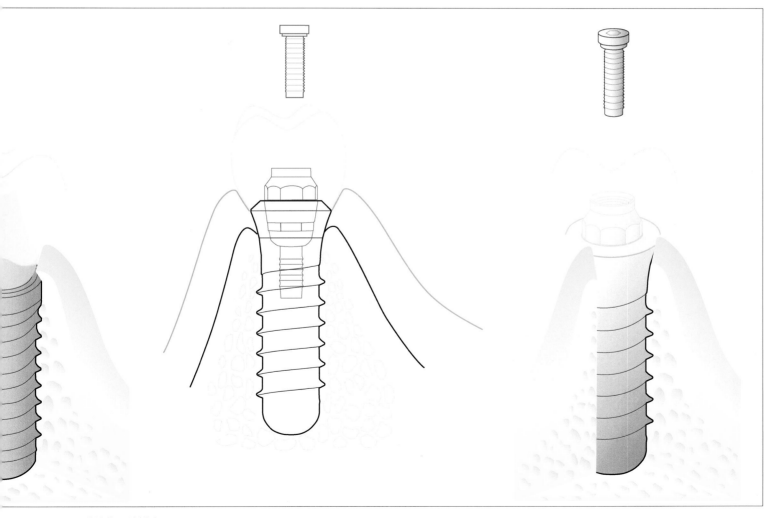

图 1-3 种植体设计模式图
左侧两个模式图示意分体式种植体，为 Brånemark 种植体的典型代表；右侧两个模式图示意一体式种植体，为 ITI 种植体的典型代表
模式图绘制：北京口腔种植培训中心 - 袁苏

1.2.2 种植体体系的成熟

1981 年 Brånemark 团队的 Albrektsson 等提出影响种植体骨结合的 4 个基本因素：
- 种植体的生物相容性、设计和表面形态。
- 受植床的状态。
- 外科植入技术。
- 负荷状态。

由此奠定了现代口腔种植理论的基础，其主要原则至今未变。同年 Brånemark 团队的 Adell 等发表了 15 年的临床研究报告，5 年以上成功率达到 90%。

在口腔种植的基本理论和基本临床技术得到统一之后，骨 – 种植体界面的生物化学、生物力学研究进一步深入，种植体的形状设计，尤其是表面形态的研究不断进展，对种植体的表面处理也从单纯增加种植体的接触面积发展到提高种植体表面的生物化学性能，显著扩大了种植治疗的适应证，提高了种植治疗的成功率和可预期性。例如在 1976 年 Koch 和 Schroeder 分别发明了钛浆喷涂（TPS）表面；1987 年 Thomas 等发明了羟基磷灰石涂层（HA）表面；1991 年 Buser 报道了大颗粒喷砂酸蚀（SLA）表面，并在 2004 年又报告了化学改良的亲水性大颗粒喷砂酸蚀活性（SLActive）表面。

至此，骨结合牙种植体体系的初步轮廓已经清晰：
- 主流是骨内根形种植体。
- 骨 – 种植体界面为骨结合，即种植体与骨组织的直接接触。
- 种植体材料为钛。
- 种植体为一体式或分体式。
- 外科方式为一阶段式或分阶段式种植。
- 种植体愈合方式为潜入式或非潜入式愈合。
- 种植体形状为螺纹状；种植体表面形态为微粗糙表面。

同时，伴随材料学、化学和机械制造业的发展，种植体的设计理念（包括：种植体的形状和表面形态，种植体 – 基台连接等）更加符合生物学和生物力学的要求，使得种植治疗的临床效果进一步提高。

1.2.3 口腔种植学的发展阶段

与任何医学临床学科的发展相同，口腔种植学经过早期的启蒙探索之后，进入了一个快速发展阶段。整体而言，口腔种植学的发展经历了三个历史阶段：
- 以实验结果为基础的种植发展阶段。
- 以扩大适应证为动力的种植发展阶段。
- 以临床证据为依据的种植发展阶段。

以实验结果为基础的种植发展阶段

20 世纪 60 至 80 年代，种植体设计与临床试验主要是依据动物实验的结果，这一阶段奠定了口腔种植学的理论基础：
- **骨 – 种植体界面**　确定骨 – 种植体界面为骨结合。
- **种植体**　种植体材料为商业纯钛或钛合金，种植体形状为骨内根形种植体。
- **种植外科的基本程序**　一阶段式和分阶段式种植体植入，潜入式和非潜入式种植体愈合。
- **种植体存留率**　此阶段的种植治疗病例选择以骨量和骨密度理想的延期种植为主，在有限的样本量中种植体存留率可达 90%。

以扩大适应证为动力的种植发展阶段

20 世纪 80 年代至 21 世纪初，骨和软组织增量技术日益成熟、种植体系统设计日臻完善：
- **牙槽嵴解剖**　牙缺失之后牙槽嵴的解剖学变化基本清晰，包括骨量和骨密度等方面。
- **微粗糙表面种植体**　种植体表面处理先由机械光滑表面（2 μm）过渡到粗糙表面（200～250 μm），例如钛浆喷涂（TPS）表面和羟基磷灰石（HA）表面；再过渡到微粗糙表面（10 μm），例如大颗粒喷砂酸蚀（SLA）表面。
- **引导骨再生（GBR）**　建立 GBR 的理论体系和临床程序，多数病例可以实现 GBR 同期种植体植入。
- **上颌窦底提升**　侧壁开窗上颌窦底提升或穿牙槽嵴顶上颌窦底提升，同期或分阶段植入种植体。
- **块状自体骨移植**　通过块状自体骨进行垂直向和水平向牙槽嵴增量，重建缺失的颌骨和颌位关系，分阶段或同期植入种植体。
- **牙槽嵴劈开**　通过牙槽嵴劈开，水平向扩张牙槽嵴，同期或分阶段植入种植体。

● **牵张成骨**　通过牵张成骨进行垂直向和（或）水平向扩张现存的残余骨量，同期或分阶段植入种植体。

以临床证据为依据的种植发展阶段

21 世纪初至今，形成了以临床证据为依据的种植理念，并逐步建立了相应的临床原则，主要成果如下：

● **生物活性微粗糙表面种植体**　化学方法改良微粗糙种植体表面，产生亲水性微粗糙表面种植体，加快了种植体愈合，可以在种植体植入后 4 周负荷。

● **牙龈生物型和笑线**　牙龈生物型、龈缘弧线和笑线不同，美学风险不同。

● **生物学宽度**　生物学宽度对种植治疗同样具有重要意义，包括种植体周围软组织的位置与稳定。

● **种植体植入时机**　明确了种植体植入时机的分类及其影响因素，即刻（Ⅰ型）、早期（Ⅱ型和Ⅲ型）和延期（Ⅳ型）种植。

● **种植体负荷时机**　明确了种植体负荷时机的分类及其影响因素，即刻、早期和常规负荷。

● **美学种植**　基本建立美学种植的原则和临床程序。

● **锥形束 CT 和 CAD/CAM**　相关学科的技术进步提高了种植诊断和导航能力，提高了种植修复的能力和精度。

● **种植治疗理念**　已经形成以修复为导向的种植治疗理念，对种植治疗的美学和功能效果产生了深远影响。

● **种植治疗的 SAC 分类**　在循证的口腔种植学临床研究基础上建立了种植治疗 SAC 分类，并有益于种植技术的培训和口腔种植的发展。

SAC 是目前口腔种植学唯一一个病例难度分级标准，将患者的各项临床指征与种植外科、修复、技工工艺和维护纵横连贯，为口腔种植的学习与治疗创造清晰的思路[6]。SAC 分类评价病例潜在的治疗难度和风险，可作为病例选择及治疗设计的指导原则。该分类从外科和修复两个方面将病例的复杂程度、治疗难度和风险分类为：

● 简单类（straightforward，低难度和低风险）。

● 复杂类（advanced，中等难度和中等风险）。

● 高度复杂类（complex，高难度和高风险）。

1.2.4　口腔种植学在中国的进展

进展略记

与西方发达国家相比，中国的口腔种植起步相对较晚，但口腔医学前辈和同行一直紧盯口腔种植学研究的前沿[7~15]。

● 王大章教授作为参加 1982 年多伦多"临床牙科学中的骨结合（Osseointegration in Clinic Dentistry）"国际学术会议的唯一一名中国学者，当年在《国外医学口腔分册》上发表了第一篇中文口腔种植评述（王大章，骨结合与牙种植）。

● 1982 年，发表第一篇口腔种植论著（陈志洪，《中华口腔医学杂志》）。

● 1991 年，出版了第一部口腔种植专著（陈安玉著）。

● 1993 年，口腔种植首次在统编教材中独立成节（邱蔚六主编《口腔颌面外科学》第 3 版，刘宝林编写"牙种植术"）。

● 1995 年，中华口腔医学杂志编辑部在珠海召开第一届口腔种植工作研讨会（张震康主持）。

● 1995 年，成立中华医学会口腔科分会口腔种植专业协作组（组长刘宝林）。

● 1996 年，发行《中国口腔种植学杂志》（王模堂主编）。

● 1999 年，召开上海国际颅颌面种植研讨会（会议主席张志勇）。

● 2000 年，召开第一届北京国际口腔种植学术会议（会议主席王兴、林野）。

● 2001 年，口腔种植首次在统编教材中独立成章（《口腔颌面外科学》邱蔚六主编，《口腔修复学》徐君伍主编，《牙周病学》曹采方主编）。

● 2002 年，成立中华口腔医学会口腔种植专业委员会（主任委员王兴）。

● 2004 年，人民卫生出版社出版《现代口腔种植学》（宿玉成主编）。

● 2005 年，成立国际口腔种植学会（ITI）中国分会（主席张志勇）。

● 2007 年，建立了第一个专业口腔种植培训中心（北京口腔种植培训中心，主席欧阳喈，副主席宿玉成、张志勇、谭包生）。

● 2011 年，出版第一部口腔种植学研究生教材（刘宝林

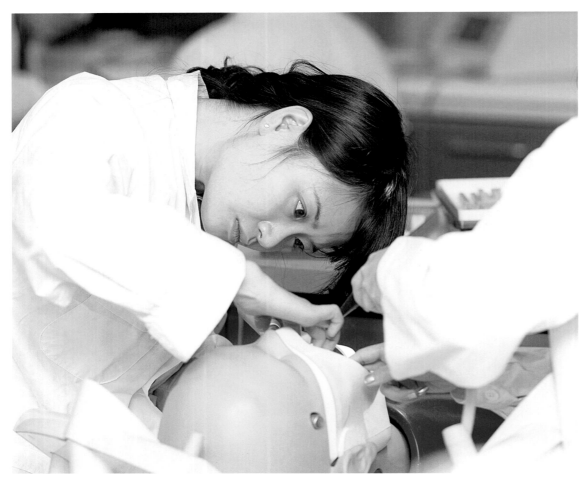

图 1-4　BITC 口腔种植培训课程
临床前培训中，学员利用仿真头模进行口腔种植外科和种植修复的操作训练

主编）。

- 2012 年，在西安举办第一届 BITC 口腔种植病例大奖赛（会议主席王兴、刘宝林，执行主席宿玉成）。
- 2013 年，人民军医出版社开始出版《中国口腔种植临床精萃》（年卷，主编王兴、刘宝林，执行主编宿玉成）。
- 2014 年，将出版第一部口腔种植学本科生教材（宫苹主编）。
- ………………

　　在此难以详细列举，谨向所有致力于推动中国口腔种植发展的专家致敬，并感谢他们为我们今天所从事和热爱的专业奠定了坚实的基础。

口腔种植专业的诞生

　　口腔种植事业的蓬勃发展，推动了口腔医疗机构中的专业建制，许多国家已经将口腔种植（或牙种植）列为独立的临床治疗科目。在我国，国家卫生部 2010 年 6 月 11 日发布"卫医政发〔2010〕55 号"文，列出了临床医学的诊疗科目，在口腔科中增列口腔种植专科（修订后口腔科的诊疗科目：牙体牙髓病专科、牙周病专科、口腔黏膜病专科、儿童口腔专科、口腔颌面外科、口腔修复专科、口腔正畸专科、口腔种植专科、口腔麻醉专科、口腔颌面医学影像专科、口腔病理专科、预防口腔专科），完成了口腔种植在行政法规层次上的临床专科建制。

口腔种植培训

口腔种植治疗的发展和普及速度之快，令人始料不及，在获得理想的功能和美学修复的同时，并发症风险也同时并存。因此，规范口腔种植的教学和临床也成为口腔种植学发展的重要组成部分。

医学本身具备的科学性、复杂性和易变性等特点，加之伦理学的道德要求，要求在医师实施任何临床实践之前必须接受严格、系统的教育和高质量的培训。目前的口腔种植教育有别于其他临床学科，因为口腔种植是一个新兴学科，目前的口腔临床医学教育体系还未作出适应性的结构调整。换言之，尽管在医疗中已经成为一个独立学科，但在医学教育中与种植相关的知识仍然分散于不同的学科之中，既没有系统的课程体系，也没有临床前的课间实习和生产实习课程。其次，在大量口腔种植治疗的需求下，原本的修复医师、外科医师、牙周医师和全科医师等，甚至是刚刚毕业的口腔医学生均开始涉足或从事口腔种植的医疗工作。但是，口腔种植学并未在其临床工作中建立完善的前期教育体系。因此，毕业后继续教育成为口腔种植培训的主要途径。

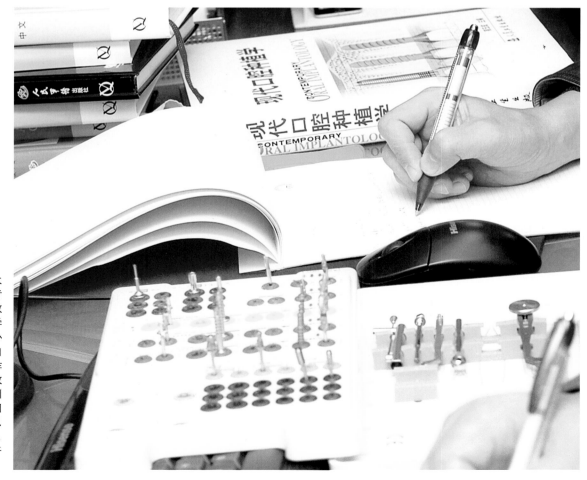

图 1–5　BITC 口腔种植培训
结合先进的同步摄录设备的大屏幕投影，学员通过国内外专家、教授系统全面的理论教学，深入学习掌握口腔种植学的历史和全面理论。培训中心以自己编写的论著、光盘和自译的国际领域内最先进论著作为培训参考教材；高水平的教官、教材和完善、先进的培训设施吸引了来自国内各地的同行学员。自 2007 年至今，已有 2000 余人在此接受过培训，这些学员成为了当地种植骨干或中坚力量

作为毕业后继续教育的口腔种植培训,包括研究生教育和学术研讨会等。但在国内外的主要教育方式还是大学、学会和专业机构的口腔种植培训课程,北京口腔种植培训中心(BITC)的口腔种植培训课程就是基于此建立的一个成功案例。这些培训课程通过系统的理论授课、临床示教、模拟操作、临床前见习和病例讨论等,全面系统地传授口腔种植的基础理论、临床程序和临床技术。总之,完善口腔种植的教学与培训,可以有效应对口腔种植的临床需求,推动口腔种植事业健康发展与普及(图1-4~图1-6)。

中国口腔种植的进一步发展

我国口腔种植事业迅速发展,在治疗技术等方面与国外的差距越来越小,但仍有亟待解决的问题。

● **自主产权种植体系统的研发** 尽管国内有关于种植体的大量研究,也有几个国产的种植体品牌,但目前仍没有形成具有自主知识产权的高质量种植体系统,仍在大量使用引进的国外种植体系统。国内医疗市场变成了国外各种品牌角逐的战场。因此,亟待产出具有自主知识产权的高质量国产种植体系统,以降低治疗成本、惠顾广大患者。

● **对种植治疗的专业定位** 国内种植治疗已快速普及,

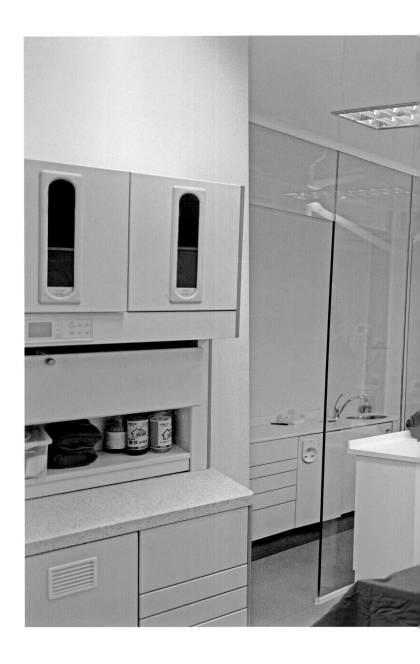

图1-6 BITC 口腔种植手术室
规范先进的医疗设备配合高清、实时同步直播系统,可将手术实况直接展示给培训教室的学员,使他们在理论教学、仿头模训练基础上,进一步高效实现了患者手术示教的目标

但是专业定位尚很模糊。就种植外科而言，其复杂程度和涉及领域已经超出了普通牙槽外科的范畴，还包括器官再造、骨和软组织再生等诸多方面。此外，还涉及修复、技工工艺和种植体周围维护等。缺乏正确的专业定位，就难以实现种植治疗的管理规范，不利于防范种植治疗失败的风险和由此引发的危害。

● **种植治疗的临床技术普及** 无论在国内还是国外，口腔种植的普及速度非常之快，其根本原因是多数病例的种植治疗可以实现牙缺失的相对理想的功能和美学修复，并可以获得长期成功。在中国，口腔种植快速

增长的另外一个因素是改革开放之后，人们的经济收入、生活水平以及对身体健康的意识和美学要求都在迅速提高，患者对种植治疗的要求也在推动着行业的进步。但是和中国国情一样，各地区发展不均衡，同一地区医院间的种植治疗水平也存在着差异。换言之，在国内有些医疗机构的种植治疗水平与国外先进水平相当，但许多医疗机构的种植治疗水平落后于、甚至是严重落后于国外的先进水平。因此高水平和规范的种植培训对提高种植治疗质量，推动种植治疗的健康发展尤为重要。

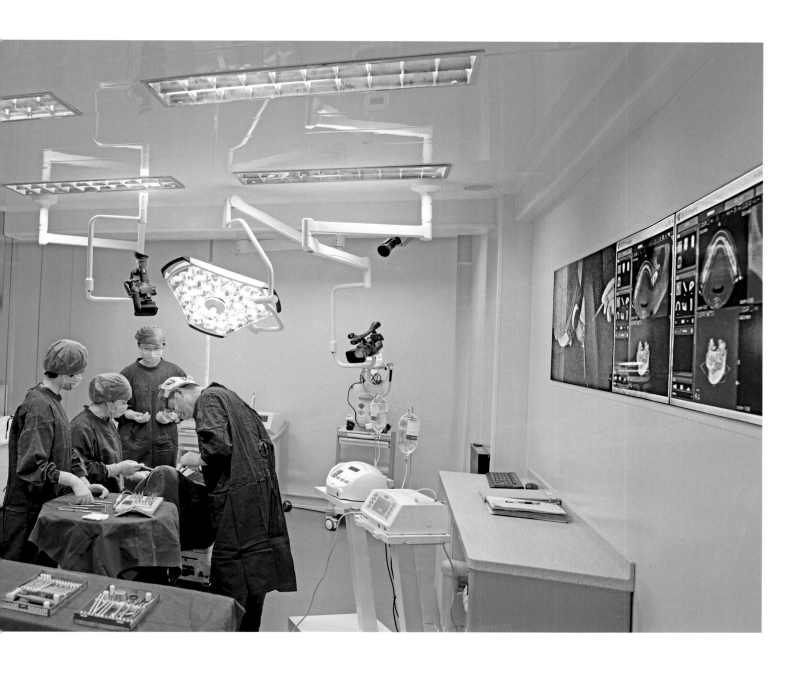

1.3　口腔种植的临床实践

1.3.1　种植治疗的特点

牙种植治疗具备口腔临床医学的普遍规律,但是也具备鲜明的自身特点。

多学科性

从临床角度,口腔种植学是一门涵盖多学科的口腔临床医学,其学科结构具备多学科性的特点。任何一个病例,甚至一个简单类的病例,也必定涉及口腔外科学、口腔修复学、牙周病学、口腔修复工艺和口腔维护等多种学科和技术;在种植外科中,尤其是复杂或高度复杂的外科程序,涉及牙槽外科、牙周外科、再造和修复外科等多种复杂技术。只有这些学科之间的交融与合作,才能获得长期稳定的美学与功能性治疗效果。

治疗程序复杂

在牙种植治疗的整个过程中,涉及种植外科、种植修复、种植技工工艺和种植维护等相对独立的治疗程序,而且这些治疗程序又相互影响,甚至互为因果,必须保证每个治疗程序均获得成功才能获得满意的治疗结果。

治疗周期长

从初诊到戴入最终修复体,整个治疗过程要经历数周,甚至长达一年的治疗周期,之后进入种植体和修复体的终生维护阶段,是一个漫长而有序的治疗过程。如此之长的治疗周期、多种治疗程序和频繁复诊,要求患者具备良好的依从性,确保每个治疗程序获得成功。

治疗方案的易变性

依据目前诊断条件,尽管采用锥形束 CT(或螺旋 CT)等先进的诊断技术进行术前检查和制订详细的治疗计划,鉴于复杂多变的解剖学状态和患者全身因素的影响,在实施治疗计划时往往存在变更治疗方案的可能性,尤其是高度复杂类病例,每一个治疗步骤的效果欠佳和失败都将影响到下一个治疗步骤的实施。因此,对复杂或高度复杂类病例,在制订治疗计划时必须取得患者对变更治疗方案的理解。

材料依赖性

成功的种植治疗高度依赖植入体内的生物材料(种植体和骨增量材料)、修复材料,并且需要特殊的外科和修复器械与设备。植入体内的生物材料必须是经过了动物实验证实和临床验证,并能保证种植体系统部件的不断供应,满足长久的种植维护。

治疗费用高

高昂的治疗费用会增加患者的经济负担,但是只为节约治疗费用而降低种植材料的标准和采用不合理的治疗方案会带来失败的风险。因此,尽管节约治疗费用将有利于患者,但其前提是所采纳的任何方案必须具备科学的证据。

并发症风险大

和牙缺失的常规修复手段相比,种植治疗或多或少都将增加患者的痛苦,一旦出现美学和功能性并发症或种植体失败,在治疗周期长和治疗费用高等叠加因素的影响下,很难获得患者的理解。因此,实施治疗计划之前患者的知情尤为重要。对严重并发症的处理,或种植体失败之后的再次种植治疗,将进一步增加种植治疗程序的复杂程度,影响获得种植完美的效果。因此甄别和规避种植治疗的风险极其重要。

1.3.2　种植治疗的临床实施

种植治疗程序和技术特点

按照种植治疗的流程,种植治疗过程(processes)包括种植诊断与设计、种植外科、种植修复和种植维护等四个方面的治疗程序(procedures)。每一种治疗程序均包含多种不同的诊断和治疗技术(techniques),其复杂程度决定了治疗的复杂程度。因此，只有在完全掌握各种诊断和治疗技术的基础之上，才能保证治疗程序地有效实施。

治疗程序的实施团队

临床上，并不苛求种植治疗团队的组织形式。种植治疗团队通常包括以下两种组织形式，各有优缺点。

一种形式是由种植团队多人合作完成治疗过程。种植团队由不同专业特长的专业医师组成，包括种植外科医师、种植修复医师、种植维护医师、技师和护士等。其优点是每个医师各有所长，有条件具备所在学科的丰富知识和经验，互补专长、共同完成各种病例的种植治疗。同时有利于医师集中精力，就种植治疗的某一方面展开科学研究。缺点是整个治疗过程中，每个专业的医师只完成本专业的治疗程序，因此需要各个专业的医师互相交流、密切配合，在了解所有环节的基础上高质量地共同完成整个治疗过程。

另一种形式是由种植医师独立完成种植治疗过程。优点是由同一个医师完成种植外科、修复、甚至种植体维护，医师掌握种植治疗的整个过程的所有程序，有利于与患者的沟通交流，并且方便复诊安排等。缺点是同一个种植医师需要完全掌握各种种植外科、种植修复和并发症处理等所有技术，对种植医师能力要求极高。

1.3.3 种植治疗效果的影响因素

纵观整个治疗过程，种植治疗效果受到四个相互关联的因素影响：医师、患者、生物材料和治疗方案[16]。

医师

在四项因素中，医师是治疗成功的决定因素之一。
● 医师筛选了患者，依据术前检查评估是否属于种植治

疗指征和是否存在并发症风险。
● 医师选择了生物材料（种植体系统和骨增量材料等）。
● 医师制定并实施了治疗方案。

换言之，医师的能力和经验是种植治疗成功的关键因素。通常，种植治疗属于择期手术，医师可以推迟或拒绝超出目前医疗能力和医师本人治疗能力的病例。

患者

患者是种植治疗的主体。患者因素包括如下方面：
● 依据术前检查，决定是否属于种植治疗指征，任何导致骨结合失败并且不能纠正的因素都被视为种植禁忌。
● 局部解剖学状态，将决定种植体植入时机、负荷时机和修复方案等。
● 确定种植治疗指征和选择治疗方案总是伴随一个术语"风险因素"。"风险因素"是一个代名词，指该临床条件或治疗技术可能导致不同程度的并发症、甚至治疗失败，或者患者的要求脱离目前的治疗能力。因此，发现、规避或消除种植治疗的风险因素是种植治疗计划的重要方面。

生物材料

种植治疗的生物材料通常包括种植体、屏障膜和骨代用品。临床上，选择生物材料需要遵循的基本原则是：基于动物实验和临床试验的科学文献，以证实所选择的生物材料具备最低的并发症风险和最高的治疗成功率。降低生物材料的成本对医师和患者均具备诱惑力，但前提是首先要满足选择生物材料的基本原则。

治疗方案

通常，同一临床指征可以选择不同的临床方案。但是，不同的治疗方案其治疗过程、治疗难度和并发症风险不同。种植治疗发展到目前阶段的一个显著优势是，可以基于循证医学的研究结果选择科学证据充分的治疗方案。

1.3.4 文献记载的种植成功标准

美国 NIH 提出的标准（1979）

● 种植体在任意方向上的动度小于 1mm。

● 放射线透射影分级，但是无明确定义的成功标准。

● 垂直向骨吸收不超过种植体的 1/3。

● 可经治疗控制的牙龈炎症。无感染症状，无邻牙损伤，无感觉异常及麻木，或下颌管、上颌窦或鼻底组织的损伤。

● 被认为成功的牙种植体，75% 的病例应行使功能服务超过 5 年。

Albreksson 和 Zarb 提出的标准（1986）[17]

● 种植体稳定；种植体周围无放射线透射区。

● 术后第 1 年内骨吸收小于 2.0mm，1 年以后平均每年骨吸收小于 0.2mm。

● 无疼痛、感染、神经损伤和感觉异常，无神经管损伤，修复体美观满意。

● 5 年成功率大于 85%，10 年成功率大于 80%。

国际种植牙专科医师学会提出的标准（ICOI，2007）

● 成功（最理想的健康状态）：行使功能时无疼痛或触痛、0 动度、与术后即刻相比放射线片显示骨吸收 < 2.0mm、无渗出物病史。

● 状况良好：行使功能时无疼痛、0 动度、放射线片显示骨吸收 2.0～4.0mm、无渗出物病史。

● 状况一般：行使功能时敏感、0 动度、放射线片显示骨吸收 > 4.0mm（少于种植体体部的 1/2）、探诊深度 > 7.0mm、可能有渗出物病史。

● 失败（临床或绝对失败），存在以下任一项：行使功能时疼痛、有动度、放射线片显示骨吸收 > 种植体长度的 1/2、无法控制的渗出、种植体已脱落。

1.3.5 国内提出的种植成功标准

珠海会议提出的标准（1995）[18]

● 功能好。

● 无麻木、疼痛等不适。

● 自我感觉良好。

● 种植体周围 X 线无透射区。

● 水平向骨吸收不超过 1/3，种植体不松动。

● 龈炎可控制。

● 无与种植体相关的感染。

● 对邻牙支持组织无损害。

● 美观。

● 咀嚼效率达 70% 以上。

● 符合上述要求者 5 年成功率应达到 85% 以上；10 年成功率达 80% 以上。

1.3.6 循证医学研究证据

鉴于种植治疗程序和种植治疗技术的复杂性和治疗方案的多样性，在目前的临床中除基于伦理的试验性治疗之外，均应以口腔种植循证研究的结果为依据。在口腔种植治疗中通常将种植治疗程序、治疗技术和治疗方案的证据水平分为以下四个等级[19]。

● 获得科学和临床的证实（scientifically and clinically validated, SCV）。

● 获得临床文献的充分证实（clinically well documented, CWD）。

● 获得临床文献的证实（clinically documented, CD）。

● 临床文献的证据不够充分（clinically insufficiently documented, CID）。

1.3.7　种植治疗效果的判定标准

任何疾病的治疗都有疗效判定标准,种植治疗也不例外。目前有许多标准可以用于疗效判定,但因种植治疗的发展阶段、种植治疗目标和判定目的不同差异较大。例如某些标准中加入以下内容:流行病学因素(判定种植体的成功率)、技术和机械并发症、种植体周围支持组织的生理和病理性变化等。事实上,种植治疗的判定标准应该是基于不同目的,例如:判定种植体设计(包括种植体形状和表面形态)或种植治疗方案等。

在临床上,我们团队是基于治疗方案设计、并发症处理、疗效判定和科学研究的目的,将种植治疗效果分类为成功的种植治疗、存在并发症的种植治疗以及失败的种植治疗。

成功的种植治疗

没有生物学并发症、美学并发症或不可逆的机械并发症和工艺并发症。

存在并发症的种植治疗

存在不可逆并发症的种植治疗,例如下牙槽神经损伤、邻牙损伤和无法恢复到满意效果的骨和(或)软组织退缩等。

失败的种植治疗

术中、种植体愈合期和戴入种植修复体五年之内种植体松动、脱落。

依据此标准,不评价种植体的美学效果(或软组织状态)时,只能用种植体存留或存留率进行表述。

1.3.8　种植体状态的判定标准

我们团队依据种植体周围骨和软组织状态,提出种植体存在五种预后:成功的种植体(successful implant)、存留的种植体(survival implant)、存在并发症的种植体(compromised implant)、失败中的种植体(failing implant)、失败的种植体(failed implant)。

成功的种植体

● 放射线检查种植体周围牙槽嵴顶骨吸收小于 2.0mm。
● 种植体无动度。
● 种植修复体功能正常。
● 患者感觉无异常。
● 正常维护状态下无生物学并发症。
● 美学区,无美学并发症。

存留的种植体

● 放射线检查种植体周围牙槽嵴顶骨吸收小于 4.0mm。
● 种植体无动度。
● 种植修复体功能正常。
● 患者感觉无异常。
● 正常维护状态下无生物学并发症。
● 美学区,无美学并发症。

存在并发症的种植体

● 种植体周围牙槽嵴高度不稳定,骨吸收超过 4.0mm。
● 种植体无动度。
● 存在生物学并发症,和(或)美学并发症。

失败中的种植体

● 种植体周围牙槽嵴高度不稳定,骨吸收超过 4.0mm,并且在持续吸收的进程中。
● 种植体无动度。

失败的种植体

● 种植体松动。

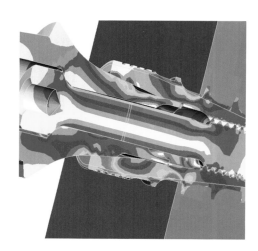

Chapter 2

Design and Material of Dental Implants

Su Yucheng

第 2 章　口腔种植的材料学基础

宿玉成

2.1 种植体系统

2.1.1 概述

牙种植体系统

无疑,牙种植治疗是建立在种植材料学基础上的牙缺失修复手段,种植体系统是牙种植治疗获得成功的关键因素之一。种植体系统的研究,已经形成了基础研究、种植体系统改进、临床应用和循证判定的一个循环式研究链,使得种植体系统不断完善和种植治疗技术不断改进,概念不断更新,临床疗效不断提高。

广义的牙种植体系统(dental implant system)是种植体、相关部件、操作器械和设备的总称。但是,习惯上称谓的种植体系统并不包括种植治疗的操作器械和设备。所以,本书中牙种植体系统的概念,在没有特殊注明时,只包括种植体、基台、修复结构和与之相关的其他部件。

牙种植体系统的称谓

种植体系统组成部件较多、结构复杂,迄今为止还没有完全统一的分类和命名。不同的制造商和医师、不同的文献与著作中,有时对同一个概念与部件称谓不同。混乱的结果不但影响了学术交流、知识普及和产品的正确使用,也影响了医患之间的沟通。究其原因并不复杂:

- 口腔种植学为新兴学科,年轻且发展迅速,在新的概念和设计出现时,往往没有及时交流和统一。
- 跨语种文字交流时,不同的翻译和转译产生了不同的名称。
- 种植体系统的材料、部件种类繁多,产生了命名的混乱。
- 有些口腔种植学的研究者和种植体系统的制造商习惯于按照各自的理解进行命名,甚至为标榜其产品有别于其他制造商的产品,故意别出心裁,使同类或同一个产品产生了众多的名称。

口腔种植已经由一种治疗技术发展为一门学科,学者们已经意识到准确、统一的术语对口腔种植医疗、教学和科研的重要性,出版了许多相关著作和文献[1]。因此,本书尤其强调专业术语及其相关解释。

2.1.2 种植体系统的分类

按照种植体功能分类

按照种植体所行使的功能,将种植体系统分类为:

- 牙种植体系统。
- 颅面器官种植体系统。
- 肢体种植体系统。
- 正畸支抗种植体系统。

牙种植体系统中只支持和(或)固位临时修复体者称之为临时种植体。发挥牵张成骨作用的种植体称之为牵张成骨种植体。

按照种植体植入部位分类

按照种植体植入的解剖学部位,将牙种植体系统分类为:

- 骨内种植体系统。
- 骨膜下种植体系统。
- 穿下颌骨种植体系统。

骨内种植体系统,除了常规植入牙槽嵴和(或)颌骨基骨外,还可以植入颧骨(颧骨种植体系统)和蝶骨等部位。

按照种植体形状分类

目前,在口腔种植学称谓的"种植体系统"为骨内种植体系统的简称。通常按照种植体的形状分类为:

- 根形种植体系统。
- 叶片状种植体系统。
- 盘状种植体系统。

按照种植体表面形态分类

按照种植体的表面形态和种植体表面处理方式,可以分类为:

- 光滑表面种植体。
- 粗糙表面种植体。
- 复合表面种植体。

2.1.3　根形种植体系统

骨内种植体系统的定义

骨内种植体(endosseous/endosteal implant)位于牙槽嵴和(或)颌骨基骨中,从冠方骨皮质穿入骨组织,但并不从根方骨皮质穿出。骨内种植体包括根形种植体、叶片状种植体和盘状种植体等。目前,后两种种植体已经被淘汰,在此只作为历史记述。

根形种植体系统的定义

牙种植体(dental implant)锚固于骨内,并与周围骨组织发生骨结合,固位、支持基台和(或)修复体。根形种植体(root-form implant)的形状特征是种植体的外形和单根天然牙的牙根相似,属于骨内种植体的一种类型。在描述种植体形状时,只要没有特殊说明,"牙种植体"均指根形种植体。

根形种植体系统的基本构成

根形种植体系统包括种植体、基台、修复结构和其他相关部件。通常,种植体和基台的研发进程代表了种植体系统的发展轨迹。

根形种植体系统的临床指征

根形种植体适合于各种类型的牙缺失和所有的种植修复方式:固定修复体(例如螺丝或粘接固位的单冠、联冠、桥等)和覆盖义齿等。

根形种植体的设计理念

种植体的设计是种植体研发的核心,也是实现种植体骨结合的材料学基础。基于其各自团队的研究,Brånemark 和 Schroeder 分别发明了 Brånemark 种植体和 ITI/Straumann 种植体,并称为骨结合种植体(osseointegrated implant)。之后,尽管新的种植体系统不断涌现,但基本上是延续以上两种系统的设计思路,在设计理念上进一步发展形成了三种基本类型,即软组织水平种植体、骨水平种植体以及平台转移种植体[2]。

根形种植体的基台设计

最早的基台设计是基于修复牙列缺失的骨内根形种植体。在当时,Brånemark 是从骨量和骨质良好、牙列缺失的下颌开始尝试种植修复。种植治疗的目标是牙列缺失的功能性修复,基台只是作为种植体的穿黏膜延伸部件,再用金属夹板式的修复结构将基台连接在一起,形成一个稳固的支架来固位修复体。因此,基台设计为中空柱状的分体式基台,依靠基台螺丝固位于种植体上。这种"桥墩样"结构获得了稳定的功能效果,但缺乏穿龈轮廓的考量,美学修复效果受到限制。为此,很快设计出 UCLA 基台,取消了之前的穿黏膜结构,在基台上直接铸造、烤瓷,修复体直接就位于种植体平台上,使其具有自然穿龈的感觉,改善了牙缺失固定修复的美学效果。在此设计思路的基础上,产生了个性化可铸造基台,基台和(或)修复体可以模拟天然牙的穿龈轮廓,并且适用于美学区黏膜较薄者。之后,UCLA 基台设计成为一种设计原则和理念。在此基础上,各种种植体系统都进一步研发出不同类型的基台:带有或不带有肩台,直基台或角度基台,螺丝或粘接固位基台,可铸造或预成基台,存在或不存在抗旋转结构等,并开始注重简便和美学,不再只是用于种植体的穿黏膜延伸。此外,伴随材料学和机械加工工艺的不断进步,CAD/CAM 基台和全瓷基台已经广泛应用于临床,同样也开启了功能和美学种植修复时代。

在长期的基础与临床研究中,种植体系统的材料和结构设计不断演化,不同的历史阶段其设计理念各不相同。但目前在总体设计理念与结构等方面已逐渐明确并日趋统一[1~13](图 2-1)。

种植体/组件	模式图	模式图	备注
基台螺丝			
替代体			替代体根据作用不同可以分为基台替代体和种植体替代体
开窗式印模帽			特指带有中央固位螺丝的印模帽，通过拧紧中央螺丝将印模帽固位于种植体
非开窗式印模帽			也称为卡紧式印模帽印模帽以卡紧的形式固位于种植体或基台上
种植体	骨水平种植体	软组织水平种植体	植入骨内，用于固位修复体。根据种植体平台与牙槽嵴顶的垂直向位置关系分为骨水平和软组织水平种植体

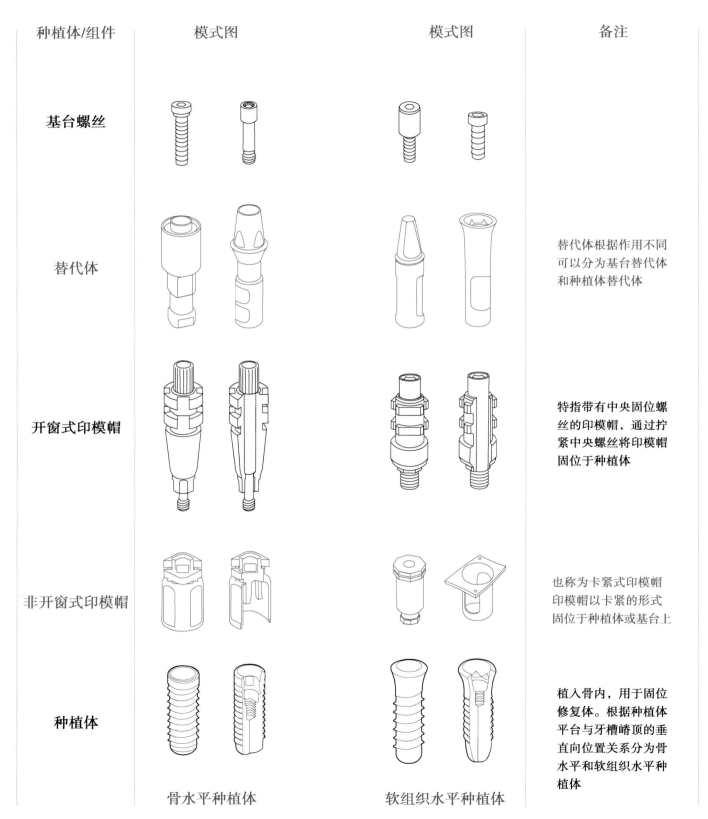

图 2-1 种植体系统的基本组成
以骨水平种植体和软组织水平种植体为例，图示种植体系统的基本构成　模式图绘制：北京口腔种植培训中心 - 袁苏

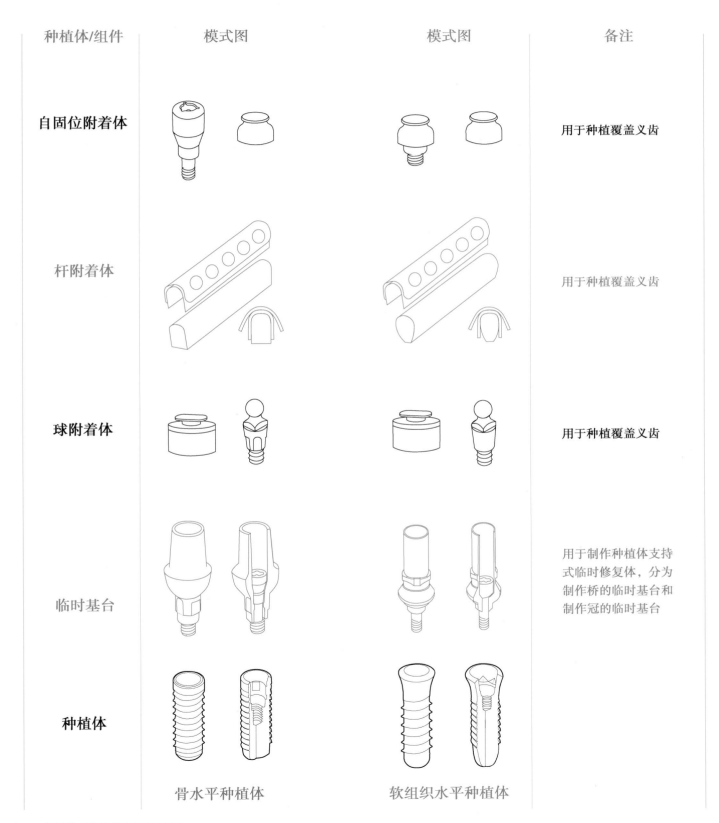

种植体/组件	模式图	模式图	备注
自固位附着体			用于种植覆盖义齿
杆附着体			用于种植覆盖义齿
球附着体			用于种植覆盖义齿
临时基台			用于制作种植体支持式临时修复体，分为制作桥的临时基台和制作冠的临时基台
种植体	骨水平种植体	软组织水平种植体	

图 2-1　种植体系统的基本组成（续）
以骨水平种植体和软组织水平种植体为例，图示种植体系统的基本构成　模式图绘制：北京口腔种植培训中心 - 袁苏

种植体/组件	模式图	模式图	备注
预成直基台	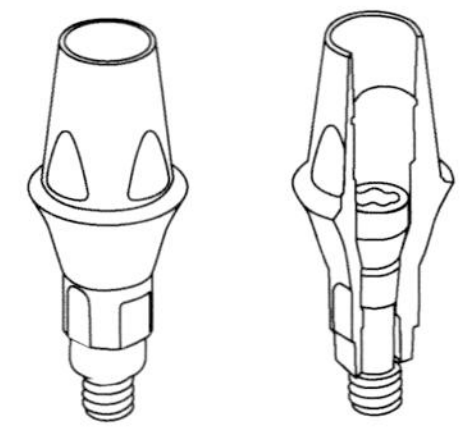	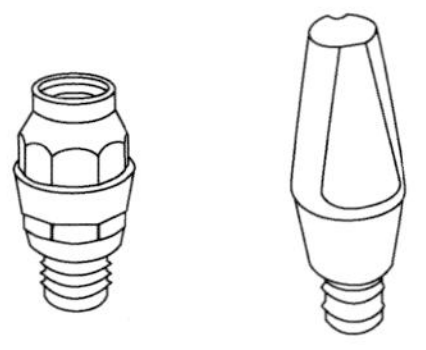	基台的长轴与种植体相同。根据与修复体的连接方式可分为粘结固位的基台和螺丝固位的基台
预成角度基台	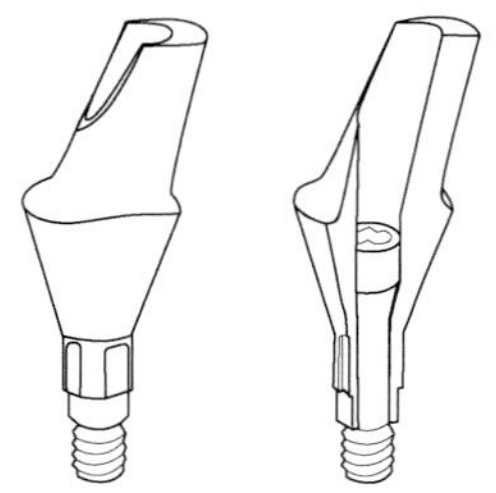	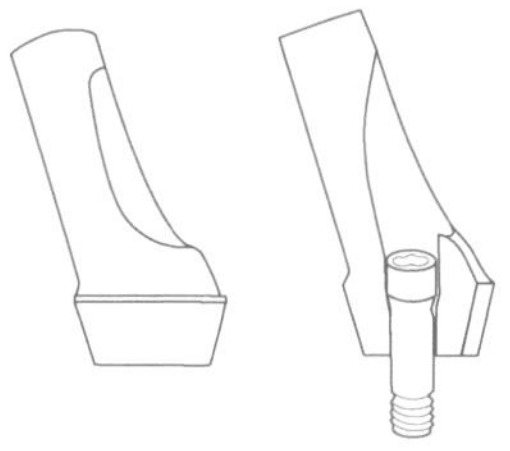	基台长轴与种植体长轴不一致。用于种植体植入角度不理想时
愈合帽	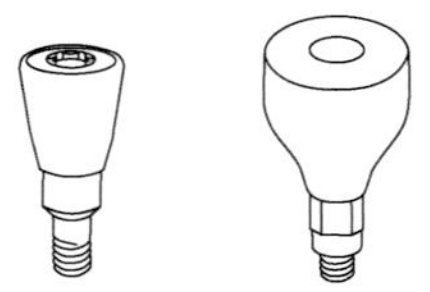	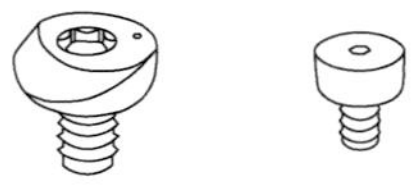	种植体修复前安装于种植体。用以成形种植体周围软组织
封闭螺丝	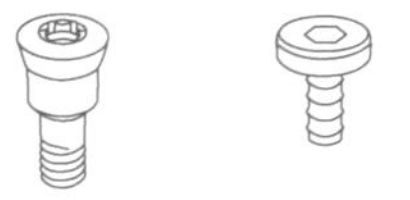	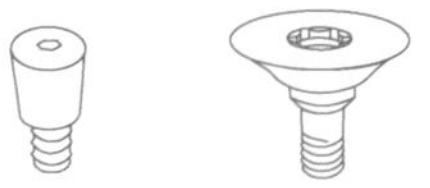	种植体植入后封闭种植体平台。用于潜入式种植
种植体	骨水平种植体	软组织水平种植体	

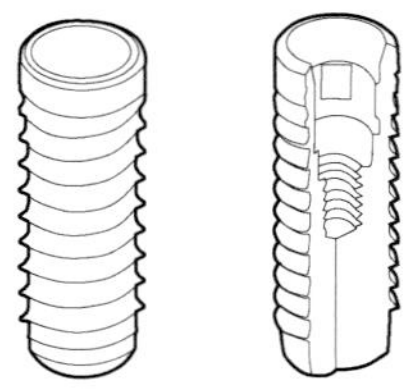

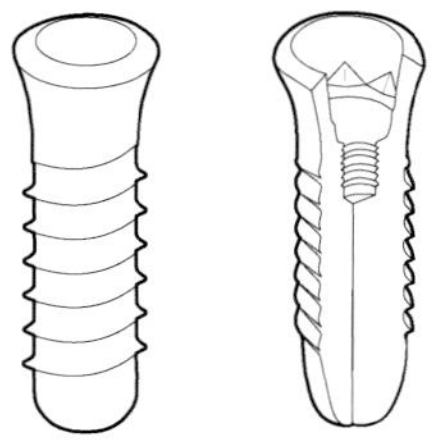

图 2-1 种植体系统的基本组成（续）
以骨水平种植体和软组织水平种植体为例，图示种植体系统的基本构成　模式图绘制：北京口腔种植培训中心 - 袁苏

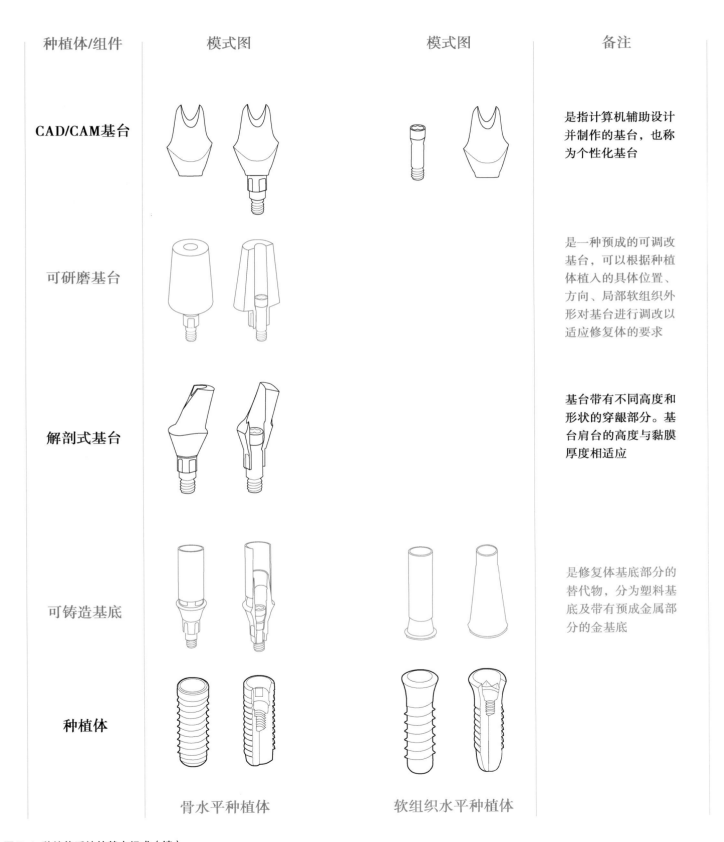

种植体/组件	模式图	模式图	备注
CAD/CAM基台			**是指计算机辅助设计并制作的基台，也称为个性化基台**
可研磨基台			是一种预成的可调改基台，可以根据种植体植入的具体位置、方向、局部软组织外形对基台进行调改以适应修复体的要求
解剖式基台			**基台带有不同高度和形状的穿龈部分。基台肩台的高度与黏膜厚度相适应**
可铸造基底			是修复体基底部分的替代物，分为塑料基底及带有预成金属部分的金基底
种植体	骨水平种植体	软组织水平种植体	

图 2-1　种植体系统的基本组成（续）
以骨水平种植体和软组织水平种植体为例，图示种植体系统的基本构成　模式图绘制：北京口腔种植培训中心 - 袁苏

2.2 种植体材料

2.2.1 种植体材料的生物性能

种植体材料和植入人体的其他材料一样,首先应当满足所有的生物性能要求。

生物相容性

任何植入人体材料的首要标准是具备生物相容性(biocompatibility)。生物相容性是一个宽泛的概念,是指材料与生物体之间相互作用之后产生的系列性生物、物理、化学等反应的一种概念。种植体材料的生物相容性包括:作为外源性物质(如金属)对机体不产生免疫反应、认同为自体组织,对周围和全身组织不产生细胞毒性,不引起组织的急性或慢性炎症反应,能够产生稳定的骨结合。

生物安全性

生物安全性(biological safety)是指进入人体的外源性物质必须无毒性、无刺激性、无致癌性和无致畸变性,对机体的正常代谢无影响。同时,在材料的降解过程中,中间和最终代谢产物也是如此。就种植体材料而言,金属材料本身不能产生裂变和被降解,能够实现骨结合的长期稳定。

生物功能性

人体内植入材料的目的是阶段性或永久性部分或全部替代某种组织和器官的功能。就种植体材料而言,应该与颌骨的弹性模量相匹配,替代缺失牙、支持修复体,并有效的承载和分散拾力。

2.2.2 种植体材料的化学性能

种植体材料的化学性能将影响种植体表面的稳定和周围及全身组织的反应。

化学稳定性

植入人体的材料(包括种植体材料)分为生物活性材料和生物惰性材料。

生物活性材料(bioactive material),或称之为生物反应性材料(bioreactive material),可以通过材料的部分溶解和释放离子来促进新骨的形成,例如玻璃陶瓷和磷酸钙陶瓷等。生物惰性材料(bioinert material),或称之为化学惰性材料(chemicall inert material),很少释放有害的离子和颗粒,基本不影响种植体的生理性愈合,例如氯化陶瓷和碳素等。

这些生物活性和生物惰性材料是最好的生物相容性材料,能够实现骨和材料表面的直接整合,而不存在任何结缔组织间隔。但由于其机械强度低,不能用于承载拾力的种植体的主体材料。

抗腐蚀性

对于植入体内的不降解金属材料,必须具有能够抵抗腐蚀(corrosion)的性能。金属腐蚀的本质是金属原子失去电子、被氧化的过程,可分类为化学腐蚀和电化学腐蚀。通常化学腐蚀是干性环境,又称之为干腐蚀,例如金属高温腐蚀时产生的氧化皮。电化学腐蚀是湿性环境,又称之为湿腐蚀。电化学腐蚀的主要原理是原电池腐蚀和浓差极化腐蚀。在潮湿的环境中,金属表面会吸附一层水膜。如果水膜呈较强酸性,H^+ 得电子析出氢气,这种电化学腐蚀称为析氢腐蚀;如果这层水膜呈弱酸性或中性时,能溶解较多氧气,此时 O_2 得电子而析出 OH^-,这种电化学腐蚀称为吸氧腐蚀,是金属腐蚀的主要原因。种植体材料要求具备抗腐蚀性,以保证种植体表面的稳定和种植体的机械强度。

2.2.3 种植体材料的物理机械性能

植入体内的材料应当与所替代组织相应的物理机械性能相匹配,包括拉伸强度、屈服强度、硬度和弹性模量等,承受机体内复杂的静态和动态应力,实现功能性修复(表 2-1)。

基于如上论述,将文献中具备广泛实验研究和临床应用的种植体材料分为如下三类:

工业纯钛

工业纯钛(commercially pure titanium,CPTi)和钛合金(titanium alloy material)完全能够满足种植体材料的生物、化学和物理机械性能(表 2-1),表面微粗糙化后能够获得良好的骨结合,使种植体在颌骨内保持长期稳定。

钛锆合金

钛锆合金(Titanium-Zirconium alloy,TiZr 合金)是一种新型的合金,钛锆合金种植体获得了与纯钛种植体同样优异的临床效果。

陶瓷

陶瓷种植体的研究一直受到关注。但成功的报道并不多见。较多的研究集中于三氧化二铝和二氧化锆,动物实验显示其骨 - 种植体界面与钛相似,但钛种植体的骨 - 种植体接触(bone-implant contact,BIC)略高于二氧化锆种植体。临床研究显示,三氧化二铝种植体 10 年的存留率和(或)成功率在 23%～98%。也有文献报道二氧化锆种植体 12 个月的存留率为 98%,21 个月为 84%。但缺乏有关陶瓷种植体稳定性的临床前实验研究。

2.2.4 钛及钛合金种植体

钛及钛合金具有比重轻、低密度、低模量、高强度、抗腐蚀性和生物惰性等特点,具有理想的生物相容性、化学稳定性和机械强度,是目前种植体的主流材料。

钛及钛合金成分

钛在地壳中储量丰富,约占地壳重量的 0.6%,在所有元素中排第 9 位,在常用金属元素中仅次于铁、镁、铝排第 4 位。

钛是元素周期表中第Ⅳ类 B 族元素,原子序数 22,原子量 47.90。纯钛密度低,约为金合金的 25%,钴铬合金的 50%。熔点为 1540～1670℃。钛无磁性,无导电性,导热性极低,放射线和核磁检查时金属伪影很小。

工业纯钛(CPTi)共有 4 个级别,溶有不同量的氢、氧、氮、碳和铁,钛、氧和铁的含量决定了纯钛的分级。Ⅰ～Ⅳ级纯工业纯钛中,钛含量(wt)99.175%～98.635%;氧含量(wt)0.18%～0.40%;铁含量(wt)为 0.20%～0.50%。从机械强度的角度考虑,种植体材料一般选用Ⅱ级以上的纯钛。

用于种植体材料的钛合金为六铝四钒钛(Titanium-6 Aluminium-4 Vanadium,Ti-6Al-4V),机械强度更高。因为含有铝和钒,目前只用于个别种植体系统中的细直径种植体,确保种植体 - 基台界面的机械强度,为种植体平台设计提供了发挥空间。使用 Ti-6Al-4V 时可以在组织内检测到其生物降解产物铝和钒,但对组织无害。

钛锆合金(Titanium-Zirconium alloy,TiZr 合金)是一种新型合金,其物理和化学参数的报道很少,但钛锆种植体的动物实验和短期临床研究已经获得了很满意的效果[14]。锆是稀有金属,具有极强的抗腐蚀性、极高的熔点、超高的硬度和强度等特性,由此显著提高了钛锆合金的机械强度。组织学研究显示,骨 - 种植体接触(BIC)方面,钛种植体为 75.4% ± 21.3%，钛锆种植体为 74.6% ± 15.3%；种植体周围骨密度方面，钛种植体为 50.4% ± 19.1%，钛锆种植体为 47.2% ± 12.3%[15]。

生物相容性和抗腐蚀性

钛及钛合金的生物相容性和抗腐蚀性取决于金属成分本身的稳定性和金属表面氧化层的稳定性。

● 纯钛和钛合金在暴露的室温空气和组织液中，均可以获得被动形成的表面钛氧化层。氧化层厚度不均，从几十纳米（nm）的非晶氧化膜到 100% 二氧化钛（TiO_2 金红石陶瓷）组成，约在 17～200nm 范围内。氧化层具备优异的生物相容性和骨结合能力。

● 钛及钛合金表面的氧化层具有很好的化学稳定性，减少了生物腐蚀现象的发生。

● 种植体植入颌骨后，处于封闭的环境中，被刮掉氧化膜的部分在体内将被重新氧化。这是钛作为种植体材料的重要特性之一。

机械强度和弹性模量

和大多数金属材料相比，钛的弹性模量和拉伸强度较低，相关机械参数最接近骨皮质。钛的拉伸强度是颌骨骨皮质的 10～15 倍，完全可以满足种植体设计的强度要求。

钛种植体的抗疲劳强度比抗拉强度小 50%，在承担拉力、剪切力负荷的区域，种植体外形应避免形成过锐的角和过薄的断面。钛的弹性模量比骨皮质大 6～7 倍，这种特性对实现机械应力的转移和恰当分布很重要。钛锆合金的机械强度比纯钛高 50%，扩大了细种植体的临床应用指征。

机体的许多组织和器官可以用具有生物相容性的材料来替代和修复，如关节头置换、血管支架植入和骨折的固定等。口腔种植修复所处的环境及其功能具有更明显的特殊性和复杂性。种植体被植入颌骨硬组织中，穿出覆盖在骨组织表面的软组织进入口腔内，支持修复体。就所处环境而言，种植修复整体上以软组织生物学封闭为界，分别处于机体的内、外环境中。就种植修复的功能而言，修复体将𬌗面的咀嚼应力传递到种植体，继而分布在周围的软组织和硬组织中，机械应力经过修复体、种植体和种植体表面的系列转移，最后向周围的支持性骨组织分散。因此，作为牙种植体材料必须满足更多的要求。

有多种因素影响种植体骨结合。就材料学因素而言，决定性因素包括材料的生物、化学和物理机械性能，以及种植体表面性能（表 2-2）。

表 2-1　数种可作为种植体材料的金属及其机械特点

金　属	成　分	弹性模量*	抗拉强度**	性　质
钛	99⁺Ti	97（14）	340～550（35～80）	氧化钛
钛-铝-钒	90Ti-6Al-4V	117（17）	86～896（125～130）	氧化钛
钴铬钼	66Co-27Cr-7Mo	235（34）	655（95）	氧化铬
不锈钢	70Fe-18Cr-12Ni	193（28）	480～1000（70～145）	氧化铬
锆	90⁺Zr	97（14）	552（80）	氧化锆
钽	99⁺Ta	—	690（100）	氧化钽
金	99⁺Au	97（14）	207～310（30～45）	金
铂	99⁺Pt	166（24）	131（19）	铂

*GN/m^2（psi × 10^6）; **MN/m^2（ksi）

表 2-2　常用种植体系统的表面形态 *

种植体生产商	类　型	表面形态
Institut Straumann AG, Basel, switzerland	Straumann 牙种植系统	SLA®（大颗粒喷砂和酸蚀） SLActive® （喷砂、大颗粒 + 酸蚀 + 化学激活）
Friadent, Mannheim, Germany	Frialit pius® stepped screw Xive® TG plus Xive® S plus Ankylos® plus	Friadent plus®（喷砂酸蚀）
Camlog Biotechnologies AG, Basel, switzerland	Camlog® Screw-Line K Camlog® Root-Line	Promote®（喷砂、酸蚀）
Nobel Biocare, Cologne, Germany	Brånemark System® Nobel Replace® Nobel Direct® Nobel Perfect®	TiUnite®（机械光滑） TiUnite®（喷砂和酸蚀）
Astra Tech, Elz, Germany	Astra Tech Implantat System	OsseoSpeed（喷砂和酸蚀） Fluoride phosphate deposition
3i Implant Innovations, Karlsruhe, Germany	Osseotite® NanoTite®	氟磷酸沉积 Osseotite（双酸蚀） Nanotite™ 纳米级磷酸钙晶体离散沉积
OT medical, Bremen Germany	Fit1 和 2	Nanoblast® 钛浆涂层
Zimmer Dental, Freiburg, Germany	Tapered Screw Vent®	MTX®（微粗糙）或 MPI®（HA 涂层）
Z-Systems, Constance, Germany	Z-Lock 3	氧化锆

*引自《种植体周围感染：病因、诊断和治疗》, 宿玉成主译, 北京: 人民军医出版社, 2011

2.3 种植体表面

2.3.1 种植体表面的概念

根形种植体的表面(implant surface)设计包括宏观的种植体表面形状和微观的种植体表面形态。对于种植体支持的固定种植修复体而言,种植体承载了所有的𬌗力,种植体和骨之间的状态反映了骨结合的程度和种植体的稳定性。目前,用两个术语描述种植体与周围骨组织所形成的界面:骨-种植体界面,种植体-骨界面。骨-种植体界面(bone-implant interface),又称之为种植体界面(implant interface),是指骨内种植体无活性表面与活骨之间的接触面。众多因素可影响骨愈合后骨与种植体表面的接触面积,包括种植体表面特性、表面污染情况、植入时间和功能性负荷的程度。而种植体-骨界面(implant-bone interface)通常指应用骨替代材料的情况下,新形成的骨与种植体发生骨结合后,种植体表面与牙槽骨之间的界面。

2.3.2 种植体的宏观表面形状

依据种植体表面是否存在螺纹,根形种植体的基本形状主要为螺纹状种植体(threaded implant)和柱状种植体(cylindrical implant)两种。螺纹状种植体的形状特征是种植体体部设计类似于螺丝,柱状种植体则为圆柱状设计。有的根形种植体兼有螺纹状和柱状种植体的特点,或具备多种形状特征,称之为复合式种植体(hybrid implant),如柱状台阶式和柱状锥形种植体设计等。忽略基台连接结构,依据种植体体部的内部实质分为实心种植体(solid implant)和中空种植体(hollow implant)。螺纹状种植体体部为实心结构,而中空种植体为根端开放的中空篮形,因易于折断,已很少使用。无论种植体体部是何种形状,其横截面均为圆形,有利于种植窝预备和种植体植入。在目前的临床应用和市场流通中占据优势的是螺纹状种植体,柱状种植体和其他类型的种植体则越来越少。通常,种植体和基台为两个独立部分,有利于在种植体的骨和软组织愈合之后进行修复,也有利于灵活选择基台,以适应不同的临床条件。

2.3.3 种植体的微观表面形态

用机械或化学的方法形成特征性的种植体微观表面形态,改善种植体的表面性能,增加骨-种植体接触(BIC)面积和加快新骨沉积的速度称之为种植体表面处理(surface treatment)。

骨-种植体接触(BIC)形成骨结合、实现种植体的稳定。种植体初始骨接触(primary bone contact)是种植体植入牙槽骨后,种植体表面即刻与骨发生的直接接触;种植体与种植窝骨壁的初始骨接触,形成种植体的初始稳定性(primary stability)。种植体继发骨接触(secondary bone contact)是种植体愈合过程中,表面骨改建,新生骨与种植体表面发生接触,并产生继发稳定性(secondary stability)。伴随着骨改建,初始骨接触和初始稳定性逐渐降低,而继发骨接触和继发稳定性逐渐提高,最终完全占据主导地位,维持种植体骨结合的长期稳定。初始稳定性和继发稳定性共同形成种植体总体稳定性(total stability),随种植体植入之后的不同愈合时期而改变,是选择种植体负荷时机的主要依据(图2-2)。依据骨质、植入方式和种植体设计的不同,种植体的初始稳定性和继发稳定性的此消彼长,经历一个稳定性低谷(stability dip)时期之后,占优势的继发稳定性成为种植体总体稳定性的决定性因素。

尽管种植体存在机械光滑与粗糙两种表面形态,但目前均以微粗糙表面形态为主。表面粗糙化处理和螺纹状设计旨在扩大骨-种植体接触面积,提高生物活性,促进新骨在种植体表面沉积,有利于获得初始稳定性和继发稳定性,并获得骨结合的长期稳定。表面粗糙度以表面微孔直径大小来界定,通常在几微米至几百微米不等,在 $10\,\mu m$ 以下者又被称为微粗糙(microrough)表面。例如 SLA 大颗粒喷砂酸蚀表面种植体的表面粗糙度为 $0.25\sim0.5\,\mu m$,可将骨-种植体接触面积增加 60% 以上。而亲水表面种植体促进了种植体继发骨接触和继发稳定性,通常在种植体植入4周之后就可以负荷。

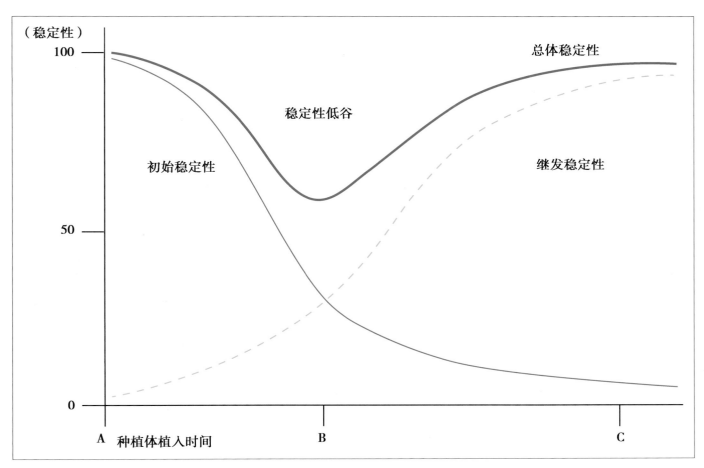

图 2-2　种植体稳定性模式图
A. 种植体植入时，由种植体初始骨接触形成种植体初始稳定性；B. 种植体稳定性低谷的时间；C. 种植体表面新骨沉积所形成继发稳定性的时间。就种植体设计而言，不同的种植体设计种植体稳定性低谷（B）和种植体继发稳定性（C）的峰值时机不同。例如 Straumann SLA 表面种植体的 B 为 4 周时，C 为 8 周时；SLActive 表面（亲水表面）种植体的 B 为 2 周时，C 为 4 周时。继发稳定性是决定负荷时机的重要因素。本图参考了 Roghovendro 等发表的模式图　模式图绘制：北京口腔种植培训中心 - 袁苏

2.3.4 种植体表面处理

种植体表面处理的概念

种植体骨结合是代谢活跃的骨组织和具有生物相容性的金属这两种不同材料的结合，除宿主因素（如患者的生理条件和骨量等）和医源性因素（如手术损伤和负荷时机等）以外，最主要的影响因素是种植体的表面处理（surface treatment）。种植体表面性能的改进是种植体系统进步的主要标志。种植体表面处理包括表面形态的形成（种植体表面物理特征）和氧化膜的形成及保护（种植体表面化学特征）。

种植体表面的化学特征

以往的种植体表面研究主要是集中于种植体表面粗糙度对种植体骨结合的影响。近年来发现，种植体表面化学特征也是影响种植体骨结合（包括发生骨结合的速度和种植体–骨接触率）的重要因素。种植体表面的化学特征包括两个方面。一方面是表面氧化层的构成、厚度和在机体体液中的稳定性。尽管普遍认为这对种植体骨结合至关重要，但文献上罕有报道。另一方面是增强种植体表面的生物活性。增强生物活性的成功进展是实现了种植体表面的亲水性，增强了纤维蛋白原的吸附能力，也因此显著提高了新骨形成的速度。很多关于在种植体表面吸附生长因子（如骨形成蛋白）和种植体表面离子置换的研究相继被报道，但均未获得肯定性结论。

种植体表面的物理特征

种植体表面的物理特征包括光滑表面（机械处理）和粗糙表面（机械和化学处理）。用机械和化学方法使种植体表面疏松、粗糙化，从而具有更好的生物黏附力、表面张力、表面亲水性、骨组织亲和力和适宜的电势能，当然也包括防止污染和表面净化（去除污染）等。由于表面显著地扩大了骨与种植体的接触面积，粗糙种植体能产生更加稳固的骨结合。同时，骨原细胞和成骨细胞在粗糙表面的增殖显著高于在光滑表面。这种不规则的粗糙表面有利于纤维蛋白原吸附，引导血管原细胞和骨原细胞长入，加速新骨形成，优化生物黏附性，进而导致种植体和骨的粘连，实现骨结合。这种粘连可以产生非常高的剪切力，促进种植体周围骨组织转移应力，有利于种植体的功能性整合。

种植体表面处理的方法

种植体表面粗糙化处理主要包括四种类型。

● **种植体表面加成法**   在钛及钛合金表面附着生物活性或生物惰性材料，使种植体表面粗糙化，如钛浆涂层（TPS）、羟基磷灰石（HA）涂层等。

● **种植体表面减少法**   用研磨介质材料喷射种植体表面使其粗糙化，然后酸蚀，如大颗粒喷砂加酸蚀（SLA）表面处理等。

● **种植体表面轰击法**   直接轰击种植体表面使其粗糙化，如电子束热处理、激光处理和离子注入法等。

● **种植体表面氧化法**   用电化学氧化处理增加种植体表面氧化层的厚度。

以上种植体表面处理方法中，SLA 表面种植体的骨–种植体接触更高[16,17]，具有更好的生物活性，在愈合过程中的成骨能力、骨结合能力、负荷能力和抗扭矩能力等方面均显示出明显差别。同时，亲水表面种植体最受业界的青睐。

2.3.5 钛浆涂层表面

在高温下，将熔融的钛金属液滴高速喷附在种植体表面，形成疏松粗糙的表面，称为钛浆喷涂（titanium spray-coating）或钛浆等离子喷涂（titanium plasma sprayed, TPS）涂层。通常，稳定在 15 000℃ 的高温氢气流以 600m/s 的速度将部分熔融状态下直径为 0.05～0.1mm 的钛浆喷射到种植体表面，融合、固化后形成 0.04～0.05mm 厚度的钛浆喷涂涂层[18]。电镜下，涂层呈圆形或不规则形的微孔，并相互沟通（图 2-3）。

动物实验显示，钛浆涂层后的种植体表面积可以增加数倍，粗糙的表面结构在三维空间上相互联系，增加了骨和种植体的接触面积，负荷能力也比光滑表面提高 25%～30%，增强了骨的黏附性，促进了骨生成，从而产生更好的生理和化学结合性能，增加骨结合能力[19～21]。表面有涂层的种植体能更快地获得初始稳定性，减少种植体的必要长度。

确定微孔的直径取决于骨长入微孔的能力和界面切应力。当微孔小于 78 μm 时，纤维组织可以长入；当微孔大于 78 μm 时，纤维组织和骨组织均可以长入；当微孔大于 100 μm 时，骨长入种植体表面的比例与微孔直径的平方根成反比，骨生长的范围与界面的切应力成正比[22]。为了获得最大的机械强度，理想的微孔直径应为 150～400 μm[23]，正好与常规钛浆喷涂所产生的微孔一致。骨组织长入有利于应力向种植体周围组织转移，提高种植

体的抗剪切强度。基于以上研究结果，首先用粗糙的钛浆涂层种植体替代光滑表面种植体，并且在临床上应用了近 20 年的时间。

但由于制作涂层时，高温产生的应力反应可能导致涂层开裂，进而在种植体植入过程中出现因摩擦而产生金属颗粒脱落现象。此外，高温熔融难以精确地控制粗糙程度。因此，目前钛浆涂层种植体在临床上已经不多见。

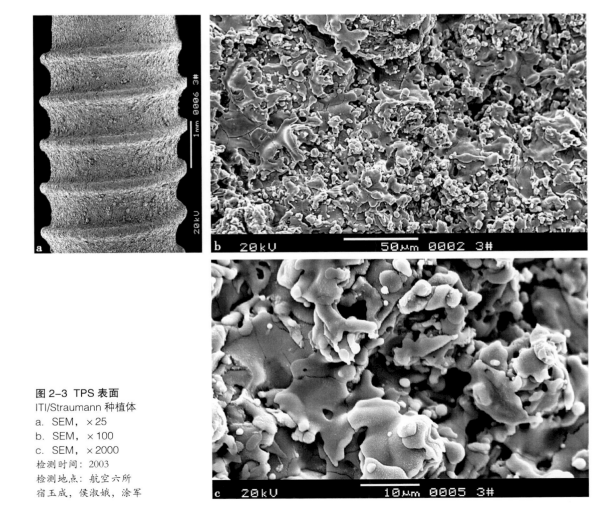

图 2-3 TPS 表面
ITI/Straumann 种植体
a. SEM, ×25
b. SEM, ×100
c. SEM, ×2000
检测时间：2003
检测地点：航空六所
宿玉成，侯淑娥，涂军

2.3.6　羟基磷灰石涂层表面

羟基磷灰石（hydroxyapatite，HA），化学成分为 $Ca_{10}(PO_4)_6(OH)_2$，属生物活性陶瓷类材料，具有良好的生物相容性。与钛浆涂层方法相似，羟基磷灰石结晶在 15 000℃熔融后雾化，高速均匀地喷射在种植体表面，形成厚度为 50 μm 的涂层[24]。涂层为高纯度的羟基磷灰石结晶体，具备优异的生物相容性，稳定地维持了骨 – 羟基磷灰石 – 种植体之间的机械和化学性结合（图 2-4，图 2-5）。

尽管羟基磷灰石涂层和钛浆涂层的工艺相似，但在种植体表面的附着方式不同。后者是高温熔融的钛浆和钛种植体的融合，属于同种金属间的融合；而前者是高温熔融的羟基磷灰石和钛种植体的融合，属于陶瓷和金属两种材料间的融合。目前的工艺已经解决了种植体植入人体后的涂层剥脱现象、暴露于空气及植入过程中表面的污染问题，从而能够生产更致密、纯度更高（甚至接近 100%）、更坚韧和更薄的涂层，并且形成一个保护层，在一定时期内防止基底金属释放离子。

动物实验已经证明，HA 涂层增加了种植体的表面积，增强了生物 – 机械结合能力。骨组织不但和种植体表面的羟基磷灰石涂层形成骨结合界面，而且还可以穿透涂

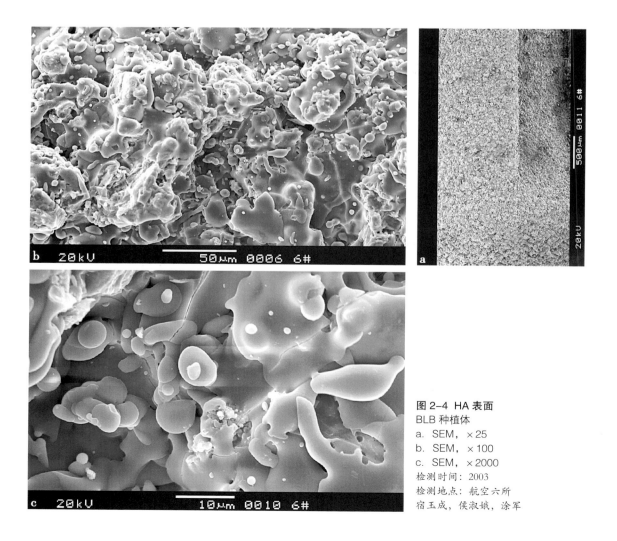

图 2-4　HA 表面
BLB 种植体
a. SEM，×25
b. SEM，×100
c. SEM，×2000
检测时间：2003
检测地点：航空六所
宿玉成，侯淑娥，涂军

层, 与种植体钛及钛合金表面直接进行骨结合, 从而提高了种植体植入后早期骨结合与早期负荷的能力。尤其在种植体植入骨质疏松位点或同期骨移植时, 能够加速骨结合。羟基磷灰石涂层在内环境中与体液相互作用, 表面发生浸润、溶解、离子交换等反应, 增强了骨结合性能。涂层中的钙和磷与骨组织有极好的亲和性, 促进了种植体周围的骨生成、矿化和成熟, 增强了金属的抗腐蚀能力。因

为高纯度的涂层结晶会被逐渐吸收, 涂层逐渐消解（在种植体植入大约 2 个月之后）, 不会产生羟基磷灰石颗粒的聚集, 不会对机体产生任何不利的影响, 同时避免了因涂层降解所产生的 "脱壳" (scaling) 现象。但在涂层结晶消解和吸收之后, 骨组织仍然与 "未经粗糙化处理" 的种植体表面直接接触, 因而羟基磷灰石涂层的种植体在临床上已经不多见。

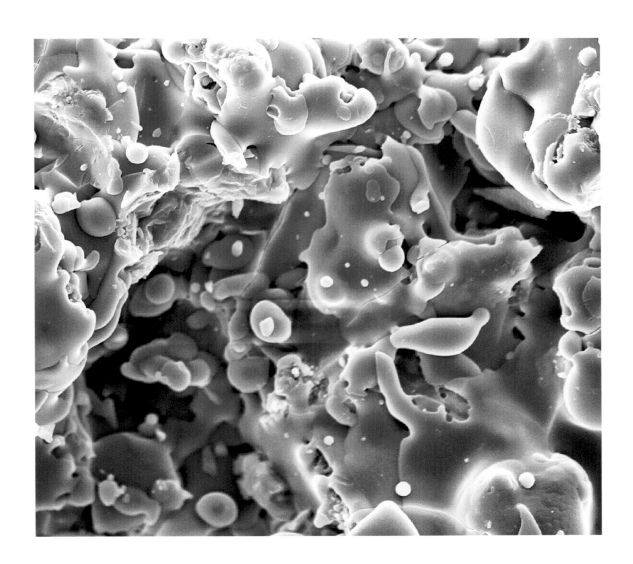

图 2-5 HA 表面
BLB 种植体
SEM, ×1500
检测时间: 2003
检测地点: 航空六所
宿玉成, 侯淑娥, 涂军

2.3.7 大颗粒喷砂酸蚀表面

喷砂和酸蚀（sandblasted and acid-etching）或大颗粒喷砂酸蚀（sandblasted, large-grit, acid-etched, SLA）表面处理，是在特定的压力和时间控制下通过高速气流将研磨介质材料喷射在种植体表面，产生凹陷，然后用酸性溶液清洗，形成不规则的粗糙表面（图2-6，图2-7）。

喷砂处理的研磨介质材料主要为金属材料和非金属陶瓷材料。表面处理的过程中，颗粒直径是一个重要因素。氧化铝（Al_2O_3）的颗粒直径为$25\sim250\,\mu m$。使用前者的骨－种植体接触率显著大于后者。颗粒直径越大越容易引发种植体表面的激惹反应，导致大量的离子离散和种植体表面过度粗糙。为了避免铝离子残留在种植体表面抑制正常的骨矿化过程，可以使用氧化钛（TiO_2）颗粒作为喷砂材料。但由于同样属于不可吸收的金属材料，虽然氧化钛残留在种植体表面并不影响种植体骨结合，但毕竟始终以颗粒形式存在于种植体周围骨组织中。由此，可以使用羟基磷灰石和磷酸钙陶瓷等作为喷砂材料。这些材料均有较好的生物相容性和成骨作用，即使有颗粒残留在种植体表面，也不会有任何负面作用，残留颗粒最终将被分解、吸收。

喷砂后酸蚀的主要目的是为了减少和消除喷砂对种植体表面造成的不利影响，例如：喷砂材料对钛表面的污染，喷砂导致的非均匀性种植体表面，种植体表面金属材料损失。此外，酸蚀之后的均匀表面可以降低种植体植入时的机械阻力。常用的酸蚀材料有盐酸（HCl）、硫酸（H_2SO_4），或氢氟酸和硝酸混合液（比例为0.02：0.1）。喷

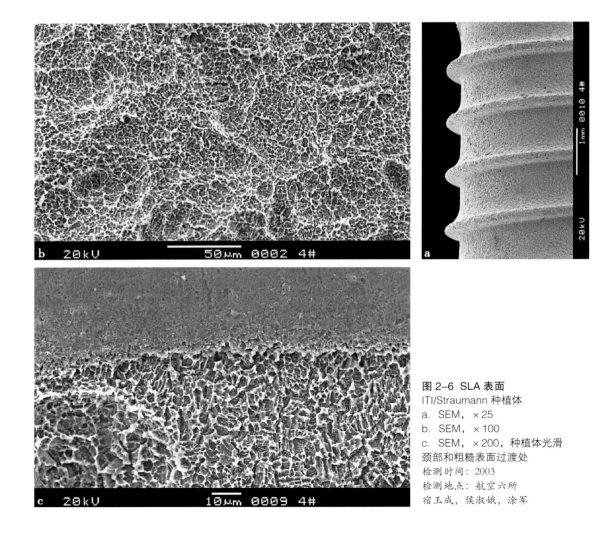

图2-6 SLA 表面
ITI/Straumann 种植体
a. SEM，×25
b. SEM，×100
c. SEM，×200，种植体光滑颈部和粗糙表面过渡处
检测时间：2003
检测地点：航空六所
宿玉成，侯淑娥，涂军

砂之后往往形成较大的砂坑样粗糙表面，而酸蚀之后可使其变得细微但不规则，增加了种植体表面积，增强了骨与种植体的机械啮合。酸蚀作用增强了种植体粗糙表面的砂坑深度和成骨细胞的附着，达到类似于伪足的效果，出现细胞黏附现象。

与其他类型的种植体表面处理相比，喷砂酸蚀表面更能刺激种植体周围骨组织产生更多的化学介质、生长因子、骨原细胞和成骨细胞的增殖和分裂，增加新骨沉积[25]。10μm 以下的粗糙表面被称之为微粗糙表面，具备更好的亲骨性。大颗粒喷砂酸蚀表面的粗糙度为 0.25～0.5μm，可将骨 – 种植体接触面积增加 60% 以上，显著增强了种植体的抗扭矩性能。将其植入羊胫骨 6 个

月之后，种植体取出扭矩值（removal torque values, RTV）超过 600Ncm，而光滑表面种植体为 40～70Ncm[26]。在小型猪的实验中，大颗粒喷砂酸蚀表面种植体植入 4 周之后，种植体取出扭矩值可以达到 140Ncm[27]。有实验研究表明，大颗粒喷砂酸蚀（SLA）表面的 Straumann 种植体在植入人体 6 周之后进行负荷，3 年成功率达到 99.0%（植入 104 颗种植体）[28]，高于钛浆涂层（TPS）的 Straumann 种植体植入 6 个月之后负荷的成功率[29,30]。

因此，大颗粒喷砂酸蚀（SLA）的微粗糙表面处理，将种植体的负荷时间提前到植入之后的第 6 周，充分展现了优异的种植体骨结合能力。与其他种植体表面处理想比较，占据显著的优势。

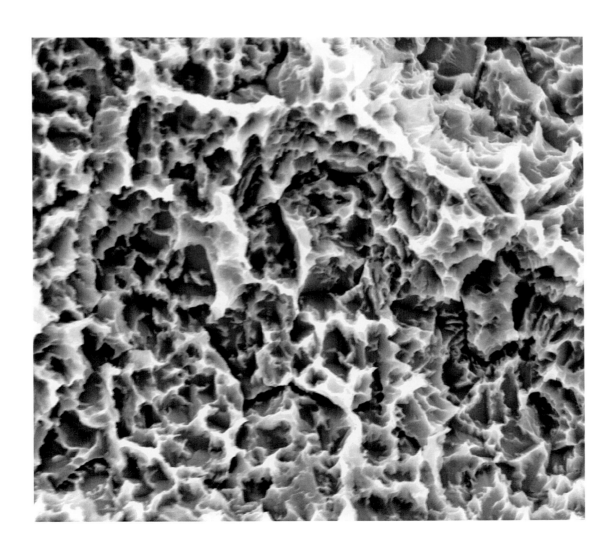

图 2-7 SLA 表面
ITI/Straumann 种植体
SEM，×2000
检测时间：2003
检测地点：航空六所
宿玉成，侯淑娥，涂军

2.3.8　亲水性大颗粒喷砂酸蚀表面

对微粗糙表面种植体,通过化学处理改变种植体表面电荷、表面润湿性(surface wettability)和氧化层的成分(表2-3),成为化学改良的亲水表面种植体(以往均为疏水表面种植体),这是种植体表面处理的最新进展。表面润湿性能够增加种植体表面对湿润液体的接触程度和表面张力,提高生物黏附性和纤维蛋白原的吸附能力,增强骨原细胞的趋化性,促进种植体周围新骨沉积,对于骨内种植体来说润湿液体就是血液。

亲水性(hydrophilicity)二氧化钛表面是充分羟基化/水化的氧化层被水高度润湿,易于与体液的分子蛋白发生相互间作用[31]。羟基化是二氧化钛表面与体液接触之后产生水分子的化学吸附,形成表面羟基(−OH)团

(图2-8)。二氧化钛表面为两种共存的羟基团:偏酸性和基本羟基团,羟基与钛氧化表面的不同结合位点相连接。绑定到一个钛离子(Ti^{4+})位点(终端羟基),形成基本羟基团,具备与其他阴离子进行交换反应的潜力,而连接到两个相同位点(桥接羟基)者被阳离子强烈极化[32],羟基化和水吸附到钛氧化表面的综合效应被称为水化。通过特殊处理进行种植体表面的羟基化和水化,即:酸蚀之后在氮气保护下漂洗,然后一直存储在pH4~6的等渗盐水中,可以减少来自大气中潜在污染物(如碳氢化合物和碳酸盐)的吸附,使之只含有少量的碳氢化合物和碳。种植体表面与水的接触角接近0°(传统的SLA表面约为139.9°),导致表面特征为直接可润湿性和超强亲水性[33],增加了表面自由能(surface free energy)。

表 2-3　SLA 表面和 SLActive 表面氧化层的化学成分(引自 Buser 等,2004)

化学成分(%)	SLA 表面	亲水性 SLA 表面
O	60.2 ± 2.6	60.1 ± 0.7
Ti	14.3 ± 1.4	23.0 ± 1.1
N	1.3 ± 0.3	0.7 ± 0.2
C	34.2 ± 2.0	14.9 ± 0.9

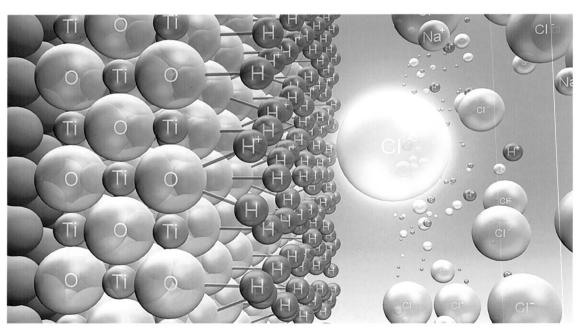

图 2-8 SLActive 表面
Straumann 种植体
二氧化钛表面与体液接触之后产生水分子的化学吸附,形成表面羟基(OH)团
Straumann 公司提供

亲水性 SLA 表面与 SLA 表面具备相同的表面形态和粗糙度，但亲水性 SLA 表面种植体存储在氯化钠溶液中，保持羟基化的钛表面。表面氧化层厚度为 4～6nm，与纯钛或钛合金的原始羟基化表面氧化层厚度类似[33]，避免氧化层受空气影响所产生的变化。

体外研究显示亲水性种植体表面可以明显影响细胞分化和生长因子生成。动物实验则证实，亲水表面可以改善早期愈合阶段的软组织和硬组织整合(图 2-9)，在种植体植入之后的第 28 天达到骨 - 种植体的高接触比例[34]。在愈合期，种植体移出扭矩超过 SLA 表面种植体的 8%～21%，在 4 周时，可高达 1.709Nm(SLA 表面种植体为 1.585Nm)[35]。临床上，种植体植入之后的共振频率分析显示，种植体稳定性在 2 周时开始增加，而 SLA 表面种植体从 4 周时开始增加[36]。种植体植入 5 个月之后的种植体存留率，即刻负荷可以高达 98%，4 周时早期负荷高达 97%，并且在 IV 类骨密度的病例无种植体失败[37]。

化学改良的亲水表面种植体的出现是表面处理的里程碑，将负荷时机提前至种植体植入之后的第 4 周。

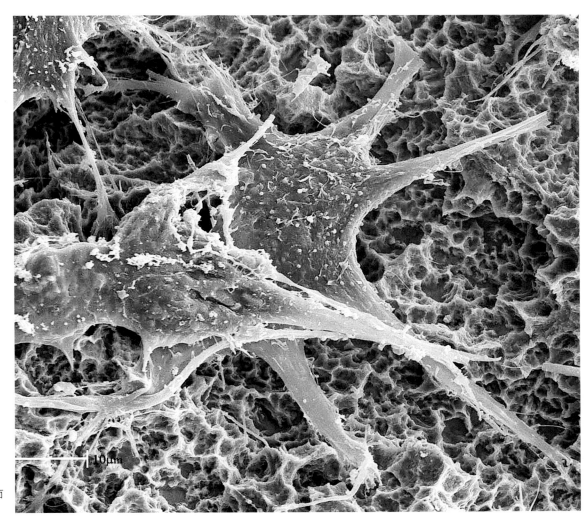

图 2-9 SLActive 表面
Straumann 种植体
成骨细胞吸附于在种植体表面
Straumann 公司提供

2.3.9 电化学氧化表面

钛种植体表面的二氧化钛是一层稳定的生物活性化学结构,具有抗腐蚀和亲骨性的特点。电化学氧化(electrochemical oxide)或称电化学氧化涂层(electrochemical oxide coating)表面处理是以酸性溶液为电解质,通过电解作用和氧化作用改变钛表面的形态、成分和晶体结构,使种植体表面粗糙化(图2-10,图2-11),并形成600~1000nm厚度的氧化膜,富含羟基。

目前种植体电化学氧化表面处理的主要方法是阳极氧化法,以钛作阳极,硝酸钠甲醇溶液为电解液,通过控制氧化处理的温度(< 800℃)和时间(< 2小时)获得不同厚度和不同Ti/O比例的氧化层。电解过程中钛表面生成的钛酸甲酯迅速水解形成无定形TiO_2,经热处理后转化为锐钛矿型TiO_2。形成粗糙表面的处理方式有两种,一种是单纯电化学氧化,另一种是表面喷砂(如氧化铝粒子喷砂)后再进行电化学氧化,目前还没有这两种表面处理的对比性试验和临床研究报告。

经电解氧化表面处理获得的粗糙增厚的氧化层,有利于骨的生长和钙盐沉积,在螺旋状种植体植入后4周,骨 – 种植体直接接触面积即可达到53.1%,12周时可达到69.9%。种植体与周围组织的直接接触能够获得更快更好的骨结合。

电化学氧化表面处理技术的生物相容性已得到实验和临床研究的肯定。

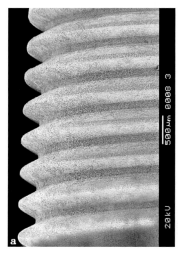
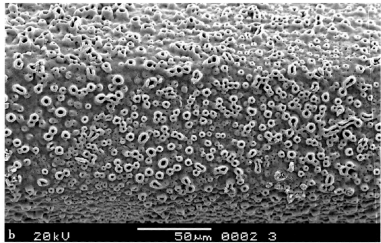

图2-10 电化学氧化表面
Brånemark 种植体。a. SEM, ×25 b. SEM, ×100 检测时间:2003;检测地点:航空六所;宿玉成,侯淑娥,涂军

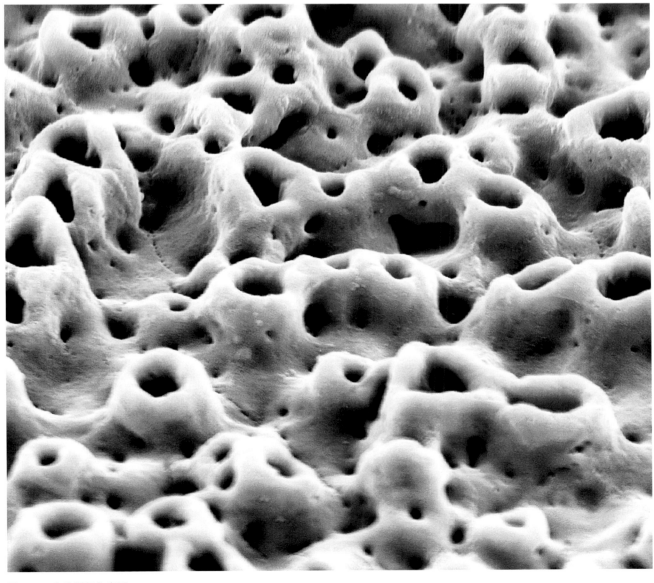

图 2-11　电化学氧化表面
Brånemark 种植体。SEM，×2000　检测时间：2003；检测地点：航空六所；宿玉成，侯淑娥，涂军

2.4 种植体结构设计

依据不同部位的形状、表面形态和功能特点,种植体结构可分为颈部、体部和根端三个部分。不同的种植体系统有很大的差别,本章只阐述种植体的结构设计。

2.4.1 种植体颈部

种植体颈部的概念

种植体颈部(implant neck, implant cervix)为种植体的冠方部分,最冠方称为种植体平台(platform)。种植体颈部表面处理可以与体部不同(例如:体部为粗糙表面,颈部为光滑表面),也可以与体部完全相同(例如:均为粗糙表面或光滑表面)。形状和直径可以与体部相同,但通常与体部不同(例如:软组织水平种植体或骨水平种植体存在颈部缩窄设计和螺纹形状与螺距差异等)。

将骨水平种植体颈部称为种植体领口(implant collar),其定义为种植体或种植体骨内部分的最冠方,可以与种植体其他部分有相同或不同的表面处理。但"领口"与"颈部"两个概念之间的区别不明确,并且"领口"的概念过于模糊,因此在文献中的使用频率越来越低。

种植体颈部的穿黏膜设计

种植体愈合方式可分类为潜入式愈合(submerged healing)、非潜入式愈合(nonsubmerged healing)和半潜入式愈合(semi-submerged healing),相应的外科方式分别称为潜入式种植、非潜入式种植和半潜入式种植(图2-3)。

● 潜入式种植需要两次基本的外科程序,即植入种植体和暴露种植体平台建立穿黏膜通道,因此也称之为分阶段式种植(two-stage implant placement)。植入种植体后关闭黏膜创口,种植体进行潜入式愈合,在发生种植体骨愈合之后需要进行二期手术暴露种植体,安放愈合帽进行软组织愈合。

● 非潜入式种植只需要一次基本的外科程序,即植入种植体的同时建立穿黏膜通道,因此也称之为一阶段式种植(one-stage implant placement)。种植体植入之后,

穿黏膜颈部使种植体平台位于软组织的口腔侧,或通过安放于种植体平台上的愈合帽延伸至软组织口腔侧,种植体进行非潜入式愈合,在发生种植体骨愈合的同期进行软组织愈合,不需要进行二期手术暴露种植体平台。

● 半潜入式愈合则根据具体临床状况,种植体平台部分位于软组织内,通常也不需要进行二期手术暴露种植体。

Brånemark种植体系统的设计理念是适应种植体潜入式愈合,而Straumann种植体系统开始的设计理念就是适应非潜入式愈合。后者刚刚问世时在种植界存在激烈的争论,认为非潜入式愈合因种植体周围存在穿黏膜创口,会影响种植体骨愈合。但经过动物实验研究和长期的临床研究,未发现两种愈合方式的结果存在差异,并且肯定了非潜入式愈合对患者的益处,例如只需一次基本外科程序和有利于软组织成形等。目前,尽管种植体的种类很多,但基本上遵循这两种设计理念。

种植体平台与牙槽嵴顶的冠根向位置关系

如上所述,两种不同类型的种植体界定了种植体植入之后平台与牙槽嵴顶的冠根向位置关系(图2-12):

● 位于牙槽嵴之内(与牙槽嵴顶平齐或略位于根方)。
● 位于软组织之内(在牙槽嵴顶冠方,但未穿出软组织)。
● 位于软组织之外。

种植体穿黏膜颈部与种植体位于骨内的体部合为一体,为一体式种植体(one-piece implant)。种植体颈部位于软组织之内,平台可以位于牙槽嵴表面的软组织之内或软组织之外,因此也可称之为软组织水平种植体(tissue level implant)。由于此类种植体带有向冠方延续的穿黏膜颈部,最初的设计理念是适应非潜入式愈合,所以也称为非潜入式种植体(nonsubmerged implant)。种植体本身没有穿黏膜颈部,其穿黏膜部分为与种植体分离的另一部件,为分体式种植体(two-piece implant)。在暴露种植体的二期手术时将穿黏膜的愈合帽安放到种植体平台上,实现软组

织愈合。种植体平台位于牙槽嵴之内，因此也称之为骨水平种植体（bone level implant）。由于此类种植体不带有向冠方延续的穿黏膜颈部，最初的设计理念是适应潜入式愈合，所以也称为潜入式种植体（submerged implant）。曾经将一体式种植体和分体式种植体分别称为一段式种植体（one-stage implant）和两段式种植体（two-stage implant）是并不准确的。

骨水平种植体的颈部设计

　　Brånemark 发明的种植体系统为骨水平种植体的经典代表。起初，螺纹状种植体的表面形态均为机械磨光的光滑表面，种植体颈部与体部的区别只在于形状设计不同：2mm 高的颈部没有螺纹，颈部与体部之间存在一定的缩窄设计。在微粗糙表面种植体出现之后，二者之间的区别在于形状设计和（或）表面处理（颈部为光滑表面、体部为微粗糙表面）两方面。骨水平种植体的设计理念是种植体平台与牙槽嵴顶平齐或位于根方。临床研究发现，种植体愈合过程中，尤其是种植体负荷之后，种植体颈部周围骨组织会发生功能性改建，围绕种植体颈部发生环形骨吸收，龈沟上皮将迁移至骨吸收后暴露的种植体颈部表面，这种现象被称为种植体周围碟形骨吸收（saucer-like bone resorption）。其目的是建立种植体周围上皮附着和结缔组织附着所形成的生物学宽度。骨吸收的范围通常在水平向为 1.0～1.5mm，垂直向为 0.5～1.0mm。因此，颈部保留的光滑表面，其高度逐渐由 2.0mm 降至 0.5～1.0mm。光滑颈部设计是基于菌斑易于附着在种植体粗糙表面的假说。事实上，近年来的对存在和不存在光滑颈部的骨水平种植体的临床研究，没有发现二者在探诊深度上存在显著性差异，但微粗糙表面更加有利于结缔组织和上皮组织附着，因此骨水平种植体光滑颈部的设计已经逐渐成为历史。

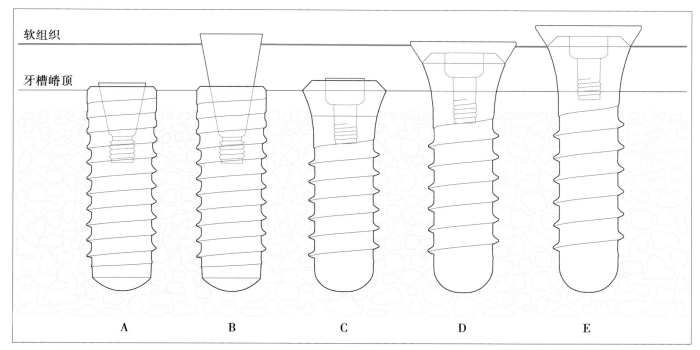

图 2-12　种植体平台的冠根向位置与愈合方式
A. 骨水平种植体平台与牙槽嵴顶平齐，种植体潜入式种植 / 愈合
B. 骨水平种植体平台与牙槽嵴顶平齐，种植体非潜入式种植 / 愈合
C. 软组织水平种植体平台与牙槽嵴顶平齐，种植体潜入式种植 / 愈合
D. 软组织水平种植体平台位于软组织之内，种植体非潜入式种植 / 愈合
E. 软组织水平种植体平台与软组织平齐或位于软组织之外（口腔侧），种植体非潜入式种植 / 愈合
模式图绘制：北京口腔种植培训中心 - 袁苏

软组织水平种植体的颈部设计

Schroeder 发明的种植体系统为软组织水平种植体的经典代表。软组织水平种植体存在光滑颈部，表面粗糙的体部完全植入到牙槽嵴之内，光滑颈部或部分植入牙槽嵴内，或完全位于软组织内，甚至在磨牙区种植体平台可以穿出黏膜，位于黏膜的口腔侧。软组织水平种植体的粗糙部分发生骨结合，光滑颈部形成软组织封闭。与骨水平种植体相比，软组织水平种植体平台的垂直向位置向冠方转移，使种植体平台与基台和（或）修复体连接的微间隙（microgap）向冠方移位，避免连接处的微动和微间隙处的病原微生物聚集对种植体周围骨组织的刺激，将有利于保持种植体周围软组织结合与骨结合的长期稳定。种植体平台直径大于体部直径，并呈锥状，产生了另外两个优势：增加平台直径，提高种植体的轴向负荷能力；植入种植体时，由于锥状颈部向骨内延伸，显著提高种植体的初始稳定性。因此，这种颈部形状设计一直延续至今，只是依据种植位点（美学位点或非美学位点）和黏膜厚度不同，将光滑颈部高度分别设计为 1.8mm 和 2.8mm。

由此可见，骨水平和软组织水平两种种植体的颈部设计开始就是两种不同的理念。

种植体颈部的平台概念

种植体平台（implant platform）位于种植体颈部最冠方，用于连接基台和（或）修复体。其实，所谓的"平台"为种植体冠方表面结构的总称，并非严格的"平面"概念。在平台中心存在向冠方凸起或凹陷到种植体内部的结构设计，平台边缘为平面或斜面。

目前，几乎所有的骨内根形种植体的平台主体均为"平面"式设计，这种设计的优点是方便种植体的植入和种植体修复，但与上颌前牙位点弧线形的牙槽嵴存在显著的形态差异。因此，个别种植体系统的平台主体形状为"抛物线形"设计，在平台的近远中侧呈弧线形凸起，模仿上颌前牙釉牙骨质界和牙槽嵴的形态，使生物学宽度的解剖学位置接近自然，这种平台形态的种植体被称之为弧线形种植体（scalloped implant）。弧线形种植体的缺点是要求更精确的种植体植入和修复的难度增加。

种植体平台形成基台 – 种植体界面，实现基台连接。软组织水平种植体平台边缘的窄斜面设计，为种植修复体提供了肩台（shoulder bevel margin），类似天然牙牙体预备的肩台（shoulder）。

种植体平台位置代表了种植体植入的冠根向位置，可以平齐或低于牙槽嵴顶（如骨水平种植体）；或高于牙槽嵴顶，位于软组织内、甚至穿出软组织表面（如软组织水平种植体）（图 2–12）。

种植体的颈部和平台这两个概念的提出代表了种植体设计理念的进步。在骨内根形种植体问世的初期，就强调种植体颈部的设计和作用，随着对种植体的生物力学认识和循证牙种植学的临床研究的发展，针对种植体周围的碟形骨吸收，近年来提出了种植体平台转移的概念，并不断地更新种植体平台设计理念。

2.4.2 种植体体部

种植体体部的概念

种植体体部（implant body）为种植体植入骨内的部分，是种植体锚固于骨内、发生骨结合的主体。在一体式种植体，体部位于骨内，穿黏膜光滑颈部通常位于软组织内。在分体式种植体，通常种植体体部和颈部均植入骨内。

目前，种植体体部基本上均趋向于螺纹状设计。柱状种植体增加螺纹状设计之后，其表面积可增加 30%～500%。柱状种植体的优点是植入简便，尤其在手术操作比较困难的后牙位点。尽管临床研究并未发现螺纹状种植体和柱状种植体的长期成功率有显著差异，但螺纹状种植体的初始稳定性高于柱状种植体，抗剪切力强，能够最大限度地满足各种临床需求（图 2–13）。

螺纹状种植体表面螺纹设计的主要目标是有效地分散𬌗力，提高初始稳定性，扩大骨 – 种植体接触的面积，最小产热控制下的自攻性。依据不同的骨密度和适应不同的种植体植入与负荷方案的考量，各种种植体系统的螺纹设计存在显著的差异。种植体螺纹设计包括螺纹的宏观设计和单元螺纹的几何设计。每个螺纹单元主要包含三种几何参数：螺纹形态、螺距和螺纹深度。

种植体螺纹的宏观设计

目前，多数种植体为单线螺纹，并且获得了可预期的临床效果。近来出现了双线（NobelActive）和三线螺纹种植体，其设计理念一为提高种植体植入的骨挤压能力，增加行程扭矩，提高初始稳定性；二为更快地植入种植体，缩短手术时间。例如 1.2mm 螺距的双线螺纹设计，螺纹导程约为 2.4mm，每转动一圈，种植体轴向前进深度约为 2.4mm。

依据同一颗种植体的螺纹在不同部位是否存在差异，可将种植体分类为均匀螺纹和非均匀螺纹种植体。非均匀螺纹的设计目的是兼顾种植体的自攻能力、稳定性和继发骨接触等。

螺纹形态

螺纹形态（form of thread）是指螺纹截面形状，种植体的螺纹形态主要有 V 形螺纹（V – thread）、偏梯形（buttress thread）、反偏梯形（reverse buttress thread）和方形螺纹（square thread）等。

螺纹可以将应力从修复体 – 基台界面传递到骨 – 种植体界面的不同部位。不同的螺纹形态具有不同的生物力学特点。1965 年最初的 Branemark V 形种植体的螺纹，可以进行骨切割以利于种植体的植入。之后的设计是增加螺纹数目、螺纹的切削角度和在根端设计出 3 个切削槽，进一步增强自攻能力。事实上，种植体螺纹的 V 形设计，其螺纹面夹角并非真正物理学意义的"角"，而是较为圆滑，类似于梯形设计。V 形螺纹切割力大、自锁性能好。当螺纹面夹角相同时，V 形螺纹与偏梯形螺纹的

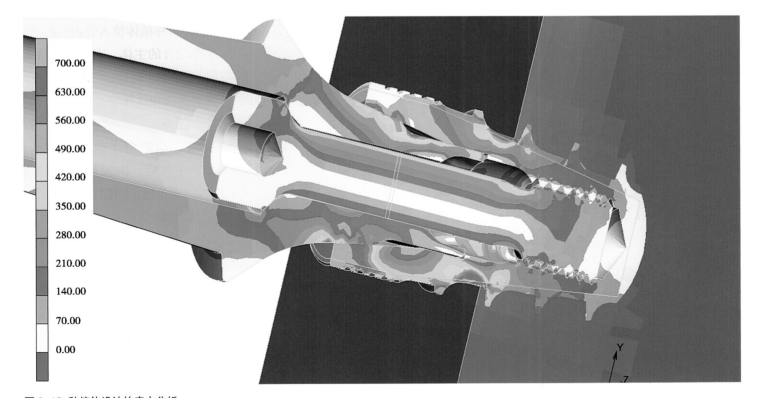

图 2-13 种植体设计的应力分析
种植体、基台以及种植体 – 基台连接的应力分布必须同时满足材料机械力学和咀嚼生物力学的需求。一种新型种植体的设计过程，生物力学分析显示种植体 – 基台链接以及基台螺丝的应力分布均匀，将应力集中部位由种植体颈部向种植体体部调整。瑞奇医疗科技有限公司提供

轴向负荷相当，但 10 倍于矩形螺纹的切割力（如 Nobel Biocare）。方形螺纹为 3°的螺纹角设计，较 V 形及偏梯形螺纹的切割力低，但提高了抗压力负荷，骨 – 种植体接触面积与抗扭力显著增大，对Ⅲ类和Ⅳ类骨有利。矩形螺纹设计可以增大垂直向负荷能力，但切割力低（如 BioHorizons）。偏梯形螺纹多用于承受单向轴向力（如 Steri-Oss）。

修复体传递的𬵩力方向可以通过螺纹的角度进行改变。在垂直加载下，种植体螺纹面夹角为 60°时，偏梯形和 V 形螺纹具有相似的力学传递效果。而偏梯形抗拉出力高于反偏梯形螺纹。某些种植体的螺纹上，增加表面沟槽设计，进一步增加骨 – 种植体界面的面积。同时，有观点认为这种设计下新骨在沟槽内形成的速度更快。

螺纹深度

尽管不同种类种植体的螺纹深度（thread depth）存在差异，但是通常为 0.3mm 左右。在相同的条件下，种植体的螺纹深度越大，表面积越大。并非种植体螺纹深度越大越好，因为螺纹深度越浅，越容易植入。不过，螺纹深度越大，种植体植入过程的行程扭矩越大，初始稳定性越高。骨质条件不佳的情况下，螺纹深度越大稳定性越好。

螺距

螺距（thread pitch）是指种植体相邻螺纹之间的垂直距离。螺纹导程（thread lead）为种植体长轴方向上，相邻螺纹之间的距离，也代表螺纹旋转一圈所移动的轴向距离。在限定种植体长度的前提下，螺纹导程减少，螺纹的数目增加，其表面积也会增加。不同系统的种植体通常螺纹导程不同。例如，直径为 4.1mm 的 Straumann 标准种植体的螺纹导程为 1.15mm，而 Brånemark 种植体系统为 0.6mm。螺纹数目对于较短的种植体非常重要：螺距越小，螺纹数目越多；总表面积越大，初始稳定性越高。种植体与基台的连接方式影响到螺纹数目。基台连接越稳定，单位种植体长度所需的螺纹数目越少。应当指出的是，并非种植体螺距越小、螺纹越多越有利，因为手术的简易程度取决于螺纹的数目，数目越少，越容易植入；螺纹数目较少的种植体用于高密度骨时，不但植入较为容易，而且能够防止

种植窝骨壁过热所产生的骨坏死，有利于促进种植体的继发骨接触，增强继发稳定性。

2.4.3 种植体根端

种植体根端（implant apex）为根形种植体的末端。有两种基本类型：圆钝型和锋利型。圆钝型根端较为平滑，除了生物力学的考虑之外，一旦根端接近或穿出根方骨皮质、鼻底或上颌窦底，可以减少对周围组织的伤害。圆钝型根端的种植体，要求种植窝预备时，准确控制深度，因为种植体根端达到种植窝底部时，将丧失自攻能力。锋利型根端设计，增强了种植体的自攻能力，即使种植体根端达到种植窝底部，仍然保持自攻性。植入种植体时，应当注意避免锋利型根端侵犯下颌管和上颌窦。

依据种植体体部向根端延伸的宏观几何形态变化，种植体根端可分为直柱形、锥状、切削状、卵圆形和膨胀形等。

2.4.4 种植体尺寸

种植体尺寸的概念

种植体的尺寸包括种植体的直径与长度。对种植体直径（implant diameter）的描述包括种植体平台直径和种植体体部直径。对螺纹状种植体而言，种植体体部直径分为不包含螺纹的种植体内径和包含螺纹的种植体外径，习惯上将种植体外径称为种植体体部直径。

种植体体部直径

临床上，习惯将种植体体部直径简称为"种植体直径"。种植体直径因种植体系统不同而异，通常分为 3.3mm、4.0mm 和 5.0mm 左右三种，也分别简称为细种植体、标准种植体和粗种植体（直径为 5.0mm 左右或更粗的种植体）。种植体直径增加，表面积将显著增加。直径每增加 1mm 表面积增加约 25%。

最早的粗种植体包括中空篮状种植体（Straumann 种植体系统）和柱状种植体（Ventplant 种植体系统）。螺纹状

粗种植体，开始是作为种植窝预备直径过大时的补救种植体。很快就发现有几种优点：种植体的植入扭矩显著增加、初始稳定性提高，尤其适用于种植体需要更大的稳定性和承受更大的咀嚼力的磨牙区。典型的粗种植体设计包括螺纹柱状种植体、螺纹锥形种植体、梯形柱状种植体和台阶柱状种植体等。除其机械强度因素外，粗种植体明显增加了骨 – 种植体界面的面积，降低了单位面积内的应力分布，也相应减小了非轴向负荷。后者应力主要集中于种植体颈部和牙槽嵴交界处，因而潜在降低了该部位的应力集中，有利于减少种植体周围的碟形骨吸收。

早期的种植体设计，很多系统常规使用直径 3.75mm 的螺纹状种植体，种植体 – 基台连接处的颈部壁厚为 0.4mm。在牙槽嵴骨吸收时，易于发生疲劳性折断。一级工业纯钛（CPTi）种植体，戴入修复体 5 年、10 年和 15 年的折断率分别为 7%、13% 和 16%。相比之下，直径 5mm 和 6mm 的种植体的强度要分别高出 3 倍和 6 倍，没有种植体疲劳性折断的报道。目前，使用最多的仍然是直径为 4mm 左右的种植体，汲取了粗和细种植体的优点，避免了其缺点。

种植体直径的选择与缺失牙牙颈部直径以及牙槽嵴的厚度相关，尽管目前尚缺乏细种植体、标准种植体和粗种植体存留率是否存在差异的文献报道，但根据天然牙牙颈部直径和牙槽嵴的生理厚度，通常在下颌切牙和上颌侧切牙选用细种植体，而在其他牙位选用标准种植体，或在磨牙区选用粗种植体。而直径在 2.5mm 左右更细的种植体，主要用在种植体愈合期支持临时修复体，只起过渡作用，被称为临时种植体。临时种植体往往将基台和种植体设计为一体。

种植体平台直径

相对于种植体体部直径，种植体平台的直径设计有三种。

- **种植体平台直径等于体部直径**　该设计的优点是方便种植窝预备；有利于保存与种植体平台平齐的牙槽嵴骨量，尤其是有利于维持美学区唇侧骨板厚度；在缺牙间隙的近远中向距离受限时，有利于维持与邻牙或相邻种植体之间的距离。

- **种植体平台直径大于体部直径**　在某些种植体的传统设计中，种植体平台直径大于种植体体部直径。软组织水平种植体相应增加平台直径的设计理念是尽量模仿天然牙牙颈部的直径，形成理想的穿龈轮廓；增加位于颈部的平台宽度，减少修复体𬌗面对负荷平台的悬臂应力，也相应地减小基台螺丝的应力，增加基台的稳定性和降低基台螺丝的松动率。

- **种植体平台直径小于体部直径**　为一种新的种植体颈部形状设计（NobelActive、Bicon 等）。其设计理念为尽可能地增加种植体平台周围的骨量，并改善软组织附着的质量。

种植体长度

种植体长度（implant length）是指种植体植入骨内部分的长度。因此，目前骨水平种植体的长度是指整个种植体长度，软组织水平种植体的长度是指种植体粗糙表面的体部长度，不包括光滑颈部高度。多数种植体系统中，种植体长度在 6～16mm 之间。

增加种植体长度的优点在于增加骨 – 种植体接触的表面积，增强抗侧向负荷的能力。文献证实，一旦骨结合形成，过长的种植体并不能帮助转移应力，因此不需要用到过长的种植体。

通常直径 4.0mm 左右、长度 10～12mm 的种植体在临床上的应用较为普遍。在特殊解剖部位条件受限时，可以使用较短的种植体，但应该考虑增加种植体的数量或直径。某些特殊几何形状设计的种植体的长度更短，例如 Straumann 种植体最短者只有 4.0mm，以适应上颌与下颌磨牙区的可用骨高度不足的情况。

综上所述，种植体体部为骨 – 种植体接触的主体部分，对种植体骨结合起到关键作用。体部形状和表面形态不断改进，提高了骨结合的可预期性。由此，可以实现各种种植体植入方案（即刻、早期或延期种植），获得理想的初始稳定性；提高种植体表面的新骨沉积速度，满足各种种植体负荷方案（即刻、早期修复 / 负荷以及常规、延期负荷）；合理分布负荷应力，实现种植体骨结合的长期稳定性；简化种植体植入程序。

2.5 基台

2.5.1 基台的概念

种植体基台（implant abutment），简称基台（abutment），安装在锚固于骨内的种植体平台上，并将其向口腔内延伸，用于连接、支持和（或）固位修复体或种植体上部结构。因此，也称之为穿黏膜基台（transmucosal abutment）。基台通过内基台连接或外基台连接结构获得固位、抗旋转和定位能力。基台种类繁多、分类复杂，可以根据与种植体的连接方式、与修复结构的连接方式、基台组成结构、基台的制作方式、基台长轴（图2-14）、用途和材料等进行分类。

基台设计目标包括：
● 便于临床应用、简化修复体的制作程序和有利于对种植体和修复体的维护。

● 最大限度地降低种植体－基台界面的微间隙以及修复体和基台的微动度（micromotion），有利于骨结合和周围软组织整合的长期稳定。
● 有利于形成理想的修复体穿龈轮廓。
● 基台的肩台设计应尽量符合龈缘轮廓。
● 抗基台和修复体旋转功能。
● 对基台本身和修复体的定位功能。
● 有利于咬合应力的合理传递与分布。

2.5.2 基台的设计理念与分类

基台与种植体的连接称之为基台连接（abutment connection）。种植体平台设计决定了基台的连接方式。基台抗旋转设计包括抗自身旋转（取决于基台－种植体界面）和抗修复体旋转（取决于修复体－基台界面）两个方面。基台抗自身旋转设计与种植体平台设计相匹配。基台抗修复体旋转设计通常用于单颗种植体支持的修复体（图2-15，图2-16）。其设计理念较为简单，只要基台的横截面存在脱离圆形的任何设计都可以实现抗修复体旋转作用，例如基台带有平面或八角设计。用于联冠和桥的基台不需要有抗修复体旋转设计。

基台的固位

基台与种植体的固位：按照基台与种植体的固位方式，可分类为螺丝固位、摩擦力固位和螺丝与摩擦力共同固位基台。依据基台是否需要额外的基台螺丝固位，分为一体式基台（one-piece abutment）和分体式基台（two-piece abutment）。一体式基台的螺丝和基台穿黏膜结构属于完整的一体式机械结构，而不是利用额外的基台螺丝固位；或只是单纯依靠摩擦力固位，根本不存在基台螺丝设计。分体式基台的基台螺丝和基台穿黏膜结构为分体式结构设计，通过基台螺丝固位，或基台螺丝和摩擦力共同固位。

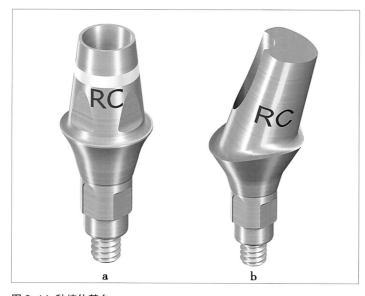

图 2-14　种植体基台
a. 直基台　b. 角度基台　Straumann 公司提供

基台与修复体或上部结构的固位：按照基台与修复体或上部结构的固位方式，将基台分类为螺丝固位基台、粘接固位基台和附着体基台。

- **螺丝固位基台**　螺丝固位基台（abutment for screw retention）是用螺丝固位修复体或上部结构，包括殆向螺丝固位（transocclusal screw）和横向螺丝固位（set screw）基台。
- **粘接固位基台**　粘接固位基台（abutment for cement retention）是用粘接剂粘接固位修复体或上部结构。
- **附着体基台**　附着体基台（abutment for attachment）以机械摩擦或磁性附着形式支持和（或）固位覆盖义齿。

基台的长轴：直基台

按照基台长轴和种植体长轴的位置关系可分为直基台和角度基台。

直基台（straight/nonangled abutment）的定义为基台长轴与种植体长轴相一致。直基台涵盖了所有的基台连接方式，包括内基台连接和外基台连接。直基台可以是一体式基台，也可以是分体式基台。修复体与直基台的固位，可以螺丝或粘接固位。通常粘接固位的直基台为可调磨高度的预成可调改基台。兼顾基台抗旋转（抗自身旋转和抗修复体旋转）和修复体固位能力以及修复体所需的空间，各种植体系统所提供的基台高度不同，所需的最低殆龈距离也不相同。降低高度的基台，必须依靠特殊的结构设计抗旋转和抗侧向力，才能够满足修复体的固位力。低高度基台的经典设计为软组织水平种植体的双八角基台（SynOcta abutment, Straumann），基台高度为 1.5mm，在种植体平台的冠方和根方各存在一个八角结构，即：锥度八角螺丝内基台连接和抗修复体旋转的八角设计。双八角基台的特点包括：

- 基台的两个八角结构，分别增强了基台和修复体的抗旋转力。
- 双八角设计实现了基台和修复体定位。
- 减低基台高度，增加了双八角结构，基台可以用于螺丝固位以及其他多种修复选项。

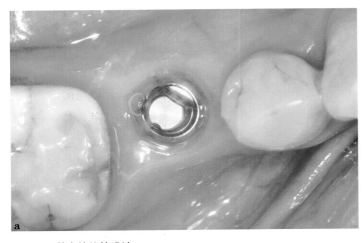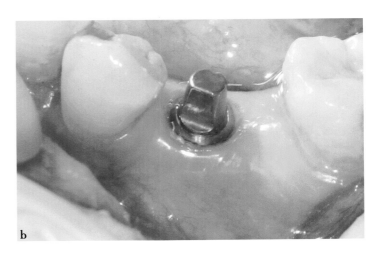

图 2-15 基台抗旋转设计
粘接基台上设计的抗旋转斜面。a. 殆面观　b. 侧面观

基台的长轴：角度基台

角度基台(angled abutment)的定义为基台长轴与种植体长轴不一致，用于改变种植修复体的长轴方向，改善种植修复体的功能和美学效果。基台角度通常设计为10～25°，可以补偿10～35°的种植体角度倾斜。例如，Straumann 软组织水平种植系统中内连接角度基台有8个定位平面，允许基台在360°的水平方向有16个角度调整，适应种植体在颊舌向或近远中向的小角度倾斜。

角度基台为分体式基台。修复体与角度基台的固位，包括螺丝和粘接固位。通常粘接固位的角度基台为预成可调改基台。与直基台相比，角度基台对修复体的固位能力较低。角度基台主要有以下用途：

- 由于牙槽嵴的解剖学限制，当种植体轴向过于唇向倾斜时，用角度基台补偿种植体轴向，满足种植修复体的功能和美学效果。
- 多颗相邻种植体需要共同就位道时。
- 需要改变多颗种植体支持的固定或覆盖义齿的就位方向和矫正颌位关系时。
- 在一定范围内补偿种植体植入的轴向错误时。

尽管角度基台具备种植体植入角度的补偿作用，但应当知道角度基台只是直基台的备选方案。

基台的肩台

根据基台是否带有肩台设计，分类为有肩台基台和无肩台基台。

与天然牙基牙预备同样的道理，种植体或基台要有合理的修复体肩台设计，才能达到种植修复体的功能和美学要求。软组织水平种植体的肩台位于种植体平台的边缘，骨水平种植体（包括平台转移种植体）的修复体肩台则位于基台上。基台的肩台设计包括肩台的高度和肩台的形状。肩台高度设计原则为肩台位于龈缘根方0.5～1mm。不同的种植体系统设计出不同肩台形状和高度的预成基台，有些允许依照临床状态进行调改，以满足各种临床需求。个性化基台的一个重要方面是能够按照具体病例的龈缘形态进行肩台设计，可以达到临床要求。平台转移种植体系统基台的肩台设计，除满足以上要求之外，在肩台下方形成缩窄，以适应平台转移的设计理念。

基台的材质

按照基台材料属性分类为钛基台(titanium abutment)、瓷基台(ceramic abutment)、金基台(gold abutment)、钴铬基台(Co-Cr abutment)等。

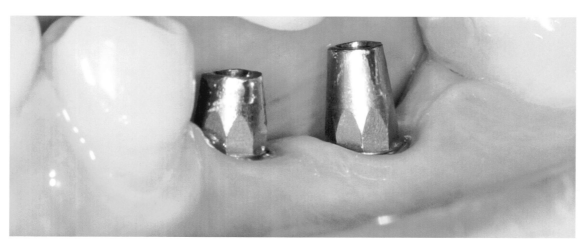

图 2-16　基台抗旋转设计
双八角基台上的抗旋转设计

基台与修复时机

根据用途不同,基台也分类为临时基台和最终基台。各种种植体系统都专门设计了用于种植体支持的临时修复体的临时基台(temporary abutment)。临时种植修复体的主要目的是在种植体骨愈合和软组织愈合期间,临时修复缺失牙,维持美学和发音,引导种植体周围软组织愈合与成形。通常,临时修复体的制作材料为丙烯酸树脂。因此,临时基台的形状能够调改和方便树脂的塑形与固位。临时基台为螺丝固位或粘接固位基台。临时修复体使用期间往往要有几次拆卸,在椅旁调改临时修复体的穿龈轮廓,引导龈缘和龈乳头成形,所以多选择螺丝固位基台。

2.5.3　基台的结构与功能设计

预成基台

预成基台(prefabricated abutment)是制造商适应其种植体系统而制作的基台,包括预成不可调改基台(prefabricated unmodified abutment)和预成可调改基台(prefabricated modified abutment)。

临床上大量使用的是预成基台。预成不可调改基台为成品基台,在临床应用时不允许进行任何调改(Straumann SynOcta 分体式基台)。预成可调改基台有两种类型,一种是成品基台,可以不经调改直接使用,也允许在患者的口腔内或在工作模型上进行有限的调改,例如降低基台的高度和片切改变基台轴向;另一种为含有基台连接的基台雏形,必须进行研磨塑形后才能使用,称之为可研磨基台(milling abutment)。

某些制造商推荐了其种植体系统常用的基台,并称之为标准基台(standard abutment),这种基台只是代表可以适应多种临床状态,并非描述基台的正确术语。

可铸造基台

可铸造基台(castable abutment)为用于个性化制作基台的预成修复部件,其类型包括塑料可铸造基台、带有金属基台连接结构的塑料或蜡可铸造基台和金属可铸造基台等(图 2-17)。制作基台时,将可铸造基台安放在石膏工作模型中的种植体替代体上,调改、蜡塑形、包埋、铸造后作为基底,制作金属烤瓷修复体,用基台螺丝直接固位于种植体上。

塑料可铸造基台应用简便,成本较低。带有金属基台连接结构的塑料或蜡可铸造基台,金属基台连接结构通常为金合金,确保铸造后基台连接的密合性。金属可铸造基台通常为带有基台连接结构的氧化钛合金,其优点为可以在其表面直接烤瓷,制作陶瓷穿龈轮廓或直接作为基底制作金属烤瓷修复体。最早的可铸造基台是美国加州大学洛杉矶分校发明的,称为 UCLA 基台(UCLA abutment)。在发明 UCLA 基台之前,修复体与种植体之间必须存在一个中间连接结构,使种植修复体的边缘远离种植体平台水平,最大的缺陷是影响了修复体的美学效果,尤其对单颗和多颗种植体支持的固定修复体而言。最初,UCLA 基台是可铸造的中空塑料基台,基台的形状和尺寸可以调改,堆蜡后铸造,作为基底制作种植体支持的金属烤瓷修复体。该种植修复体用基台螺丝直接固定于种植体上,不需要使用修复螺丝固位。UCLA 基台发明的意义包括:

- 是多种设计形式的个性化可铸造基台理念的基础。
- 创造了修复体与平台直接连接的设计理念。
- 种植修复体边缘位于种植体平台水平,创造出修复体从黏膜内"自然长出"的美学观感。

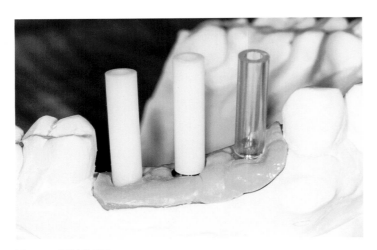

图 2-17　可铸造基台
预成可铸造塑料基台,可以依照咬合状态调整高度

- 通过对基台的调改和塑形,制作出类似天然牙的修复体穿龈轮廓,既获得美学修复效果,又有利于种植体周围软组织的长期稳定。
- 作为 UCLA 基台的设计理念的延伸,产生了预成低轮廓肩台的基台(例如:直基台、角度基台和低高度基台)和可研磨基台等。UCLA 基台和由其衍生的各种基台,基本可以满足各种临床需求。

综上所述,目前几乎所有的基台设计均为 UCLA 基台概念的延伸,所以在基台分类中已经不再单独使用"UCLA 基台"这一称谓。

个性化基台

个性化基台(custom abutment),是根据种植体植入的三维位置、缺牙间隙的三维空间,由医师和(或)技师进行个别调改或制作的基台的总称。其种类在不断增多,包括预成可调改基台、可铸造基台、CAD/CAM 基台等。

解剖式基台(anatomic abutment)与个性化基台的概念相类似。在美学区,尤其是上颌前牙位点,由于弧线形牙龈以及邻面牙槽嵴和龈乳头的特殊解剖学位置关系,通常种植体平台的位置距离唇侧龈缘中点超过 2mm、距离龈乳头超过 5mm,修复体粘接固位时,难以去除溢出的粘接剂,有并发种植体周围炎的风险。所以建议修复体采用螺丝固位,而尽可能不采用粘接固位。但是,如下情况限制了修复体的螺丝固位:①种植体植入的轴向难以形成位于切缘舌侧的螺丝通道;②尽管可以形成舌侧螺丝通道,但螺丝通道可能影响表面饰瓷的光学特征,影响美学效果。

这时需要一个模拟龈缘走行的解剖式基台,沿龈缘的弧线走行向冠方提高粘接线的位置,形成位于龈缘下 0.5~1.0mm 的抛物线形的粘接面,然后将修复体粘接固位到解剖式基台上。当然解剖式基台也适用于非美学区种植体平台的植入位置较深或黏膜较厚时。

解剖式基台既可以为 CAD/CAM 个性化基台和可研磨基台,也可以是制造商提供的预成解剖式基台。后者临床应用简便,但难以达到最精确的粘接线位置。

瓷基底和瓷基台

近年来,伴随相关瓷材料和瓷加工技术的迅速发展,瓷基台和瓷修复体快速进入临床。瓷基台(ceramic abutment)的目的是提高与种植体周围软组织的生物相容性和美学修复效果,或许是目前基台设计中最具诱惑力的进展。

依据瓷基台的材料成分可分为三氧化二铝和二氧化锆。1991 年出现了第一个全瓷基台,为氧化铝瓷核。1997 年,Wohlwend 等介绍了第一个二氧化锆基台。依据瓷基台材料和制作工艺,可以分类为全瓷基台、瓷基台和瓷基底,后两者又均可进一步分类为 CAD/CAM 瓷基台和手工研磨的瓷基台。手工研磨的瓷基台是根据制造商提供的瓷基台雏形,用金刚砂钻湿磨进行成形。

- **全瓷基台** 全瓷基台有两种类型,一种是 CAD/CAM 基台制作的二氧化锆基台(Straumann® CARES),一种是内为六角直柱状氧化铝基座的全瓷基台(CerAdapt,Nobel Biocare)。前一种为计算机辅助设计和辅助制作的基台;后一种为手工研磨基台,用金刚砂钻湿磨进行成形和预备,就像牙体预备一样。但是,瓷的脆性大、易碎,技术要求更高。两种瓷基台均用基台螺丝直接固位于种植体上,全瓷冠粘接固位。临床上,瓷和金属接触容易磨损和崩裂,瓷基台与钛种植体和金属螺丝接触也是如此。因此,基台螺丝应当达到额定的基台预紧力(通常为 35Ncm),尽量保证基台－种植体界面的稳定性,防止螺丝松动、减少微动。

- **瓷基台** 瓷基台与全瓷基台的差别在于带有与种植体平台相连接的钛合金结构(Cerabase,Friadent)。同样有 CAD/CAM 制作的二氧化锆基台(Procera,Nobel Biocare)和手工研磨的二氧化锆基台(In-Ceram,Straumann)两种类型。含有钛合金结构设计的瓷基台,其与钛种植体和金属螺丝的直接接触,避免了与金属接触的瓷的磨损和崩裂。目前,瓷基台本身的钛合金结构与瓷脱离的可能性已经很低,但在临床上仍然要遵循基台螺丝额定的预紧力,并尽量避免基台的反复拆卸与就位。Cerabase 可以直接调磨,而瓷的部分作为基底直接饰瓷,粘接固位于钛合金结构上作为一体,螺丝固位于种植体上。

- **瓷基底** 为带有肩台的预成氧化铝基底(CeraOne,

Nobel Biocare）利用烧结铸造的方法，在肩台冠方制作全瓷冠，粘接固位在钛基台上。将其作为基底制作全瓷冠有两个优点，即：避免了全瓷基台在种植体－全瓷基台界面上金属与瓷之间的磨损，以及含金属基座瓷基台在金属与瓷结合界面的脱瓷和崩瓷现象。缺点是全瓷冠难以拆卸，因此需要基台螺丝长期保持稳定。

CAD/CAM 基台

计算机辅助设计和辅助制作的基台称为 CAD/CAM 基台（CAD/CAM abutment）。

目前，可以应用 CAD/CAM 技术设计和制作基台、支架和修复体。CAD/CAM 基台具备如下优势：

● 精确性好、质量更高。
● 可以提供良好的穿龈轮廓。
● 不需要堆蜡和铸造，有利于节省时间和降低成本。
● 不需要种植体水平印模和在口腔内调改基台。
● 能够矫正种植体 30° 以内的长轴偏差。
● 可以用高硬度和高脆性的材料制作基台，例如：陶瓷和钛合金等。

● 利于制作过程的控制，质量稳定性更高。
● 可以提供临床医师、技师和其他相关人员之间的远程交流与讨论。

目前通常采用激光扫描测量法和机械探针触探模型法进行计算机的模型扫描，采集数据，根据基台的修复空间和𬌗关系等进行合理的基台形态设计，尤其是肩台形态设计，包括肩台的边缘与形态。用数控精密机床切削，制作出基台。目前有很多 CAD/CAM 系统，例如 Cerec 系统、Procera 系统和 Lava 全瓷系统等。目前，制作基台的材料主要有钛合金、三氧化二铝和二氧化锆等。但是目前的 CAD/CAM 基台还受到如下因素的限制：

● 临床医师无法控制基台的效果。
● 可选择的材料有限。
● 只有某些种植体系统可以应用。
● 颌间距离至少 6mm，种植体间的距离至少 2mm。
● 多颗种植体的平行度欠佳，角度差大于 30° 时不能应用 CAD/CAM 基台进行连冠修复。
● 种植体周围软组织高度少于 1mm 时使用 CAD/CAM 基台没有实际临床意义。

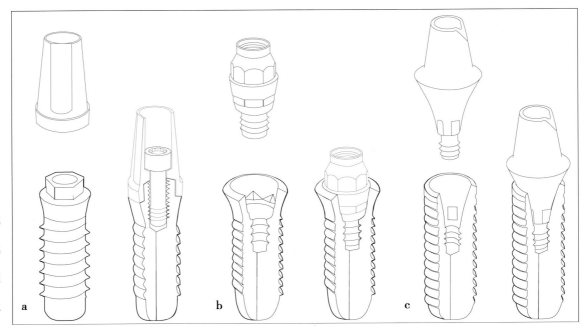

图 2-18 种植体－基台连接
a. 软组织水平种植体，外基台连接（外六角连接）
b. 软组织水平种植体，内基台连接（锥度与内八角连接）
c. 骨水平种植体，内基台连接（锥度连接），平台转移
模式图绘制：北京口腔种植培训中心 - 袁苏

2.6 基台－种植体界面

2.6.1 基台连接

基台－种植体界面的概念

基台与种植体之间的接触面称之为基台－种植体界面（abutment-implant interface）。基台与种植体的接触边界称为种植体－基台界面（implant-abutment interface），所形成的间隙称为微间隙（microgap）。

基台连接的概念

基台与种植体的连接方式称之为基台连接（abutment connection）。种植体平台中心存在向冠方凸起或凹陷到种植体内部的结构设计，分别称为外基台连接（external abutment connection）和内基台连接（internal abutment connection）（图 2-18）。理想的基台连接设计应该具备基台和（或）修复体的固位、抗旋转、定位和应力分散等功能，以维持种植体周围骨和软组织结合的长期稳定。

基台连接的分类

基台－种植体界面的几何分类超过 20 余种。几何设计极其重要，是连接强度、连接稳定性、修复体定位和抗旋转的最重要因素。

基台连接的分类方式很多，除以上叙述的内基台连接和外基台连接之外还有如下分类。

● 依据基台的就位形式，基台连接分类为滑配连接（slip-fit joint）和摩擦连接（friction-fit joint）。前者在连接处存在微间隙，后者则通过机械性摩擦锁合紧密连接，起到冷焊效果，微间隙可以忽略不计。

● 依据种植体平台与基台接触面的设计，基台连接分类为平面连接（butt joint）和斜面连接（bevel joint）。前者为两个直角平面之间的接触，后者为两个相互匹配的斜面（即一个内倾斜平面和一个外倾斜平面）的接触。

● 依据基台抗旋转、定位和侧向稳定性的几何设计，基台连接分类为外六角、内三角、内六角、内八角、锥状螺丝、内八角联合锥状螺丝、花键、偏轴管状或柱状、内十字锁合，以及插槽状接触等。

基台连接的描述

由于基台－种植体界面设计极其复杂，在临床上的描述通常先分类为外基台连接与内基台连接，进而再描述其几何形状。

外基台连接，或简称外连接（external connection），在种植体平台冠方凸起的外六角或外八角结构固位基台，并通过固位螺丝将基台固定在种植体内部，基台则通过相应的镜像设计（mirror-image design）实现抗自身旋转。与内连接相比，外连接存在抗侧向力能力不足和螺丝易松动的缺陷，但外连接的结构设计简单、直观，加工工艺简便，目前仍然在临床中应用，尤其在细种植体设计内连接结构受到种植体颈部直径限制时。

内基台连接，或简称内连接（internal connection），种植体平台冠方没有凸起的固位结构，为深入种植体的内凹设计（如锥形、内八角、内六角和内三角等），基台深入种植体内依靠相应的设计实现抗自身旋转，达到基台的固位、抗旋转和抗剪切力、定位等作用。

内连接克服了外连接的多种缺陷，具备显著的优势：基台－种植体界面向种植体内部延伸，形成的长界面锁合创造了坚固、稳定的连接，增强了抗基台旋转和抗界面分离力的能力；内连接侧向力的应力分布进入种植体内部，降低了平台周围的应力集中；种植体内壁可以缓冲震动，增强了基台和修复体的稳定性；微间隙减小，提高了防止微生物入侵的生物学封闭能力；增加了修复方式的灵活性。内基台连接的唯一缺点是种植体平台较细时（例如 3.3mm 或低于 3.3mm），内基台连接设计迫使种植体颈部金属壁变薄或基台变细，降低其机械强度。

内连接有多种不同的设计，包括锥状螺丝连接、内六角或三角连接、莫氏锥度连接、管套管连接、花键连接和弹性连接等。

2.6.2 外基台连接

外六角连接

目前，只有某些系统的种植体一直保留着外六角的连接方式，例如 Brånemark 种植体、Mozo Grau 种植体等。起初外六角连接是分体式种植体的经典连接方式。因为开始的骨内种植体是修复牙列缺失病例，是用夹板式支架将种植体稳固的连接为一体，这种连接能够有效地抵抗各种方向的力。但是，对部分牙缺失，尤其是单颗牙缺失，当种植体分别支持修复体时，因为种植体与基台为平面连接，可以有效承担垂直向压力，但遇侧向的剪切力时，外六方有限的锁合能力容易出现界面分离（joint opening）和螺丝松动。外六角的高度通常为 0.7mm，为了克服以上缺点，某些种植体系统将外六角的高度延长到 1.2mm，提高抗剪切力和抗旋转能力。尽管如此，螺丝松动的比例在不同的文献报道中仍然高达 6%～48%。各种种植体系统通过扭矩控制扳手提高扭矩，明显提高了连接界面的稳定性，但是仍然有报告两年内的螺丝松动比例高达 22.8%。在实验研究中，增加外六角的高度和直径，加大负荷平台会显著降低螺丝松动率。

外六角连接的另外一个仍然难以解决问题是克服基台连接的旋转错位。错位发生在将基台放置在工作模型的种植体替代体上，再将制作完成的局部固定修复体（或支架）戴入口腔时，尤其在后牙粘接固位的多颗种植体支持的局部固定义齿常见。解决的办法是降低六角结构的高度和基台镜像凹口的公差。另外两种设计有助于降低基台连接的旋转错位，一种方法是在外六角和相应的基台凹口处制作出适当的锥度（例如 1.5%），使摩擦位于外六角；另一种方法是在基台与外六角的交角处略微增加缓冲设计。

外八角连接

Straumann 一体式窄颈种植体（Straumann narrow neck）的经典连接方式为外八角连接。该种植体用于上颌侧切牙和下颌切牙位点的种植修复。种植体的直径为 3.3mm，平台直径为 3.5mm，不足以设计出机械强度充分的内连接结构。上颌侧切牙和下颌切牙位点的侧向负荷较低，其高度为 1.5mm 的外八角结构能够满足基台的机械强度和抗侧向力及抗旋转力要求，目前尚未见关于基台螺丝松动的报告。外八角结构设计允许基台或修复体作 45° 旋转，方便临床设计与应用。

花键连接

花键（spline）连接为六个相互平行的花键与六个沟槽交替排列（Sulzer Calcitek）。与基台上相应的连接结构锁合，具备稳定的固位和抗旋转能力，基台螺丝松动较少。基台上花键连接结构为种植体花键的镜像设计，但机械强度低于种植体花键连接，设计理念是应力破坏种植体花键之前，先破坏基台花键的镜像结构，起到保护种植体的目的。与外六角和外八角连接相比，花键连接机械强度不足，现已很少使用，尤其在细种植体。

2.6.3 内基台连接

锥度螺丝内连接

锥度螺丝连接源自 Straumann 一体式种植体，为一体式实心基台的经典设计，一直沿用至今。其设计理念是提供机械加工精确、公差控制严格的稳定、自锁式界面。界面的特点是没有额外的抗旋转设计，在达到螺丝额定的预紧力之后，依靠锥度壁的摩擦阻力产生固位力，并有效地防止螺丝松动。Straumann 种植体基台连接的锥度，采用了莫氏锥度（Morse taper）概念，但是其锥度为 8°、总收敛度为 16°。而物理学所称的莫氏锥度为 3°，总收敛度 6°。在此，锥度连接只是借用了莫氏锥度的几何学设计概念，并非传统意义上的莫氏锥度。Straumann 种植体系统采用了锥度和螺丝联合固位，实现了基台长期稳定的固位效果，其机械强度比外六角连接增加了 60%。锥度螺丝内连接界面上增加内八角结构设计，或称之为锥度八角螺丝内连接,基台为分体式基台。除具备锥度螺丝内连接的优点外,还增加了基台的定位功能。

莫氏锥度连接

真正采用莫氏锥度连接的是 Bicon 种植体系统,只有锥度结构,没有螺丝,完全依靠锥度壁产生的机械摩擦固位力。该连接设计允许在口腔内调改基台,基台在种植体长轴方向敲击就位、操作简便。连接没有定位结构设计,不强调基台转移的一致性和可重复性。

管套管连接

管套管连接(Camlog, Replace)能够很好的抵抗侧向力,具备良好的稳定性和定位性。

内六角连接和内三角连接

内六角连接(Frialit-2)和内三角连接(Replace),属于柱状滑配连接设计,基台可以被动就位。柱状结构具有极好的抗侧向力和抗界面分离力的特点,机械强度高,并有利于保护基台螺丝。在内六角界面上有胶垫结构,可有效防止细菌侵入界面。细种植体通常不采用内六角或内三角连接,以避免发生壁折断。

综上所述,在接触面广泛和形状各异的内连接中,螺丝并不或很少承担负荷,只是基台与种植体在初始接触时提供额定的预紧力,形成强力、稳定的界面连接。

2.6.4 种植体平台转移

平台转移的概念

传统的种植体系统中,种植体与基台连接是基台完全覆盖种植体平台,基台与种植体平台边缘密合,设计思路是尽量扩大接触面积,有效的分散咬合应力。1991 年 3i 公司开发了直径为 5.0mm 和 6.0mm 的粗种植体植入骨密度较差的位点,以获得良好的初始稳定性。但初期由于缺少与之配套的宽直径愈合帽和基台等修复部件,最初植入的粗种植体均采用直径为 4.1mm 种植体的基台进行修复。由此发生了愈合帽和基台直径小于种植体平台直径 0.9mm 或 1.9mm 的现象。然而,5 年的放射线片观

察却意外发现这些种植体周围的骨组织更加稳定,碟形骨吸收的发生量极低,甚至在很多病例根本就没有发生种植体周围的碟形骨吸收。随访结果提示,当种植体 – 基台界面向种植体平台边缘内侧(种植体轴心)水平移动、远离种植体平台边缘时,会明显降低种植体周围牙槽嵴顶骨吸收。

因此,基于以上实践提出了种植体平台转移(platform switching)的概念:在骨水平种植体平台上,基台直径小于平台直径,使基台连接位置向种植体平台中心内移,更加准确地表述应该是负荷平台内移(loading platform switching)(图 2-19)。基台半径与平台半径的差为平台转移的距离(图 2-20)。平台转移的主要目的有两点:

- 减少种植体平台周围的碟形骨吸收。
- 在种植体平台上和基台周围形成稳定的种植体周围软组织封闭。

根据种植体平台转移的概念,假定种植体平台周围的骨组织不吸收,甚至向平台表面生长。因此,提出了骨平台转移(bone platform switching)的概念:种植体冠方,与牙槽嵴延续的骨沿种植体平台向种植体中心生长形成环形新骨。为达到此目的,种植体颈部为粗糙表面,并在平台边缘形成粗糙表面的斜面设计,以利于在种植体平台周围产生最大的牙槽骨量,以改善软组织支撑效果。

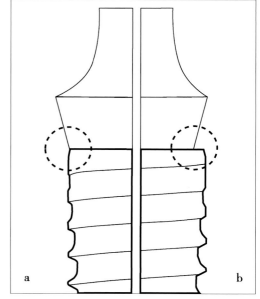

图 2-19 种植体平台转移

示意非平台转移(a)与平台转移(b)种植体 – 基台界面微间隙暴露范围

模式图绘制:北京口腔种植培训中心 - 袁苏

平台转移的设计

在当时，只有 Ankylos 种植体系统与平台转移理念相符，成为平台转移的研究模板。随后产生了专门以平台转移为设计理念的新型种植体系统（例如 Straumann 骨水平种植体），并包含了由此所延伸的多种设计思路。

- **种植体 – 基台界面内移**　种植体 – 基台界面内移最重要的作用是防止种植体平台周围牙槽嵴顶的骨吸收。作用机制包括：①在种植体平台上，基台直径小于平台直径，从种植体平台边缘向基台 – 种植体界面进一步转移应力，避免应力集中于种植体平台的边缘处，起到避免碟形骨吸收的作用，保护骨结合，减少骨吸收。因为将种植体轴向负荷向种植体中心转移，可以避免种植体周围的微骨折。②种植体周围需要 3mm 的生物学宽度形成软组织封闭，否则，将发生牙槽嵴骨吸收。生物学宽度由垂直向改为水平向，相对减少了垂直向牙槽嵴顶骨吸收。③种植体 – 基台界面微间隙（microgap）周围易于产生细菌定植与聚集，导致周围骨吸收。非平台转移种植体的微间隙原本呈近 180° 的范围暴露于软硬组织中，在平台转移种植体的微间隙内移之后，转变为小于 90° 的范围并只暴露于软组织中（图 2-19），减少了种植体 – 基台连接处炎症细胞浸润（abutment inflammatory cell infiltrate, abutment ICT）对牙槽嵴产生的骨吸收效应，减少骨吸收。

- **内连接减小微间隙**　平台转移种植体的基台连接均为内连接，界面为冷焊式封闭，使得种植体与基台间的微间隙减小，甚至小于细菌直径，同时基台微动降低，减少了细菌定植的可能。

- **倒锥形穿黏膜结构设计**　倒锥形穿黏膜结构设计有助于稳定软组织封闭。基台穿黏膜结构为直径冠向增大的倒锥形设计，在黏膜内胶原纤维和弹力纤维的作用下，基台周围黏膜的锁紧能力更加有效，长期稳定性更好，起到了防止口腔环境中的细菌和毒素等有害因素对种植体周围骨结合的破坏作用。

- **骨平台转移**　种植体为骨水平种植体，种植体没有光滑颈部设计，没有基台覆盖的种植体平台部分，进行微粗糙化表面处理，提高种植体平台周围骨和软组织的附着能力。

- **维持种植体周围软组织稳定**　种植体周围骨水平稳定无吸收，确保龈缘及龈乳头的位置稳定，即使当两颗种植体之间距离较小时，也可以保证邻面有足够的骨高度，有利于软组织美学。

平台转移种植体是骨水平种植体发展的一个新阶段，获得了现阶段临床效果的支持。但是，还需要进一步的实验研究和循证医学论证，以明确与其他种植体设计之间的区别，探讨种植治疗的远期可预期性。

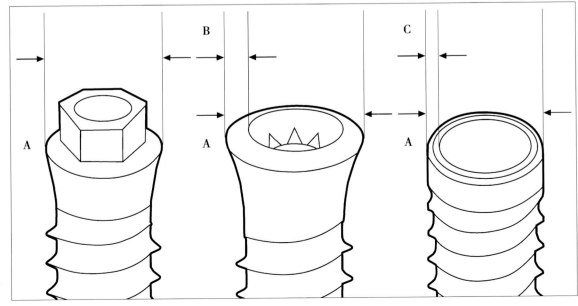

图 2-20　平台和平台转移
A. 种植体平台
B. 种植体肩台（软组织水平种植体）
C. 种植体平台／负荷平台转移的距离

模式图绘制：北京口腔种植培训中心 - 袁苏

2.7 种植覆盖义齿的附着体系统

2.7.1 种植覆盖义齿的概念

种植体支持式覆盖义齿,简称种植覆盖义齿(implant overdenture)为种植体支持或固位的全颌或局部可摘义齿,与种植体支持式固定修复体之间的差异在于修复结构和固位系统。

与种植体支持的固定修复体相比,种植体支持的覆盖义齿通常依靠附着体进行固位和(或)支持。种植修复的附着体(attachment),由两部分构成,即连接于种植体的阳型(patrix)部件和位于修复体内的阴型(matrix)部件,为覆盖义齿提供固位和(或)稳定作用。固位方式可以分类为机械固位、摩擦固位和磁性固位。通常,阳型和阴型部件为配套设计的预成部件。当种植体系统没有预成的附着体部件(attachment element)时,可以个别制作阳型和阴型部件,分别固位于种植体和修复体上。

就种植体支持式覆盖义齿而言,种植体上部结构(superstructure/suprastructure)的概念是固位或支持带有阴型部件覆盖义齿的基底支架,直接连接于种植体、下部结构和(或)中间结构;下部结构(infrastructure)的概念是连接于种植体上,用于支持基底支架或覆盖义齿;中间结构(mesostructure)的概念是连接于下部结构上,用于固位和(或)支持上部结构。

文献上,通常将种植体支持式覆盖义齿的固位结构称之为附着体。依据附着体的类型不同,附着体与种植体的连接方式、附着体的构成也不相同,可以包括上部结构、中间连接结构和下部结构这三种结构全部,也可以是部分结构。

2.7.2 附着体系统的特征

对附着体特点的描述有以下多种形式,但每一种附着体系统可能会包含多种特点。

按附着体部件之间的连接形式描述
- 刚性附着体(rigid attachment):修复体自由活动度低,支持和稳定作用强。
- 弹性附着体(elastic/resilient attachment):修复体有一定的动度,可减轻种植体负荷,增加基托下沉时支持组织的受力。

按附着体的精密程度描述
- 精密附着体(precision attachment):附着体系统都为预成金属部件。
- 半精密附着体(semi-precision attachment):附着体系统为预成可铸造塑料或塑料-金属部件,通过包埋、铸造、研磨和焊接等不同制作工艺完成,其精密度略低于精密附着体。

按附着体的制作工艺描述
- 预成附着体(preformed attachment):附着体阳型和阴型结构为金属预成部件,不需要任何调改,例如球附着体系统。
- 个性化附着体(custom attachment):根据临床状况,由技工室个别调改和制作,如套筒冠附着体系统。

按覆盖义齿的支持方式描述
- 球附着体系统(ball attachment system)。
- 杆附着体系统(bar attachment system)。
- 自固位附着体系统(Locator attachment system)。
- 磁性附着体系统(magnet attachment system)。
- 套筒冠附着体系统(telescopic coping attachment system)。

临床上,通常按照对种植体固位式覆盖义齿的支持方式分类附着体系统。

2.7.3 附着体系统的临床分类

球附着体系统

　　球附着体系统为机械固位,通过球 – 帽连接实现固位(图 2-21)。球形固位体螺丝固位于种植体上。球形固位体为高强度塑料或金属,不同的球附着体系统所设计的固位力也不相同。与球形结构相配套的帽状结构机械固位于修复体内,依据球帽相连所产生的机械固位力稳固种植修复体。球附着体只起覆盖义齿的稳定和固位作用。某些球附着体系统的帽状结构内有起缓冲作用的橡胶圈,在咀嚼时缓冲修复体下沉对种植体骨结合造成的机械性损

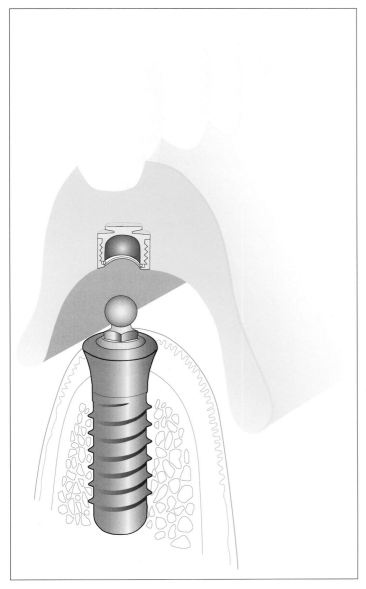

图 2-21 球固位式种植覆盖义齿
图示球附着体系统　*模式图绘制:北京口腔种植培训中心 - 袁苏*

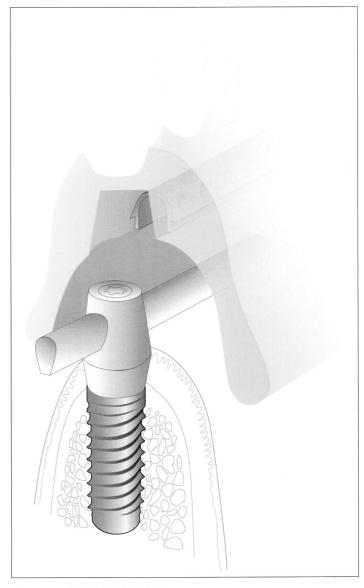

图 2-22 杆固位式种植覆盖义齿
图示卵圆杆附着体系统　*模式图绘制:北京口腔种植培训中心 - 袁苏*

伤。由于橡胶圈随时间的推移将发生老化,目前该设计并不多见。

球附着体系统适用于颌间距离较小、尖圆形牙弓等不适合杆附着体固位者。球附着体系统对种植体的共同就位道要求不太严格,可以允许15°之内的倾斜。如果力量不平行,将产生应力集中,则球的颈部作为薄弱环节,会首先折断,起到应力中断作用,以保护种植体。

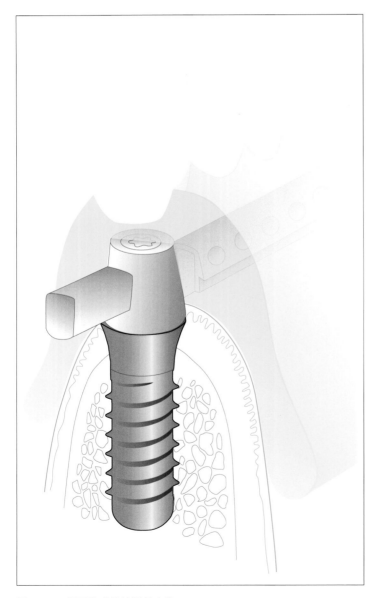

图 2-23　杆固位式种植覆盖义齿
图示研磨杆附着体系统　模式图绘制:北京口腔种植培训中心 - 袁苏

杆附着体系统

杆状结构将两颗或两颗以上的种植体基台稳定的连接在一起,与杆相连的卡式结构安放于覆盖义齿内,通过杆卡固位(bar clip retention)的机械摩擦力固位和支持覆盖义齿。

杆附着体系统的杆和卡有两种:预成杆、卡和个性化制作的研磨杆(milling bar)、卡。临床上广泛应用预成杆卡,杆的横截面有圆形、卵圆形和方圆形(唇舌侧平行、骀方圆形)三种形状,前两种固位效果满意,并可提供一定的动度,最后一种稳定性强,但在负荷状态下会产生不利的侧向扭矩。在临床上使用的杆横截面多呈卵圆形(图 2-22)。铸造的个性化杆卡可以通过调整杆和卡的横截面尺寸和形态,来提高固位力和改变覆盖义齿施加于杆和种植体的矢量方向,这些通常需要在水平研磨仪上进行切削(图 2-23),以便获得共同就位道,因此也称之为研磨杆(半精密附着体)。与杆相匹配的卡有金属、树脂、尼龙等多种材质,其中金属卡因较耐磨耗和固位力可调节而应用最多。目前,临床上常用的预成杆有多尔德杆和海德杆等。

- **多尔德杆**　多尔德杆(Dolder bar)为预成的 U 形杆,用于支持和固位修复体。由 Eugen Dolder 发明,其固位特点是一个与修复体组织面相应的外套(sleeve)。杆有两种基本形状,卵圆形杆为弹性附着体,允许有限移动,有 3°自由度(侧方和旋转),而改良杆为刚性附着体。
- **海德杆**　海德杆(Hader bar)为预成的矩形杆,用于支持和固位修复体。由 Hemet Hader 发明,并在其后经过改良,将杆的高度由 8.3mm 降到 3mm,其最低高度为 2.5mm。海德杆骀方为球形,龈方为缩窄的结构设计,可有 20°旋转,靠修复体内的塑料封套来获得坚固固位。
- **圆杆**　圆杆(round bar)适用于需要将杆弯曲以适应牙槽嵴外形或颌间距离较短的情况。

磁性附着体系统

磁性附着体系统的固位力并非机械和摩擦固位力,而是依靠稀土材料的吸引力特性,例如钐钴合金和铁磁合金等。通常将具有磁力的合金放置在覆盖义齿中,将与磁性有吸引力的合金作为基台安装在种植体上。

磁性附着体的固位能力不及机械固位和摩擦固位,磁体接触面可有少量移动,通常用于种植体数目较少或骨质条件较差的病例,减轻种植体的负荷,或𬌗龈距离受限的病例。

磁性附着体存在腐蚀现象,表现为金属失去光泽,表面剥脱等。这一腐蚀现象会引起磁性固位体的磁性下降,寿命缩短,甚至有病例报道在临床上仅使用 18 个月后失败。游离的金属离子可能导致局部黏膜的色素沉着。目前成品磁体多采用不锈钢或钛激光封闭技术提高其防腐蚀性能。目前,寻找更耐腐蚀、耐磨损的材料是需要解决的问题。

套筒冠附着体系统

套筒冠附着体系统(telescopic coping attachment system),是在种植体上制作双层金属内外冠,利用二者间的摩擦力固位。对于颌间距离较大者,内冠粘接于种植体基台上,外冠固定于基托组织面;对于颌间距离较小者,可将种植体基台或基底直接切削成内冠,与基托组织面内的外冠形成双层结构。

制作套筒冠内外冠的材料可以为同种和异种材料,一般认为选择同种材料较好。但因覆盖义齿的支架材料可能不同,所以有些情况下外冠可以和支架选择相同材料以利于二者的结合,而内冠材料可以有所区别。

套筒冠的固位力与锥度有关,圆锥聚合度为 2°、4°、6° 和 8° 时,固位力分别为 58.8N、29.4N、2.45N 和 0N,所以聚合度 8° 以上为支持型固位体,8° 以下为固位支持型固位体。其固位力可准确调节。

套筒冠的材料分为:非贵金属(钴铬和镍铬合金等,美观性差)、贵金属(金合金制作内冠,外冠采用金沉积技术,美观性好,固位力持久,牙体预备量少)和混合材料(内冠为全瓷,外冠为金沉积,美观性好,固位力强,密合性好)等。

自固位附着体系统

自固位附着体系统(图 2-24),临床上常见的是自固位基台(Locator abutment)。它由基台、基底帽以及位于两者之间的阳性垫片组成,通过双重固位实现基台与义齿之间的最佳连接。自固位附着体系统临床操作方便,适用于咬合空间受限的情况、种植体平台不在同一平面以及相邻种植体之间有角度偏差(最高偏差可达 40°)而不利于其他附着体系统修复的情况下。另外,临床医师可以通过更换阳性垫片来增加覆盖义齿的固位,其高耐磨的部件为临床带来了出色的远期效果。

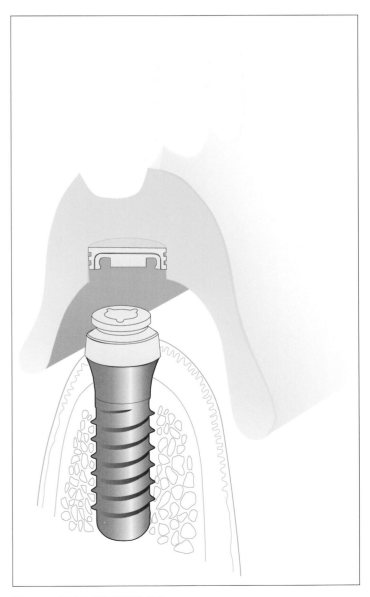

图 2-24 自固位式种植覆盖义齿
图示自固位附着体系统 模式图绘制:北京口腔种植培训中心-袁苏

2.8　其他重要部件

2.8.1　愈合相关类部件

愈合帽

愈合帽（healing cap），也称之为愈合基台（healing abutment）、愈合螺丝（healing screw），在非潜入式种植，或潜入式种植二期手术暴露种植体后旋入种植体，形成种植体的穿黏膜过渡带，在戴入修复体之前引导种植体周围软组织愈合。愈合帽上方穿出黏膜进入口腔内，防止食物残渣和异物碎片等进入基台连接区，有利于软组织愈合和形成种植体颈部周围软组织封闭。因此愈合帽也被称为穿黏膜延伸或穿黏膜基台（transmucosal extension/abutment）。根据种植体平台直径不同，愈合帽的直径也有差别。愈合帽有引导上皮组织生长、形成沟内上皮的作用，有的种植体系统也将其称为牙龈成形器（gingiva former）。

愈合帽的形态依据种植体与基台的连接方式而异，通常与基台的形态相匹配。软组织水平种植体的愈合帽为圆柱形，直径与种植体平台直径一致。骨水平种植体的愈合帽通常为锥状或杯状，与基台的形态一致。根据种植体植入深度和软组织厚度的不同，愈合帽的高度也不同。有的愈合帽在唇侧设计成轴向斜面，具有引导软组织向冠方生长的作用，称为美学愈合帽（esthetic healing cap）。解剖式愈合帽，或称之为解剖式愈合基台（anatomic healing abutment），横截面为圆形，但越朝向冠方直径越大，模拟天然牙牙颈部的解剖形态，可引导种植体周围软组织愈合和形成过渡带的软组织轮廓。

封闭螺丝

封闭螺丝，又称为覆盖螺丝（cover screw）是在潜入式种植的二期手术之前封闭种植体平台，其作用是在种植体愈合过程中防止骨和软组织进入基台连接区。覆盖螺丝的螺帽直径通常有两种：小于或等于种植体平台直径。螺帽与种植体平台直径相等的目的是在种植体愈合期防止骨生长到种植体平台表面，保证将来愈合帽或基台完全就位。

2.8.2　基台相关类部件

可铸造基底

可铸造基底（castable coping），简称为基底（coping）或修复基底（prosthetic coping），为固定修复体基底的替代物。安放在石膏工作模型中的基台或基台替代体上，调改、蜡塑形、包埋、铸造后作为基底，制作金属烤瓷修复体，粘接或螺丝固位于基台上。可铸造基底通常为中空塑料柱，也称之为塑料基底（plastic coaping）或塑料修复套（plastic sleeve）。基底和基台为截然不同的两个概念，不能混淆。

基台螺丝

将基台或修复体固位于种植体的螺丝称之为基台螺丝（abutment screw），专门指分体式基台的基台螺丝。将修复体固定于基台的螺丝称为修复螺丝（prosthetic screw），或称之为修复固位螺丝（prosthetic retaining screw）。将附着体固定到种植体或基台的螺丝称为附着体螺丝（attachment screw）。从机械和力学角度，附着体螺丝应归类为基台螺丝或修复螺丝。绝大多数情况下，基台螺丝参与基台和（或）修复体的固位，是基台 – 种植体界面稳定的重要因素（图 2-25）。

基台螺丝的作用包括：①协助基台或修复体就位，将种植体 – 基台界面的微间隙降至最低；②克服基台 – 种植体界面的不稳定性。

基台螺丝设计需满足如下要求：
● 达到最大的预紧力和拧入过程中摩擦对输入扭矩的损失最小。目前，固位螺丝的设计通常是平头、长的杆部和六个螺纹。长杆可以有效延长螺丝的长度，减少螺纹数目和拧入时的摩擦力。小的输入扭矩，能减小摩擦和产热。决定螺丝拧紧的主要因素是螺丝的材质和螺纹的数目。种植体内的螺纹和固位螺丝之间的摩擦阻力产生的部分原因是来自螺纹锁死，即两种相同材料在拧入行程中形成黏着磨损，限制了钛螺丝的预紧力。因此，设计出金合金螺丝。金合金螺丝摩擦系数低,能更有效地获得更高的预紧力,不会黏着于钛上。金合金螺丝获得的预紧力可以超过 890N,达到其本身强度的 75%。不同的金合金螺丝的含金量不同,从 2.0%～64.1%,本身强度可高达 1270N～1380N。金合金螺丝的缺点是可以产生形变,所以建议用于最后的临床过程。降低摩擦阻力的方法是增加螺丝的干性润滑材料涂层来显著降低摩擦系数,提高预紧力。同时,尽量不要反复拆卸,防止摩擦阻力的增大。

- 达到最大的锁模力(clamping force)和最小的界面分离力(joint separating force)。实现的办法是给螺丝施加正常的扭矩,在保护骨 – 种植体界面的条件下,获得最佳的预紧力。不同的螺丝设计,其预紧力不同。理论上,预紧力的计算受到两个因素的控制:螺丝的拧断和骨 – 种植体界面的破坏。螺丝拧断时达到最大的预紧力。理想的预紧力应该为最大预紧力的 75%。当锁紧螺丝、达到最佳预紧力时,骨 – 种植体界面的净力(net force)应该为零。目前,螺丝在 20～35Ncm 的扭矩,可以达到最佳预紧力,而不破坏骨 – 种植体界面。当然,不同种植体系统的制造商会在产品说明书中标注固位螺丝的具体扭矩,医师必须严格遵循。
- 避免螺丝疲劳所造成的螺丝折断和螺纹疲劳产生的螺丝松动,其主要影响因素包括螺丝材质、螺纹形态、应力矢量、施加的扭矩和种植体与基台或修复体的连接

方式等。螺丝的非轴向受力,如侧向咬合力、修复体和(或)基台与固位螺丝处于非正中轴向以及不正确的殆型设计等不但会增加螺丝的松动,还会造成螺丝的折断。因此,在临床上除尽量避免这些有害因素之外,尽量增强基台和(或)修复体的机械和摩擦固位能力,例如锥度连接、外六角或内八角连接等,降低界面分离力,保护固位螺丝。尽管如此,仍然存在螺丝松动和折断问题。基台螺丝松动和折断的报道始终不断,一直是困扰种植体修复效果的重要因素,也是种植体系统中修复部件研究的一个重点。

基台保护帽

基台保护帽(abutment protective cap)也称之为卫生帽(hygiene cap),某些基台在制取印模前就位于口内,在制作最终修复体期间需要用基台保护帽保护基台,防止食物残渣和钙盐进入并沉积在基台上,也可以防止周围软组织向内塌陷,维持软组织形态。

2.8.3 印模相关类部件

印模帽

印模帽(impression coping),也称为转移体(transfer)、印模柱(impression post)和转移帽(transfer coping),用于取印模时将种植体平台或基台在牙列中的位置与方向转移到工作模型上,为种植体或基台替代体定位,以便在工作模型的替代体上完成修复结构的制作,因此也分别称为种植体印模帽或基台印模帽。

替代体

替代体(analog/analogue)用于在石膏模型中复制种植体平台或基台,分别称为种植体替代体(implant analog)和基台替代体(abutment analog)。

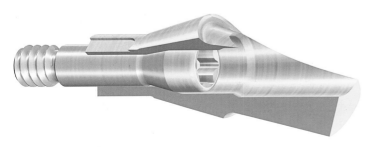

图 2–25　基台螺丝示意图
基台螺丝是种植系统中极其重要的部件之一,其主要作用是通过基台螺丝的预紧力使基台完全就位。Straumann 公司提供

2.9 种植体系统的发展

2.9.1 种植体系统的设计要素

骨结合的可预期性

在口腔种植学的早期阶段，成功的骨结合是成功实现口腔种植治疗的代名词。可预期的牙种植体长期、稳定的骨结合已经获得证实。80年代的统计资料，几乎所有主要的种植体系统10年以上的骨结合成功率均超过90%。伴随种植体系统和临床技术的不断完善，骨结合成功率不断提高，目前的报道15年骨结合成功率可以达到98%以上。

1981年，Albrektsson提出了影响骨结合成功的著名的四项因素：种植体（包括材料、设计及表面）、骨质、外科技术和负荷情况。随着对种植体的材料学、生物力学和组织学的研究以及临床经验的不断积累，种植体因素包括了种植体、基台和其他部件。平台转移种植体的主要设计理念是降低种植体周围的碟形骨吸收，是一种新的种植体设计类型。

种植体 – 软组织界面的稳定性

种植体 – 软组织界面为种植体（或基台/修复体）和周围软组织形成的界面的简称，其稳定性与种植体周围软组织封闭密切相关，关系到种植体周围微生物的侵入、种植体周围碟形骨吸收和软组织美学效果。

基台 – 种植体界面的稳定性

基台连接方式是基台 – 种植体界面稳定的决定性因素，包括机械强度、抗旋转和抗侧向力能力以及固位螺丝的稳定性，不仅影响到修复体的失败，还决定了基台和（或）修复体与种植体之间的微动度。微动度将因生物和生物力学因素对种植体的骨结合和美学效果产生深远影响。

种植体系统的"简单化"设计

尽量简化种植体（包括种植体种类与型号）与基台等关键部件，用尽量少的部件完成多数病例的治疗。

修复方式的灵活性和可选择性

因为口腔条件的复杂性，种植体的修复方式应灵活多样，以适用不同的临床状态，包括基台的设计、修复方案的选择。

理想的穿龈轮廓和美学效果

种植体骨结合是种植体设计极其重要的因素。但是，设计出有利于获得理想穿龈轮廓、软组织及修复体美学效果的种植体和基台仍然极其重要，影响因素包括种植体的平台直径、颈部形态、种植体 – 基台连接位置、基台的材质（如瓷基台）和类型（如个性化基台）等（图2-26）。

种植体系统的简单化设计

种植体系统的设计应该有利于临床医师的操作和临床应用，便于种植体植入和修复。

2.9.2 种植体系统的材质因素

骨 – 种植体界面的新骨沉积速度

骨 – 种植体界面骨结合和新骨沉积的速度，是选择种植体负荷时机的重要因素。与新骨沉积相关的种植体因素，包括了种植体材料、形状设计和表面形态处理，其目的是获得理想的初始骨接触、初始稳定性和提高获得继发骨接触、继发稳定性的速度，提前种植体负荷时间，例如即刻和早期负荷。新的种植体材料，如二氧化锆，以及新的表面处理方法，仍然是目前的研究重点。

美学种植治疗的能力

改善美学治疗效果方面，种植体材料也起重要作用。目前，陶瓷基台已经广泛应用于临床，其机械性能不断改善。陶瓷种植体的研发进展较为缓慢，但已经出现陶瓷与钛种植体在强度、生物相容性、生物活性以及骨结合能力等方面的实验室对比研究，积累了一定的临床前期研究经验。

种植体系统各部件的公差控制

种植体系统各部件的公差控制与种植体系统的设计同样重要。进一步提高种植体系统各部件的机械加工精度，将提高种植治疗的临床效果，有利于降低机械并发症。

成本效益

尽管目前仍然以追求种植体的功能和美学效果为主要目标，但从患者的实际利益出发，在提高质量的前提下，应当进一步降低种植治疗成本。种植体系统的不断研发，会进一步提高种植治疗的质量。在目前种植体系统较为完善的情况下，任何新的改变都应得到实验研究的支持和5年以上对照性临床研究的验证。

目前原创或拷贝的种植体系统数以百计；依据材料、形状、大小、直径、长度、表面和界面几何设计，种植体和基台数以千计；除去拷贝因素，新的种植体和基台设计，甚至新的种植体系统仍然在不断推出。这既说明种植治疗的临床需求巨大，同时也说明种植体系统的标准并未完全统一，现阶段的种植体系统研发既非起点，也非终点，仍然在快速进展中。

尽管如上的每一条标准都与医师的医疗水平、技工制作工艺、患者的局部和全身条件密切相关，但是从种植体系统的研发角度，仍然具有重要意义。

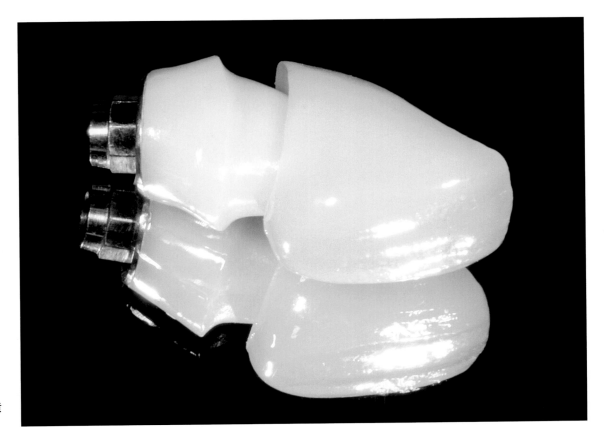

图 2-26　基台和修复体材质
瓷基台和全瓷修复体

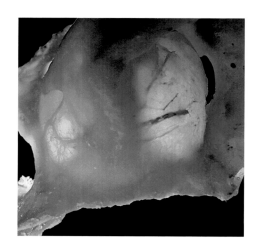

Chapter 3

Histology and Anatomy of Implant Dentistry

Su Yucheng

第 3 章　口腔种植的组织与解剖学基础

宿玉成

3.1 牙槽骨表面的黏膜组织

与天然牙相似，种植体周围支持组织包括骨组织和软组织。因此，口腔种植医生必须了解这些组织的特点和牙缺失之后所发生的变化，决策种植治疗方案。

口腔黏膜可以分为以下三类。
● 咀嚼黏膜（masticatory mucosa），包括牙龈和硬腭黏膜。
● 特殊黏膜（specialized mucosa），即舌背黏膜。
● 被覆黏膜（lining mucosa），包括牙槽黏膜、颊黏膜和软腭黏膜等。牙龈、硬腭黏膜和牙槽黏膜为覆盖在牙槽骨表面的黏膜组织。

3.1.1 牙龈

牙龈的解剖学特点

牙龈（gingiva）是位于牙槽骨冠方的黏膜组织，呈粉红色，质地坚韧，无活动性，包绕牙颈部和覆盖牙槽嵴。牙龈在上、下颌唇颊侧和下颌舌侧与牙槽黏膜相延续，在上颌腭侧与硬腭黏膜相延续。牙槽黏膜组织疏松，呈粉红色，有非常清晰的微血管脉络，活动性强。牙龈和牙槽黏膜之间有一条不规则的波浪状分隔线，称为膜龈联合（mucogingival junction）或黏膜龈线（mucogingival line），是健康的牙龈组织的特征（图 3-1）。

牙龈分为游离龈（free gingiva）、附着龈（attached gingiva）和牙间乳头（interdental papilla）。

游离龈呈粉红色，位于牙龈的冠方，包绕牙颈部，但并不附着于牙表面，有轻微的移动性。牙龈的边缘称为龈缘或游离龈缘（free gingival margin），轮廓呈扇贝样。充满两牙之间接触点根方外展隙内的龈组织呈尖端朝向冠方的三角形，称为牙间乳头或龈乳头（gingival papilla）、牙间牙龈（interdental gingiva）。牙间乳头的形态受到邻牙接触关系、接触面积和牙邻面外形的影响。由于前牙邻面颊舌径小，相邻牙间接触面积较小，所以牙间乳头呈锥形。而后牙邻面颊舌径较大，相邻牙间接触面积也大，唇颊侧和

舌腭侧龈乳头在接触区下方连接，形成向下凹陷的龈谷（gingival col）。龈谷上皮薄且无角化。前牙区牙间乳头较高，后牙区则相对较低。游离龈与牙面之间的间隙称为龈沟（gingival sulcus），深度 0.5～3mm，平均深度 1.8mm。

游离龈沟（free gingival groove）是游离龈和附着龈的分界，在未退缩的牙龈相当于釉牙骨质界（cement-enamel junction, CEJ）水平。临床检查发现只有 30%～ 40% 的成年人存在游离龈沟，并且在唇颊侧牙龈组织中最明显，尤其常见于下颌前牙和前磨牙区，在下颌磨牙和上颌前磨牙区最不明显。

附着龈位于游离龈和牙槽黏膜之间，即游离龈沟和膜龈联合之间。附着龈质地坚韧，呈粉红色。40% 成年人附着龈表面呈橘皮状，其上的点状凹陷称为点彩，是健康牙龈的特征性表现。附着龈通过固有层纤维紧密附着于牙槽骨和牙骨质表面，没有动度。附着龈的宽度在 1.0～9.0mm 之间，在上颌宽于下颌。上颌前牙唇侧最宽（3.5～4.5mm），后牙区较窄。在颊系带附着的第一前磨牙区最窄（1.0～1.9mm）。上颌腭侧附着龈与硬腭角化黏膜相延续，无明显界限，下颌舌侧的牙龈较窄。通常膜龈联合的位置保持不变，牙龈宽度随年龄增长略有增加。

牙龈的组织学特点

牙龈由上皮层和固有层组成，无黏膜下层。牙龈表面的上皮有三种类型：
● **牙龈上皮（gingival epithelium）** 位于游离龈和附着龈的表面，为复层鳞状上皮，表层多为不全角化或正角化。上皮钉突多而细长，较深地插入固有层中，使上皮与深部的固有层牢固连接。
● **龈沟上皮（salcular epithelium）** 又称沟内上皮，位于龈沟内，与牙面无附着，上皮层为复层鳞状上皮，无角化，有上皮钉突，较为脆弱。
● **结合上皮（junctional epithelium）** 位于龈沟的根方，提供牙龈与牙表面的结合。结合上皮的冠方形成龈沟底，为复层鳞状上皮，无上皮钉突。

龈沟底至牙槽嵴顶间的距离恒定不变,称为生物学宽度,约 2mm。

牙龈固有层由致密的结缔组织构成,细长的结缔组织乳头和上皮钉突相互嵌合。上皮钉突下方固有层致密的胶原纤维直接与骨膜相连接,使上皮表面凹陷成点彩,其周围隆起。固有层中的结缔组织主要由胶原纤维(约占 60%)、成纤维细胞(约占 5%)、血管、神经和基质(约占 35%)构成。细胞成分中除成纤维细胞外,还有少量的肥大细胞、巨噬细胞、中性粒细胞、淋巴细胞和浆细胞等。纤维成分中除胶原纤维外,还包括少量网状纤维、耐酸纤维和弹性纤维等。根据胶原纤维的排列方向和功能,可分为环形纤维(circular fibers)、龈牙纤维(dentogingival fibers)、牙骨膜纤维(dentoperiosteal fibers)、越隔纤维(transseptal fibers)和牙槽龈纤维(alveologingival fibers)等。牙龈无黏膜下层,固有层直接与骨膜相连。固有层中丰富的胶原纤维直接附着于牙槽骨和牙颈部,使牙龈与深部组织稳固黏附,质地坚韧而不能移动,有较强的抗咀嚼压力和抗摩擦的能力。牙缺失后,由于牙槽嵴萎缩和固有层结缔组织吸收,牙间乳头和游离龈缘的高度降低。但由于咀嚼压力和摩擦力持续存在,附着龈仍保持其组织学和解剖学的特点,因此在种植修复后,种植体周围软组织具有和天然牙周软组织相似的特性。临床缺牙时间较长,尤其是个别牙缺失后,附着龈因为缺乏咀嚼的生理刺激逐渐发生变化,呈现牙槽黏膜的特征,抗咀嚼和摩擦能力下降,易于引发种植体周围黏膜炎。

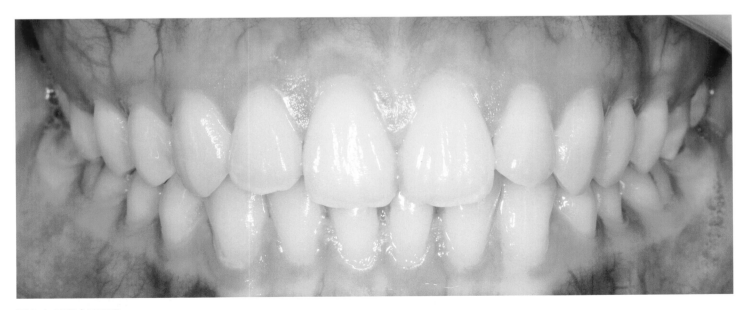

图 3-1　口腔内正面观
可见牙齿及牙龈的正常解剖学形态:牙间乳头、附着龈、膜龈联合及点彩等

3.1.2 硬腭黏膜

硬腭黏膜的解剖学特点

　　硬腭黏膜（hard palatal mucosa）呈浅粉红色。硬腭呈高穹隆状，从前向后的腭部中线呈嵴状，略微膨隆，称为腭中缝（midpalatal suture）。硬腭前部有3～4组自腭中缝向两侧呈辐射状略突起的黏膜皱襞，称为腭皱襞（palatine rugae），其深部由致密的结缔组织构成。在腭中缝的前端，两中切牙之间的腭侧，有一黏膜隆起，称为切牙乳突（incisive papilla）或腭乳头（palatal papilla），其深面为切牙孔，鼻腭神经、血管经此孔穿出。

硬腭黏膜的组织学特点

　　硬腭黏膜表面角化层较厚，以正角化为主，也可有不全角化。固有层为致密的结缔组织，有粗大的纤维束，前部较后部厚，固有层乳头细长而致密，有时高度可达上皮厚度的2/3。根据有无黏膜下层及其组织结构不同，硬腭黏膜可分为牙龈区、中间区、脂肪区和腺区。牙龈区（位于靠近牙龈的硬腭边缘部分）（图3-2）和中间区（位于自前向后的腭中缝区）无黏膜下层，脂肪区（位于腭中间区两侧的前半部分）和腺区（指腭中间区两侧的后部）有黏

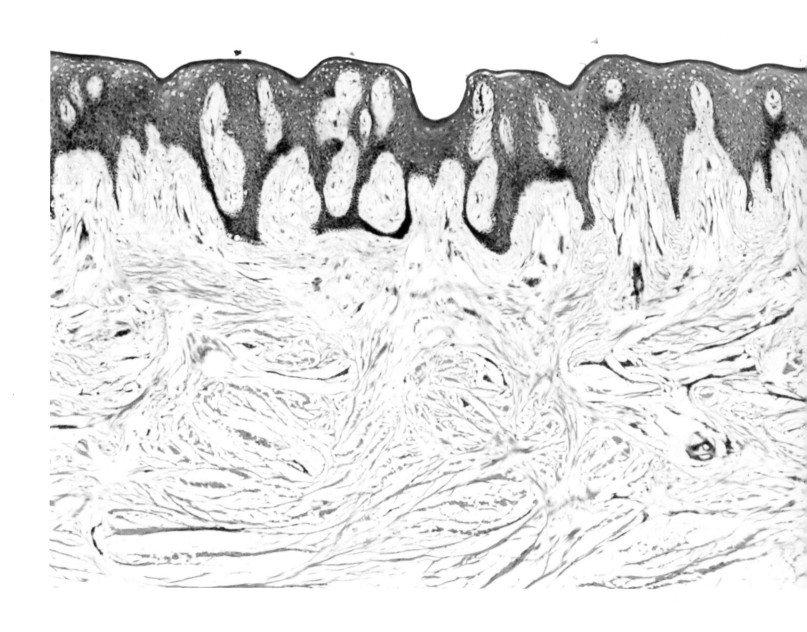

膜下层。脂肪区含有少量脂肪而无腺体，腺区则有较多的黏液腺。在腺区和脂肪区有腭大动脉、静脉和腭前神经出腭大孔由后向前走行。鼻腭神经及血管出切牙孔由前向后走行于牙槽骨和腭骨水平板交界的黏膜下层。由于硬腭黏膜较厚，临床上常采用含上皮层或不含上皮层的腭黏膜瓣移植，以增加牙龈的厚度和修复牙龈及牙槽黏膜的缺损。根据如上解剖学及组织学特点，硬腭黏膜的脂肪区为最佳的黏膜瓣供区。

硬腭的骨膜附着于黏膜和黏膜下层，较附于骨面更加紧密，不易剥离，因此常常将硬腭表面的软组织称为黏骨膜，其移动性小，能耐受摩擦和咀嚼压力。

3.1.3 牙槽黏膜

牙槽黏膜（alveolar mucosa）表面平滑，粉红色。在口腔前庭有几条黏膜皱襞起于膜龈联合处，止于口腔前庭黏膜。起点位于上、下颌口腔前庭中线者，分别称之为上、下唇系带或上、下颌系带；位于上、下颌尖牙或前磨牙区者，分别称之为上、下颌颊系带。在固有口腔侧，舌系带起于中切牙之间的舌侧膜龈联合处，止于舌腹。牙槽黏膜上皮层无角化，固有层含胶原纤维、弹性纤维和网状纤维，其胶原纤维束不如咀嚼黏膜者粗大，上皮与结缔组织交界比较平坦，结缔组织乳头较短粗。

牙槽黏膜的上皮层和固有层较薄，黏膜下层中有极其丰富的血管，并清晰可见。黏膜下层疏松，富有弹性，因而牙槽黏膜有较大的活动度。

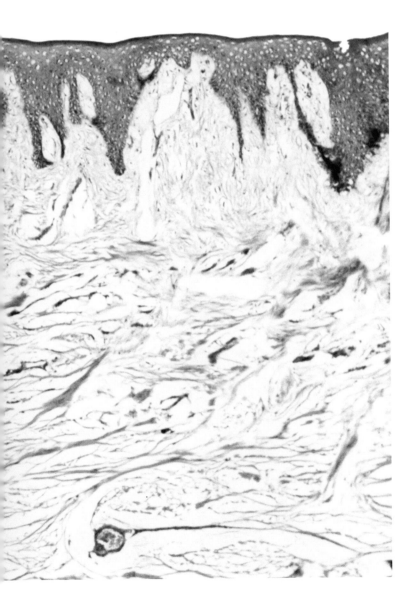

图 3-2　硬腭牙龈区黏膜的组织学特点
硬腭黏膜表面角化层较厚，以正角化为主。固有层为致密的结缔组织。黏膜移植时，常采用含上皮层或不含上皮层的腭黏膜瓣移植，以增加牙龈的厚度和修复牙龈及牙槽黏膜的缺损

组织学切片：北京大学口腔医学院病理科；读片：北京大学口腔医学院中心实验室 - 李翠英

3.2　上颌骨

上颌骨(maxilla)是中空立方形的成对的骨,居面中部,是面部骨骼中最大的骨块。双侧上颌骨在面中缝处相连,融合为一个整体。通常将上颌骨描述为"一体四突",即上颌骨体部、颧突、额突、腭突和牙槽突。牙槽突和上颌窦的解剖形态是上颌种植体植入的重要影响因素。

3.2.1　上颌骨体部

上颌骨体部为中空结构,位于上颌骨中央,分为前外侧面、后外侧面、上面、内面及内部的上颌窦。(图3-3,图3-4)

前外侧面

上颌骨的前外侧面,又称前面(anterior face)、脸面(facial surface)或上颌骨前壁。上界为眶下缘,是前外侧面与上面的分界线;内界为鼻切迹,是前外侧面与内面的分界线;后界为颧牙槽嵴(zygomaticoalveolar crest),是前外侧面与后外侧面的分界线;其下方延续为牙槽突。在眶下缘中点下方5～8mm处有眶下孔,为眶下管的开口,朝向前下内,有眶下神经血管束穿出。上颌骨前壁在眶下孔的下方、前磨牙根尖的上方明显凹陷,称为尖牙窝(canine fossa)。尖牙窝是上颌骨前壁最薄的地方,其内为上颌窦。

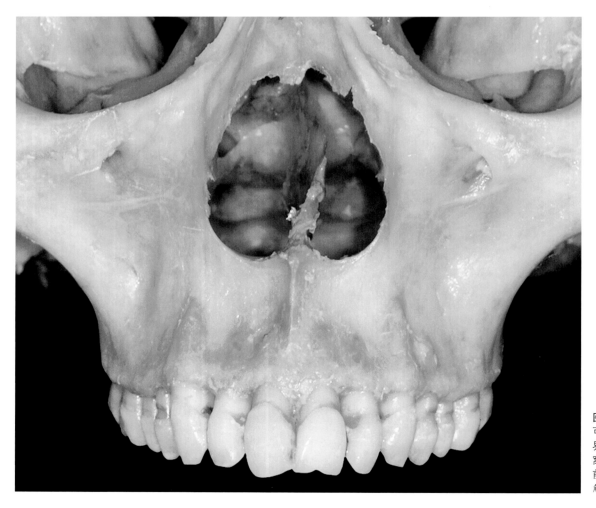

图3-3　上颌骨及牙列正面观
可见退缩的牙槽嵴、釉牙骨质界、部分暴露的牙骨质、切牙窝、尖牙窝、眶下孔、上牙槽前神经和上牙槽中神经等

解剖标本:宿玉成,2003年

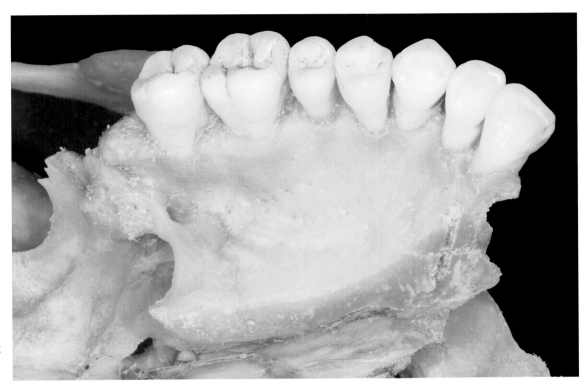

图 3-4　上颌骨及牙列腭侧观
可见牙槽嵴、上颌结节和腭大孔等
解剖标本：宿玉成，2003 年

后外侧面

上颌骨的后外侧面，又称后面（posterior surface）、颞下面（infratemporal surface），构成翼上颌窝、颞下窝和翼腭窝的前壁。前界为颧牙槽嵴，后界与蝶骨翼突相连，形成翼上颌窝，向后上经翼上颌裂与翼腭窝相通，向上经眶下裂与眶腔相通；上界在眶下裂处与上颌骨的上面相延续；下界与上颌骨后面的牙槽突相延续。在第三磨牙的远中有一个小的突起，称为磨牙后结节（retromolar tuberosity）。在它和第三磨牙的上方，骨面明显隆起，称为上颌结节（maxillary tuberosity）。解剖学上，上颌结节是一个有争议的术语，常常包含了磨牙后结节。在上颌结节的上方有 2～3 个小孔，上牙槽后神经、血管由此进入上颌窦后壁的牙槽管。

上颌结节骨密度较低，均有骨松质所构成，骨皮质较少甚至不完整。

上外侧面

上颌骨的上面（superior surface），上外侧面又称眶面（orbital surface），参与眶底的形成。在上颌骨上面的后部，从眶下裂开始，眶下沟（infraorbital groove）向内侧走行，在前部略向下形成眶下管（infraorbital canal），并通过眶下孔（infraorbital foramen）开口于上颌骨前面。

内侧面

上颌骨内面（medial surface），又称鼻面（nasal surface），为锥形上颌骨的底，形成鼻腔外侧壁的主要部分。上颌骨内面的骨壁菲薄。其上方有三角形的上颌窦裂孔（maxillary ostium），开口于中鼻道。在上颌窦裂孔的前上方有垂直下行的鼻泪沟，和泪骨共同形成鼻泪管，将泪液从眼窝内引入鼻腔。在上颌窦裂孔后方，有翼腭沟向前下走行，与蝶骨翼突和腭骨垂直部共同形成翼腭管，开口于腭大孔，有腭降动脉及腭大神经通过。

3.2.2 上颌窦

　　上颌窦（maxillary sinus）位于上颌骨内，类似于一个横置的锥体，鼻腔外侧壁为基底，尖端朝向颧突。通常将上颌窦描述为四个壁：前壁，又称面壁，为上颌骨的前面；后壁，为上颌骨的后面；上壁，即眶壁，为上颌骨的上面；内壁，为上颌骨的内面（图3-5）。

　　上颌窦内衬黏骨膜（maxillary sinus mucoperiosteum, schneiderian membrane），厚度在0.3～0.8mm之间（图3-6）。上颌窦黏膜在健康状态下略呈蓝色，且具有弹性，在行上颌窦提升术时，只要仔细剥离，通常不会被撕裂。通常术中可见吸烟者的上颌窦黏膜似乎更薄，发黄且易碎。

　　正常情况下，上颌窦裂孔开口于中鼻道，有时下鼻甲的位置较低，在鼻底上方5～9mm处，上颌窦裂孔的位置也相应降低。在行上颌窦底提升术时，提升后的可用骨高度应比种植体长度大2mm以上，总高度有时可达15mm以上。黏膜剥离位置如果接近上颌窦裂孔，易造成裂孔的阻塞，妨碍上颌窦通气引流，导致炎症发生，因此术中应注意维持上颌窦裂孔的通畅。副上颌窦裂孔（maxillary accessory ostium）的发生率在30%～40%，常见于下鼻甲和中鼻甲之间，与上颌窦裂孔一样，也应尽量避免阻塞。

　　眶下管的前段在距眶下孔6～10mm处发出牙槽管，

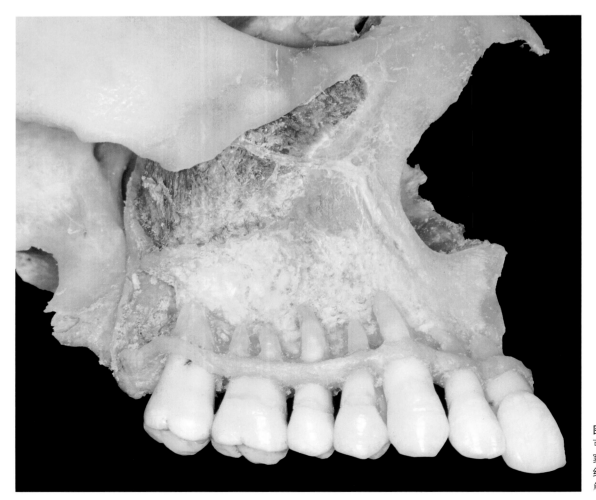

图3-5 上颌骨侧面观
可见牙根的排列、根尖与上颌窦底的位置关系和上牙槽前神经及上牙槽中神经的走形
解剖标本：宿玉成，2003年

经眶下孔下方，于上颌窦前壁向前下方走行，内有上牙槽前神经和上牙槽前动脉通过。自眶下管后段或眶下沟发出另一牙槽管，经上颌窦前壁下行，内有上牙槽中神经通过。在上颌窦后壁则有牙槽管向下、向前走行，内有上牙槽后神经和上牙槽后动脉通过。这些牙槽管在多数情况下不形成管样结构，神经血管以切迹形式在上颌窦黏膜与上颌窦骨壁之间走行。

上颌窦的大小和形状差别较大，即使同一人的左右侧上颌窦也存在差异。上颌窦的容积从 9.5～20ml 不等，平均为 14.75ml。多数情况下，上颌窦向前可达到前磨牙根方，有时甚至延伸到尖牙根方，极个别人可以达到面部中线；向外侧可达到甚至进入颧突；向后达到上颌骨后壁；向上达到眶底；向下达到牙槽突。很多人的上颌磨牙牙根可以伸入上颌窦底，在上颌窦底形成间隔突起，分隔出许多小凹陷，称为牙槽隐窝（alveolar recesses）。在多数情况下，最低的凹陷位于第一和第二磨牙区域。偶尔上颌窦底出现骨裂，牙根尖直接被覆上颌窦黏膜。上颌窦窦底位置向前逐渐升高，窦底牙槽骨的高度也随之逐渐增加。随着年龄增长，上颌窦气化程度增加，上颌窦的范围增大。上颌窦骨壁没有重要肌肉附着，故其最重要的功能刺激来自于咀嚼压力。上颌牙缺失后，作用于上颌窦的压力降低，由于缺乏来自于牙的功能刺激，上颌窦壁逐渐变薄。吸气时上颌窦内存在负压作用，气化程度的增加能引起剩余牙槽骨吸收，使上颌窦有扩张的趋势。某些无牙颌病例的上颌窦底高度可以与鼻底平齐。

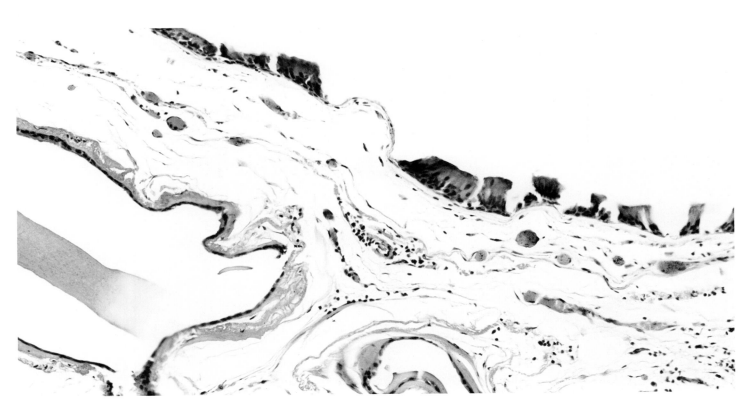

图 3-6　上颌窦黏膜
可见内衬的 schneiderian 黏膜为假复层纤毛柱状上皮。上颌窦底提升时，要仔细将上颌窦底黏膜从骨壁表面剥离，避免黏膜穿孔
组织学切片：北京大学口腔医学院病理科
读片：北京大学口腔医学院中心实验室 - 李翠英

3.2.3 上颌骨四突

上颌骨的四个突分别为：额突、颧突、腭突和牙槽突。

额突

额突（frontal process）在上颌骨前外侧面的内上方，向上呈柱状突起，其上、前、后缘分别与额骨、鼻骨和泪骨相连接。

颧突

颧突（zygomatic process）为上颌骨前外侧面向外上方的突起，是锥形上颌骨的尖部，与颧骨相连。

腭突

腭突（palatine process）呈水平板状，从上颌骨体部与牙槽突连接部的内侧面向中线延伸，并与对侧腭突相连，参与形成口腔顶和鼻腔底的大部分。

两个中切牙腭侧的中线上有切牙孔（incisive foramen），为两侧切牙管（incisive canal）的出口，内有鼻腭神经血

管束通过。切牙管位于鼻中隔两侧，梨状孔下缘后方8～18mm处，长度为8～26mm，管的轴向与眼耳平面成57°～89.5°角。上颌骨前部牙槽骨严重吸收时，切牙孔可以接近剩余牙槽嵴。

牙槽突

牙槽突（alveolar process）又称牙槽骨，为上颌骨体前外侧面及后外侧面向下延伸的部分，是上颌牙的支持结构，包绕牙根（图 3-7）。两侧牙槽突前方在中线处融合，形成马蹄铁形的牙槽骨弓。在鼻腔梨状孔的下缘，两侧上颌骨牙槽突共同形成一个明显向前、并略向上的镰刀状突起，为前鼻棘（anterior nasal spine）。切牙根方的牙槽骨略向内侧凹陷，称为切牙窝（incisive fossa）。在第三磨牙内侧，牙槽突与腭骨水平部共同形成腭大孔（greater palatine foramen），有腭大血管及腭前神经通过。牙槽突中有与牙根形状相适应的牙槽窝，以容纳和支持牙根。牙槽窝的游离缘为牙槽嵴，两牙之间的牙槽骨为牙槽间隔。多根牙诸牙根之间的牙槽骨为牙根间隔。牙槽突内、外骨板均由骨

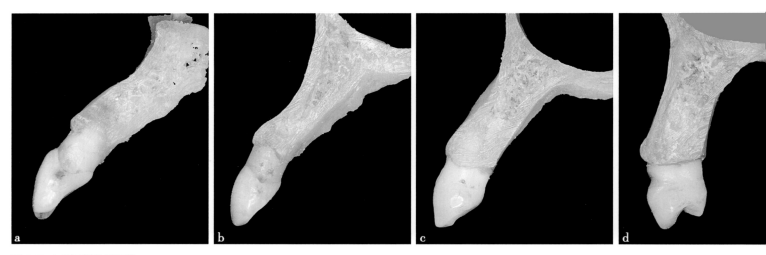

图 3-7 上颌牙槽骨断面像

从左至右分别为中切牙、侧切牙、尖牙、第一前磨牙、第二前磨牙、第一磨牙和第二磨牙牙槽骨以及上颌结节的断面，可见上颌牙槽骨唇颊侧倾斜度以及磨牙根尖和上颌窦底的位置关系

解剖标本：宿玉成，2003 年

皮质构成,中间夹以骨松质。其中腭侧骨板均较唇、颊侧骨板厚,上颌第一磨牙区的颊侧骨板因存在颧牙槽嵴更明显增厚。前牙及前磨牙区的外侧骨板随牙根向外突出,其牙根形态清晰可辨。口腔前庭区触诊,可以触及到某些外突的牙根轮廓。上颌牙缺失后,唇、颊侧骨板吸收较腭侧骨板吸收迅速且明显,常常形成骨缺损。因此全牙列缺失后,上下牙弓极易形成反𬌗关系。整个上颌牙槽突向唇颊侧倾斜,偏离垂直平面 10°~30°,前牙区较后牙区更明显(图 3-7)。由于下颌牙弓的半径比上颌牙弓大,下颌切牙区牙槽骨相对于上颌舌倾,补偿了上下颌水平关系的不平衡。

3.2.4　上颌骨的生物力学

从生物力学角度分析,上颌骨是由重量较轻的薄片样骨和广泛承载咀嚼力的牙槽突构成。和下颌骨相比较,整个上颌牙槽突的骨皮质较薄,骨质较为疏松。上颌骨在相对比较致密的地方形成了支柱,将咀嚼力传导、分散到邻近的骨骼。

● **尖牙支柱**　又称为额上颌支柱或鼻额支柱,起于上颌尖牙的牙槽突,沿上颌骨额突上行至额骨,主要传递尖牙及切牙的咀嚼力至前颅底。

● **颧突支柱**　又称为颧上颌支柱,起于第一磨牙的牙槽突,沿颧牙槽嵴至上颌颧突,由此向上沿眶外缘至额骨,或向后沿颧弓经颞骨乳突至颅底,主要传递前磨牙和磨牙的咀嚼力至前颅部及颅底。

● **翼突支柱**　又称为翼上颌支柱,位于上颌骨牙槽突的后部,沿蝶骨翼突至蝶骨。主要传递磨牙的咀嚼力至颅底。

此外,腭弓也通过鼻中隔和蝶骨翼突传递咀嚼力至颅底。在上述支柱之间,还有眶上弓、眶下弓和鼻骨弓等,相互连接分散咀嚼力,并使上颌骨及临近骨更加坚固和富有支持力。理论上,颌骨一侧的咀嚼力为 200~300kg。支柱的支持力量可使咀嚼耐受力提高 20~30 倍。

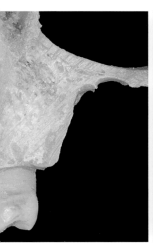
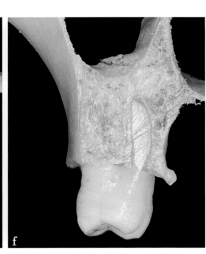
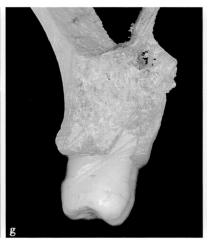
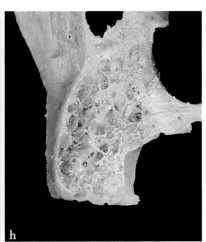

3.3 下颌骨

下颌骨（mandible）为单一骨，参与颞下颌关节、下颌及面下部的构成。下颌骨由两部分组成：下颌升支和下颌骨体（图3-8）。

3.3.1 下颌升支

下颌升支（ascending mandibular ramus），又称下颌支（mandibular ramus）或下颌骨垂直部，为一几乎垂直的长方形骨板，位于下颌骨体的后方，分为髁突、喙突及内外两面。

髁突

髁突（condylar process）又称关节突（articular process），分为髁部和颈部。髁突的长轴斜向后上内，与下颌骨体的长轴相垂直。

喙突

喙突（coracoid process）又称肌突（muscular process），位于下颌升支的前部，呈尖向上的扁三角形，有颞肌及咬肌附丽。

内侧面

内侧面中央偏后上方有下颌孔（mandibular foramen），呈漏斗形，其口朝向后上方，下牙槽神经血管由此进入下颌管（mandibular canal）。下颌孔前方有下颌小舌，为蝶下颌韧带附着处。下颌孔前上方的骨性隆起称为下颌隆凸。下颌孔下方有下颌舌骨沟，向前下走行，沟内有下颌舌骨

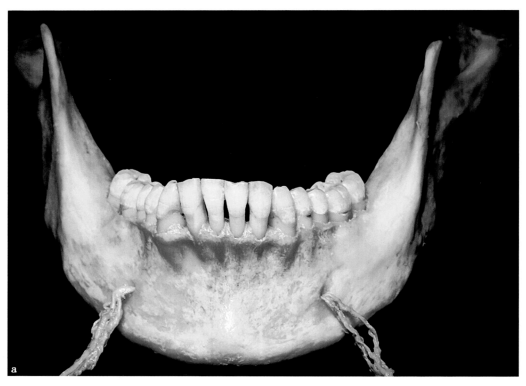
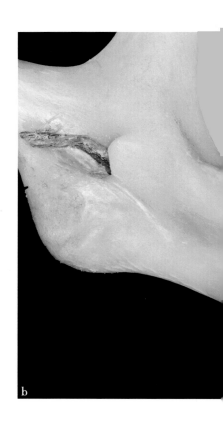

图3-8 下颌骨正面及侧面观
a. 下颌骨正面观，可见退缩的牙槽嵴、釉牙骨质界、部分暴露的牙骨质、切牙窝、颏孔和颏神经等
b. 下颌骨内侧面观，可见下颌骨内斜线、下颌孔、下颌小舌和下牙槽神经血管束等
c. 下颌骨外侧面观，可见牙根排列、根尖与下牙槽神经及颏孔的位置关系、下牙槽神经血管束在下颌管中和下颌切牙神经在切牙管中的走行、颏孔及颏神经等

解剖标本：宿玉成，2003年

神经血管通过。下颌孔的后下方为翼肌粗隆,骨面粗糙,为翼内肌附着处。

外侧面

外侧面较为平坦,其下部有咬肌粗隆,为咬肌附着处。下颌后缘与下颌体下缘连接处为下颌角,有茎突下颌韧带附着。

3.3.2 下颌体

大致以颏孔和下颌管水平为界,下颌体(mandibular body)分为下颌骨基部(mandibular base)和下颌骨牙槽突(mandibular alveolar process)两部分,在成人此二者高度基本相同。

下颌骨基部

两侧下颌骨在中线处融合,其外侧面形成一条纵向骨嵴,称正中联合。下颌骨基部的底部前面,有一圆凸形的颏隆突(mental protuberance),其外侧、相当于尖牙的下方为颏结节(mental tubercles)。颏结节的上方、切牙的根方,骨面略向内侧凹陷,称为切牙窝(incisive fossa)。从颏结节经颏孔下方延向后上,与下颌升支前缘直至喙突前缘相连的骨嵴,称为外斜线(external oblique line)或外斜嵴,有下唇方肌及三角肌附着。外斜线下有颈阔肌附着。颏孔(mental foramen)位于下颌骨上下缘之间偏上方,第二前磨牙或第一、二前磨牙之间的下方。

下颌骨体的内侧,在下颌骨基部近中线处有上、下两对突起,称为上颏棘(upper genial tubercles)和下颏棘(lower genial tubercles),分别附着颏舌肌和颏舌骨肌。

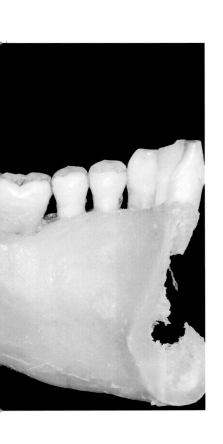

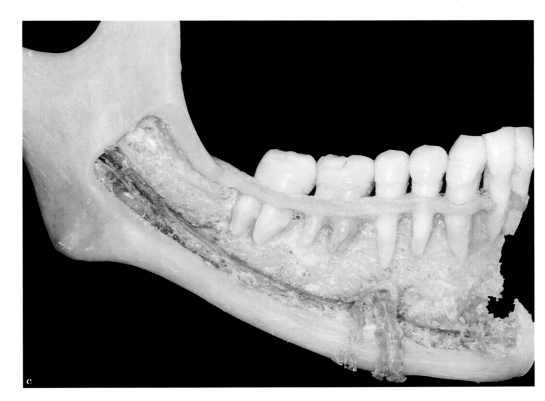

自颏棘斜向后上，与外斜线相应的骨嵴，称为内斜线（internal oblique line），或内斜棘、下颌舌骨线（mylohyoid line），有下颌舌骨肌附着。内斜线从前向后逐渐明显，舌侧骨皮质也逐渐增厚。在颏棘两侧，内斜线上方有舌下腺窝（sublingual fossa），内含舌下腺，与舌下肌群相邻；内斜线下方、颏棘外下方有不十分明显的卵圆形的二腹肌窝（digastric fossa），为二腹肌前腹附着处。二腹肌窝后上方有下颌下腺窝（submandibular fossa），内含下颌下腺。

牙槽突

下颌骨牙槽突与上颌骨牙槽突的弧形相似，但和下颌骨基部相比明显向舌侧偏移，尤其在磨牙区牙槽弓偏移度更大。前牙区牙槽突长轴略向唇侧倾斜，在前磨牙和磨牙区基本呈直立状态。与上颌牙槽突相比，下颌内、外侧均由较厚的骨皮质构成，前牙区唇侧骨板较舌侧薄。在前磨牙区，由于外斜线使颊侧骨质明显增厚，内、外斜线之间的全层牙槽骨厚度明显增加，称为磨牙床，其后为磨牙后三角（retromandibular triangle），尖端朝向后上，略偏向下颌升支内侧（图 3–9）。

下颌管

下颌管起自下颌升支内侧中分的下颌孔，行进于下颌升支和下颌骨体内，管壁较为致密。下颌孔开口朝向后上外，为下颌沟的延续。下颌管在下颌升支内向前下走行，在第三磨牙的后下方，相当于下颌升支和下颌骨体交界的地方，以较钝的弧形弯曲，进入下颌骨体。几乎是水平位向前走行于下颌牙列根尖下方，在第二前磨牙下方止于颏孔。下牙槽神经、动脉和静脉，又称下牙槽神经血管束走行于下颌管内，下牙槽神经沿途发出分支走行于下牙槽管内，并在下颌骨牙槽突的基底部吻合成下牙槽神经丛，由该丛发出下牙支、牙间支及根间支分布于下颌牙、牙周膜和牙槽骨。下牙槽神经出颏孔前的走行形态可分为以下两种类型：

● **Solar Ⅰ型**　下牙槽神经出颏孔前形成向外上方的袢，颏孔到袢的最前点的距离差异很大，约 1～7mm，平均大于 5mm。将下颌管前伸的部分称为颏管（mental canal）。

● **Solar Ⅱ型**　下颌管没有向前弯曲的袢，颏神经直接上升出颏孔。下牙槽神经出颏孔前分为两个分支：颏神经和切牙神经。切牙神经继续前行，走行于极细的切牙神经管中，并于正中联合的外侧上行，发出分支形成神经丛，再由神经丛发出分支分布于下前牙、牙周膜和牙槽骨。

颏孔平均直径 5mm。下颌管长度，即下颌孔至颏孔间距离为 40～56mm 不等，其直径因人而异，在 2～2.4mm 之间，也有报道在 2.5～4.5mm 之间。下颌管与牙的垂直位置关系，在第三磨牙距离根尖 1mm，在第一磨牙距根尖为 3mm，向前距离渐远，切牙管距下颌前牙根尖可达 10mm 以上。

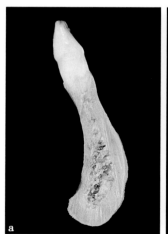 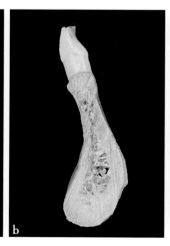 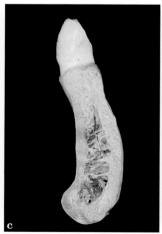 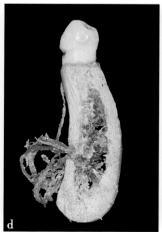 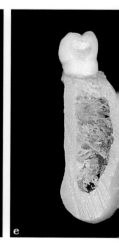

图 3–9　下颌牙槽骨断面像
从左至右分别为中切牙、侧切牙、尖牙、第一前磨牙、第二前磨牙、第一磨牙、第二磨牙牙槽骨和磨牙后区及升支的断面，除前牙断面外，在第一前磨牙的远中断面下方的颏孔及颏神经，均可见到下颌管及下牙槽神经血管束的断面
解剖标本：宿玉成，2003 年

神经组织对机械张力反应十分敏感，下颌管位于张力相对恒定的下颌骨内，骨的弹性形变只对神经管产生很小的张力。在通过下颌的骨松质部分时，下牙槽神经被致密骨板包绕，这似乎是下牙槽动脉搏动激活成骨细胞成骨的结果。

3.3.3　下颌骨的生物力学

与上颌骨牙槽突相比，下颌骨牙槽突骨皮质较厚，骨小梁较为粗大而致密。下颌骨是可移动的骨骼，在咀嚼肌作用下完成咀嚼运动。而作用于下颌骨牙槽突的咀嚼力在下颌骨内分散，并通过髁状突向颅底传递。

就生物力学角度而言，下颌骨承担的咀嚼力较上颌骨大。68% 的人下颌骨是不对称的，由于 93% 的人使用右侧咀嚼，所以通常右侧下颌骨较大。因为下颌骨呈 U 形弯曲，咀嚼力传递到下颌骨内，产生的弯应力引起下颌骨的形态变化。明显不对称的负重会导致负重侧下颌骨下缘较非负重侧明显外突，颏部由于受到弯曲力、剪切力和扭转力的影响，也向非负重侧位移。

下颌骨对于不同方向的负重反应不同。下颌骨基部对于负重的反应有：形成牙力轨道和肌力轨道和与年龄无关的骨致密化。下颌骨下缘的骨皮质比颊、舌侧骨皮质和嵴顶的牙槽骨致密，而下颌骨基部骨松质比下颌牙槽突更致密。下颌骨基部和牙槽突之间是受力相对恒定的中性层，该区有下颌管通过，其中的下牙槽神经血管很少受到作用于下颌骨的弯力和压应力的影响。

下颌骨的力学轨迹呈线性排列，共有四条明显的应力轨迹。两条主要的应力轨迹位于下颌升支和下颌骨基部。另一条平行于平面排列，主要承载由牙周膜传递的咀嚼力。还有一条为喙突与髁状突之间的乙状切迹。骨小梁排列方向与咀嚼压力相适应，沿牙力轨道和肌力轨道传递咀嚼力。

正常情况下，下颌全口牙缺失后的应力轨迹与缺失前是相似的。虽然牙的丧失导致了原来存在的牙槽嵴局部张力系统的减少，但位于下颌升支和下颌骨基部的应力轨迹并未发生改变。下颌骨在力学性能方面表现为各向异性，力学性能沿其长轴向周围变化，即在各个方向都存在差异。下颌骨是非均质的生物组织，各处的力学性能不同，这样才能适应各个方向变化的力，沿形成的牙力、肌力轨道传递至颅底及在下颌骨内部分散传递，从而能够承担较大的应力。

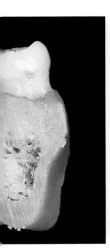
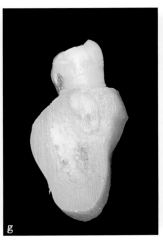
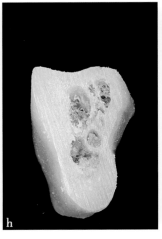
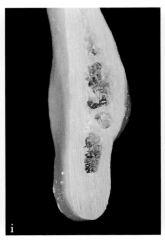
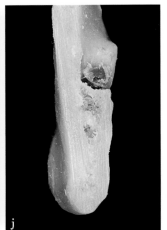

3.4 颌骨的神经分布与血液供应

3.4.1 上颌骨的神经分布

上颌骨的神经来源于三叉神经（trigeminal nerve）第二支—上颌神经（maxillary nerve）。上颌神经起于半月神经节的中部，经圆孔出颅走行于翼腭窝的上部，然后经眶下裂入眶，更名为眶下神经，向前下经眶下缘、眶下管，出眶下孔达上颌骨前外侧壁。

上颌神经路经多个重要的解剖结构并发出多个神经分支，于颅中窝发出脑膜中神经，于翼腭窝发出颧神经、蝶腭神经和上牙槽后神经，于眶内发出上牙槽中神经和上牙槽前神经，在出眶下孔处分成四个终末支：眶下支、鼻内支、鼻外支和上唇支。影响上颌骨及周围软组织、牙及牙周组织的神经主要有：鼻腭神经、腭神经、上牙槽前神经、上牙槽中神经和上牙槽后神经。

鼻腭神经

鼻腭神经（nasopalatine nerve）起自蝶腭神经的鼻支，经蝶腭孔入鼻腔，于鼻中隔的黏膜深面向前下方走行，经切牙管出切牙孔，分布于上颌前牙腭侧的黏骨膜及牙龈，且发出分支与上牙槽前神经终末支吻合，共同分布于上颌中切牙。

腭神经

腭神经起自于蝶腭神经，分为腭大神经和腭小神经，均下行于翼腭管内。腭大神经（greater palatine nerve）较粗，出腭大孔，向前分布于上颌尖牙、前磨牙和磨牙的腭侧黏骨膜及牙龈，并在尖牙腭侧黏骨膜内与鼻腭神经分支吻合。腭小神经（lesser palatine nerve）出腭小孔分布于软腭及腭扁桃体。

上牙槽前神经

上牙槽前神经（anterior superior alveolar nerve）由眶下神经分出，经上颌窦前外侧壁的牙槽管向前下方走行（见图 3-8），分布于上颌前牙及其牙周膜、牙槽骨、唇侧牙龈和上颌窦黏膜。

上牙槽中神经

上牙槽中神经（middle superior alveolar nerve）起自眶下管的后段或眶下沟的眶下神经，经上颌窦前外侧壁的牙槽管下行（见图 3-8），分布于上颌前磨牙和第一磨牙近中颊根及其牙周膜、牙槽骨、颊侧牙龈和上颌窦黏膜，并与上牙槽前神经及上牙槽后神经吻合，组成上牙槽神经丛。约有 40% 的人上牙槽中神经缺如，其分布区域由上牙槽前神经和（或）上牙槽后神经取代。

上牙槽后神经

上牙槽后神经（posterior superior alveolar nerve）自上颌神经翼腭窝段发出，分为 2～3 支，与上牙槽后动脉伴行从上颌骨后面的骨孔进入上颌窦后壁的牙槽管（图 3-10），分布于第二、三磨牙及第一磨牙腭根、远中颊根及其牙周膜、牙槽骨和上颌窦黏膜，并于入牙槽管前发出分支至磨牙颊侧牙龈和黏膜。

上牙槽神经丛

上牙槽前、中、后神经在到达其分布区之前，先在上颌牙根方相互吻合交织形成上牙槽神经丛（superior alveolar nerve plexus），再由该丛发出以下三组分支。

● **上牙支**　经相应各牙的根尖孔进入髓腔；
● **牙间支**　经牙槽间隔从固有牙槽骨穿出，分布于相邻两牙的牙周膜、牙间乳头及唇颊侧牙龈；
● **根间支**　经牙根间隔从固有牙槽骨穿出，分布于相邻牙根的牙周膜。

3.4.2 下颌骨的神经分布

下颌骨的神经分布主要来源于三叉神经的第三支—下颌神经（mandibular nerve）。下颌神经为混合神经，由感觉根和运动根组成。大的感觉根发自半月神经节前缘之外侧部，小的运动根行于半月神经节的下方。两根共同穿卵圆孔出颅，进入颞下窝时，两根合并，分为前后两干。在分干之前发出棘孔神经和翼内肌神经，前干分为颞深神经、咬肌神经、翼外肌神经和颊神经。后干分为耳颞神经、舌神经和下牙槽神经。与下颌感觉相关的神经主要有颊神经、舌神经和下牙槽神经。

颊神经

颊神经（buccal nerve）或称颊长神经（long buccal nerve），经翼外肌两头之间穿出，于喙突内侧沿下颌支前缘向前下走行，分布于下颌磨牙、第二前磨牙颊侧牙龈及颊部黏膜和皮肤。

舌神经

舌神经（lingual nerve）于翼内肌与下颌支之间下行，向前走行于下颌骨舌侧口底，分布于舌侧牙龈、口底及舌前 2/3 黏膜和舌下腺。

下牙槽神经

下牙槽神经（inferior alveolar nerve）较为粗大，经翼外肌深面，下行于翼内肌与下颌升支之间进入下颌神经沟，然后经下颌孔进入下颌管，在管内由内至外向前下走行，在出颏孔之前分为粗大的颏神经（mental nerve）和较细的切牙神经（incisive nerve）。颏神经出颏孔，其分支分布于下颌前牙和第一前磨牙的唇颊侧牙龈及下唇黏膜和皮肤。切牙神经继续前行，走行于切牙神经管内，很少越过中线和对侧的切牙神经相吻合。下牙槽神经于下颌管内发出的分支和切牙神经在切牙神经管发出的分支于下颌骨牙槽突基底部吻合形成下牙槽神经丛（inferior man-dibular nerve plexus），并分出下牙支、牙间支及根间支，分布于下颌牙、牙周膜和牙槽骨。

3.4.3 上颌骨及下颌骨的血液供应

上下颌骨的血液供应主要来源于上颌动脉（maxillary artery）。上颌动脉为颈外动脉的分支。

颈外动脉（external carotid artery）主要有八个分支：甲状腺上动脉、舌动脉、颌外动脉、上颌动脉、咽升动脉、枕动脉、耳后动脉和颞浅动脉。上颌动脉的分支较多，位置较深，除脑膜中动脉进入颅腔外，大部分分支相互吻合，为颌骨、牙、鼻窦及颌面部软组织等面部结构提供了丰富的血供。上颌动脉又称颌内动脉（internal maxillary artery），于下颌骨髁状突颈部的内后方起于颈外动脉，依其行程分为三段：第一段又称下颌段，经髁状突颈的深面前行至颞下窝，主要分支有脑膜中动脉、下牙槽动脉。第二段又称翼肌段，走行于翼外肌下头的浅面或深面，主要分支供应咀嚼肌、颊肌及关节囊等结构。第三段又称翼腭段，经翼上颌裂进入翼腭窝，为上颌动脉的终末段，主要分支有上牙槽后动脉、眶下动脉、腭降动脉和蝶腭动脉，为三叉神经第二支的伴行动脉。上颌骨的血液供应主要由上牙槽后动脉、眶下动脉、腭降动脉和蝶腭动脉提供。

上牙槽后动脉（posterior superior alveolar artery）与上牙槽后神经伴行，发出三组分支分别分布于上颌磨牙、前磨牙牙槽突颊侧黏膜及牙龈和上颌窦黏膜。

眶下动脉（infraorbital artery）为眶下神经的伴行动脉，分布于颊前部、上唇根部和唇侧牙龈。眶下动脉在眶下管内发出上牙槽前动脉（anterior superior alveolar artery），分布于上颌前牙、牙周组织及上颌窦黏膜。

腭降动脉（descending palatine artery）主要与蝶腭神经伴行，其分支有腭大动脉（greaterpalatine artery）出腭大孔向前走行，分布于硬腭后部至尖牙区的黏骨膜及上颌腭侧牙龈，腭小动脉（lesser palatine artery）分布于软腭及腭扁桃体。

蝶腭动脉（sphenopalatine artery）主要与蝶腭神经伴行分布于鼻腔外侧壁、鼻窦及鼻中隔，其分支鼻腭动脉（nasopalatine artery）主要分布于硬腭前 1/3 的黏骨膜。

下颌骨的血供主要来自下牙槽动脉。下牙槽动脉（inferior alveolar artery）为下牙槽神经的伴行动脉，与其分支颏动脉（mental artery）及切牙支一起提供下颌骨、下颌牙、牙槽突、牙周膜及牙龈的血供。

与下颌骨相比较，上颌骨更多地接受来自周围软组织提供的血液供应。所以上颌骨牙槽突表面的骨皮质有更多的滋养孔，以利微血管通过，也是上颌牙槽突骨皮质较为疏松的一个原因。而下颌骨，主要依靠下牙槽动脉提供血供，加之殆力分散因素，导致骨皮质厚而致密。

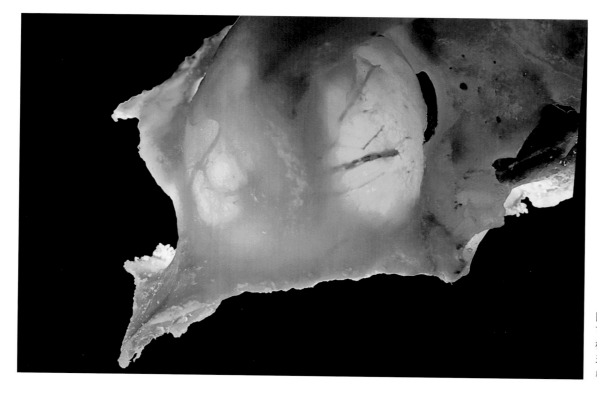

图 3-10 上颌窦侧位像
可见较薄的上颌窦骨壁和上牙槽前神经、上牙槽中神经和上牙槽后神经的走行
解剖标本：宿玉成，2003 年

3.5 牙槽窝愈合

牙拔出（或外伤脱失）之后，激活牙槽窝内的修复性骨再生程序和牙槽窝表面的修复性软组织再生程序。依据全身和局部状态，牙槽窝的修复性骨再生可以分类为牙槽窝的生理性愈合和病理性愈合。

3.5.1 牙槽窝生理性愈合的组织过程

牙槽窝愈合过程与种植体植入时机的选择密切相关，种植医师必须完全清晰牙槽窝的愈合机制和影响因素。牙槽窝生理性愈合是牙缺失后牙槽窝的修复性原位骨再生。

牙槽窝愈合（alveolar socket healing）的组织学过程主要来源于动物实验研究，较难获得动态的临床研究。

以下为不翻瓣拔牙的犬前磨牙牙槽窝愈合过程[1]。按照如下外科程序建立牙槽窝生理性愈合的实验模型：全身麻醉下，充填第一前磨牙的近中牙根根管、磨低牙冠，分根，不翻瓣拔出远中牙根，缝合创口（目的为保护血凝块、并非初期创口关闭）（图 3-11）。形成的牙槽窝愈合模型与人体单根牙牙槽窝相似（见图 3-11）。

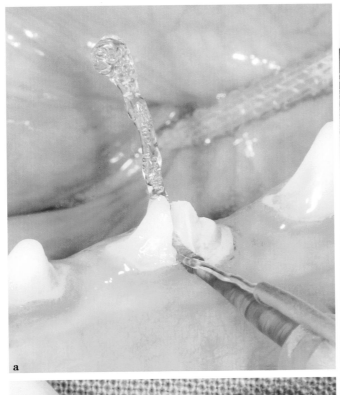
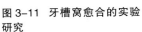
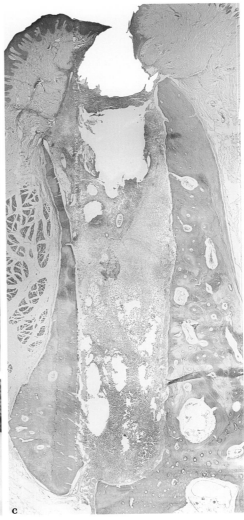

图 3-11　牙槽窝愈合的实验研究
a. 分根、拔牙
b. 拔牙窝愈合之后
c. 软硬组织联合切片
实验动物：比格犬
实验地点：首都医科大学实验动物研究所
组织学切片：首都医科大学口腔医学院
读片：北京大学口腔医学院中心实验室 - 李翠英
实验时间：2007 年
戈怡，温国江，宿玉成

拔牙之后 1 天

牙拔除后，血液和少量唾液混合物充满牙槽窝。半小时内形成血凝块，随后机化。在 24 小时之内牙槽窝内充满红细胞和少量炎症细胞。在牙槽窝底部和侧壁可见残存的穿通纤维，并与血凝块直接相连。创口表面的龈缘处上皮和结缔组织向内塌陷，在牙槽窝顶部的纤维结缔组织形成暂时性封闭（图 3-12）。

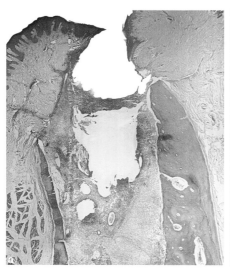
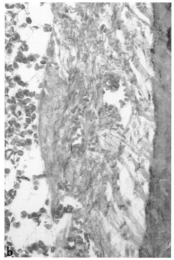
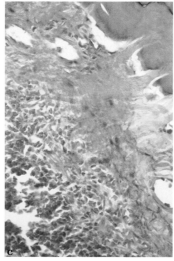

图 3-12 拔牙后 24 小时
a（X4）．牙槽窝内充满红细胞等，创口表面的龈缘上皮和结缔组织向内塌陷不完全封闭牙槽窝
b（X20）和 c（X20）．固有牙槽骨内侧可见一定厚度的残存牙周膜纤维，内侧充满成片的血凝块

拔牙之后 1 周

牙槽窝内的红细胞溶解、消失，残留形成疏松且大小不等的纤维蛋白网状结构。牙槽窝底部和侧壁的纤维结缔组织内有血管长入，并从侧壁开始机化。在此期间破骨细胞活跃，牙槽窝骨壁开始出现吸收，牙槽窝表面软组织创口缩小，排列不规则的纤维结缔组织封闭创口（图 3-13）。

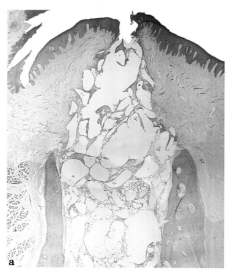
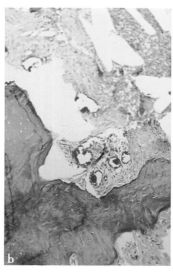
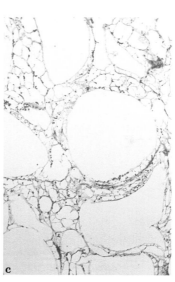

图 3-13 拔牙后 1 周
a（X4）．牙槽窝内血凝块消失，残留些大小不等的纤维蛋白的网格
b（X20）．牙槽窝侧壁和底部的纤维结缔组织内有丰富的血管形成
c（X20）．红细胞溶解后形成的大片纤维蛋白网格

拔牙之后 2 周

　　牙槽窝内血凝块完全机化。牙槽窝边缘可见血管丰富、富含间充质细胞的结缔组织。牙槽窝侧壁可见大量破骨细胞，出现凹陷状骨吸收，筛状板吸收、连续性中断，临时基质与周围骨松质中心区域实现直接连通。随着新血管形成，在牙槽窝的中心区可见编织骨开始形成。牙槽窝底部可见成排的成骨细胞并有骨基质沉积。牙槽窝顶部破骨活跃，牙槽嵴形态不规则。牙槽窝表面上皮愈合，完成软组织封闭。上皮和牙槽嵴之间尚无明显纤维结缔组织形成（图 3-14）。

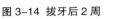
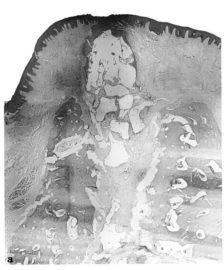
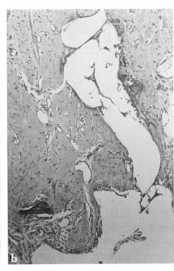
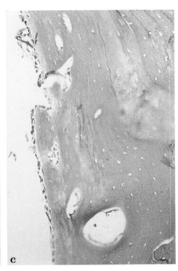

图 3-14　拔牙后 2 周
a（×4）．牙槽窝内血凝块被完全机化，固有牙槽骨吸收表面变不连续。表面上皮愈合形成软组织封闭
b（×20）．血凝块机化后，编织骨形成，局部可见骨化现象
c（×20）．牙槽窝底部可见成排的成骨细胞和骨基质沉积

拔牙之后 4 周

　　牙槽窝内形成不规则编织骨及钙化骨组织。来自机化血块的组织不断有不规则编织骨形成，其与侧壁的新生小梁状骨活跃地沉积、伸展，但未完全形成骨桥封闭。尽管类似于骨小梁，但排列不规则。牙槽窝表面完成上皮愈合，并呈典型的角化复层鳞状上皮。其下方的纤维结缔组织逐渐形成（图 3-15）。

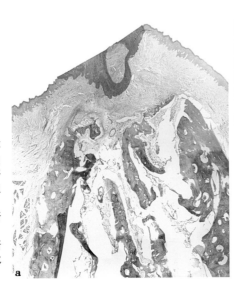
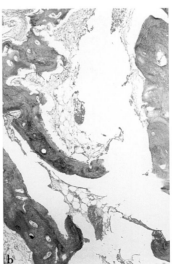
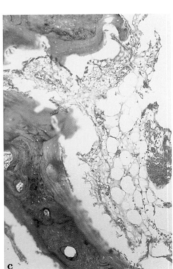

图 3-15　拔牙后 4 周
a（×4）．牙槽窝内侧形成不规则骨组织。侧壁小梁状骨向窝内形成伸展，表面上皮下纤维结缔组织，形成良好的软组织封闭
b（×20）．牙槽窝侧壁的新生骨排列不规则
c（×20）．b 图放大，可见新形成的骨有不同程度的矿化形成

拔牙之后 8 周

牙槽窝侧壁原有骨板进一步吸收,新形成的小梁骨逐渐明显钙化。在牙槽嵴顶形成骨桥相连,形成初步的牙槽窝骨性封闭,但薄而脆弱。剩余的编织骨可见初级骨单位形成,可见板层骨结构逐渐成熟的征象。与此同时,大量破骨细胞出现在编织骨和牙槽窝侧壁,标志着新、旧骨结构改建的开始。新形成的少量骨板致密,可见哈弗斯系统(Harversian System)形成。牙槽嵴表面的纤维结缔组织排列逐渐与周围协调一致(图 3-16)。

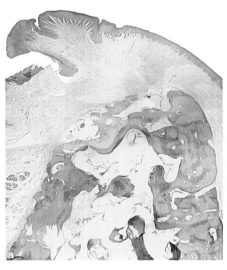
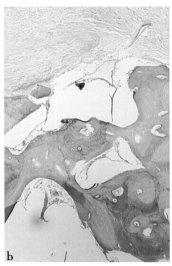
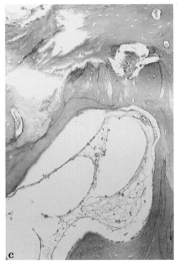

图 3-16 拔牙后第 8 周
a(X4). 牙槽窝顶形成与两侧牙槽嵴相连的骨桥 – 骨性封闭,新形成的骨板变致密,拔牙窝上部纤维结缔组织与周围组织协调排列
b(X20). 形成的骨板,内有哈弗斯系统形成
c(X20). 平行致密的骨板表面仍见成排的成骨细胞,髓腔内有骨髓组织和脂肪细胞

拔牙之后 12 周

牙槽嵴顶的骨桥更加致密成熟。牙槽窝内骨组织改建,可见更加增多的成熟的骨小梁。编织骨的剩余部分转化为板层骨结构。仍可见较多迂回的嗜碱线,偶尔有成排的成骨细胞。骨髓腔内富含血管、神经,并含有少量骨髓细胞和脂肪细胞(图 3-17)。牙槽窝和表面黏膜分界明显。16 周后,骨组织更加成熟,几乎充满整个牙槽窝。

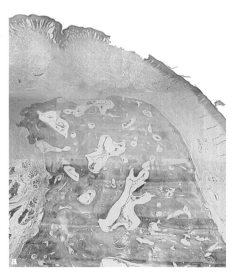
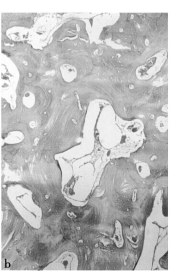
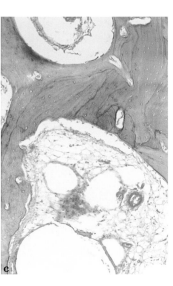

图 3-17 拔牙后 12 周
a(X4). 牙槽窝内充满成熟的骨小梁,髓腔内富含血管、神经和骨髓组织
b(X20). 成熟、致密的骨组织中可见哈弗斯系统
c(X20). 成熟骨组织间的骨髓组织

3.5.2　牙槽窝愈合的放射线影像

牙槽窝的放射线影像将反映牙槽窝骨性愈合阶段和愈合程度。依据放射线所见，可以判断牙槽窝是否处于生理性愈合进程。

拔牙之后 24 小时和拔牙之后 1 周

牙槽窝清晰可见，硬骨板清晰、连续，牙槽间隔呈尖峭样（图 3-18）。

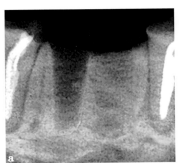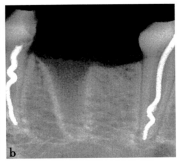

图 3-18　拔牙之后 24 小时和拔牙之后 1 周
a（拔牙后 24 小时）. 硬骨板清晰，牙槽窝完整，透射
b（拔牙后 1 周）. 硬骨板较清晰，牙槽窝底渐呈云雾状

拔牙之后 8 周和拔牙之后 12 周

拔牙后 8 周时尚可见较淡的牙槽窝影像，拔牙后 12 周时牙槽窝影像模糊，密度与邻近骨接近（图 3-20）。

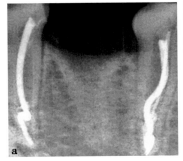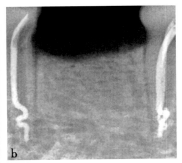

图 3-20　拔牙之后 8 周和拔牙之后 12 周
a（拔牙后 8 周）. 牙槽窝消失、弥漫钙化
b（拔牙后 12 周）. 牙槽窝消失、与周围钙化均匀一致

拔牙之后 2 周和拔牙之后 4 周

牙槽窝清晰可见。至拔牙后 1 周时硬骨板消失，与牙槽窝的界限不清。牙槽间隔影像不清晰（图 3-19）。

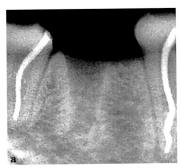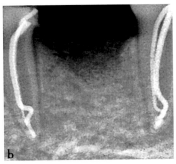

图 3-19　拔牙之后 2 周和拔牙之后 4 周
a（拔牙后 2 周）. 牙槽窝内有云雾状弥漫钙化（骨小梁渐渐形成）
b（拔牙后 4 周）. 硬骨板消失，牙槽窝底弥漫阻射（充满钙化的骨小梁），甚至密度高于周围骨松质

综上所述，牙缺失的损伤性刺激，立刻激活修复性骨再生。首先启动的是破骨过程。在牙槽窝底部和侧壁（筛状板）发生破骨活动，形成了骨的不规则吸收和形态的破坏。这种生理性的破骨活动打开筛状板对牙槽突骨髓腔的封闭，启动成骨活动。这种组织学现象得到放射影像的支持。新骨从牙槽窝的底部和侧壁开始增生和沉积，出现编织骨。4 周后，随着血管长入牙槽窝内形成的纤维结缔组织支架内，牙槽窝内的新骨形成进入一个较为快速的时期。成骨和破骨活动相伴进行，牙槽嵴的水平向和垂直向吸收也在牙槽窝愈合过程中较为均衡地进行，使牙槽嵴的高度和宽度不断下降。拔牙后 8 周时，初步完成牙槽窝顶部的骨性封闭，临床上不期望的牙槽嵴吸收才趋于稳定。

3.5.3 牙槽窝愈合的临床分类

根据牙槽窝愈合过程,临床上将牙槽窝分为 4 种类型。人类与犬牙槽窝愈合类型和阶段存在极大的相似性,但是犬的骨和软组织愈合能力强于人类,所以在牙槽窝愈合的时间段人类略晚于犬。

Ⅰ 型牙槽窝

牙槽窝内没有新骨形成,表面无软组织覆盖。牙槽窝内主要是血凝块或机化的血凝快。愈合阶段相当于牙齿拔出之后的数日之内。

Ⅱ 型牙槽窝

牙槽窝内的新骨以编织骨为主,可见少量成熟骨组织,牙槽嵴顶出现骨桥封闭,表面软组织愈合。愈合阶段相当于牙齿拔出之后的 1～2 个月。

Ⅲ 型牙槽窝

牙槽窝内可见大量骨组织,在牙槽窝的底部和骨壁处以板层骨为主,牙槽嵴顶形成骨桥封闭。表面软组织愈合成熟。愈合阶段相当于牙齿拔出之后的 3～4 个月。

Ⅳ 型牙槽窝

牙槽窝内完成骨愈合。愈合阶段相当于牙齿拔出之后 6 个月。

3.5.4 牙槽窝病理性愈合

牙拔出之后的理想状态是发生牙槽窝的生理性愈合,但现实是有许多因素可以影响牙槽窝的骨塑形与改建,导致严重的牙槽嵴骨吸收、甚至缺损。

牙槽窝病理性愈合的组织学内容
- 牙槽窝骨板的吸收超出生理性愈合的范围。
- 结缔组织长入牙槽窝,发生不完全修复性骨再生。
- 牙槽窝内存在炎性肉芽组织,并持续侵蚀骨组织。
- 骨皮质不完整。
- 骨松质矿化(骨密度)不良或不均匀。
- 牙槽窝表面黏膜质量和形态欠佳。

牙槽窝病理性愈合的原因
牙槽窝病理性愈合将导致软组织愈合不良和牙槽窝内新骨形成障碍。这些因素包括:
- 血凝块在 24 小时内脱落,创口暴露,牙槽窝骨壁继发感染、吸收。
- 牙碎片等异物导致凝血块感染,继发牙槽骨吸收。
- 牙槽骨板破坏,加剧牙槽嵴吸收,结缔组织直接长入并占位牙槽窝。
- 血供不足和系统疾病(如慢性肝病等因素)导致凝血块形成不足或纤维蛋白溶解,牙槽骨暴露继发感染。
- 放疗或全身用药(如二磷酸盐和抗代谢类药物)破坏骨髓的骨生成能力。
- 牙槽窝内存在炎症,例如急性、慢性牙周炎和(或)根尖周炎,干扰修复性骨再生。

牙槽窝内炎性肉芽组织的破坏作用
牙槽窝内炎性肉芽组织生长主要来源于感染的炎性肉芽组织残余,对牙槽窝的生理性愈合极具破坏作用:
- 炎性肉芽组织和拔牙创愈合初期形成的肉芽组织不同。后者含有丰富的纤维蛋白网状结构,是新骨形成支架;而前者血管显著增生,缺乏成纤维细胞而富含破骨细胞和炎性细胞(以巨噬细胞为主),并且所含有的巨噬细胞和毛细血管内皮细胞具有吞噬能力和很强的纤维蛋白溶解作用。
- 炎性肉芽组织与牙槽窝的致密结缔组织不同,后者的形成原因是:①骨壁破坏导致的结缔组织长入;②不完全性修复性骨再生,肉芽组织机化形成致密结缔组织进行牙槽窝占位。这种致密的结缔组织对骨组织无持续性侵蚀作用。
- 炎性肉芽组织具有侵袭行为,不但干扰骨生成,并且持续性的破坏局部牙槽嵴,加重骨量丧失,延长牙槽窝的愈合时间并不能使其自愈。在临床上一经发现应尽早打开创口,刮除炎性肉芽组织、引导骨再生,使拔牙创口重新骨化。
- 炎性肉芽组织可以导致牙龈上皮生长缓慢,继发牙槽嵴吸收、骨再生不全、牙槽嵴顶骨皮质不完整和表面软组织向内凹陷。

3.5.5 牙槽嵴吸收的影响因素

通常，骨吸收所描述的是破骨细胞的破骨过程。而骨萎缩是指因物质代谢障碍所引起的骨体积缩小及功能减退。但在临床上，牙槽嵴骨吸收（alveolar bone resorption），或称之为牙槽嵴吸收，与牙槽嵴骨萎缩（alveolar bone atrophy）为同义词，是指牙槽嵴骨组织体积的减小和轮廓变化。

与其他部位的骨相比，发生于牙槽嵴的骨吸收有多种原因，既有牙槽窝生理性愈合因素，也有牙槽窝病理性愈合因素，同时受到其他局部因素和全身状态的影响。

牙槽窝的生理性愈合

牙拔出后，牙槽窝在生理性愈合过程中必然发生牙槽嵴外形轮廓的变化（尤其在上颌前牙区），这是骨塑形和改建的结果。

牙缺失后，牙槽窝内充满血凝块，并且在 24 小时内开始机化。成纤维细胞和骨生长干细胞向内增生，逐渐形成编织骨，大约 8 周后形成板层骨，然后进入骨的改建过程，大约经历 1 年后骨形成逐渐趋于稳定。生理情况下，骨改建过程既包括骨的沉积，也包括骨吸收，二者处于平衡状态。如果是失衡状态，牙缺失后牙槽骨就会发生慢性进行性的不可逆转的骨量减少。

牙槽窝唇侧骨板比舌侧骨板薄（尤其在前牙区），在冠方几乎完全由束状骨所构成。犬实验显示，在牙槽窝愈合过程中内衬于牙槽窝骨壁的束状骨会发生吸收。与舌侧骨壁相比，束状骨的吸收导致唇侧牙槽嵴骨高度的降低更显著。同时，唇侧和舌侧骨壁外侧活跃的破骨活动导致牙槽嵴水平向外径的减小，在唇侧尤为显著。在拔牙后牙槽窝愈合期的前 8 周，骨吸收最为活跃，垂直向高达 2.0mm、水平向高达 3.0mm[1,2]。随后骨吸收减缓，上颌平均每年为 0.1mm，下颌平均每年为 0.4mm[3]。

临床研究证实了动物实验的结论。后牙位点拔牙之后愈合 12 个月时的牙槽嵴水平向骨吸收约为 50%，其中 2/3 的变化是发生在前 3 个月[4]。即刻和早期种植的术中对比研究发现，拔牙后 6～8 周的牙槽窝和新鲜牙槽窝相比，水平向骨吸收约为 2.0mm，约占 15%[5]。通过测量黏膜的外径变化可以推测牙槽嵴垂直向（0.7～1.8mm）和水平向（2.6～4.6mm）降低[6-10]。即刻植入螺纹状钛种植体并不能补偿颊侧骨皮质的吸收，3 个月时的垂直向骨吸收为 2mm[11]，4 个月时水平向骨吸收在颊侧骨壁 56%、舌侧骨壁为 30%[12]。这些实验证实自然愈合的牙槽窝必然经过骨吸收阶段，使骨壁高度降低，宽度变窄。

机械应力因素

与身体其他骨骼相比，牙槽骨是高度可塑性组织，也是人体骨骼最活跃的部分。它不但随着牙的生长发育、脱落替换和咀嚼压力而变化，也随着牙的移动而不断进行改建。牙槽骨具有受压力侧吸收、受牵引力侧增生的特性。咀嚼时，应力通过牙传递到牙槽突，使牙槽骨的吸收与沉积达到动态平衡。牙缺失后，应力的改变打破了原有的平衡状态，会发生生理性塑形与改建，导致不同程度的牙槽骨吸收。

长期缺乏功能性应力刺激可使牙槽骨出现废用性萎缩，但超过生理限度的压力作用同样可以使牙槽骨破骨细胞活动增强，引起不同程度的骨吸收。相关的机械和功能性因素包括：①义齿的不合理设计，导致骨分解，即所谓的压力性萎缩，特别在对𬌗牙列为天然牙列时。戴用总义齿时，负荷应力不直接传导至骨内，而是通过义齿传导到骨表面。由于上颌牙槽嵴的剩余表面积大于下颌的一倍，并且硬腭能够帮助分散咀嚼应力，使得压力分布更好，因而萎缩相对较少。②口腔副功能（如磨牙症）、咬合错位和修复体设计可以改变牙槽嵴承受咀嚼应力的频率、方向、位置和大小等。

机械应力导致的退行性变，在连续多颗牙缺失和牙列缺失时更为显著。

感染

牙周炎、骨髓炎、种植体周围炎等感染因素都将增加骨的吸收。存在牙周炎易感因素,是牙槽嵴吸收的不确定因素。尽管目前并不清楚它对牙槽嵴骨代谢的影响,但明确的结论是可以加剧骨吸收,其吸收程度不可预期。有牙周炎病史的患者种植体周围炎的发病率更高,尤其要注意种植治疗之后对感染的控制。

损伤

牙槽窝骨壁的损伤和缺损,会引起骨皮质缺损甚至骨松质直接暴露,从而导致牙槽嵴发生更加迅速并且不可逆的骨吸收过程。与常规的增龄性萎缩不同,这种病理性过程可导致明显的形态变化和大量牙槽骨丧失。这类病理性因素很多,包括:

- 牙周或根尖周疾病已经破坏了骨壁,形成不同类型的骨缺损。
- 牙固连(尤其发生在上颌前牙时),无法分离固连的骨板,连同牙根一起拔出,形成骨缺损。
- 使用的器械或操作不当,导致过度创伤、牙槽窝骨壁折裂甚至缺损。因此,拔牙时要尽量遵从微创原则,一旦发现有骨折应采用屏障膜加以保护。
- 翻瓣拔牙时,将牙槽黏膜从牙槽嵴顶剥离,暂时性阻断牙槽嵴顶的血供并且使牙槽嵴外表面的骨改建更为活跃,会促进水平向和垂直向骨吸收。

牙列缺失

在牙列缺失患者,严重水平向和垂直向骨吸收,将导致上颌牙槽嵴向心性移位,而下颌相对颊向移位,常常形成Ⅲ类颌骨关系,使种植治疗设计变得更为复杂。牙槽嵴的水平向骨吸收可能形成刃状牙槽嵴,即骨松质消失、牙槽嵴骨皮质化。

骨密度

牙缺失时的初始骨密度对牙槽嵴萎缩的速度和严重程度有很大影响,骨密度越低,骨吸收越快、越严重。

肿瘤

良性肿瘤或类肿瘤的压迫性骨吸收、恶性肿瘤的侵袭性骨吸收。

代谢性疾病

系统性代谢性疾病,如营养不良、糖尿病、维生素 D

缺乏、甲状旁腺功能亢进和雌激素水平下降等,会打破骨沉积与骨吸收之间的平衡,导致骨密度低下和骨量减少。例如:甲状旁腺素增加直接激活破骨细胞,发生骨分解;雌激素缺乏影响胶原纤维的合成,妨碍骨沉积和新骨形成。

老年性骨质疏松会加速全口牙缺失后牙槽突的萎缩。由于骨皮质降解加速,而骨沉积不足,造成骨吸收大于骨形成。骨松质骨小梁变得更纤细,形成粗网状髓腔。这种结构抵抗骨吸收的力量明显减弱。

3.5.6 剩余牙槽嵴骨量

通常将牙槽嵴骨吸收按照水平向骨吸收(horizontal resorption)和垂直向骨吸收(vertical resorption)进行描述,并造成水平向骨缺损(horizontal defect)和垂直向骨缺损(vertical defect),种植体植入时可能出现唇舌向和(或)冠根向骨量不足。牙列缺损和牙列缺失均可发生水平向和垂直向骨吸收。

Cawood – Howell 牙槽嵴分类

综上所述,多种原因导致了不同程度的牙槽嵴吸收。剩余牙槽嵴(residual alveolar ridge)的形态和骨量是种植体植入、获得初始稳定性和长期骨结合的重要解剖学基础。有许多学者尝试牙槽嵴分类,被种植学广为接受的是 Cawood – Howell 分类(图 3–21)[13]。

- Ⅰ类牙槽嵴　含牙牙槽嵴。
- Ⅱ类牙槽嵴　牙齿拔除之后的即刻牙槽嵴。
- Ⅲ类牙槽嵴　圆钝牙槽嵴,高度和宽度充足。
- Ⅳ类牙槽嵴　刃状牙槽嵴,高度充足、宽度不足。
- Ⅴ类牙槽嵴　扁平牙槽嵴,高度和宽度均不足。
- Ⅵ类牙槽嵴　向基骨凹陷的牙槽嵴,并存在显著的基骨丧失。

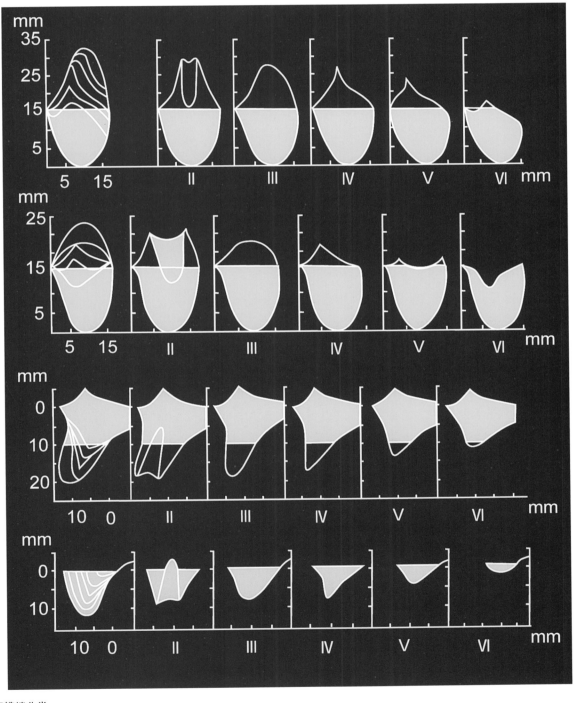

图 3-21 Cawood – Howell 牙槽嵴分类

参考 Cawood-Howell 原图重新绘制。模式图绘制：北京口腔种植培训中心 - 袁苏

3.5.7 上颌牙槽嵴吸收的解剖学特点

牙槽嵴的部位不同,牙槽嵴吸收的解剖学差异也不同。以下按照牙槽嵴六分区分类进行描述。

上颌前部

上颌前部牙槽嵴骨吸收量可高达70%。唇侧牙槽嵴菲薄(通常不足1.0mm),为骨皮质所构成,并且承受来自口唇的压力,上颌前部牙槽骨的吸收速度明显高于后牙区。因为垂直向骨吸收的速度接近水平向骨吸收的两倍,致密的内外层骨板常常融合,中间只有少量、甚至没有骨松质间隔,牙槽嵴为只有几毫米宽的刃状嵴(图3-22)。虽然牙槽嵴唇侧向内轻度凹陷,但总体上骨的宽度从牙槽嵴顶到基底部不断增加。当牙槽骨严重萎缩时,切牙孔的位置相对变浅,切牙管的平均长度可从18.0mm缩短到6.0mm。

上颌后部

上颌前磨牙区牙槽嵴骨吸收的特点介于前牙区和磨牙区之间,即可能出现水平向骨吸收导致的牙槽嵴颊舌向宽度不足,也可能因上颌窦气化而发生垂直向骨高度不足,或两者兼而有之。

上颌磨牙区水平骨吸收和垂直骨吸收几乎是相等的,很少出现刃状牙槽嵴,嵴顶的轮廓较为圆钝。单就牙槽嵴骨吸收量而言,上颌磨牙区丧失的骨量相对比前牙区少,但受到进行性上颌窦气化的影响,骨丧失的绝对量比前牙区要大得多,可高达80%。牙丧失加速了上颌窦的气化过程,窦腔可向前和向后扩张,侵入牙槽骨,有时整个牙槽骨被完全气化,只有纸样薄层骨板将上颌窦和口腔黏膜分开(图3-23)。

上颌结节区的磨牙后结节对应的上颌窦底位置比磨牙区要高,窦底和牙槽嵴一般都能保持恒定距离,偶尔发生上颌窦气化,骨量减少也可达到60%。磨牙后结节的解剖学形态决定了其可作为种植位点,但由于内部骨质是由粗网状骨松质构成,只是表面薄层被骨皮质包绕,骨质量较差,因此应当引起注意。

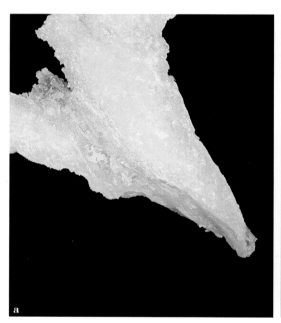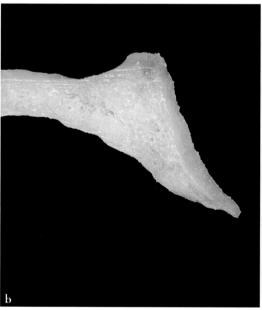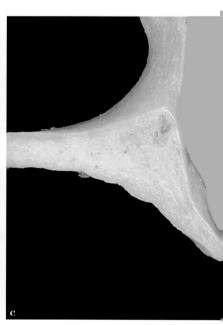

图3-22 无牙颌上颌骨断面像
左至右分别为中切牙及切牙管、侧切牙、尖牙、前磨牙、磨牙和上颌结节的骨断面
解剖标本:宿玉成,2003年

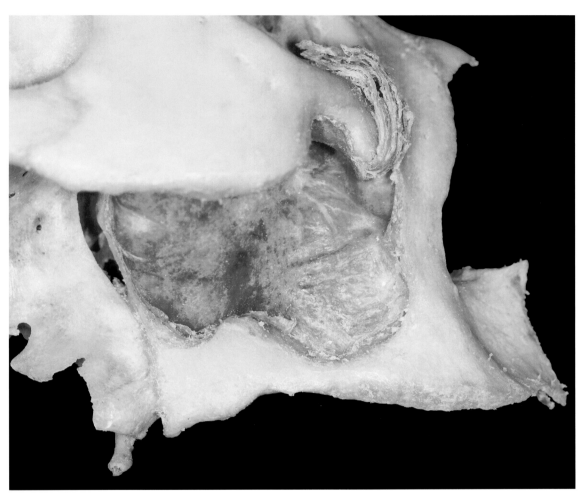

图 3-23　无牙颌上颌骨侧面观
可见气化增大的上颌窦、窦内
壁黏膜以及窦底和牙槽嵴的位
置关系
解剖标本：宿玉成，2003 年

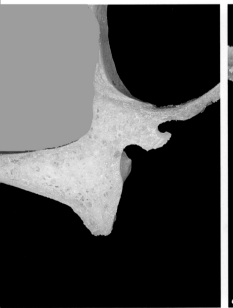

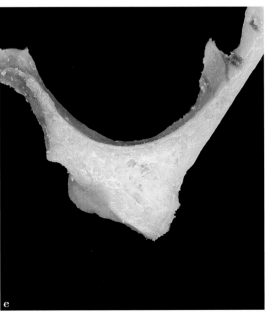

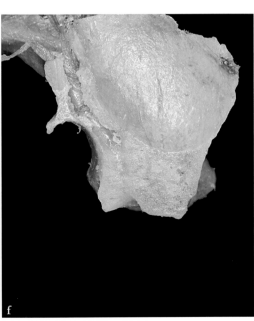

3.5.8 下颌牙槽嵴吸收的解剖学特点

下颌前部

下颌前牙区,又称下颌颏孔间区,牙槽嵴骨吸收量可达 70%。正常情况下,骨皮质与骨松质的比例为 1:1,进行性骨吸收时,骨皮质量增加,骨松质变得致密,骨皮质增厚,骨结构硬化,形成刃状牙槽嵴(图 3-24)。

下颌后部

下颌前磨牙区牙槽嵴骨吸收的特点介于前牙区和磨牙区之间。由于多数下牙槽神经在离开颏孔之前有一个向前的袢,走行于颏管内,长度可达 5.0mm 以上,这个解剖学部位被称为危险带,所以种植体不能紧贴颏孔处植入。磨牙区牙槽嵴骨吸收量可达 65%,骨皮质和骨松质的比例接近 1:1,进行性骨吸收可引起骨皮质的增厚和骨松质的致密化。与下颌骨两颏孔间区域不同,此区骨吸收很少出现刃状牙槽嵴,而会逐渐变宽,更加圆钝。牙槽骨水平向吸收造成下颌管的位置变浅(图 3-25),可用骨高度降低。牙槽骨严重萎缩时,下颌管可以直接位于骨嵴顶牙龈下方。通常下颌管下方的骨保持恒定,只有在极度骨萎缩的病例,下颌管下方会有轻度的骨吸收。

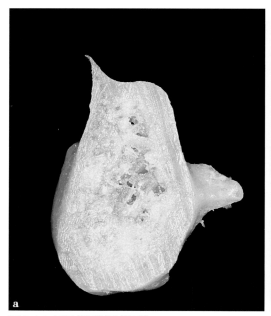
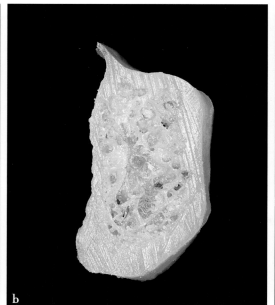
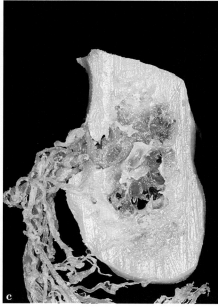

图 3-24 无牙颌下颌骨断面像
从左至右分别为中切牙、尖牙、前磨牙、磨牙、磨牙后区和下颌升支的骨断面,除前牙断面外均可见到下颌管及下牙槽神经血管束的断面
解剖标本:宿玉成,2003 年

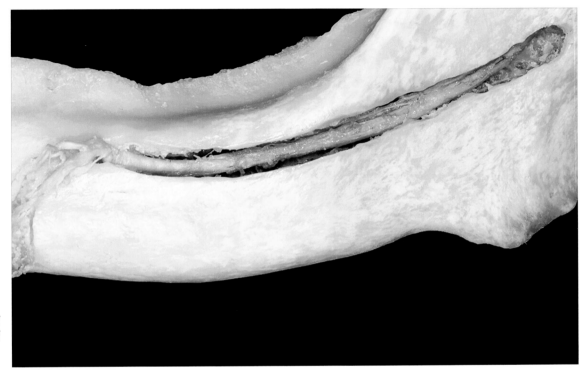

图 3-25　**无牙颌下颌骨侧面观可见暴露的下颌管、下牙槽神经和颏神经**
解剖标本：宿玉成，2003 年

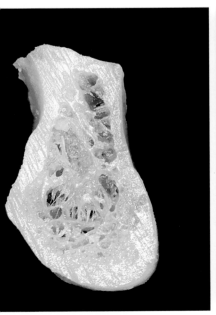

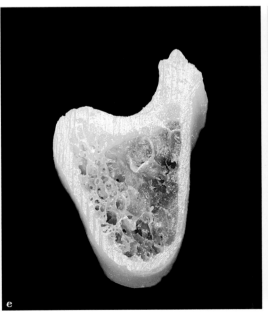

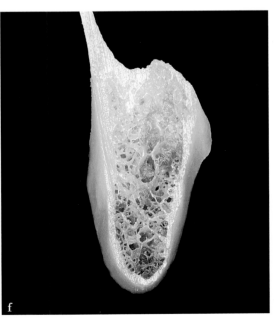

3.5.9 牙槽嵴骨密度

牙槽嵴骨密度的分类

有多种因素可以影响牙槽嵴骨密度（bone density），包括：

● **解剖学位置** 通常，上颌和下颌前部的骨密度高于后部，上颌后部牙槽骨，尤其是磨牙后结节区，骨密度最低；骨皮质密度显著高于骨松质，围绕牙根的筛状板较为致密，靠近冠方的骨松质的骨密度高于根尖周围区域。

● **机械应力** 骨皮质和骨松质始终根据牙根和牙周膜的应力变化进行适应性调整。牙缺失后，机械压力减小，可导致骨质疏松，即骨皮质变薄，同时骨小梁减少、变细，骨髓腔增大，骨密度降低。

● **系统性的骨代谢疾病** 骨代谢疾病可以导致骨质疏松，这些疾病包括骨质疏松症、维生素 D 缺乏、甲状旁腺功能亢进等。

● **药物和放疗因素** 服用二磷酸盐或局部放疗可以打破骨吸收和沉积的平衡，导致骨松质致密化和血运障碍，甚至骨坏死。

● **颌骨疾病** 颌骨本身的疾病，例如骨纤维异常增殖症，可以导致骨质密度降低；而某些疾病可以导致局部骨密度的增高，例如致密性骨炎等。

骨密度可以影响种植治疗适应证的选择、方案设计（包括种植体选择、外科程序、负荷时机和修复方案等）和种植治疗的成功率，必须准确判定和分类种植位点的骨密度。目前，有多种骨密度的分类方法，临床广为接受的是 Lekholm – Zarb（图 3-26）分类[14]。

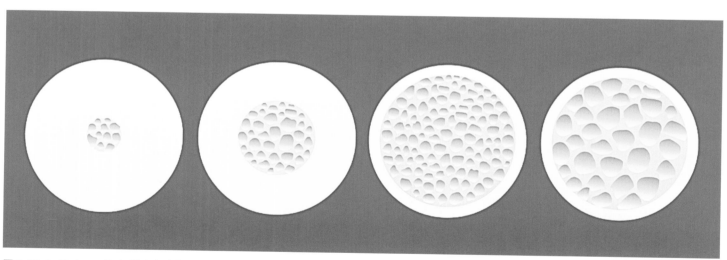

图 3-26 Lekholm – Zarb 骨密度分类

Lekholm – Zarb 骨密度分类：

该分类是指生理状态下的骨密度，分为如下四类：

● **Ⅰ类骨密度**　几乎均由骨皮质构成，只有极少量的密集骨小梁。
● **Ⅱ类骨密度**　较厚骨皮质包绕密集排列的骨小梁。
● **Ⅲ类骨密度**　薄层皮骨质包绕密集排列的骨小梁（图3-27）。
● **Ⅳ类骨密度**　薄层皮骨质包绕疏松排列的骨小梁。

Ⅰ类骨密度，几乎缺乏骨松质，血运较差，会影响种植体愈合，种植窝预备时应降低级差，防止种植窝的热损伤；Ⅱ类和Ⅲ类骨密度，既有致密的骨皮质，又有血运良好的骨松质，可以获得良好的种植体初期稳定性和种植体愈合。Ⅳ类骨密度，几乎完全由疏松的骨小梁所构成，种植治疗时，应当注意选择种植体类型和种植窝的预备方式，适当延长种植体愈合期。

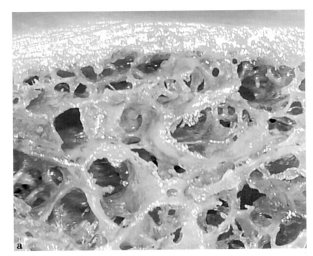
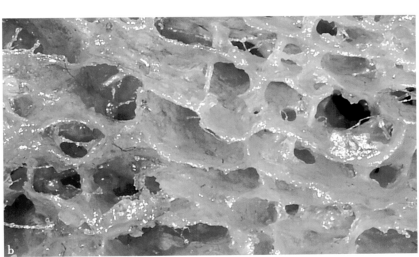
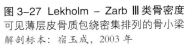

图 3-27 Lekholm – Zarb Ⅲ类骨密度
可见薄层皮骨质包绕密集排列的骨小梁
解剖标本：宿玉成，2003 年

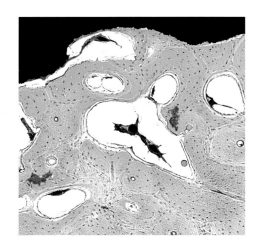

Chapter 4

Biologic Basis
in Implant Dentistry

Su Yucheng, Li Cuiying

第4章 口腔种植的生物学基础

宿玉成 李翠英

4.1 种植体周围骨组织

4.1.1 概述

种植体周围组织包括骨和软组织,共同完成支持种植体的功能。骨 – 种植体界面(图 4–1～图 4–3)的状态决定了种植体在骨内的稳定程度。

骨由骨组织、骨膜及骨髓等构成,是人体支持组织进化的完美结晶,但其并不仅限于纯粹的身体支持功能。骨的功能包括:

- 机械性支撑身体,并形成姿势和完成移动。
- 支撑牙齿,咀嚼食物。
- 支撑和保护脑、脊髓及内脏器官。
- 容纳骨髓、储存造血细胞。
- 调节钙平衡等。

为适应这些功能性要求,骨组织必须有超强的自愈、修复及再生能力。

牙槽骨是人体骨组织中代谢最活跃的部分,在人的一生中都处于不断变化之中,在各种因素的影响下极易发生萎缩和骨质疏松。骨组织的生理活动受机械应力和代谢等因素的影响。骨发育完成后,在正常的生理环境中,机械负荷是骨塑形和骨改建的主要调节因素。参与钙代谢的生物活性物质,如甲状旁腺激素、雌激素和活性维生素 D_3 等是控制骨吸收的主要因子,这些活性物质也影响着种植体植入之后种植体 – 骨界面的稳定。

种植体骨结合与骨组织结构和骨代谢密切相关。局部骨组织的组织学特点、机体的代谢状态、种植体初始稳定性、种植体功能性负荷状态和生物力学反应以及种植体材料和表面形态等因素都对骨 – 种植体界面产生着重大影响。骨组织有独特的再生潜能,可以通过再生骨组织或与骨组织高度近似的结构修复骨折或局部缺损。这种独特的自愈能力是获得种植体骨结合和骨增量的生物学基础。因此,必须详细了解并掌握骨的生成、结构、功能、生物化学和细胞生物学等相关知识。

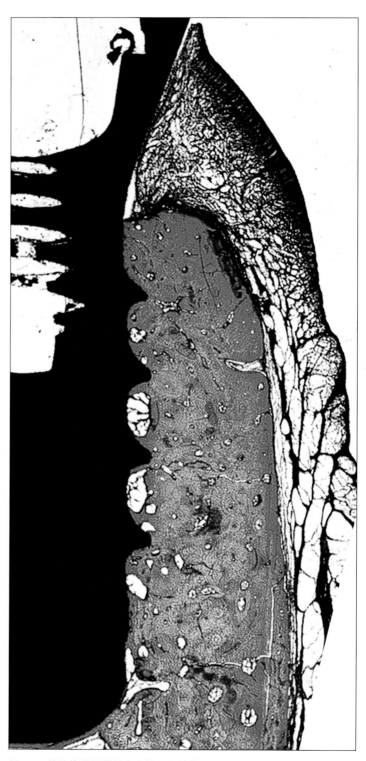

图 4–1 种植体周围骨结合和软组织结合
种植体植入后 6 周　实验动物:比格犬;种植体:Straumann, SLActive 表面;实验时间:2011 年;王乐,戈怡,宿玉成

4.1.2　骨组织的成分

骨组织（bone tissue）是排列极其有序的有机质和无机矿物质的复合结构。骨组织包括 65% 以上的矿物质（主要是羟基磷灰石）、25% 的有机基质（90% 胶原纤维，主要是 I 型胶原纤维）和 10% 的水。就骨组织的结构和代谢而言，成熟的骨组织主要由两种成分组成：大量钙化的细胞间质（骨基质）和各种细胞。

骨基质

骨基质（bone matrix）的生物学成分是水、矿物质、胶原和非胶原蛋白。骨的胶原成份主要是 I 型胶原，非胶原蛋白主要为糖蛋白、蛋白聚糖、血浆源性蛋白、生长因子等。在矿化组织中，胶原和非胶原蛋白形成支架，吸附矿化结晶。骨基质是构成骨结构的基础，同时是生长因子和细胞因子（cytokines）的储库。骨组织修复时，生长和分化因子不仅仅由局部的细胞所产生，同样可以由矿化基质释放。其调节机制是在局部破骨细胞行使功能时，骨吸收过程中的矿化骨基质释放生长因子。存在于骨基质中的生长因子包括胰岛素样生长因子、成纤维细胞样生长因子、转化生长因子和血小板源性生长因子等。

成骨细胞合成大分子混合物，分泌到细胞外环境，形成骨基质，即大量胶原纤维被包埋于少量无定形基质中。无定形基质呈胶冻状，主要由糖蛋白和钙结合蛋白（如骨钙蛋白和骨磷蛋白等）组成，并含有丰富的细胞因子和生长因子等，这些因子控制着细胞的活性、基质的成熟和矿化等。骨基质在矿化之前为类骨质，矿化过程中，骨盐（主要是羟基磷灰石结晶）沿胶原纤维的长轴方向紧密有序沉积。

细胞

主要包括骨细胞（osteocyte）、骨原细胞（osteo-genic cell）、成骨细胞（osteoblast）和破骨细胞（osteoclast）等四种细胞。骨细胞位于骨基质内，其他三种细胞位于骨组织的边缘、骨外膜及骨内膜贴近骨表面处。

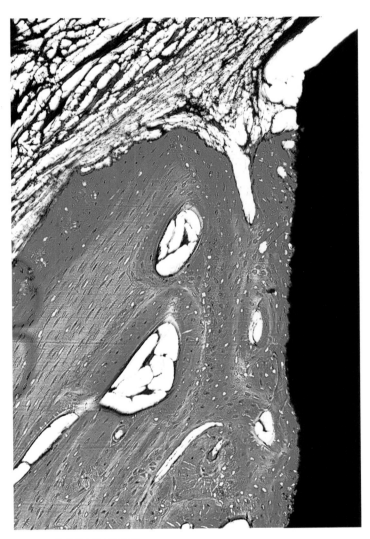

图 4-2　种植体周围骨组织
种植体植入后 6 周　实验动物：比格犬；种植体：Straumann，SLActive 表面；
种植体植入后 6 周　实验时间：2011 年；王乐，戈怡，宿玉成

4.1.3　骨组织的塑形与改建

　　在胎儿阶段和出生之后，骨组织通过骨膜和骨内膜的骨塑形（modeling）经历长度及直径的改变、通过改建（remodeling）调整骨组织的内部结构。"塑形"和"改建"这两个术语常易发生混淆。"塑形"指形态改变，而"改建"指组织替换或替代而没有形态的变化。通常是通过调节骨基质沉积的速率变化实现骨塑形。当机体处于健康、稳定的状态时，骨塑形和改建主要受机械应力的影响。机械应力启动局部的生长因子，刺激骨原细胞分化为成骨细胞，保证骨的代谢平衡，维持骨－种植体界面的骨结合。在种植体植入初期缺乏功能性负荷的刺激，种植体的愈合反应并不受机械应力的直接影响。与骨折愈合同理，如果在骨－种植体之间存在间隙，不当的机械力引起的种植体的微动会阻碍、破坏骨形成过程中的血管化，因此，愈合早期不进行功能性负荷有益于骨－种植体界面的愈合。

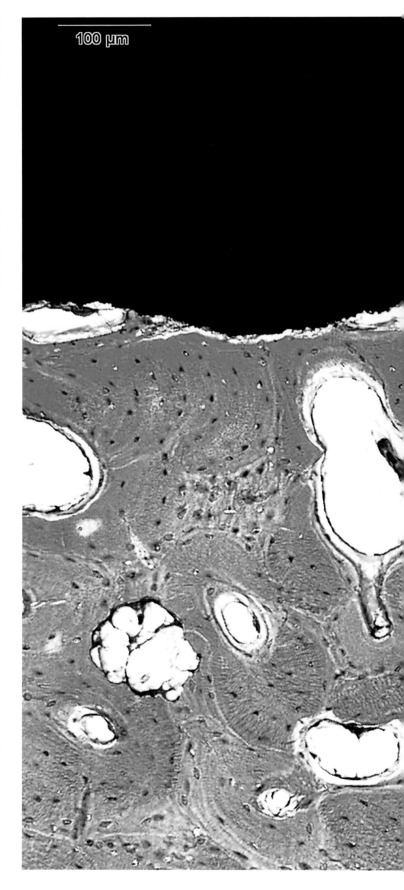

图 4-3　种植体周围骨结合
种植体植入后 6 周，种植体周围成熟的骨组织，可见成熟的哈弗斯系统和完美的骨单位
实验动物：比格犬
种植体：Straumann，SLActive 表面
实验地点：首都医科大学实验动物研究所
硬组织磨片：解放军总医院口腔医学中心 - 王东胜
读片：北京大学口腔医学院中心实验室 - 李翠英
实验时间：2011 年
王乐，戈怡，宿玉成

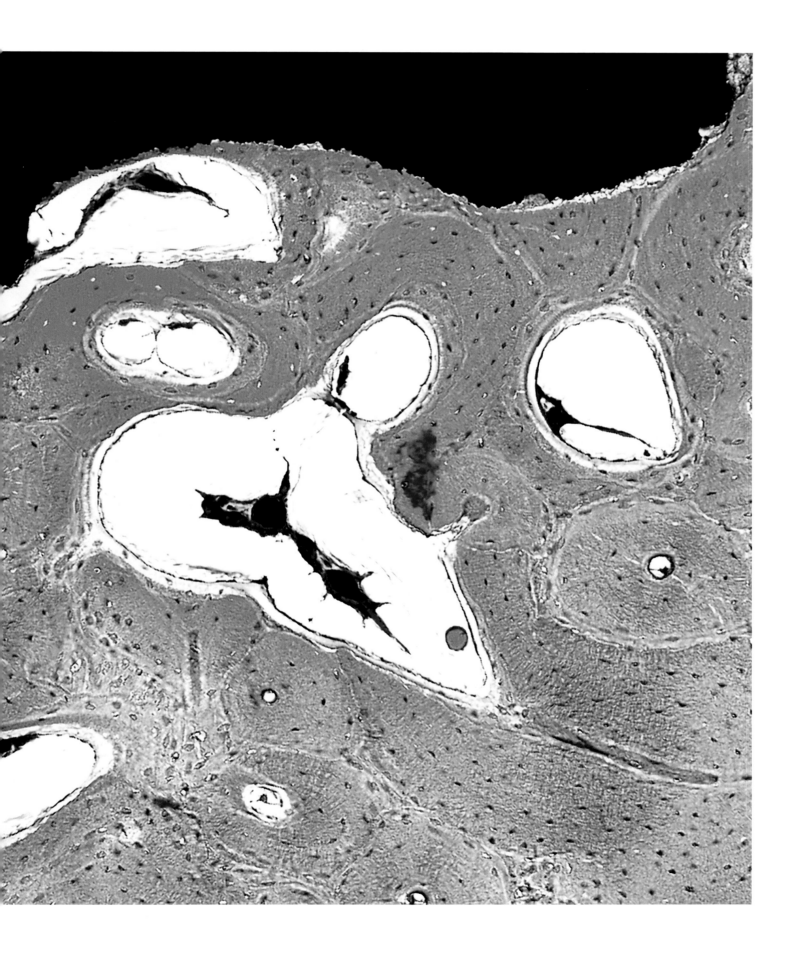

骨塑形

骨塑形（modeling）是骨表面的代谢活动，包括骨的沉积和吸收，使骨在大小和形状上不断发生变化。

骨改建

骨改建（remodeling）是原有骨组织的更新和内部结构的调整，是骨内部的代谢活动。在生理状态下，骨改建是骨吸收和骨形成达到平衡的过程：通过骨改建，骨小梁可以按机械力的变化适应性地不断重新排列，并按照应力分布重新进行骨密度的分配。如果长期缺乏功能性刺激，正常骨组织及种植体周围骨组织均可发生骨疏松变化。

种植体周围的骨活动，从骨塑形的概念出发，包含骨表面的代谢活动，而从骨改建的概念出发，包含骨内部的代谢活动，所以种植体周围的骨代谢（包括合成代谢和分解代谢，即骨的形成和吸收）包括了骨塑形和骨改建的所有过程。

骨皮质的塑形和改建

骨皮质是由板层骨和复合骨构成的密质骨。下颌骨呈弯曲状，承担的咀嚼力大，力学要求下颌骨比上颌骨更坚实，所以它的骨皮质较厚，骨密度更高。骨皮质的厚度常常与负荷状态有关，其密度与负荷的峰值应变有关，而与负荷的频率无明显相关。患有磨牙症和经常性咬合强度较大的患者，其颌骨发育往往更为粗壮，骨皮质更厚；相反，咬合强度较低的患者，骨皮质往往较薄，组织结构排列较为疏松。

骨外向性生长时形成初级骨单位，而次级骨单位是基质替代的结果。骨皮质改建的基本单位是骨单位，也称之为哈弗斯系统。骨改建的顺序如下：首先，破骨细胞形成吸收腔隙，然后成骨细胞出现，同心板层骨重新填充腔隙。在人类密质骨，完整的次级骨单位外径为 $200\sim250\,\mu m$，含中心血管，即哈弗管的直径为 $50\sim80\,\mu m$。作为一个连贯的柱状结构，次级骨单位的长度很少超过 $2.0\sim3.0\,mm$，并每隔 $0.5\sim1.0mm$ 通过福克曼管相互联通。新形成的骨单位的纵切面可以显示在时间和空间上骨的吸收和沉积，并发生于分散的改建部位，被称之为骨代谢单位。

在吸收管腔的推进端破骨细胞聚集。在破骨细胞沿长轴推进时，吸收的管腔将达到它的最大直径。随后为逆转阶段，即骨吸收和骨基质沉积间期，管壁内衬单核的成骨细胞。在切割端后方出现成骨细胞并沉积板层骨基质，随后发生矿化。依据不同的物种，完成骨单位的时间在 $2\sim4$ 个月之间。

在骨损伤（如骨折）修复时，骨膜下的骨质缓慢生长，形成层层排列的环状骨板。如果生长较快（每天 $5\sim10\,\mu m$），则编织骨诱导骨膜的血管长入，继而在血管周围形成同心圆样排列的板层骨，形成排列规则的初级骨单位（primary osteon）。复合骨的这种形态被称为良好的疏松致密化（fine cancellous compaction）。

如果骨的沉积过快（每天超过 $10\,\mu m$），则会导致不规则的初级密质骨（primary compact）增加。快速的骨沉积使来自骨膜表面的血管快速增生，所生成的初级骨单位呈溪流样或旋涡状，密质骨呈网状。这种初级密质骨是典型的、粗糙的疏松致密化（coarse cancellous compaction）。不规则的初级骨单位的形成是种植体植入后初期愈合阶段的特征。

密质骨的改建形成次级骨单位（secondary osteon），板层样结构呈同心圆样排列，其周围为扇形边缘。扇形边缘是吸收的终止线，显示新的板层骨形成之前骨吸收的界限。因为在新的骨单位和旧的骨单位之间都有一层厚约 $2\,\mu m$ 的富含多糖的黏合物质，所以这种次级骨单位的扇形边缘称为黏合线（cement line）。在靠近种植体表面的骨改建过程中产生的黏合物质为骨 – 种植体的结合提供了机械黏固作用。

骨组织在骨内膜和骨外膜表面均可发生骨形成和骨吸收两种代谢反应。骨皮质是坚硬的矿物质结构，缺乏间质生长能力，其基质来源于周围的成骨细胞，而过大的压力将破坏骨膜的血液供应，阻断成骨细胞的迁移通道，影响种植体愈合。因此，应将种植体对周围组织的压力控制在一定范围之内，保证骨组织的血供，为密质骨成骨细胞迁移提供一条通道，以促进骨形成。

骨皮质的血液供应

血液可以在骨组织内直接扩散,但是扩散范围只能达到 100 μm。为了维持内部细胞的活性,供应骨皮质的毛细血管穿行于沿骨长轴走行的哈弗斯管和垂直于骨长轴走行的福克曼管中。围绕神经血管束形成同心圆排列的板层结构,由许多相似的骨单位组成,从骨单位中心向四周放射的小管为骨细胞提供了获取营养的途径。

营养血管为骨髓腔、骨小梁和某些特殊结构(如骨愈合过程中的一些早期骨结构等)提供了循环血液。网络状排列的哈弗斯管和福克曼管系统为骨皮质间接提供血液,但是由于其形状极度弯曲,所以容易受到外科损伤和术后感染的影响。部分动脉和所有静脉回流都经过骨膜,剥离骨膜会造成血管断裂,血液回流受阻,影响骨皮质的活性。

骨松质的塑形和改建

骨松质是密度较低的骨组织,成熟的骨松质由板层骨构成。骨松质无血管,其血液供应来自附近的骨髓。虽然骨松质的骨密度相对较低,但骨小梁的排列方向可以有效地抵抗机械压力,上颌骨就是最好的例子。骨小梁沿应力方向排列是功能性负荷的结果,骨松质的强度依赖于骨小梁的厚度、排列方向和相互之间的连接等多方面因素。通常在种植体植入和(或)种植体负荷之后,种植体周围的骨小梁将发生应力适应性重新排列,增强对种植体的机械支持并有效的分散𬌗力。

就骨的机械和代谢特性而言,骨改建提高了骨组织的质量。骨小梁的改建是用新的板层骨替代分散的骨桥,形成新骨桥。与骨单位相类似,新骨桥被视为一个骨结构单位,和骨形成有关的细胞移居被视为骨代谢单位,新骨桥的形成始于在骨小梁表面上形成腔隙的破骨细胞的局部聚集。这些腔隙的平均深度约为 50 μm,极少超过 70 μm。在吸收阶段末期或短暂的间歇或逆转阶段之后,在骨形成阶段成骨细胞开始沉积新骨基质。

按照 Wolff 定律,为了适应应力变化的要求,骨小梁沿着应力线重新排列,以最小的骨质量提供最大的机械强度,这一改建过程终生进行。由于骨代谢的控制,骨小梁

改建中的骨沉积率相当恒定,大约是每天 0.6 μm,但在对功能性负荷峰值应力产生反应时,骨代谢加快,骨膜下板层骨的改建每天可达 1.0 μm。牙槽骨的快速代谢活动主要反映出骨小梁改建的高度活跃的状态。骨小梁的改建也伴随着钙的不断代谢,以维持机体的钙代谢平衡。

由于人类骨骼中有广阔的骨小梁表面,骨松质改建的控制和活力对骨代谢疾病的进展起着重要作用。在某些系统性疾病(如骨质疏松症)和增龄性变化中,骨小梁改建的趋势为骨吸收大于骨形成,分解代谢超过合成代谢,导致骨小梁减少,骨质趋于疏松。

骨膜在骨形成和骨改建中的作用

骨膜是覆盖在骨组织表面的结缔组织活性反应层,分为骨内膜和骨外膜。覆盖在骨组织外表面的称为骨外膜(periosteum)或骨膜,又可分为两层,外层较厚,为致密结缔组织,内层较薄,为疏松结缔组织,含有骨原细胞、成骨细胞以及小血管和神经。骨内膜(endosteum)为薄层结缔组织,覆盖在骨髓腔和骨小梁的表面以及哈弗斯管和福克曼管的内表面。骨内膜的纤维细小,细胞常排列成一层,颇似单层扁平上皮,细胞之间、细胞与骨细胞突起之间均为缝隙连接。这些细胞可分化为成骨细胞。

在剥离骨外膜时,邻近骨表面的成骨细胞层立即遭到破坏,同时导致下方骨皮质的血液供应障碍,因此种植外科手术骨外膜剥离范围应尽量减到最小,并减少对软组织的损伤。疏松的牙槽黏膜剥离后,骨外膜常常收缩,创口缝合后骨外膜不能闭合。在外科手术中,切口设计和剥离范围都应仔细考虑,争取最大限度地保证骨外膜的成骨能力。

事实上,与骨外膜相比,骨内膜对种植体愈合的作用更为重要,因为骨内膜参与了骨组织的生理性代谢、修复性骨再生,并且在种植体 – 骨界面的再血管化和新骨沉积方面发挥重要作用。种植体植入时,外科操作的机械性损伤和过热都会导致骨内膜成骨能力的下降,因此尽管外科操作无创是不可能的,但应尽可能地防止过度损伤,最大限度地保护其成骨能力。

4.2 骨－种植体界面与骨结合

4.2.1 种植体周围骨结合

Brånemark 对骨内种植体和骨的直接接触创造了一个恰如其分的名词：骨结合（osseointegration，Brånemark 1969）。骨结合理论改写了口腔种植的历史，至今仍是口腔种植学的理论基础（图 4-4）。

长期以来骨结合的定义没有发生原则上的改变，但不同的定义反映出人们对骨结合认识角度的细微差别。

Schroeder（1976）的定义

Schroeder 先是使用术语"功能性固连（functional ankylosis）"描述种植体锚固于颌骨之内。提出"如果是非创伤性种植体（骨切割器械的速度低于 800rpm，无菌生理盐水冷却）并且获得种植体初始稳定性，则新骨直接沉积于种植体表面[1]。

Brånemark（1985）的定义

骨结合是有序的活骨组织和负荷的种植体表面之间，结构和功能的直接连接[2]。

Steineman（1986）的定义

骨结合是具有抗剪切力和拉力的骨附着[3]。

美国牙种植学会（AAID, 1986）的定义

骨结合是建立在正常和改建的骨和种植体表面之间的接触，并且没有非骨性组织或结缔组织插入[4]。

Brånemark（1990）的定义

骨结合是持续性结构和功能的并存，充分改建、分化的生物组织与严格规定和控制的合成物存在着共生方式，提供持久的特定临床功能，并且没有原发排斥机制[5]。

Albrektsson 和 Zarb（1993）的定义

骨结合是在功能负荷过程中无临床症状的异质材料坚固固定和保持在骨组织中的过程[6]。

Dorland 图解医学字典（1994）的定义

骨结合是通过种植体周围骨组织的形成，使种植体直接锚固于骨内，和种植体表面之间没有纤维组织生长[7]。

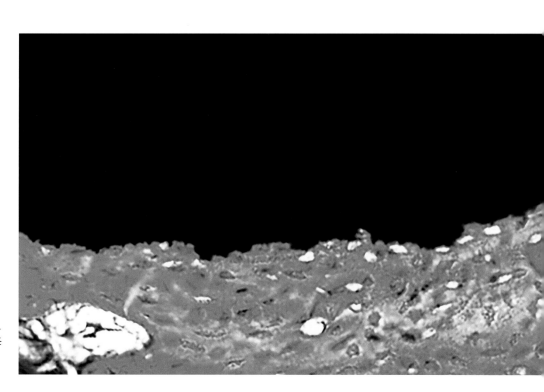

图 4-4 种植体骨结合
种植体植入后 6 周，种植体骨结合
实验动物：比格犬
种植体：Straumann，SLActive 表面
实验地点：首都医科大学实验动物研究所
硬组织磨片：解放军总医院口腔医学中心 - 王东胜
读片：北京大学口腔医学院中心实验室 - 李翠英
实验时间：2011 年
王乐，戈怡，宿玉成

Roberts（1994）的定义

骨结合是在种植体表面直接骨沉积；在种植体和支持骨之间没有纤维性结缔组织间隔；由于叩诊可以直接传导到骨，呈清脆音；无生理性移动；用于正畸支抗时无移动；功能上等同于牙固连[8]。

口腔颌面种植学词汇（GOMI，2007）的定义

有序的活骨组织与负荷的钛种植体表面之间的结构性和功能性的直接连接（P-I Brånemark 基于显微镜下的发现在 1985 年首创该定义）。其含义是惰性金属表面与活骨之间的界面没有其他组织间隔。临床和显微镜下证实，工业纯钛（CPTi）和钛合金（Ti-6AL-4V）都是能够获得骨结合的生物相容性材料。骨结合被认为是骨组织在种植体表面的直接沉积现象，继而对机械负荷产生应答性结构适应[9]。

这些定义从不同的侧面概括了成功种植体的骨 – 种植体界面的状态，并且是对"有序活骨（ordered living bone）"与亲骨性种植体表面在非功能性和（或）功能性负荷状态下发生的一系列复杂变化现象的一种表述。骨结合的概念中并没有定义骨 – 种植体接触（BIC）的比率，对功能的要求是要能够满足负荷的需要和保证周围组织的健康。事实上，骨 – 种植体接触不能达到 100%，文献报道为 50%～85%。

骨结合是通过骨 – 种植体界面良好的应力分布、机械啮合（mechanical anchorage）、生物结合（biointegration）、化学性粘合（chemical bonding）实现的一种组织学状态。多种因素影响骨结合，例如：种植体材料、形状和表面形态，骨密度，生物学宽度，种植体初始稳定性，负荷时机等，这些将在相关章节中予以描述。

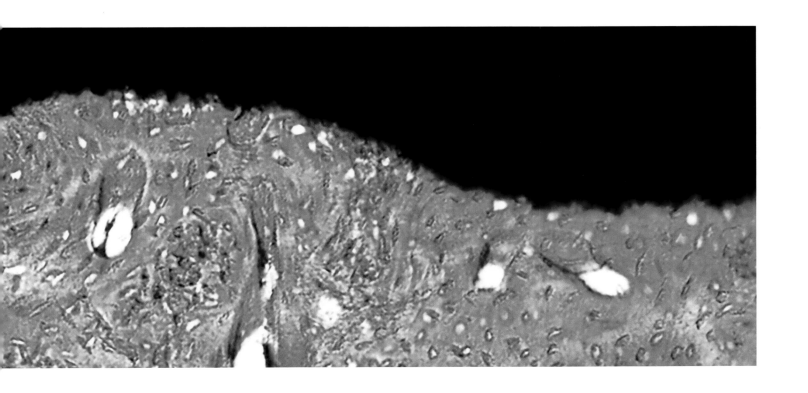

4.2.2 种植体周围骨感知

感知的概念

"感知（perception）"的生理学概念是人体组织和器官对外部刺激的探察能力，包括视觉、听觉、平衡、本体功能、嗅觉和味觉等。感觉系统与外部世界是通过被称之为感觉接收器（sensory receptor）的特殊神经结构进行最初接触，这些感觉接收器的区别在于只是接受某类刺激的化学、光学、热能、机械和伤害感受器。

牙周机械感知

在口腔中，占优势地位的是味觉感受器和本体感受器。前者感受化学性刺激，而后者感受机械、热能和伤害性刺激。牙周机械感受器（periodontal mechanoreceptor）主要位于牙根周围的牙周韧带中[10,11]，对于外部的机械刺激极其敏感，其阈值为上下牙之间 $20\mu m$ 厚的物质、$1\sim2g$ 的负荷[12]。因此，牙周韧带是控制咀嚼等颌骨运动的关键解剖结构。

种植体周围骨感知

任何影响牙周机械感受器的牙周病变，都会改变或阻断感觉反馈回路（sensory feedback pathway），影响对刺激的感知和对颌骨运动的精细调控。其中，最为典型的是拔牙之后丧失了牙周机械感受器，甚至在种植体植入之后也是如此。

但是，令人惊奇的是通常患者对种植修复体完全满意：并没有佩戴假牙的感觉，似乎是"天生牙"；在功能上与天然牙的咀嚼效率"一样"，能够感觉到来自咀嚼的压力，并且能够向咀嚼肌反馈以调整咬合力量。因此提出了存在"种植体周围骨感知（peri-implant osseoperception）"现象的假说，假定存在"种植体周围感受器（peri-implant receptor）"并帮助建立了感觉反馈回路。该假说得到临床试验的证实：感知的阈值为上颌牙与下颌牙（或修复体）之间 $50\sim100\mu m$ 厚的物质、$50\sim100g$ 的负荷[12]。尽管对这种假说还存在争议，但由此提出种植体"生理性整合（physiological integration）"和"心理性整合（psychophysical integration）"的概念、启动了相关的实验研究。

4.2.3 种植体愈合

种植体愈合的概念

种植体愈合（implant healing）不仅包括骨－种植体界面（bone-implant interface）的结合形式（图4-3～图4-9），也包括种植体周围骨组织形态和种植体周围软组织封闭（soft tissue-implant seal）状态等。种植体的愈合能力受多方面因素影响，包括种植体表面形态以及骨对以异物形式存在的种植体的反应能力。

种植体愈合的启动

黏膜切开（或环切），从骨皮质表面剥离骨膜、翻黏骨膜瓣，骨皮质和骨松质的种植窝预备，种植窝内植入种植体等，这些种植体植入程序会产生一系列的黏膜和骨组织损伤。宿主对损伤的反应是炎症反应，主要目的是准备再生或修复受到损伤的组织。通常，植入的种植体直径略大于预备的种植窝的直径，会产生"压配合（press fit）"效应，包括：

● 种植体周围矿化的骨组织受到压缩。
● 切断了骨皮质的血管。
● 这部分骨的营养受损。
● 受损的组织失去活性。

应当知道，当这种所谓的"压配合（press fit）"过大时，将显著增加以上所述的硬组织损伤。

对骨和软组织的创伤启动了创口的愈合过程，最终确保实现种植体骨结合，同时建立脆弱的黏膜附着和软组织封闭，从口腔内隔离和保护骨组织。

种植体植入之后，切割后的骨愈合是一个复杂的过程。骨皮质部分，在新骨生成之前必须吸收失去活性的骨组织。骨松质部分，种植窝预备和种植体植入的结果主要是骨髓的损伤，以出血和血凝块形成为特征。血凝块逐渐被吸收，取而代之的是增生的血管和未分化的间充质细胞形成肉芽组织。作为周围间充质细胞持续迁移的结果，肉芽组织被临时性结缔组织取代，最终形成类骨质，在新生成的血管周围沉积羟基磷灰石，形成未成熟的编织骨，进而发生骨结合，即新骨和种植体表面的直接接触。在形成骨结合过程的初期，骨皮质中失去活性的板层骨对初期锚固种植体非常重要。但是骨结合通常是首先建立在骨松质区域。

毫无疑问，种植体表面矿化骨组织的直接沉积，对防止持续的异物反应、避免结缔组织长入骨和种植体之间具有重要意义。结缔组织长入，将导致骨结合被破坏（图4-5）。骨细胞促进了编织骨和板层骨骨基质的形成，发生骨－种植体直接接触，而后形成骨黏合物质，完成骨–种植体界面的结合。

种植体愈合和骨折愈合有相似的组织学过程，但是金

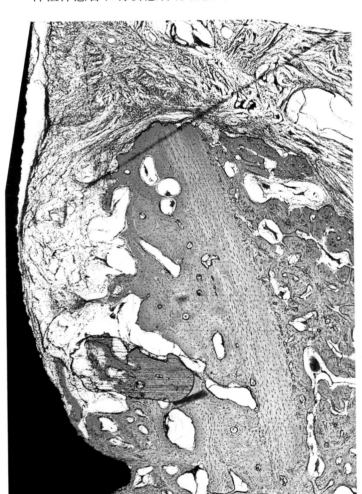

图4-5　种植体周围干预性实验
种植体植入后6周，种植体周围骨结合破坏，骨吸收，大量纤维结缔组织长入　实验动物：比格犬；种植体：Straumann，SLActive表面；实验时间：2011年；王乐，戈怡，宿玉成

属种植体－骨愈合和骨－骨之间的愈合并不完全相同，其机制仍未完全弄清，尤其是目前很难获得种植体在人体内愈合的数据，愈合时间等参数只能从动物实验中获得。种植体的愈合过程分为骨形成初期、改建期和成熟期三个阶段。

对种植体骨结合而言，存在与临床相关的两个重要问题：

第一，能否发生骨结合？只要遵循种植体植入的基本外科原则，钛种植体就可以实现骨结合。

第二，种植体植入之后需要多长的愈合时间才能发生骨结合？这意味着种植体植入之后，需要等待多长时间才能常规性负荷。

发生骨结合的时间由如下因素控制：
- **骨结合的组织学方面**　目前定义骨结合的核心是种植体表面与骨组织的直接接触，没有定义这种直接接触是编织骨、板层骨或复合骨。从生物力学的角度，骨－种植体界面为板层骨和（或）复合骨是骨结合的标志。
- **种植体表面形态和结构**　市场上的种植体的表面形态发生了两次重大变革，即机械光滑表面过渡到粗糙表面种植体（例如：TPS、HA和SLA等）以及粗糙表面过渡到化学方法改进的微粗糙表面种植体（modSLA，例如SLActive®）。每一次变革都导致种植体骨愈合时间缩短、骨结合速度加快和功能性负荷时间提前。目前常规病例的负荷时间已经由3～6个月的愈合期提前到3～6周。
- **种植体的初始稳定性**
- **骨增量类型**

因此，本书是基于普遍应用的微粗糙表面种植体（大颗粒喷砂酸蚀表面，SLA）和最新的亲水表面种植体（化学处理改进的大颗粒喷砂酸蚀表面，modSLA，例如SLActive®）动物实验研究进展[13]，来描述种植体的骨愈合过程[14]。

第一阶段：创口愈合和编织骨形成期

种植体骨愈合与骨创伤的生理性愈合方式基本相似，但人们并未完全掌握种植体骨结合的准确过程。目前认为血浆蛋白黏附于钛种植体表面而发生最初的钛种植体表面与骨组织的直接接触。因此，种植体表面的生物学性能对细胞附着能力也产生重要影响。未分化间充质细胞、骨原细胞及前体成骨细胞增殖和分化的增加，能够促进骨结合形成。由于骨原细胞也来源于血管周细胞，后者经常见于小血管及其周围结缔组织，因此，骨结合早期的神经血管化极其重要。

创口愈合和编织骨形成期，SLA 表面和亲水 SLA 表面种植体的组织学反应基本相同，大约持续 2 周的时间（图4-6）。种植体植入骨皮质和（或）骨松质后，螺纹状种植体体部主要通过种植体与骨的机械接触所产生的"压配合"（螺纹对骨组织的侧向挤压）现象获得初始稳定性。在种植体周围形成血凝块和炎症细胞（巨噬细胞、多核巨细胞等）浸润。血凝块机化之后形成纤维基质，逐渐被来源于周围骨松质床富含胶原纤维的结缔组织和新生血管所替代。大约 1 周之后，在两种种植体表面形成编织骨，并与种植体表面呈点状接触。骨形成主要以钛种植体表面骨诱导的方式发生，而不是来自周围骨的远端成骨。编织骨自未遭受损伤或损伤很小的骨内膜和骨外膜处开始生长。如果种植体表面粗糙并具有亲水性，由骨组织产生的成骨细胞，可以直接在种植体的表面分泌骨基质。之后，种植体周围骨组织逐渐致密化。

如果种植体表面和骨之间的间隙超过 50 μm 就会被编织骨充填。编织骨在相对短的时间内可搭建厚达 1.0mm 的骨桥，使种植体获得继发稳定性。

骨膜剥离后，只有邻近部位未受损伤的组织才能形成编织骨。虽然外科制备后的种植窝内血凝块可以释放细胞因子和生长因子，但骨膜剥离影响了骨原细胞的存活能力，骨组织细胞必须经新生血管的生长重新引导。因为广泛的骨膜剥离会显著抑制骨组织细胞对早期愈合的反应，所以种植体植入时应最大限度地减少骨膜的损伤，包括手术的入路和软组织的处理。

起桥梁作用的编织骨需要一个相对稳定的时期来充填骨和种植体之间的间隙。就生理性骨愈合而言，在骨愈合过程中，需要一个不负荷的稳定时期以防止种植体微动对新骨生成和成熟的影响。事实上，在有功能的颌骨，种植体愈合过程中真正不负荷（unloading）的状态是不存在的。局部的细胞因子和生长因子促进了编织骨的形成，而适度的机械性刺激则有助于整个种植体周围编织骨的进一步改建。

如果种植体和骨皮质接触过于紧密，骨皮质受到过分挤压（如种植窝直径过小、种植体高扭力植入等），过大的压力会引起血管阻塞和种植窝周围骨坏死，并导致种植体周围骨吸收。

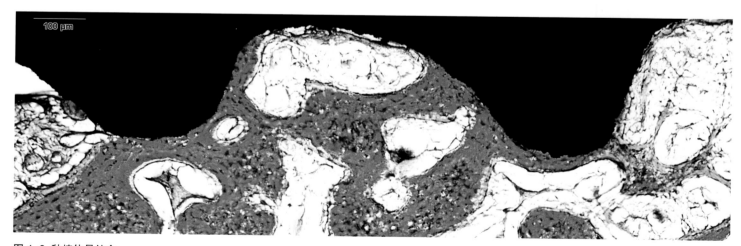

图 4-6 种植体骨结合
种植体植入后 2 周　实验动物：比格犬；种植体：Straumann，SLActive 表面；实验地点：首都医科大学实验动物研究所；硬组织磨片：解放军总医院口腔医学中心 - 王东胜；读片：北京大学口腔医学院中心实验室 - 李翠英；实验时间：2011 年；王乐，戈怡，宿玉成

第二阶段：板层骨致密化和改建期

大约从 2 周开始 SLA 表面的编织骨进一步致密化。而亲水 SLA 种植体周围可见板层骨结构，尤其是可见初级和次级骨单位，新形成的血管网致密，板层骨环绕着中央管（包含结缔组织和血管）形成同心圆状结构。

种植体周围骨结合的形成，需要在种植体表面和骨之间建立一个充满活力的界面，并且存在板层骨致密化和改建。这一阶段有两个特点：板层骨的形成与致密化和骨吸收与重建（图 4-7）。

板层骨的形成和致密化。成骨细胞分泌骨基质于新形成的骨内膜、骨外膜、种植体周围的编织骨和种植体周围已经存在的疏松骨小梁上，形成初级骨单位，并层层排列形成板层骨。板层骨进一步矿化，种植体周围骨密度增高，使种植体获得更大的稳定性。与骨折愈合过程中所必需的稳定期不同，颌骨在咀嚼过程中由负荷产生的功能性形变（functional deformation）和第一阶段的种植体初始稳定性，均为新生骨成熟的重要因素，这就意味着有充分初始稳定性的种植体能从提前的非功能性负荷的机械应力中获益，促进种植体周围骨组织矿化。

骨吸收和重建。板层骨致密化、编织骨增加与骨重建过程中的结构重组（restructuring processes）同时发生。骨结构的重建同时影响着第一阶段新形成的骨和在种植窝预备时受到创伤的骨组织。即使是最理想的外科手术过程，由于营养血管遭到破坏和血液供应不足或无菌性炎症反应等原因，也总会造成术后种植窝周围 0.5～1.0mm 厚度的骨坏死（骨皮质较明显）。但这些坏死骨并非无用的组织，它们在种植体初期愈合过程中能为种植体提供支持使之保持稳定，同时还起到新骨形成的"脚踏石"（stepping-stone）作用。最终这些坏死组织从骨内膜表面剥离，被新骨所取代，重建具有活性的骨 - 种植体界面，维持长期稳定的骨结合界面。这个过程包括了骨的吸收和生成，骨吸收的速度可达到每天 40～80μm，然后形成板层骨。

为了维持足够强度的骨 - 种植体结合，保持充分的初始稳定性，防止新形成的骨超负荷受力是很重要的。当非功能性负荷时，应使种植体在咬合过程中脱离各个方向上的接触。虽然上颌骨松质形成速度较快，但骨密度相对下颌骨较低，因此上颌骨种植体愈合过程中不负荷的时期应相对较长。

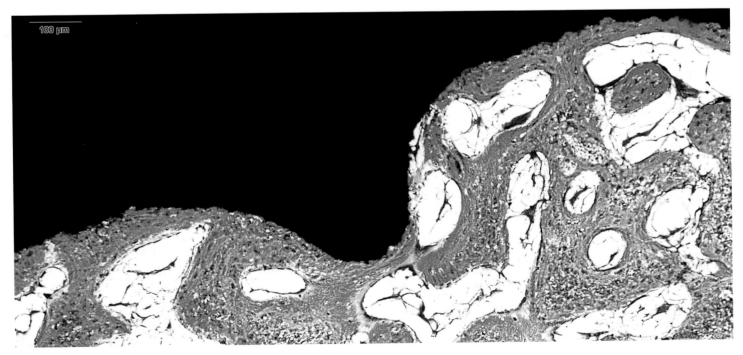

图 4-7 种植体骨结合
种植体植入后 4 周　实验动物：比格犬；种植体：Straumann，SLActive 表面；实验地点：首都医科大学实验动物研究所；硬组织磨片：解放军总医院口腔医学中心 - 王东胜；读片：北京大学口腔医学院中心实验室 - 李翠英；实验时间：2011 年；王乐，戈怡，宿玉成

第三阶段：成熟和适应期

在种植体开始功能性负荷之后，进入骨愈合成熟和适应期，目前尚无证明这个阶段持续时间的临床和实验资料。

通常认为这一时期骨组织逐渐成熟。随着机械应力的产生和改变，新生骨发生骨密度增高、骨小梁重新排列、骨结构调整等一系列变化（图4-8）。在骨改建过程中，新生的板层骨发生次级矿化，厚度和强度不断提高。但这并不是适应的终止期，事实上骨的改建还伴随着邻近种植体表面（≤1mm）持续不断的骨吸收，并且这与骨组织正常的生理活动相同，将终生进行。

由于受到功能性负荷的刺激以及骨组织本身的次级矿化，邻近种植体周围的骨组织密度不断增加，尤其是骨小梁矿物质含量明显增加，骨密度可以高于周围的骨质，类似于天然牙牙根周围存在的牙槽骨硬骨板。

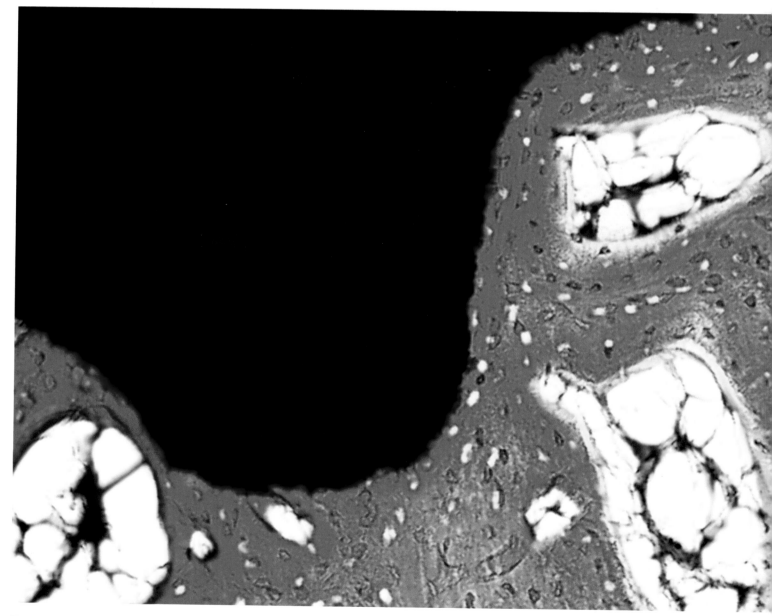

图4-8 种植体骨结合
种植体植入后6周　实验动物：比格犬；种植体：Straumann，SLActive表面；实验地点：首都医科大学实验动物研究所；硬组织磨片：解放军总医院口腔医学中心-王东胜；读片：北京大学口腔医学院中心实验室-李翠英；实验时间：2011年；王乐，戈怡，宿玉成

显然，在遵循种植体植入的基本外科原则的前提下，种植体的表面形态是决定此阶段持续时间的重要因素。有报道亲水 SLA 表面种植体的骨 – 种植体接触（BIC），由种植体植入第 1 天的 35％左右上升到第 4 周的 70％左右[13]，种植体旋出扭矩在 4 周时达到 1.709Ncm[15]，首次在实验中证实在种植体植入 4 周之后即可以满足种植体的负荷条件。在临床方面，共振频率分析（RAF）数据显示，在种植体植入初期稳定性持续下降，modSLA 和 SLA 表面种植体分别在 2 周和 4 周时持续上升[16]，时间临界负荷方案（time-critical loading treatment protocols）显示即刻和早期（4 周）负荷 5 个月时种植体存留率可分别达到 98％和 97％（226 例病例，383 颗种植体，SLActive® 表面种植体），

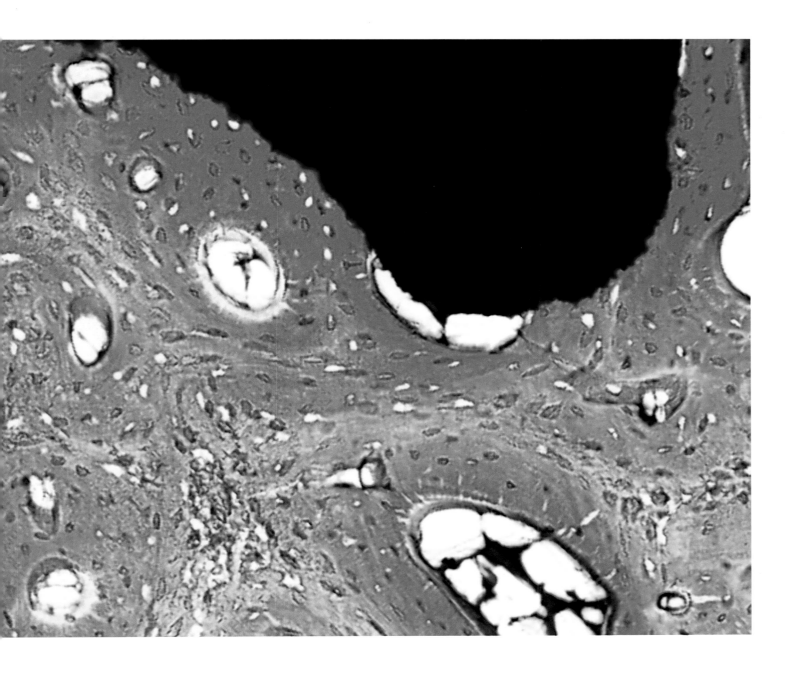

其中植入Ⅳ类骨中的 28 颗种植体存留率为 100%[17]。因此，亲水 SLA 表面种植体（SLActive® 表面种植体）4 周负荷也同样获得了临床的证实。

种植体表面处理技术的发展和进步，使种植体表面更具有骨亲和性，加快了种植体的愈合，所以种植体愈合的三个阶段所需时间也相应缩短（例如亲水性 SLA 表面种植体最短 4 周就可以获得满意的骨结合）。非功能性和功能性负荷对种植体周围骨组织的影响还有待于进一步研究，以明确"负荷"对种植体愈合的生物性和机械性作用。

由于动物和人类在骨愈合的时间上存在差异，例如犬在骨改建中的更新速度几乎是人类的 4 倍，单纯的动物实验结果不能直接转化为常规的临床应用。目前对负荷时机的选择应当采取循证医学的研究方法，不能只是参照动物实验的数据，同时应当被临床试验所证实。

种植体骨结合的长期稳定

骨结合的存在和功能性负荷后种植体周围骨组织的持续性改建是种植体获得长期稳定的组织学和生理学基础（图 4-8，图 4-9）。副功能咬合、种植体的频繁超负荷

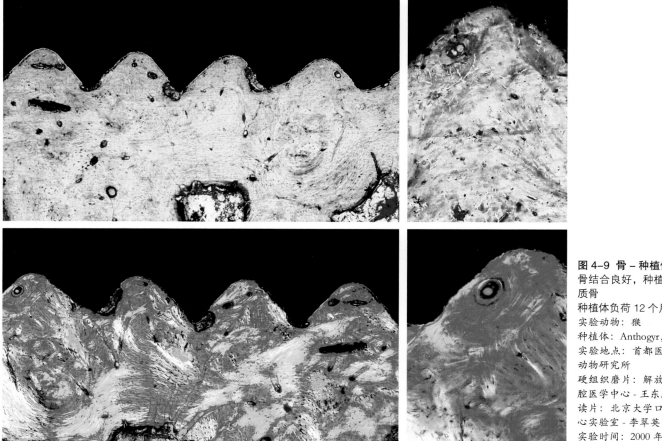

图 4-9 骨 – 种植体界面
骨结合良好，种植体周围为密质骨
种植体负荷 12 个月之后
实验动物：猴
种植体：Anthogyr，TPS 表面
实验地点：首都医科大学实验动物研究所
硬组织磨片：解放军总医院口腔医学中心 - 王东胜
读片：北京大学口腔医学院中心实验室 - 李翠英
实验时间：2000 年
耿威，徐刚，宿玉成

和种植体周围炎会引起种植体周围骨组织吸收和缺损，最终导致种植失败。破骨细胞首先选择性吸收高度矿化的组织，清除没有活力和改建过程中废弃的骨组织。不同部位骨组织的改建比率不同，人管状骨和肋骨改建大约为每年 2%～10%，动物实验中犬管状骨和肋骨的改建比率和人类大致相同，而牙槽骨的骨皮质改建比率可达到 30%～40%，骨小梁大约为 20%～35%，邻近种植体周围（≤ 1mm）的骨的改建比率可高达每年 500%。这种极高的改建比率是机械应力向骨 – 种植体界面播散的结果，是维持种植体骨结合和长期稳定所必需的生理反应。

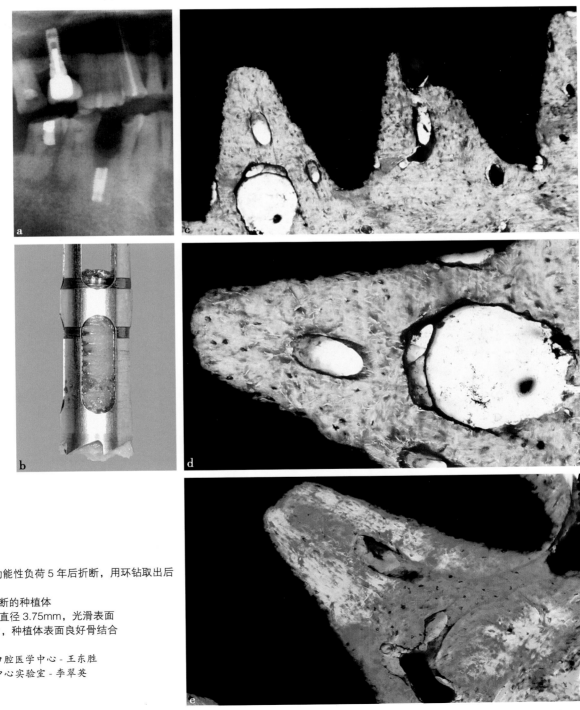

图 4-10　骨 – 种植体界面
右侧下颌第二磨牙区种植体功能性负荷 5 年后折断，用环钻取出后进行组织学检查
a. 曲面体层放射线片可见折断的种植体
b. 环钻取出螺旋状种植体，直径 3.75mm，光滑表面
c～e. 骨 – 种植体联合切片，种植体表面良好骨结合
种植体：Brånemark
硬组织磨片：解放军总医院口腔医学中心 - 王东胜
读片：北京大学口腔医学院中心实验室 - 李翠英
实验时间：2000 年
宿玉成

4.3 种植体周围软组织

4.3.1 概述

种植体骨结合的长期稳定与种植体周围软组织愈合密切相关。种植体穿黏膜部分正确的软组织整合是种植体周围骨组织与口腔环境隔离的先决条件，暴露的种植体表面的菌斑生物膜积聚，将导致种植体周围的支持性软组织和硬组织炎症。关于种植体设计的研究，过去主要集中于如何获得和加快骨结合，从而缩短愈合时间，而现在的目标是要同时改进种植体穿黏膜部分的软组织整合。

早期基于菌斑生物膜更易于定植于种植体粗糙表面的观察，几乎所有种植体系统都在种植体的穿黏膜颈部进行高度的机械抛光。但是目前的研究显示微粗糙的表面有利于上皮细胞和成纤维细胞的附着，即有利于种植体周围的软组织整合。这一矛盾使种植体穿黏膜颈部的优化处理更加复杂，因为必须在软组织整合与控制潜在的菌斑生物膜积聚之间，即种植体穿黏膜颈部的光滑与微粗糙程度之间，做出选择和精细的调整。

总体而言，种植体周围软组织（peri-implant soft tissues）结构类似于天然牙的牙周组织。临床检查可见种植体周围软组织的解剖学形态同天然牙周围类似，具有游离龈、附着龈、龈乳头和龈沟等结构，其组织学结构也与天然牙周围类似。但种植体周围结缔组织和天然牙牙周结缔组织差别很大，没有牙周膜，结缔组织成分的构成比例也不同。尽管有差别存在，结合上皮和结缔组织仍能与种植体表面形成良好的生物学附着，这种附着的形成与种植体植入方式潜入式或非潜入式无关。

4.3.2 种植体周围上皮组织

种植体周围上皮组织包括种植体周围龈沟上皮、结合上皮和口腔龈上皮。

种植体在非潜入式植入或潜入式植入的二期手术之后，牙龈上皮分化出龈沟上皮和结合上皮，与天然牙相似，在上皮与结缔组织之间和上皮与种植体表面之间也存在基板样结构和半桥粒结合。结合上皮形成的种植体软组织封闭对深部的结缔组织和牙槽嵴起到了保护作用。

种植体周围龈沟上皮

种植体周围龈沟上皮（peri-implant sulcular epithelium）为龈沟的衬里上皮，面向种植体和（或）修复体但并不与之附着。

种植体周围结合上皮

种植体周围结合上皮（peri-implant junction epithelium）是基底细胞层向根方逐渐变薄的非角化上皮组织，它与龈沟上皮相延续，宽度约为 2mm 、通常比天然牙表面更宽[18]，厚度约为 40μm。因为结合上皮附着于种植体表面，又称之为上皮附着（epithelial attachment）。无炎症时上皮附着的位置稳定，止于牙槽骨嵴顶冠方约 1mm 处[18,19]。

软组织-种植体的生物学封闭

上皮附着将种植体周围内环境和口腔外环境相隔离，构成种植体骨结合的第一道生理性屏障，被称之为软组织-种植体的生物学封闭（soft tissue-implant biologic seal）或种植体生物学封闭（implant biologic seal），防止损伤组织和细胞的外源性致炎因子（如菌斑、毒素和异物等有害物质）的入侵。

种植体和天然牙的结合上皮在形态学上一致，并且种植体和天然牙沟底的上皮细胞所分泌的生物附着物质也一致。附着机制是：在种植体表面形成主要由Ⅳ型胶原构成的基板(basal lamina),通过半桥粒(hemidesmosome)把上皮细胞黏附在基板上;此外,上皮细胞产生一种基质蛋白,称为层黏连蛋白(laminin),用于增强上皮细胞和基板内各层分子之间的黏合力。构成基板的各层分别为:靠近上皮细胞的透明层(lamina lucida)、致密层(lamina densa)、亚透明层(sublamina lucida)和紧贴于种植体表面的糖胺多糖构成的线形体(linear body)。与黏附于有活性的牙骨质的机制不同,线形体的胶原成分并不能生理性黏合或包埋在种植生物材料中,但是含有丰富的糖胺多糖(glycosaminoglycan,属黏多糖类),并且具有足够的厚度和胶黏合特性,可充分黏附于种植体表面,在龈沟的基底形成具有抗损伤能力的生物活性附着。

生物学封闭受到损伤会引起邻近软组织产生炎症,随即骨表面破骨细胞活化,导致种植体周围骨组织的慢性吸收。随着肉芽组织的形成,持续性的骨丧失,种植体逐渐松动,"泵送"作用将进一步促使细菌毒素渗入种植体周围的内环境。严重的组织破坏将导致急性化脓性炎症、骨吸收或种植体松动,甚至脱落。破坏过程发展到如此阶段,唯一有效的治疗方法只能是去除种植体并彻底清除病灶。

与天然牙相比,细菌因素更容易引起种植体周围的牙槽嵴丧失,因为天然牙的牙周韧带对细菌的侵入有限制作用。相对而言,因为种植体缺少牙周韧带,许多因素(包括应力集中)更容易引起牙槽嵴丧失。所以种植前后应有完善的预防性治疗,同时指导患者注意维护口腔卫生,以确保生物学封闭的健康状态。

4.3.3 种植体周围结缔组织

种植体周围结缔组织的概念

种植体周围结缔组织(peri-implant connective tissue)是指结合上皮根端到牙槽嵴顶之间的结缔组织,与种植体表面氧化层紧密附着,宽度大于 1.0mm,主要由胶原纤维、成纤维细胞、血管、神经、不等量的炎症细胞和基质等组成,具有限制结合上皮向根方迁移、防御病原微生物和异物侵入的作用。种植体周围结缔组织的构成和天然牙牙周结缔组织相比胶原含量高(85%:60%),细胞成分少[(1%～3%):(5%～15%)],不同部位的结缔组织构成成分也存在差异。

靠近种植体表面的 300～600 μm 区域是结缔组织附着区。附着区又分为较窄的内侧带和较宽的外侧带:

- 内侧带靠近种植体表面,厚度约为 40～100 μm,主要呈环形和平行于种植体表面排列,其特点为缺少血管、胶原纤维细小、成纤维细胞丰富,而且成纤维细胞的长轴平行于邻近的胶原纤维和种植体表面。
- 外侧带是呈网状的疏松结缔组织,富含血管、成纤维细胞较少,胶原纤维多而粗大,并向不同方向延伸。其超微结构和成分分析,可见 I 型、Ⅲ 型、Ⅳ 型胶原、层黏连蛋白、纤维黏连蛋白及血管结构与天然牙类似[20],但是,Ⅴ 型胶原的含量更多。

由于种植体表面缺少牙骨质层,因此种植体周围结缔组织内胶原纤维的起始方向和附着位置与天然牙不同。天然牙牙周组织的胶原纤维呈扇形排列,一端埋入牙骨质,一端埋于牙槽骨内,相互交织成束状和网状。种植体周围结缔组织内的胶原纤维起始于牙槽嵴顶和固有牙槽骨的骨膜,多平行于种植体长轴排列,垂直指向种植体周围的口腔上皮组织,并通过结缔组织和种植体之间大约 20 μm 厚的糖蛋白牢固地黏附于种植体表面。在一些实验中也见到了横行排列的胶原纤维垂直"插入"种植体表面的现象[20],尽管其机制目前还难以完全解释,但这种附着方式无疑会增强胶原纤维的附着稳定性。

种植体软组织整合

犬实验的初步结果显示,穿黏膜颈部为亲水 SLA 表面种植体具备附着结缔组织的潜能[21]。与穿黏膜颈部为机械光滑表面的种植体相比,愈合 14 天之后,上皮细胞与亲水 SLA 表面接触更为紧密,结缔组织含有丰富的血管,在靠近亲水 SLA 表面种植体颈部周围新形成疏松结缔组织带,胶原纤维排列良好。部分纤维呈平行排列,其他纤维则渐呈扇形伸展、并部分垂直向附着于种植体表面。

种植体生物学宽度的建立可归因于钛表面的氧化膜与胶原结缔组织之间的相互作用[18]。关于结合上皮生长受限的进一步解释已在一项动物试验的组织学研究中得以证实,即在宽度约 40μm 的内侧带内成纤维细胞数量增加[22]。目前,尽管只进行了有限的人体组织学研究,但其结果证实与动物实验结果一致。尽管 Hansson 等[23](1983)和 Gould 等[24](1981)都证实了在人体带有内基板和半桥粒的结合上皮和上皮下结缔组织中胶原纤维的形成,以及其结构与钛氧化膜之间均存在宽约 20 nm 的蛋白多糖。免疫组化证实,在种植体周围组织无临床症状时仍存在 B 和 T 淋巴细胞,这也提示这些组织结构具有高度免疫原性[25]。

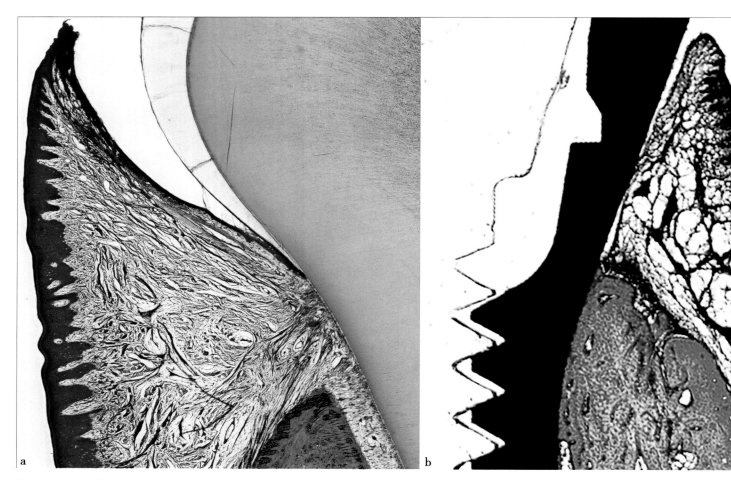

图 4-11 天然牙与种植体周围生物学宽度
a. 天然牙周围生物学宽度,可见上皮结合和结缔组织结合以及牙龈纤维走向;b. 种植体周围生物学宽度,可见种植体与周围软、硬组织发生良好结合
c. 天然牙周围生物学宽度示意图;d. 种植体周围生物学宽度示意图
A. 龈沟;B. 上皮附着;C. 结缔组织附着;D. 牙槽骨;E. 牙周膜
实验动物:比格犬;种植体:Straumann,SLActive 表面;实验地点:首都医科大学实验动物研究所;硬组织磨片:解放军总医院口腔医学中心 - 王东胜;读片:北京大学口腔医学院中心实验室 - 李翠英;模式图绘制:北京口腔种植培训中心 - 袁苏;实验时间:2011 年;王乐,戈怡,宿玉成

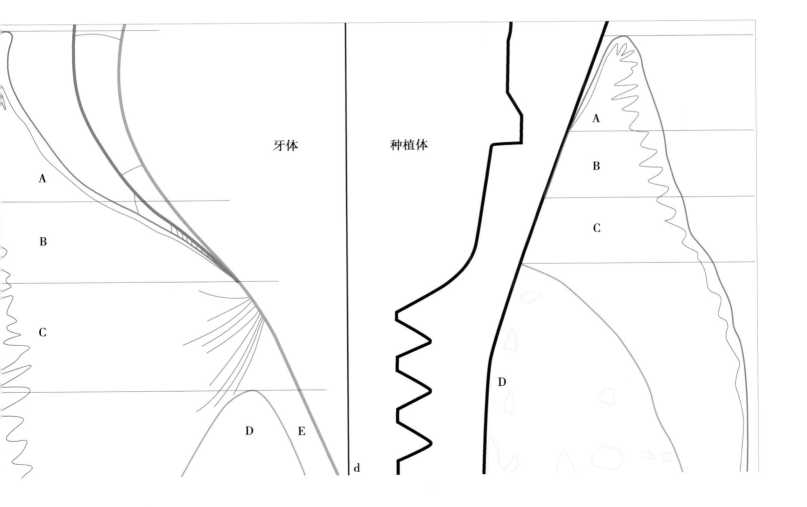

牙体　　　种植体

A

B

C

D　　E

d

A

B

C

D

4.3.4 生物学宽度

生物学宽度的定义

生物学宽度（biologic width）代表组织测量学所测得的龈牙结合（dentogingival junction）的宽度。事实上，英文的龈牙结合"宽度"和生物学"宽度"均代表垂直向的高度或长度，早期将"biologic width"中译为"生物学宽度"并不准确。生物学宽度包括上皮附着和结缔组织附着，共同维持了牙周软组织附着的完整性，同时上皮附着提供了龈牙结合的生物保护作用，结缔组织附着保证了牙龈附着的机械坚固性。

生物学宽度（上皮和纤维结缔组织附着）存在二元性，上皮附着宽度变化范围较大，而结缔组织附着宽度变化较小[26]。文献上对龈牙结合的描述有两种：功能性龈牙结合（functional dentogingival junction，龈沟深度＋上皮附着宽度＋结缔组织附着宽度）和生理性龈牙结合（上皮附着宽度＋结缔组织附着宽度）。目前，通常以后一种定义代表天然牙或穿龈种植体的生物学宽度。天然牙的生物学宽度平均值为 2.04mm（图 4－11），其中上皮附着平均为 0.97mm、结缔组织附着平均为 1.07mm[26]。尽管这些基于人类尸体牙列被动萌出不同阶段的牙列标本的近中、远中、唇侧和舌侧表面测量的个体数值，没有考虑标本保存和脱钙技术、牙位（上颌与下颌、前牙与后牙）、牙周表现型和牙根形态对龈牙结合宽度的影响，但是仍然为临床提供了可供参考的数据。

之后，Vacek 等提供了新的测量数据平均值[27]（10 具成年人尸体的 171 个牙面）：龈沟深度为 1.34mm，上皮附着为 1.14mm，结缔组织附着为 0.77mm，附着丧失（即釉牙骨质界到结缔组织附着最冠方处的距离）为 2.29mm。同时提出：同一个体牙槽嵴上不同的区域的上皮和结缔组织附着有一定的变化幅度，虽然个体测量值变化很大，但不同牙面（颊侧、舌侧、近中和远中）测出的附着组织的平均宽度没有显著差异，附着丧失与结缔组织附着宽度或生物学宽度（上皮附着＋结缔组织附着）之间无相关性，结缔组织附着宽度变化最小，紧邻龈下修复体牙面的上皮附着明显较长，以及后牙区的上皮和结缔组织附着（生物学宽度）宽度明显大于前牙区测量值。

种植体周围的生物学宽度高于天然牙的生物学宽度，上皮附着约为 2mm、结缔组织附着约为 1～1.5mm（图 4－11d）。上皮附着仅为几层细胞的厚度，起源自牙槽嵴骨膜的胶原纤维止于龈缘、与基台平行排列[18]。

生物学宽度现象既适用于牙周软组织，也适用于种植体周围软组织。虽然目前研究结果还不能确定某一具体临床情况下理想的生物学宽度，但是出自这些研究的概念仍可作为修复和牙种植学临床实践的重要指导原则。

生物学宽度对天然牙修复的临床意义

天然牙修复时，出于对功能或美学因素的考虑需使修复体的边缘位于龈沟内时，生物学宽度概念才具有临床意义。临床上，修复体边缘距龈沟底要留 0.5～1.0mm 的安全距离（这意味着和牙槽嵴之间应有一定距离），为结缔组织和上皮附着提供空间。龈沟深度若＜1.5mm，牙体预备时易于损伤软组织附着，进而发生软组织退缩、暴露修复体边缘。通常，将修复体边缘超出安全距离以及牙体预备和制取印模时造成生物学宽度损伤称之为"侵犯（invasion）生物学宽度"。显然，这会危及牙周附着的稳定性，形成牙周袋或导致牙周附着向根方迁移。

因此，基于修复体边缘位于龈沟内时对牙周组织的健康和稳定的保护，Maynard 和 Wilson（1979）[28]将龈牙单位（dentogingival unit）分为 3 个组成部分：表面生理学宽度（superficial physiologic dimensio），龈沟生理学宽度（crevicular physiologic dimension）和龈沟下生理学宽度（subcrevicular physiologic dimension）。

● **表面生理学宽度包含附着龈和游离龈**　在修复体边缘进入龈沟时，建议为维护牙周组织的健康应当具备由 2mm 游离龈和 3mm 附着龈组成的近 5mm 角化组织，以获得良好的预期效果。同时，牙龈组织厚度对耐受龈沟内修复过程具有重要性。因此，当临床条件得不到满足时，原则上应当在修复之前增加该牙列周围角化组织的宽度和厚度。

● **龈沟生理学宽度包括龈沟深度和宽度**　为保证边缘位

于龈沟内修复体的美学和生理要求，游离龈缘到龈沟底的深度至少为 1.5～2.0mm。如果计划在牙周手术之后进行修复治疗，至少需要 6 周以上的愈合时间以形成一定深度的新龈沟，以耐受制作边缘位于龈沟内修复体所必需的操作过程。龈沟宽度是指龈沟周围的立体扩展范围。总之，牙体预备、制取印模和粘接最终修复体时，要避免损伤沟内上皮，同时要避免超出正常穿龈轮廓的修复体和不密合的修复体破坏龈沟，以免引发边缘组织的慢性炎症，导致牙周袋形成或牙周附着根方移位。

● **龈沟下生理学宽度就是从龈沟底到牙槽嵴顶的距离**

该定义包括了附着上皮和牙槽嵴上方的结缔组织附着，等同于目前的生物学宽度概念。修复体的边缘位于龈下时，不正确的临床操作（牙体预备、排龈、印模和临时修复体）会破坏牙周软组织附着，导致炎症。此外，在这种情况下粘接最终修复体，只会继续造成损伤，导致牙周袋形成或软组织附着的根向移位及牙槽骨丧失。

生物学宽度对牙种植治疗的临床意义

天然牙修复的以上发现，不但提供了目前关于牙周和修复之间的相互关系以及生物学宽度在修复牙科学中的重要性，同时也揭示了生物学宽度对种植修复的重要意义。

关于种植体–龈结合（implantogingival junction）的组织学长度，尽管有许多测量但并未得到确认。

牙周软组织和种植体周围软组织在结构上的相似性，容易诱导我们将对生物学宽度意义的理解直接推导至种植治疗。但由于缺乏对结缔组织成分、胶原纤维束的排列方向和紧邻钛种植体的穿黏膜部分血管成分的分布与天然牙之间的区别在功能意义上的理解，这种直接推导存在风险。例如一旦种植体周围生物学宽度受到损伤，干预性治疗（如龈下刮治等再生性治疗）之后生物学宽度的愈合是否与天然牙一致。

目前，对种植治疗中生物学宽度意义的理解基本来源于动物实验。研究证实，非负荷的分体式、潜入式种植体和一体式、非潜入式种植体周围软组织均具备很多和天然牙的牙龈组织相同的特征，种植体周围结合上皮和牙槽骨嵴之间存在宽度相同的致密结缔组织带，并且具有和瘢痕组织相似的组织学特征，上皮不会向下生长到牙槽嵴[29,30]。生理状态下，尽管结缔组织与种植体表面的附着力比天然牙脆弱，结缔组织带仍然能够抑制上皮向根方移动，这是维持种植体周围软组织稳定的重要因素。软组织附着（生物学宽度）一旦建立，就成为保护骨结合区免受口腔内细菌和机械刺激的天然屏障。

尽管分体式、潜入式和一体式、非潜入式种植体周围生物学宽度的组织学结构相似，但是在细微差别上仍然存有争论。以下这些争议，对种植体系统的设计（研究领域）和选择（临床领域）意义重大。

● 与非潜入式钛种植体相比，潜入式种植体的上皮附着更向根方，并且总是位于种植体和基台连接处的微间隙根方[31,32]。

● 分体式、潜入式钛种植体周围结缔组织高度较大，上皮向根方生长较少[33]。

● 尽管基台连接处的组织厚度显著不同，种植体周围上皮附着和牙槽嵴顶冠方结缔组织附着宽度（即生物学宽度）仍然相近似；软组织变薄一侧在创口愈合中发生持续性骨吸收，显然是以骨吸收的方式来形成接近 3.0mm 的最小生物学宽度[34]。该研究证实了一个临床原则，即：如果黏膜组织较薄，在二期手术前或二期手术时或植入非潜入式种植体之前要进行软组织增厚[35]。

● 关于基台材料对种植体周围软组织健康和稳定性的影响，金属材料要差于钛基底氧化铝材料，前者易导致骨吸收增多、软组织根向移位和在种植体体部表面形成生物学宽度[36]。

● 一体式、非潜入式种植体周围存在生物学宽度，而且生理上成熟、结构上稳定，与人天然牙非常相似。同样，牙槽嵴顶冠方结缔组织宽度一旦形成就保持相对稳定，而结合上皮的宽度和龈沟深度则更富于可变性[37]。

● 种植体周围感染时,仍然能够建立上皮附着和结缔组织附着[38]。

生物学宽度对美学种植的临床意义

尽管目前对种植治疗中影响生物学宽度因素的认识还不全面,以上信息仍然具有指导意义。边缘位于龈沟内的种植修复体对种植体周围软组织具有极大的挑战,有可能导致渐进性的炎症病损(如种植体周围炎),最终将累及种植体周围骨组织,引起骨结合和美学失败。计划将修复体边缘置于龈沟内时,要求种植修复体周围有充分宽度和厚度的角化组织。否则,应该进行软组织移植,提高种植体周围软组织的稳定性,更好地抵抗基台连接、修复程序、负荷后咀嚼力的机械刺激、卫生维护和反复摘戴弹性附着体固位的可摘式修复体所产生的机械应力等而导致的创伤。

维护种植体周围软组织健康和稳定,必须获得健康、稳定的生物学宽度。为此,必须按照理想的三维位置和角度植入与生物学宽度完全匹配的合适直径的种植体,才能够维持在三维上呈弧线形的骨性解剖学形态和表面的软组织形态及厚度。既然同一个体的不同牙和同一牙不同牙面的生物学宽度不尽相同,那么几乎不可能用任何唯一一种预成的根形种植系统来满足每一个种植位点周围各面的生物学宽度要求。虽然越来越接近美学种植的目标,但是必须找到如下因素之间的平衡点:种植体直径、形状、表面形态和颈部高度,种植体–基台微间隙,个性化基台的形状和材料,种植体的植入方式(潜入式或非潜入式),牙周表现型,种植体和种植修复体的穿龈轮廓,美学,种植体周围软组织稳定和保存牙槽嵴骨高度等。

种植体周围附着组织的临床意义

在临床上,必须深刻理解种植体周围软组织封闭本身的脆弱和口腔卫生维护在种植治疗的长期成功中所起的作用。附着组织可以有效抵抗退缩,并随时间推移仍可维持预期水平,提高美学效果。此外,最适当的软组织外部轮廓可减少食物积聚,创造种植修复体的自洁环境。这样,从功能和美学上实现患者恢复缺失牙的愿望,提高患者的舒适度和满意度。

除了口腔卫生维护操作和咀嚼因素之外,意外的机械性损伤也经常会影响种植体周围软组织,例如:安放或取下基台(临时或最终基台)、制取印模、试戴基底、安装龈下修复体以及具备一定弹性的附着体固位覆盖义齿活动度等,均可能破坏上皮附着和其下方的结缔组织附着,潜在危害种植体的长期成功。

总而言之,与种植体和(或)修复体穿龈部位紧密贴合的足够宽度的附着性软组织对缺牙患者的种植长期成功非常关键。在牙列缺失的萎缩牙弓进行种植治疗时,其较高的软组织并发症与附着性组织过少密切相关。因此,对于牙列缺损和缺失的种植治疗而言,充足的附着性组织和前庭沟深度具有重要的临床意义。活动的软组织不利于进行彻底的口腔卫生清洁,会增加软组织并发症及降低患者使用种植修复体的满意度。

4.3.5 种植体周围软组织的血液供应

天然牙周围软组织的血液供应有两个来源:骨膜血管(supraperiosteal blood vessels)和牙周膜血管丛(vascular plexus of the periodontal ligament)。其中骨膜血管发出分支形成牙龈上皮深层结缔组织乳头的毛细血管,并在结合上皮外侧形成血管丛,而牙周膜血管一直向冠方走行,终止于游离龈,并与来源于骨膜的血管形成吻合。

由于种植体与骨直接结合,周围没有牙周膜结构,因此供应种植体周围软组织的血管只有一个来源,即源于种植区牙槽嵴外侧较大的骨膜血管的终末分支,形成口腔龈上皮下方的毛细血管和紧贴上皮附着外侧的血管丛。与天然牙相比,血供较差(图 4-12),一旦种植体周围软组织血供障碍,必将影响生物学宽度和种植体颈部周围骨皮质的稳定。

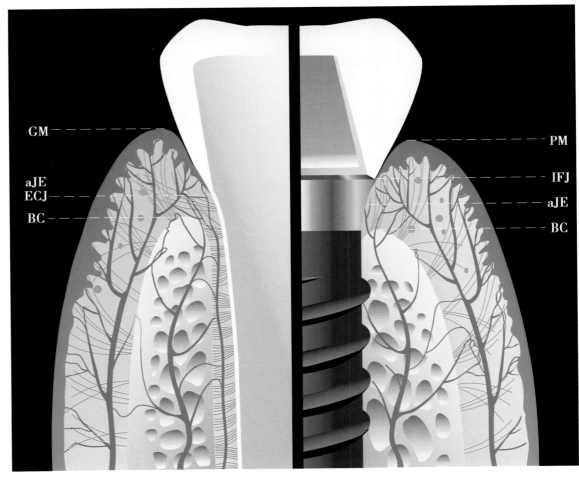

图 4-12 天然牙与种植体周围组织血供
PM: 种植体周围龈缘;IFJ:种植体和上部结构连接;aJE:结合上皮根端;BC:牙槽骨嵴;GM:牙龈缘;ECJ:釉牙骨质界
模式图绘制:北京口腔种植培训中心 - 袁苏

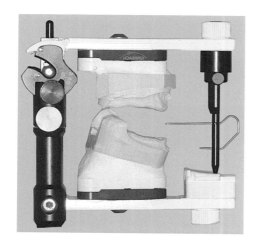

Chapter 5

Pre-Therapy Examination
and Assessment

Su Yucheng

第 5 章　口腔种植的检查与评估

宿玉成

5.1 种植治疗患者的初步筛查

5.1.1 种植治疗的特殊性

种植治疗属于择期医学治疗范畴,确定治疗方案时要充分考量患者的局部、全身、心理和社会学因素。筛选患者的最基本原则是任何治疗都不应危害患者的身体健康,其次是满足患者功能和美学的治疗需求。除了必须评估患者全身健康状态与局部条件,还不可忽视患者筛选的社会心理学因素。

与牙缺失的传统修复方法相比,包括与其他非致命性疾病的治疗相比,种植治疗极具特殊性。

种植治疗过程复杂

牙种植治疗是一个治疗过程,这个过程是由不同的治疗程序所构成的,每一个治疗程序又包含了许多不同的治疗技术。

● **治疗过程(treatment process)** 狭义的种植治疗过程是指从患者初诊开始至患者戴入最终修复体,而广义的治疗过程还包括患者的复诊和种植维护。

● **治疗程序(treatment procedure)** 种植治疗过程包含四种治疗程序,其中包括种植治疗的诊断与设计程序、种植外科程序、种植修复程序(含种植工艺程序)和种植维护程序(含种植体周围维护和种植修复体维护)。前一种治疗程序的治疗结果必定影响后一种治疗程序的治疗质量。

● **治疗技术(technique)** 每一种治疗程序包含许多可供选择的治疗技术,这些治疗技术的复杂程度决定了种植治疗程序的复杂程度。

涉及多种学科

就临床治疗而言,种植治疗涉及多种传统的临床学科,例如牙槽外科学、牙周外科学、整形外科学、口腔修复学、牙周病学、放射诊断、修复工艺及计算机辅助设计和辅助制作(CAD/CAM)等。尽管可以以团队的形式完成整个治疗过程,但每个医师必须精通所有治疗程序,因为每个治疗程序的效果相互之间存在因果关系。

影响因素复杂

获得种植治疗理想效果的影响因素相当复杂,包括患者的全身状态、局部条件和患者的依从性等。患者依从性差、不遵守医嘱,将影响治疗过程和有效的种植维护。

治疗周期长

即使是按照狭义的种植治疗过程,种植治疗周期也要以月、甚至以年计算。

治疗费用高

与传统的牙缺失修复方法相比,种植治疗的费用昂贵,其原因是种植治疗的成本巨大。

● **材料** 种植体和骨增量材料为人体植入材料;种植体、基台和其他组件均为精密加工的产品;修复体的工差要求严格,甚至需要CAD/CAM技术。

● **人力** 种植治疗必须依靠团队形式。即使一个医师可以完成大部分工作,也至少还要增加手术室、消毒室和材料管理的人力成本。

● **空间** 符合行业要求的手术室,增加了空间成本。

● **设备** 需要具备多种设备,例如锥形束CT、种植机、超声骨刀和软组织激光刀等。

● **器械** 需要特殊的器械,例如种植外科器械、种植体植入器械和种植修复器械等。要求种植体植入器械始终保持锋利状态,因此器械的更新率高。

材料依赖性强

种植治疗是高度依赖材料的学科。

● 原则上,不同品牌的种植体系不具备兼容性和互换性。因此,一旦选择了某种品牌的种植体系统,就不能将其放弃,因为经治医师和医疗单位有为患者的种植体和种植修复体终身维护的责任。

● 所选择的种植体系统永远不能退出市场。种植体系统可以改进,但不能摒弃原有的种植体 - 基台连接方式。否则,可能无法在将来进行修复体的维修和更换。

5.1.2　患者的社会心理学分析

任何疾病的治疗均存在不同的转归,牙缺失的种植治疗也是如此。鉴于牙缺失种植治疗的特殊性和通常为择期治疗的特点,必须首先了解患者的社会心理学因素(social psychological analysis),决定是否可以为牙缺失的患者选择种植治疗,或决定暂时推迟种植治疗。

患者的费用考量

目前的国情是社会医疗保险不负担种植治疗费用,费用由患者直接负担。因此,应当让患者直接参与治疗方案的讨论和决定。医师可以为患者选择节省费用的治疗方案。但是,任何治疗方案必须符合科学原则,并被文献所证实。否则,建议患者选择传统的牙缺失修复方法。

患者的期望值

一定要在患者的筛选和评估阶段清楚地了解患者的期望,包括功能效果、美学效果、治疗费用和治疗周期,同时要了解患者对治疗成功率的理解。

患者的知情同意

医师要从患者的角度出发,向患者提供与种植治疗相关的信息,并进行坦率的交流。这些信息包括治疗方案、成功率和并发症风险;治疗费用、周期和种植维护的知识;患者全身状态、局部条件和嗜好对种植治疗效果的影响;可行的种植治疗替代方案;不进行种植治疗可能导致骨和软组织进一步的萎缩等。患者理解治疗方案并正式签署知情同意书是开始治疗的基础。患者知情同意的目的并非只是为了规避医疗风险,重要的是让患者通过这种方式理解种植治疗的复杂性和某些客观存在的风险。

患者的心理和精神因素

在医患交流中,要充分注意患者过分强调和故意忽视的问题,要区分患者的心理和精神因素,并避免将其混淆。医师在治疗之前了解这些问题有助于决定是否为患者提供种植治疗,这将有益于医患双方。

5.1.3　口腔种植治疗的指征

不能完全按照适应证和禁忌证这种传统的界定方式决策牙缺失患者是否适合种植治疗。主要依据三个方面:患者的健康状态能否承受种植治疗的外科手术,患者的全身和局部因素是否能够维持种植体骨结合的长期稳定,患者与种植治疗相关的社会心理学因素是否合适。

患者的全身健康状态

患者的健康状态和同时患有的系统性疾病会影响口腔种植治疗。因此,种植治疗之前必须明确:

● 全身健康状态应能承受相应的种植外科治疗。
● 患有的系统性疾病不会影响创口愈合和骨结合。
● 文献上只将静脉滴注双磷酸盐视为绝对禁忌证,将精神类疾病视为禁忌证。
● 目前,通常并未对患有严重系统性疾病的患者实施种植治疗,因此文献上缺乏相关报道。

患者的口腔健康状态

必须在所有口腔疾病治愈或得到控制之后,才能考虑实施种植治疗。

● 任何疾病导致的张口受限都将影响种植治疗操作。
● 缺牙位点可能在如下方面存在问题:修复空间、骨和软组织质量、口腔副功能、咬合与𬌗型、牙齿排列、颌位关系、余留牙疾病等。尽管对这些问题有许多应对措施,但仍将这些因素视为影响种植治疗的功能和美学效果的风险因素。

患者的社会心理因素

选择种植治疗时不应忽视患者的社会心理因素。

● 患者具有抗风险的能力,能够理解治疗中会因口腔具体状况调整治疗程序、种植治疗存在失败的风险。
● 患者具有良好的依从性,遵从治疗计划、能够定期复诊、具备自我口腔卫生维护能力,并接受医师对吸烟等不良习惯的忠告。
● 患者具有种植治疗的经济承受能力。

5.2 种植治疗之前的系统性评估

5.2.1 全身健康状况评估

一般情况下，单纯为种植治疗而进行全面、系统的体格检查患者是很难接受的。通常采用问诊和问卷调查（填写医疗病史表格）评估患者的全身健康状况，并确认患者的所有健康情况都被涵盖其中。必要时查阅患者病历或转诊患者进行专科检查，难以定夺时应请相关学科医师会诊。对病史的了解和全身检查应当包含如下基本方面：

询问病史

应当完全了解患者的既往史与现病史，包括：①系统性疾病；②服用的药物；③精神症状；④传染病；⑤过敏史；⑥不良习惯和嗜好，例如患者的吸烟史和饮酒情况等。

实验室检查

对需要接受较复杂手术，特别是需要大量骨增量和全身麻醉的患者，或者患者对其本人身体健康状况不十分清楚时，应附加实验室检查，包括血象和各项生化指标等项目，出现任何异常指标都应该由相应的专科医师进行进一步检查诊断。

专科会诊

疑似系统性疾病或精神疾病的患者，都应进行专科会诊。包括：①正在专科治疗者；②有既往病史者；③医学检查有阳性结果者。会诊时应给专科医师提供有关患者病情的介绍，描述所要施行的手术、手术时间、用药、麻醉类型（局部麻醉、全身麻醉）以及是否需要镇静等，并认真考虑专科医师的建议。

种植治疗禁忌证的筛查

经过对患者全身状况的认真评估，确定种植治疗指征，确定种植时机和种植方案。

● **绝对禁忌证**　系统性疾病或系统用药已经损害到机体的骨再生潜能，种植体植入之后具有骨愈合和种植体骨结合高风险，被视为种植治疗的绝对禁忌证。目前，文献上已经将静脉滴注双磷酸盐类药物视为绝对禁忌证。

● **禁忌证**　存在如下三种类型：①尽管患者的精神类疾病得到控制，但可能仍然存在认知和情感等方面的障碍；②系统性疾病得到控制，但种植外科手术可能会诱发疾病的急性发作，例如心绞痛等疾病。这些均被视为带有择期特点的种植治疗的禁忌证。

● **相对禁忌证**　系统性疾病的临床指标可以被控制在正常范围之内，不存在诱发疾病发作和损害骨愈合的潜在危险，但可能存在种植体骨结合长期稳定的风险，被视为种植治疗的相对禁忌证，例如糖尿病等。存在相对禁忌证的患者是否可以接受种植治疗，要依据系统性疾病的种类、疾病的控制程度和种植外科手术的复杂程度等因素决定。

发育期的患者

原则上，牙种植应在颌骨发育完成后进行。但是对先天牙列缺失的患者可以提前种植治疗，通过种植体向颌骨传递压力，刺激颌骨功能性发育。

患者生理状态的判定

根据手术的缓急和患者的一般状况，要对患者耐受麻醉和手术的能力作出恰当的评估。临床上通常采用美国麻醉医师学会制定的生理状态分类方法（the ASA physical status scale）[1]来判断和评估病情（表 5-1）。尽管这种分类方法过于笼统，但对种植治疗时机和方案的选择仍然具有指导意义。

生理状态分类方法将机体状态分为五类。其中，ASA Ⅰ类和 ASA Ⅱ类可以常规进行种植外科手术；ASA Ⅲ类要在专科医师的配合下进行种植外科手术，尽可能选择外科程序简单、外科操作创伤小和手术时间短的治疗方案；对 ASA Ⅳ类和 ASA Ⅴ类的患者应该放弃种植治疗。

5.2.2 系统性疾病与口腔种植治疗

牙缺失的患者可能同时患有其他系统性疾病。在此所讨论的系统性疾病，是在种植治疗时常常遇到的禁忌证和相对禁忌证。

高血压

据 2002 年调查统计，我国成人高血压（hypertension）患病率为 18.8%。通常将高血压定义为舒张压 ≥ 90mmHg，收缩压 ≥ 140mmHg，或正在服用降压药。依据 2004 年版《中国高血压防治指南》，将高血压分为轻度：（140～159）/（90～99）mmHg；中度：（160～179）/（100～109）mmHg；重度：≥ 180 / ≥ 110mmHg。

高血压为种植治疗的相对禁忌证。种植外科手术之前应该常规测量血压。对轻度高血压的患者，可以进行种植治疗，由于精神紧张往往会引起血压升高，此类患者可在术前 1 小时口服镇静药物，如安定 5～10mg。对中度高血压的患者，应经内科医师会诊，进行降压治疗，把舒张压控制在正常或轻度高血压的范围内方可进行种植手术，并且要加强术后观察。由于含肾上腺素的局部麻醉药物可以升高血压，所以术中尽量选择不含肾上腺素的局部麻醉药物，避免血压升高和术中及术后创口出血。选择的种植外科方案应尽量减少创伤，缩短操作时间。

精神类疾病

精神类疾病是指严重的心理障碍，患者的认识、情感、意志、动作行为等精神活动出现不同程度的障碍和持久的异常。患者认知能力的改变会导致对种植治疗过程和治疗效果不切实际的期望，并且难以预期患者的依从性和口腔卫生的自我维护能力。因此，选择种植治疗并不一定会有益于患者。尽管文献上对精神类疾病患者是否能够进行种植治疗存有争议，但将其列为禁忌证并非歧视行为。

表 5-1 ASA 生理状态分类

ASA Ⅰ	患者的心、肺、肝、肾和中枢神经系统功能正常，发育、营养良好，能耐受麻醉和手术
ASA Ⅱ	患者的心、肺、肝、肾等实质器官虽然有较轻度病变，但代偿健全，对一般麻醉和手术的耐受仍无大碍
ASA Ⅲ	患者的心、肺、肝、肾等实质器官病变严重，功能减损，虽在代偿范围内，但对施行麻醉和手术仍有顾虑
ASA Ⅳ	患者的心、肺、肝、肾等实质器官病变严重，功能代偿不全，威胁着生命安全，施行麻醉和手术均有危险
ASA Ⅴ	患者的病情危重，随时有死亡的威胁，麻醉和手术异常危险

糖尿病

我国糖尿病(diabetes mellitus)的患病率为 9.7% (2009 年的统计)。大多数糖尿病患者并未得到诊断，实际的发病率要远远高于如上数字。糖尿病患者接受种植手术的基本条件应当是无症状和空腹血糖控制在正常范围内。国人空腹血糖的范围为 3.9~6.1mmol/L (70~110mg/dl)。监测糖尿病患者血糖控制水平需进行糖化血红蛋白(HbA1c)测定。外周血糖化血红蛋白含量正常值为血红蛋白总量的 4%~6%。未控制的糖尿病患者其含量可高出正常 2~4 倍。因红细胞在血液循环中的平均寿命为 120 天，糖化血红蛋白测定可反映近 8~12 周的整体血糖水平，为选择种植时机的重要参考指标。

糖尿病为种植治疗的相对禁忌证。因患者的血管功能、白细胞趋化能力和营养功能受损，蛋白代谢降低，以及厌氧环境的影响，易于并发牙周和种植体周围感染，加速牙槽骨吸收，破坏骨结合，上皮生长能力下降。因此，手术之后会延迟骨和软组织愈合，有发生创口感染和愈合不良等并发症的风险。糖尿病患者的种植治疗应注意如下方面：

● **围术期并发症** 围术期并发症包括创口感染、愈合不良和影响骨结合等。血糖有效控制的糖尿病患者，牙周和种植手术的并发症与无糖尿病患者相类似[1]。有研究发现 2 型糖尿病患者在种植围术期接受和未接受抗生素治疗者种植体 3 年存留率分别为 97.1% 与 86.6%[2]。因此，在围术期应当服用抗生素、氯己定含漱，控制感染。

● **种植体周围感染** 在一项种植体周围感染风险因素的研究中，一组非吸烟但空腹血糖 ≥ 126mg/dL 的患者种植体周围黏膜炎、周围炎和牙周炎的患病率分别为 64.6%、8.9% 和 14.2%[3]。横断面研究显示，患有和不患有糖尿病患者的种植体周围黏膜炎分别为 59% 和 66%，没有显著性差异，但种植体周围炎分别为 24% 和 7%，具有显著性差异。

● **种植体存留率** 糖尿病将影响种植体存留率。研究报道显示，患有和不患有糖尿病患者的种植体 3 年存留率分别为 92% 和 93%[4,5]、下颌前部的种植体 5 年存留率分别为 88%~94% 和 98%~100%[2,6]，糖尿病患者的种植体 6 年存留率为 85.7%[7]。

吸烟

烟草燃烧的副产物，例如尼古丁、一氧化碳和氢氰酸等会影响种植治疗效果，因为其可以导致：

● 降低成纤维细胞增殖能力，收缩血管和增加血小板黏附，影响创口愈合。

● 减低成骨细胞活性，导致骨质疏松并影响种植体愈合和骨结合。

● 影响机体免疫反应能力，损害多形核粒细胞以及白细胞趋化作用和吞噬活性，刺激促炎细胞因子，导致机体抵抗种植体周围感染的能力下降和骨丧失。

● 改变口腔微生态环境(如增强龈下厌氧环境)和使口腔温度升高，导致相关危害。

尽管吸烟并不被视为种植治疗的绝对禁忌证，但循证医学研究已经证实吸烟增加了种植体周围组织感染、种植体失败的风险。目前，将每天吸烟 ≤ 10 支和 ≥ 20 支分别定义为轻度和重度吸烟者。

● **吸烟与种植体周围组织病变的相关性** 有文献报道吸烟与种植体周围黏膜炎、≥ 3 个螺纹的骨丧失和种植体周围炎显著相关[8]。由于尼古丁的血管收缩性，无探诊出血的种植体周围炎会被漏诊。

● **吸烟与种植体失败的相关性** 文献上，吸烟与种植体失败相关性的研究并不一致。有的研究认为吸烟与种植体失败无显著的相关性[8]，而有些研究报道认为吸烟患者的种植体失败率比不吸烟者高出 2~2.5 倍[9~11]，吸烟和不吸烟患者的种植体存留率分别为 89.7% 和 93.3%(另一篇评述按照种植体失败率计算分别为 10.3% 和 6.7%)。

● **吸烟与不同部位种植体失败的相关性** 吸烟患者上颌种植体失败率高于下颌(吸烟和不吸烟患者上颌骨种植体失败率分别为 10.9% 和 4.6%，而下颌骨种植体失败率分别为 6.9% 和 5.6%)[10]，可能原因是下颌骨的骨密度通常高于上颌骨。

● **吸烟与骨增量位点种植体失败的相关性** 一组研究显示[12~14]：在相同的种植位点，骨增量和未进行骨增量位点种植体存留率相似；单纯吸烟患者的种植体失败率比不吸烟者高 2.1 倍；而吸烟患者骨增量位点(上颌窦底提升和牙槽嵴增量)种植体失败率比不吸烟患者高 3.6 倍。

骨质疏松症

与种植治疗关系最密切的骨代谢疾病是骨质疏松症（osteoporosis）。其特点为骨基质减少、骨小梁疏松、骨皮质变薄，易发生骨折。60 岁以上人口中 1/3 患有骨质疏松，女性是男性的 2 倍，尤其常见于绝经期后或卵巢切除后的妇女。雌激素的缺乏，增加了骨质疏松的概率。使用雌激素治疗可以终止或延缓骨质的脱矿作用，防止骨质疏松，减少骨折的发生率。

骨质疏松可能会影响种植体初始稳定性和骨结合能力，因此将骨质疏松症确定为种植治疗的相对禁忌证。尽管如此，应当认真评估骨质疏松症和如下其他因素对种植治疗所造成的风险：

● 要甄别种植位点的骨质疏松是来源于骨质疏松症还是局部因素。如果因为骨质疏松症，则有疏松程度进一步发展的可能。

● 评估骨质疏松症患者的营养状况和其他系统性问题，只有在保证术前和术后饮食平衡的状态下才能实施种植手术。

● 如果患者为重度吸烟者，应当在种植治疗之前戒烟，或将吸烟量降低到最小的程度。因为吸烟既是种植体失败的风险因素，也是骨质疏松症的风险因素。

● 由于骨松质的骨质丢失程度显著高于骨皮质，骨质疏松症在上颌骨的表现比下颌骨更为严重。

● 伴有牙缺失（尤其是牙列缺失）的骨质疏松症患者，由于颌骨缺乏功能性刺激，颌骨骨质疏松和骨组织丧失更加显著。

● 骨质疏松症所导致的骨折，骨愈合的时间未见明显变化，表明骨质疏松症并未影响修复性骨再生的能力，由此推断不会显著地影响种植体愈合和骨结合。

● 应该选择更加审慎的治疗方案，包括种植体的长度与直径、表面处理、数目与分布、负荷时机和修复方案等。就负荷时机而言，应尽量采取常规负荷方案。

● 种植体负荷对颌骨的功能性刺激将有益于骨小梁的功能性改建。

● 建议患者常规补充维生素 D 和钙，但骨质疏松症的诊断与治疗属于内科医师的范畴。种植医师在种植窝预备时可以准确判断出骨质的疏松化程度，因此可以为患者和内科医师提供建议。

应用双磷酸盐类药物

双磷酸盐（bisphosphonates，BPs）类药物，因在结构上两个磷酸基同时连接在一个碳原子上而得名，对磷酸钙具有很强的亲和性，能抑制羟基磷灰石结晶溶解。同时可以被破骨细胞摄入，瓦解破骨细胞，并抑制破骨细胞的形成及其活性，起到干扰破骨细胞功能并诱导其凋亡的作用。临床上常用含氮双磷酸盐，如阿仑磷酸钠和利塞磷酸钠等治疗异常的骨吸收性疾病。常用于：

● 抑制与骨组织相关的恶性肿瘤，例如多发骨髓瘤、前列腺癌和乳腺癌的骨转移等。

● 治疗非肿瘤类的骨组织疾病，例如骨质疏松症等。

● 缓解关节疼痛，例如类风湿关节炎等。

● 在口腔科，用于牙周炎治疗时增加牙槽嵴骨密度和拔牙之后抑制牙槽嵴吸收等。

双磷酸盐的严重并发症为双磷酸盐相关性颌骨骨坏死（bisphosphonate-related osteonecrosis of the jaws，BRONJ）。双磷酸盐能够长期沉积在骨组织内。牙槽外科手术是颌骨坏死的主要诱因，使骨组织释放出高浓度的沉积性双磷酸盐，发生破骨细胞功能障碍、微血管栓塞和细菌感染，并对上皮组织有毒性，由此导致骨坏死和软组织创口难以愈合。

● 静脉滴注双磷酸盐，是种植治疗的绝对禁忌证。静脉滴注双磷酸盐的颌骨坏死估计累积发生率约为 0.8%～1.2%，甚至有些报道高达 12%[15, 16]。一项 36 例双磷酸盐相关性颌骨骨坏死的病例分析报道，其中有 28 例发生在拔牙之后[17]。

● 口服双磷酸盐是种植治疗的绝对禁忌证。低剂量，如每周口服一次阿仑磷酸钠的颌骨坏死发生率约为 0.01%～0.04%。尽管迄今未见种植体失败的显著差异。

● 种植体植入之后应用双磷酸盐，同样具备种植体失败的风险。一项下颌植入 5 颗种植体支持复合修复体的病例报道证明，在 2 年之后开始口服依替磷酸钠（一种强效双磷酸盐），半年之后所有 5 颗种植体均脱落[18]。

● 双磷酸盐相关性颌骨骨坏死发作的窗口期。通常发生在高剂量（70mg/ 周）持续用药 2～3 年之内或低剂量（35mg/ 周）持续用药后 5 年之内。口服双磷酸盐者，必须在术前中断用药 3～4 个月，直到术区完全愈合之后再进行种植治疗，并且建议采取微创手术。

应用抗凝血药物

抗凝血药（anticoagulants）可以通过干扰机体生理凝血过程的某些环节阻止血液凝固，用于防止血栓形成和抑制已形成血栓的进一步发展。临床常用药物包括非肠道用药抗凝血剂（如肝素）、香豆素抗凝血剂（如华法林）和抗血小板凝集剂（如阿司匹林）等。

应用抗凝血药患者的手术风险为术中和术后出血。因此，在种植治疗之前应该确定患者是否可以接受种植外科手术、继续服药还是停药、停药的周期（如果可以停药）等。因此，应当慎重考虑如下的所有方面：

● **确定用药原因** 预防性用药（如口服华法林和阿司匹林等）为种植外科手术的相对禁忌证。正在应用抗凝血药进行系统性疾病治疗（如肝素）的患者，禁忌种植外科手术。

● **明确实验室检查指标** WHO 推荐的口服抗凝剂的首选监测指标为国际正常化比值（INR），参考范围为 0.9～1.3，国人的可接受比值应该以 2.0～3.0 为宜。因此，口服抗凝剂患者的国际正常化比值（INR）小于 3.0 时，可以接受种植手术。

● **评估停止用药的潜在风险** 应该意识到发生血栓要比局部出血导致的后果更为严重。低剂量服用阿司匹林（81mg）或常规每天服用 1 片阿司匹林（325mg），在接受种植手术时可以不停药[19]。

● **调整用药方案的决策** 任何用药方案的调整（包括暂时停药）必须由内科医师做出决定。种植医师应当提供手术方案、所需时间和对骨和软组织的损伤程度供内科医师参考。

● **谨慎的外科方案** 尽管遵守了如上原则，对正在或曾长期应用抗凝血药物的患者，应当考量如下因素：①应用含肾上腺素的局麻药物减少出血。对于合并全身状况不能应用含肾上腺素局麻药物的患者，种植医师和内科医师均要考量该患者是否具备种植手术的适应证。②微创和缩短手术时间。尽量采取相对保守的种植外科方案。如果必须实施大量自体骨移植和上颌窦底提升等创伤大的临床程序，必须征得内科医师同意。③防止软组织创口出血。必须严密关闭创口，并在创口表面覆盖含有纤维蛋白原和凝血酶原的明胶海绵或牙周敷料。④尽量在上午实施手术，有足够的观察时间。

应用皮质类固醇类药物

皮质类固醇类药物是指糖皮质激素类药物，包括氢化可的松（短效）、泼尼松（中效）和地塞米松（长效）等药物，主要影响糖和蛋白质等代谢，具有明显的抗炎、抗过敏和免疫抑制作用，广泛地应用于肾上腺皮质功能减退症的替代疗法和免疫相关性疾病的治疗，例如弥漫性结缔组织病（如系统性红斑狼疮和混合结缔组织病等）、类风湿性关节炎、免疫相关的过敏性疾病以及免疫低下相关性疾病（如肾炎和软骨炎等）等疾病。

就种植治疗而言，应当认真评估是否存在患者长期用药可能导致的多种并发症，评估糖尿病、骨质疏松和骨无菌性坏死等潜在并发症的种植治疗风险。此外，蛋白质代谢受到影响，也会增加种植术后创口感染和愈合不良的风险。

应用皮质类固醇类药物是种植治疗的相对禁忌证，但应当注意患者的肾上腺素应激反应能力。手术创伤和患者对手术的焦虑，均会使患者应激性产生大量肾上腺素。但是，长期应用皮质类固醇类药物会抑制丘脑—垂体—肾上腺皮质轴，使患者产生对外源性皮质类固醇类药物的依赖，肾上腺皮质的应激反应能力下降。Steiner 提出给予患者 3 周的类固醇药物替代疗法[20]。而 Missch 建议根据服用皮质类固醇药物的情况，将种植治疗的风险程度分为三类，并给出了具体建议[21]。这是可供参考的临床建议，但是种植医师对用药方案应该服从内科医师的建议。

● **轻度风险** 曾服用泼尼松或停药 1 年以上。对此类患者，在服药当天实施种植手术即可。实施复杂的种植外科程序，在手术当天给予泼尼松 60mg，第二天减半，第三天再减半或恢复到维持剂量，并给予镇静和抗生素支持。

● **中度风险** 一年内服用泼尼松大于 20mg，或连续服用 7 天以上者。对此类患者，需给予镇静和抗生素支持。手术当天给予泼尼松 20～40mg，次日减半，第三日再减。实施复杂的种植外科程序，手术当天给予泼尼松 60mg，次日减半，第三日再减半。

● **重度风险** 每天服用泼尼松 5mg 者。此类患者只能进行简单的处置，一切种植手术都被视为禁忌。

放疗

颌面部放疗(irradiate therapy)对口腔黏膜及颌骨均会产生影响,常见的症状有唾液腺萎缩、口腔干燥、舌乳头萎缩、味觉障碍和舌灼痛等,常常并发感染、牙龈出血和黏膜溃疡。照射野内的颌骨血管内膜往往被破坏,血供减少,骨细胞破坏,骨生长障碍、骨的修复能力降低,骨质疏松,甚至出现放射性骨坏死(osteoradionecrosis)。应当注意,机体对放疗的反应程度依据放疗的部位、剂量、时间和患者的全身状况不同而有很大差异。

尽管颌面部放疗被视为种植治疗的相对禁忌证,但由于放疗之后种植体失败率较高,因此要慎重地选择治疗时机和外科方案。

● **种植时机** 放疗后的血管再生通常需要9～12个月的时间,手术应在最后一次放疗1年以后进行。大剂量放疗导致的骨坏死窗口期为放疗后0.5～3年之间,遇到此种情况应当尽量推迟种植手术的时间。

● **种植外科方案** 手术应尽量简单,避免过多地分离骨膜。种植窝制备时,要用大量冷水冲洗,充分冷却。要严密关闭创口,术前和术后给予抗生素以防止感染。

● **种植部位与失败率** 放疗之后植入种植体,上颌种植体失败率高于下颌(分别为17.4%和4.4%)[22],并且大部分发生在种植体植入的3年之内。

● **种植时机与失败率** 一项大样本研究(107例放疗患者,631颗种植体)显示,种植体总体存留率为76%,放疗后8年之内植入种植体存留率最高,15年之后植入种植体则不足50%[23]。通常认为延长种植体植入时机有利于降低种植体失败率,但这一研究结果并不支持这种假想。

● **放疗后骨移植与失败率** 一项研究(肿瘤切除和50Gy放疗的71例患者,316颗种植体)显示,未被照射部位的种植体存留率为95%,单纯放疗8年后部位为72%,骨移植和放疗部位为54%[24]。

● **放射性骨坏死** 曾有关于双侧放射性骨坏死病例报告,即一例10年前曾接受种植治疗的患者,患癌症之后接受放疗。放疗3个月之后一侧下颌骨发生了放射性骨坏死;40个月之后,对侧下颌骨又出现种植体周围炎并导致病理性骨折[25]。因此,不建议在放疗前取出种植体,但应当取下放疗野范围内的所有修复体和基台。

酗酒

酗酒不是种植治疗的禁忌证。但酗酒患者种植治疗可能存在一些综合性问题,例如:全身营养状态不良、口腔卫生状况和自我维护能力较差,缺乏医从性等。只有有限的证据表明每天饮酒量超过10g可能比吸烟导致更严重的种植体周围骨吸收[26]。

舍格伦综合征

舍格伦综合征(Sjögren's syndrome,SS)是由淋巴细胞介入、主要破坏外分泌腺的慢性炎症性全身性自身免疫性疾病。临床除有唾液腺和泪腺受损、功能下降,而出现口干、眼干外,尚有其他外分泌腺及腺体外其他器官受累而出现多系统损害的症状。舍格伦综合征分为原发性和继发性两种类型。原发性只表现为口腔干燥综合征,即唾液腺和泪腺等外分泌腺功能障碍;继发性还合并其他自身免疫性疾病,例如类风湿性关节炎等。

口干症(xerostomia)与舍格伦综合征并非完全相同的概念。口干症是指患者口腔干燥的症状,其病因除舍格伦综合征之外,还可以是多种因素导致的单纯性唾液腺功能低下,例如糖尿病、药物和放疗等。口干症因唾液分泌量减少导致唾液中酶的抗菌作用丧失,因此常常并发种植体周围炎、牙龈炎、牙周炎、口角炎和猖獗龋。

按照习惯性思维,口干症会影响种植体周围组织的健康,但相关报道十分罕见。一篇小样本的研究报道(8例舍格伦综合征患者,54颗种植体)显示,在开始修复时的种植体失败率为12.9%(7颗种植体失败),行使功能5年后有两颗种植体失败,种植体总体失败率为16.7%,涉及4例患者(占50%)[27]。

口腔副功能

口腔副功能(oral parafunction),包括磨牙症(bruxism)、紧咬牙(clenching)和用牙撬动物品(如开启酒瓶等)等习惯,会显著增加种植体的机械应力,破坏骨结合,但相关报道十分罕见。在确定种植治疗方案时,应当充分考量种植体的数目、分布和修复体类型,避免种植治疗的生物并发症、机械并发症和工艺并发症。𬌗面磨耗严重者,应认真考虑垂直向修复空间和修复体的固位方式。

5.3 种植治疗前的口腔状态评估

应当按照固定模式进行临床检查与记录,确保不忽略任何方面。所谓的"固定模式",是指医师或医疗团队按照自己的习惯而建立的常规检查顺序,必须包含种植评估的所有方面。专科检查与评估包括如下内容:

● 与种植治疗间接相关的专科检查。

● 与种植治疗直接相关的专科检查。

● 与种植治疗美学相关的专科检查。这一部分评估内容将在第8章加以论述。

5.3.1 种植治疗间接相关性专科检查

"与种植治疗间接相关的专科检查"是指与种植治疗效果相关,但并非种植位点的临床信息。

面部轮廓

对牙列缺失和上颌连续多颗牙缺失的患者,需要在佩戴和不佩戴义齿的两种状态下检查和记录面部外形轮廓和对称性、面型变化和萎缩程度,重点是鼻唇角、唇颊部饱满度以及上颌与下颌之间的相对位置关系。面部轮廓分析的主要临床意义在于:

● 如存在面中部凹陷,鉴别为上颌前部牙槽嵴吸收还是安氏Ⅲ类颌位关系,这可能涉及上颌前部骨增量和(或)下颌正颌手术后退下颌。

● 对上颌牙列缺失的病例,从唇颊部丰满度的角度考量以下方案:种植体支持式固定修复体、固定修复体上延伸翼或增加义龈、种植体支持式覆盖义齿等。

● 结合CBCT扫描(尤其是正中矢状面断层)与𬌗架上的模型分析,有助于以上考量的正确判断。

● 诊断性蜡型或患者既存的旧义齿,可以客观地预测治疗之后的唇颊部丰满度的变化。

咀嚼肌群

在静止和咬牙状态下,通过观察和触诊评估咀嚼肌的大小及其功能,包括咬肌、翼内肌、翼外肌和颞肌等。咀嚼肌群分析的主要目的是判定咀嚼力度,评估种植修复体的机械和工艺并发症风险以及规避风险的修复方案。

颞下颌关节

通常触诊检查颞下颌关节,包括:①在开闭口运动时是否有疼痛、弹响或杂音;②在做开闭口运动时把示指置于外耳道部位以检查髁突在关节窝内的运动情况;③观察开闭口运动时的下颌运动轨迹;④是否存在习惯性关节脱位。颞下颌关节分析的主要临床意义在于:

● 鉴别这些症状的病因、是否存在颞下颌关节紊乱病等。

● 一旦在戴入种植修复体之后发现这些症状时,可以根据治疗之前的检查记录来甄别发生的时段和可能的原因。

● 如果存在习惯性关节脱位,应分析对外科手术程序可能产生的影响。

对长期牙列缺失或𬌗曲线异常的病例,可能存在下颌关节运动轨迹异常。对类似病例应当进行下颌运动轨迹描记,其临床意义在于:

● 记录种植治疗之前下颌运动轨迹的状态。

● 如下颌运动轨迹异常,结合其他临床检查和症状,排查颞下颌关节功能紊乱病等。

● 作为对比种植治疗前后颞下颌关节运动轨迹的客观指标。

唾液腺

当发现口腔内的唾液减少时,应当进一步鉴别唾液腺分泌障碍的病因,例如单纯唾液腺疾病(如腮腺炎)、放疗或药物的影响或系统性疾病在口腔的表现。如果确诊为口干症,应当认真评估唾液减少的程度、口腔黏膜和牙周组织的受累程度、患者的自觉症状等,评估种植治疗的并发症风险,然后确定种植体植入的适当时机。

口腔黏膜

认真检查口腔黏膜状态,包括口腔黏膜斑纹状病损、溃疡病损、疱状病损和变态反应性疾病等。尽管没有种植治疗与口腔黏膜病相关的文献报道,但应当鉴别病因和评估病变程度,避免种植治疗加重黏膜病变的风险。此外,一旦在种植治疗过程中发现这些症状时,可以根据治疗之前的检查记录来甄别发生的时段和可能的原因。

应当注意灼口综合征（burning mouth syndrome, BMS）患者种植治疗的风险。灼口综合征通常表现为舌痛、舌感觉异常、口腔黏膜感觉异常等，在 20～69 岁人群中的发病率约为 3.7%，在更年期和绝经期妇女中发病率较高，女性患者为男性患者的 7 倍[28]。尚不完全清楚灼口综合征的病因，通常认为可能存在局部、系统和精神方面的诱因。因此要注意灼口综合征（或灼口综合征倾向）患者，当判定患者的发病以精神方面因素为主时，禁忌种植治疗。

颌位关系

颌位关系（intermaxillary relationship）是指上颌骨与下颌骨之间的位置关系。就种植治疗而言，检查颌位关系的主要目的是评估种植治疗能否建立正常的咬合关系、种植体、种植修复体是否能够位于合理的应力范围之内。通常采用安氏（Angle occlusion relationship）𬌗关系表达颌位关系。

颌位关系的正确与否，不但影响牙列缺失病例的种植治疗方案设计，也影响牙列缺损病例的治疗方案设计。

● **安氏 Ⅰ 类𬌗位关系**　安氏正常𬌗的牙列缺损病例，通常具有理想的三维缺牙间隙，有利于获得理想的种植体和种植修复体位置，获得理想的功能和美学治疗效果。安氏 Ⅰ 类错𬌗的牙列缺损病例，如果影响种植体和种植修复体的生物力学稳定性、功能和（或）美学治疗效果时，应当考虑事先正畸的治疗程序。

● **安氏 Ⅱ 类与 Ⅲ 类𬌗位关系**　对轻度的安氏 Ⅱ 类与 Ⅲ 类错𬌗病例，可以选择事先正畸的治疗方案。但对严重的错𬌗病例，通常需要事先或同期进行正颌外科手术矫正颌位关系，获得种植体和种植修复体的生物力学稳定性。

牙周组织

剩余牙的牙周组织检查是种植治疗之前的重要评估项目，其临床意义在于：①通过患者的牙周状态判断患者对口腔卫生的重视程度和自我维护能力；②判断是否存在系统性疾病以及种植治疗的相关风险；③确定种植治疗之前的牙周维护或治疗方案；④确定是否存在牙周炎或牙周炎病史，判断种植体周围炎的风险程度。

在牙周组织病变中，牙周炎与种植体周围感染和骨组织吸收等病变密切相关，但是难以完全确定牙周炎对种植治疗的影响程度，因为很多牙周炎患者同时伴有吸烟和糖尿病等混杂因素。

● **牙周炎与种植体周围炎**　种植体周围在短期内可以形成生理性微菌落，但文献证实牙周致病菌也可以从余留的天然牙转移至种植体[29～32]，包括伴放线放线杆菌、牙龈卟啉单胞菌、中间普氏菌、侵蚀艾肯菌、具核梭杆菌、齿垢密螺旋体和直肠弯曲菌等[33, 34]。因此，要求在种植体植入之前对牙周病进行系统性治疗。

● **牙周炎与种植体存留率**　牙周炎病史对种植体存留率未见有显著性影响[35, 36]，但种植体周围炎的发生率以及种植体周围边缘骨的丧失显著性增加。

● **牙周 / 种植体周围支持治疗（ supportive perio-dontal/perio-implant therapy, SPT）与种植体失败率**　未进行牙周 / 种植体周围支持治疗的患者，远期种植体失败发生率的波动范围较大（0～21%），而有牙周病史的患者则更加明显（3 倍以上）[37, 38]。坚持进行牙周 / 种植体周围支持治疗的患者，患有和不患有牙周炎病史患者的远期种植体失败的发生率相似，而有侵袭性牙周炎病史的患者有增高的趋势[39]。

● **牙周 / 种植体周围支持治疗与种植体周围骨吸收**　对粗糙表面种植体、坚持进行牙周 / 种植体周围支持治疗的患者，种植体周围边缘骨吸收量相似，而侵袭性牙周炎病史的患者是健康患者的 2 倍[39]。

张口度

记录最大张口度，判断手术入路是否充分。对张口度较小的病例，上颌和下颌后部牙缺失位点的种植体植入以及骨增量程序会受到影响，甚至难以完成。

5.3.2　种植治疗直接相关性专科检查

"与种植治疗直接相关的专科检查"是指种植位点本身与种植体植入和修复相关的临床信息。

殆与咬合

种植治疗的专科检查中,重要但容易忽视的项目是殆。殆(occlusion)是上颌与下颌牙列之间的接触关系。咬合(occluding),分类为静态咬合与动态咬合,静态咬合与殆为同义语,而动态咬合是指上颌与下颌牙列之间的接触动作与接触过程,种植治疗之前殆与咬合的检查,是种植治疗诊断与设计的重要组成部分。检查与评估应当包含如下方面:

● **正常殆与错殆**　正常殆是种植治疗的理想状态。当存在错殆时,除了考量种植体的位置之外,重点评估静态咬合与动态咬合对种植体/种植修复体产生的不良应力。

● **静态咬合(静态殆接触)**　理论上,静态咬合时不会对天然牙/种植体/种植修复体产生功能性应力。当存在殆型异常时,例如深覆殆、深覆盖和锁殆等,应当评估可能对种植体/种植修复体所产生的不良应力。

● **动态咬合(动态殆接触)**　评估患者殆型,例如切牙或尖牙引导殆、组牙功能殆、后牙引导殆以及异常引导牙尖或斜面等,判断是否由缺失牙引导殆。缺失牙引导殆,通常即意味着将由种植修复体引导殆,种植体/种植修复体将遭受额外的剪切应力,应当充分考虑种植治疗方案设计的生物力学因素。

● **殆干扰**　确定是否存在殆干扰和对颌牙伸长,如果判断缺失牙的对殆牙可能对将来的种植修复体产生咬合干扰时,在治疗之前确定调殆方案。

● **殆磨耗**　检查是否存在非生理性殆磨耗,由此判断:①是否存在口腔副功能(磨牙症和紧咬牙等),并预测机械和工艺并发证风险。②是否存在充分的殆龈距,并设计合理的修复体固位方式。

通过殆与咬合的检查与评估,要确定是否进行:①调殆;②辅助性正畸治疗;③殆重建。通常制取工作模型与颌位记录,在殆架上分析殆型与上下颌骨的颌位关系(图5-1)。

骨组织

骨组织是种植体周围支持组织。在种植治疗的诊断和设计阶段,必须完全了解剩余牙槽嵴的骨组织解剖学状态,制订正确的种植治疗方案。拟种植位点的骨组织评估内容如下:

● **可用骨量**　可用骨量的近远中向距离(亦称之为水平向宽度或宽度)、唇舌向距离(亦称之为水平向厚度或厚度)和冠根向距离(亦称之为垂直向高度或高度)。对牙列缺损的种植位点,不能忽视邻面牙槽嵴高度的评估。

● **骨密度**　可用骨的骨皮质和骨松质骨密度,同时注意骨皮质的连续性。

● **与特殊解剖结构之间的位置关系**　拟种植位点与鼻底、上颌窦底、颏孔或下颌管之间的位置关系,以及与异常解剖学结构(如果存在)的位置关系,例如双下颌管、上颌窦间隔和血管分支等。

● **病理学变化**　种植位点的病变可能包括拟种植位点的感染(如拟即刻种植位点的牙周炎或根尖周炎等)、骨折(如外伤的病例)、致密性骨炎、囊肿、埋伏牙、上颌窦黏膜病变以及余留牙的病变等。

骨组织的检查方法,包括望诊、探针和放射线检查等。通过以上检查,可以做出如下判断:

● **骨增量**　如果存在骨缺损,判断骨缺损的类型和程度,并决定:①是否需要进行骨增量;②是分阶段还是同期种植;③骨增量的类型和临床程序。

● **种植体初始稳定性**　根据骨量和骨密度判断是否可以获得良好的初始稳定性,并决定:①种植体的类型;②种植体愈合方案(潜入式或非潜入式的种植体愈合程序);③种植体负荷时机等。

● **感染风险**　对患牙未拔出的拟种植位点,如存在炎症,判断种植治疗的并发症风险,并做出以下决定:①种植体植入时机;②是否需要采取拔牙位点保存的临床治疗程序。

● **种植体的类型与分布**　根据骨量、骨密度以及与特殊解剖结构的位置关系等因素,决定种植体的类型(长度、直径和特殊的形态设计等)、数目和分布位置等。

软组织

软组织也是种植体周围支持组织。在种植治疗的诊断和设计阶段，必须完全了解剩余牙槽嵴的软组织解剖学状态，制订正确的种植治疗方案。拟种植位点的软组织评估内容如下：

● **附着龈的质量**　评估附着龈的角化程度和附着龈宽度（即膜龈联合的位置），如果存在不足，在种植治疗的诊断与设计阶段必须明确是否需要进行角化黏膜或结缔组织移植和移植的时机。

● **龈乳头和龈缘位置**　无论是拔牙位点还是牙缺失位点，都要认真评估龈乳头高度、龈缘位置（拔牙位点）或虚拟龈缘位置（牙缺失位点），判断牙槽嵴（包括邻面牙槽嵴）的骨量变化和种植治疗的软组织美学效果。

● **牙龈生物型**　评估牙龈生物型和附着龈厚度，选择合适的种植体类型（如软组织水平或骨水平种植体）。

● **软组织量**　评估种植体植入之后，尤其是骨增量之后，是否需要进行软组织移植来获得无张力的创口初期关闭。这关乎黏骨膜瓣的切口设计。

● **系带和肌肉附着**　评估是否存在系带（唇系带和颊系带等）附着异常，并判断是否需要进行辅助性系带异常矫正手术。

通过对软组织状态评估的综合分析，还有利于在治疗之前确定软组织美学风险和是否需要通过种植体支持式临时修复体进行软组织成形。

修复空间

缺牙间隙修复空间的评估包括近远中向距离和垂直向距离（𬌗龈距离）。

● **近远中向距离**　修复空间的近远中向距离与骨组织的近远中向距离相关。通过近远中向距离的评估，确定是否能够满足修复空间的最低要求和以修复为导向的种植体植入位置。必要时，应当制作蜡型和外科模板以确定种植体的准确位置。

● **𬌗龈距离**　评估𬌗龈距离，确定是否能够满足修复空间的最低要求和种植修复体的固位方式。

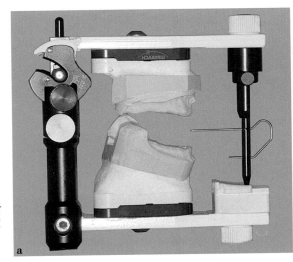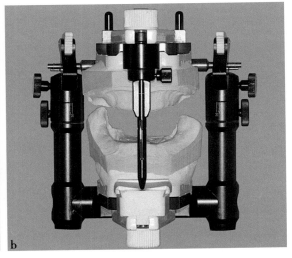

图 5-1　模型研究
在𬌗架上检查上下颌骨的相对位置关系和牙槽骨的倾斜程度
a. 模型研究侧面观
b. 模型研究正面观

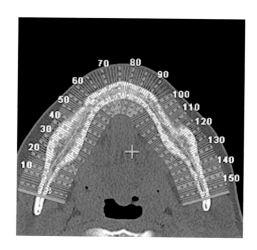

Chapter 6

Radiographic Examination
in Implant Dentistry

Chen Deping, Su Yucheng

第6章　口腔种植的放射线诊断

陈德平　宿玉成

6.1 概述

用于牙及颌骨的放射影像学检查方法有很多种,目前常用于口腔种植的方法包括根尖放射线片、曲面体层放射线片、计算机体层摄影(CT)片和锥形束CT(cone beam CT,CBCT)等,之前传统的直线体层放射线片和头颅侧位放射线片已较少应用。根据不同的检查目的和不同的治疗阶段,医师可选择相应的检查方法,原则是在保证诊断准确性的基础上尽量减少患者接受放射线的剂量,降低检查费用[1]。

口腔种植治疗的影像学检查主要用于三个阶段,每个阶段的检查目的不同。第一阶段,即种植手术前,影像学检查的目的是评价牙槽骨的状态和是否存在其他颌骨疾病,作出种植治疗的设计和治疗计划,预测种植修复后的效果。在手术之前,尽可能阅读患者原有的放射线片,掌握口腔疾病史。根据患者局部条件的差异可以选择一种或几种影像学检查方法。第二阶段是种植修复治疗过程中,影像学检查的主要目的是评价种植体的骨结合状态及上部结构与种植体连接部位的密合程度。常用的方法是曲面体层放射线片和根尖放射线片,对于引导骨再生术后或上颌窦底提升术后等复杂手术术后的患者,可拍摄CBCT进行三维方向上的评估,对预后的判断会更准确。第三阶段是种植修复完成后的随访及种植体维护,应定期拍摄放射线片,检查牙槽嵴的骨吸收程度。常用的影像学检查方法为根尖放射线片和曲面体层放射线片。

欧盟指南建议了在上颌后部进行种植治疗时各个治疗阶段推荐应用的放射线检查手段(表6-1),对我们的临床亦有指导意义。

表6-1 上颌后部口腔种植修复放射线检查建议表
(Radiation Protection 136.2004.) rev.

	根尖放射线片	曲面体层片	MCT 或 CBCT
初诊		■	■
术前检查	●	●	■
术后检查	■	●	●
种植体植入	■	●	●
随访复查	■	●	▲
急诊处理	▲	●	■

■ 强烈推荐　● 推荐　▲ 不建议

6.2 根尖放射线片

根尖放射线片（periapical radiograph）或称口内牙片（intraoral dental radiograph），为高分辨率的二维影像，可以反映缺牙部位的骨质状态、种植体植入后周围牙槽骨的骨质状态、种植体近远中向轴向及植入深度、种植体和邻牙及相关解剖标志的位置关系、上部结构和种植体连接部位的密合程度，并用于种植修复完成后长期随访了解牙槽嵴骨吸收情况。由于根尖放射线片为二维影像，所以根尖放射线片只能显示种植体近、远中牙槽骨的状态，不能反映种植体唇颊侧和舌腭侧牙槽骨的状态。根尖放射线片的影像常常发生压缩和放大现象，而平行投照技术（parallel technique）可将放大率控制在 10% 以内，能够纵向对比种植体植入后不同时期垂直向的骨质和骨量变化情况。由于口底肌群在下颌骨的附着位置和上颌穹隆的限制，常常拍摄不到根尖位置的牙槽骨。对于分角线技术投照的根尖片，由于投照角度的变化，牙槽嵴的高度可能会发生放大或缩小，不能准确测量，不能作为种植术前诊断设计的依据，所以一般不使用根尖放射线片测量可用骨的高度。

目前数字化根尖放射线片（digital radiograph）具有较高的空间分辨率和灰度分辨率，可以进行图像分析和处理，并且能够模拟根尖片上的牙、种植体和牙槽骨的三维表达和图像重建。种植常用的根尖放射线片分析方法有种植体周围骨密度分析和放射线影像模拟三维重建。

6.2.1 种植体周围骨密度分析

根尖放射线片除了显示种植体颈部、近中和远中牙槽嵴吸收状态以外，还可以判断种植体周围牙槽骨密度分布状态。将其片变换为伪彩色放射线片时，对骨密度的分辨灵敏度可以提高 10 倍，密度分析曲线可以得出种植体周围牙槽骨不同部位的相对骨密度值。种植体植入后其周围骨改建，围绕种植体周围骨密度增高，出现"类骨硬板"现象。这种现象从普通灰度的放射线片上难以辨别，但在伪彩色放射线片上可以清楚表现出来，密度分析曲线可以换算出相对密度增高值。

6.2.2 根尖放射线片三维重建图像

数字化根尖放射线片所生成的三维重建图像（image of three-dimensinal reconstruction）应属于模拟图像。尽管如此，三维重建图像仍能将牙、骨组织和植入材料（如种植体、固定屏障膜的钛钉等）立体表达出来（图 6-1），并且更加直观地表现了种植体颈部牙槽嵴的骨吸收状态。

6.2.3 根尖放射线片的不足

但是，在临床应用中根尖放射线片存在以下不足：
- 根尖放射线片尺寸较小，不能显示受检区域全部解剖结构，不能充分显现局部的解剖及生理、病理表现。
- 对于分角线技术投照的根尖放射线片，由于投照角度的变化，牙槽嵴的高度可能会发生放大或缩小，不能准确测量，不能作为种植术前诊断设计的依据。

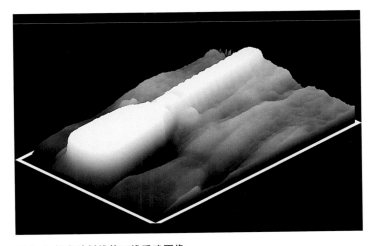

图 6-1　根尖放射线片三维重建图像
三维重建图像中不同的突起高度代表不同组织结构的密度，种植体体部和牙槽骨紧密结合，种植体颈部和牙槽嵴之间无骨结合，间隙呈楔形。种植体和钛钉密度较高呈突起状，种植体和左侧中切牙牙之间的切牙管及牙髓腔密度较低呈低沟状，牙体硬组织密度介于二者之间

6.3 曲面体层放射线片

曲面体层摄影（panoramic tomography）属于体层摄影（tomography）的一种类型，是口腔种植治疗最常用、最重要的影像学检查手段。曲面体层放射线片（panoramic tomograph）能在一张放射线片上反映种植治疗所需的大部分信息，如牙槽骨的垂直高度、骨质密度、下颌管和上颌窦底至牙槽嵴之间的距离、鼻底的位置以及颌骨是否存在其他病变等，是种植手术前的常规检查。数字化的曲面体层摄影技术更加清晰地显示骨小梁等细微结构，当下颌管等结构难以分辨时，通过调整放射线片的灰度、亮度和对比度等进行对比分析，能够达到辨认目的（图6-2和图6-3）。

体层摄影只能获取选定层面上的组织结构影像，选定层面以外的结构在摄影过程中被模糊掉。拍摄曲面体层放射线片时，颌骨位于放射线球管和CCD接收器（或胶片）之间，放射线球管与CCD接收器（或胶片）按颌骨的弧度作相反方向的运动，从而获得一层近似弧形颌骨的体层影像[2]。曲面体层放射线片的影像在垂直方向和水平方向上均存在放大率。放射线与上颌骨不存在角度问题，垂直方向上的放大率较为恒定，大约为10%。根据颌骨的部位，患者与放射线球管焦点之间的距离和机器旋转系统中心位置的不同，水平方向上的放大率变化很大，可以达到20%。颌骨结构离CCD接收器（或胶片）越远，即离放射线源越近，放大率越大。通常，下颌比上颌的放大率大，后牙区比前牙区放大率大。颌骨并非标准的弧形，为了防止牙弓上的组织结构偏离扫描层面，所以在扫描过程中不断地调整旋转中心，通过加快和减慢CCD接收器（或胶片）的相对速度来获得理想的曲面体层影像。这种调整是根据设备预设的平均颌（average jaw）程序来完成的。平均颌的概念是将颌骨分为不同形状（尖圆形、卵圆形和方圆形）和不同牙弓宽度（大、中、小），并且进行组合设定成为不同的程序。尽管如此，仍然不能完全包括个体存在的差异，所拍摄的影像仍有可能发生结构变形，出现组织结构的扭曲（distortion）现象。上颌后牙区的扫描层较厚（约20mm），前牙区的扫描层较薄（约6.0mm），因此上颌后牙区的扭曲程度最低。

由于曲面体层放射线片中存在着组织结构不均匀导致的放大现象和扭曲现象，降低了评价牙槽骨垂直高度和近远中宽度的准确性，并且对下颌管和上颌窦等重要解剖结构位置的判断容易产生误导作用，因此要获得准确的数据通常需要制作咬合模板，拍片时在口腔内需要检查的相应部位放置直径为5.0mm的钢球，通过测量钢球影像所得到的数据换算该部位影像的放大率（图6-2）。

曲面体层放射线片能够显示下颌管近远中向上的走行和垂直向上的位置，却难以精确显示出颏管的位置，一般通过颏孔和下颌管的水平相对位置来判断。通常，颏孔向前延伸5.0mm为颏管长度。一种新的扫描程序，改良垂直曲面程序（improved orthogonal program）的应用使射线方向垂直于颌骨长轴，降低了图像扭曲程度，提高了种植治疗设计的准确性。种植治疗要求非常清晰地显示牙槽骨的结构，但有些病例可以出现上颌与下颌前牙区牙槽骨影像模糊现象，其主要原因有：该区域牙槽骨厚度较低、倾斜明显和牙弓弧度较大等。这种现象在上颌无牙颌患者尤为明显。拍片时，通过调整颌骨的前后位置和改变眶耳平面的角度，或只保证上颌前牙区的清晰度，不考虑颌骨其他部位的扭曲程度，来获得满意的上颌前部牙槽突影像。当无法获得满意影像时，可通过根尖放射线片弥补不足，亦可拍摄锥形束CT，可获得理想的影像。

尽管存在着影像扭曲现象，曲面体层放射线片仍然是口腔种植放射影像学检查的主要方法，其所具有的优点是显著的：

- 可以同时测量牙槽突的高度和缺牙间隙近远中向宽度。
- 排除了骨皮质的干扰，可以清楚显示扫描层骨小梁的变化。
- 解剖标志易于辨认。
- 与种植治疗相关的特殊结构（如上颌窦、下颌管和鼻腔等）显示较为清晰。
- 可排除颌骨可能存在的其他病变和评价余留牙的状态。
- 放射剂量小。

● 易于拍摄, 费用低廉。

当然, 曲面体层放射线片仍然是二维影像, 其存在以下不足:

● 不能反映牙槽骨颊舌向的状态。
● 由于颊舌侧软硬组织的重叠, 可能产生对牙槽突骨量、骨密度的误判; 另外, 部分患者由于头位原因, 硬腭的影像会在上颌窦底区重叠, 故上颌窦底区清晰度差, 部分病例甚至不能准确判断上颌窦底的位置。
● 影像放大失真及扭曲变形明显。
● 无法评价下颌管等重要结构在颌骨中的三维空间位置。
● 一些重要的解剖标志不能精确地显示, 例如上颌窦底分隔。
● 在辅助进行种植治疗的诊断和设计方面仍然有局限性。

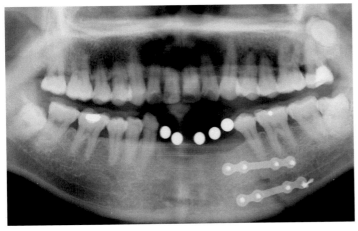

图 6-2　测算放大率
在缺牙位点利用蜡基托固定 5.0mm 直径钢球并拍摄曲面体层放射线片。在放射线片上测量相应的钢球直径, 根据二者的直径差测算曲面体层放射线片的放大率

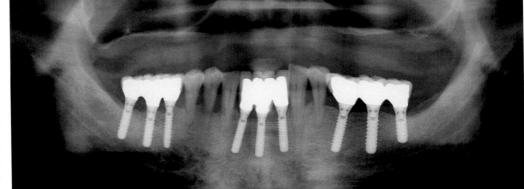

图 6-3　曲面体层放射线片
种植体周围骨结合良好, 上部结构和种植体密合。种植体均位于下颌管或颏孔上方 1.0～2.0mm 处。余留牙的牙槽骨间隔均有水平向和垂直向骨吸收。上颌牙槽骨严重吸收, 上颌窦腔气化增大, 窦底距牙槽嵴顶高度 1.0～2.0mm

6.4　螺旋CT扫描

电子计算机体层摄影(computed tomography，CT)能够全面测量牙槽骨密度(包括骨皮质和骨松质的密度)、重建组织结构图像，全面实现对颌骨垂直向高度、颊舌向宽度和近远中长度的测量，进而可以全面评价组织结构之间三维关系。在上颌骨，可以准确显示上颌窦底、鼻腔底和切牙管的位置；在下颌骨，可以精确显示下颌管和颏孔的位置，所以CT片可以准确评价可用骨状态，明确种植体植入的位置、数量、角度和直径等(图6-4~图6-19)。

CT图像的空间分辨率(spatial resolution)不如二维放射线片图像高，但有极强的密度分辨率(density resolution)。所以在CT片上能够清楚地区分骨皮质和骨松质，测量其相对密度，同时可以很好地显示软组织结构，如牙龈、上颌窦黏膜和硬腭黏膜的厚度等。

CT仍然属于体层摄影，所以CT图像是层面图像，但是它通过数字影像技术重建层面图像，排除了普通体层摄影技术中邻近组织的模糊结构(blurred structures)，图像

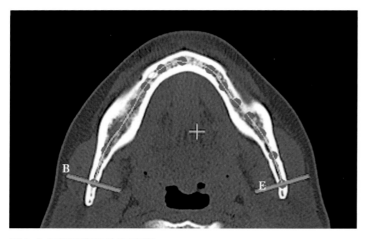

图6-4　下颌骨横断面CT图像
清楚地显示了下颌牙弓的形态、颊舌侧骨皮质的厚度以及骨皮质和骨松质的密度。红色圆点和黄色曲线为曲面体层的重建路径

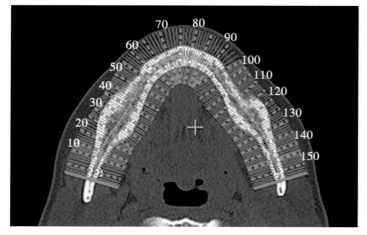

图6-5　下颌骨垂直断面位置图
显示下颌骨垂直断面重建时的位置图，可以根据图形的编号确定垂直断面图像的位置

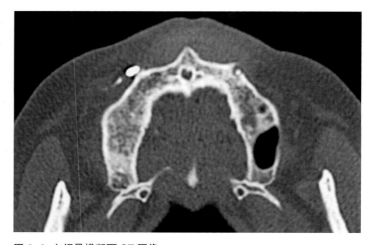

图6-6　上颌骨横断面CT图像
马蹄形牙弓前方可见突出的前鼻嵴和其内侧圆形切牙管横断面图像。可见左侧上颌窦颊侧骨壁菲薄

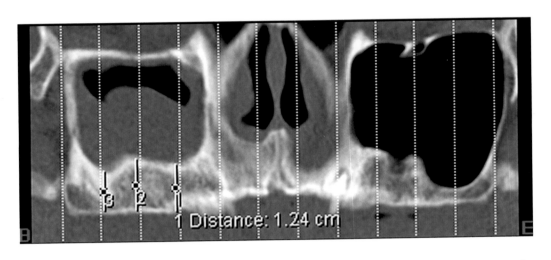

图 6-7　上颌曲面断层 CT 图像
重建的上颌曲面断层图像显示右侧上颌窦黏膜增厚，牙槽嵴顶至上颌窦底的距离为 10.4 ～ 12.4mm 之间，左侧为 2.5 ～ 15mm 之间。牙槽骨的骨皮质厚度、骨密度和切牙管显示清晰

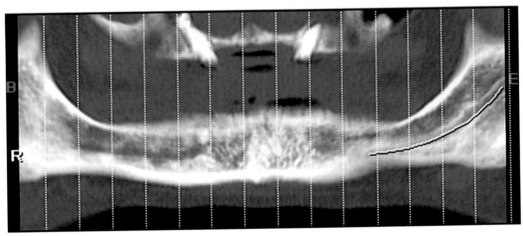

图 6-8　下颌曲面断层 CT 图像
重建的下颌曲面断层 CT 图像显示了下颌管的走行，牙槽嵴顶至下颌管的距离在 4.0 ～ 5.0mm 之间，并显示了右侧颏管及颏孔的位置。下颌骨的骨皮质厚度和骨密度显示清晰

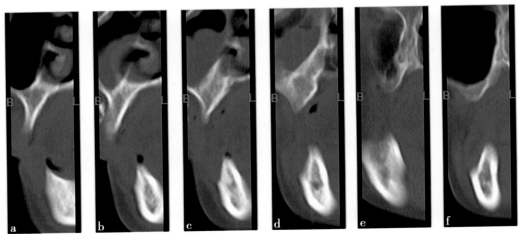

图 6-9　上下颌骨垂直断面 CT 图像
图 a ～ d 为右侧切牙区、尖牙区、前磨牙区、磨牙区；图 e，f 为左侧磨牙区。上颌牙槽嵴骨皮质消失，下颌牙槽嵴刃状。右侧磨牙区牙槽嵴距上颌窦底垂直高度 10mm，牙槽嵴距下颌管为 6.0mm，上颌窦黏膜增厚，左侧牙槽区牙槽嵴顶至上颌窦底 2.5mm

质量更加清晰[3]。要获得不同方向的断层图像和显示整个器官，可以将多个连续的层面图像重建成横断面、冠状面、矢状面的层面图像，甚至曲面断层图像、任意方向的断层图像和三维立体图像。所以可以在三维空间上评价可用骨的骨量和骨密度，设计种植治疗方案，预测种植体与下颌管、颏管、颏孔、上颌窦底、切牙管和鼻底等重要结构的位置关系。在种植手术后拍摄 CT，其图像可以评价种植体植入后的位置、角度以及与重要解剖结构之间的关系。

不同层面的上颌骨横断面图像可以显示出上颌牙弓的形状、牙槽骨的宽度、骨皮质的厚度、骨皮质和骨松质的密度、上颌结节的形状、切牙孔的位置及上颌窦底分隔

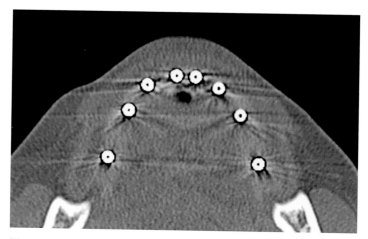

图 6-10　下颌横断面 CT 图像
显示诊断导板中设计的 8 颗种植体在牙弓中的位置

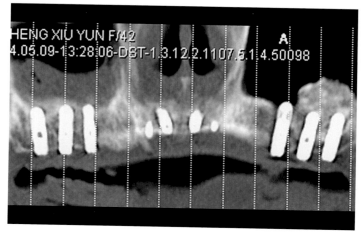

图 6-11　上颌曲面体层 CT 图像
显示已植入的 8 颗种植体：切牙区的两颗种植体，因重建层面的角度关系未完全显示，在种植体两侧可见 2 颗钛钉的图像

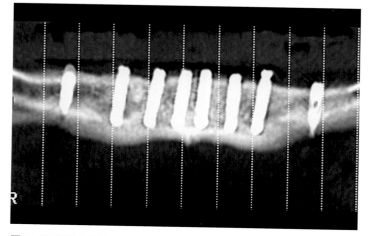

图 6-12　下颌曲面体层 CT 图像
显示进行下牙槽神经血管束移位后，已植入的 8 颗种植体

的位置和形状等。不同层面的下颌骨横断面图像可以显示出下颌牙弓的形状、牙槽骨的宽度、骨皮质的厚度、骨皮质和骨松质的密度等。在种植治疗的诊断和治疗方案的设计过程中，上颌骨和下颌骨横断面的层面图像主要用于牙槽骨冠状面断层和曲面断层的定位和标记。不同层面的上颌骨垂直断层图像可以显示出上颌牙槽

突的垂直高度和颊舌向宽度、骨皮质厚度、骨皮质和骨松质的密度、牙槽嵴的倾斜程度、上颌切牙管的走行、鼻底和上颌窦底的位置等。不同层面的下颌骨垂直断层图像可以显示出下颌牙槽骨的垂直高度和颊舌向宽度、骨皮质厚度、骨皮质和骨松质的密度、牙槽骨的倾斜程度以及下颌管、颏管、下颌切牙管和颏孔的空间位置等。

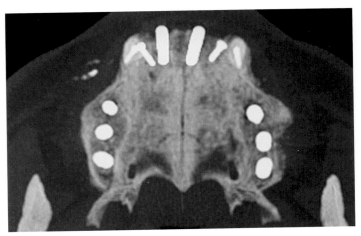

图 6-13　上颌横断面 CT 图像
显示 8 颗已植入的种植体在上颌牙弓中的位置。在切牙区两颗种植体的两侧为两颗用于固定屏障膜的钛钉

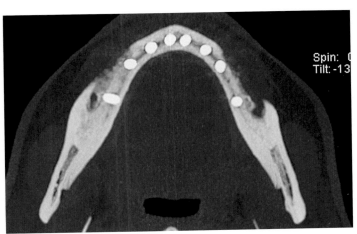

图 6-14　下颌横断面 CT 图像
显示 8 颗已植入的种植体在下颌牙弓中的位置

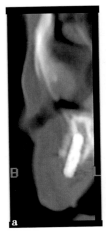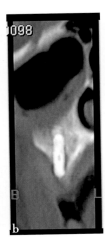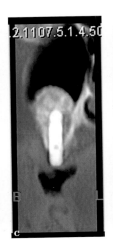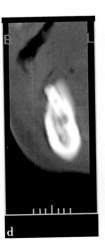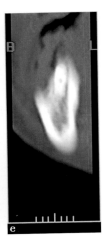

图 6-15　垂直断面 CT 图像
a～c. 上颌种植体断面图像　　d，e. 下颌断面图像

从上颌骨及下颌骨横断面上按照牙槽突的形状能够以任意弧线(或曲线)的形式设置曲面断层层面,基本上消除了图像的扭曲现象,是真正意义上的上颌骨及下颌骨曲面断层图像。上颌曲面断层图像可以清楚地显示上颌牙槽骨的高度、牙槽嵴骨皮质的厚度、骨皮质和骨松质的密度、上颌切牙管的位置、鼻底的位置和上颌窦底的位置及其间隔的位置等,同时可以显示上颌窦底黏膜的厚度以及是否存在上颌窦炎等疾病。下颌曲面断层图像可以清楚地显示下颌牙槽骨的高度、牙槽嵴骨皮质的密度,骨皮质及骨松质的密度、下颌管、颏管和下颌切牙管的走行、位置以及颏孔的位置等。

经过调整后包括上颌骨与下颌骨的矢状面和冠状面的层面图像,可以反映出上颌骨与下颌骨的之间位置关系,为种植修复关系的恢复提供依据。

戴入诊断模板进行 CT 扫描,检查所设计的植入位置、方向是否合理,尤其是无牙颌是否重建了良好的咬合关系。

种植体植入后进行 CT 扫描,可以全面评价种植体在牙槽骨内的三维空间位置,种植体与重要解剖结构之间的三维空间关系,评价包括上颌窦底提升术在内的各类骨移植术的效果,分析新生骨的骨密度,判断预后效果。

多层螺旋 CT(multi-slice spiral CT)扫描一周即可获得 8～34 层图像,这减少了移动伪影,提高了图像质

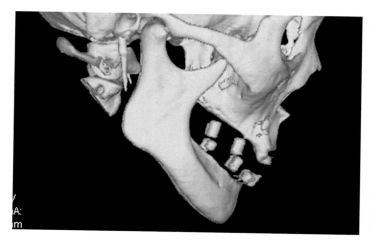

图 6-16 上下颌骨三维立体图像
重建的三维立体图像显示了所设计的种植体植入的位置关系

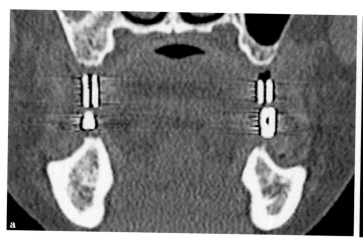
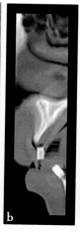
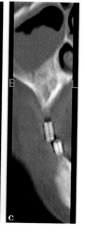

图 6-17 下颌骨冠状断面 CT 图像
显示不同方法重建的冠状断面图像
a. 左、右侧上下颌磨牙区设计的种植体植入的位置关系
b. 中切牙区设计的上下颌种植体植入的位置关系
c. 右侧上下颌前磨牙区设计的种植体植入的位置关系

量，扫描层面厚度可以达到 0.5mm，像素的数目可以达到 262 144 个，重建的各个层面的图像可以近似于组织结构的影像，三维立体成像的效果逼真[3]。重建的三维图像更形象地表达了组织结构之间的关系。在种植修复方面，除了可以模拟外科手术和骨缺损的重建外，还可以更加直观地比较骨的密度，估计种植修复的临床效果。仿真内镜（virtual endoscopy）可以模拟上颌窦形态，有利于评价上颌窦底提升术前和术后上颌窦黏膜的状态。尽管目前的 CT 影像技术还无法精确地显示上颌窦底黏膜的颜色和黏膜下血管的变化，但其具有方便、安全、无创操作等优点。而针对种植修复诊断和设计的专业软件，如 Dentacam、Simplant 等，可专门用于分析上颌骨与下颌骨的 CT 图像，使种植医师能更加灵活、方便的运用 CT 检查技术，增强了 CT 在种植治疗诊断和设计中的作用。

尽管 CT 检查技术在种植治疗中具有非常重要的作用，但其仍有不足之处：

● 种植体周围产生伪影，影响了周围细微结构的观察，无法对骨 - 种植体界面作出评价。

● CT 影像的三维重建功能需要专用的软件支持，不便于口腔种植学科的普遍应用。

● CT 检查的费用较高，只能在其他影像学检查无法满足需要时才考虑使用。

● CT 放射线有效剂量（effective dose）相对较高，不宜连续多次拍摄，限制了其在口腔种植学科的应用。

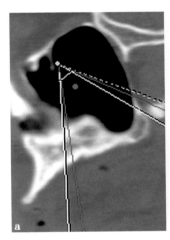
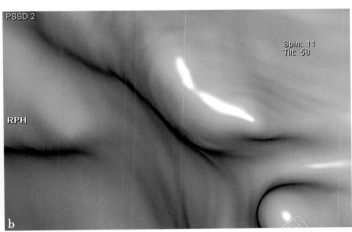

图 6-18　上颌窦仿真内镜
a. 上颌窦内镜视角
b. 上颌窦底提升术前窦腔内的仿真内镜图像，窦腔黏膜光滑无炎症

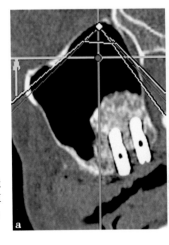
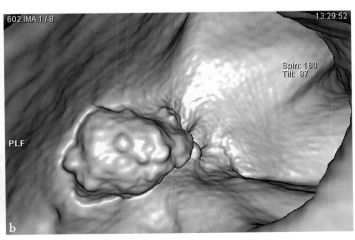

图 6-19　上颌窦仿真内镜
a. 上颌窦内镜视角
b. 上颌窦底提升术后窦腔内的仿真内镜图像，窦底黏膜不规则隆起，其下方为植入的 Bio-oss 颗粒，黏膜无穿孔、无感染，略显水肿状态

6.5 锥形束 CT 扫描

在临床上,多数牙缺失的位点都会有牙槽骨骨量的减少,牙槽骨轮廓可能会发生改变。在种植治疗时,术者应根据患者的解剖条件进行相应的三维定位,以确保最终种植修复体的形态和位置能满足患者功能和美观的需求。螺旋 CT 作为一种三维影像诊断工具,在口腔种植诊疗过程中发挥了重要作用,但由于拍摄费用高、图像质量及准确性受体素及螺距影响和图像重建程序相对复杂,其在口腔种植临床中的应用未能大范围推广,使用受到了限制。

在 20 世纪 90 年代初,锥形束 CT(cone beam computed tomography,CBCT)影像设备面世,在近二十年的时间内其设备及影像技术不断成熟,并广泛地应用于口腔临床诊疗过程中。其中,锥形束 CT 影像技术在口腔种植学科中的应用最为广泛。

锥形束 CT 的成像原理也与螺旋 CT 有很大不同,其原理是 X 射线源发出锥形 X 线束,同时围绕投照体进行 180°或 360°旋转扫描,射线透过投照体后由同步反向旋转的数字化平板状探测器接收,所获得的数据由计算机进行重组,最终获得三维影像(图 6-20,图 6-21)。因此,从射线源上看,锥形束 CT 采用的是三维锥形束射线源,而螺旋 CT 采用的是平面扇形射线源;从接收射线的探测器看,锥形束 CT 采用的是平板状接收器,而螺旋 CT 采用的是线状探测器。所以,锥形束 CT 对放射线利用率较高,只需要较低的曝光剂量和较短的曝光时间就可以完成扫描,同时其具有较高的空间分辨率,对颌骨等硬组织的成像质量更好。

锥形束 CT 配套的软件环境更加适合口腔科及口腔种植学科的应用。三维影像及重建影像可以进行任何角度的旋转,可对关注区域进行切割、放大,可进行牙弓曲面断层成像和垂直于颌骨的颌骨垂直断层成像,同时完成三维立体重建,可以非常直观地显示医师所关注部位的三维影像,便于临床应用。三维立体重建影像也可以进行不同密度组织的过滤,只保留需要被评价的对象。例如,下颌种植手术后检查手术效果时,可在三维立体影像上过滤掉软组织、骨组织密度,只显示牙齿、种植体、模拟的下牙槽神经影像,可以非常直观地评价各解剖标志的相互关系。另外,医师还可利用软件的模拟种植功能,在放射线影像上制订种植治疗计划,选择种植体植入的部位及种植体的型号等(图 6-22～图 6-26)。

因此,锥形束 CT 及三维重建软件能更简单地应用于牙种植的诊断及设计,并能提供更好的细节和进行精确的解剖学评估。

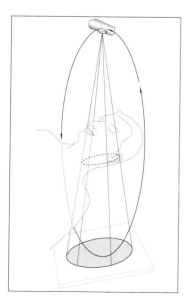

图 6-20 锥形束 CT 成像原理
放射线源发出锥柱状放射线束,同时围绕检查对象作 180° 或 360° 旋转,平板探测器同步接收射线并进行数字化转换及重建,获得最终的三维立体影像
模式图绘制:北京口腔种植培训中心-袁苏

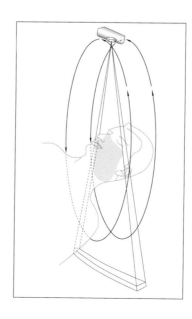

图 6-21 螺旋 CT 成像原理
放射线源发出一定厚度的扇形射线束,同时放射线源围绕检查对象作螺旋运动,探测器同步接收射线并进行数字化转换及重建,最终获得三维立体影像
模式图绘制:北京口腔种植培训中心-袁苏

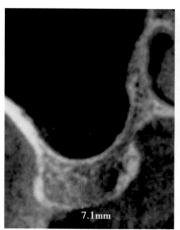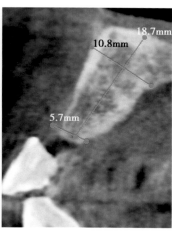

图 6- 22 锥形束 CT 的测量功能
在颌骨的垂直断层影像上，可以准确测量种植位点可用牙槽骨的高度、宽度和厚度，同时评估牙槽嵴轮廓及轴向

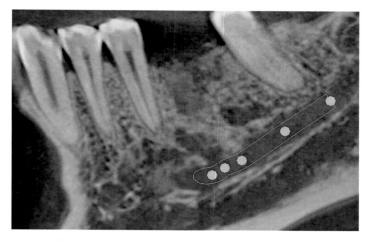

图 6-23 锥形束 CT 的下颌管标记功能
在模拟的曲面断层影像上可清晰地断出下颌管的影像，并利用神经标记功能清晰显示下颌管，便于辅助评估

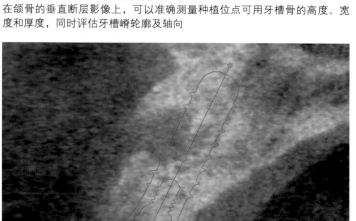

图 6-24 锥形束 CT 的模拟种植功能
颌骨的断层影像上，可模拟进行种植体植入。图为上颌前部种植位点，植入软组织水平种植体，种植体在理想位置时，唇侧及腭侧骨板的厚度

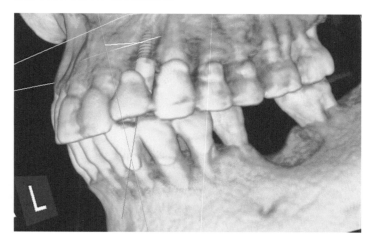

图 6-25 锥形束 CT 三维重建影像
锥形束 CT 三维重建影像可直观地显示种植位点及颌骨的立体影像，并可同步显示模拟种植的结果，便于医师术前准确评估，以及术后确认手术效果

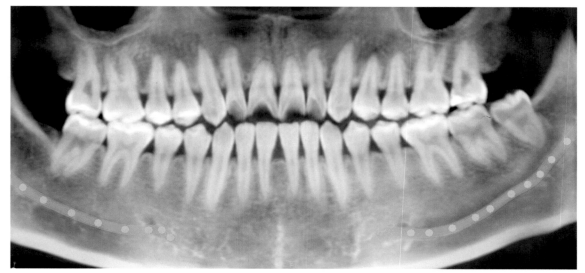

图 6-26 锥形束 CT 的模拟曲面体层效果
利用锥形束 CT 可获得准确的颌骨断层影像，同时可选择多层影像进行重叠，获得模拟曲面体层影像。图为 9mm 厚的影像重叠后获得的曲面体层影像，可全面评估颌骨情况，避免发生漏诊

6.5.1 锥形束 CT 的评估项目

应用锥形束 CT 可评估缺失牙位点的可用骨骨量及骨质量,判断种植术中是否需要骨增量以及确定修复时机及修复方案[6]。使用锥形束 CT 三维成像技术,可以很直观地再现患者口内牙槽骨及相邻牙及其他解剖标志的形态及相互关系,便于医师制定更加准确的治疗方案;同时,便于和患者解释及沟通。

剩余牙槽骨骨量的评估

区别于二维放射线影像,锥形束 CT 在可用骨高度的测量上更加准确,并且可以在牙槽骨横断面影像上进行可用牙槽骨厚度的测量(图 6-22)。由于锥形束 CT 中图像的尺寸都经过校准,因此,医师可以直接应用影像相关软件的测量功能进行缺牙位点可用骨的高度及厚度的测量。一些复杂的病例,可以结合放射线诊断模板对计划种植位点的植入位置、角度及深度进行校准,以确保种植体植入到最佳的位置及轴向,同时尽可能地简化治疗程序,减少复杂的组织增量处理。

剩余牙槽骨骨质量的评估

在二维放射线影像上,骨皮质和骨松质的影像均是在颊舌向重叠之后呈现的,临床上对密度的判断易发生偏差。对于早期种植的病例,二维放射线片也不能准确判断拔牙窝的愈合情况,甚至会发生误判,这对种植手术方案及种植体型号的选择会产生不良的影响。而在锥形束 CT 片上,可以相对准确地判断缺牙位点不同部位骨皮质的厚度,骨小梁的结构以及骨松质的密度,对牙槽骨密度的分级相对会更加准确。在下颌前牙区等骨皮质比较厚的部位,准确的术前诊断可让术者在术中更加精细地进行种植窝的预备,预防发生骨皮质的折裂;在下颌后部,对骨松质的准确判断有利于种植窝预备时力度的把握,防止损伤下颌管等重要解剖结构;在上颌后部进行穿牙槽嵴顶上颌窦底提升时,有利于术前判断骨松质密度,制订相应手术方案,提高种植体初始稳定性,尽量减少上颌窦腔黏膜穿孔等并发症。

牙槽嵴颊舌侧轮廓的评估

牙槽嵴颊舌侧轮廓影响种植体植入颌骨的轴向及是否需要进行骨增量手术,这种情况主要体现在上、下颌前牙区域。在锥形束 CT 影像技术中,可利用软件的种植手术设计功能及种植手术放射线诊断模板来完成种植体植入位置、轴向和深度的治疗设计。

下颌管走向的评估

在锥形束 CT 片上,可以清晰地显现下颌管在近远中及颊舌向的走行,医师可利用软件相关功能标记下颌管的位置,这使下颌后部可用骨高度测量更加准确,从而保证种植手术安全,减少并发症(图 6-23,图 6-27,图 6-28)。

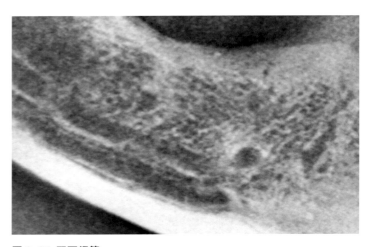

图 6-27 双下颌管
锥形束曲面断层影像上可准确断出下颌管的影像。另外,对一些下颌管分支的病例,亦可及时发现。图为下颌右侧存在垂直向伴行的双下颌管

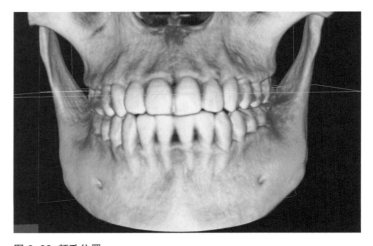

图 6-28 颏孔位置
在颌骨的三维重建影像上可清晰地观察到颏孔位置与牙列的相对位置关系,利于毗邻术区种植方案的确立

上颌窦底区域三维形态的评估

上颌窦底区域的三维形态评估包括上颌窦底区域颊侧骨壁的厚度及形态、上颌窦底的近远中向及颊舌向的形态变化、窦腔内是否存在分隔及分隔的数量和形态、窦腔内是否存在病理性改变以及窦底区域牙槽嵴轮廓的相对位置关系等[7-12]（图6-29）。

种植手术后的评估

在种植手术后，医师可利用锥形束CT的三维成像功能评估手术效果，例如种植体植入的三维位置及轴向是否合理、种植体与相邻牙的三维位置关系、种植体与周围重要解剖位置的三维位置关系及骨增量的效果等。上颌窦底提升术后，可利用锥形束CT对提升后窦底区域的形态进行评估（图6-30）。下颌后部，还可判断种植体根端与下颌管、颏孔等解剖标志的三维位置关系（图6-31，图6-32）。

在长期随访的过程中，可定期拍摄锥形束CT评价种植体的骨结合，种植体各个部位的骨吸收均可被精确地判断。除了临床检查的手段外，三维重建影像也可以辅助确定任何涉及牙槽骨的并发症，例如种植体周围炎，也可以使用三维重建影像进行诊断。另外，锥形束CT可用于对种植治疗的长期成功率的评价。

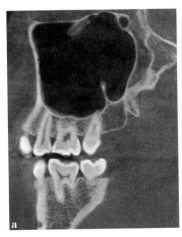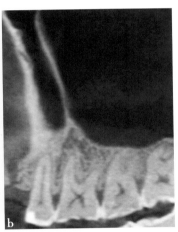

图 6- 29　上颌窦分隔
两图均可观察到上颌窦底区域存在骨性分隔，其位置、形态及高度均不同。骨性分隔的存在对确定上颌窦底提升的术式和判断手术风险均有重要影响

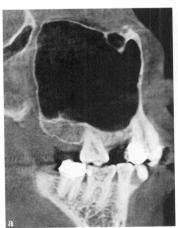

图 6- 30　上颌窦底提升的手术评估
a 图示术前上颌窦底的形态及种植位点的牙槽嵴形态；b 图示穿牙槽嵴上颌窦底提升术后窦底黏膜轮廓以及骨代用品材料的分布，未发生黏膜穿孔

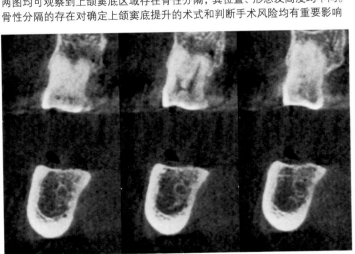

图 6- 31　下颌后部下颌管的颊舌向位置
本图显示下颌磨牙区牙槽嵴顶距下颌管距离较近，但下颌管颊侧牙槽骨有较充足骨量

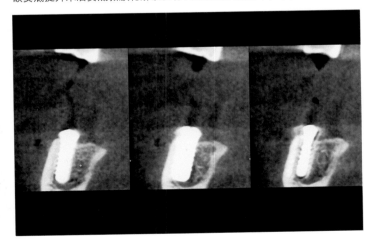

图 6- 32　下颌后部种植术后评估
在数字化手术模板的引导下完成种植体植入，可见种植体位于下颌管颊侧的安全位置

6.5.2 锥形束 CT 在不同解剖部位的应用

下颌前部的种植

　　下颌前部牙齿缺失后牙槽嵴的萎缩相对比较明显。如果牙槽骨高度未发生明显变化,牙槽骨常为水平向明显吸收,形成刃状牙槽嵴。在临床上一般需要降低牙槽嵴高度,使牙槽嵴顶变得相对较宽,形成种植窝预备的平台,否则,种植窝的预备是非常困难的。另外,在颏窝区常有明显凹陷,术者必须避免将种植体植入得过于靠近舌侧。应用锥形束 CT,可以准确观察牙槽嵴轮廓,同时评估骨皮质的厚度,便于准确设计种植体植入的轴向,决定是否需要进行骨增量,同时避免手术时发生颌骨舌侧的穿孔,

因为舌侧动脉的损伤会导致大出血,伴发口底血肿,危及患者生命(图 6-33)。另外,部分病例在下颌前部存在切牙管(mandibular incisive canal),内有神经血管束,在影像分析时需仔细观察(图 6-34)。

下颌后部种植

　　在下颌后部进行种植,解剖学上主要考虑的是下颌管的走行及颏孔区域的解剖形态对种植手术安全性的影响。锥形束 CT 影像可以精确地再现下颌管的轮廓,同时可使用相应软件对下颌管进行定位标记。这样,可以在颏

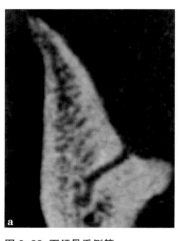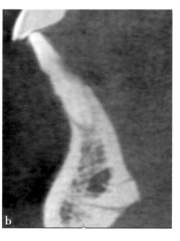

图 6-33 下颌骨舌侧管
在颏棘上下会有下颌骨舌侧管,内有舌神经、舌下神经、舌动脉、舌静脉、舌下动脉、舌下静脉等神经或血管分支,对于牙槽嵴吸收严重的患者种植术前,或颏部取骨的病例,需重点评估该解剖标识,避免产生严重的术后并发症

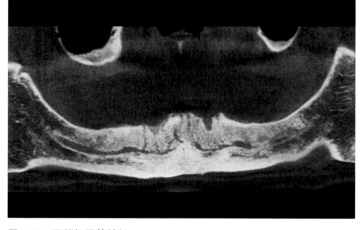

图 6-34 下颌切牙管神经
下牙槽神经穿出颏孔同时,其分支继续前行到达下颌切牙区,种植手术时需要注意避让

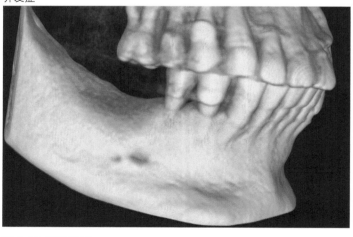

图 6-35 双颏孔图
颏神经在穿出颏孔前经常会向近中迂回,形成神经袢,颏孔也常见双颏孔或多颏孔。因此,颏孔毗邻区域种植时,需仔细评估,并留出安全距离

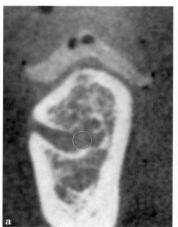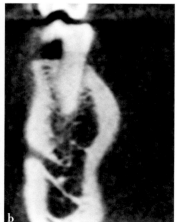

图 6-36 颏孔
颏孔一般位于下颌第二前磨牙根方或偏近中区域,下颌管一般位于颌骨断层正中区域,颏管与下颌管的夹角差异很大,因此在该区域确认可用骨量时需留出距离颏管 2mm 的安全距离,防止损伤颏神经

舌侧断层影像上精确测量可用牙槽骨的厚度及高度，并在软件辅助下选择种植体型号，同时可在三维重建影像上观察模拟种植体与下颌管、邻牙及颊舌侧骨壁之间的相对位置关系。锥形束 CT 的应用，提高了诊断的准确性，显著地减少了种植体植入时损伤神经的风险，特别是在颏孔区域（图 6-35，图 6-36）。

另外，下颌舌骨线的轮廓及下颌体部舌侧的凹陷也可应用锥形束 CT 影像精确地分析，避免种植体植入时轴向过度偏舌侧，发生舌侧骨壁穿孔的并发症（图 6-37）。

上颌前部的种植

在上颌前部区域进行种植治疗，患者期望值相对都比较高，而在临床中，高位笑线、薄龈生物型和窄牙弓的患者，治疗难度都非常大。这就需要精确的诊断，并在手术时将种植体植入到准确的位置、轴向及深度。应用锥形束 CT 检查，可了解缺牙位点牙槽骨的轮廓、牙槽骨质量、邻牙釉牙骨质界及牙槽嵴顶的部位等诸多信息，这些信息对制订植入手术的计划是至关重要的。

在解剖学上，该区域鼻棘部位一般是种植手术中自体骨的供区，同时其解剖形态对骨增量手术也会产生影响，需要在术前应用锥形束 CT 进行评估；鼻腭管内有神经血管束，其走行位置及形态也会对相应位点的种植手术产生影响，应在三维影像学的检查中进行精确定位，避免手术中的误伤（图 6-38）。

上颌后部种植

制订上颌后部的种植治疗计划时需要考虑上颌窦的情况。现阶段，上颌后部可用骨高度不足的情况下，常规使用的方案是应用上颌窦底提升术和骨增量术提升和增高上颌窦底，获得相对理想的可用骨高度。如果选用穿牙槽嵴顶上颌窦底提升术，应用锥形束 CT 影像准确的评估骨的质量是非常重要的，另外需要对上颌窦腔内可能存在的分隔进行准确定位，在手术过程中尽量避让。如果选用侧壁开窗上颌窦底提升手术，对上颌窦腔解剖形态的了解就需要更加详细，以保证开窗、窦腔黏膜分离及提升等程序的安全，尽量避免黏膜穿孔等并发症（图 6-39～图 6-44）。

上颌后部种植的另一种方案是种植体植入时不按照牙长轴方向植入，而是利用术区的可用骨，在上颌窦底下方向近中的尖牙窝方向和远中的上颌结节方向植入种植体。此方案避免了上颌窦底提升及骨增量手术，减轻了患者痛苦，缩短了手术愈合时间，但难度较大，术前必须获得术区牙槽骨及上颌窦区域的三维影像信息，确定准确的植入方向，一般都需要应用数字化手术模板。

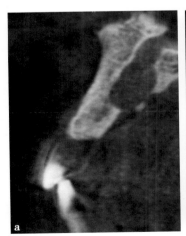

图 6-37　下颌舌侧轮廓
下颌骨体部舌侧，下颌舌骨线下方常有较大凹陷，在下颌后部植入种植体时，需注意种植体轴向，避免破坏下颌舌侧骨壁，导致种植体从颌骨舌侧穿出，造成严重的并发症。图为下颌右侧磨牙区缺牙位点舌侧，内斜线下方明显的凹陷

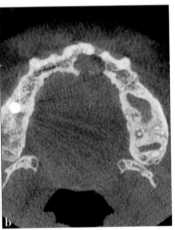

图 6-38　鼻腭管囊肿
上颌前部种植时，鼻腭管的位置、走行及其直径对种植位点及手术方案的选择有重要影响。临床上经常可见鼻腭管偏离正中，或管腔直径较大，影响术区的可用骨量，治疗设计时需要避让。图为鼻腭管囊肿，在管腔中部发生膨隆，水平向累及多颗前牙

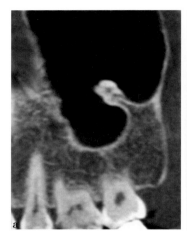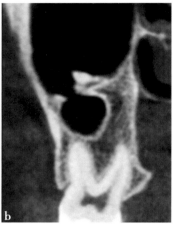

图 6-39　上颌窦分隔

在上颌窦腔内常存在不同形态的骨性分隔，对该术区的种植手术的术式有不同的影响

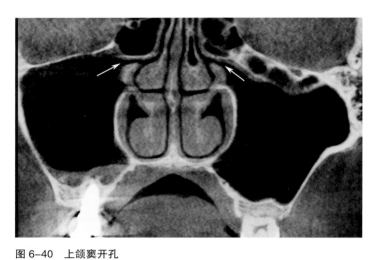

图 6-40　上颌窦开孔

上颌窦与鼻腔之间由上颌窦开孔交通，该开孔是上颌窦腔向鼻腔引流的通路，其位置位于鼻腔侧的中鼻甲和中鼻道之间，开孔直径个体差异较大

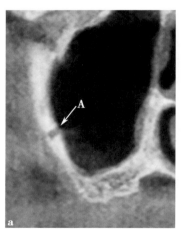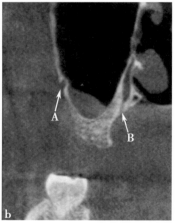

图 6-41　上颌窦壁神经血管束切迹，翼腭管

颌骨垂直断层影像上可观察到位于上颌窦外侧骨壁（箭头 A）的神经、血管束在骨面形成的切迹。图 b 可见腭神经走行的翼腭管（箭头 B）

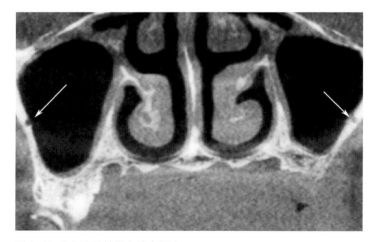

图 6-42　上颌窦壁神经血管束切迹

颌骨垂直断层影像上可观察到位于上颌窦外侧骨壁（箭头）的神经、血管束在骨面形成的切迹。该切迹距离上颌窦底的垂直距离不等，侧壁开窗上颌窦底提升术时需注意切口线位置，避免损伤窦壁内的动脉分支

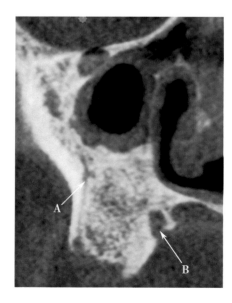

图 6- 43　上牙槽后神经、腭大孔

在上颌后部第二磨牙区垂直断层影像上可见上牙槽后神经牙槽管（箭头 A）和腭大孔（箭头 B）。对于该区域牙槽嵴高度严重不足的患者，牙槽嵴顶距离腭大孔的距离很近，在手术切口及翻瓣时，须注意保护腭侧神经血管束，避免损伤

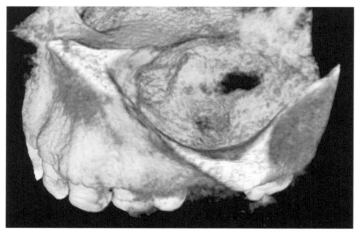

图 6-44　上颌窦腔三维重建图像

从颅顶位观察上颌窦腔形态，可见上颌窦最低点位于第二磨牙近中区域，然后向近远中向抬高，窦底有较低的骨性分隔

6.5.3 锥形束 CT 在骨增量手术中的应用

局部骨增量

　　种植体的长期稳定取决于种植体植入时的可用骨量。如果在种植体植入时保证颊舌侧均保留 1.5mm 厚骨板，则种植体周围骨吸收的风险就非常低。可利用锥形束 CT 影像的测量功能来预先评估种植位点垂直向及颊舌向的可用骨量，有利于术前对种植位点骨缺损进行准确评估和选择合适的骨增量方案（图 6-45～图 6-48）。

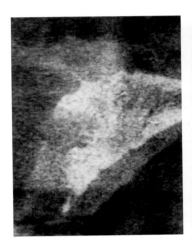

图 6-45 GBR 术前
种植位点颊侧大范围骨缺损，牙槽嵴高度可

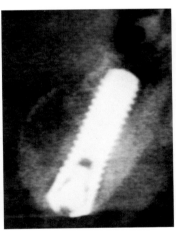

图 6-46 GBR 术后即刻
种植位点颊侧大范围骨增量，可见光滑、膨隆的骨增量后轮廓

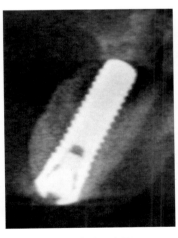

图 6-47 GBR 术后 4 个月
种植位点颊侧骨增量区域轮廓清晰，密度可，无异常

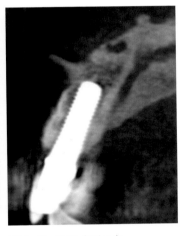

图 6-48 GBR 术后 3 年
种植位点颊侧骨增量区域轮廓完成骨改建，可见清晰的骨皮质和骨松质影像，骨结合无异常

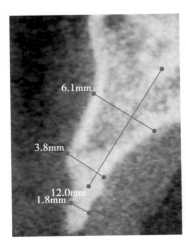

图 6-49 块状骨移植术前
术前可见牙槽嵴垂直向和水平向严重骨缺损

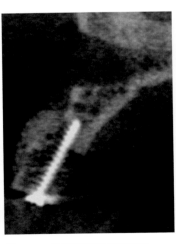

图 6-50 块状骨移植术后即刻
在牙槽嵴基部制取自体骨块，修整牙槽嵴形态并将骨块坚固固定

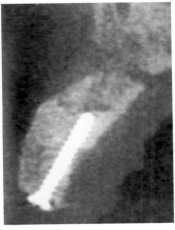

图 6-51 块状骨移植术后半年
自体骨块愈合良好，骨块无明显吸收

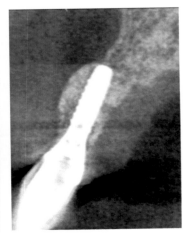

图 6-52 种植修复后半年
种植体颊腭侧骨板厚度理想，骨皮质连续，种植体骨结合无异常

口内块状骨移植

口内取骨一般使用下列供区：颏部、上颌结节、颧牙槽嵴和磨牙后区升支部。应用颏部供区可保证获得大量骨组织，但患者术后症状较重，可能发生感觉异常，有时术区恢复得很慢。上颌结节区域可提供少量的骨松质。当只需要获得骨碎屑时，可使用超声骨刀在颧牙槽嵴区域取骨，但在这个过程中，应注意不要损伤上颌窦。可用骨量可在术前应用锥形束CT来判断。

在口内进行块状骨移植时，术前诊断必须确定准确的缺损范围，确定供区所能获得的骨块的尺寸及可用骨量。在磨牙后区取骨时，患者术后并症状相对较轻，但有损伤下牙槽神经的风险，特别是计划获得大量骨组织时。因此，可事先应用锥形束CT来判断神经在垂直向和水平向的走行。在受区，锥形束CT同样可用于判断受区骨质量是否可保证固位螺钉锚固，这样可以保证自体骨块能获得良好的固位（图6-49～图6-52）。

上颌窦底提升术

在上颌窦底提升术中，需要非常细致地分离上颌窦黏膜以避免其穿孔。另外，在上颌窦腔内常存在一个或多个骨性分隔。Malkinson S 等[8]在52例上颌窦外提升临床病例中，发现分隔存在的比例为40%；Andre W 等[9]在针对上颌窦的CT扫描结果统计显示，上颌后牙无牙区上颌窦分隔存在的比例为71%，有牙区分隔存在的比例为66%，总的分隔存在率为69%。临床上，分隔的存在会显著增加上颌窦手术的难度，同时会增加手术并发症，特别是上颌窦黏膜穿孔的风险。Devorah Schwartz-Arad 等[10]的临床报道，穿孔发生率达44%，Leon Ardekian 等[13]的文献报道，穿孔率为20%～60%。为了将分隔描述得更加准确，Kim 等[14]将上颌窦底区域分为三个解剖区域：前区（第二前磨牙的近中到远中区域）、中区（第二前磨牙远中到第二磨牙近中区域）和后区（第二磨牙远中）。Andre W 等[9]统计显示位于前区的分隔约占26%，中区的约占49%，后区占25%。且部分病例存在两个或两个以上的分隔，高度平均为6.2mm。因此，对外科医师来说在手术前了解上颌窦的解剖形态非常重要。常规使用的二维放射诊断技术不能提供任何这方面的三维容积信息。在外科手术过程中，上颌窦底轮廓的信息同样非常重要。在事先了解上颌窦底轮廓的情况下，可以放心的对黏膜进行剥离，因为术前已经了解是否存在分隔及其分隔所在部位，是否存在窦底下沉的区域。随后在种植体植入时，精确确定可用牙槽嵴的高度对种植体植入后的稳定性是很有必要的。使用三维重建影像技术还有利于术前决定是同期还是延期进行种植体植入，这也可使患者更好地了解手术的预期效果。术前的放射线检查结果可以确保外科手术设计更加精确并有利于按照术前治疗方案进行手术，对一些存在较细小分隔的特殊解剖情况，可以详细地向患者告知上颌窦黏膜穿孔的风险。制订种植计划时可避开牙槽骨量和质量较差的部位，选择最佳的可用骨来完成种植体的植入，这样可使种植体获得较高的初始稳定性。应用锥形束CT影像，医师在术前获得了准确的解剖学信息，上颌窦骨增量同期进行种植体植入会更加安全，同时还可以缩短手术时间。

口外骨移植

严重的骨缺损（例如肿瘤术后或牙槽骨萎缩后）表现为牙槽嵴几乎完全吸收，需要进行垂直向和水平向的骨增量。临床上一般使用取自髂前上棘的游离的带有单层骨皮质的骨块来完成骨移植。在大范围的骨增量之后，应用以修复为导向基于锥形束CT数据的数字化手术模板确定的种植手术方案，对确保将种植体植入到比较合适的位置非常有利。

牵张成骨

牙槽嵴牵张成骨（distraction）有利于修复牙槽嵴垂直向的骨缺损。在牵张成骨时，将牙槽嵴的某段松弛，并应用牵张器进行牵引。制订种植计划时，选择种植体植入的位置是非常重要的，除了考虑修复之外，同时还要保证移位后的骨块也可被种植体固定。三维影像提供了局部骨轮廓的准确信息，便于制订种植计划，可使种植体根方位于基骨内，这样有望获得长期稳定的预后。

6.5.4　锥形束 CT 影像在计算机辅助的手术模板制作中的应用

如果术前可获得准确的锥形束 CT 影像数据并有相应的种植设计方案，可以制作相应的计算机辅助（CAD/CAM）手术模板来指导外科程序。

自从 1997 年开始，市场上已经有一些软件可用于计算机辅助进行种植手术设计，特点为应用计算机软件使用导航的方法来生成手术中应用的设计方案。而近年推出的三维打印技术可用于手术模板的制作，其原理是基于患者准确的三维解剖数据进行快速的模型制作，而这些三维数据直接产生于患者的三维放射线检查结果或包含有设计模型的放射线影像。在这些影像上，必须可以清晰地辨认可为手术模板提供支持的表面，这样才能用于三维打印制作手术模板。这是用于在计算机辅助制作精确的模拟数字化模板模型的唯一途径。这些虚拟模型随后被用于在快速模型制作设备上生产真实模型。

还有一些手术设计软件是联合石膏模型及其蜡型来制作手术模板[5]。首先，医师制定标准的种植方案，制取患者的印模和咬合记录。随后，在技工室制作需要修复的牙齿的蜡型。根据修复方案的范围，可能需要调整修复设计使之适应患者。在调整程序之后，将蜡型转移至 X 线诊断模板上，牙齿由含有硫酸钡的丙烯酸树脂制作。随后，将标记球粘固在该系统专用的参考托盘上；在进行锥形束 CT 扫描时，必须保证参考模板在患者口腔内正确、可重复的位置。扫描获得的容积数据可全面评估整个颌面部区域。在得到三维数据之后，可在软件上任意地选择种植体植入的部位。在确定种植体之后，将容积数据转移到手术模板制作过程，可在石膏模型或参考模板上应用研磨设备在导航下进行钻孔。这些导航孔随后被用于制造模板。根据设计的程序，在设计模型的辅助下生成个性化手术模板。然后，手术模板被用于种植手术（图 6-53～图 6-59）。

有些模板制作系统提供了全面的诊断和设计软件。这样，种植设计可直接在放射线检查之后即刻进行，并可在患者会诊的过程中完成，有利于和患者交流。在设计计划完成之后，数据被发送到工厂，并可以进行模板的生产。使用数字化模板可以按照事先制作的修复体位置精确地将种植体植入。

整个模板制作的工作流程需要外科医师、修复医师、技师及影像医师密切配合，同时要求参与者都能比较详细地了解治疗设计的各个环节，这在临床中有一定难度。另外，软件及硬件设备的引进需要较高的投资成本，这已经导致这种技术在临床应用中受到局限，未能大范围推广。

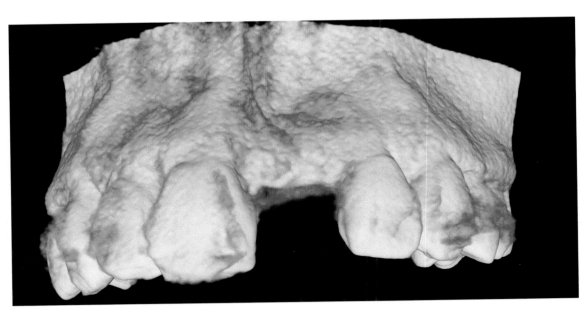

图 6-53　上颌前部三维重建图像
上颌前部三维重建图像可见上颌左侧中切牙位点牙槽嵴高度可，厚度较薄，颊侧存在明显凹陷。提示缺牙位点牙槽骨水平骨吸收明显，种植手术的复杂程度及风险均较高

6.5.5 锥形束 CT 在并发症检查及处理中的应用

下牙槽神经损伤

　　如果种植治疗设计时种植体选择不当或植体植入时轴向及深度有误,可能发生下牙槽神经的损伤,患者会伴发局部麻木的症状。在此情况下,需要为患者拍摄锥形束

CT,检查种植体根端与下颌管之间的三维位置关系。如果种植体根端未进入下颌管,临床可以随诊观察,辅以神经营养治疗及理疗;如果种植体根端进入下颌管,一般都应该尽早取出种植体。

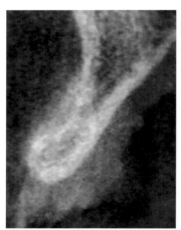 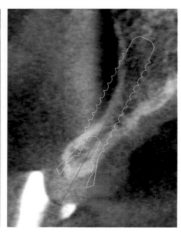

图 6-54　缺牙位点垂直断层影像
显示缺牙位点牙槽嵴菲薄,且颊侧有明显的骨凹陷

图 6-55　放射线诊断模板
患者佩戴放射线诊断模板拍摄 CBCT,可见设计的种植预备轴向和颌骨长轴的相对关系

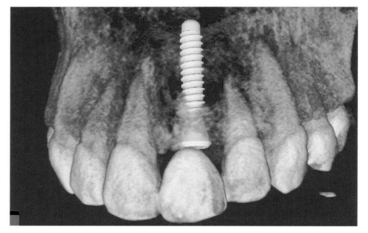

图 6-56　佩戴压膜式放射线诊断模板的三维重建影像
可直观判断修复体、种植体及牙槽骨的三维位置关系,评估种植手术的风险,必要时可及时调整手术设计,达到治疗方案的最佳化。带有诊断模板的影像数据可用于制作数字化手术模板

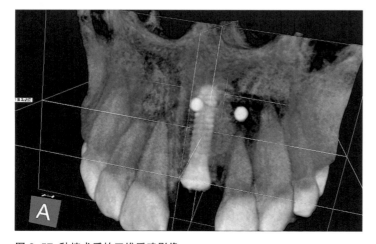

图 6-57　种植术后的三维重建影像
在数字化手术模板的引导下完成种植体植入及同期 GBR 处理,术后的三维重建影像可见种植体良好的三维位置及轴向,种植体表面可见骨代用品材料的影像

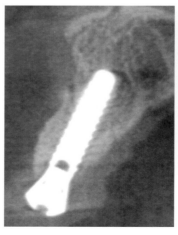 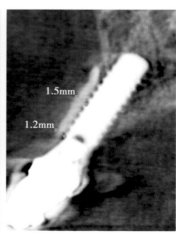

图 6-58　术后即刻垂直断层影像
术后即刻拍摄 CBCT,可见种植体理想的颊舌向位置及轴向,颊侧骨增量区域轮廓清晰,骨代用品体积充分

图 6- 59　修复后 2 年垂直断层影像
术后 2 年拍摄 CBCT,垂直断层影像可见种植体颊侧骨改建完成,骨板厚度理想

上颌窦底黏膜穿孔

在上颌窦底提升术时极易发生上颌窦底黏膜穿孔，但在手术过程中有些穿孔不能及时发现，尤其是进行穿牙槽嵴顶上颌窦底提升术时。如果发生上颌窦底黏膜穿孔，骨增量材料可能会向窦腔内弥散，并继发窦腔感染，最终导致种植治疗失败。因此，在此类手术后，常规要求拍摄锥形束 CT，对手术效果进行三维评估。如果发现重建后的窦底区不清晰，种植体周围骨增量材料不易分辨，同时

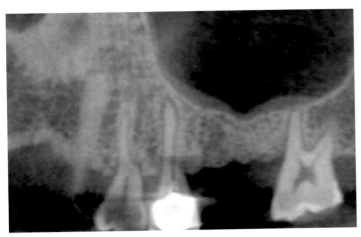

图 6-60　上颌左侧第一磨牙缺牙位点曲面断层影像
上颌左侧第一磨牙位点牙槽嵴高度不足，上颌窦窦底平坦，上颌窦底黏膜增厚影像

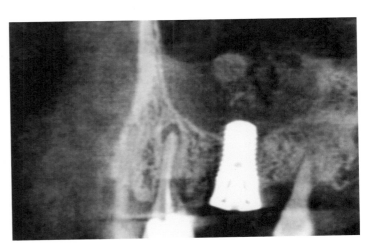

图 6-61　穿牙槽嵴顶上颌窦底提升术后曲面断层影像
锥柱状种植体植入位置及轴向理想，上颌窦底有气 – 液平面影像，提升后的骨块及骨代用品弥散于该平面及其下方

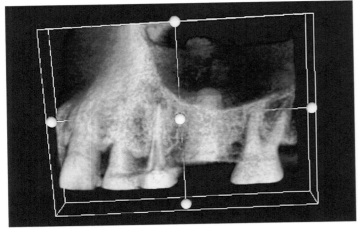

图 6-62　穿牙槽嵴顶上颌窦底提升术后三维重建影像
在术后的三维重建影像上可清晰地观察到气 – 液平面，及弥散的骨块影像，该影像表现提示窦底提升术后发生了上颌窦底黏膜穿孔

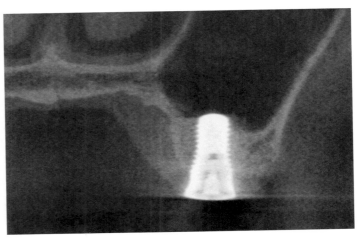

图 6-63　术后 6 个月垂直断层影像
术后密切观察，并作对症处理及抗感染治疗，术区正常愈合。术后 6 个月复查 CBCT，垂直断层影像可见种植体根端无成骨，但其颊腭侧有少量新骨形成，种植体 – 骨结合界面未见异常

窦腔内存在气－液平面伴有气泡影像，提示有黏膜穿孔发生，需要密切观察并辅以抗炎治疗，防止发生感染。必要时可以及时取出种植体并进行引流，保证术区正常愈合（图6-60～图6-63）。

种植体植入位置及角度不满意

在种植治疗中，可能发生种植体植入过深、过浅，轴向过度偏颊或偏舌，可能导致最终修复效果不满意或无法修复，另外过度偏移的种植体可导致种植体颊侧或舌侧骨板吸收过多，影响种植的预后（图6-64，图6-65）。对一些已经形成稳定的种植体－骨结合并且种植体与邻牙及相邻解剖结构有安全距离的病例，可以应用骨块移位的方法将种植体连同骨块转移到可以正确完成修复的位置。如果有更严重的位置偏差，种植体的位置使用牵张成骨设备进行矫正。但采用这样的方法治疗难度很大，失败风险较高，需要术前应用锥形束CT对术区进行详细的评估，制订详细的治疗方案。

种植体周围感染

在种植手术后愈合过程中，如果发生种植体周围感染，可能导致种植体周围骨吸收，骨移植材料吸收，最终导致种植体周围炎。在种植体周围炎的诊断和治疗中，锥形束CT可以准确地观察种植体周围骨吸收的程度，是评价种植体周围骨吸收的重要手段，同时是决定累加阻断支持治疗（cumulative interceptive supportive therapy）方案的重要依据（图6-65）。

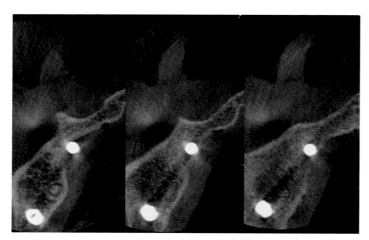

图6-64　种植体位置腭侧偏离
轴位面断层显示种植体植入位置偏腭侧，种植体粗糙面位于腭侧黏膜下方

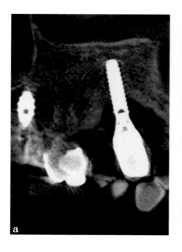
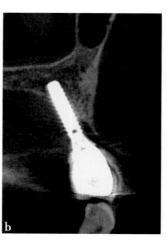
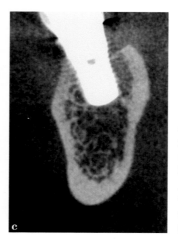

图6-65　种植体周围骨吸收
a. 近远中向断层影像可见种植体平台位置过深，种植体近远中牙槽嵴均发生垂直吸收
b. 颌骨垂直断层影像显示种植体腭偏侧，且种植体颈部和体部在腭侧无骨覆盖，颊侧碟形骨吸收
c. 种植体舌侧牙槽嵴水平吸收，种植体螺纹部分暴露

6.5.6　锥形束 CT 在种植应用中的优点

锥形束 CT 在口腔种植的应用中有很多优点,具体为:

- 有效计量相对较低,每次投照的曝光剂量为 19.0~464.0 μSv,相当于 1~30 次数字化曲面体层片的放射剂量(4.7~14.9 μSv),相当于 1/56~1/5 的螺旋 CT 的计量(1200.0~3300.0 μSv)[4]。
- 曝光时间较短,一般在 5~20 秒之间[5],便于患者的定位,较少发生患者移位导致影像受损的情况。
- 空间分辨率较高,锥形束 CT 生成的原始影像物理层厚在 0.076~0.3mm 之间,对细微的解剖结构的解析能力更强。
- 金属伪影的影响较小,在螺旋 CT 上高密度金属与相邻密度较低的骨组织界面之间会产生低密度的金属伪影,而在锥形束 CT 技术中应用了相应的数字化手段来减轻伪影的影像,有利于骨 – 种植体界面骨结合的判定。
- 锥形束 CT 的软件环境及三维重建功能更加便捷、丰富,更适合于口腔科临床应用。
- 设备成本相对较低,便于口腔科的广泛应用,相应的检查费用也较低,易于被患者接受。

国际口腔种植学会(ITI)对种植治疗进行了 SAC 分类[15],由于锥形束 CT 为术区的骨量、解剖风险、美学风险和手术复杂程度提供了信息,因此有必要在临床上提出使用锥形束 CT 的适应证,对于不同复杂程度的种植病例是否有必要选择锥形束 CT 检查也进行分级,这对临床有重要指导意义(表6-2)。

表 6-2　利用锥形束 CT 进行临床病例 SAC 外科分类的必要性 *

临床条件			SAC 分类使用锥形束 CT 的必要性			
修复间隙	美学风险	牙 位	骨量充足	水平向骨缺损,可能需要同期骨增量	水平向骨缺损,可能需要前期骨增量	垂直向和(或)水平向骨缺损
单颗牙缺失	低	下颌左侧前磨牙或磨牙	L3(S)	L2(A)	L1(C)	L1(C)
	高	上颌中切牙	L2(A)	L2(A)	L1(C)	L1(C)
短缺牙间隙	低	下颌左侧前磨牙和磨牙	L3(S)	L2(A)	L1(C)	L1(C)
	高	3 颗上颌前牙	L2(A)	L2(A)	L1(C)	L1(C)
长缺牙间隙	低	上颌后牙	L3(S)	L2(A)	L1(C)	L1(C)
	高	5 颗上颌前牙	L2(A)	L2(A)	L1(C)	L1(C)
全牙弓	低	下颌无牙颌,2 颗种植体	L3(S)	L2(A)	L1(C)	L1(C)
		下颌无牙颌,4 颗或更多种植体	L2(A)	L1(A)	L1(C)	L1(C)
	高	上颌无牙颌,4 颗种植体	L3(S)	L2(A)	L1(C)	L1(C)
		上颌无牙颌,4 颗或更多种植体	L2(A)	L1(C)	L1(C)	L1(C)
单根牙即刻种植	低	下颌前磨牙	L3(S)	L2(A)	L1(C)	L1(C)
	高	上颌和下颌切牙和尖牙	L1(C)	L1(C)	L1(C)	L1(C)
多根牙即刻种植	低	上颌第一前磨牙	L2(A)	L1(C)	L1(C)	L1(C)

*摘自 Forum lmplantologicum, 2012(8)1:16 – 27

S. 简单；A. 复杂；C. 高度复杂；L1:1 级影像——锥形束 CT 是关键而又有必要的检查手段,在大多数的临床情况下为诊断提供有价值的信息;L2:2 级影像——锥形束 CT 是非常适宜的检查手段,在多数临床情况下为诊断提供有价值的信息;L3:3 级影像——锥形束 CT 是适宜的检查手段,在一临床情况下为诊断提供有价值的信息。

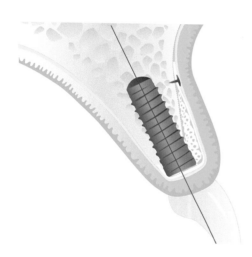

Chapter 7

Surgical and Prosthetic
Protocols of Implant Therapy

Su Yucheng

第7章　口腔种植外科与种植修复方案设计

宿玉成

7.1 种植体选择与分布原则

7.1.1 生物力学因素

恢复咀嚼功能和牙列完整是口腔种植治疗的主要目标之一。咀嚼运动使种植体和种植体周围的骨组织承担着巨大的机械力，因此要充分考量种植体和(或)种植修复体所承受的应力。这种生物力学影响因素对种植体骨结合的长期稳定非常重要。

生物力学原则

患者因咀嚼肌的力量、咀嚼的类型、咀嚼习惯以及种植体所在的解剖学位置等因素的不同，会使种植体负荷的强度、频率和持续时间等存在显著差异。根据种植体是否承受功能性负荷、机械性负荷可以分为被动负荷和主动负荷。

● 种植体植入之后的早期愈合阶段，承受来自颌骨内部和表面黏膜的机械应力，属于被动负荷。
● 主动负荷是在咀嚼过程中作用在种植体上的机械负荷，主要有三种应力类型：压力(compressive stress)、拉力(tensile stress)和剪切力(shear stress)。简而言之，压力是将物体压缩的机械力，拉力是将物体分开的机械力，而剪切力是引起物体滑动的机械力。

比较以上三种不同类型的力，未超过阈值的压力能够维持种植体周围骨组织的生理性改建，但遗憾的是目前仍不了解压力阈值。而拉力和剪切力的趋势是使骨 – 种植体界面分离和破坏。其中剪切力对种植体和(或)骨最具破坏性。通常，骨 – 种植体骨结合界面的骨组织，以及种植体的各连接部位，如种植体 – 基台连接、基台 – 修复体连接，对压力的宽容性要比对拉力和剪切力的宽容性大得多。例如粘接固位种植修复体的抗压强度可达到83～103MPa(12 000～15 000psi)，而抗拉强度和抗剪切强度则小到只有500psi。

种植体外形设计的重点是获得初始稳定性，并将咬合应力向周围骨组织分散。在独立的种植体咬合负荷时，螺纹状种植体可以将应力沿骨 – 种植体界面三维分散。将某种单一方向的力转化为三种不同类型的应力，主要受种植体几何形状控制。理论上，种植体的螺纹设计可以减轻拉力和(或)剪切力带来的危害。而单颗种植体负荷时，剪切力对柱状种植体骨 – 种植体界面具有高度危险性。单颗或多颗种植修复体的偏心负荷所产生的力矩(杠杆力)将增加种植体和修复体的拉力和剪切力，只有轴向压力为最理想。事实上，在咬合负荷时，很难实现只产生沿种植体长轴的垂直压力。除了这种垂直向的力以外，至少还会产生近远中向及颊舌向的力，又称为水平向力(包括侧向力和横向力)。这三个方向上的力是咀嚼时种植体承受的整个力。在种植修复设计时，应尽量减少拉力和剪切力，避免侧向力。

种植体独立支持修复体

种植体独立支持修复体，是指单颗牙缺失或连续多颗牙缺失时，单颗种植体支持单个修复体，不包括与天然牙联合修复及两颗或两颗以上种植体夹板式相连的联冠或桥修复体。生物力学原则对单颗牙缺失的种植修复具有重要的指导意义，主要体现在种植体植入的方向、种植体的直径和冠的咬合平衡设计等方面。咀嚼时，咬合力应从种植体支持式修复体向种植体及周围骨组织转移。

咀嚼运动主要是对食物进行切割和研磨，从力的作用方向上咀嚼力可以分解为垂直向(轴向)和水平向(侧向或横向)力。受𬌗面解剖形态的影响，牙尖斜面并不和种植体长轴垂直，即使是垂直方向的咬合力，也被分解为垂直于斜面的压力和平行于斜面的剪切力。

轴向力对种植体而言，将通过种植体的横截面和螺纹均匀地分布于种植体及周围的骨组织，使种植体周围骨组织能够承担较大的垂直向咬合压力。而对修复体而言，可以将轴向应力以压力的形式传递至基台连接，并向种植体周围均匀分散。

侧向力对种植体而言可以产生弯矩，只有少部分种植体的横截面抵抗负荷的机械力，在种植体的颈部和根端以及相应部位的骨组织形成巨大的应力集中，具有破坏倾向，这种类型的力若持续存在，将破坏骨结合，导致种植体周围骨吸收。而对修复体而言，拉应力和剪切应力将导致修复体螺丝的松动或折断。

偏离种植体长轴方向的侧向应力将出现力矩，导致扭转力的产生。力矩越大产生的扭转力就越大。水平方向的扭转力最具破坏性，极端的例证是存在锁𬌗时。

在磨牙区的独立种植修复体，如果冠的直径大，而种植体的直径小，二者差别较大时容易形成较大的力矩，产生较大的剪切力，因此磨牙位点通常需要采用宽直径种植体。如果牙槽骨颊舌向宽度不足，可以采用骨移植的方法增加可用骨的宽度，有效地增强种植体及其周围骨的抗压强度和抗剪切强度。

骨皮质的抗压强度和抗拉强度较强，对种植体螺纹有较强的锁结作用（interlocking），能有效地抵抗应力，对种植体的长期稳定起着重要作用。所以不应过度磨除骨皮质，避免降低抗压、抗拉和抗剪切力的能力。

种植体植入的角度对咬合力会产生调节方向的作用，即正确的角度将产生较大的轴向压力和较小的拉力及剪切力，反之亦然。因此种植体植入的角度，不能单一顺从牙槽骨的骨量及倾斜角度，而必须遵从生物力学的原则，选择最佳植入位置和角度，必要时应当进行骨增量，满足种植体的合理植入。

多颗种植体夹板式相连支持修复体

多颗种植体夹板式相连支持修复体，是指多颗牙连续缺失或牙列缺失时，采用联冠或桥修复体，将多颗种植体夹板式相连，而不是单颗种植体独立支持修复体。

两颗和两颗以上种植体支持联冠或桥修复体时，比单颗种植体的水平应力小得多。根据生物力学原理，在种植修复时应尽量避免悬臂式设计，因为悬臂形成了侧方应力（剪切应力）的杠杆。对种植体而言，产生较大的拉力和剪切力，集中的应力将危害种植体和骨结合。对修复体而言，可能导致修复螺丝折断或基底断裂。但是，在临床中并未发现限制长度的悬臂对种植体骨结合和种植体存留率的负面影响，例如：在连续多颗牙缺失的种植修复体不超过一个修复体的悬臂、牙列缺失的固定种植修复体不超过AP间距1.5倍的悬臂。

由于牙弓的形状呈马蹄形，三颗以上的种植体通常排列为三角形。从力学稳定性角度，三角形是理想的几何形状，因此种植体夹板式相连支持修复体可以减少压力和拉力，抵消剪切力。

冠根比例

冠根比例越小越符合生物力学原则，所以应尽量减小冠根比例。依据天然牙的冠修复原则，冠根比例不能超过1∶1。如果冠根比例超过1∶1，为避免剪切力导致的牙槽骨吸收，应当增加种植体数目。牙缺失后往往有不同程度的骨吸收造成可用骨垂直高度降低，或受到解剖学结构的限制（例如上颌窦底、下颌管、颏孔和鼻底），无法植入足够长度的种植体，使冠根比例过大，应采取骨增量程序增加牙槽嵴高度。

种植体-骨界面与牙-骨界面的显著区别在于，前者为坚固的骨结合，后者为富有弹性的牙周膜连接。从生物力学的角度，骨结合种植体被稳定地锚固在骨组织中，因此可以放宽对种植体—修复体冠根比例的要求，但应当理解冠根比例越大就越要严格控制种植体—修复体的受力方向。目前，有许多短种植体—修复体冠根比例倒置的临床病例报道，但仍然缺乏关于种植体的长期成功率和美学效果的对照性临床研究。

7.1.2 种植体数目

就患者而言,只要能满足其负荷方案的要求(固定或可摘)并且具备经济承受能力,并不重视植入的种植体数目,通常会被动接受医师的建议。种植治疗不同于传统的缺失牙修复设计,要兼顾功能和美学治疗效果。而不同的种植治疗方案所产生的功能和美学效果不同,特别是对牙列缺失的患者。

有多种因素影响种植体数目的确定,包括缺失牙的位置、种植位点的骨密度和骨量、牙弓形态、对𬌗牙的状态和副功能习惯等。医师在方案设计上的偏好也影响种植体植入数目的设计。

设计种植体植入的数目还受其他因素的影响,包括:患者的年龄、职业和身体状况,患者对种植治疗的理解、对功能和美学效果的期望,患者的经济承受能力以及患者定期复诊和口腔卫生自我维护能力等。将上述因素综合在一起可能形成一个复杂的问题,而绝非单一的技术问题。

种植体表面面积

可以借用 Ante 原则作为设计种植方案的参考指标,例如直径 4.0mm、长度为 12mm 的螺纹状种植体的表面面积基本与天然牙前牙的牙周膜面积相近,能达到正常负荷能力;而磨牙的牙周膜面积较大,应采用更大直径的种植体。但是,骨 – 种植体的结合方式与骨 – 天然牙的结合方式不同。骨 – 种植体之间为骨结合,而骨 – 天然牙之间有牙周膜存在,其生物学机制不同。因此,目前许多种植治疗方案的设计已经完全脱离了 Ante 原则的限制并获得了长期稳定的临床效果,例如:单颗种植体支持一单位的悬臂桥体,直径 4.1mm 的种植体支持磨牙修复体,2 颗细种植体支持上颌 4 颗切牙缺失的固定桥修复体,4 颗种植体支持牙列缺失的一体式短牙弓修复体等。目前,并不完全知晓这种种植治疗方案与生物力学原则之间的关系。

受植区骨密度

对连续多颗牙缺失、受植区的骨密度较好(如 Ⅱ 类骨)者,可以考虑采用种植体支持的固定桥修复体;如果骨密度较差(如 Ⅳ 类骨),尽量避免桥体修复以保证长期成功率。

牙弓形态

牙列缺失病例,牙弓形态将影响种植体数目的设计。尖圆形牙弓,种植体排列较为适合应力分散的原则,可减少种植体的数目;方圆形的牙弓,种植体排列接近直线,应力分散能力差,要植入较多的种植体;卵圆形牙弓植入数目在二者之间。目前的临床文献证实,在牙槽嵴状态良好且无其他影响因素时,牙列缺失的种植体支持式固定式修复体的常规负荷方案至少需要 4 颗种植体;牙列缺失的种植体支持式覆盖义齿的常规负荷方案通常至少需要 2~4 颗种植体(上颌至少 4 颗种植体,下颌至少 2 颗种植体)。

对𬌗牙的状态

对𬌗牙状况不同(如义齿或天然牙),𬌗力差别很大。如果对𬌗牙是天然牙,𬌗力较大,要求增加种植体的数目;如果为可摘义齿,𬌗力低于天然牙,也低于种植修复体,可以考虑减少种植体的数目;如果同为种植修复体,不但力较大,而且保护能力较差,要考虑到上下颌的力平衡因素。

美学区连续多颗牙缺失

在上颌前部美学区连续多颗牙缺失的情况下,种植体数目和位点的设计对于获得良好的美学效果有着关键的作用(图 7–1～图 7–5)。

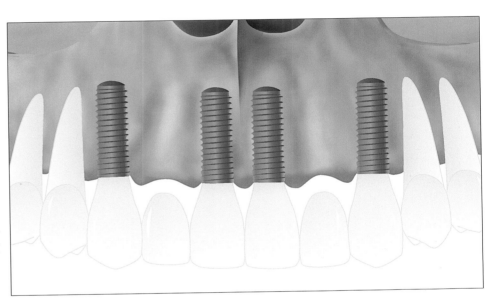

图 7-1 美学区种植体数目选择
对于上颌前部双侧尖牙之间多颗牙连续缺失的病例，通常选择在双侧中切牙和尖牙位点植入种植体，使用两组2颗种植体支持式三单位固定修复体，或使用4颗种植体支持式六单位固定修复体
模式图绘制：北京口腔种植培训中心 - 袁苏

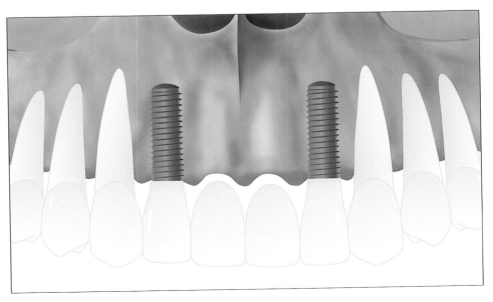

图 7-2 美学区种植体数目选择
对于上颌前部4颗切牙连续缺失的病例，可选择在双侧侧切牙位点植入种植体，使用2颗种植体支持式四单位固定修复体，或在双侧中切牙位点植入种植体，使用种植体支持式带双侧悬臂桥体的四单位固定修复体，或在一侧中切牙位点和对侧侧切牙位点植入种植体，使用种植体支持式带单侧悬臂桥体的四单位固定修复体
模式图绘制：北京口腔种植培训中心 - 袁苏

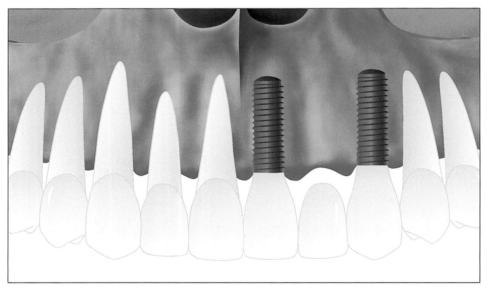

图7-3 美学区种植体数目选择
对于上颌前部单侧中切牙至尖牙的连续缺失的病例，通常选择在中切牙位点和尖牙位点植入2颗种植体，使用2颗种植体支持式三单位固定修复体
模式图绘制：北京口腔种植培训中心 - 袁苏

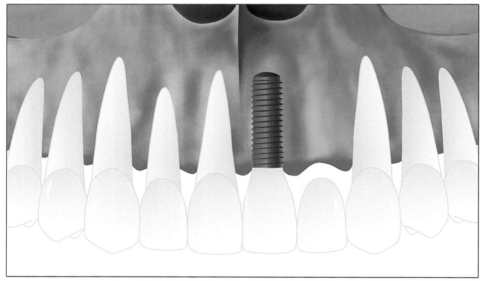

图7-4 美学区种植体数目选择
对于上颌前部单侧中切牙和侧切牙缺失的病例，通常选择在中切牙位点植入种植体，使用单颗种植体支持式带悬臂桥体的二单位固定修复体
模式图绘制：北京口腔种植培训中心 - 袁苏

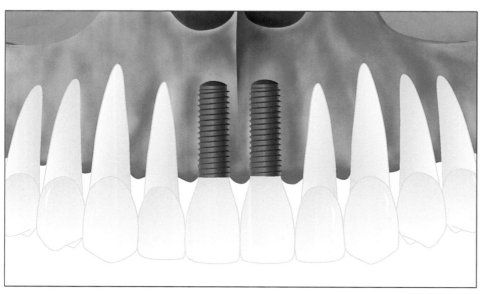

图7-5 美学区种植体数目选择
对于上颌前部双侧中切牙缺失的病例，通常选择植入种植体，使用种植体独立支持的修复体，或单颗种植体支持式带悬臂桥体的二单位固定修复体
模式图绘制：北京口腔种植培训中心 - 袁苏

7.1.3 种植体长度与直径

种植体治疗方案设计的主要目标是获得与天然牙形态相似的修复体，获得修复体和周围软组织的美学效果、承受功能性负荷并保证骨结合的长期稳定。选择种植体的直径和长度，既应考虑天然牙牙根的尺寸，又要应对牙槽嵴骨量。因此天然牙的解剖学数据、缺牙位点的牙槽嵴解剖和修复体类型是决定种植体尺寸选择的主要依据。

在一定范围内，增加种植体的长度和直径可以增强种植体初始稳定性，增加骨–种植体的接触面积，提高种植体及周围骨组织的抗压力和抗剪切力的能力，进而增强种植体的长期稳定性。种植体长度每增加 3.0mm，表面积可增加 10%；种植体的直径每增加 0.25mm，表面积可增加 10%。

种植体长度

影响种植体长度选择的主要因素包括上颌窦底、鼻底、下颌管和颏孔的位置。剩余牙槽嵴高度不足，影响种植体长度选择或美学效果时，应当选择相应的骨增量程序。

目前尚无种植体的长度选择标准。通常，标准直径种植体，以 10.0mm 的长度为基准；细直径种植体，原则上种植体长度应当大于 10.0mm。目前还没有短种植体的定义标准，通常将长度低于 6.0mm 的种植体称为短种植体。应用短种植体时，应当选择粗直径种植体，或将多颗短种植体夹板式相连，并采用相对保守的修复方案，降低危害骨结合的生物力学风险。选择超过 10.0mm 种植体的目的，并非提高骨–种植体接触面积、提高种植体的应力分散能力，而是借助牙槽嵴基部较高的骨密度（通常牙槽嵴基部的骨量也相对充分）提高种植体初始稳定性，尤其在骨密度较差和（或）引导骨再生同期植入种植体的病例（图 7-6）。

种植体直径

影响种植体直径选择的主要因素包括缺牙位点（尽量模拟天然牙牙根颈部直径）、牙槽嵴的唇舌向和近远中向宽度、种植体周围牙槽嵴的长期稳定性、形成合理的种植修复体穿龈轮廓等。

通常将直径 4.1mm 左右、3.3mm 左右和 4.8mm 左右的种植体称为标准直径、细直径和粗直径种植体。依据以上原则，在三维度理想种植位点上选择种植体直径时的常规建议为：上颌侧切牙和下颌切牙选择细直径种植体，例如直径 3.3mm 的种植体；上颌中切牙、上颌与下颌尖牙和前磨牙选择标准直径种植体，例如直径 4.1mm 的种植体；上颌和下颌磨牙选择标准直径种植体或粗直径种植体，例如直径 4.1mm 或 4.8mm 的种植体。目前，已经有文献报道，新型种植体材料（例如钛锆合金种植体）在保证生物相容性的前提下显著提高了种植体的机械强度，因此可以降低种植体的直径，但这需要长期的临床观察。

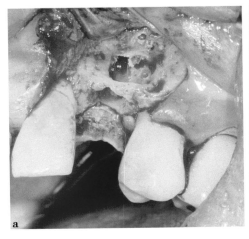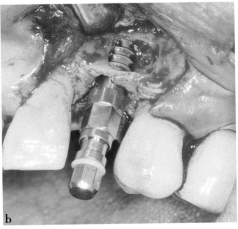

图 7-6 种植体长度
a. 开窗式骨缺损
b. 选择较长种植体，通过种植体根部与牙槽嵴的
咬合增加种植体初始稳定性

7.2 种植体植入位置与轴向

7.2.1 概述

种植体三维位置

　　种植体的植入位置是指种植体位于种植位点的三维位置，包括：

● **种植体的近远中向位置**　即种植体与邻牙之间的距离。

● **种植体的唇舌向位置（或颊舌向位置）**　即种植体与唇侧（或颊侧）和舌侧骨壁之间的距离。

● **种植体的冠根向位置**　即种植体平台与牙槽嵴顶或种植修复体唇侧龈缘中点之间的距离，也称之为种植体的垂直向位置。

● **种植体之间的位置**　即两颗种植体之间的近远中向距离。

种植体轴向

　　种植体的轴向是指植入在牙槽嵴内的种植体相对未来修复体之间的倾角，包括：

● 唇舌向（或颊舌向）倾角（或倾斜）。

● 近远中向倾角（或倾斜）。

● 相邻或多颗种植体之间的倾角，包括唇舌向和近远中向倾角。

正确的种植体位置与轴向

　　种植体植入的"正确位置与轴向"的概念，并非是指将种植体植入缺失牙原来牙槽窝的位置、种植体的轴向与缺失的天然牙的轴向一致。种植体的"位置与轴向"，必须符合以修复为导向的种植理念，满足种植体周围骨组织和软组织长期稳定的要求。因此，必须满足如下要求：

● 种植体的三维位置能够维持种植体骨结合的长期稳定。在美学区，能够维持种植体唇侧骨壁和邻面牙槽嵴高度，这是维持龈缘和龈乳头位置长期稳定的先决条件。

● 种植修复体能够形成正确的穿龈轮廓，维持种植体周围生物学宽度的长期稳定。

● 在美学区，要充分考量基于种植体位置的种植修复体对唇侧的软组织支撑。

● 种植体轴向满足种植体 – 修复体负荷的生物力学要求。

● 种植体的轴向与负荷方式相关。如果计划用螺丝固位修复体，种植体的轴向处于修复体舌隆突（上颌与下颌前牙）（图 7–7）或𬌗面（前磨牙和磨牙）位置。多颗种植体夹板式相连支持连冠和桥修复体时，要求种植体轴向相平行，满足修复体的被动就位。

　　在人类进化中，牙齿承载和美学已经与牙槽嵴的形态协调、统一。尽管是根形种植体，与天然单根牙的形态仍然存在差异，与多根牙形态的差别更加显著。因此，种植体植入的"正确位置与轴向"与天然牙的牙槽窝并非一致。当存在骨缺损时，通常种植体的位置与现存骨量存在矛盾，必须进行骨增量，获得充分的三维骨量，在正确的位置和轴向上植入种植体，维持种植体周围骨组织和软组织的长期稳定，实现功能和美学修复效果。

7.2.2 种植体近远中向位置

　　种植体与邻牙牙根之间理想的近远中向距离应该 ≥ 2.0mm，否则存在邻面牙槽嵴吸收和龈乳头退缩的风险。两颗种植体之间理想的近远中向距离应该 ≥ 3.0mm，否则存在种植体间牙槽嵴吸收和龈乳头退缩的风险。

　　分体式种植体（或一体式种植体的平台位置与骨平面平齐）植入之后，通过种植体周围碟形骨吸收建立生物学宽度。通常，碟形骨吸收水平向宽度约为 1.0～1.5mm、垂直向深度约为 1.5～2.0mm。因此，种植体距离邻牙牙根小于 2.0mm 的话，将危及与天然牙之间的邻面牙槽嵴高度；两颗种植体之间的距离若小于 3.0mm，碟形骨吸收的叠加效应将危及两颗种植体之间的邻面牙槽嵴高度。邻面牙槽嵴高度的降低和丧失将导致龈乳头退缩。

　　一旦发生邻面牙槽嵴吸收，目前的治疗技术则难以恢复其高度。因此，在近远中向，危险带为接近邻牙根面 2.0mm、两颗种植体之间 3.0mm 的区域内。

7.2.3　种植体唇舌向位置

种植体唇侧骨壁的厚度应该≥2.0mm（尤其在美学区），否则存在唇侧牙槽嵴吸收和龈缘退缩的风险。这同样是基于通过种植体周围碟形骨吸收建立生物学宽度的生理机制。

此外，种植体的唇舌向位置还取决于最终修复体的唇舌向位置。种植体唇舌向位置对种植体支持或固位的覆盖义齿影响较小，却是影响固定修复体美学效果的重要因素。正确的植入位置可以获得修复体接近自然的穿龈轮廓，形成种植体周围软组织的"根样"凸度，得到类似天然牙的美学效果。但是，要防止过度唇向移位而进入唇侧危险带，以免伤及唇侧骨皮质，引起种植体植入之后的骨吸收和软组织塌陷。当存在唇侧骨缺损时，要进行GBR 程序恢复缺损的骨组织；也不能过分舌向移位而进入舌侧危险带，使修复体穿龈轮廓形成困难，或形成盖嵴式修复体。

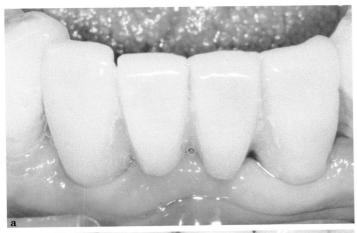
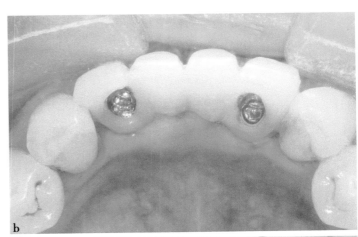
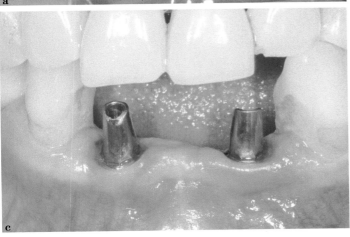
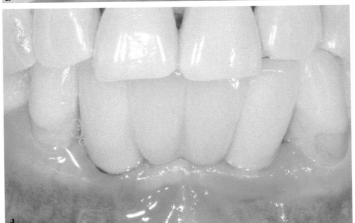

图 7-7　种植体植入位置与轴向
a，b. 下颌双侧中切牙及侧切牙缺失。在下颌双侧侧切牙位点分别植入一颗种植体（Straumann，软组织水平种植体，种植体直径 3.3mm，种植体平台直径 4.1mm，光滑颈部高度 1.8mm），术后 1.5 个月时取下愈合帽，戴入种植体支持式临时修复体进行软组织成形　c. 种植体周围软组织成形之后安放基台
d. 戴入 2 颗种植体支持式四单位金属烤瓷最终修复体
种植外科程序：宿玉成教授、耿威副主任医师；种植修复程序：耿威副主任医师；技工室程序：刘宁；病例完成时间：2012 年

7.2.4 种植体冠根向位置

通常界定种植体平台冠根向位置受到三个参数的影响，即釉牙骨质界、牙槽嵴和修复体龈缘。

种植体平台应该位于同颌对侧同名牙（或邻牙）釉牙骨质界根方 1mm 处，这是关于种植体平台位置的传统描述，但其前提是假设牙槽嵴高度没有降低，没有牙周组织丧失的缺牙位点。同时，釉牙骨质界界定种植体平台的冠根向位置也没有考虑到种植治疗的美学因素。因此，目前基本上摒弃这一界定参数。

美学区种植体平台与龈缘的位置关系

在美学区，软组织水平种植体平台应当位于唇侧龈缘中点的根方 2.0～3.0mm 处、骨水平种植体则为 3.0～4.0mm 处。其目的包括：

● 为修复体的理想穿龈轮廓提供充分的空间，创造修复体是从牙槽骨内部"长出来"的自然感观，类似于天然牙的视觉效果。

● 在轻微的唇侧牙槽嵴吸收和龈缘退缩时，可以防止牙龈退缩造成的种植体颈部金属外露。如果种植体颈部金属暴露，将影响到美观，并且难以纠正。

在上颌前部，当种植体平台位于唇侧龈缘根方 2.0～3.0mm 的位置时，邻面（龈乳头根方）或达到 5.0～7.0mm 的深度，如果修复体选择粘接固位，将难以去除溢出的粘接剂。因此，通常采用螺丝固位修复体（这就需要种植体的轴向从修复体的舌隆突穿出），或者采用中间基台或解剖式基台将粘接线的位置提高到龈缘根方约 0.5～1.0mm 的位置，类似于天然牙烤瓷冠修复中牙体预备的肩台水平。

非美学区种植体平台与龈缘的位置关系

在非美学区，无需遵循以上强调的种植体平台与龈缘的位置关系。该区域思考的主要问题包括：

● 下颌前部位点适当位于唇侧龈缘的根方，创造修复体是从牙槽骨内部"长出来"的自然感观。

● 上皮附着通常位于种植体平台（种植体－基台连接平面）根方，形成 2.0～3.0mm 的龈沟，这样容易导致类似

天然牙的病理反应，例如菌斑聚集和慢性炎症等。因此，在上颌和下颌后部可以选择软组织水平种植体，将种植体平台置于龈缘或龈缘冠方，使龈沟变浅，有利于减少菌斑聚集和炎症反应，方便种植体周围的维护，并且不存在美学风险。

美学区种植体平台与牙槽嵴的位置关系

在美学区，种植体平台和牙槽嵴的位置关系要服从美学区种植体平台与龈缘的位置关系。如果美学区存在垂直向牙槽嵴吸收、不能满足种植体平台与龈缘的位置关系时，必须进行骨增量。如果将种植体平台置于更加根方的位置来弥补牙槽嵴的垂直向高度不足，则因种植修复体唇侧软组织缺乏骨组织支持，存在软组织退缩的风险。

非美学区种植体平台与牙槽嵴的位置关系

在非美学区，种植体平台可以平齐或高于牙槽嵴平面。就软组织水平种植体而言，可以将种植体粗糙部分置于骨内，光滑颈部（高度约 1.8～2.8mm）位于牙槽嵴骨平面的冠方。将软组织水平种植体平台位置向冠方转移的优点包括：

● 方便种植治疗的修复程序，包括印模、戴入修复体和修复体维修。

● 方便患者对种植体和（或）种植修复体的口腔卫生自我维护。

● 有利于减少菌斑聚集和炎症反应。

种植体支持式覆盖义齿，种植体的冠根向位置不涉及软组织美学以及与相邻天然牙的关系，植入任何位点的种植体可以按照非美学区设计种植体平台与牙槽嵴的位置关系。

7.2.5　种植体轴向

种植体轴向包含种植体唇舌向轴向和种植体近远中向轴向两种概念(图 7-8)。

- **种植体的轴向与种植修复体的穿龈轮廓**　种植体过度唇向倾斜和舌向倾斜,修复体将难以形成理想的穿龈轮廓,由此危及生物学宽度的稳定和修复后的美学效果。

- **种植体轴向与就位方式**　近中和远中存在天然牙的种植位点,种植体的近远中向倾斜将导致印模和修复体就位困难,被视为难以修正的错误。多颗种植体夹板式相连支持连冠和桥修复时,要求种植体轴向相平行,以满足修复体的被动就位。

- **种植体的轴向与负荷方式**　如果计划用螺丝固位修复体,种植体的轴向处于修复体舌隆突(上颌与下颌前牙)或𬌗面(前磨牙和磨牙)位置。

- **种植体轴向与牙槽嵴倾斜程度**　上颌前部的种植体植入方向往往与咬合平面成一定的角度,而在其他部位种植体的植入方向通常垂直于咬合平面。

- **种植体轴向与应力分散**　种植体的轴向应当有利于负荷之后的机械应力在种植体及其周围骨组织的分散。

- **种植体轴向与特殊解剖结构**　在必要情况下也可以倾斜植入种植体,避开上颌窦底和颏孔等解剖结构,但应充分考量应力对种植体、骨结合长期稳定的影响。

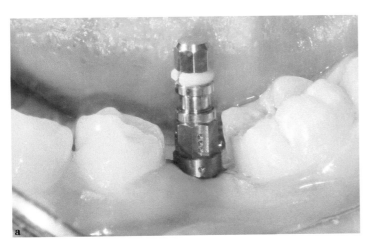
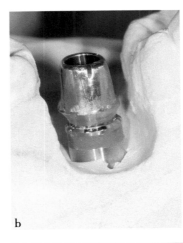
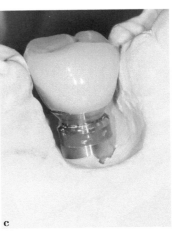
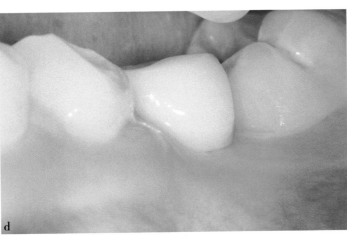
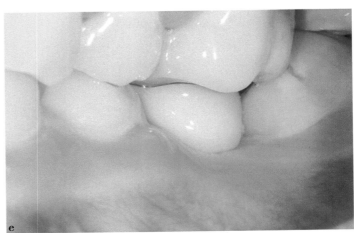

图 7-8　种植体植入位置与轴向
a. 下颌左侧第一磨牙缺失。在缺牙位点不翻瓣外科程序下植入种植体(Straumann 骨水平种植体,种植体直径 4.1mm),满意的种植体三维位置与轴向　b. 工作模型。调改种植修复体基台　c. 工作模型。在基台上安放最终修复体　d. 戴入最终修复体之后的侧面观　e. 戴入最终修复体之后的咬合观

种植外科程序:宿玉成教授、汪霞副主任医师;种植修复程序:汪霞副主任医师;技工室程序:尤根义齿制作;病例完成时间:2010 年

7.3 种植体植入时机

7.3.1 种植体植入时机的演变

种植体植入时机,简称种植时机,是指按照牙拔出时或牙拔出之后的不同愈合阶段所选择的种植体植入时间。

在种植治疗的开始阶段,多数患者就诊时已经是牙缺失状态,根据缺牙区的骨和软组织状态决定是否适于种植体植入,或骨和(或)软组织增量是否同期或分阶段的植入种植体。而在种植治疗已经被广泛接受的今天,多数病例在拔除不能保留的患牙之前,医师必须作出一个至关重要的决定,即建议拔牙后种植体植入的最佳时机。

拔牙之后种植体植入时机的分类、表述和演变,代表了牙缺失种植治疗外科技术的进步与成熟。

● Wilson 和 Weber(1993)[1] "即刻(immediate)"、"近期(recent)"、"延期(delayed)"和"成熟期(mature)"种植,描述与软组织愈合和屏障膜引导骨再生相关的种植体植入时机。

● Mayfield(1999)[2] "延期(delayed)"和"延迟(late)"种植,分别描述拔牙后 6~10 周和 6 个月(或更长时间)的种植体植入时机。

● Hämmerle 等(2004)[3] "即刻(immediate)"、"早期(early)"和"延期(delayed)"种植,按照拔牙之后牙槽窝的愈合状态分类种植体的植入时机。

表7-1 拔牙位点种植体植入时机的分类和概述性名词

分类	描述性术语	拔牙后时期	种植体植入时预计的临床状态
Ⅰ型	即刻种植	0	拔牙位点没有骨和软组织愈合
Ⅱ型	软组织愈合的早期种植	通常为4~8周	拔牙位点软组织愈合,但无显著的骨愈合
Ⅲ型	部分骨愈合的早期种植	通常为12~16周	拔牙位点软组织愈合,并有显著的骨愈合
Ⅳ型	延期种植	通常为6个月,或更长的时间	拔牙位点完全愈合

7.3.2　种植体植入时机的分类

目前,理论上在拔牙之后的任何阶段均可植入种植体。以上提出的 Hämmerle 分类,是在 2003 年和 2008 年举行的两届国际口腔种植学会(ITI)共识研讨会上[4,5],依据拔牙之后的牙槽窝愈合时间和牙槽窝组织学愈合过程中不同愈合阶段的临床状态,所提出的种植时机分类系统,并被口腔种植学界普遍接受。

首先,按照牙槽窝的愈合时间进行分类和表述(表 7-1):即刻种植(immediate implant placement)、早期种植(early implant placement)和延期种植(delayed implant placement)。其次,按照牙槽窝愈合的组织学状态(Ⅰ型、Ⅱ型、Ⅲ型和Ⅳ型牙槽窝)进行分类与表述:Ⅰ型种植(type 1 placement)、Ⅱ型种植(type 2 placement)、Ⅲ型种植(type 3 placement)和Ⅳ型种植(type 4 placement)。通常牙槽窝的愈合时间和组织学状态相一致,由此产生了种植体植入时机的分类与表述:

- **即刻种植(Ⅰ型种植)**　拔牙同期植入种植体,拔牙位点没有任何骨和软组织愈合。
- **软组织愈合的早期种植(Ⅱ型种植)**　拔牙之后 4~8 周植入种植体,拔牙位点软组织愈合,但其内没有具备临床意义的骨愈合(牙槽窝无骨充填)。
- **部分骨愈合的早期种植(Ⅲ型种植)**　拔牙之后 12~16 周植入种植体,拔牙位点软组织愈合,并有部分骨愈合(牙槽窝根方部分骨充填)。
- **延期种植(Ⅳ型种植)**　拔牙之后 6 个月或更长的时间植入种植体,拔牙位点完全愈合。

文献上也将牙槽窝内是否完全充满新骨分类为已愈合的牙槽窝(Ⅳ型牙槽窝)和未愈合的牙槽窝(Ⅰ型、Ⅱ型和Ⅲ型牙槽窝)内的种植,后者又称之为拔牙位点种植(implant placement in post- extraction sites),或牙槽窝内种植(implants in extraction sockets)。确定种植体植入时机分类具有十分重要的临床意义:在拔牙之后不同时期植入种植体将面临不同的种植外科程序和医师对种植体愈合的不同理解。

7.3.3　种植体植入时机的决策因素

尽管理论上在牙齿缺失之后的任何阶段均可植入种植体,但是种植时机的选择不当会导致对种植体周围组织稳定和美学效果产生严重影响,甚至导致种植治疗的失败。正确选择种植时机依赖于对各种种植体植入时机的理解,以及对其影响因素的认真分析。

患者缩短治疗周期的期望

通常,医师和患者都倾向于能够缩短治疗周期和减少外科手术次数的治疗方案。Ⅰ型种植,在拔牙的同一外科程序中同期植入种植体,其优点是患者只承受一次外科手术。在各种种植时机中,通常Ⅰ型种植的治疗周期最短、Ⅳ型种植的治疗周期最长。事实上,许多临床情况是Ⅰ型种植需要延长愈合期,确保成功的种植体骨结合,此时将Ⅰ型种植与Ⅱ型甚至Ⅲ型种植相比,从开始治疗到进入修复程序的整个治疗周期,可能并不存在差异。

拔牙位点的健康状态

在感染的位点植入种植体是种植治疗的风险因素。存在急性炎症和脓性渗出,或广泛骨破坏的慢性炎症位点,拔牙后必须推迟种植体植入(Ⅱ型、Ⅲ型或Ⅳ型种植),以利于局部炎症得以消除,防止种植治疗失败。

种植体周围骨缺损的三维变化和形态

牙齿拔除之后,随时间推移,束状骨的吸收和改建将导致牙槽嵴外形轮廓的三维改变。在上颌前牙位点,菲薄的唇侧牙槽嵴骨板几乎全部由束状骨构成,由于阻断了来源于牙周膜的血液供应,唇侧骨壁迅速吸收[6]。如果拔牙时唇侧翻瓣,唇侧骨壁的血供将进一步受到影响[7]。

- **Ⅰ型种植**　因为存在生理形骨弓轮廓,有利于将种植体植入理想的位置。即使存在骨缺损,多数情况下为二壁或三壁骨缺损,仍然为有利型骨缺损,易于通过引导骨再生获得理想的骨增量效果。然而,需要骨增量时存在创口软组织封闭困难，面临软组织增量问题。

● **Ⅱ型种植**　牙槽嵴的三维变化较小（尤其是邻近天然牙的邻面牙槽嵴），牙槽窝的骨组织条件与Ⅰ型牙槽窝（Ⅰ型种植位点）的特点相似。但有利因素是牙槽窝表面软组织已经愈合，因此是拔牙位点存在健康问题时的首选种植时机。

● **Ⅲ型种植**　上颌前部位点会发生严重的水平向骨丧失，增加了种植位点预备后唇舌向宽度不足的风险。但是，牙槽窝根方已经有部分新骨充填，有利于提高种植体初始稳定性。

● **Ⅳ型种植**　尽管骨和软组织已经愈合，但拔牙之后经历6个月（或更长的时间），唇侧骨壁吸收和唇侧牙槽嵴外形轮廓变平更加严重，常常导致骨增量和种植体植入分别进行的分阶段治疗方案[8]。Ⅳ型种植通常应用于外伤性牙缺失的青少年患者，因为必须将种植体植入时间推迟到牙颌面发育完成之后。

由此可见，Ⅲ型和Ⅳ型种植的适应证是影响种植体初始稳定性的严重骨缺损病例，例如囊肿病损。在美学效果重要的区域，使用低替代率骨充填材料的牙槽嵴保存技术，有助于使随时间推移所发生的水平向骨丧失降到最低程度[9]。

种植体初始稳定性

能够在正确的三维位置上植入种植体，并且获得良好的初始稳定性，是拔牙位点种植的两个重要的先决条件。任何条件下，如果在正确的三维位置上植入种植体不能获得良好初始稳定性时（如广泛的根尖周骨破坏），要延长愈合期（Ⅳ型种植），使新骨发生并成熟，才能获得种植体初始稳定性。

牙槽窝形态与种植体的三维位置

拔牙时的牙槽窝形态可能影响种植体植入的理想位置和种植体初始稳定性。即刻（Ⅰ型）种植通常是对临床医师技术要求很高的外科程序。由于牙槽窝和种植体的形态差异，Ⅰ型、Ⅱ型和Ⅲ型种植通常需要同期进行引导骨再生。

● **上颌前牙位点**　在上颌前部，为使种植体处于理想的修复位置，通常需要在牙槽窝腭侧骨壁预备种植窝。牙槽窝的形态和腭侧的致密骨骨皮质壁，容易引导钻偏向唇侧位置，导致种植体植入时发生错位，甚至有时难以与预备的种植窝啮合，危及种植体初始稳定性。因此，上颌前牙位点，尤其是上颌尖牙位点的技术要求最为苛刻。

● **下颌前牙位点**　下颌前牙牙槽窝的形态极为复杂。通常，牙槽窝唇侧和舌侧骨壁菲薄、唇舌径较小。增加了骨皮质骨折和穿孔的风险。通常要使用细直径种植体避免这些并发症。但是，由于下颌切牙唇舌径宽于近远中径，常出现较大的边缘骨缺损间隙。此外，在根尖下方的牙槽嵴常出现唇舌向的缩窄。因此，增加了唇侧和舌侧骨皮质穿孔的风险。舌侧骨皮质穿孔可能损伤舌下血管，出现严重后果。

● **上颌前磨牙位点**　上颌前磨牙的牙槽窝形态通常较为复杂，种植体的理想位置位于牙槽窝颊舌向的中点[10]。如果存在两个分开的牙根，种植窝预备常常需要进入狭窄的牙根间隔。种植体需要与根方骨以及牙槽窝近远中骨壁啮合获得初始稳定性。

● **下颌前磨牙位点**　下颌前磨牙的牙槽窝形态通常最适合于Ⅰ型种植，临床操作相对简单。尽管接近颏孔可能影响种植体植入，但是牙槽窝的根尖位置易于确定，并以此作为导向可以精确地判断颏孔这一重要解剖结构的位置。

● **上颌磨牙位点**　上颌第一磨牙，通常存在两个颊根（近中颊根和远中颊根）和一个腭根，种植体的理想位置位于牙槽窝中央的牙根间隔上，因此要在牙根间隔预备种植窝[11,12]。上颌窦底可以在牙根分叉之间下沉，影响种植体的植入，需要复杂上颌窦底提升的辅助性临床程序[13]。种植体通过与牙根间隔、上颌窦底的骨皮质和剩余骨壁的啮合，获得初始稳定性。经常需要粗直径和（或）外展式颈部的种植体，获得与舌侧和唇侧的骨壁接触。通常不建议直接将种植体植入到上颌磨牙的任何一个牙根窝内，这样种植体肯定会位于不正确的修复位置。上颌第二磨牙的牙根形态通常存在差异，牙根间隔不明显或缺失，Ⅰ型种植存在难以获得良好种植体初始稳定性的风险。

● **下颌磨牙位点**　下颌第一磨牙通常存在两个牙根（近中根和远中根），种植体的理想位置位于牙槽窝中央的牙根间隔上,因此要在牙根间隔预备种植窝。种植体通过与牙根间隔和位于下颌管上方的根尖区牙槽骨啮合,获得初始稳定性。如果修复计划许可,可将种植体植入任何一个牙根窝内,但应该避免在两个牙根槽窝内均植入种植体。下颌第二磨牙的牙根通常存在差异,牙根间隔不明显或缺失,Ⅰ型种植也存在难以获得良好种植体初始稳定性的风险。如果选择直径合适的种植体,也能与舌侧和颊侧骨壁啮合,增加稳定性。

进行Ⅱ型种植时,通常在牙槽窝的根尖区域缺乏具备临床意义的新骨充填,种植窝预备和种植体植入Ⅰ型种植相似。Ⅲ型种植,因为牙槽窝内骨充填的增加,种植窝预备通常与已愈合的Ⅳ型位点预备相似。

种植体植入同期骨增量

Ⅰ型、Ⅱ型、Ⅲ型和Ⅳ型种植,均可以进行同期骨增量程序,除非因唇舌向骨宽度不足或种植体周围不利型骨缺损需要分阶段治疗时。

● **种植体周围间隙性骨缺损**　Ⅰ型、Ⅱ型和Ⅲ型种植,如果种植体周围所有骨壁完整(或基本完整),并且间隙性骨缺损的宽度 ≤ 2.0mm 时,通过修复性骨再生机制会发生可预期的新骨充填,不需要用同期骨增量促进骨再生。但是在上颌前牙位点,为避免牙槽窝唇侧骨板在愈合过程中发生骨吸收,应在种植体周围骨缺损间隙内(种植体表面和骨壁之间)植入低替代率的骨移植材料,并且在唇侧骨板表面覆盖可吸收性屏障膜,从而阻断或减少骨吸收。所以,Ⅰ型种植通常不需要在骨壁的唇侧植入骨移植材料。即使需要进行骨移植,唇侧骨壁外凸也难以稳定颗粒状移植材料并获得良好的软组织瓣覆盖,因此在完整牙槽窝的外侧移植颗粒状材料是一个挑战。早期(Ⅱ型和Ⅲ型)种植,骨壁吸收常常形成火山口样凹陷,增强了移植材料的稳定性,应用屏障膜和骨膜松弛切口更易于无张力的初期创口关闭,有利于唇侧的轮廓扩增。因此,与Ⅰ型种植相比,Ⅱ型和Ⅲ型种植时唇侧骨壁外采用颗粒状材料增量更容易操作。

● **种植体周围开窗式或裂开式骨缺损**　Ⅰ型和Ⅱ型种植时,多数病例是三壁或四壁型骨缺损,所以可以进行同期骨增量,并有高度可预期性。Ⅲ型和Ⅳ型种植,剩余

牙槽嵴会发生水平向和垂直向骨吸收,并增加了二壁型和一壁型骨缺损的机会。医师必须决定是进行同期骨增量,还是采取先骨增量、移植骨愈合之后再植入种植体的分阶段治疗方案。

拔牙位点保存

对美学区位点,如遇因拔牙位点存在慢性感染、局限性骨缺损或龈缘严重退缩的病例,不适宜选择Ⅰ型种植方案;但如果拔牙窝的自然愈合可能发生牙槽窝愈合不良和唇侧骨板缺失时,为保证牙槽窝愈合的质量,可以选择拔牙位点保存。

显然,种植体植入的四种时机适用于不同的临床指征,具备各自的优点和缺点(表 7-2)。一旦决定种植治疗之后,医师首先要确定拔牙后最为适宜的种植时机。理论上,几乎所有的临床病例都可以考虑四种种植时机中的任何一种方案。但是,应当基于病例的具体临床条件、功能与美学治疗效果的考量,选择具备更高可预期性、更便于外科操作和并发症风险最低的种植时机方案(表 7-3)。

表 7-2　拔牙后种植体植入四种时机的优、缺点 *

治疗方案	即刻种植（Ⅰ型种植）	软组织愈合的早期种植（Ⅱ型种植）	部分骨愈合的早期种植（Ⅲ型种植）	延期种植（Ⅳ型种植）
优点	• 只需一次手术 • 与Ⅲ型和Ⅳ型相比，缩短了治疗周期 • 有效地利用牙槽窝植入种植体 • 边缘骨缺损间隙通常为二壁或三壁型，有利于同期骨增量	• 与Ⅲ型和Ⅳ型相比，缩短了治疗周期 • 软组织量增加，允许瓣处理以无张力关闭创口 • 软组织量增加，提高了软组织美学效果 • 唇侧骨壁变平，有利于在其外侧移植低替代率的骨充填材料 • 用骨移植进行轮廓扩增，避免了辅助性结缔组织移植 • 边缘骨缺损间隙通常为二壁或三壁型，有利于同期骨增量 • 能够评估与拔除的患牙相关的病变是否消退	• 部分骨愈合通常使种植体获得初始稳定性 • 软组织量增加，允许瓣处理以无张力关闭创口 • 软组织量增加，提高了软组织美学效果 • 唇侧骨壁变平，有利于在其外侧移植低替代率的骨充填材料 • 用骨移植进行轮廓扩增，避免了辅助性结缔组织移植 • 能够评估与拔除的患牙相关的病变是否消退	• 骨愈合使种植体获得初始稳定性 • 软组织量增加，允许瓣处理以无张力关闭创口 • 能够评估与拔除的患牙相关的病变是否消退
缺点	• 牙槽窝的形态可能影响种植体的位置：在前上颌，常常出现唇侧错位 • 牙槽窝的形态可能影响种植体初始稳定性 • 缺乏瓣成形和无张力关闭创口的软组织量：瓣推进将改变膜龈联合的位置 • 美学位点可能需要结缔组织移植 • 难以在唇侧骨壁外侧移植低替代率的骨充填材料 • 龈缘退缩的风险增加，尤其在薄龈生物型患者和/或唇侧骨板裂开时 • 与Ⅱ型和Ⅲ型种植相比，增加了操作的复杂程度	• 需要两次手术 • 软组织愈合的多根牙位点，牙槽窝形态可能影响种植体初始稳定性 • 美学位点可能需要结缔组织移植	• 需要两次手术 • 与Ⅰ型和Ⅱ型种植相比，延长了治疗周期 • 牙槽窝骨壁不同程度吸收 • 水平向骨吸收增加，种植体植入时骨量受限 • 水平向骨吸收增加，增加了种植体周围一壁型骨缺损的可能性：可能需要分阶段治疗 • 美学位点可能需要结缔组织移植	• 需要两次手术 • 与Ⅰ型和Ⅱ型种植相比，延长了治疗周期 • 与Ⅰ型、Ⅱ型和Ⅲ型种植相比，牙槽窝骨壁吸收最为严重 • 水平向骨吸收增加，增加了种植体周围一壁型骨缺损的可能性；可能需要分阶段治疗 • 美学位点可能需要结缔组织移植 • 如果计划进行Ⅳ型种植，推荐牙槽嵴保存技术，避免分阶段治疗方案的牙槽嵴增量

* 引自《国际口腔种植学会（ITI）口腔种植临床指南第三卷》第 36 页，宿玉成译，人民军医出版社，2009 年

表 7-3　拔牙后四种种植时机的有利和不利的临床条件 *

治疗方案，拔牙后种植体植入时机	有利临床条件	不利临床条件
即刻种植（Ⅰ型种植）	• 在美学区，低美学风险位点（基于 ERA） • 厚龈生物型 • 完整而厚的唇侧骨壁 • 低位唇线 • 单颗牙缺隙 • 骨壁完整 • 单根牙位点 • 无感染位点	• 在美学区，高美学风险位点（基于 ERA） • 薄龈生物型 • 菲薄的唇侧骨壁（≤ 1mm） • 高位唇线 • 唇侧骨壁缺损 • 多颗牙缺隙 • 骨壁缺损 • 多根牙位点 • 局部感染的拔牙位点 • 广泛的根方骨缺损，影响种植体初始稳定性
软组织愈合的早期种植（Ⅱ型种植）	• 在美学区，介于低到高之间美学风险位点，多数病例可以进行Ⅱ型种植 • 单根牙位点 • 局部感染涉及患牙	• 广泛的根方骨缺损，影响初始稳定性
部分骨愈合的早期种植（Ⅲ型种植）	• 多根牙位点 • 患牙有局部感染 • 广泛的根尖骨缺损，影响Ⅰ型和Ⅱ型种植的种植体初始稳定性	• 存在广泛的唇侧骨缺损，预计会发生唇侧骨面广泛变平
延期种植（Ⅳ型种植）	• 生长发育期的患者 • 希望增加骨愈合和骨改建时间的位点。例如：较大的囊肿病损，上颌窦底提升 • 全身和其他相关因素，需要在拔牙后显著推迟治疗时间	• 牙槽窝唇舌向宽度狭窄，延迟 4 个月后将导致牙槽嵴宽度不足 • 存在广泛的唇侧骨缺损，预计会发生唇侧骨面广泛变平

*引自《国际口腔种植学会（ITI）口腔种植临床指南第三卷》第 39 页，宿玉成译，人民军医出版社，2009 年

7.3.4　Ⅰ型种植

Ⅰ型种植亦称之为即刻种植。

美学区Ⅰ型种植

无论是薄龈还是厚龈生物型，只要唇侧骨壁完整（或基本完整），并且可以获得种植体初始稳定性的位点，均可以考虑Ⅰ型种植。

● 应当注意到，即使具备这些有利条件，也可能需要增加其他治疗程序，防止唇侧骨壁吸收和黏膜退缩，包括辅助性引导骨再生、唇侧推进瓣和黏膜游离移植等。如果唇侧骨壁严重受损或出现不利型骨缺损，优先选择Ⅱ型或Ⅲ型种植。

● 不翻瓣技术的Ⅰ型种植，必须进行术前三维放射线影像检查，最基本的临床要求是完整而厚的唇侧骨壁，并且确保在微创拔牙过程中唇侧骨壁无损伤。医师必须意识到不翻瓣手术无法准确地实施引导骨再生程序。

● 选择Ⅰ型种植的一个重要出发点是保存牙槽窝唇侧骨板不被吸收，因此对不适合Ⅰ型种植的美学区病例可以考虑选择拔牙位点保存。

非美学区Ⅰ型种植

不伴有或伴有少量骨缺损的非美学区单根牙或多根牙位点，可以获得种植体初始稳定性者可考虑Ⅰ型种植。

● 应当认真评估选择Ⅰ型种植的目的，是为了缩短种植治疗周期还是减少手术次数。但当存在种植体周围间隙性骨缺损时，可能需要较长的愈合期。

● 应当认真评估种植体周围软组织量是否能满足无张力初期创口关闭的要求，比较Ⅰ型种植时的黏膜移植与Ⅱ型（或Ⅲ型）种植对患者的利弊。

● 存在急性或化脓炎症，或初始稳定性受到影响的位点，不应该进行Ⅰ型种植。

7.3.5　Ⅱ型种植

Ⅱ型种植亦称为软组织愈合的早期种植。目的是等待软组织愈合，增加软组织量和角化黏膜带的宽度，同期GBR治疗时便于瓣的处理和初期创口关闭。因此，多数临床状态下可以实施Ⅱ型种植方案，包括美学和非美学位点。存在某些局部感染（例如根尖周感染）时，牙槽窝愈合4～8周即可获得炎症的消退，显著降低种植体植入之后的感染风险。多根牙和广泛根尖骨缺损的位点，4～8周的愈合期可能还难以获得种植体的初始稳定性，应该考虑部分骨愈合的Ⅲ型种植。

7.3.6　Ⅲ型种植

Ⅲ型种植亦称之为部分骨愈合的早期种植。任何Ⅱ型种植不能预期获得种植体初始稳定性的病例，均可以选择Ⅲ型种植（部分骨愈合的早期种植）方案。拔牙之后12周以上的愈合期，有足够的时间使牙槽窝内新骨形成。如果在这一时期牙槽窝无法有效生成新骨、获得种植体初始稳定性的病例，通常的原因是牙槽窝的病理性愈合，即使将种植时机推迟到Ⅳ型种植，也难以显著改善牙槽窝的状态，因此需要种植体植入同期骨增量或骨增量愈合之后分阶段的种植体植入。

7.3.7　Ⅳ型种植

Ⅳ型种植亦称之为延期种植。Ⅳ型种植是最早出现的种植时机方案，在20世纪80年代被认为是治疗标准。显然，伴随种植体表面处理、形状设计和引导骨再生等诸多方面的进展以及对种植体愈合过程的生物学理解，目前在美学区很少应用Ⅳ型种植时机方案。该方案常常因为牙槽嵴的严重萎缩而导致需要分阶段的骨增量程序，增加了治疗周期、手术次数和患者的不适。但是，某些特殊临床状况，例如生长发育期拔牙，则需要延期等待Ⅳ型种植时机方案。建议对此进行牙槽嵴保存治疗，避免后续的分阶段骨增量。有时不得不采取Ⅳ型种植的另一项因素是，尽管医师竭尽努力选择最佳的拔牙后种植体植入时机，但现实是患者还会经常出于多种个人或健康理由推迟治疗。这样，患者就需要承担牙槽嵴萎缩的风险以及增加后续分阶段骨增量的可能性。

7.4 骨和软组织增量的方案设计

骨和软组织的健康与稳定,是实现功能和美学种植治疗的基础。换言之,以修复为导向的种植治疗需建立在充足和健康种植体周围骨和软组织的基础之上。骨量和软组织量不足时,应当选择合适的外科程序予以矫正,为实现种植治疗的功能和美学效果创造条件。骨和软组织增量属于重建外科的范畴,包括外科矫正颌位关系、骨弓轮廓扩增、种植体周围骨缺损增量和软组织重建等。

7.4.1 骨重建

种植治疗的骨和软组织重建,应当严格遵循重建外科的基本原则,尽量选择可预期的外科程序。

颌位关系重建

牙列缺失的种植治疗应当建立在良好颌位关系的基础上。因颌骨发育畸形和牙列缺失(单颌或双颌)导致的颌位关系严重异常时,通常需要进行正颌手术重建颌位关系;因牙列缺失(单颌或双颌)导致的轻度异常通常只需进行单纯的骨增量程序改善颌位关系。

骨弓轮廓扩增

对某些类型的骨量不足,尽管不能引起种植体周围骨缺损和影响种植体骨结合,但基于以修复为导向的种植治疗理念以及对种植美学和长期稳定骨结合的考量,通常进行骨弓轮廓扩增。轮廓扩增程序通常为 GBR。

在具有美学意义的上颌前牙位点,纠正水平向骨吸收导致骨弓变化的轮廓扩增具有重要的临床意义。既保证唇侧有充分的骨量,维持骨结合的长期稳定,又形成接近天然牙的"根样凸起",满足美学要求。

骨增量

符合修复体美学和功能修复的最基本条件之一是种植体的植入位置,而种植体植入的正确三维位置和轴向的解剖学基础是需要有充足的骨量。当骨缺损影响种植治疗的功能和(或)美学效果时,必须实施相应的骨增量程序。以下是目前已经得到临床证实的多种骨增量程序:包括引导骨再生、上颌窦底提升、外置法骨移植、夹层骨移植、牵张成骨和下牙槽神经移位等。对牙槽窝认真评估,当确认无法实施即刻种植、并且牙槽窝的自然愈合不能实现骨和软组织的恢复时,可以采取拔牙位点保存程序。

7.4.2 软组织重建

尽管骨组织是支持表面软组织的基础,但是在某些临床状态下需要单独或与种植体植入同期和(或)骨增量同期进行软组织移植,重建种植体周围软组织轮廓和(或)改善软组织质量。软组织重建包括软组织移植和种植体周围软组织成形两种方式。

软组织移植

软组织移植包括种植位点的黏膜游离移植、推进瓣和转位瓣。上颌前部 I 型种植时,经常建议从硬腭切取结缔组织黏膜瓣,置于种植体唇侧进行轮廓扩增和(或)初期关闭牙槽窝。II 型和 III 型种植,也可以考虑结缔组织瓣移植。如果与骨增量同期进行,结缔组织瓣通常置于膜和移植材料的表面、接近种植体肩台。如果骨充填材料与膜能够获得充分的轮廓扩增,就不必进行结缔组织移植增量。IV 型种植同期、种植体愈合期或愈合期之后,有少量软组织不足或软组织质量较差时,可以选择转位瓣、带上皮(黏膜移植)或不带上皮(结缔组织移植)的软组织移植。在任何种植体植入时期,只要进行骨增量治疗程序,通常均需要采取推进瓣,无张力的初期关闭创口。

软组织成形

在美学区域,种植修复体龈缘处的软组织退缩,将损害美学效果。维持骨外形轮廓和黏膜支持,是获得种植修复理想的软组织美学效果的重要因素。改善种植体周围龈缘和龈乳头轮廓与质量的方案,除了进行骨增量和软组织移植之外,通常还可进行软组织成形。

7.4.3 骨缺损的分类

骨增量的方案设计主要依赖于骨缺损的类型。骨缺损的类型可以按照按照骨吸收的方向、种植体周围剩余骨壁、骨缺损的修复性骨再生的能力和种植体周围骨缺损形状进行分类。对任何一种骨缺损，可以存在不同的描述方法。

骨吸收方向

严重牙周炎和牙缺失之后的骨吸收，可以形成唇舌向和冠根向的骨缺损。由此，可以分类为水平向骨缺损（horizontal bone defect）和垂直向骨缺损（vertical bone defect）。

- **水平向骨缺损**　是指牙槽嵴唇（颊）侧或舌（腭）侧骨板的显著骨吸收，表现为剩余牙槽嵴的冠根向高度正常、唇舌向厚度不足，在正确维度上植入种植体会发生种植体表面暴露和（或）初始稳定性不足。
- **垂直向骨缺损**　是指牙槽嵴唇（颊）侧和舌（腭）侧骨板同时存在显著骨吸收，表现为剩余牙槽嵴的冠根向高度不足，在正确维度上植入种植体会发生种植体表面的环形暴露。

种植体周围剩余骨壁数目

骨缺损的修复性骨再生，来源于周围骨组织的充分的骨原细胞和血管原细胞是先决条件之一。因此，种植体植入之后所形成的骨缺损（或骨缺损间隙）和剩余骨壁数量对新骨形成的速度和质量都起决定性作用，是决策骨增量方案、种植体植入时机和种植体周围炎治疗方案的关键因素（图7-9）。根据剩余骨壁数目，可分为：

- **一壁型骨缺损**　种植体周围的骨缺损存在一个骨壁，为完全开放性骨缺损。
- **二壁型骨缺损**　种植体周围的骨缺损存在两个骨壁，为不完全开放性骨缺损间隙。
- **三壁型骨缺损**　种植体周围的骨缺损存在三个骨壁，为不完全开放性骨缺损间隙。
- **四壁型骨缺损**　种植体周围的骨缺损存在四个骨壁，为闭合性骨缺损间隙。

显然，该分类是水平向骨缺损的细化，是描述种植体植入之后的种植体表面暴露程度，及其对骨再生程度的预期。

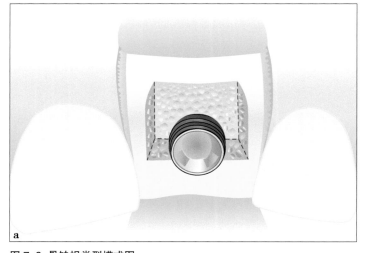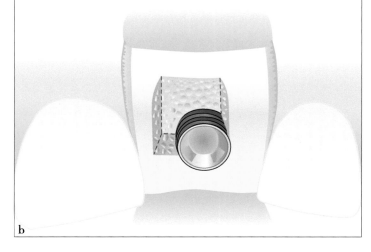

图7-9　骨缺损类型模式图
a. 一壁型骨缺损（种植体周围的骨缺损存在一个骨壁，为完全开放性骨缺损）　b. 二壁型骨缺损（种植体周围的骨缺损存在两个骨壁，为不完全开放性骨缺损间隙）

骨缺损的修复性骨再生能力

根据修复性骨再生的能力,将骨缺损表述为有利型骨缺损(friendly bone defect)和不利型骨缺损(non-friendly bone defect)。

● **有利型骨缺损**　骨缺损的临床条件包括:①存在多个骨壁,能够包含并稳定凝血块和骨移植材料;②存在与骨移植材料充分接触的骨表面,为新骨生成提供丰富的骨原细胞和血管原细胞;③骨壁健康,有充分的血供。骨缺损形态有立体空间,形成的腔隙能够包含并稳定骨移植材料和屏障膜,又被称为间隙性骨缺损(spacemaking bone defect)。例如:骨壁完整的牙槽窝、开窗式或裂开式骨缺损、上颌窦底提升等。此类骨缺损在能够获得种植体初始稳定性时可以选择引导骨再生同期种植的外科程序。

● **不利型骨缺损**　骨缺损的临床条件与有利型骨缺损相反。骨缺损形态缺乏立体空间,形成的腔隙难以包含并稳定骨移植材料和屏障膜,又被称之为非间隙性骨缺损(non-spacemaking bone defect)。例如严重的水平向或垂直向骨缺损、广泛的开窗式或裂开式骨缺损等。

此类骨缺损需要骨增量后再次手术植入种植体的分阶段外科程序。

种植体周围骨缺损形状

种植体植入牙槽嵴内形成的骨缺损形状与新骨形成的可预期性相关。

● **间隙性骨缺损**　在即刻种植或早期种植的种植体植入之后,所形成的种植体周围骨缺损间隙存在完整的骨壁环绕。骨缺损间隙可以存在于种植体唇(颊)侧、舌(腭)侧、近中侧和远中侧的一侧或多侧。

● **裂开式骨缺损(dehiscence defect)**　种植体植入之后在牙槽嵴顶形成的骨裂开。尤其在上颌和下颌前部,水平向骨吸收导致唇侧骨板较薄,在种植窝预备时易于发生裂开式骨缺损。

● **开窗式骨缺损(fenestration defect)**　由于牙槽嵴唇侧存在的生理性凹陷(如切牙凹和尖牙凹)或水平向骨吸收,在种植体体部和(或)根方形成开放性骨缺损。由于骨缺损通常发生在种植窝预备的钻孔过程,又称之为骨穿孔。

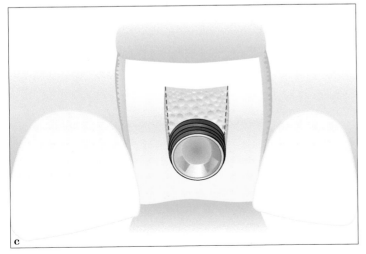

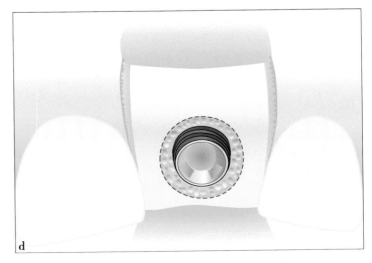

图 7-9　骨缺损类型模式图(续)
c. 三壁型骨缺损(种植体周围的骨缺损存在三个骨壁,为不完全开放性骨缺损间隙)　d. 四壁型骨缺损(种植体周围的骨缺损存在四个骨壁,为闭合性骨缺损间隙)　模式图绘制:北京口腔种植培训中心 - 袁苏

7.4.4 牙槽嵴分类与骨增量决策原则

剩余牙槽嵴分类

　　Cawood – Howell 分类清晰、简便,以牙列缺失时上颌和下颌基骨形态保持相对稳定为基础,阐述牙槽嵴水平向以及垂直向的骨吸收和形态变化,形象地描述了牙齿缺失之后牙槽嵴吸收的动态过程。但是该分类的基础是以牙列缺失为出发点,并且没有考虑上颌窦底等特殊的解剖因素和外科治疗程序。同时,种植位点通常面临复杂、多维度的牙槽嵴形态变化。因此,我们团队提出的对牙槽嵴的分类充分考虑了各种变量因素,以应对种植治疗方案的设计需求以及功能和美学风险。

　　该分类将牙槽嵴分为Ⅰ~Ⅳ类牙槽嵴,每一分类中又包含了三项变量因素。变量因素可以叠加,换言之,根据叠加的变量因素,同一病例可以选择叠加的多种外科方案。

Ⅰ类牙槽嵴

　　Ⅰ类牙槽嵴是指拔牙位点的牙槽嵴,即患牙还未拔出的拟种植位点(图 7-10)。依据病因不同,牙槽窝骨壁可能存在不同程度的骨吸收,在上颌前部多为唇侧骨壁破坏。就Ⅰ类牙槽嵴而言,多数病例拔牙位点的骨缺损形态为有利型骨缺损,并且能够获得种植体初始稳定性,可以分别采用Ⅰ~Ⅲ型种植。但局部位点可能存在如下变量:

● **变量因素 1:美学区**　美学区Ⅰ~Ⅲ型种植的目的是保存骨弓轮廓和软组织形态,通常采取同期引导骨再生程序。适当的邻面牙槽嵴高度将骨移植材料与邻牙牙根表面隔离,并且支撑龈乳头,是实现美学效果最关键的因素之一。

● **变量因素 2:骨缺损**　拔牙位点Ⅰ~Ⅲ型种植出现的骨

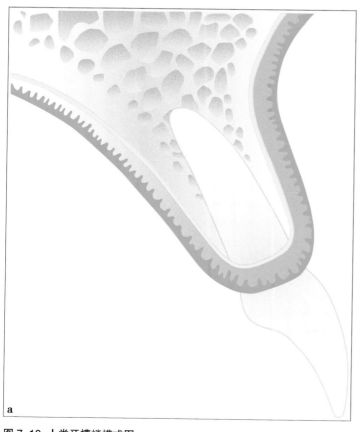

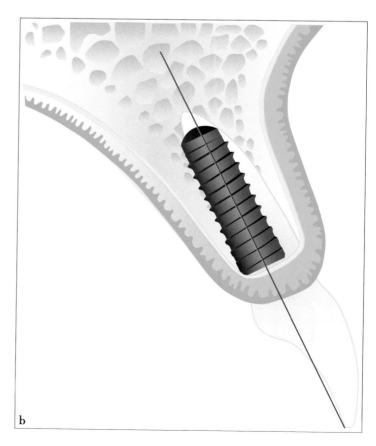

图 7-10　Ⅰ类牙槽嵴模式图
a. Ⅰ类牙槽嵴是指拔牙位点的牙槽嵴,即患牙还未拔出的拟种植位点　b. 对于Ⅰ类牙槽嵴,多数病例拔牙位点的骨缺损形态为有利型骨缺损,并且能够获得种植体初始稳定性　模式图绘制:北京口腔种植培训中心 - 袁苏

缺损通常为二壁或三壁型骨缺损（在美学区通常表现为开窗式或裂开式骨缺损），为有利型骨缺损，辅助性引导骨再生程序可以获得预期的效果。一壁型骨缺损，例如外伤、感染或肿瘤等因素导致的广泛骨缺损（尤其是连续多颗牙缺失），通常造成不利型骨缺损，必须采取块状自体骨移植分阶段种植的临床程序。在上颌与下颌后部拔牙之后表现为骨高度不足时，要避免Ⅰ～Ⅲ型种植。

● **变量因素 3：牙槽窝感染**　如果牙槽窝为急性感染位点，先行拔牙，愈合之后再次评估。如果为慢性感染的美学区位点，可以选择拔牙位点保存。

Ⅱ类牙槽嵴

　　牙槽窝已完全愈合，骨弓轮廓正常。此类牙槽嵴的定义为牙槽嵴圆钝，高度和宽度充足。可能存在轻微的水平向和垂直向骨吸收，但骨弓轮廓基本正常，种植位点的骨量减少对种植治疗的功能和美学效果影响不具备临床意义（图 7-11）。Ⅱ类牙槽嵴，可以在正确的三维位置和轴向上植入种植体，其变量影响如下：

● **变量因素 1：美学区**　Ⅱ类牙槽嵴的定义是骨弓轮廓正常，尽管在此类牙槽嵴植入种植体未发生种植体表面暴露，但牙槽窝毕竟是经历了四个月以上的愈合期，会存在一定的骨弓轮廓变化。因此，通常需要进行轮廓扩增，实现功能和美学效果的长期稳定。

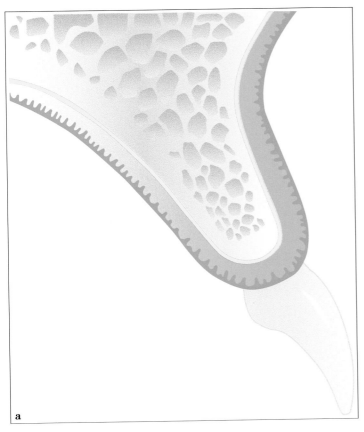
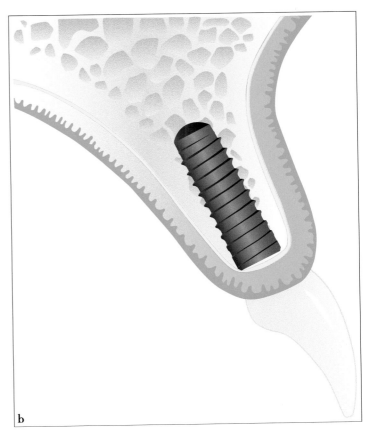

图 7-11　Ⅱ类牙槽嵴模式图
a. Ⅱ类牙槽嵴是指牙槽窝完全愈合，骨弓轮廓正常，牙槽嵴圆钝，高度和宽度充足　b. 对于Ⅱ类牙槽嵴，可能存在轻微的水平向和垂直向骨吸收，但骨弓轮廓基本正常，种植位点的骨量减少对种植治疗的功能和美学效果影响不具备临床意义　模式图绘制：北京口腔种植培训中心 - 袁苏

●**变量因素2：种植体表面暴露**　在以修复为导向的种植体位置上可能会发生开窗式骨缺损，可以采取辅助性引导骨再生程序。

●**变量因素3：特殊解剖学结构限制**　此类牙槽嵴所存在的解剖学结构限制通常是指上颌后部骨高度不足，可以采取上颌窦底提升程序，分阶段或同期植入种植体。

Ⅲ类牙槽嵴

牙槽窝已完全愈合，骨弓轮廓正常，但存在轻微的水平向或垂直向骨缺损。此类牙槽嵴所形成的种植体周围骨缺损为有利型骨缺损，可以应用引导骨再生程序、同期植入种植体(图7-12)。其变量影响如下：

●**变量因素1：美学区**　在美学区，必须达到轮廓扩增的目的，实现种植治疗的长期功能和美学效果。

●**变量因素2：种植体表面暴露**　此类牙槽嵴，种植体周围骨缺损为二壁或三壁型骨缺损，骨缺损的形状为间隙性骨缺损、裂开式骨缺损或开窗式骨缺损，可以应用引导骨再生程序、同期植入种植体。

●**变量因素3：特殊解剖学结构限制**　此类牙槽嵴所存在的解剖学结构限制通常是指上颌后部骨高度不足，可以采取上颌窦底提升程序，分阶段或同期植入种植体。

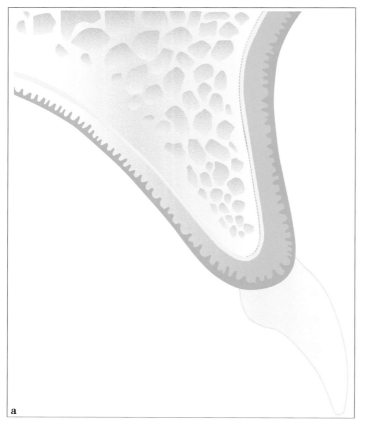
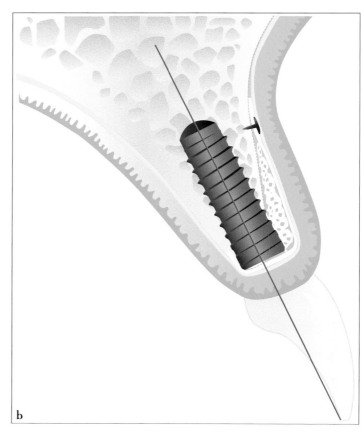

图7-12　Ⅲ类牙槽嵴模式图

a. Ⅲ类牙槽嵴是指牙槽窝已完全愈合，骨弓轮廓正常，但存在轻微的水平向或垂直向骨缺损　b. 对于Ⅲ类牙槽嵴，牙槽嵴所形成的种植体周围骨缺损为有利型骨缺损，可以应用引导骨再生程序、同期植入种植体　模式图绘制：北京口腔种植培训中心 - 袁苏

IV类牙槽嵴

牙槽窝已完全愈合,严重的牙槽嵴水平向骨缺损。此类牙槽嵴定义为骨高度充足、宽度严重不足,必须在种植体植入之前或同期进行骨增量程序(图 7-13)。其变量影响如下:

- **变量因素 1: 美学区** 在美学区,无论采取何种骨增量程序,必须达到轮廓扩增的目的,实现种植治疗的长期功能和美学效果。

- **变量因素 2: 种植体表面暴露** 此类牙槽嵴将发生一壁型骨缺损,或严重水平向骨吸收导致的刃状牙槽嵴,为不利型骨缺损,应当采用外置法块状自体骨移植程序分阶段植入种植体。在某些病例,如果骨的厚度超过4.0mm,并且在两层骨皮质之间有骨松质间隔,可以选择骨劈开程序同期植入种植体。

- **变量因素 3: 特殊解剖学结构限制** 此类牙槽嵴所存在的解剖学结构限制通常是指上颌后部骨高度不足,可以采取上颌窦底提升程序,分阶段或同期植入种植体。

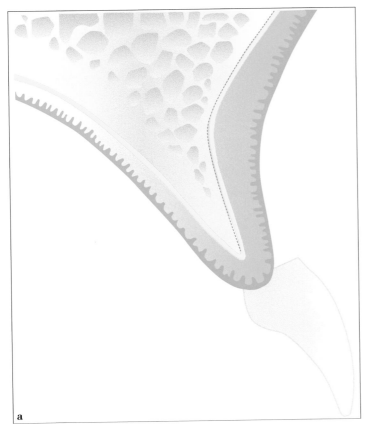
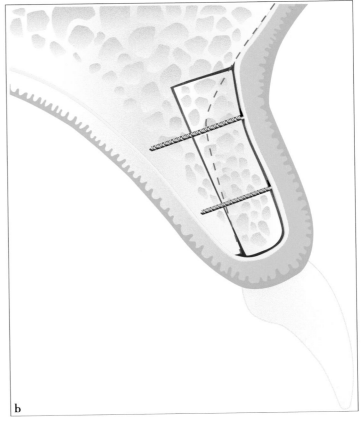

图 7-13 IV类牙槽嵴模式图

a. IV类牙槽嵴是指牙槽窝已完全愈合,伴有严重的牙槽嵴水平向骨缺损 b. 对于IV类牙槽嵴,由于骨高度充足,而宽度严重不足,必须在种植体植入之前或进行骨增量程序,如块状骨移植 模式图绘制: 北京口腔种植培训中心 - 袁苏

V类牙槽嵴

　　牙槽窝已完全愈合,牙槽嵴垂直向骨缺损。此类病例必须在种植体植入之前或同期进行骨增量程序(图7-14),其变量影响如下:

● **变量因素1: 美学区**　在美学区,无论采取何种骨增量程序,必须达到轮廓扩增的目的,实现种植治疗的长期功能和美学效果。邻面牙槽嵴高度依然是实现美学效果最重要的因素之一。

● **变量因素2: 水平向骨缺损**　垂直向骨缺损的空间中,必定存在相应的水平向骨缺损。就垂直向骨缺损空间之外的水平向骨缺损而言,依据不同的临床状态,可以采用辅助性引导骨再生程序,或外置法块状自体骨移植程序,分阶段植入种植体。

● **变量因素3: 垂直向骨缺损类型**　外科方案因解剖部位不同而异,例如:①上颌前部:通常采用外置法块状自体骨移植程序,分阶段植入种植体。②上颌后部:如果病因为上颌窦气化,通常采用上颌窦底提升程序,分阶段或同期植入种植体;如果病因为牙槽嵴吸收,通常采用块状自体骨移植程序,分阶段植入种植体。③下颌前部:通常选择夹层骨移植程序,同期植入种植体;或采用牵张成骨程序,分阶段植入种植体。④下颌后部:依据不同的临床状况,可以选择外置法块状自体骨移植或牵张成骨程序,分阶段植入种植体;或选择下牙槽神经游离程序,同期植入种植体;或选择夹层骨移植程序同期植入种植体。

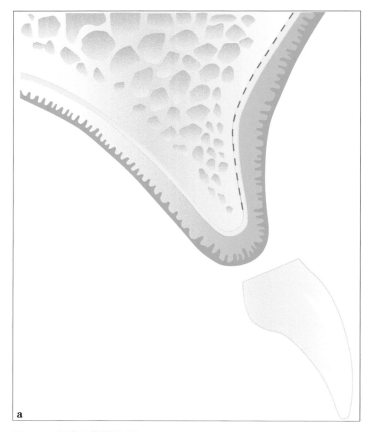 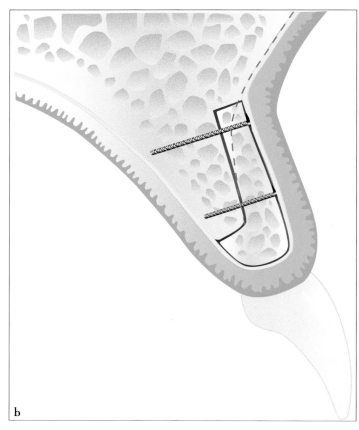

图7-14　V类牙槽嵴模式图
a. V类牙槽嵴是指牙槽窝已完全愈合,伴有牙槽嵴垂直向骨缺损　b. 对于V类牙槽嵴,必须在种植体植入之前或同期进行骨增量程序
模式图绘制: 北京口腔种植培训中心 - 袁苏

7.5　种植体负荷方案与修复方案

7.5.1　种植体负荷方案的演变

种植体负荷方案(loading protocol),或称之为负荷时机,是指按照种植体植入或种植体植入之后的不同愈合阶段所选择的种植体修复时间。种植体修复方案(restoration protocol),包括种植修复体的设计、固位方式、材质和技工工艺等。

种植体负荷时机的演变代表了种植体系统(种植体的形状设计、表面处理以及基台设计等)和种植临床技术(种植外科、种植修复和技工室工艺技术等)的进展以及循证的口腔种植学研究成果。

Schroeder(1976)和 Brånemark(1977)提出了种植体骨结合,并且提出了无负荷(或无应力)的种植体愈合时间[14,15]。Brånemark 依据不同的解剖学部位,认为种植体需要在黏膜下愈合 3 个月(下颌位点)~6 个月(上颌位点),而 Schroeder 则允许穿黏膜愈合 3~4 个月。实际上,在当时选择这种种植体负荷时机按照个人对骨结合的经验和理解,并且受到如下因素的影响:

● 在 20 世纪 80 年代的骨结合种植体开启时代,种植治疗的预期效果曾备受口腔医学界的质疑。因此,采用尽量稳妥的种植体植入时机(如延期种植)和种植体愈合方案(以上的种植体愈合时间),避免过多的种植体骨结合失败,提振业界和患者对种植治疗的信心。

● 在初期的临床试验中,用保守的愈合期补偿可能存在的骨结合不利影响因素,例如骨密度、种植体设计和表面处理、外科和修复治疗方案等。

在种植治疗获得肯定之后,关于种植体植入时机和负荷时机的临床试验更加广泛。基于种植体形状设计和表面处理的改进,种植体的负荷时机不断前移,出现了新的定义和临床概念。近 10 年来产生了不同的术语和相关描述,包括:即刻负荷、早期负荷、常规负荷、延期负荷、即刻修复和非功能性即刻负荷(non-functional immediate loading)等。

7.5.2　种植体负荷方案的分类

迄今为止,尽管对种植体负荷时机仍然存在不同的理解,但有逐渐趋同的趋势。近年来,我们团队参考 Cochrane 的报道[16]和国际口腔种植学会(ITI)第四届共识研讨会提出的建议,在临床上常规应用如下种植体负荷时机的分类。

● **即刻负荷(immediate loading)**　种植体植入后,1 周之内戴入种植修复体,修复体与对殆存在功能性咬合接触。

● **早期负荷(early loading)**　种植体植入后,1 周~2 个月之间戴入种植修复体,修复体与对殆存在功能性咬合接触。

● **常规负荷(conventional loading)**　种植体植入后,3~6 个月之间戴入种植修复体。

● **延期负荷(delayed loading)**　种植体植入后,6 个月的愈合期之后戴入种植修复体。

起初,常规负荷需要 3~6 个月的种植体愈合时间,这是为机械光滑表面种植体而定义的。而对粗糙表面种植体(例如 SLA 或 SLActive 表面种植体)而言,通常 2 个月愈合期就能发生种植体骨结合并满足种植体的功能负荷要求,但这并非适用于特殊的临床条件,例如广泛的引导骨再生或上颌窦底提升同期植入种植体时。因此,仍然将种植体植入之后愈合 3~6 个月的负荷时机称为常规负荷。在临床上也不能放弃延期负荷的独立定义,因为毕竟存在一些极端的临床条件,例如植入大量骨移植材料的上颌窦底提升同期植入种植体时。

以上是种植体负荷的标准方案。但应对以下不同的临床条件应会做出相应的调整,主要包括:

● **即刻修复(immediate restoration)**　种植体植入后,1 周之内戴入种植修复体,修复体与对殆无功能性咬合接触。

● **早期修复(early restoration)**　种植体植入后,1 周~2 个月之间戴入种植修复体,修复体与对殆无功能性咬合接触。

- **直接咬合接触（direct occlusal contact）** 种植修复体与对𬌗牙列功能性咬合接触。
- **间接咬合（indirect occlusion）** 种植修复体与对𬌗牙列无功能性咬合接触，即咬合脱离。
- **渐进负荷（progressive loading）** 渐进负荷的病例，种植修复体由与对𬌗牙列由"轻微的功能性咬合接触"过渡到完全的功能性咬合接触。

7.5.3 种植体负荷对骨结合的影响

种植体 – 骨界面被定义为骨结合之后，建立和维持骨结合的长期稳定成为种植体愈合的首要目标。因此，Brånemark 和 Schroeder 都提出骨结合需要无负荷或无应力的种植体愈合。认为种植体早期负荷会产生微动，机械性刺激会促进骨 – 种植体界面区的间充质细胞分化形成成纤维细胞，形成纤维性结合界面，最终导致种植体的松动和脱落。此外，种植窝的内表面在预备受热后形成一层没有负荷能力的坏死骨，与种植体之间不存在结合力。直到坏死骨被清除，新骨在种植体表面沉积、形成骨结合之后，才会形成一定的稳定的结合力。否则，会发生种植体与周围界面的组织分离。Brånemark 要求依据不同的解剖部位，种植体需要在黏膜下愈合 3～6 个月，而 Schroeder 则允许种植体穿黏膜愈合 3～4 个月。愈合期之后允许种植体负荷。这一点不难理解，因为在 20 世纪 80 年代，在种植体设计与表面处理（机械光滑表面）以及种植外科和修复方案还不完善，骨结合种植体的预期效果还备受质疑时，这些先驱者采取了这种长时间的延迟愈合期[17]。

之后的研究，逐渐清楚了促进骨结合的主要因素：
- 种植体和涂层为具有良好生物相容性的材料，例如钛、钽、羟基磷灰石、二氧化锆和金合金等。
- 种植窝预备没有过热、创伤、细菌侵入和受植床的生物学损伤。
- 种植体具有充分稳定性[18]，动度小于 50～150 μm 的损害性微动阈值[17,19]。这些结论显示，潜入式种植和无应力愈合不再作为影响种植体骨结合的关键因素。就负荷方案而言，只有当这些因素可能导致过度的种植

体动度、影响早期愈合过程中的细菌控制和干扰骨生长时才具有重要意义。

影响骨 – 种植体界面的间充质细胞分化的关键因素在于种植体的稳定，而不在于种植体是否受到载荷。适当的机械性刺激通过种植体传递到周围骨组织时，骨组织可以根据载荷的大小和方向进行改建，促进其矿化和成熟。种植体即刻负荷 4 个月后组织切片可见骨 – 种植体界面经过改建的成熟新骨与种植体及宿主骨紧密结合在一起，与传统负荷的愈合方式基本相同，证明了种植体即刻负荷可以获得骨结合。

但是，过度的微动会造成纤维性愈合而导致种植失败。当微动超过 150 μm 时，就会导致种植体周围产生纤维性包膜。因此，良好的种植体初始稳定性、将种植体夹板式相连支持修复体、邻牙对临时修复体的咬合保护和良好𬌗型控制，均可将种植体微动限制在合理范围内，创造保证种植体稳定性的有利因素。由此，即刻负荷的种植体就能够获得骨结合，达到与早期和常规负荷同样的成功率。

7.5.4 种植体负荷方案的决策因素

尽管一直尝试各种负荷时机，但在临床中影响决策的主要因素包括负荷时机的科学依据（种植体初始稳定性、种植体表面特性、骨量和骨密度等）、对患者的益处和治疗难度等。

种植体负荷方案的科学依据

种植体负荷方案应该是建立在科学文献的基础上并且被临床所证实，基于目前种植技术和种植体系统的发展，要注意与科学依据相关的以下因素：
- **种植体表面特性** 在所有负荷状态下，粗糙表面种植体骨结合的成功率高于机械光滑表面种植体。目前所提出的种植体负荷时机是基于螺纹状、粗糙表面和 6 周即可愈合的种植体。
- **骨密度** 即刻和早期修复（或负荷）的种植位点骨密度限定为 I～III 类骨。

● **种植体初始稳定性**　由初始稳定性所获得的种植体稳固锚固对愈合期获得成功的骨结合至关重要。目前所提出的即刻或早期负荷方案是建立在良好初始稳定性的基础上,不同修复方案下的即刻(或早期)负荷对骨结合所需的初始稳定性阈值有所不同。种植体损害性微动的阈值约为 $50 \sim 150 \, \mu m$[17, 19],但尚未明确与种植体力矩之间的联系。

种植体负荷方案与外科植入

种植体负荷时机和种植外科医师的能力与经验密切相关,包括种植体植入过程的骨组织热损伤(需要延长种植体的愈合时间)和种植体的三维位置与轴向(影响咬合应力的分布)等。

种植体负荷方案与修复方案

种植体的负荷受修复方案影响,包括种植体的数目、分布、修复体设计和修复工艺水平等(图 7-15)。

负荷方案对患者的益处

选择负荷方案,不仅要考量功能和美学效果,权衡对患者是否有利也同等重要,包括即刻或早期负荷可能产生的风险(包括功能和美学)、费用、监测和评估效果所增加的复诊次数等。

负荷方案的治疗难度

负荷方案不同,其治疗难度也不相同。医师应当根据患者的指征和医疗团队的水平,选择最佳的负荷方案。影响治疗难易程度的因素包括:

● **局部因素**　颌位关系、牙弓排列、修复体的可用空间、缺牙间隙的近远中和唇舌向距离、𬌗型、是否存在副功能咬合、种植体(或种植体之间)的位置以及美学风险等。
● **患者的依从性**
● **治疗团队的水平与经验**　高风险治疗方案(例如即刻负荷)的治疗效果对于经验或知识较少的医师可能难以复制。

负荷方案涉及多种复杂因素,在临床工作中每一个种植团队都可以在精通种植治疗相关的科学文献的基础上,依据循证医学研究的相关结论,结合本团队的经验、能力和知识以及设备和技术能力,制订本团队的医疗常规。

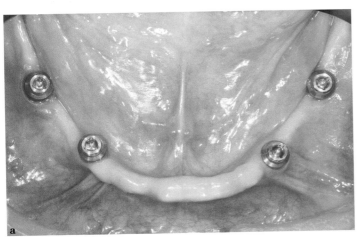
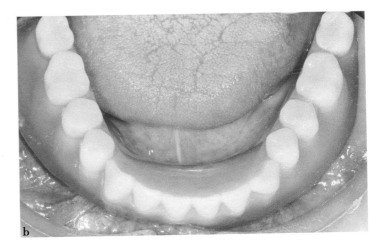

图 7-15　种植体负荷时机
a. 自固位式种植覆盖义齿 (Straumann,自固位附着体系统) 修复下颌牙列缺失,应该采取常规负荷方案　　b. 戴入最终覆盖义齿之后的𬌗面观
种植外科程序:宿玉成教授、汪霞副主任医师;种植修复程序:汪霞副主任医师;技工室程序:尤根义齿制作;病例完成时间:2011 年

7.6 种植体负荷方案的设计

7.6.1 上颌与下颌牙列缺损

如前所述,有多种因素影响种植体负荷方案的设计,但最为直接的因素为种植体的初始稳定性和继发稳定性。当然,这两个最为直接的因素主要受到种植体植入技术、种植位点的解剖条件(骨量和骨密度)以及种植体的设计与表面处理等因素影响。

即刻修复或即刻负荷

即刻修复或负荷需要严格控制临床指征。

● 上颌或下颌牙列缺损,种植体支持式固定修复体进行即刻修复或负荷,缺乏文献的充分证实,没有可以推荐的常规设计方案。文献报道则以即刻负荷为主。

● 种植体即刻修复或负荷需要有确切的目的,或以种植体周围软组织成形为目的,或以临时美学和发音为目的。通常,并非以功能性咬合为目的。

● 单颗种植体即刻修复或负荷,要求种植体最终扭矩≥35Ncm,未实施复杂的引导骨再生程序;连续多颗种植体夹板式相连的即刻修复或负荷,要求种植体的最终扭矩≥25Ncm,未实施复杂的引导骨再生程序。

● 不能用即刻修复或负荷的种植修复体引导𬌗型。

● 种植体即刻修复或负荷要优化修复体的设计与制作。

早期修复或早期负荷

应当意识到,种植体早期修复或负荷的材料学基础是被文献所证实的种植体设计和表面处理。

● 上颌或下颌牙列缺损,种植体愈合6~8周,用种植体支持的固定修复体进行早期修复或负荷已经获得了文献的充分证实,并可以获得预期效果。

● 单颗种植体早期修复或负荷,要求种植体最终扭矩≥30Ncm;连续多颗种植体夹板式相连的早期修复或负荷,要求种植体的最终扭矩≥20Ncm。

● 早期修复或负荷需要严格控制临床指征和优化修复体制作。

常规负荷

种植体常规负荷获得了文献的充分证实。尤其对在种植体设计和表面处理方面缺乏文献证实的种植体系统,常规负荷为一个安全的选项(图7-16)。

延期负荷

对极端的临床条件,种植体延期负荷仍为种植治疗的一个选项。

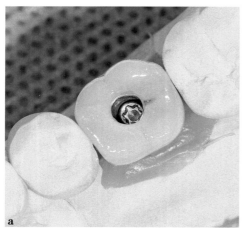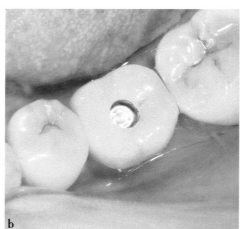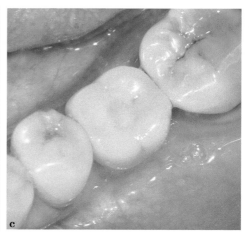

图7-16 种植体常规负荷
a. 下颌左侧第一磨牙缺失,植入一颗种植体(Straumann,软组织水平种植体,种植体直径4.1mm,种植体平台直径4.8mm,光滑颈部高度1.8mmm)。术后3个月时制作的螺丝固位金属烤瓷修复体　b. 戴入种植体支持式金属烤瓷修复体的𬌗面观　c. 用光固化树脂封闭螺丝通道

7.6.2　上颌牙列缺失

即刻负荷

即刻修复或负荷需要严格控制临床指征。

- 上颌植入 6 颗（或 6 颗以上种植体），骨量充分，全牙弓一体式临时固定修复体即刻负荷。而种植体固位的覆盖义齿的即刻负荷缺乏科学依据。
- 即刻负荷的前提条件为良好的种植体初始稳定性，要求种植体的最终扭矩 ≥ 20Ncm。
- 即刻负荷的种植体应当为标准直径或粗直径的种植体。
- 应该具备正常的颌位关系和𬌗型设计。

早期负荷

应当意识到，种植体早期负荷的材料学基础是被文献所证实的种植体设计和表面处理。

- 上颌植入 6 颗（或 6 颗以上种植体），采用全牙弓一体式固定修复体的即刻负荷；4～6 颗种植体用杆附着体夹板式相连固位覆盖义齿的即刻负荷，或采用自固位附着体独立固位覆盖义齿的即刻负荷，均获得了文献的充分证实。
- 即刻负荷的前提条件为良好的种植体初始稳定性，要求种植体的最终扭矩 ≥ 20Ncm。
- 即刻负荷的种植体应当为标准直径或粗直径的种植体。

常规负荷

种植体常规负荷获得了文献的充分证实。尤其对在种植体设计和表面处理方面缺乏文献证实的种植体系统，常规负荷为一个安全的选项。

- 种植体支持固定修复体的设计方案包括分布于前牙区的 4～6 颗种植体（两侧上颌窦之间）支持带有双侧远中悬臂的夹板式固定修复体；分布于前牙和后牙区的 6～8 颗种植体支持无悬臂的夹板式固定修复体；分布于前牙和后牙区的 8 颗或更多的种植体支持分段式固定修复体。
- 种植体固位覆盖义齿的设计方案包括 4～6 颗种植体杆附着体夹板相连或自固位修复体独立固位覆盖义齿。

7.6.3　下颌牙列缺失

与上颌牙列缺失的负荷方案相比较，下颌牙列缺失的负荷方案较为宽限，原因是解剖条件（骨量和骨密度）具有优势。

即刻负荷和早期负荷

即刻修复或负荷需要严格控制临床指征。应当意识到，种植体即刻或早期负荷的材料学基础是被文献所证实的种植体设计和表面处理。

- 下颌植入 4 颗（或 4 颗以上）种植体，采用全牙弓一体式固定修复体的即刻负荷；2 颗以上种植体用杆附着体夹板式相连固位覆盖义齿的即刻负荷，或 4 颗种植体采用自固位附着体独立固位覆盖义齿的即刻负荷，均获得了文献的充分证实。
- 即刻负荷的前提条件为良好的种植体初始稳定性，要求种植体的最终扭矩 ≥ 20Ncm。
- 即刻负荷的种植体应当为标准直径或粗直径的种植体。
- 应当理解下颌牙列缺失即刻负荷与早期负荷，完全是出于功能需求，并非美学目的。

常规负荷

种植体常规负荷获得了文献的充分证实。尤其对在种植体设计和表面处理方面缺乏文献证实的种植体系统，常规负荷为一个安全的选项。

- 种植体支持固定修复体的设计方案包括：4～6 颗种植体支持全牙弓一体式固定修复体；6 颗或更多种植体支持分段式固定修复体。
- 种植体固位覆盖义齿的设计方案包括：2 颗种植体独立安放球或自固位附着体，2 颗种植体用杆稳固连结，4 颗或更多颗种植体用杆稳固连结，4 颗或更多颗种植体独立安放自固位附着体。

延期负荷

对极端的临床条件，无论是上颌牙列缺失还是下颌牙列缺失，种植体延期负荷仍为种植治疗的一个选项。

7.7 上颌前部牙列缺损种植治疗设计方案

7.7.1 单颗牙缺失

邻面牙槽嵴健康的单颗牙缺失位点能够有效支撑相邻的龈乳头,可以获得预期的美学修复效果。换言之,对种植体周围龈乳头的支持,主要在于邻面牙槽嵴的高度,与种植体周围碟形骨吸收无关。

两颗天然牙牙根之间的牙槽间隔,对天然牙缺失之后的种植治疗具有重要意义。单颗牙缺失时,因为邻牙(或邻牙牙根)的存在和对牙槽间隔的生理性与机械性支持,尽管在缺失牙牙根唇侧骨板完全吸收的临床状态下,牙槽间隔仍然存在,这为种植体的植入和骨增量提供了有利的解剖学条件。

7.7.2 连续多颗牙缺失

修复连续性牙缺失面临更大的美学挑战,临床上是以最大限度地获得种植体间的组织支持为首要目标,因为即使是很小的失误也将对支持组织造成损害。制订连续多颗牙种植治疗计划时,应该考虑到相邻种植体会导致风险增加,并且需要准确的外科植入。例如:

● 必须正确选择种植体,过粗的种植体可能加重骨吸收,导致唇侧和种植体之间的骨量丧失[20]。
● 缺失牙的位置是评估种植修复连续性牙缺失美学风险性的重要因素。以下是对上颌前牙连续多颗牙缺失所设计的种植原则。

两颗中切牙缺失

因为在唇侧存在较为丰厚的骨和软组织量,牙槽窝愈合之后能够获得对称的牙龈形态,为获得美学效果提供了最佳机遇。

含侧切牙的两颗前牙缺失

修复连续缺失的侧切牙和中切牙(或尖牙)的难度增大,增加了再现牙龈乳头的解剖位置的美学挑战。此外,要想使龈乳头得到支撑,相邻修复体的穿龈轮廓就显得极

为重要,并且高度依赖于正确选择种植体的直径和形状。此类病例尽可能避免种植体的连续植入。通常,在中切牙或尖牙位点植入一颗种植体,用悬臂(制作一个卵圆形义齿)修复侧切牙位点,以获得最大限度的种植体邻面组织支持。连续性牙缺失中只要包含一个侧切牙,种植体连续植入便被视为存在美学并发症的最高风险。

四颗切牙缺失

与以上的设计相似,上颌4颗中切牙连续缺失时,通常建议的种植方案为两颗侧切牙位点植入种植体、两颗中切牙位点植入种植体或一颗侧切牙和对侧中切牙位点植入种植体,余留的位点用桥体修复。

连续多颗牙缺失,面临牙槽嵴垂直向和水平向吸收的双重问题。尽管与存在的邻牙(或牙根)之间的邻面牙槽嵴和牙槽间隔依然存在,但因为多颗牙长期缺失所导致的功能性刺激的降低,缺失牙牙根唇侧骨吸收易于波及牙槽间隔、扩大骨缺损的范围。而缺失牙之间的牙槽嵴和牙槽间隔,因丧失了牙(或牙根)的支持和生理性刺激,易于发生水平向和垂直向骨吸收。

长期牙列缺损的病例,如果使用可摘义齿修复,因为依靠邻牙的固位力相对更弱,基托对连续多颗牙位点的压力通常显著高于单颗牙位点,骨吸收和软组织萎缩会更加显著。

此外,由于种植体本身的形态可能引起种植体之间牙槽嵴高度降低,从而导致种植体间的硬组织和软组织的变化更加难以预测[20,21],修复连续性牙缺失面临更大的美学挑战。

7.7.3 种植外科因素

骨量

任何类型的骨缺损均应在种植体植入之前或同期予以纠正，包括骨增量（保证骨结合稳定）和（或）轮廓扩增（形成根样隆起）。常用的方法包括GBR、外置法块状自体骨移植、牙槽嵴劈开和牵张成骨等。

牙槽窝愈合

对于牙槽窝不能获得预期的骨和软组织愈合的位点，可以选择拔牙位点保存方案，确保能够获得良好的牙槽窝愈合，并维持牙槽嵴和龈乳头的高度。

软组织量

软组织缺损的病例，可以选择结缔组织移植恢复黏膜厚度、腭黏骨膜瓣移植重建附着龈。

种植体直径和位置

种植体直径通常为4.1mm、平台直径为4.1mm或4.8mm（中切牙和尖牙位点），或种植体直径3.3mm、平台直径3.3mm或3.5mm（侧切牙位点），位于修复体龈缘下方2.0～3.0mm（软组织水平）或3.0～4.0mm（骨水平）、唇侧骨板厚度2.0mm。种植体平台不能偏离安全带。

种植体愈合方式

在确保软组织效果的前提之下可以选择种植体非潜入式愈合。

● **种植体植入时机**　拔牙位点种植（Ⅰ型、Ⅱ型和Ⅲ型种植）通常可以为唇侧保留充足的骨板创造条件，但往往需要进行GBR治疗。

● **不翻瓣种植**　在上颌前牙位点，不翻瓣种植是极具风险的种植体植入技术，通常会发生种植体唇侧骨壁的开窗式或裂开式骨缺损，并且难以准确判断种植体平台的垂直向深度和唇侧骨板的厚度。只有在具备如下三个条件时，才可以考虑不翻瓣种植：明确的三维诊断（锥形束CT扫描）、骨量丰厚和医师丰富经验。

7.7.4 种植修复因素

种植体负荷时机

在获得充分的种植体初始稳定性的条件下（种植体独立支持修复体≥35Ncm；种植体联合支持修复体≥25Ncm），可以提前负荷时机（例如即刻负荷）。即刻负荷的主要目的是成形种植体周围软组织。

种植体周围软组织成形

在非潜入式种植和潜入式种植二期手术之后，可以选择美学愈合帽、解剖式愈合帽和个性化愈合帽成形种植体周围软组织。通常选择临时修复体进行种植体周围软组织成形，并形成理想的修复体穿龈轮廓。软组织成形后，最终修复前，必须选择个性化印模。

修复体固位方式

只要种植体轴向满意（种植体长轴方向从舌隆突穿出）就应当选择螺丝固位。轴向不满意（例如唇向倾斜）应当选择中间过渡基台或个性化基台，提高修复体的粘接线位置，防止粘接剂的清除困难。连续多颗牙缺失，除非选择悬臂设计，否则应当尽量选择单冠修复体，创造更加良好的美学修复效果。

修复体

患者笑时会不同程度的暴露修复体，尤其是高位笑线的患者。修复体的美学效果是重要影响因素。

个性化修复体

上颌单颗中切牙缺失，缺牙间隙过小和过大时，应当进行辅助性正畸治疗，否则存在美学风险。缺牙间隙过大的患者，拒绝正畸治疗时，可以选择留有间隙的个性化修复体，增加修复体近远中径将存在美学风险。

修复体的美学效果

在美学区严重的骨和软组织缺损未能有效矫正，或种植之后的骨吸收和软组织退缩都是严重的美学并发症。

可以用龈瓷补救，但对高位笑线的患者，与软组织的色泽差别和对接往往难以达到满意的美学效果。

咬合设计

咬合设计时应注意避免或减小侧向力及扭力的发生。在切牙位点承受较大的水平向作用力，修复体与对殆牙形成 30μm 间隙，用力咬合时才接触。前伸应无接触，由邻近天然牙引导殆。在尖牙位点，尽量设计为组牙功能，避免设计尖牙保护殆。尽量避免种植修复体引导殆。

7.7.5　上颌前部牙列缺损临床病例

实施特殊种植外科方案和修复方案的病例，将在其他章节中加以介绍。

上颌前部牙列缺损临床病例之一：上颌单颗中切牙缺失、即刻种植（图 7-17）

● 即刻种植（Ⅰ型种植）
● 引导骨再生
● 早期负荷

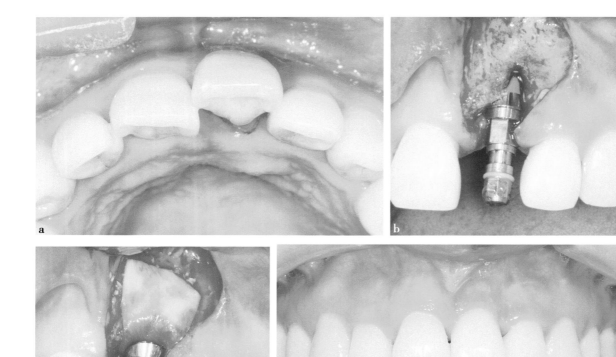

图 7-17　上颌中切牙位点即刻种植
a. 即刻种植手术之前的殆面观　b. 植入种植体（Straumann，软组织水平种植体，种植体直径 4.1mm，种植体平台直径 4.8mm，光滑颈部高度 1.8mmm），种植体唇侧裂开式骨缺损　c. 实施引导骨再生程序（Bio-Oss 去蛋白牛骨基质，Bio-Gide 胶原屏障膜）　d. 种植体早期修复，戴入最终全瓷修复体
种植外科程序：宿玉成教授、皮雪敏主治医师；种植修复程序：皮雪敏主治医师；技工室程序：尤根义齿制作；病例完成时间：2010 年

上颌前部牙列缺损临床病例之二：上颌中切牙和侧切牙
连续缺失、早期种植（图 7-18）

● 中切牙位点早期种植（Ⅱ型种植）

● 引导骨再生

● 早期负荷，侧切牙位点悬臂修复、粘接固位

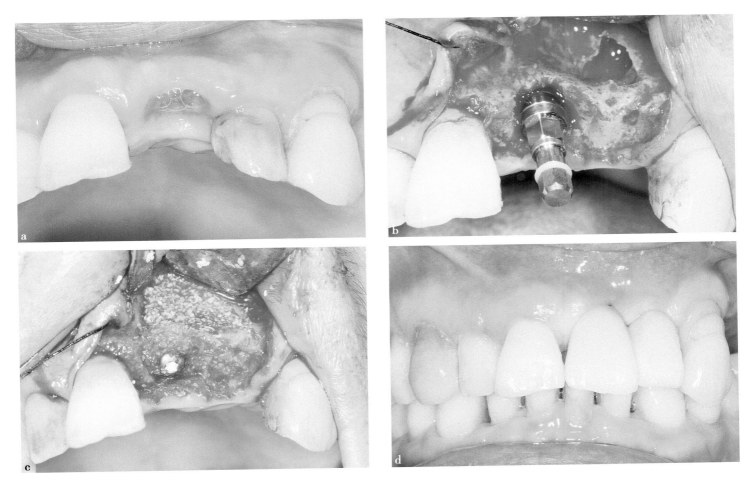

图 7-18　上颌侧切牙位点即刻种植、侧切牙位点悬臂修复
a. 患者就诊时上颌左侧中切牙牙槽窝已经完成软组织封闭。经检查侧切牙已经没有保留价值　b. 翻角形黏骨膜瓣，可见中切牙拔牙窝空虚、唇侧有明显骨壁缺损，侧切牙拔除之后存在广泛的唇侧骨板缺失。中切牙位点植入软组织水平种植体（Straumann 软组织水平种植体，种植体直径 4.1mm，种植体平台直径 4.8mm，光滑颈部高度 1.8mm）　c. 在种植体肩台周围、侧切牙牙槽窝和唇侧植入大量去蛋白牛骨基质－胶原复合材料（Bio-Oss Collegan）　d. 最终修复体戴入后正面观
种植外科程序：宿玉成教授、陈德平主治医师；种植修复程序：陈德平主治医师；技工室程序：刘宁；病例完成时间：2006 年

上颌前部牙列缺损临床病例之三：双侧上颌中切牙和单侧侧切牙连续缺失、悬臂修复（图7-19）

- 双侧中切牙位点早期种植（Ⅲ型种植）
- 引导骨再生
- 临时修复体成形种植体周围软组织和侧切牙位点桥体处软组织
- 早期负荷，侧切牙位点悬臂修复、粘接固位

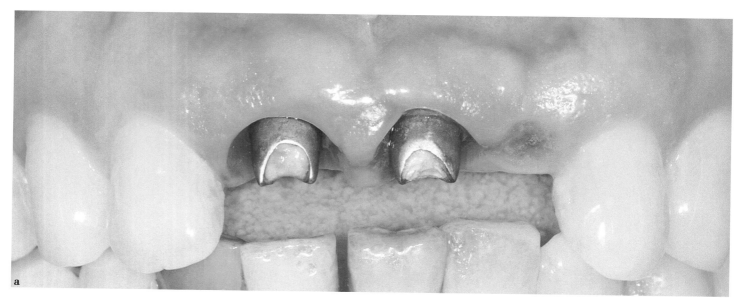

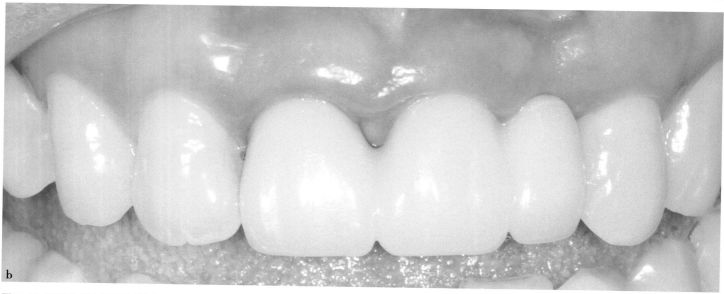

图7-19 双侧上颌中切牙和单侧侧切牙连续缺失、悬臂修复

a. 上颌双侧中切牙及上颌左侧侧切牙缺失，在上颌双侧中切牙位点各植入一颗种植体（Straumann，骨水平种植体，种植体直径4.1mm），并通过临时修复体成形种植体周围软组织和侧切牙位点桥体处软组织，图中可见良好的种植体周围穿龈轮廓以及桥体处理想的牙龈形态

b. 上颌缺牙区种植体夹板相连修复，上颌左侧侧切牙悬臂修复，图为戴入最终修复体之后的正面观

种植外科程序：宿玉成教授、戈怡主治医师；种植修复程序：戈怡主治医师；技工室程序：姜秀瑛；病例完成时间：2005年

上颌前部牙列缺损临床病例之四：双侧上颌中切牙和侧切牙连续缺失、悬臂修复（图7-20）

● 双侧中切牙位点延期种植（Ⅳ型种植）

● 引导骨再生

● 常规负荷，上颌双侧侧切牙位点悬臂修复、螺丝固位

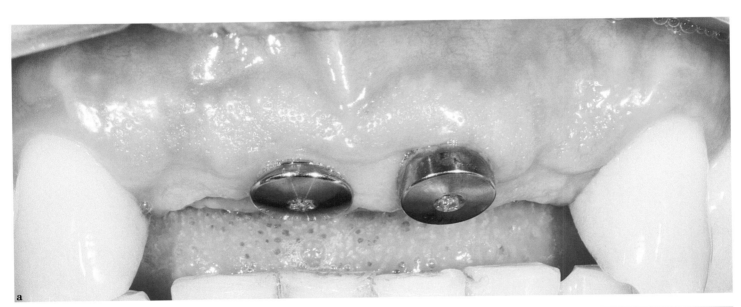

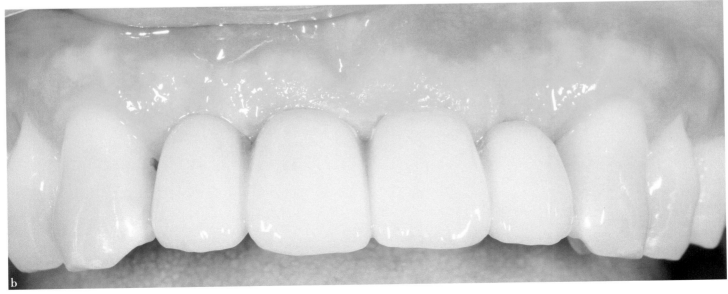

图7-20 双侧上颌中切牙和侧切牙连续缺失、悬臂修复

a. 上颌双侧中切牙及侧切牙缺失，在上颌双侧中切牙位点各植入一颗种植体（Straumann，软组织水平种植体，种植体直径4.1mm），种植体愈合3个月之后唇侧观，可见种植体愈合基台周围黏膜质地正常　b. 上颌缺牙区种植体夹板相连修复，上颌双侧侧切牙悬臂修复，图为戴入最终修复体之后的正面观

种植修复程序：耿威副主任医师；技工室程序：刘宁；病例完成时间：2013年

上颌前部牙列缺损临床病例之五：上颌右侧中切牙至尖牙以及左侧中切牙连续缺失、一体式修复体（图7-21）

● 右侧侧切牙、尖牙位点和左侧中切牙位点延期种植（Ⅳ型种植）

● 一体式修复体（金属烤瓷桥修复体，右侧中切牙位点桥体），螺丝固位

● 早期负荷

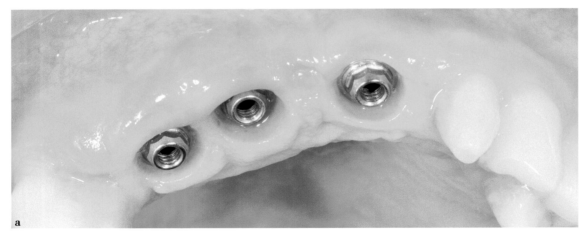

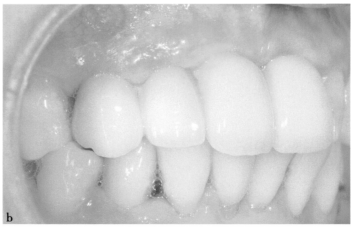

图7-21 上颌右侧中切牙至尖牙以及左侧中切牙连续缺失、一体式修复体

a. 上颌右侧尖牙至上颌左侧中切牙缺失，在上颌左侧中切牙和右侧尖牙位点各植入一颗种植体（Straumann，软组织水平种植体，种植体直径4.1mm，种植体平台直径4.8），右侧侧切牙位点植入一颗种植体（Straumann，软组织水平种植体，种植体直径3.3mm，种植体平台直径4.8mm），在修复程序中放置八角螺丝固位基台，计划行一体式修复体（金属烤瓷桥修复体，右侧中切牙位点桥体），螺丝固位 b. 上颌缺牙区种植体夹板相连修复，上颌右侧中切牙桥体修复，图为戴入最终修复体之后的侧面观

种植修复程序：耿威副主任医师；技工室程序：刘宁；病例完成时间：2011年

上颌前部牙列缺损临床病例之六：上颌右侧第一前磨牙
至上颌左侧第二前磨牙连续缺失（图 7-22）

● 上颌右侧第一前磨牙、双侧侧切牙、左侧尖牙以及第二
　前磨牙位点延期种植（Ⅳ型种植）

● 一体式修复体（全瓷桥修复体），粘接固位

● 常规负荷

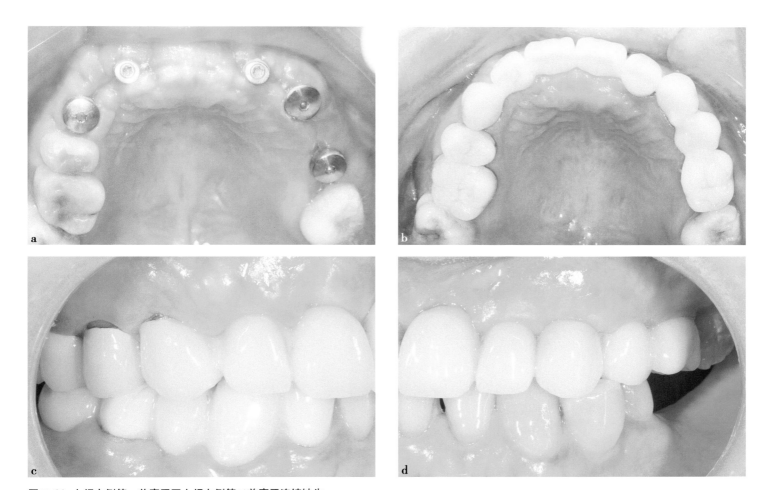

图 7-22　上颌右侧第一前磨牙至上颌左侧第二前磨牙连续缺失
a. 上颌右侧第一前磨牙至上颌左侧第二前磨牙连续缺失，在上颌右侧第二前磨牙、上颌左侧尖牙和上颌左侧第二前磨牙延期种植分别植入一颗种植体（Straumann，软组织水平种植体，种植体直径 4.1mm），上颌双侧侧切牙分别植入一颗种植体（Straumann，软组织水平种植体，种植体直径 3.3mm，种植体平台直径 3.5mm），种植体愈合 3 个月之后𬌗面观，可见种植体愈合基台周围黏膜质地正常　b. 戴入最终修复体之后的𬌗面观　c. 戴入最终修复体之后的右侧侧面观　d. 戴入最终修复体之后的左侧侧面观
种植修复程序：耿威副主任医师；技工室程序：刘宁；病例完成时间：2009 年

7.8　下颌前部牙列缺损种植治疗方案

7.8.1　种植外科因素

牙槽嵴的解剖学形态

　　牙槽嵴的唇舌向宽度较窄,通常采用细直径、窄平台种植体,例如直径 3.3mm 的种植体。牙槽嵴较为直立,通常可以植入长度为 12.0～14.0mm 的种植体。

骨量

　　连续多颗牙缺失的病例,骨缺损类型通常为垂直向骨缺损。骨增量方案通常选择夹层骨移植和牵张成骨。

骨密度

　　骨密度较高,通常为 II 类骨密度。长期缺失牙的病例,通常为 I 类骨密度,骨增量时不适合牙槽嵴劈开。

种植体植入时机

　　下颌切牙牙槽窝直径较小、牙槽嵴骨密度较高,即刻种植(I 型种植)通常具有高预期性。

严重并发症风险

　　种植窝预备时一旦发生舌侧骨壁穿孔,可能会切断下颌骨正中联合处穿入骨内的小血管或损伤口底软组织。有持续性出血引发呼吸困难的病例报道。下颌前牙缺失通常不具备美学风险。由于颏孔的解剖学特点,下颌前牙区等同于颏孔间区。

7.8.2　种植修复因素

修复设计

　　下颌切牙咬合力较小,连续多颗牙缺失适合选择桥修复体,例如 4 颗切牙缺失。

修复时机

　　当骨密度较高时能够获得良好的初始稳定性,可以进行即刻负荷。但是并不清楚 I 类骨密度所导致的愈合期较长与即刻负荷之间的因果关系。

7.8.3　下颌前部牙列缺损的病例设计

　　实施特殊种植外科方案和修复方案的病例,将在其他章节中加以介绍。

下颌前部牙列缺损临床病例之一:下颌单颗中切牙缺失、即刻种植(图 7-23)

● 下颌左侧中切牙位点即刻种植(I 型种植)
● 引导骨再生
● 早期负荷

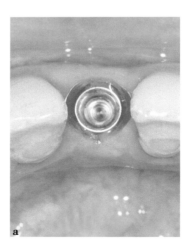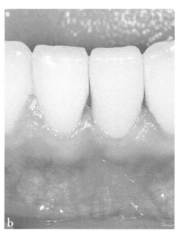

图 7-23 下颌单颗中切牙缺失、延期种植
a. 下颌左侧中切牙位点即刻种植、非潜入式种植(Straumann,软组织水平种植体,种植体直径 3.3mm,种植体平台直径 4.8mm),愈合 2 个月之后的𬌗面观,可见良好的种植体的三维位置及轴向　b. 戴入粘接固位金属烤瓷修复体的正面观
种植外科程序:宿玉成教授、耿威副主任医师;种植修复程序:耿威副主任医师;技工室程序:姜秀瑛;病例完成时间:2000 年

下颌前部牙列缺损临床病例之二：下颌双侧中切牙和侧切牙缺失、延期种植（图 7-24）

● 下颌双侧侧切牙位点延期种植（Ⅳ型种植）

● 一体式修复体（全瓷桥修复体），粘接固位

● 早期负荷

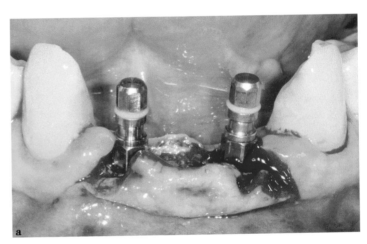

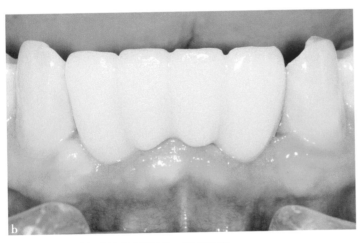

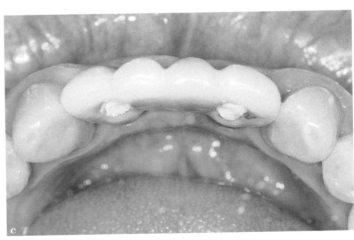

图 7-24　下颌前部连续多颗牙缺失、延期种植

a. 下颌双侧中切牙及侧切牙连续缺失，于下颌双侧侧切牙位点延期种植，各植入一颗种植体（Straumann，软组织水平种植体，种植体直径 3.3mm，种植体平台直径 4.8mm），可见种植体三维位置良好　b. 下颌缺牙区种植体夹板相连修复体螺丝固位修复，下颌双侧中切牙桥体修复的正面观　c. 下颌缺牙区种植体夹板相连修复体螺丝固位修复，下颌双侧中切牙桥体修复的𬌗面观

种植外科程序：宿玉成教授、戈怡主治医师；种植修复程序：戈怡主治医师；技工室程序：姜秀瑛；病例完成时间：2006 年

下颌前部牙列缺损临床病例之三：下颌双侧中切牙和右侧侧切牙缺失、早期种植（图 7-25）

- 下颌右侧侧切牙和右侧中切牙位点早期种植（Ⅱ型种植）
- 一体式修复体（全瓷桥修复体），粘接固位
- 常规负荷

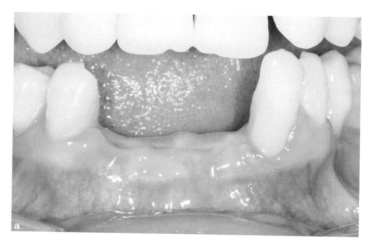

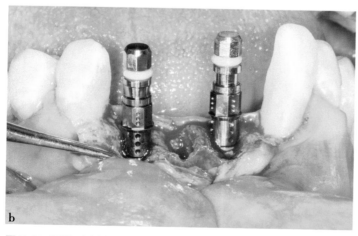

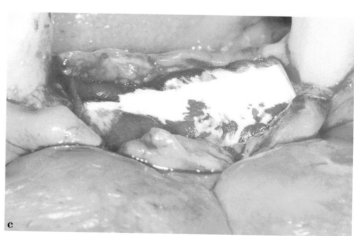

图 7-25 下颌双侧中切牙和右侧侧切牙缺失、早期种植

a. 下颌双侧中切牙和右侧侧切牙连续缺失，可见拔牙位点黏膜愈合良好，牙槽嵴表面略有凹陷
b. 于下颌右侧侧切牙和左侧中切牙位点早期种植，各植入一颗种植体（Straumann，骨水平种植体，种植体直径 3.3mm），可见种植体三维位置良好
c. 取下种植体携带体，安装封闭螺丝，并行 GBR 程序（Bio-Oss 去蛋白牛骨基质，Bio-Gide 胶原屏障膜），种植体潜入式愈合

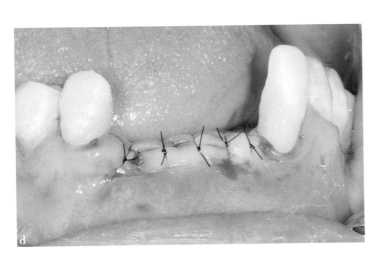

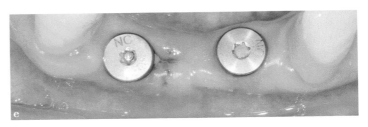

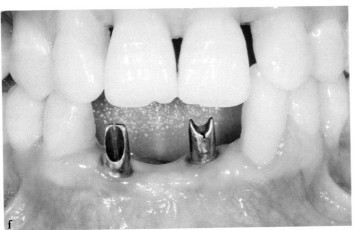

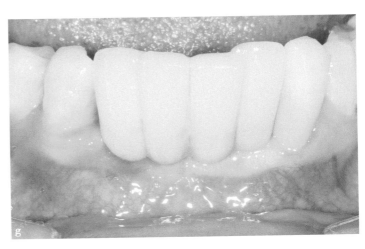

图 7-25 下颌双侧中切牙和左侧侧切牙缺失、早期种植（续）

d. 无张力创口关闭　e. 种植体愈合 4 个月后，完成种植二期手术　f. 种植二期手术后 2 周进入临床修复程序，图为戴入种植修复基台后正面观　g. 戴入一体式粘接固位金属烤瓷修复体的正面观

种植外科程序：宿玉成教授、耿威副主任医师；种植修复程序：耿威副主任医师；技工室程序：刘宁；病例完成时间：2008 年

7.9　上颌与下颌后部牙列缺损种植治疗方案

7.9.1　种植外科因素

上颌与下颌后牙缺失通常不具备美学风险。但是功能性修复受到两种解剖学因素的影响：上颌窦底和下颌管。

骨量

上颌窦底过低时，可以选择上颌窦底提升，同期或分阶段植入种植体。上颌窦底提升包括上颌窦侧壁开窗的上颌窦底提升和穿牙槽嵴顶的上颌窦底提升两种术式。上颌后部牙槽嵴顶骨吸收导致的剩余牙槽嵴高度不足时，需要提升上颌窦底以植入合适长度的种植体，亦可以选择外置法块状自体骨移植，通常自髂嵴取骨；上颌后部骨密度低（通常为Ⅳ类骨密度）通常需要潜入式种植体愈合和采用相对保守的种植修复方案。

下颌后部剩余牙槽嵴高度不足通常选择外置法块状自体骨移植、夹层骨移植、下牙槽神经移位和牵张成骨等临床程序。

软组织

长期的游离缺失，会因牙槽嵴顶的骨吸收和附着龈的非上皮化生，导致附着龈减少。严重时颊部软组织向内侧塌陷，会出现修复体咬颊黏膜的现象。

种植体直径与位置

种植体直径通常为 4.1mm、平台直径为 4.1mm 或 4.8mm。颊舌向骨宽度较大时可选择种植体直径 4.8mm、平台直径 4.8mm 或 6.5mm（磨牙位点）。种植体平台位置可以与骨平面平齐（骨水平种植体），或位于软组织内、与龈缘平齐甚至龈缘冠方（软组织水平），便于种植维护。

缺牙间隙

单颗磨牙缺失位点，近远中距离较大但小于常规两颗种植体所需的最小距离时，如果颊舌向宽度允许，尽量植入宽直径或宽平台种植体。如果水平向骨吸收较多，牙槽嵴顶颊舌向宽度变窄，将限制可选择的种植体直径，可选择双种植体支持单冠的修复方式。双种植体支持单冠的设计对手术准确性要求极高，两颗种植体的长轴方向一旦出现偏差，就可能在术中伤及邻牙牙根，或造成印模困难。种植体与天然牙或种植体之间距离过近会导致修复困难、修复后骨吸收以及种植体维护困难。

入路

开口度会影响上颌与下颌后牙位点的种植外科与修复的入路。

严重并发症风险

种植窝预备时一旦发生舌侧骨壁穿孔，可能会损伤口底软组织。有持续性出血引发呼吸困难的病例报道。上颌窦底提升可能导致急性或慢性上颌窦炎。

7.9.2　种植修复因素

负荷方案

上颌后部骨密度低（通常为Ⅲ类或Ⅳ类骨密度），通常选择相对保守的负荷方案。避免制作远端悬臂的修复体设计。

修复方式

无论单颗牙缺失位点还是连续多颗牙缺失位点，通常选择单颗种植体独立支持修复体，并且首选螺丝固位，便于修复体机械并发症的维护（例如崩瓷的维护）。但单颗磨牙缺失（尤其是游离缺失）首选粘接固位，避免剪切力导致的修复螺丝松动和折断（图 7-26，图 7-27）。在下颌后牙区植入短种植体时，才建议选择种植体支持的联冠修复体，增加应力分散能力。当𬌗龈距离低或存在副功能𬌗时，磨牙位点的修复体可以设计为金属𬌗面避免崩瓷。

咬合设计

理想状态下,种植修复体应位于牙列正中,与邻牙、对颌牙相互协调,力作用于修复体后应沿种植体长轴传递,分散到种植体周围的骨组织中。

种植体在后牙区,应设计为尖牙保护𬌗。修复体在正中时有咬合接触,侧方时需脱离接触。建立中央自由度(又称为正中自如)的概念,即正中𬌗时,功能尖与相对应的窝有 1mm 的自由活动空间,而在非正中𬌗时则没有接触。这样可以避免早接触,并使患者获得最大的舒适度。适当减径,以减少负荷;降低牙尖斜度,以减小种植体所受到的扭力。仔细调整咬合使其为面的接触而不是点的接触。磨牙功能尖应位于或尽量接近基台的正上方。磨牙位点可选用宽平台直径种植体修复,缩小牙冠与种植体颈部的差异,减小了扭转力,同时避免形成过于开放的邻间隙,可以有效防止食物嵌塞。

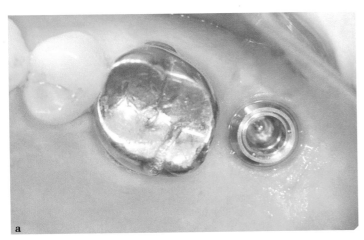
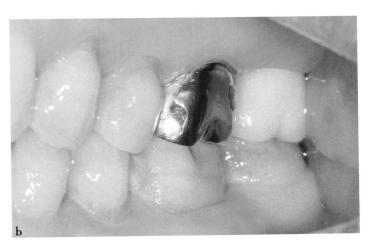

图 7-26 左侧上颌后部第二磨牙缺失(游离缺失)
a. 首选粘接固位,宽平台直径种植体修复,避免剪切力导致的修复螺丝松动和折断　b. 戴入粘接固位金属烤瓷修复体的唇侧观,可见正常的覆𬌗覆盖关系

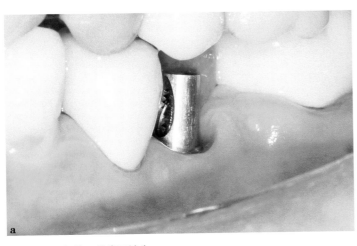
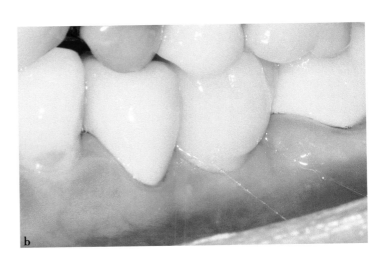

图 7-27 下颌第二前磨牙缺失
a. 下颌左侧第二前磨牙位点延期种植、非潜入式愈合(Straumann,软组织水平种植体,种植体直径 3.3mm,种植体平台直径 4.8mm),愈合 2 个月之后安放基台　b. 戴入粘接固位金属烤瓷修复体
种植外科程序:宿玉成教授、戈怡主治医师;种植修复程序:戈怡主治医师;技工室程序:姜秀瑛;病例完成时间:2005 年

7.9.3 上颌后部牙列缺损的病例设计

实施特殊种植外科方案和修复方案的病例，将在其他章节中加以介绍。

上颌后部牙列缺损临床病例之一：上颌第一前磨牙缺失、延期种植（图 7-28）

● 上颌左侧第一前磨牙位点延期种植（Ⅳ型种植）

● 螺丝固位

● 早期负荷

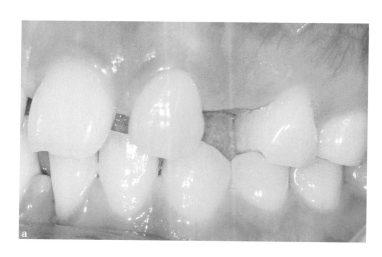

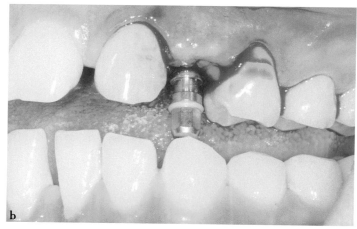

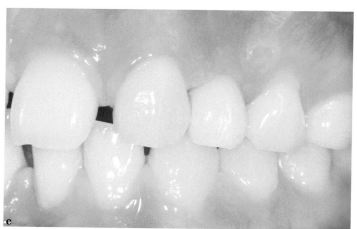

图 7-28 上颌左侧第一前磨牙缺失、延期种植

a. 上颌左侧第一前磨牙缺失术前侧面观　b. 上颌左侧第一前磨牙位点延期种植，植入一颗种植体（Straumann，软组织水平种植体，种植体直径 4.1mm，种植体平台直径 4.8mm），可见种植体三维位置良好　c. 2 个月之后戴入螺丝固位金属烤瓷修复体

种植外科程序：宿玉成教授、戈怡主治医师；种植修复程序：戈怡主治医师；技工室程序：姜秀瑛；病例完成时间：2006 年

上颌后部牙列缺损临床病例之二：上颌右侧第二前磨牙
缺失、延期种植（图 7-29）

● 上颌右侧第二前磨牙位点延期种植（Ⅳ型种植）

● 螺丝固位

● 早期负荷

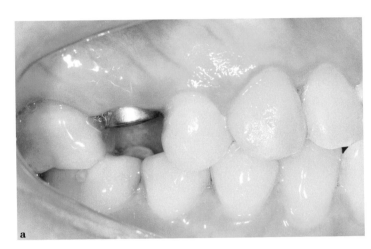

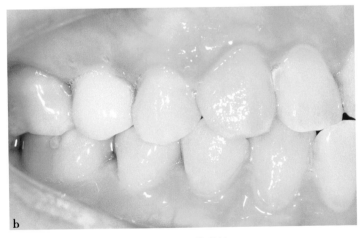
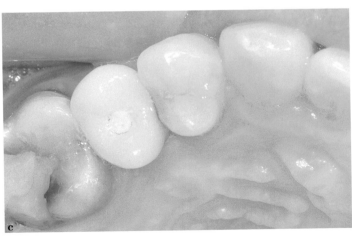

图 7-29 上颌右侧第二前磨牙缺失、延期种植
a. 上颌右侧第二前磨牙位点延期种植，植入一颗种植体（Straumann，软组织水平种植体，种植体直径 4.1mm，种植体平台直径 4.8mm），非潜入式愈
合 2 个月之后　b. 2 个月之后戴入螺丝固位金属烤瓷修复体的侧面观　c. 2 个月之后戴入螺丝固位金属烤瓷修复体的𬌗面观
种植外科程序：宿玉成教授、戈怡主治医师；种植修复程序：戈怡主治医师；技工室程序：姜秀瑛；病例完成时间：2005 年

上颌后部牙列缺损临床病例之三：上颌左侧第二前磨牙
缺失、早期种植（图7-30）

● 上颌左侧第二前磨牙位点延期种植（Ⅲ型种植）

● 早期负荷

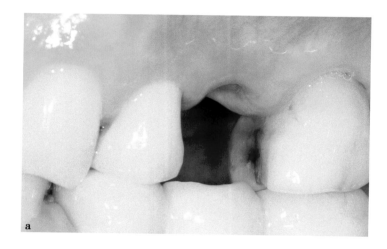

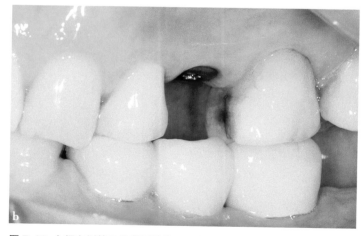

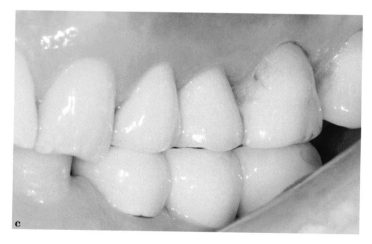

图7-30 上颌左侧第二前磨牙缺失、早期种植

a. 上颌左侧第二前磨牙缺失术前侧面观　b. 上颌左侧第二前磨牙位点延期种植，植入一颗种植体（Straumann，软组织水平种植体，种植体直径4.1mm，种植体平台直径4.8mm），非潜入式愈合2个月之后　c. 2个月之后戴入螺丝固位金属烤瓷修复体的侧面观

种植外科程序：宿玉成教授、戈怡主治医师；种植修复程序：戈怡主治医师；技工室程序：姜秀瑛；病例完成时间：2006年

上颌后部牙列缺损临床病例之四：上颌右侧第二前磨牙
缺失、延期种植（图 7-31）

● 上颌右侧第二前磨牙位点延期种植（Ⅳ型种植）

● 早期负荷

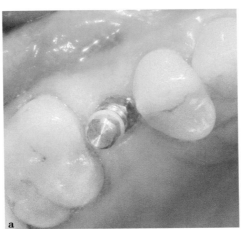
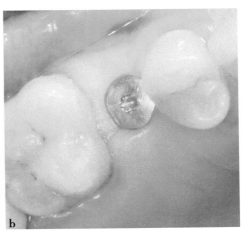

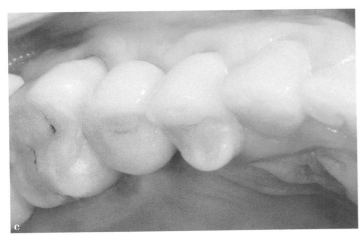
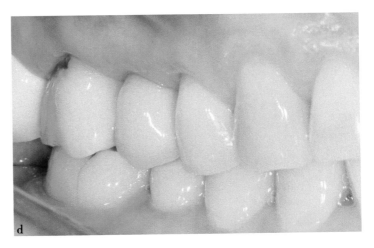

图 7-31　上颌右侧第二前磨牙缺失、延期种植
a，b．上颌右侧第二前磨牙位点延期种植，不翻瓣植入一颗种植体（Straumann，软组织水平种植体，种植体直径 4.1mm，种植体平台直径 4.8mm），
非潜入式愈合　c．2 个月之后戴入粘接固位金属烤瓷修复体的𬌗面观　d．2 个月之后戴入粘接固位金属烤瓷修复体的侧面观
种植外科程序：宿玉成教授、汪霞副主任医师；种植修复程序：汪霞副主任医师；技工室程序：尤根义齿制作；病例完成时间：2007 年

上颌后部牙列缺损临床病例之五：上颌左侧第一磨牙缺失、延期种植（图 7-32）

● 上颌左侧第一磨牙位点延期种植（Ⅳ型种植）

● 常规负荷

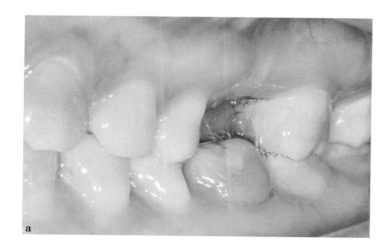

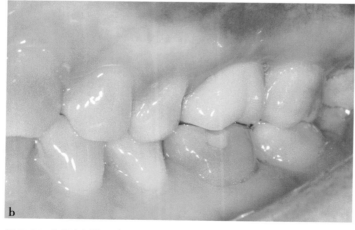
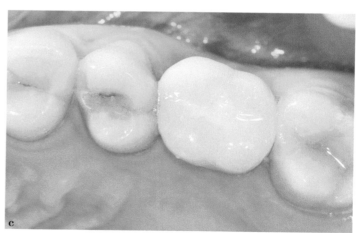

图 7-32 上颌左侧第一磨牙缺失、早期种植

a. 上颌左侧第一磨牙缺失术前侧面观　b. 上颌左侧第一磨牙位点延期种植，植入一颗种植体（Straumann，软组织水平种植体，种植体直径 4.1mm，种植体平台直径 4.8mm），非潜入式愈合三个月之后戴入金属烤瓷修复体　c. 戴入螺丝固位金属烤瓷修复体的𬌗面观

种植外科程序：宿玉成教授、戈怡主治医师；种植修复程序：戈怡主治医师；技工室程序：姜秀瑛；病例完成时间：2006 年

上颌后部牙列缺损临床病例之六：上颌右侧前磨牙和磨牙缺失、延期种植（图 7-33）

● 上颌右侧第二前磨牙和第一磨牙位点延期种植（Ⅳ型种植）

● 第一前磨牙位点悬臂修复、螺丝固位

● 常规负荷

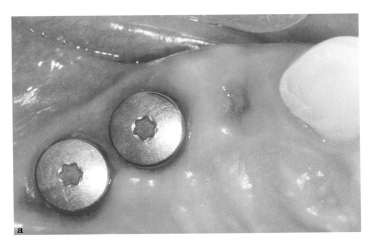

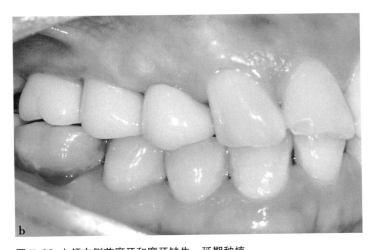

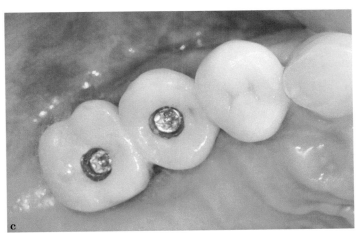

图 7-33 上颌右侧前磨牙和磨牙缺失、延期种植

a. 上颌右侧第二前磨牙和第一磨牙位点延期种植，植入两颗种植体（Straumann，软组织水平种植体，种植体直径 4.1mm，种植体平台直径 4.8mm），非潜入式愈合 3 个月之后的𬌗面观　b. 戴入螺丝固位金属烤瓷修复体的侧面观　c. 戴入螺丝固位金属烤瓷修复体的𬌗面观

种植外科程序：宿玉成教授、戈怡主治医师；种植修复程序：戈怡主治医师；技工室程序：姜秀瑛；病例完成时间：2008 年

上颌后部牙列缺损临床病例之七：上颌右侧前磨牙和磨牙缺失、早期种植（图 7-34）

● 上颌右侧第一前磨牙、第二前磨牙和第一磨牙位点延期种植（Ⅳ型种植）

● 短牙弓修复

● 早期负荷

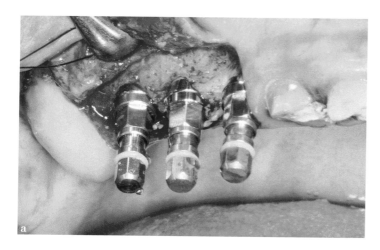

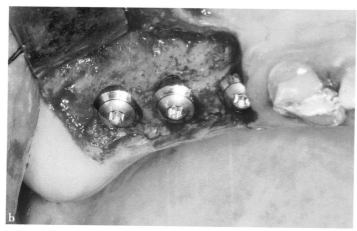
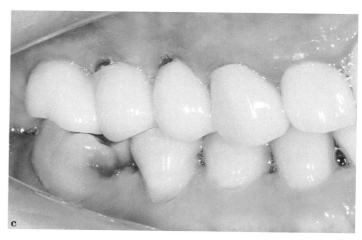

图 7-34 上颌右侧前磨牙和磨牙缺失、延期种植

a. 上颌右侧第一前磨牙、第二前磨牙和第一磨牙位点延期种植，植入 3 颗种植体（Straumann，软组织水平种植体，种植体直径 4.1mm，种植体平台直径 4.8mm），种植体平行排列　b. 取下携带体、安放封闭螺丝　c. 3 个月之后戴入螺丝固位金属烤瓷修复体的唇侧观，右侧尖牙位点行桩核冠修复

种植外科程序：宿玉成教授、耿威副主任医师；种植修复程序：耿威副主任医师；技工室程序：姜秀瑛；病例完成时间：2005 年

上颌后部牙列缺损临床病例之八：上颌左侧前磨牙和磨牙缺失、延期种植（图 7-35）

● 上颌左侧第一前磨牙、第一磨牙和第二磨牙位点延期
  种植（Ⅳ型种植）

● 一体式修复体（全瓷桥修复体），螺丝固位

● 常规负荷

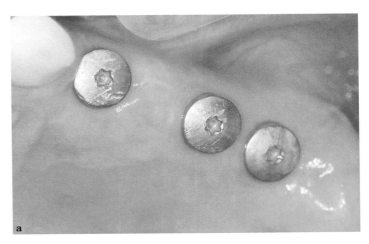

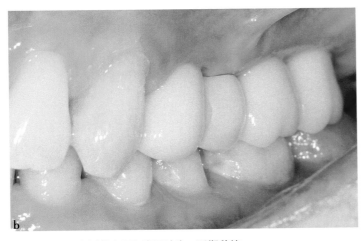

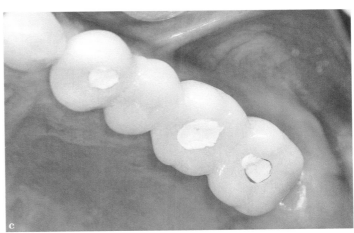

图 7-35 上颌左侧前磨牙和磨牙缺失、延期种植
a. 上颌左侧第一前磨牙、第一磨牙和第二磨牙位点延期种植，植入三颗种植体（Straumann，软组织水平种植体，种植体直径 4.1mm，种植体平台直径 4.8mm），非潜入式愈合 2 个月之后的𬌗面观　b. 戴入螺丝固位全瓷修复体的侧面观　c. 戴入螺丝固位全瓷修复体的𬌗面观
种植外科程序：宿玉成教授、戈怡主治医师；种植修复程序：戈怡主治医师；技工室程序：姜秀瑛；病例完成时间：2009 年

7.9.4 下颌后部牙列缺损的病例设计

实施特殊种植外科方案和修复方案的病例，将在其他章节中加以介绍。

下颌后部牙列缺损临床病例之一：下颌左侧第二前磨牙缺失、延期种植（图7-36）

● 下颌左侧第二前磨牙位点延期种植（Ⅳ型种植）

● 早期负荷

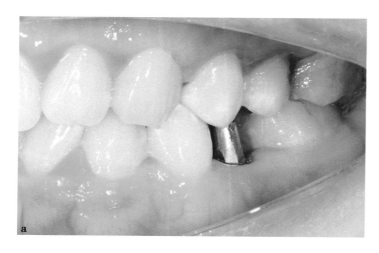

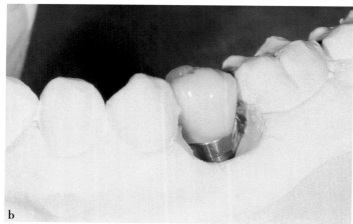

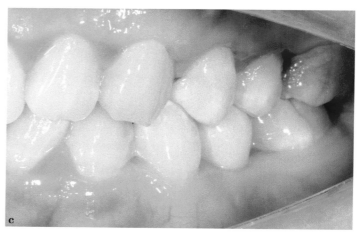

图7-36 下颌左侧第二前磨牙缺失、延期种植

a. 下颌左侧第二前磨牙位点延期种植，植入一颗种植体（Straumann，软组织水平种植体，种植体直径4.1mm，种植体平台直径4.8mm），非潜入式愈合2个月、安放双八角直基台之后的𬌗面观　b. 在工作模型上戴入粘接固位金属烤瓷修复体的侧面观　c. 口内戴入粘接固位金属烤瓷修复体的侧面观

种植外科程序：宿玉成教授、耿威副主任医师；种植修复程序：耿威副主任医师；技工室程序：姜秀瑛；病例完成时间：2008年

下颌后部牙列缺损临床病例之二：下颌左侧第二前磨牙
缺失、延期种植（图 7-37）

● 下颌左侧第二前磨牙位点延期种植（Ⅳ型种植）

● 早期负荷

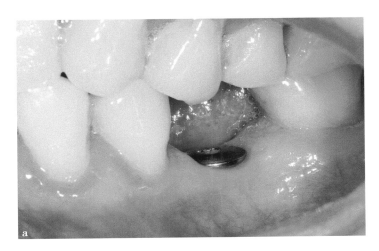

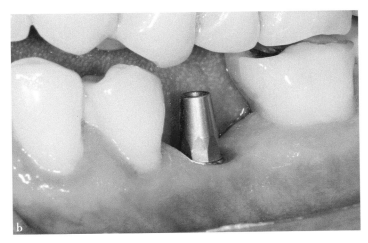
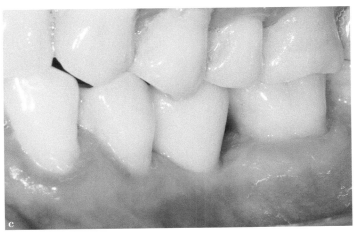

图 7-37 下颌左侧第二前磨牙缺失、延期种植
a. 下颌左侧第二前磨牙位点延期种植，植入一颗种植体（Straumann，软组织水平种植体，种植体直径 4.1mm，种植体平台直径 4.8mm），非潜入式愈合 2 个月之后的侧面观　b. 安放双八角直基台之后的侧面观　c. 口内戴入粘接固位金属烤瓷修复体的侧面观
种植外科程序：宿玉成教授、戈怡主治医师；种植修复程序：戈怡主治医师；技工室程序：姜秀瑛；病例完成时间：2009 年

下颌后部牙列缺损临床病例之三：上颌左侧第一磨牙缺
失、延期种植（图 7-38）

● 下颌左侧第一前磨牙位点延期种植（Ⅳ型种植）

● 早期负荷

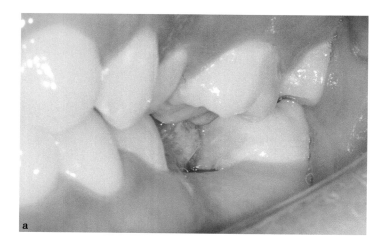

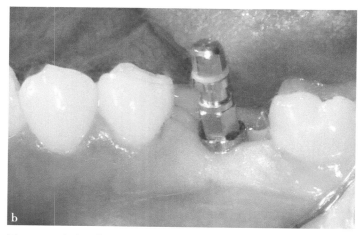

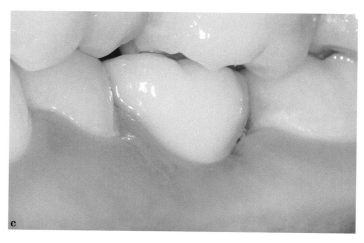

图 7-38 下颌左侧第一磨牙缺失、延期种植

a. 下颌左侧第一磨牙位点种植手术之前的侧面观　b. 下颌左侧第一磨牙位点延期种植，植入一颗种植体（Straumann，软组织水平种植体，种植体直径 4.1mm，种植体平台直径 4.8mm），非潜入式愈合 2 个月　c. 口内戴入粘接固位金属烤瓷修复体的侧面观

种植外科程序：宿玉成教授、耿威副主任医师；种植修复程序：耿威副主任医师；技工室程序：姜秀瑛；病例完成时间：2007 年

下颌后部牙列缺损临床病例之四：下颌左侧前磨牙和磨牙缺失、延期种植（图 7-39）

● 下颌左侧第一前磨牙、第一磨牙和第二磨牙位点延期种植（Ⅳ型种植）

● 一体式修复体（金属烤瓷桥修复体），螺丝固位

● 常规负荷

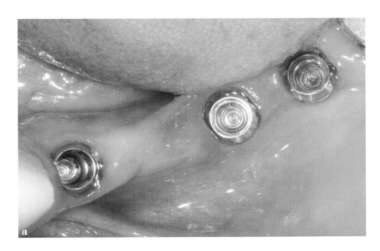

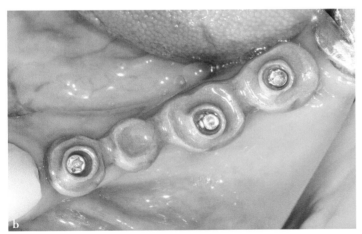
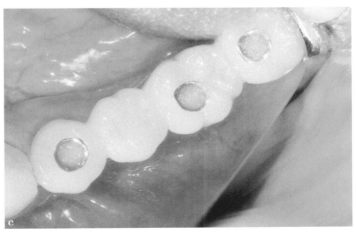

图 7-39　下颌左侧前磨牙和磨牙缺失、延期种植
a. 下颌左侧第一前磨牙、第一磨牙和第二磨牙位点延期种植，植入 3 颗种植体（Straumann，软组织水平种植体，种植体直径 4.1mm，种植体平台直径 4.8mm），非潜入式愈合 3 个月、取下愈合帽之后的𬌗面观　b. 试戴 3 颗种植体支持式四单位螺丝固位修复体基底的𬌗面观　c. 口内戴入 3 颗种植体支持式四单位螺丝固位金属烤瓷修复体的𬌗面观
种植外科程序：宿玉成教授、汪霞副主任医师；种植修复程序：汪霞副主任医师；技工室程序：尤根义齿制作；病例完成时间：2009 年

下颌后部牙列缺损临床病例之五：下颌右侧磨牙缺失、延期种植（图7-40）

● 下颌右侧第一磨牙和第二磨牙位点延期种植（Ⅳ型种植）

● 早期负荷

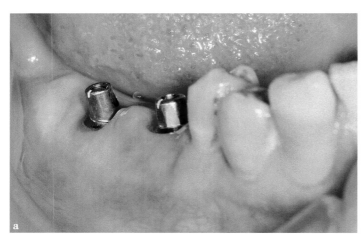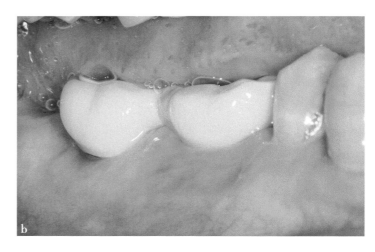

图7-40 下颌右侧磨牙缺失、延期种植

a. 下颌右侧第一磨牙和第二磨牙位点延期种植，植入2颗种植体（Straumann，软组织水平种植体，种植体直径4.1mm，种植体平台直径4.8mm），非潜入式愈合2个月、安放基台之后的侧面观 b. 口内戴入粘接固位金属烤瓷修复体的侧面观，联冠修复

种植外科程序：宿玉成教授、陈德平主治医师；种植修复程序：陈德平主治医师；技工室程序：尤根义齿制作；病例完成时间：2009年

下颌后部牙列缺损临床病例之六：下颌左侧第二前磨牙和磨牙缺失、延期种植（图7-41）

● 下颌左侧第二前磨牙、第一磨牙和第二磨牙位点延期种植（Ⅳ型种植）

● 早期负荷

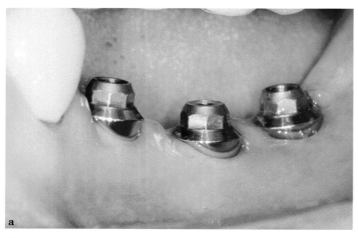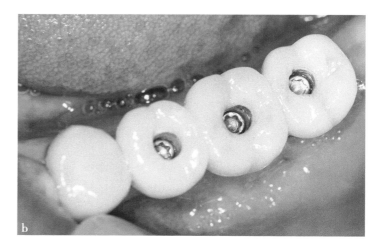

图7-41 下颌左侧第二前磨牙和磨牙缺失、延期种植

a. 下颌左侧第二前磨牙、第一磨牙和第二磨牙位点延期种植，植入3颗种植体（Straumann，软组织水平种植体，种植体直径4.1mm，种植体平台直径4.8mm），非潜入式愈合2个月、安放基台之后的侧面观 b. 口内戴入螺丝固位金属烤瓷修复体的𬌗面观，联冠修复

种植外科程序：宿玉成教授、戈怡主治医师；种植修复程序：戈怡主治医师；技工室程序：姜秀瑛；病例完成时间：2008年

下颌后部牙列缺损临床病例之七：下颌右侧尖牙至磨牙缺失、延期种植（图 7-42）

● 下颌右侧尖牙、第一前磨牙、第一磨牙和第二磨牙位点延期种植（Ⅳ型种植）

● 早期负荷

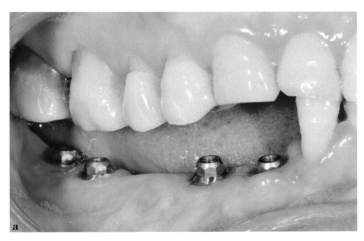
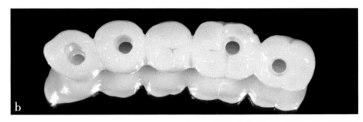
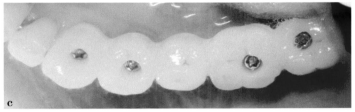

图 7-42　下颌右侧尖牙至磨牙缺失、延期种植

a. 下颌右侧尖牙、第一前磨牙、第一磨牙和第二磨牙位点延期种植，植入 4 颗种植体（Straumann，软组织水平种植体，种植体直径 4.1mm，种植体平台直径 4.8mm），非潜入式愈合 2 个月、安放基台之后的侧面观　b. 4 颗种植体支持式五单位螺丝固位修复体　c. 口内戴入 4 颗种植体支持式五单位螺丝固位全瓷修复体的𬌗面观

种植修复程序：耿威副主任医师；技工室程序：刘宁；病例完成时间：2000 年

下颌后部牙列缺损临床病例之八：下颌右侧第二前磨牙和第一磨牙缺失、延期种植（图 7-43）

● 下颌右侧第二前磨牙和第一磨牙位点延期种植（Ⅳ型种植）

● 早期负荷

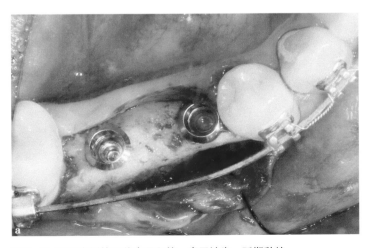
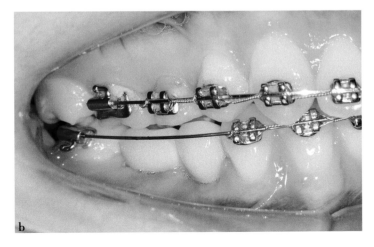

图 7-43　下颌右侧第二前磨牙和第一磨牙缺失、延期种植

a. 下颌右侧第二前磨牙和第一磨牙位点延期种植，植入 2 颗种植体（Straumann，软组织水平种植体，种植体直径 4.1mm，种植体平台直径 4.8mm）之后的𬌗面观　b. 口内戴入粘接固位金属烤瓷修复体的侧面观，联冠修复

种植外科程序：宿玉成教授、汪霞副主任医师；种植修复程序：汪霞副主任医师；技工室程序：尤根义齿制作；病例完成时间：2010 年

7.10 牙列缺损病例设计：咬合重建

　　73 岁男性患者，上颌部分牙龋坏与缺失、下颌部分牙缺失，咬合关系异常。患者不吸烟，少量饮酒，身体健康，依从性好（图 7-44）。

- 拔除无保留价值的患牙
- 早期种植（Ⅱ型种植）
- 过渡咬合重建
- 早期负荷

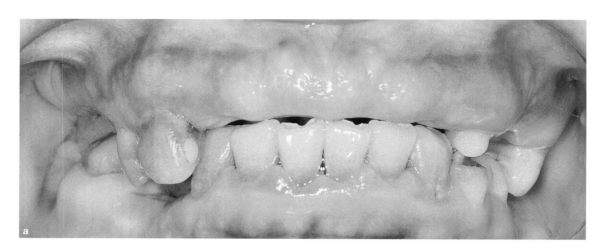

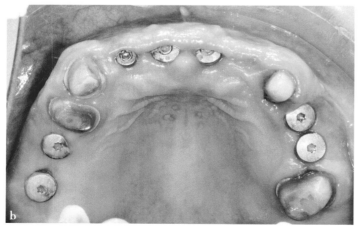

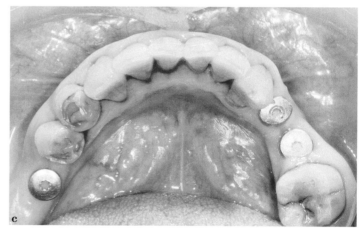

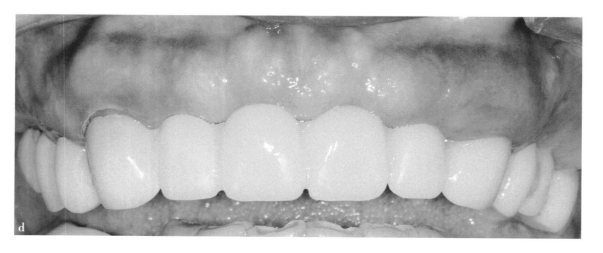

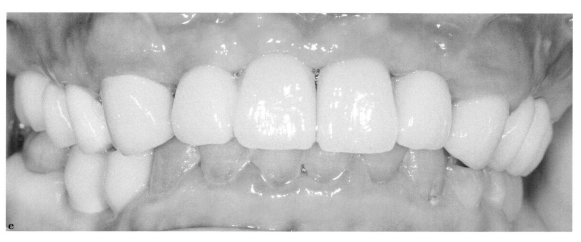

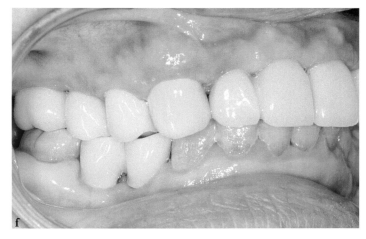
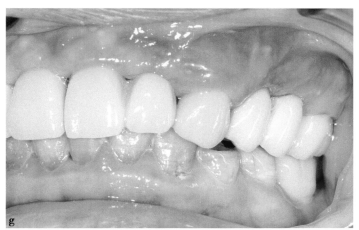

图 7-44　牙列缺损病例设计：咬合重建

a. 拔除无保留价值的患牙，牙槽窝愈合 2 个月之后，种植体植入之前
b，c. 上颌左侧中切牙、第一前磨牙、第二前磨牙位点，右侧中切牙第二前
磨牙、第一磨牙位点，下颌左侧第一磨牙和右侧两颗前磨牙位点植入标准直
径种植体（Straumann，软组织水平种植体，种植体直径 4.1mm，种植体平
台直径 4.8mm）；上颌右侧侧切牙位点植入细直径种植体（Straumann，软
组织水平种植体，种植体直径 3.3mm，种植体平台直径 3.5mm）。非潜入
式愈合 2 个月之后的𬌗面观　d. 种植体和天然牙混合支持式临时修复体进
行咬合重建，渐进式抬高咬合　e，f，g. 上颌左侧中切牙和侧切牙位点
悬臂修复（侧切牙位点桥体）、第一前磨牙和第二前磨牙位点联冠修复，
右侧中切牙和侧切牙位点联冠修复、第二前磨牙、和第一磨牙位点联冠修复，
下颌左侧第一磨牙位点单冠修复、右侧两颗前磨牙位点联冠修复。可见良好
的咬合关系和健康的种植体周围软组织　h. 戴入修复体 2 年之后复诊时拍
摄的曲面体层放射线片，可见稳定的种植体周围骨组织

种植外科程序：宿玉成教授、汪霞副主任医师；种植修复程序：汪霞副主
任医师；技工室程序：尤根义齿制作；病例完成时间：2011 年

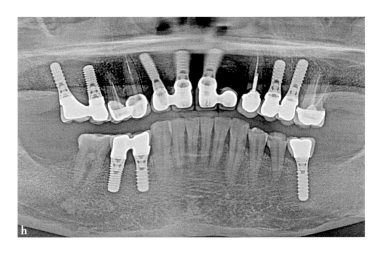

7.11 牙列缺失病例设计：种植体植入位置正常的病例

45 岁男性患者，因慢性牙周炎逐渐拔除多颗上颌牙和下颌两颗前牙，上颌仅保留左侧尖牙。上颌行可摘局部义齿修复，但患者自觉戴用不适影响美观要求种植修复上下颌缺失牙。患者少量吸烟，无全身病史，口腔卫生状况一般。局部检查可见上颌仅余左侧尖牙，牙龈退缩，根面部分暴露，松动度Ⅱ°。牙槽嵴颊侧吸收，右侧为重。角化黏膜吸收，牙槽嵴丰满度尚好。下颌两中切牙缺失，牙槽嵴略低。丰满度可。缺失牙区龈乳头消失。口腔卫生状况一般。治疗计划如下（图 7-45）：口腔卫生宣教，

上颌外科模板引导下种植，即刻修复。下颌延期种植，常规修复。

本病例采用"皮卡"印模（pick-up impression）技术，利用外科模板直接制作种植体支持的临时修复体。该技术是按照外科模板上种植体定位的位置植入种植体，术后在患者口内安装临时修复基台，应用重衬方法将临时基台与手术模板连成一体，即完成临时修复体的制作。整个操作过程相对简单，在手术当天即可完成。

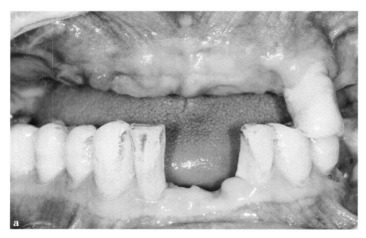 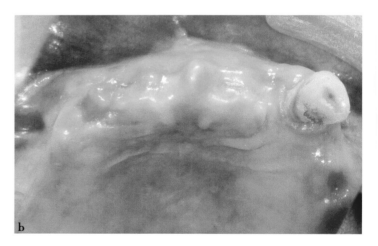

图 7-45 上颌延期种植、即刻修复
手术之前的临床状态。　a. 正面观。上颌仅余左侧尖牙，剩余牙缺失，下颌 2 颗中切牙缺失，骨高度略降低，上颌右侧黏膜略发红肿胀。骨高度略降低　b. 𬌗面观。上颌前部缺牙区牙槽嵴厚度略降低，丰满度尚可。可以在相对理想位置植入种植体

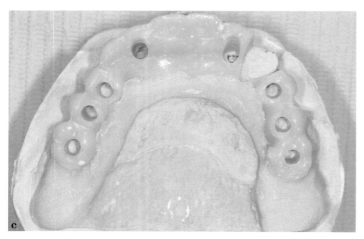 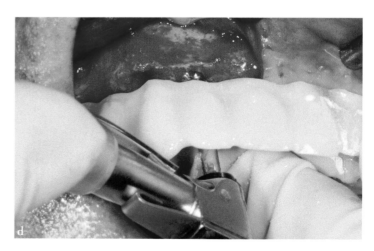

图 7-45 上颌延期种植、即刻修复（续）
c. 手术之前用自凝树脂材料制作的外科模板即临时修复体，上腭部用膜片做为模板的黏膜支持的部分。将模板放置在模型上，𬌗面观可见已经在相对理想的𬌗面位置上打孔，分别位于两侧的侧切牙、第一和第二前磨牙及第一磨牙位点，医师可以在术中选择相对理想的 6 个位点植入　d. 翻开黏骨膜瓣，暴露拟种植位点的牙槽骨，术中戴入外科模板之后，在右侧侧切牙位点预备种植窝，定点步骤

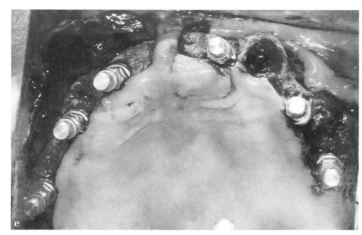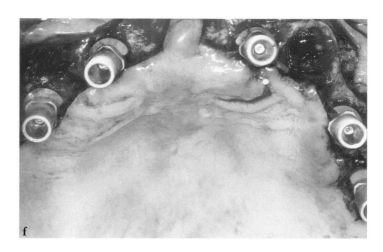

图 7-45 上颌延期种植、即刻修复（续）
e. 拔除上颌左侧尖牙，分别在两侧侧切牙、第一前磨牙和第一磨牙位点植入 6 颗软组织水平种植体（Straumann，种植体直径 4.1mm，种植体平台直径 4.8mm，光滑颈部高度 1.8mm，种植体长度 10mm），通过没有卸掉的携带体可见种植体长轴基本平行　f. 关闭创口之前取下携带体，安放钛临时基台，检查边缘密合，可以进行下一步固定修复体的操作

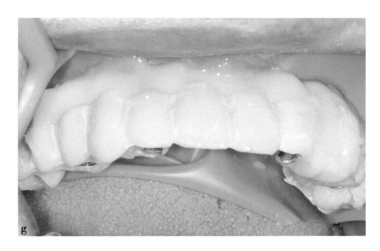

图 7-45 上颌延期种植、即刻修复（续）
g. 将临时修复体戴入口内，用磨头扩大基台通过的 6 个孔，直至可以无阻碍摘戴修复体。修复体就位之后，确认螺丝扳手也不会被修复体阻挡。封闭基台的螺丝通道，在骨表面覆盖已经制作了可以穿过 6 个种植体的孔的橡皮障，保护创口。在临时修复体和基台之间的间隙内填入自凝树脂材料

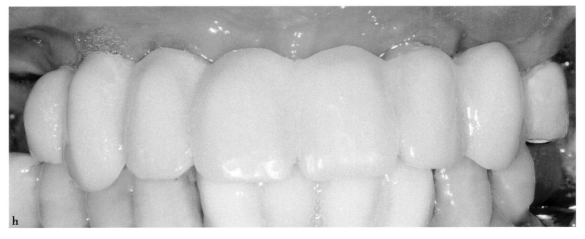

图 7-45 上颌延期种植、即刻修复（续）
h. 上颌临时修复体与基台结合在一起，将所有临时基台拧松后顺利取下临时修复体，修整边缘。下颌植入种植体之后术中制取印模，制作种植体支持的临时修复体。调整咬合。嘱患者进流食及软食 1 个月

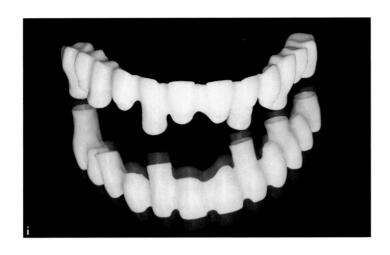

图 7-45 上颌延期种植、即刻修复（续）
i. 利用 CAD-CAM 技术制作的氧化锆一体式固定桥基底 j. 种植术后 3 个月复诊，进入最终修复程序，图为修复基台戴入口腔的正面观，可见修复基台有良好的共同就位道，种植体周围软组织愈合良好

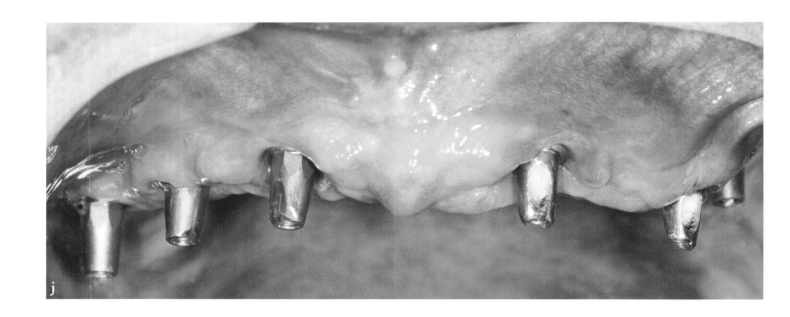

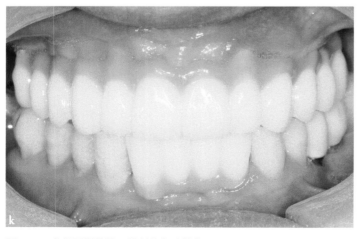

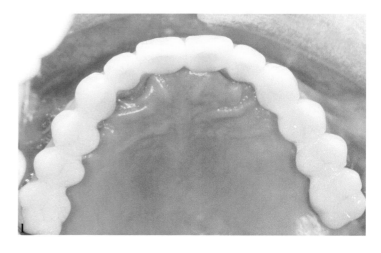

图 7-45 上颌延期种植、即刻修复（续）
k. 最终修复体戴入后的口内观，上颌 6 颗种植体支持的一体式固定桥全瓷修复体，修复体颈部使用龈瓷遮盖牙槽嵴，获得了良好的美学修复效果，下颌前部为使用 2 颗种植体支持的一体式固定桥，同样使用龈瓷遮盖牙槽嵴，实现盖嵴式修复 l. 上颌修复体的**殆面观**

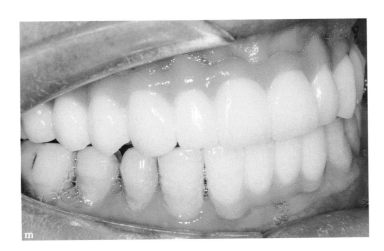
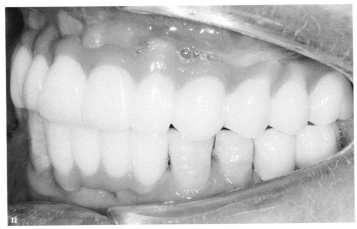

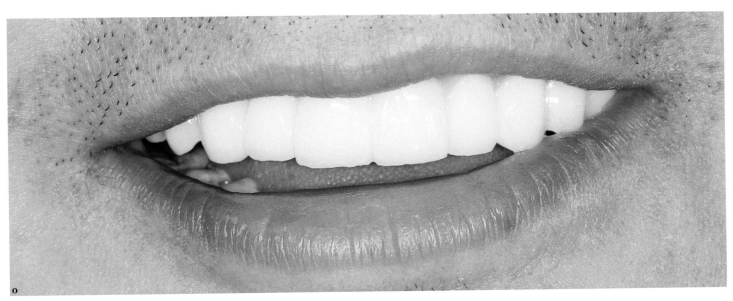

图 7-45 上颌延期种植、即刻修复（续）

m，n. 最终修复体的右侧面观和左侧面观，可见修复体的位置理想，咬合关系良好　o. 最终修复体戴入后的正面观，患者微笑时少量龈瓷暴露，修复体与周围环境协调一致，上唇唇线自然，对称，丰满度良好

种植外科程序：宿玉成教授、戈怡主治医师；种植修复程序：戈怡主治医师；技工室程序：联袂义齿制作；病例完成时间：2009 年

7.12 牙列缺失病例设计：种植体植入位置异常的教训

53 岁男性患者，上颌牙列缺失，颌位关系尚可，骨密度与骨量良好。患者轻度吸烟，少量饮酒，身体健康。

最初，为患者制定的种植治疗方案为 4 颗种植体支持式固定修复体。但是，患者担心某颗种植体的失败将不得不再次植入种植体，强烈要求 4 颗种植体支持式覆盖义齿的治疗方案。因此，制订治疗计划时未苛求种植体植入位置。当然，也未应用外科模板。

患者对整个治疗过程非常满意，这时才相信了最初所制定的治疗方案，强烈要求更改为种植体支持式固定修复体（图 7-46）。告知患者，种植体的位置不是按照固定修复体所设计的，但是患者坚持采用固定修复体。

更改修复体设计之后，种植体位置将偏离"以修复为导向的种植修复"原则，存在破坏种植体周围软组织稳定的风险。

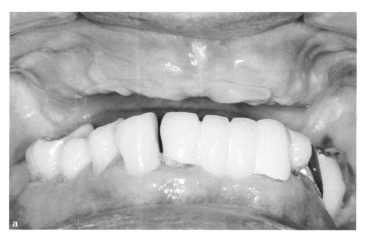
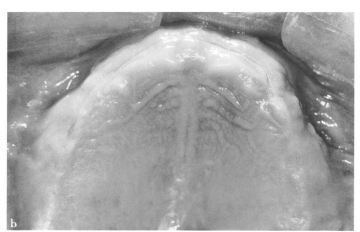
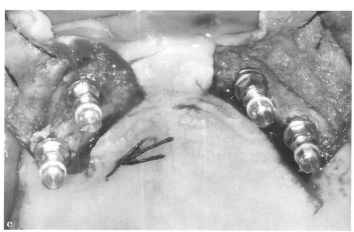
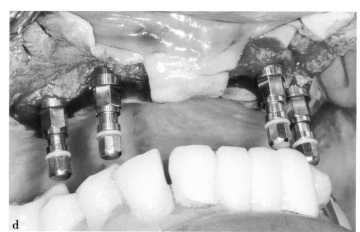

图 7-46 牙列缺失病例设计

a，b. 种植体植入之前，上颌牙槽嵴较丰满，黏膜色泽质地正常　c，d. 计划行上颌覆盖义齿修复，遂于手术过程中翻瓣，于上颌左右侧牙槽嵴丰满处植入四颗种植体（Straumann，软组织水平种植体，种植体直径 4.1mm，种植体平台直径 4.8mm）的𬌗面观和正面观，可见种植体平行排列，与下颌牙列咬合轴向良好

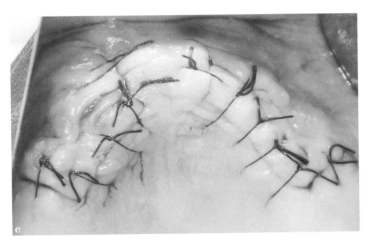

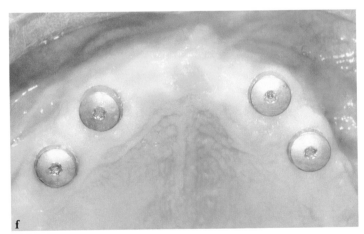

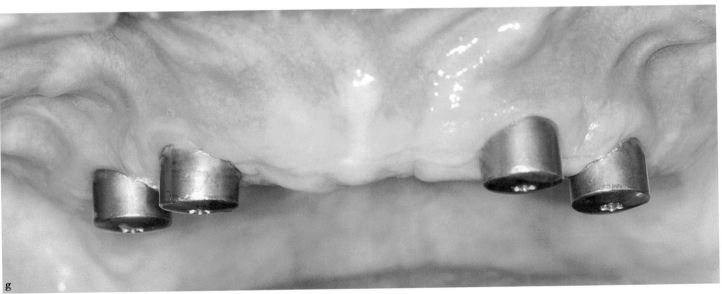

图 7-46 牙列缺失病例设计（续）
e. 间断缝合，无张力创口初期关闭　f. 种植体潜入式愈合 3 个月之后行种植二期手术，安放愈合基台后的𬌗面观　g. 种植二期手术之后 2 周的正面观，可见健康的种植体周围软组织

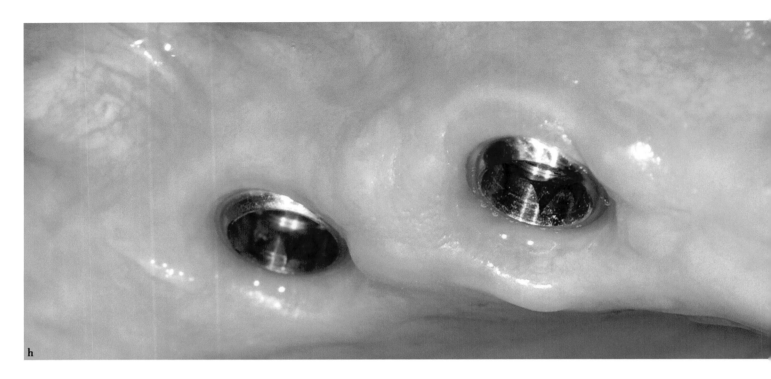

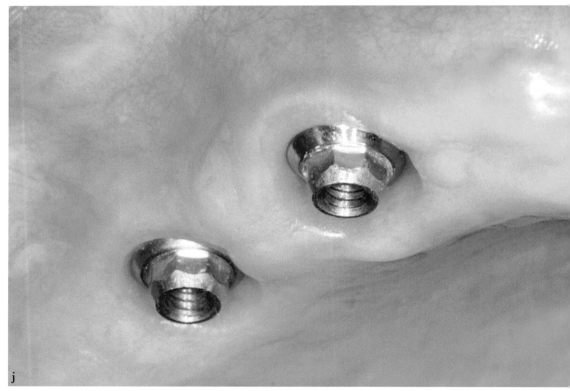

图 7-46 牙列缺失病例设计（续）
h，i. 取下种植体愈合基台时可见种植体周围软组织健康　j. 安放低八角螺丝固位基台（旋入扭矩 35Ncm）后的正面观

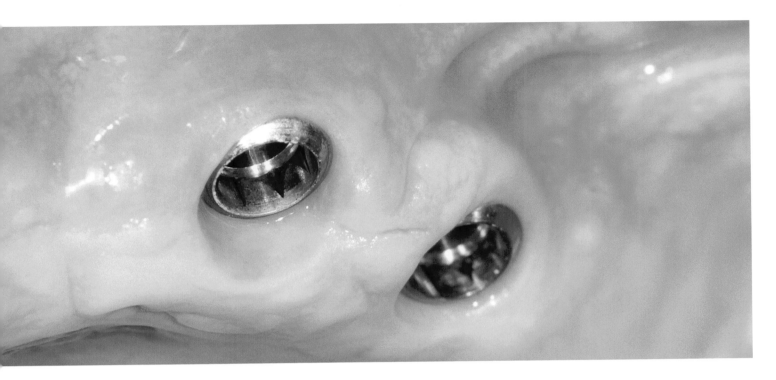

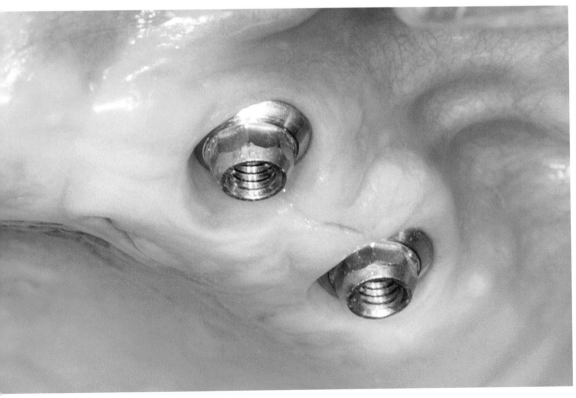

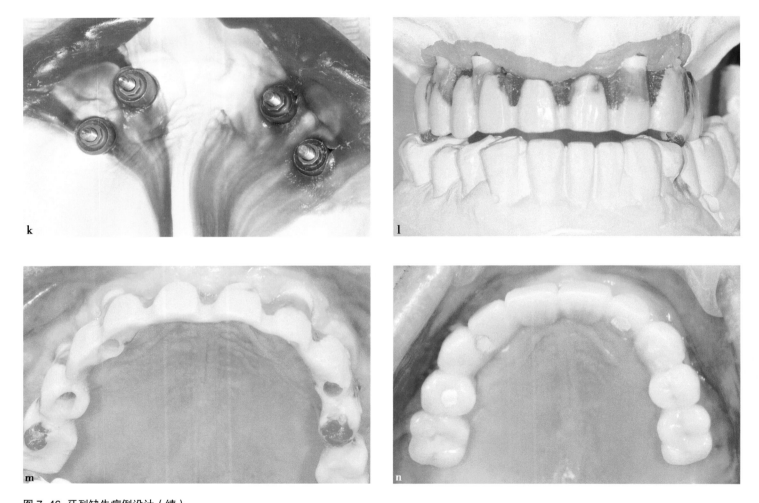

图 7-46 牙列缺失病例设计（续）
k. 重新制取开窗式印模，印模阴性𬌗面观　l，m. 试戴 4 颗种植体支持式十二单位螺丝固位修复体基底蜡型的正面观和𬌗面观　n. 口内戴入 4 颗种植体支持式十二单位螺丝固位全瓷修复体的𬌗面观

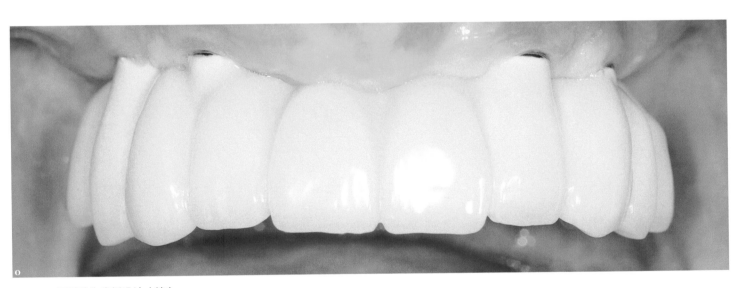

图 7-46　牙列缺失病例设计（续）

o. 口内戴入 4 颗种植体支持式十二单位螺丝固位全瓷修复体的正面观

种植外科程序：宿玉成教授、戈怡主治医师；种植修复程序：戈怡主治医师；技工室程序：联袂义齿制作；病例完成时间：2009 年

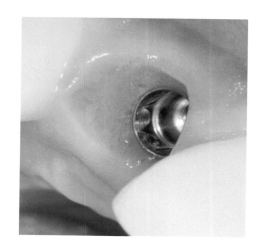

Chapter 8

Implant Therapy in the
Esthetic Zone

Su Yucheng

第 8 章　美学种植治疗

宿玉成

8.1　美学种植的评价体系

8.1.1　美学种植治疗的理念

美学区的概念

客观而言,美学区(esthetic zone)包括微笑时暴露的牙和(或)修复体及其周围结构。主观而言,患者认为具有美学重要性的牙和(或)修复体及其支持组织均为美学区。美学区种植治疗需要遵循美学种植原则、最大限度地获得满意的美学修复效果。

解剖学上,将上颌骨分为上颌前部(anterior maxilla)和上颌后部(posterior maxilla),上颌前部包含了上颌切牙和尖牙,上颌后部包含了上颌前磨牙和上颌磨牙。由于上颌前部的解剖学位置比较凸出,在口腔颌面部的功能活动,尤其是言语、笑时,会有不同程度的牙、牙龈甚至牙槽黏膜的自然暴露,将美自然展现。高位笑线者,同时具备薄龈生物型、高弧线形龈缘时,更加引人注目。所以美学区种植,需要利用特殊的种植技术和技巧,达到以假乱真的美学修复效果,设法有效地掩饰任何种植治疗的瑕疵。

基于美学区的定义,美学区包括了所有能够暴露的位点,包括切牙、尖牙和前磨牙,甚至磨牙位点。但是,在讨论美学种植的特点时,通常以上颌前牙位点为例。

种植理念的转变

直到上个世纪末,口腔种植的主要目标还是致力于获得骨结合和恢复咀嚼功能,并以此作为判定种植体成功的主要标准。伴随着种植技术的逐渐成熟,无论是骨质量良好的种植位点,还是同期或分阶段进行组织增量的种植位点,获得长期稳定的骨结合已经成为现实。此外,伴随着时间的推移,医患双方对种植治疗效果的要求明显提高,同时,循证医学研究发现种植治疗存在大量的美学并发症,其中部分较为严重。因此,目前美学区种植体成功的概念不仅包括长期稳定的骨结合,还必须包括长期稳定的美学效果,即自然、协调和稳定的种植体周围软组织以及逼真的修复体。

8.1.2　美学种植成功的含义

种植体成功率和存留率

迄今为止,种植治疗效果的评价标准并未统一,始终在不断完善,评价标准也在不断提高。尽管目前已经存在许多关于种植成功的评价标准,但这些评价标准多数只是评价种植体的骨结合,很少涉及种植治疗的美学效果,将其称之为"种植成功"的评价标准并不严谨。只评价种植体骨结合(或功能效果),不考虑美学效果的种植治疗,只能称之为种植体的存留(survival)和(或)存留率,不能称之为种植治疗的成功(success)和(或)成功率,尤其在美学区的种植治疗。

美学区种植成功的评价参数

对种植治疗美学效果的评价,包括影响长期美学效果的诸多方面。美学区的治疗效果均具备暴露性,患者或他人都可以进行主观和客观的评价。因此,种植治疗具备美学风险。

- **骨结合**　评价种植治疗的美学效果,首先是依据原有的成功标准评价是否获得了长期稳定的骨结合。
- **种植体的三维位置和组织支持**　种植体植入的三维位置以及是否获得了充足的种植体周围骨组织和软组织的支持。这不但影响种植体周围软组织的即刻美学效果,而且是种植体周围软组织长期健康与稳定的重要因素,影响到长期美学效果。
- **龈缘位置**　种植修复体唇侧正中的黏膜边缘相对于切缘和(或)种植体平台之间的位置。
- **龈乳头的位置**　龈乳头的顶点与邻面接触点之间的距离。
- **附着龈宽度**　唇侧角化黏膜的宽度。
- **种植体周围软组织健康状态**　与牙周健康的评价标准相同,包括改良牙龈指数、探诊出血等。
- **对称与协调**　视觉效果的主观评价,如种植体周围龈缘、龈乳头和龈曲线与周围牙列的对称与协调性,修复体形态、大小、质地和光泽等。
- **骨弓形态**　牙槽骨骨弓轮廓形态。

8.1.3　美学种植的标准

作者团队的美学种植评价标准

就美学区的种植治疗而言,美学种植的评价标准既是治疗的目标,也是选择临床程序的重要理论根据。作者团队遵循如下评价标准:

● **红色美学**　种植治疗的红色美学(pink esthetic),是指种植体周围软组织的龈缘形态和牙龈曲线与周围牙列协调一致,形成健康、自然和长期稳定的龈乳头、龈缘和附着龈,给人以修复体是"从骨和软组织中自然长出"的感觉。

● **轮廓美学**　种植治疗的轮廓美学(contour esthetic)是指种植位点的唇侧骨弓轮廓与周围牙列协调一致,形成稳定、自然的根样凸起。

● **白色美学**　种植治疗的白色美学(white esthetic)是指修复体的形态和色泽与周围牙列协调一致,形成以假乱真的修复体外观。

Furhauser 软组织评价指标

Furhauser 提出了软组织评价指标,并称之为红色美学评分(pink esthetic score, PES)。PES 评价包括七个项目:近中龈乳头、远中龈乳头、牙龈高度、龈缘形态、牙槽嵴缺损、牙龈颜色和质地。每项变化按"2-1-0"评分,"2"为最好、"0"为最差。与对照牙[即对侧同名牙(前牙区)或邻牙(前磨牙区)]进行比较以评价近中和远中龈乳头的完整性(完整、不完整或缺失),以及所有其他项目。最理想的效果为最高分:14 分。

Meijer 提出的评价标准

Meijer 提出的评价标准中包含了白色美学的评价内容:

● 种植修复体的近远中径　● 修复体的切缘位置
● 修复体的唇面凸度　● 修复体的色泽与透明度
● 修复体的表面特征　● 龈缘位置
● 龈乳头位置　● 龈缘外形
● 黏膜颜色和表面特征

8.1.4　美学种植的软组织缺陷

黑三角

龈乳头退缩之后不能完全充填颈楔状隙,不同程度显现的颈楔状隙被称之为"黑三角"(black interdental triangle)。龈乳头退缩可能会产生更多的美学并发症,例如龈缘曲线不对称、龈缘退缩、颈部金属暴露等。

龈缘退缩

通常按照 Miller 关于天然牙龈缘退缩的分类表述种植体周围龈缘退缩。

● **Ⅰ类**　龈缘退缩未达到膜龈联合,无牙间骨和软组织丧失;预期能获得 100% 的牙根覆盖。

● **Ⅱ类**　龈缘退缩达到或超过膜龈联合,无牙间骨和软组织丧失;预期能获得 100% 的牙根覆盖。

● **Ⅲ类**　龈缘退缩达到或超过膜龈联合,伴有牙间骨和软组织丧失,或牙错位;预期无法获得 100% 的牙根覆盖,只能获得部分牙根覆盖。

● **Ⅳ类**　龈缘退缩达到或超过膜龈联合,伴有严重的牙间骨和软组织丧失,或牙错位;无法尝试牙根覆盖。应当意识到,这种情况与天然牙相比,种植体周围龈缘退缩的恢复更加困难。

龈乳头指数

通常按照 Jemt 提出的龈乳头指数评价种植体与天然牙间的龈乳头高度。测量时做邻牙和种植修复体的牙龈顶点连线,然后测量龈乳头和邻面接触点至连线之间的垂直距离。

● **指数 0**　没有龈乳头,也没有龈曲线形态。
● **指数 1**　牙龈乳头高度不足 1/2,软组织呈曲线。
● **指数 2**　牙龈乳头高度 ≥ 1/2,但不完整,与邻牙龈乳头不完全协调。
● **指数 3**　龈乳头完全充满邻间隙,和邻牙龈乳头协调一致,外形理想。
● **指数 4**　龈乳头增生,过度覆盖邻间隙,软组织外形不规律。

8.2　美学种植的生理解剖学基础

8.2.1　笑线高度

唇线与笑线的概念

　　口唇本身就是面部美学表达的组成部分。对于口腔而言，微笑时将不同程度地自然暴露牙和牙周支持组织，形成愉悦笑容的同时，展现牙齿之美。

　　唇线与笑线分别描述静态和动态时的上唇下缘位置。

- **唇线（lip line）**　为口唇静止或唇肌收紧时上唇下缘的轮廓线。在修复治疗的功能和美学设计时，作为剩余牙槽嵴与𬌗平面走行的参考标志。
- **下唇线（lower lip line）**　为口唇静止时下唇上缘的轮廓线。
- **笑线（smile line）**　为微笑时上唇下缘的假想线。大笑时下唇线通常与上颌前牙的切缘曲线相平行，排上颌牙时切𬌗平面与之平行，将增强愉悦的观感。

笑线分类

　　上唇下缘与其下方的牙和牙周组织的相对位置关系是评价缺失牙美学修复的重要因素。习惯上通常按照程度将笑分类为微笑和大笑，事实上微笑和大笑并不存在定量界限，只是一种定性描述，因此笑线的分类是依据放松状态下大笑时牙和牙周组织的暴露程度。笑线分类为高位、中位和低位笑线：

- **高位笑线**　微笑时暴露上颌前牙位点的牙冠、龈缘、龈乳头、大部分附着龈甚至牙槽黏膜，暴露范围可达前磨牙或磨牙位点（图8-1）。
- **中位笑线**　微笑时主要显露出上颌前牙位点的大部分牙冠，或部分龈缘、龈乳头和很少的附着龈。
- **低位笑线**　微笑时仅显露部分或不显露上颌前牙牙冠，不暴露上颌前牙龈缘、龈乳头和附着龈。

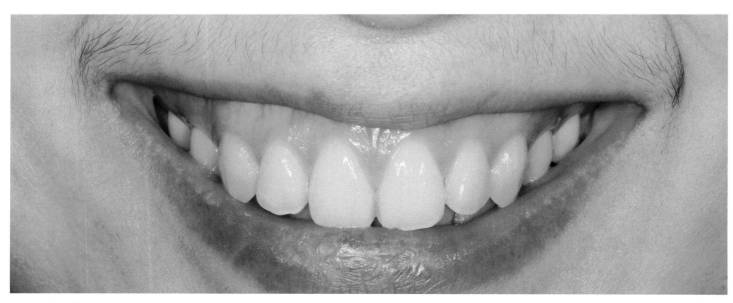

图8-1　高位笑线
高位笑线即微笑时暴露上颌前牙位点的牙冠、龈缘、龈乳头、大部分附着龈甚至牙槽黏膜，暴露范围可达前磨牙或磨牙位点

8.2.2 牙与牙列

牙与牙列的美学参数

牙齿的形态具有重要的美学意义,不仅是唇侧的二维轮廓,同时更重要的是牙齿复杂的三维特点,包括大小、形态、质地、排列、轴向倾斜度、接触区、比例以及唇面观时在牙弓内的渐变等。

牙冠大小

牙冠的大小不仅与牙齿美学相关,也与面部美学相关。牙冠的大小必需与面部参数协调才能获得理想的美学效果。牙冠大小规律性强,平均宽度为上颌中切牙9mm,侧切牙6mm,尖牙7.5mm,第一前磨牙7.2mm,第二前磨牙6.8mm;下颌中切牙5.0mm,侧切牙5.5mm,尖牙6.9mm,第一前磨牙和第二前磨牙均为7.0mm。上颌中切牙宽度与长度比为75%~80%时,在美学上是令人愉悦的。缺牙时间过长会导致邻牙向缺隙移位、对殆牙伸长,从而影响缺隙的近远中向距离和垂直向距离,影响种植修复体的大小。如果修复空间受限,会影响种植修复的美学效果,可以进行术前正畸。如果种植体植入过浅,修复体外形趋向于平坦,且龈缘处会透出金属色。

牙冠形态

牙冠形态一般分为三类:方圆形,卵圆形和尖圆形。方圆形牙冠垂直嵴显著,边缘嵴和中央嵴将唇面三等分。尖圆形牙冠边缘嵴发育良好,中央嵴不明显。卵圆形牙冠中央嵴厚且发育良好,边缘嵴不明显,殆面观边缘嵴直接朝向舌侧。牙冠的形态有性别、年龄及个体差异。卵圆形牙冠以女性为多,方圆形牙冠以男性为多,尖圆形牙冠无性别差异。个别牙缺失时,应参考缺失牙的对侧同名牙、邻牙以及旧照片,恰当设计牙冠的形态与特征;多颗牙缺失和牙列缺失时,还要结合患者的性别、面形等设计修复体的形态。与方圆形牙冠位点相比,尖圆形或卵圆形牙冠位点,所选择种植体的平台直径应相应减小,形成正确的穿龈轮廓,获得美学修复效果。美学区牙列缺损,修复体形态的设计应当与天然牙列协调一致。

牙冠质地

牙冠的质地对美学种植有重要意义。牙冠表面有解剖性的横纹、沟、嵴等,也有非解剖性的点、蚀。这些解剖学特点与光线散射和反射的光学作用产生混合效果,形成牙冠的美学基础,修复体也同样如此。所以,要根据邻牙和对侧同名牙、患者的性别及年龄等因素,在修复体上恰当的表现出解剖性和非解剖性特征,同时选择尽量接近天然牙釉质光学特征的修复体表面材料,从宏观和微观两方面都尽量接近天然牙。

牙列中线

中线为双侧上颌中切牙之间的一条假想垂直分割线。此直线位于面部正中矢状面上,通过两眼内眦之间、鼻尖和两颗中切牙的接触区,将牙弓与颌面分成左右两部分。中线两侧的牙弓对称是获得美学的重要因素之一。尽管严重牙列不齐将影响到整体美学效果,但对称条件下的轻度牙列不齐,却也能展现动人的笑容。

牙弓形态

根据牙排列形态,可将牙弓分为方圆形牙弓、尖圆形牙弓和椭圆形牙弓。方圆形牙弓的上颌切牙的位置基本在一条直线上,四颗切牙平齐排列,这种排列方式使得牙面反射光效果良好,此类牙弓显得较宽,色泽较亮。尖圆形牙弓,自上颌侧切牙开始明显向后,使前段的弓形成V形。椭圆形牙弓的形态介于方圆形和尖圆形之间,自上颌侧切牙的远中逐渐弯曲向后,使前段的牙弓较圆。92%的上颌双侧尖牙牙尖连线(CPC线)通过切牙乳头的中点,此线距上颌中切牙颊侧外形高点的距离平均为10.2mm,切牙乳头的最后方距上颌切牙颊侧外形高点的距离平均为12.5mm,标准差为3.8mm。

轴向倾斜度

通常上颌前牙牙轴存在倾斜。牙齿长轴的倾斜必须在垂直平面上进行分析,即在近远中向和唇舌向。从近远中向观察,上颌中切牙长轴平行于中线或略向近中倾斜,尖牙则平行于中线或略向近中倾斜,侧切牙倾斜最明显(图 8-2)。下颌中切牙长轴与中线平行或略向远中倾斜,尖牙倾斜的角度比侧切牙更大。从唇舌向观,前牙区牙根长轴与牙冠长轴不在同一直线上,牙根长轴与牙槽嵴长轴基本一致,牙冠长轴则略向舌侧倾斜。种植体的长轴应与缺失牙的长轴尽量一致,上颌前牙区种植体平台位置应略偏腭侧。若种植体的平台偏唇侧或长轴过度唇向倾斜,会导致修复体的穿龈轮廓比邻牙更偏向唇侧,出现牙龈退缩;若种植体长轴过于偏向舌侧,会导致修复体补偿过大,进而影响发音、卫生维护以及产生异物感。

接触区

相邻两牙的邻面接触区(或称之为接触点)的位置影响到牙冠长宽比例和楔状隙轮廓,形成了牙冠形态的个性化特征。上颌中切牙之间的切楔状隙,约为龈乳头到切缘距离的四分之一,其余四分之三是邻面接触区。中切牙与侧切牙之间的楔状隙分别为三分之一和三分之二。侧切牙与尖牙之间的切楔状隙较宽,约为龈乳头到切缘距离的一半。尖牙与第一前磨牙间的切楔状隙,和侧切牙与尖牙之间的楔状隙相当。后牙区无切楔状隙的标准,因为尖牙是牙弓的拐点。通常随着时间和牙齿外形的变化,切楔状隙也在变化。

中切牙之间的接触点比中切牙和侧切牙之间的接触点更接近切缘,而中切牙和侧切牙之间的接触点则比侧切牙和尖牙之间的接触点更接近切缘。这一渐变,使微笑时的弧形下唇线与龈乳头形成相对平行的美学特征。Morley 提出理想的上颌前牙邻面接触区从侧面观应具备如下条件:中切牙之间的邻面接触区为中切牙牙冠长度的 50%,中切牙和侧切牙之间的邻面接触区为中切牙长度的 40%,侧切牙和尖牙之间的邻面接触区为中切牙长度的 30%。邻面接触区之间的互相关系也强调了在上颌前牙获得美学比例的整体概念,也就是使牙列看起来从中线向两侧逐渐变小。由于邻面牙槽嵴顶距接触区的距离会影响龈乳头的形态,所以在制作修复体时要依据牙槽嵴顶的位置适当调整邻面接触区的位置,塑造龈乳头美学。

牙弓渐变与视觉黄金比例

近大远小是一种自然视觉现象,当两个同样的物体放在距观察者不同距离的地方时,近处的物体会显得比远处者大。在微笑时,前牙距观察者较后牙距观察者更近,会

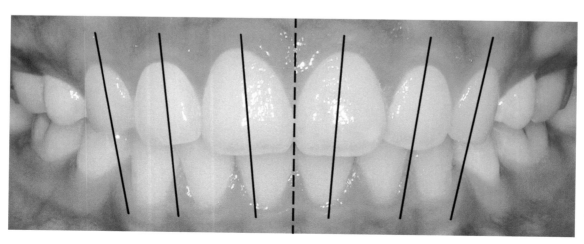

图 8-2 上颌前牙长轴存在倾斜
从近远中向观,上颌中切牙长轴平行于中线或略向近中倾斜,尖牙则平行于中线或略向近中倾斜,侧切牙倾斜最明显

呈现出前牙较大后牙较小的效果（图 8-3）。颊齿间隙是指微笑时，上颌第一前磨牙与口角之间的阴影空间。颊齿间隙或侧方阴影区可以通过改变不同牙位牙齿的光影效果，帮我们达到牙列渐变的效果。最重要的是尖牙与第一前磨牙的位置。

　　符合黄金分割比例的牙列排列，在笑时最赏心悦目（图 8-4）。对牙与牙列的视觉黄金比例的界定是以笑时的正面观为评价视角。从美学感观角度，前牙牙列占整个笑容长度（口角之间的距离）的 0.618 时最美，颊齿间隙占其余的 0.382；如果双侧尖牙之间长度为 1，则单侧尖牙至口角距离为 0.309，双侧距离之和为 0.618；如果单侧中切牙至尖牙为 1.618，则尖牙至口角为 1。牙冠在牙列中的视觉黄金比例，如果设定侧切牙宽度为 1，则中切牙为侧切牙的 1.618 倍，而尖牙为侧切牙的 0.618 倍。美学种植，无论是单颗、多颗牙缺失，还是牙列缺损，都应符合视觉黄金比例。

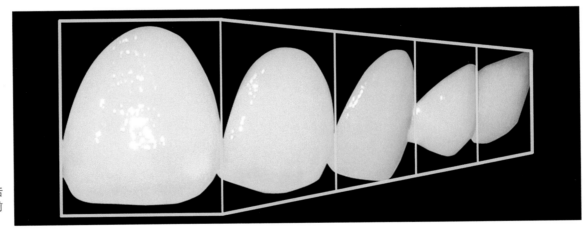

图 8-3　牙弓渐变
在微笑时，前牙距观察者较后牙距观察者更近，会呈现出前牙较大后牙较小的效果

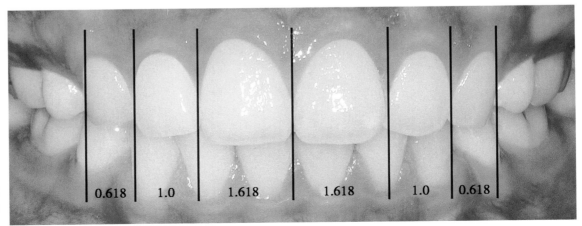

图 8-4　牙冠在牙列中的视觉黄金比例
设定侧切牙宽度为 1，则中切牙为侧切牙的 1.618 倍，而尖牙为侧切牙的 0.618 倍

8.2.3 硬组织

相关的解剖学概念

本章节"硬组织"中，只讨论影响种植美学的骨组织。

将支持牙的硬组织称为牙槽骨（alveolar bone）或牙槽突（alveolar process），牙缺失之后则称为牙槽嵴（alveolar ridge）或剩余牙槽嵴（residual alveolar ridge），牙槽嵴的游离端称之为牙槽嵴顶（alveolar crest）。牙槽嵴的质量和形态将影响到骨弓及其表面软组织的形态、种植体的稳定和种植治疗的美学效果。

从𬌗面观，牙槽突或剩余牙槽嵴的唇侧骨性弧线统称为牙槽骨弓（alveolar arch）或骨弓（bone arch）。骨弓的变化，一种为个别缺牙位点的牙槽嵴唇侧水平向骨吸收导致的骨弓凹陷；另一种情况为牙列缺失后牙槽嵴废用或不正确使用义齿导致的牙槽骨萎缩（alveolar atrophy）。以上两种情况均可伴有骨密度的改变。

上颌前部牙槽突轴向

生理情况下，上颌前部与后部的牙槽突轴向存在差异，并导致牙齿长轴的不同。前牙区牙槽突唇向倾斜。上颌前牙牙根和牙冠并非在同一长轴上，牙根长轴与牙槽突的长轴基本一致，牙冠长轴呈舌向内收，补偿了牙根和牙槽突的唇向倾斜。美学种植修复时，多数情况下必须补偿牙槽嵴的唇向倾斜。补偿方法是将种植体的植入位置贴近腭侧骨壁，使种植体平台位置偏向天然牙的腭侧，避免种植体长轴过度唇倾。种植体位于此位置时，可以保证种植体颈部唇侧有一定厚度的骨壁，避免因骨壁过薄引起的骨吸收和软组织退缩，同时可以灵活地选择基台，包括预成基台、可铸造基台和解剖式基台等，并能够依据具体的临床状态选择螺丝固位或粘接固位。

上颌前部牙槽突唇侧根方存在生理性凹陷，例如切牙凹和尖牙凹。在种植体植入时，为了植入适当长度的种植体同时避免牙槽嵴唇侧根方穿孔，往往造成种植体长轴过度唇倾，引发种植修复的美学并发症。因此，为确保在理想的位置和轴向上植入种植体，这种临床条件下常常需要在种植体根方进行骨增量。

牙槽骨弓

上颌前牙的唇侧骨板菲薄，主要由骨皮质构成，呈根样凸出。个别牙缺失后，如果唇侧骨壁完整的牙槽窝会发生生理性愈合，唇侧骨板会有少量水平向和垂直向骨吸收和改建，而骨弓轮廓通常不会发生显著的变化。但在某些情况下，牙根唇侧骨板会部分或完全缺失，导致骨弓凹陷。例如：

● 外伤对牙槽突的直接撞击可造成唇侧骨板的骨折，或对牙冠的撞击，形成的杠杆力可造成唇侧骨壁的间接骨折，骨折将引起骨吸收。

● 根尖周脓肿通常首先破坏唇侧骨板，形成排脓通道。

● 根尖周囊肿和肿瘤通常首先侵蚀和破坏唇侧骨板。

● 牙周病或正畸施力不当时，唇侧骨板吸收。

● 在传统的拔牙程序中，拔牙后进行拔牙窝的唇舌向指压"复位"。如果过大的压力造成牙槽窝唇侧骨板骨折，会增加唇侧骨板水平向和垂直向的骨吸收。因此，从美学种植的角度，应当慎用该操作步骤，以微创拔牙方法保护牙槽窝骨板。

牙槽嵴唇侧骨板凹陷严重者，必须进行骨增量才能植入种植体。轻微的凹陷，尽管可以通过改变种植体的轴向来避开骨缺损，但必然造成种植体长轴过度唇倾和缺乏骨支撑使唇侧黏膜内陷，如果明显影响种植治疗的美学效果，也必须进行骨或软组织增量。

邻面牙槽嵴

牙槽突垂直高度的变化，通常指牙槽突垂直高度的降低。理想状态下，牙槽嵴与牙齿釉牙骨质界的轮廓一致。釉牙骨质界和牙槽嵴轮廓因牙位不同而异，在上颌前牙呈抛物线形，在后牙则较为平缓，在下颌前牙则介于前两者之间。同样，牙槽嵴的厚度也不相同，前牙的唇侧骨板菲薄、牙槽嵴呈刃状，后牙的颊侧和舌侧牙槽嵴厚度相似、较为圆钝。基于如上特点，上颌前部牙槽嵴垂直高度降低的程度明显高于其他部位。

两个参数界定牙槽嵴的垂直向高度，即唇侧中点的牙槽嵴高度和邻面牙槽嵴高度。一般状态下，邻面牙槽嵴高于唇舌侧牙槽嵴。有文献报道,唇面和邻面牙槽嵴高度差在 1.01～3.10mm 之间。因此,牙槽嵴垂直高度的降低可分类如下:唇侧牙槽嵴高度降低、单侧或双侧邻面牙槽嵴高度降低以及唇侧和邻面牙槽嵴都降低。牙槽嵴垂直高度降低的原因分为为生理性和病理性两类:

● **生理性牙槽嵴高度降低**　在牙齿萌出过程中,牙槽嵴高度曾与釉牙骨质界处于同一水平。之后,釉牙骨质界将聆向"提高",而牙槽嵴则根向"降低"。生理性牙槽嵴高度降低的另一个因素,是拔牙窝愈合过程中骨改建的结果。通常,全口牙列的牙槽嵴高度生理性降低属于全口牙列的生理性变化,整体外观仍然协调、自然,并不出现明显的或个别的龈缘退缩现象,在种植体植入时可以参照牙槽嵴高度设计平台的垂直位置及选择种植体类型。而拔牙后牙槽窝愈合导致的牙槽嵴高度降低,在种植体植入时需要参考牙槽嵴高度和种植位点处预期龈缘的位置,以此来决定种植体平台的垂直位置和选择种植体的类型。

● **病理性牙槽嵴高度降低**　牙周病是病理性牙槽嵴高度降低的主要因素,通常唇侧和邻面牙槽嵴均降低。由不良修复体导致的牙槽嵴吸收,表现为牙槽嵴高度的不规则降低,即唇侧和(或)邻面(单侧或双侧)牙槽嵴高度的降低。病理性牙槽嵴高度降低将导致牙龈退缩,并发生质和量的变化。

唇侧牙槽嵴垂直高度的变化具有重要的临床意义。例如牙槽嵴高度关乎种植体平台位置,为是否进行骨增量的重要指征;与修复体边缘和龈缘位置密切相关;牙槽嵴高度降低则导致最终的龈缘曲线不协调。

单颗牙缺失时,牙间乳头能否得到支撑与邻牙牙槽嵴高度有关(图 8-5)。因此,牙间乳头是否存在、修复的美学效果,甚至修复体外形(尤其接触点的位置和范围)都依赖于种植位点的邻面牙槽嵴高度。如果邻面牙槽嵴大量丧失,牙龈乳头高度难以维持,即使外形正确的修复体与邻牙之间出现缺隙(黑三角)的可能性也将增大。当邻面接触点到牙槽嵴顶距离小于 5mm 时,牙龈乳头可以 100% 存在;大于 5mm 时,则会低于 50%。

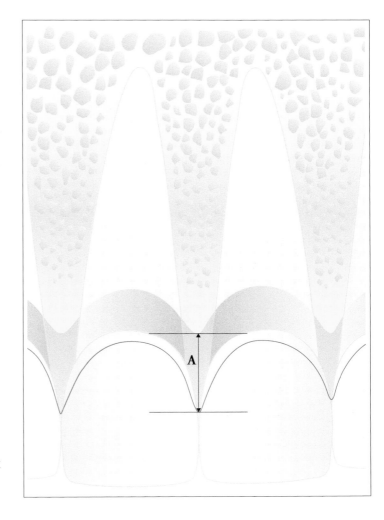

图 8-5 邻面牙槽嵴顶至邻面接触点之间的距离
A. 邻面牙槽嵴顶至邻面接触点之间的距离是牙间乳头能否得到支撑的重要参数
模式图绘制:北京口腔种植培训中心 - 袁苏

8.2.4 软组织

牙龈生物型和龈缘形态

　　牙龈生物型分为薄龈生物型(thin-gingiva biotype)、中厚龈生物型(medium-gingiva biotype)和厚龈生物型(thick-gingiva biotype)[1~4]。薄龈生物型的特点是牙龈具备菲薄的附着龈、细长的龈乳头(图 8-6),厚龈生物型的特点是附着龈厚而宽、龈乳头低而圆钝(图 8-7),中厚龈生物型则介于两者之间。

　　龈缘的形态分为高、中和低弧线形龈缘。通常,龈缘形态与牙龈生物型、牙冠形态存在相关性。薄龈生物型者具备高弧线形龈缘,邻面接触点靠近冠方、牙冠形态呈尖圆形。厚龈生物型者具备低弧线形龈缘,邻面接触点靠近根方(甚至为邻面接触线)、牙冠形态呈方圆形。不同的牙龈生物型具有不同的组织学和生物学特征,对口腔环境中各种刺激的生理和病理反应也不同。

牙龈轮廓

　　不同的牙龈高度和龈乳头的高度,形成了规律性的波浪状龈缘轮廓,表现了牙列的天然美,也是评价传统或种植固定修复的重要方面。

龈乳头

　　龈乳头的形态因牙位、牙龈生物型、牙冠形态、牙齿排列而不同,同时受到牙周健康状态、种植体植入的三维位置、牙或种植体支持的修复体等多种因素的影响。唇侧观,因颈楔状隙的轮廓不同,龈乳头细长或圆钝,但在健康的牙周组织状态下,牙龈组织从颊侧到舌侧完全充满颈楔状隙。龈乳头充满颈楔状隙是天然牙美学和种植美学的重要标志,当龈退缩时暴露颈楔状隙,出现邻牙间"黑三角",将严重损害美学效果。牙龈乳头下方的牙槽嵴形态为牙龈乳头提供了形态学支持。牙槽嵴顶的走行与釉牙骨质界一致,呈抛物线形,在后牙区,呈"山谷"状,颊舌侧相对扁平,而前牙区的邻间骨则呈金字塔状,龈乳头或龈谷的形态与之相匹配。对龈乳头高度起关键作用的因素还包括邻牙附着和颈楔状隙的大小。

　　生理状态下,邻面牙槽嵴顶点至邻面接触点之间距离和颈楔状隙轮廓是影响牙龈乳头形态的两个基本因素。前牙区颈楔状隙狭窄,邻面牙槽嵴顶点至邻面接触点之间的距离较大,龈乳头可以呈现细长、动人的美学形态。

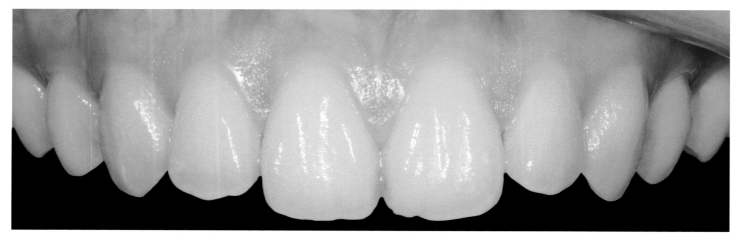

图 8-6 薄龈生物型
薄龈生物型特点是牙龈具备菲薄的附着龈、细长的龈乳头,高弧线形龈缘,邻面接触点靠近冠方、牙冠形态呈尖圆形

通常龈乳头充盈颈楔状隙的程度与以下因素相关：牙槽骨嵴顶高度、邻间大小（从接触点到牙槽嵴的距离）、软组织表型（例如弧线形龈缘、厚或薄生物型）、颊侧骨板最薄厚度以及接触区（例如三角形和方形对比）等（表 8-1）。Tarnow 检查了天然牙人类的邻间龈乳头，发现当接触点到牙槽骨的距离小于或等于 5mm 时，98% 的情况下都可存在龈乳头充盈。若为 6mm，则降为 56%，7mm 时只有 27%[5]。

　　龈谷无角化，连接唇侧和舌侧龈乳头。天然牙龈谷的唇舌向剖面形态与邻面接触区的类型相关，我们将其分为三种类型：Ⅰ型龈谷：邻面接触区的唇舌向距离较大，龈谷较宽、呈马鞍状，通常表现在后牙区；Ⅱ型龈谷：接触区的唇舌向距离较小，龈谷较窄、呈马鞍状，通常表现在前牙区；Ⅲ型龈谷：邻面接触区呈点状接触，或相邻的两牙之间无接触、甚至存在缝隙，唇侧龈乳头与舌侧龈乳头之间融为峰状结构，无龈谷。

表 8-1 影响邻间／种植体间龈乳头存在或缺失的因素*

牙槽骨嵴顶高度
垂直高度：1.0 ～ 3.0mm（Gargiulo et al. 1961）
2.1 ～ 4.1mm（Becker et al. 1997）
水平宽度：3.0mm（Tal 1984）
邻间大小（从接触点到牙槽嵴的距离）
天然牙 < 5mm（Tarnow et al. 1992）
单颗种植体 < 5mm（Choquet & Hermans 2001）
两颗种植体之间 < 3.5mm（Tarnow et al. 2003）
软组织表型（例如弧线形龈缘、厚或薄生物型）
扁平形好于高弧线形（Salama et al. 1995, Kois 2001）
厚龈生物型好于薄龈生物型（Kois 2001）
颊侧骨板最薄厚度
前牙区种植体 > 1.8mm（Spray et al. 2000）
接触区（例如三角形和方形对比）
方形好于三角形（Kois 2001）

* 引自 Zetu L, Wang Hoom-LayL. Management of inter-dental/inter-implant papilla. J Clin Periodontol 2005;32:831-839

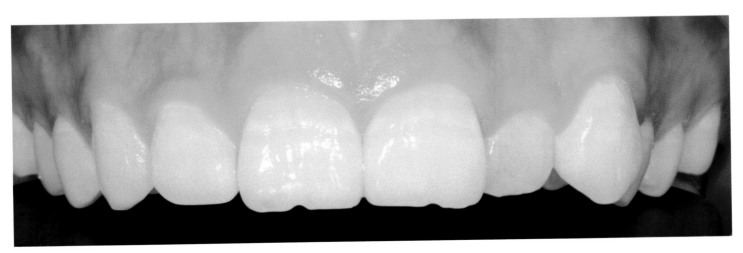

图 8-7 厚龈生物型
厚龈生物型特点是附着龈厚而宽、龈乳头低而圆钝，低弧线形龈缘，邻面接触点靠近根方（甚至为邻面接触线）、牙冠形态呈方圆形

龈桥

种植体周围龈谷(图 8-8)参与种植体过渡带的构成,对龈乳头的长期稳定起重要作用。但是,与天然牙龈谷相比具有明显的特征。

● 牙槽窝愈合过程中,龈谷发生了角化。在多数病例,只是形成了 I 型和 II 型龈谷的马鞍状外形轮廓,起连接唇侧和舌侧龈乳头的桥梁作用,更恰当的称谓应当是龈桥(gingival bridge),而不是无角化的龈谷;只有在少数病例,例如即刻种植同期修复,才能继续保留无角化的龈谷。

● 龈桥较龈谷宽而坚实,增强了对龈乳头的稳定作用,尤其在上颌前牙区种植体周围过渡带的近远中面较深时,有利于种植体周围软组织的长期稳定和健康。

牙龈顶点

龈缘呈弧线形,龈缘最根方的点称之为牙龈顶点(gingival zenith)。上颌中切牙和尖牙的牙龈顶点位于牙冠长轴略偏远中位置,侧切牙的牙龈顶点位于长轴上。高位笑线者,微笑时将暴露牙龈,苛求中线两侧牙龈的对称性。因此,美学区种植治疗中形成对称的牙龈顶点显得十分重要。

牙龈平面

牙龈平面(gingival plane)为通过上颌中切牙和尖牙牙龈顶点的连线,应平行于瞳孔间水平连线和切平面,或垂直于中线。牙龈平面的严重倾斜将显著影响美学感观,需要用牙周手术甚至正颌手术进行矫正。

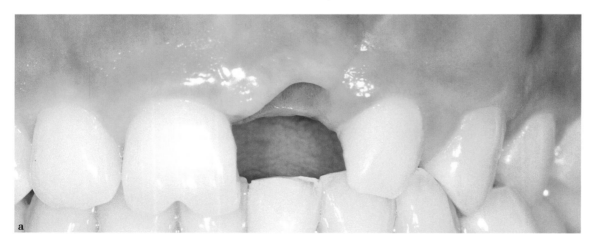

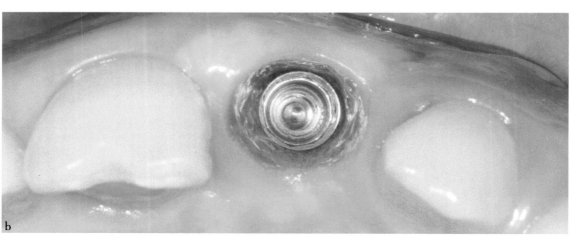

图 8-8 种植体周围龈桥
a. 上颌前牙区,种植体植入之后,穿龈轮廓塑形完成,正面观可见与天然邻牙的牙龈弧线完全一致的牙龈弧线形态,牙龈顶点高度基本对称
b. 𬌗面观则显示出经过塑形的穿龈轮廓与最终修复体穿出牙龈部分的形态一致,种植体唇侧软组织亦具有良好的丰满度,从而更好模拟天然牙的牙冠形态,实现更好的美学效果

牙龈高度

　　牙龈高度为牙龈顶点的平面位置。就美学而言,存在两种美观的牙龈高度:牙龈顶点不在同一水平,侧切牙牙龈顶点低于牙龈平面,通常位于牙龈平面冠方 1～2mm 处;中切牙、侧切牙及尖牙的牙龈顶点都处于同一水平(图 8-9)。这两种牙龈外形的任何一种都可以在中线两侧对称存在。中线两侧牙龈高度不对称,或侧切牙牙龈顶点位于牙龈平面根方,都会造成视觉上的美学障碍,应进行相应治疗。

　　综上所述,美学区种植治疗的系统评估包括常规评估和美学评估。显然,常规评估是决定能否进行种植治疗的基础,而美学评估是预期种植治疗的美学效果、美学风险、美学并发症和用于达到如上目的的额外治疗程序。进行美学种植治疗之前,必须了解与之相关的生理和解剖学要点,才能正确地评估美学效果和风险因素,科学地制订治疗方案和有效的选择治疗程序与技术,从而实现长期稳定的功能和美学治疗效果。

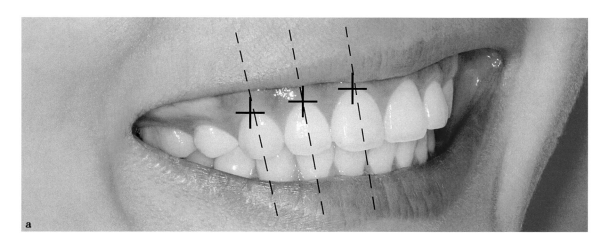

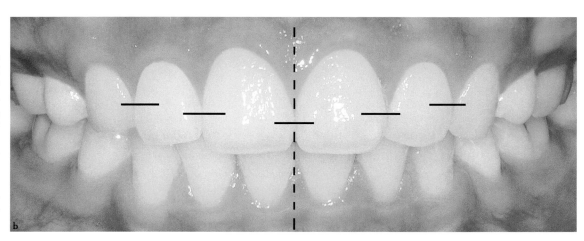

图 8-9　牙龈高度
a. 上颌中切牙和尖牙的牙龈顶点位于牙冠长轴略偏远中位置,侧切牙的牙龈顶点位于长轴上。牙龈顶点不在同一水平,侧切牙牙龈顶点低于牙龈平面,通常位于牙龈平面冠方 1～2mm 处
b. 正面观,因颈楔状隙的轮廓不同,龈乳头细长或圆钝,但在健康的牙周组织状态下,牙龈组织从颊侧到舌侧完全充满颈楔状隙,中线两侧对称存在

8.3 种植治疗的美学风险因素

8.3.1 美学风险的概念

美学种植原则的确立

确保种植体周围骨和软组织健康稳定是美学种植的重要目标(图 8-10)。近年来,研究种植治疗美学风险因素的文献不断增多,尤其在 2003 年国际口腔种植学会(ITI)第三届共识研讨会上,专门成立了"牙种植学中的美学"专题工作组(共识性论述发表于 2004 年 JOMI 特刊),形成了牙种植美学风险评估的 12 项因素(表 8-2),并出版了专著《国际口腔种植学会(ITI)口腔种植临床指南》。该书的出版,标志着美学种植原则的确立和美学种植技术的成熟,口腔种植进入一个新的历史阶段。

美学风险因素评估

在术前分析和评估美学区种植治疗的美学风险,有助于评估种植治疗的预期效果,甄别美学种植的高风险患者,规避美学并发症,确定种植治疗难度和设计治疗程序。影响种植治疗美学效果的因素是极其复杂的,包括局部和全身因素。在确定种植治疗美学成功可能性时,应将继发于局部和全身因素的潜在并发症纳入考量。

8.3.2 系统性风险因素

全身因素

通常影响种植的全身因素是指影响创口愈合和骨重建能力、以及对已发生骨结合的种植体长期维护产生负面影响的所有疾病和状态。Buser 等将全身风险因素分为高风险因素和低风险因素,并且有大量的文献讨论了这些因素对种植体骨结合的影响,但少有文献专门讨论这些因素对美学效果的影响。原因十分简单,不是因为这些因素不会影响软组织美学效果,而是已经知道凡是能够引起天然牙牙周变化的因素都会影响种植体周围的软组织。对高美学要求的患者,如果有牙周病易感因素,如糖尿病、使用皮质类固醇和化疗药物等时,则具有高度美学风险。

吸烟

吸烟会导致种植体周围感染,危及种植体骨结合和美学效果[6~9]。对高美学风险的患者,应当劝患者戒烟,或放弃种植治疗。大量吸烟者(> 10 支 / 日)应该被视为"高度美学风险"。

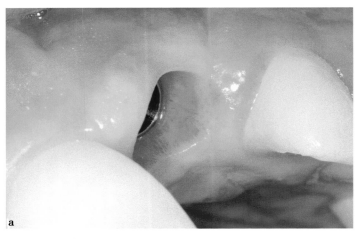
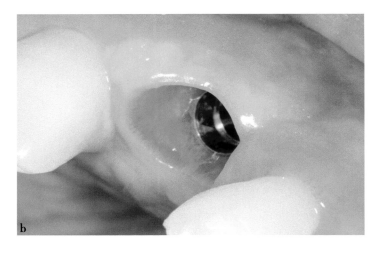

图 8-10 种植体周围软组织
a,b. 穿龈轮廓的侧面观可以清晰的显示健康稳定的种植体周围软组织,这对形成美学种植目标至关重要

8.3.3　局部风险因素

患者的美学期望值

目前,患者很容易获得牙种植能够替代缺失牙的信息,这不只是从医师得到的种植治疗建议,大部分信息来源于网络等媒体信息。网络上的信息有利于促进患者了解种植,有助于患者做好接受种植的心理准备(包括种植治疗过程和治疗费用)。但是,遗憾的是这种知识传播方式只注重于宣传种植治疗的优越性,很少提及种植治疗的并发症和风险,即使偶尔提到,也只是关于种植体的存留率。这会导致患者产生不切实际的期望值,有时这种期望是医师难以达到的。在与患者讨论和确定种植治疗计划时,必须知道患者对功能和美学治疗效果的期望值以及该病例可以获得的美学效果(图 8-11)。

对高美学期望值的患者,当局部条件较差时,具有高度美学风险。应该与患者一起详细讨论所存在的各种风险因素,使患者了解可能出现的治疗效果,避免在治疗后患者产生失望的心理。对高美学要求的患者,必须要更加谨慎地评估所有的美学相关因素,当局部解剖条件超出目前的技术能力时,应当选择放弃种植治疗。

笑线高度

在进行口腔功能活动,尤其是发笑时,种植修复体及其周围黏膜的暴露程度、种植修复体与牙列的协调程度是界定美学风险的重要因素。如果看不到种植体周围龈缘,种植位点一般被认为美学风险很小或没有风险。这个区域暴露得越多,美学风险越大。

● **高位笑线患者**　美学风险显著增加,与牙龈几乎完全暴露有关,因为种植治疗的任何瑕疵都显而易见。因此,无论何种牙缺失类型(单颗牙缺失、连续多颗牙缺失或牙列缺失)的种植治疗都存在巨大的美学风险,必须获得健康、协调和自然的龈缘、龈乳头、修复体和牙槽嵴骨弓轮廓。尤其合并高弧线形、薄龈生物型牙龈时,必须审慎应对。

● **中位笑线患者**　美学风险加大,风险因素与显露的修复体有关,例如:修复体的大小、形状、色泽和视觉效果,与邻牙的相对比例与形状,颈楔状隙和切楔状隙的形状与外观,及其在牙弓和周围组织中的凸度等。

● **低位笑线患者**　因口唇有效遮掩未达到最佳效果的牙龈、牙冠比例和修复体的龈方部分,从而降低美学风险。

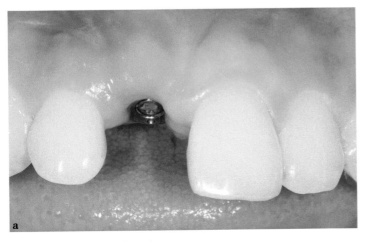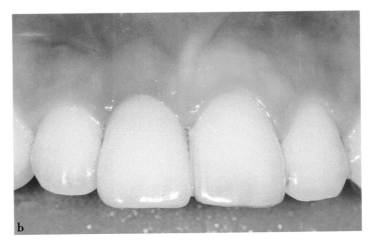

图 8-11　种植治疗的美学限制
在种植治疗之前应该让患者了解可能产生的美学限制。a,b. 该患者两颗中切牙之间的龈乳头未恢复到自然的龈乳头高度

牙龈生物型：薄龈生物型

如果邻牙的牙周健康，并且具有足够的邻面牙槽嵴高度，薄龈生物型能够获得完美的单颗牙种植的美学修复效果。

牙龈薄而脆弱的特性有助于形成并维持自然、可预期的龈乳头，但是也增加了出现龈缘退缩的美学风险。为了实现长期稳定的美学效果，要求充分注意各个方面的细节，包括正确的种植体植入位置、足够的支持骨量、修复体的穿龈轮廓和合适的临床技术等。因为种植修复体要穿出结缔组织和上皮，这些结构对再造和维持龈乳头十分重要。薄龈生物型作为易破坏美学修复效果的重大风险因素之一，易受刺激而产生退缩。连续性牙缺失并且是薄龈生物型的患者，需要在种植治疗之前或同期进行牙周手术改变其组织特点。此类患者，龈退缩和组织变色的危险进一步增加，因此，更加苛求种植体的位置和修复体的形状。

为此类患者制订外科计划时，要求种植体更接近于腭侧（但仍位于唇舌向安全带内），从而使硬组织和软组织最大限度地覆盖于种植体表面。此时种植体长轴从修复体舌侧隆突穿出，有利于修复体的螺丝固位。

牙龈生物型：厚龈生物型

在修复上颌前部单颗牙缺失时，厚龈生物型风险较低。较厚的附着龈能有效地遮掩种植体和龈下金属构件的颜色，降低美学风险。此类牙龈生物型显然有利于保持种植体周软组织美学的长期稳定性。由于厚龈生物型患者更易于在增量手术后继发软组织瘢痕，因此从外科角度应当特别注意。

对于多颗前牙连续性缺失患者，厚龈生物型利弊兼之。较厚牙龈在保持其位置、形态和抵御退缩等方面是可预期的，但是，此种类型的组织限制了多颗牙缺失区龈乳头的成形能力。

牙龈生物型：中厚龈生物型

兼备薄龈和厚龈生物型的优点和缺点，其远期种植修复的美学效果仍然面临巨大的挑战。

牙冠形态

在美学区，缺失牙和邻牙的形状显著影响到种植修复的风险程度。鉴于美学效果主要受到修复后牙龈结构和形态的影响，方圆形牙冠（常常是厚龈生物型）可降低美学风险。在这样的环境中，虽然种植修复难以获得细长、完美的龈乳头，但通常与患者的天然状态协调一致。在牙周健康状态良好时，尖圆形牙冠通常具有一个菲薄、高弧线形的牙龈生物型。牙槽嵴垂直高度降低、龈乳头退缩时，尖圆形牙冠的患者会产生较大的邻面间隙（黑三角）。如果为了掩饰或消除"黑三角"，将牙冠制作为方圆形和加大接触区来弥补龈乳头的丧失，改变了龈缘和牙冠的自然形态，反而潜在性地损害了最终的美学效果。这种临床状态伴有高位笑线时，美学风险最高。

邻面牙槽嵴高度

修复单颗牙缺失，种植修复体龈乳头的高度与稳定，主要取决于邻面牙槽嵴的高度与稳定[2,10]，而与种植体周围的碟形骨吸收无关。因此，龈乳头的观感、美学效果，甚至修复体的外形（尤其接触点的位置和范围）都依赖种植位点的邻面牙槽嵴高度。在局部感染导致邻牙周围牙槽嵴垂直向丧失的位点，损害美学效果的风险明显增加。由于邻牙根面大量的牙槽嵴丧失，具有正确外形的修复体与邻牙之间出现缺隙（黑三角）的可能性增大。而且，沿着感染过的牙根表面进行牙槽嵴骨再生是不可预期的，目前的治疗方法获得成功的可能性不大。不正确的种植体植入位置和修复方式也会导致邻面牙槽嵴的吸收，如种植体侵入近远中向危险带，粘接固位时难以去除的粘接剂等因素。

多颗牙连续性缺失的大范围缺牙间隙，通常存在水平向和（或）垂直向的骨量不足，影响美学效果的风险较高。在美学区连续使用多颗种植体时，因为种植体之间的邻面牙槽嵴已经丧失，或种植体植入后种植体之间邻面牙槽嵴的稳定性缺乏可预期性[5,11]，降低了种植体之间龈乳头的长期稳定性，具有高美学风险性。合并高位笑线和（或）薄龈生物型，通常存在最大的美学风险。此类患者，必须在种植体植入之前或同期进行位点改进（site development）。位点改进的效果也不尽相同，水平向骨量扩增的效果优于垂直向骨量扩增。

种植位点的局部感染

种植位点的局部感染是一个广泛的概念。种植位点或种植位点周围存在感染或有感染病史，是术前评估种植治疗美学风险的重要考量。牙周病、牙髓病、创伤（根折，根吸收或根固连）或异物（汞合金残留物、感染性牙根残留物）等局部感染，能够直接降低种植位点和其周围的硬组织和软组织的质和量。此外，对于局部感染，尽管通过有效治疗已治愈，但可能因为美学重要组织的丧失（尤其是邻面牙槽嵴高度）和软组织的萎缩而导致牙龈退缩。局部感染的性质，例如慢性或急性炎症，决定了在感染有效控制之后的美学风险的严重程度。总之，就局部感染来说，表现为化脓和肿胀的急性感染是美学效果的最高风险。慢性感染，尤其是牙齿的慢性根尖周病，如果在种植体植入之前未治愈，其美学并发症便具有中度风险。

对于有牙周易感性、患有进展性或难治性牙周病的患者，其美学风险因素增大，应该特别审慎。此类患者具有生物学并发症的潜在风险[12,13]，必须在种植治疗开始之前治愈牙周病。白介素 -1（IL-1）阳性的患者，同时又大量吸烟的话，生物学并发症的发生率较高。应确诊此类患者，并在种植治疗之前告知其潜在的美学并发症，在种植修复后的维护期应认真复诊。

邻牙修复状态

如果缺牙区的邻牙健康、无修复体，对预期的美学效果不会有额外的风险。但是，如果邻牙存在进入龈沟内的修复体，则会发生种植体植入后的龈缘退缩，便会危及美学效果。尤其当修复体边缘与基牙肩台连接不正确或存在周围感染性肉芽组织时，美学风险显著增加。美学并发症通常是龈缘退缩导致的修复体边缘暴露或牙龈结构的改变。对此类患者，慎微细致的治疗计划极其重要。必要时，要重新制作修复体，或改变种植体植入和二期手术的黏膜切口设计，尽量避免因此而引起的种植体周围龈缘退缩的美学风险。

种植医师必须意识到，相邻天然牙存在修复体（尤其是不良修复体）对种植治疗功能和美学效果的长期稳定是一种挑战。

缺牙间隙的近远中向宽度

缺牙间隙的近远中向宽度是影响种植美学效果的重要因素。目前，从种植美学效果的角度，将牙缺失间隙分类为单颗牙缺失间隙、连续多颗牙缺失间隙和牙列缺失。

单颗牙缺失，邻牙和支持组织处于良好的健康状态时，龈乳头可以获得邻面牙槽嵴的支持，牙槽嵴到修复体邻面接触点的距离较小，获得美学治疗效果的可能性较高[14~16]，美学风险较低。但是，对种植医师的技术要求高，因为周围的天然牙为种植修复体的龈缘、龈乳头和修复体本身提供了参照。缺牙位点的牙周状态较差或修复间隙不足时，将影响美学效果。

连续多颗牙缺失和牙列缺失具有显著的美学挑战性。其原因如下：

- 种植体间的硬组织和软组织变化难以预测[5,17]。
- 牙槽嵴水平向和垂直向骨吸收将导致缺失牙之间的龈乳头退缩，由于重建邻面牙槽嵴的垂直高度缺乏可预期性，龈乳头重建的远期效果难以预测。
- 缺乏相邻种植体之间牙槽嵴长期稳定性的临床证据。
- 广泛的唇侧骨壁的水平向吸收，导致牙槽嵴骨弓形态的变化，必须进行骨弓的轮廓重建才能获得自然、协调的美学修复效果。
- 为获得种植修复体从软组织中"长出来"的感觉和接近自然的根样凸起，对种植体的三维位置要求苛刻。
- 必须正确选择种植体的直径，过粗的种植体可能加重骨吸收，引起唇侧骨板以及种植体之间的骨量丧失。

种植体相邻植入时，种植体和修复体的连接应以最大限度的获得种植体之间的组织支持为首要目标，因为即使是很小的错误也将对支持组织造成损害。因此，制订连续多颗牙种植的治疗计划时，应该考虑到其风险性的增加，积极应对美学风险因素。

评估连续性牙缺失种植修复的美学风险性，缺失牙的位置是重要因素。两颗中切牙缺失，鼻腭区存在"充足"的组织量，可为获得美学效果提供最佳机遇，愈合后获得对称的牙龈形态。修复连续缺失的中切牙和侧切牙时，因为要再现牙龈乳头的高度,增加了美学挑战。此外,要想使龈乳头得到支撑,使相邻的修复体呈现出从软组织中长出来的感觉,越来越依赖于选择直径和形状合适的种植体。修复连续缺失的侧切牙和尖牙的难度相同,此类病例应认真选择治疗方案,尽可能避免相邻的种植体植入。通常,侧切牙缺失伴有中切牙或尖牙缺失时,应该考虑用悬臂修复侧切牙位点,即在侧切牙位点用一个卵圆形桥体修复,只植入一颗种植体,最大限度地获得组织支持。连续性牙缺失,只要包含一颗侧切牙,连续的种植体植入便被视为美学并发症的最高风险。

硬组织和软组织缺损

牙槽骨的骨代谢是全身骨骼系统中最为活跃的,牙缺失后会发生牙槽嵴的水平向和垂直向骨吸收。龈缘和龈乳头的位置取决于牙槽嵴的位置,术前对牙槽嵴位置的评估尤其重要。

硬组织增量技术扩大了种植治疗的适应证,保证了长期的骨结合。龈缘和龈乳头的位置是依靠其下方的硬组织维持的,要获得长期的美学软组织稳定性,必须有充足的水平向和垂直向骨量。在拔牙时,如果牙周围组织健康,骨和周围软组织创伤小,牙槽窝愈合过程的水平向和垂直向硬组织的变化也小,种植治疗的美学风险就低。如存在具有临床意义的骨量不足,则需进行适当的硬组织和(或)软组织增量治疗。目前的水平向骨增量技术,包括自体骨(块状骨或颗粒状骨)移植和(或)引导骨再生,均可获得预期的临床效果。但如何解决垂直向骨量不足是一个挑战,仍然难以完全恢复理想的牙槽嵴轮廓,常常导致美学缺陷。在上颌前部,为了最有效地利用软组织,建议潜入式或半潜入式种植。在局部条件允许的情况下,可以考虑非潜入式种植。

● **骨和软组织的水平向宽度** 水平向骨量不足会增加美学治疗风险。如果水平向缺损有限,其他条件良好(例如健康的邻牙牙周和修复状态),可以达到预期的位点改善和美学修复效果。严重的水平向骨缺损和不健康的位点,损害美学效果的风险增大。此类患者如果较深的植入种植体以回避牙槽嵴宽度不足,将危及骨和软组织的高度,并造成修复体的比例和轮廓失调而不利于美学效果,产生负面影响。因此这种情况,常常可通过水平骨增量和(或)软组织移植改善位点的方法得到有效治疗。近年来,此类技术得到极大的改进,使水平向缺损的位点达到了理想的预期效果。

● **骨和软组织的垂直向高度** 即使是垂直向骨高度的轻度不足,也难以预期增量的效果,美学风险明显增加。多数情况下,引导骨再生技术能够增加种植位点的宽度,但是难以重新获得充足的高度,将影响牙龈和修复体的形态。缺牙间隙垂直向骨量丧失因合并许多其他因素而使美学风险增加,尤其是邻牙的牙周健康因素。邻牙牙周病未控制之前,在垂直向骨量不足的位点不能进行增量治疗。可以考虑使用外置法骨移植并应用某些移植辅助材料(如釉基质蛋白)恢复牙周支持,还应拔除因牙周病不能保留并影响将来种植位点的牙齿。连续缺牙区的垂直向缺损,最具美学风险性,应该认真考虑相应的移植技术,如牵张成骨、外置法骨移植和游离牙龈移植等。

表 8-2　美学风险评估（ERA）表，包括 12 个方面的评估*

美学风险因素	低	中	高
健康状态	健康，免疫功能正常		免疫功能低下
吸烟习惯	不吸烟	少量吸烟（≤ 10 支 / 天）	大量吸烟（＞ 10 支 / 天）
患者的美学期望值	低	中	高
笑线	低位	中位	高位
牙龈生物型	低弧线形，厚龈生物型	中弧线形，中厚龈生物型	高弧线形，薄龈生物型
牙冠形态	方圆形		尖圆形
位点感染情况	无	慢性	急性
邻面牙槽嵴高度	到接触点 ≤ 5mm	到接触点 5.5 ～ 6.5mm	到接触点 ≥ 7mm
邻牙修复状态	无修复体		有修复体
缺牙间隙的宽度	单颗牙（≥ 7mm）	单颗牙（＜ 7mm）	两颗牙或两颗牙以上
软组织解剖	软组织完整		软组织缺损
牙槽嵴解剖	无骨缺损	水平向骨缺损	垂直向骨缺损

*引自《国际口腔种植学会（ITI）口腔种植临床指南第三卷》第 20 页，宿玉成译，北京：人民军医出版社，2009 年

8.4　美学种植的临床原则

8.4.1　美学种植效果的获得

种植治疗属于器官重建的医学范畴,在种植学发展的早期,研究的重点是如何获得骨结合。在成功获得骨结合的基础上,也就是在现阶段,将种植治疗的最终目标确定为获得缺失牙的长期、稳定的功能和美学效果。从这个角度出发,对实现长期稳定的骨结合、获得模拟天然牙牙冠的修复体、维持健康稳定的种植体周围软组织而言,修复体的三维位置均起重要作用,因此提出以修复为导向的种植治疗理念(restoration-driven treatment concept)。

牙种植基本治疗程序已经确定。为达到美学种植的目标,应当树立正确的种植治疗理念,在术前进行严格的风险评估,制订合理的治疗方案,运用恰当的操作技巧,避免一切可能出现的并发症。

为了获得满意的美学效果,需要考虑到相关的 3 个治疗层次:骨组织轮廓,软组织轮廓和质地,修复体的轮廓、位置、质地和色泽。临床治疗的程序是逐步地从一个层次进入到下一个层次:在种植体植入之前或同期,根据需要矫正骨组织轮廓;之后,进行软组织处理,包括运用各种软组织移植技术以及合适的愈合帽和临时修复体进行软组织成形;最后,制作符合白色美学标准的种植修复体。在种植之前要保存或改善骨组织和软组织轮廓(层次 1 和 2),为制作美学种植修复体创造理想的先决条件。在二期手术之前或同时均可启动软组织成形过程,此时,应估计在基台连接后 3~12 个月期间可能会发生的软组织退缩量。非潜入式种植,龈缘退缩开始于种植体植入之后;而潜入式愈合,龈缘退缩开始于基台连接之后。通常,龈缘退缩量在 0.6~1.6mm 之间,差异较大[18~21]。

美学区选择潜入式种植和非潜入式种植方案时要充分考量美学因素:

● 当牙龈为薄龈生物型和高弧线形龈缘或存在广泛的软组织和硬组织缺损时,为了建立良好的软组织穿龈轮廓,通常选择潜入式愈合。

● 当牙龈为厚龈生物型和低弧线形龈缘,且不存在广泛的软组织和硬组织缺损时,通常选择非潜入式愈合。

在美学区,可以在种植体植入、基台连接的不同时期进行软组织处理。

● **在种植体植入之前**　存在广泛的软组织不足时,通常进行软组织游离移植。

● **在潜入式愈合的种植体植入同时**　通常进行软组织游离移植。

● **在非潜入式愈合的种植体植入时或潜入式愈合的基台连接时**　进行软组织处理。

● **在戴入临时或最终修复体后**　只针对特殊病例或发生软组织并发症时。

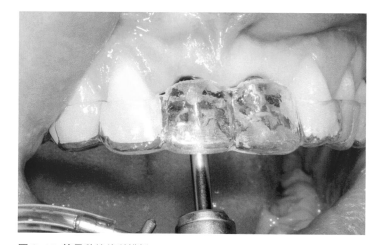

图 8-12　简易种植外科模板
上颌两颗中切牙缺失,外科模板引导下不翻瓣种植手术,球钻定点右侧中切牙

8.4.2 以修复为导向的种植治疗理念

以修复为导向的种植体植入

基于种植治疗的最终目标，修复体应当准确地模拟天然牙牙冠的位置，才能符合人体的生理适应过程，否则将产生负面效应，危及骨结合与软组织结合的长期稳定。实现这一目标取决于种植体的三维位置与轴向，换言之，修复体的位置决定了种植体植入的三维位置，称之为以修复为导向的种植体植入（restoration-driven implant placement）。要准确地模拟天然牙牙冠的位置，对修复体的设计有多种要求，但主要是修复体的穿龈轮廓和固位方式（螺丝固位或粘接固位）。由此，衍生出各种类型的外科模板技术，以便在种植体植入过程中确保种植体的三维位置和轴向（图 8-12）。

从三维空间判断修复体的位置

- **修复空间**　修复空间限制了修复体的外形。因此必须在术前评估修复空间对修复体形态的限制，必要时要采取辅助性正畸治疗创造合理的𬌗龈距离、缺牙间隙、距邻牙牙根的距离。

- **计算机引导的种植体植入**　种植体周围骨和软组织会对种植体和修复体作出反应。在复杂的解剖条件下，完全依据二维的放射线检查（例如根尖放射线片和曲面体层放射线片）、模型分析和术中的直观判断，难以准确确定种植体的位置和修复体的形态，无法预期对种植治疗美学效果的负面影响。因此，在美学区植入种植体，可以依靠 3D 放射线诊断技术确定牙槽嵴的状态，在计算机引导下制作外科模板，实现计算机引导的种植体植入。

- **辅助性增量程序**　按修复体所要求的理想位置植入种植体时，判断硬组织和软组织是否充足、或是否需要增量治疗，不但取决于对种植体骨结合的影响，还取决于是否影响修复后的美学效果。换言之，可能剩余骨量和软组织量并不影响种植体骨结合，但只要影响修复的美学效果，就必须进行硬组织和软组织增量的治疗程序。

美学修复体

目前的美学种植修复还限制在美学区固定种植修复的范畴之内。迄今，主流的观点认为美学种植修复体等同于美学天然牙修复体。这种观点并不全面，甚至存在误区。天然牙的固定修复体是以天然牙作为基牙，基牙保存了龈沟和龈沟根方的所有结构，尤其是牙周附着的结构、方式和位置；而种植修复体则在支持方式、界面位置、软组织的结合方式以及修复体的饰瓷空间等方面与天然牙修复体存在差异，各有利弊。

𬌗与𬌗型

前牙引导𬌗，尤其在连续多颗前牙缺失时，骨 – 种植体界面的不利的应力分布会影响骨结合的稳定，进而影响种植体周围的软组织稳定。因此，应当调整𬌗型，并要考虑调整𬌗型时对修复体形态的影响。

软组织健康与稳定

软组织健康与稳定，是戴入种植修复体之后对美学效果的主要影响因素。以上阐述了与种植体周围软组织健康与稳定相关的多种相关因素。就软组织本身而言，其影响因素包括余留牙的牙周健康和种植体周围软组织健康两个方面。因此，在种植治疗之前的牙周处理、种植治疗过程中的软组织处理和戴入修复体之后的软组织维护都是与种植体周围软组织健康和长期稳定不可分割的重要因素。

完整的种植治疗过程由不同的治疗程序所组成，因种植治疗的美学目标不同，其种植诊断与设计程序、种植外科程序、种植修复程序、种植技工工艺程序和种植体（或种植修复体）维护等治疗程序中采用的治疗技术存在明显差异。每一种治疗程序又涉及不同的治疗技术。所有的治疗程序都存在必然的内在联系。每一个治疗程序的临床结果都将影响下一个临床程序所选择的临床技术和产生的临床结果。

8.4.3 种植体的三维位置

种植体的三维位置概念

　　准确的种植体三维位置是获得美学种植效果的必要条件。基于以修复为导向的种植体植入，是种植修复体决定种植体的三维位置与轴向。在概念上，以种植体平台位置表述种植体植入的三维位置，包括缺牙间隙的近远中向位置、冠根向位置、唇舌向位置和种植体之间的距离。Buser用安全带（comfort zone）和危险带（danger zone）界定种植体平台在每个维度上所处的位置。种植体平台应当位于安全带内，当侵犯危险带时将导致种植体周围骨吸收和软组织退缩，发生美学并发症。

近远中向位置

　　种植体平台与邻牙牙根之间的距离应该超过2mm，最低也不能小于1.5mm（图8-13，图8-14）。因为种植体周围的碟形骨吸收在水平向通常为1.0～1.5mm，两者之间距离低于1.5mm时可引起邻面牙槽嵴吸收，高度降低。一旦发生邻面牙槽嵴吸收，目前的治疗技术难以恢复其高度。

　　因此，在近远中向危险带为接近邻牙根面1.5mm的区域内。

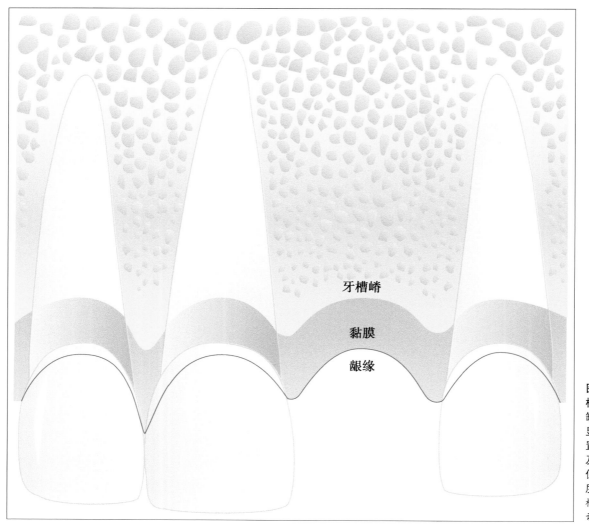

图8-13 缺牙位点的解剖结构模式图
缺牙位点的解剖结构示意图，显示牙槽嵴、黏膜和龈缘的位置关系。理想状况下，牙龈缘及龈乳头形态得到部分保留，但通常会随牙槽骨的吸收，高度降低而变平坦
模式图绘制：北京口腔种植培训中心-袁苏

邻面牙槽嵴吸收,其高度可以降低到种植体平台水平,引起龈乳头高度的降低,出现"黑三角"。如果通过向根方延长邻面接触区的方式消除"黑三角",将发生另一种美学并发症:临床冠龈缘轮廓不协调,同样损害美学效果。

唇舌向位置

在唇舌向,种植体平台的唇侧边缘应该位于安全带内。安全带位于理想外形高点与邻牙外形高点连线的腭

侧,宽度为 1.5~2mm,安全带的唇侧和腭侧均为危险带(图 8-13,图 8-15)。基于碟形骨吸收同样的考量,种植体平台边缘的唇侧应该保持 2mm 以上的骨壁厚度。这样的种植体平台位置,才能为修复体获得与天然牙相似的穿龈轮廓和牙冠形态创造空间。

如果唇侧骨板厚度低于 2mm 且种植体平台超出邻牙外形高点之间的假想线,侵犯了唇侧危险带,则会导致唇侧牙槽嵴吸收,产生龈缘退缩和种植体颈部金属暴露的风

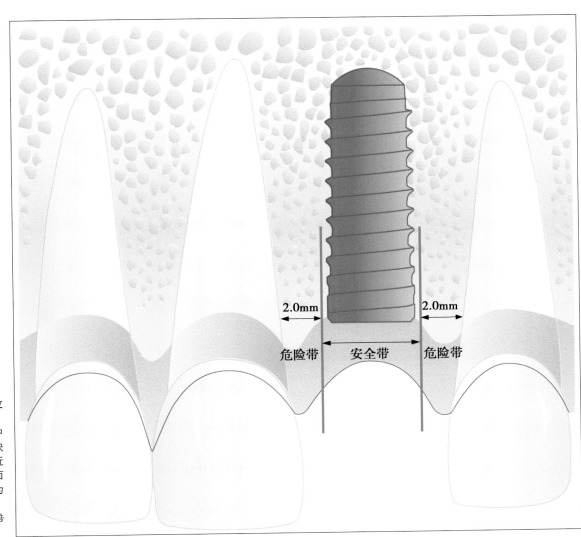

图 8-14　种植体的近远中向位置模式图
种植体和两侧天然牙的近远中向位置关系显示,在单牙缺失位点植入 1 颗种植体,近远中向危险带为接近邻牙根面2.0mm 的区域内,中间则为安全带
模式图绘制:北京口腔种植培训中心 - 袁苏

险。同时如果种植体长轴唇倾,将发生种植体的修复困难,难以形成合理的穿龈轮廓,导致发生龈缘退缩的潜在并发症。

种植体平台向腭侧偏离假想线超过2mm时,则会侵犯腭侧危险带,通常需要把修复体设计成盖嵴式,这引起发音、舒适和卫生维护等问题。

在美学区,必须考量种植体平台直径对美学效果的影响。种植体平台直径应当模拟天然牙颈部的直径,直径过大可能难以避免种植体平台侵犯唇侧危险带,引起种植体周围边缘性骨吸收。

冠根向位置

种植体平台冠根向位置的界定受三个关键因素的影响,即釉牙骨质界、牙槽嵴高度和修复体龈缘。

● **釉牙骨质界** 种植体平台应该位于对侧同名牙釉牙骨质界根方1mm处。这是关于种植体平台位置的传统描述,但其前提是假设牙槽嵴高度没有降低,没有牙周组织丧失的缺牙位点。

● **牙槽嵴高度** 种植体平台应该与牙槽嵴顶平齐。这同样是假设牙槽嵴高度没有降低。

● **修复体龈缘** 骨水平种植体平台应该位于唇侧龈缘中点的根方3~4mm处(软组织水平为2~3mm处)。因此,种植体平台的冠根向安全带应当位于未来修复体唇侧龈缘中点的根方2~3mm处,即1mm宽的窄带。在安全带的冠方和根方区域均为危险带(图8-13,图8-16)。当小于2mm,种植体平台侵犯冠方危险带时,存在颈部金属暴露、修复体难以形成接近自然的穿龈轮廓的风险。如果种植体平台位于龈缘根方超过3mm,存在唇侧骨吸收和继发性龈缘退缩的风险。

综上所述,种植体平台理想的冠根向位置应当是位于对侧同名牙釉牙骨质界根方1mm、唇侧龈缘黏膜中点根方2mm处,并且恰好与牙槽嵴顶平齐。这样的平台位置为修复体完美模拟天然牙从黏膜中自然长出的效果创造了空

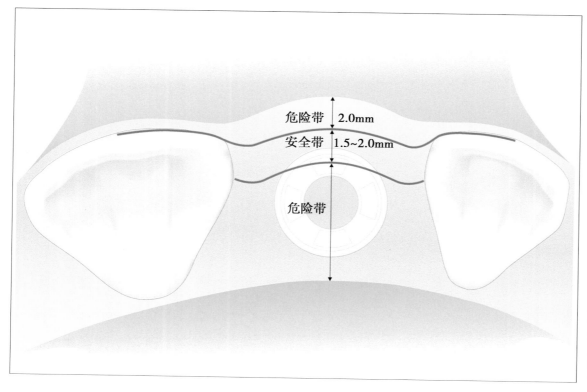

图 8-15 种植体的唇舌向位置模式图
在唇舌向,种植体平台的唇侧边缘应该位于安全带内。安全带位于理想外形高点与邻牙外形高点连线的腭侧,宽度为1.5~2mm。安全带的唇侧和腭侧均为危险带。基于碟形骨吸收同样的考量,种植体平台边缘的唇侧应该保持2mm以上的骨壁厚度

模式图绘制:北京口腔种植培训中心 - 袁苏

间。在术中,可以用术前确定了修复体龈缘位置的外科模板确定种植体平台的位置。当牙槽嵴吸收严重时,需要进行骨增量为种植体平台获得正确的冠根向位置。在美学区,种植体平台垂直位置大于龈缘根方 2mm 时,将位于龈乳头根方 5mm 以上。这样的平台位置,导致修复体就位和去除修复体周围粘接剂都非常困难。因此,建议选择螺丝固位修复体或解剖式基台避开这个难题。

种植体之间的距离

两颗种植体之间的距离通常应该在 3mm 以上,否则种植体周围的碟形骨吸收将导致龈乳头的丧失,发生种植体之间邻间隙的"黑三角",或形成过长的邻面接触区。

种植体的轴向

必须依照种植修复体的位置确定正确的种植体轴向。理想的状态是种植体的长轴与修复体的长轴一致。由于剩余牙槽嵴厚度和根方凹陷的限制,可能产生种植体植入方向的唇向倾斜,限制了修复体选择螺丝固位的方式,并且难以形成理想的穿龈轮廓;近远中向倾斜是严重的操作失误,必须加以避免。

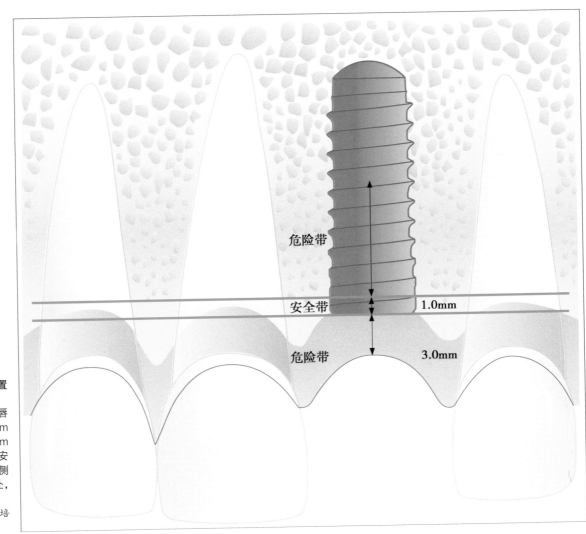

图 8-16 种植体的冠根向位置模式图
骨水平种植体平台应该位于唇侧龈缘中点的根方 3 ～ 4mm 处(软组织水平为 2 ～ 3mm 处),种植体平台的冠根向安全带应当位于未来修复体唇侧龈缘中点的根方 2 ～ 3mm 处,即 1mm 宽的窄带
模式图绘制:北京口腔种植培训中心 - 袁苏

8.4.4 种植位点改进

种植治疗已经成为牙缺失的常规修复手段,为了扩大种植治疗的适应证,提高种植治疗的功能和美学效果,保存和改善种植位点的骨和软组织解剖学条件,成为制订种植治疗方案的重要考量因素。其中包括如何及何时植入种植体,如何及何时选择骨及软组织增量程序,以及是否采用拔牙位点保存程序等(图 8-17～图 8-19)。

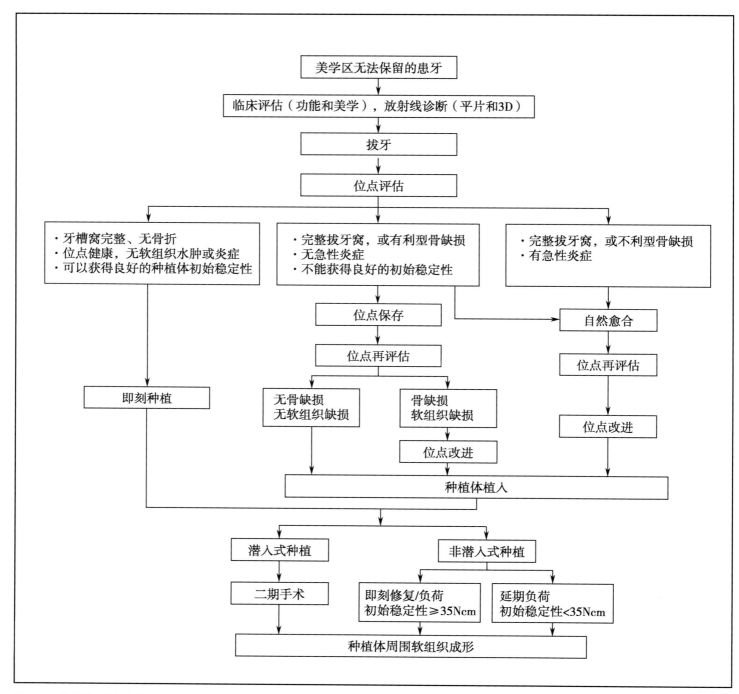

图 8-17 美学区无法保留的患牙的种植外科治疗程序

拔牙位点保存

天然牙牙槽嵴和牙龈解剖形态的保存或重建是成功获得美学治疗效果的先决条件。拔牙之后，在牙槽窝愈合过程中所发生的、或在拔牙之前已经存在的不同程度的牙槽嵴吸收和牙龈退缩，是美学种植治疗的主要影响因素。有多种外科技术可用于骨和软组织增量，但问题在于难以恢复牙槽嵴高度。为此，提出了一个新的治疗理念，并产生了新的临床技术：拔牙位点保存（extraction site preservation）。拔牙位点保存是在拔牙同期进行拔牙窝内生物材料移植，阻断或减缓拔牙后牙槽嵴吸收和龈乳头萎缩，保存尚未吸收的牙槽嵴和弧线形的龈缘形态，维持牙槽嵴的高度，为龈缘和龈乳头提供支持。简而言之，就是保存位点处的骨和软组织的天然解剖学形态。这是一项新的治疗理念和临床技术。2004 年，Sclar

在牙槽窝内植入 Bio-Oss，表面覆盖可吸收性胶原，用过渡义齿进行固位和稳定，并称之为 Bio-Col 技术。同年，Jung 在拔牙窝内植入 Bio-Oss Collagen，表面覆盖腭黏膜，并称之为牙槽嵴保存（alveolar ridge preservation）。我们团队强调在保存牙槽嵴的同时改善新形成的附着龈的质量，因此将其称之为拔牙位点保存或种植位点保存（implant site preservation）。拔牙位点保存技术的临床程序为微创拔牙，清创，在种植窝根方植入 Bio-Oss、冠方植入 Bio-Collagen，表面移植腭黏膜并缝合固定，覆盖生物材料隔离口腔环境，过渡义齿修复、延期种植体植入。该技术适用于正常的拔牙窝、慢性感染的拔牙窝和有利型骨缺损的拔牙窝。腭黏膜移植同时起到改善角化黏膜宽度和厚度的作用。

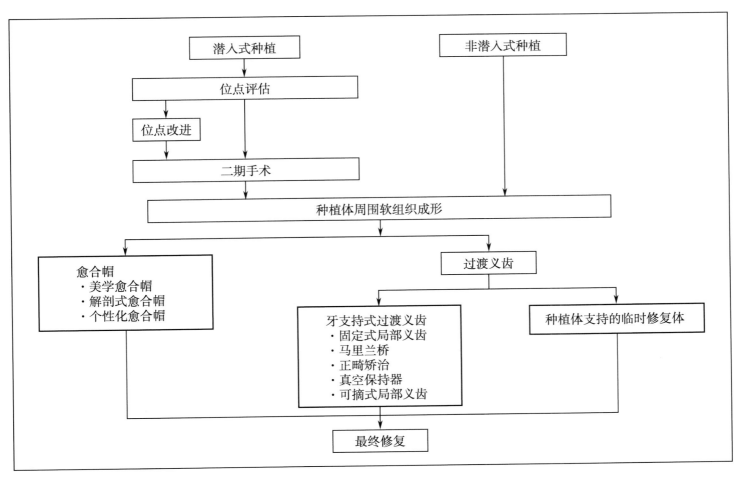

图 8-18　美学区种植体周围软组织成形的治疗程序

在美学区种植治疗时,拔牙位点保存非常重要,通常可以减少或避免在拔牙窝愈合之后再使用额外的重建程序。

种植位点改进

骨和软组织缺损,会依据程度和类型不同,影响种植体植入的三维位置和骨结合,甚至不能进行种植体植入。为此,必须进行与种植体同期或分阶段的骨和软组织增量,即种植位点改进(implant site development)。美学区的

种植治疗,所存在的软组织和(或)硬组织不足尽管不会影响种植体植入和骨结合,但只要是不利于获得种植治疗的美学效果,就应当进行种植位点改进,恢复或重建位点的解剖学结构和形态。

目前,已经获得临床证实的种植位点改进技术较多,硬组织改进技术包括引导骨再生和(或)自体骨移植等;软组织改进技术包括游离或带蒂的黏膜移植等。各种技术相关原则和临床程序将在其他章节阐述。

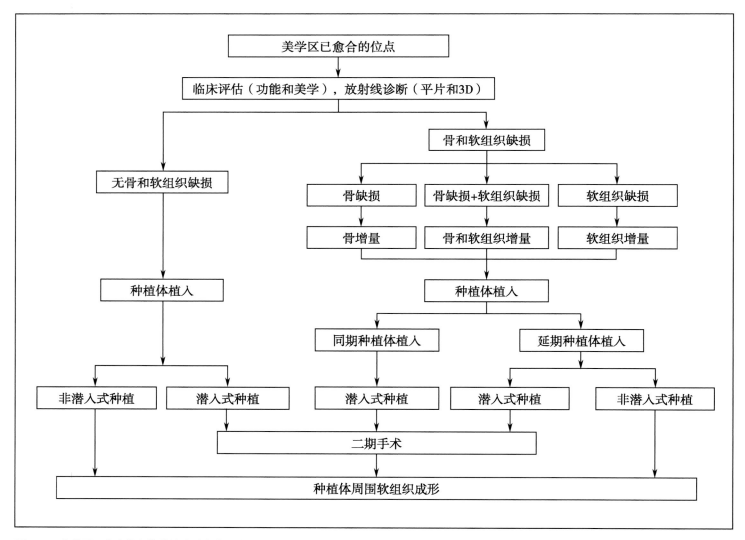

图 8-19 美学区已愈合位点的种植外科治疗程序

8.4.5 种植体周围软组织成形

在非潜入式种植或潜入式种植二期手术时,无论是否应用软组织改进程序,均可进行种植体周围软组织成形,引导和成形种植体周围软组织,形成龈缘和龈乳头的美学形态。

过渡带

过渡带(transition zone)是种植体平台至黏膜边缘所创造出的种植体周围软组织轮廓,对最终修复体的外形轮廓起主要决定作用,并影响种植体周围的软组织支持效果。强调过渡带概念具有多种含义:

● 在美学区应当通过临时修复体等临床技术诱导和成形种植体周围软组织,形成健康和美学的种植体周围过渡带。

● 与过渡带相接触的修复体材料应当具备良好的牙周软组织生物相容性和亲和力,对过渡带的长期稳定发挥重要作用。

● 过渡带的形态是选择修复体固位类型和基台种类的重要依据。

● 制取印模时,应当将过渡带的轮廓形态准确的转移至石膏模型上,便于医师和技师的交流以及确定种植修复体的穿龈轮廓。

可以通过如下方法获得过渡带的成形、成熟与稳定:
● 愈合帽成形种植体周围软组织
● 牙支持式过渡义齿成形种植体周围软组织
● 种植体支持式临时修复体成形种植体周围软组织

愈合帽成形种植体周围软组织

愈合帽成形种植体周围软组织的优点是临床操作简便。成形的方法包括预成愈合帽(例如唇侧带有斜面的美学愈合帽和解剖式愈合帽等)和个性化愈合帽。

牙支持式过渡义齿成形种植体周围软组织

设计良好的过渡义齿,不但对患者起到美学上的缓解作用,还能对愈合期的组织生长起保护作用,有利于软组织成形和愈合。使用固定式或可摘式均可,但应达到如下要求:满足患者的美学要求、容易制作和调改、无间歇性垂直向压力、耐用和具有诊断价值等。牙支持式过渡义齿包括:

● **固定式局部义齿** 如果缺牙位点的邻牙计划进行冠修复,可以使用牙支持的固定义齿为种植位点提供良好的软组织成形。

● **粘接固定义齿** 如果咬合关系允许,可将带有侧翼的义齿固定到邻牙的腭侧面,提供美学的临时固定修复。修复方法是粘接固定义齿。

● **正畸矫治器** 如果患者正在正畸治疗,或患者能够接受使用托槽和方丝固定的临时义齿,其优点是可以低位保持过渡义齿,易于调整固定修复体的位置。

● **压膜式保持器** 如果咬合关系不允许,也不能采用正畸矫治器的方法时,可以使用带有组织面卵圆形义齿的压膜式保持器作为过渡义齿,对移植位点的压力是可调节的。建议不要广泛的使用压膜式保持器,因为会发生殆干扰和过度的义齿磨耗。

● **可摘式局部义齿** 如果没有垂直向的骨量不足,患者使用可摘式局部义齿是有益的。丙烯酸树脂可摘式局部义齿可以获得腭侧组织固位,义齿组织面可以设计成适应软组织形态的卵圆形。

种植体支持式临时修复体成形种植体周围软组织

为了最大限度的获得美学治疗效果,获得良好的穿龈轮廓和过渡带形态,在戴入最终修复体之前使用临时修复体(provisional restoration),引导和成形种植体周围软组织。通过1~3次调整临时修复体的穿龈轮廓,一次或逐步建立理想的修复体形态,建立所期望的穿龈轮廓和黏膜质量。戴入临时修复体后3~12个月内,种植体周围黏膜将趋于成熟和稳定。因此,建议临时修复体至少要戴3个月。同时,临时修复体对未来种植体周围软组织的美学效果和最终理想的修复体外形具有诊断价值。用临时修复体辅助制作个性化印模帽,通过临床印模程序,准确地将最终确定的修复体穿龈轮廓和获得的软组织过渡带形态转移至石膏模型上。这样,就把已获得的临床效果准确地转移到技师手中,制作最终修复体。为了尽可能精确地获取和转移穿龈轮廓,建议采用二次印模法为最终修复体制作石膏模型。

8.4.6　美学修复体

种植修复体是美学种植治疗的重要组成部分。美学修复体包括两个概念：正确的穿龈轮廓和自然、协调的修复体。

穿龈轮廓

穿龈轮廓（emergence profile）是指牙或修复体的唇面或颊面轴向轮廓，范围从上皮性龈沟底向软组织边缘延伸，至外形高点（图8-20）。种植修复体的美学效果，除了牙冠要近似于天然牙的解剖学特征之外，还要具备类似于天然牙从软组织内自然长出的感觉，简言之，种植修复体应具备接近天然牙的穿龈轮廓。起初，穿龈轮廓是用于描述天然牙和修复体的术语，但在种植学中具备两重含义：①修复体自身的穿龈轮廓；②修复体穿龈轮廓对龈缘和龈乳头有成形和稳定作用，换言之，良好的修复体穿龈轮廓有助于形成和维持种植修复体的龈缘和龈乳头位置及形态。

模式图绘制：北京口腔种植培训中心-袁苏

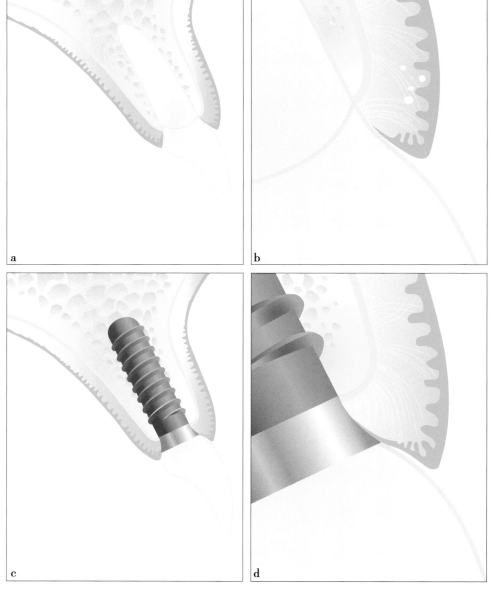

图8-20　穿龈轮廓模式图
牙或修复体的唇面或颊面轴向轮廓，范围从上皮性龈沟底向软组织边缘延伸，至外形高点
a，b．天然牙的穿龈轮廓
c，d．种植修复体的穿龈轮廓

穿龈角度

　　穿龈角度(emergence angle)是指牙或修复体穿龈轮廓与种植体长轴之间形成的角度。获得理想的穿龈轮廓,取决于:种植体植入的正确三维位置、选择恰当的种植体平台直径、具备良好软组织亲和性的基台或修复体材料(如瓷基台和瓷修复体)、正确的印模方法与修复体制作、正确的软组织引导技术。

修复体

　　制作修复体的材料和工艺技术不断进步,也提高了种植美学修复的质量。首先,种植修复体的形态是基础和关键因素,尤其是多颗种植修复体的设计,已经没有传统固定修复的基牙作为参照,要特别注重修复体的解剖学特点:牙冠大小、形态、质地、位置与排列、轴向倾斜度、黄金比例、邻面接触和唇侧观牙弓的渐变等。而满足这些要求,必须按照以修复为导向的种植理念植入种植体。其次,为实现美学种植治疗,其应在各种光学条件下与天然牙的光学特性相同。目前,瓷是优于其他材料的,尤其是金属类材料,因而目前瓷基台全瓷冠在种植治疗,特别是美学区的种植治疗中的应用越来越广泛,且趋于成熟。结合 CAD/CAM 技术,可以达到逼真的修复效果。但在强度、费用等方面,仍需要进一步改进。

8.4.7　种植体植入时机

　　种植体植入时机的新分类由依据拔牙后时间转变到依据牙槽窝的愈合状态概念,即种植体植入时的牙槽窝愈合状态。Ⅰ型,即刻种植,拔牙位点没有任何骨和软组织愈合(图 8-21a);Ⅱ型,软组织愈合的早期种植,在拔牙后 1～2 个月,拔牙位点软组织愈合,但没有显著的骨愈合;Ⅲ型,部分骨愈合的早期种植,在拔牙后 3～4 个月,拔牙位点软组织愈合,并有显著的骨愈合;Ⅳ型,延期种植,拔牙后 6 个月,或更长的时间,拔牙位点完全愈合。拔牙后经过 12 个月的愈合期中牙槽嵴宽度约降低 50%,其中 2/3 的变化发生于前 3 个月。黏膜的外径变化反映了牙槽窝骨壁的改建,通常造成垂直向 0.7～1.8mm 和水平向 2.6～4.6mm 的降低(图 8-21b)。

　　因此,基于牙槽窝愈合过程中牙槽嵴的变化,早期和即刻种植有利于防止牙槽嵴吸收,从而保存牙槽嵴轮廓。这一结论获得了临床的证实:二期手术时可见种植体植入时 2～3mm 水平向间隙性骨缺损已经骨性愈合、缺损消失。

　　尽管即刻和(或)早期种植的成功率和常规种植没有显著性差异,可以缩短缺牙时间,但研究的主要焦点还是在于技术本身对牙槽嵴和龈乳头的保存作用。

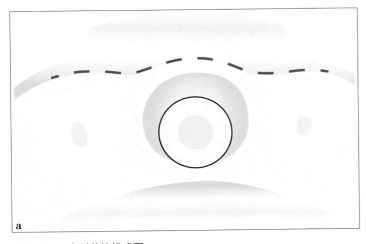

图 8-21a.　Ⅰ型种植模式图
种植体与牙槽窝骨壁的关系清楚显示了植入时间不同则种植体周围骨缺损种类不同。即刻种植,唇侧骨壁完整,拔牙位点没有任何骨和软组织愈合
模式图绘制:北京口腔种植培训中心 - 袁苏

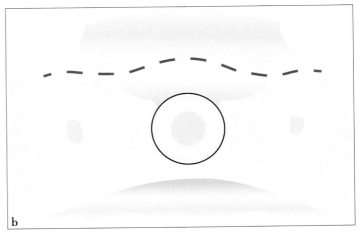

图 8-21b.　Ⅲ型种植模式图
在拔牙后 3～4 个月,拔牙位点软组织愈合,并有显著的骨愈合,但唇侧骨壁吸收也更加明显
模式图绘制:北京口腔种植培训中心 - 袁苏

8.5 美学种植临床程序

8.5.1 中切牙位点早期（Ⅲ型）种植、早期修复、临时修复体软组织成形

　　20岁男性患者，2个月之前上颌右侧中切牙因外伤导致完全性牙脱位，牙槽窝自然愈合。外伤1个月之后，患者戴入弹性隐形义齿，导致缺牙位点龈乳头受压，就诊时呈充血状态。患者咨询种植治疗，有极高的美学要求。患者不吸烟，无全身病史。患者大笑时，呈高位笑线，完全暴露上颌前部牙齿及其唇侧牙龈。患者的牙龈软组织生物型属于薄龈生物型、高弧线形龈缘，唇侧角化黏膜带宽度尚可；邻牙牙冠形态呈尖圆形；邻牙牙槽嵴顶至邻面接触点距离大于7mm；龈乳头高度尚可，唇侧根样突起明显。

　　鉴于如上因素，该病例被归类为高度美学风险（表8-3）。与患者充分讨论了种植治疗的美学风险和治疗程序，患者知情同意以下治疗计划（图8-22）：早期种植（Ⅲ型种植），软组织环切技术，非潜入式愈合，种植体支持式临时修复体早期修复，成形种植体周围软组织，最终修复体印模方式为个性化印模，金属烤瓷修复体常规修复，螺丝固位。

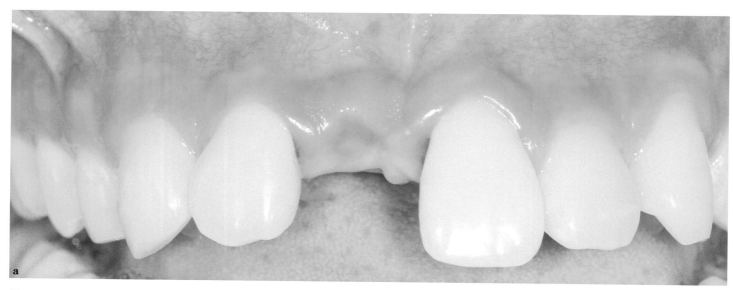

图8-22 中切牙位点Ⅲ型种植、早期修复
手术之前的临床状态。a. 上颌右侧中切牙缺失，薄龈生物型、高弧线形龈缘、尖圆形牙冠，龈乳头高度尚可，唇侧根样突起明显

表 8-3　美学风险评估*

美学风险因素	低	中	高
健康状态	健康，免疫功能正常		免疫功能低下
吸烟习惯	不吸烟	少量吸烟（≤ 10 支 / 天）	大量吸烟（> 10 支 / 天）
患者的美学期望值	低	中	高
笑线	低位	中位	高位
牙龈生物型	低弧线形，厚龈生物型	中弧线形，中厚龈生物型	高弧线形，薄龈生物型
牙冠形态	方圆形		尖圆形
位点感染情况	无	慢性	急性
邻面牙槽嵴高度	到接触点 ≤ 5mm	到接触点 5.5 ～ 6.5mm	到接触点 ≥ 7mm
邻牙修复状态	无修复体		有修复体
缺牙间隙的宽度	单颗牙（≥ 7mm）	单颗牙（< 7mm）	两颗牙或两颗牙以上
软组织解剖	软组织完整		软组织缺损
牙槽嵴解剖	无骨缺损	水平向骨缺损	垂直向骨缺损

*基于《国际口腔种植学会（ITI）口腔种植临床指南第三卷》第 20 页，宿玉成译，北京：人民军医出版社，2009 年

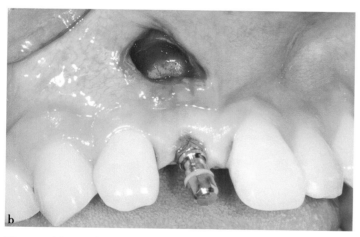

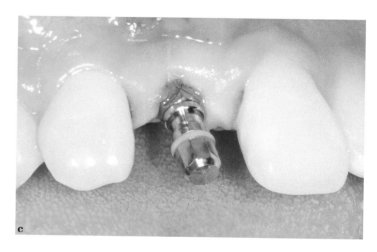

图 8-22 中切牙位点 Ⅲ 型种植、早期修复（续）

种植外科程序。b，c. 因为唇侧根方存在骨倒凹，进行了非经典的不翻瓣种植，在龈颊沟处做黏骨膜水平切口，牙槽嵴顶软组织环切之后植入 1 颗软组织水平种植体（Straumann，SLA 表面，种植体直径 4.1mm，种植体平台直径 4.8mm，光滑颈部高度 1.8mm，种植体长度 12mm），初始稳定性＞ 35Ncm。种植体位于理想的三维位置（近远中向、唇舌向及冠根向位置）与轴向

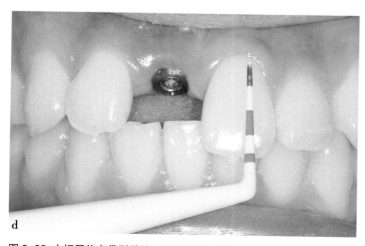

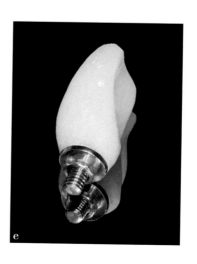

图 8-22 中切牙位点 Ⅲ 型种植、早期修复（续）

种植体周围软组织成形。d. 种植体非潜入式愈合 2 个月之后，种植体骨结合良好，龈缘及龈乳头无明显退缩　e. 制取印模之后，在技术室制作的种植体支持式螺丝固位丙烯酸树脂临时修复体，修复体基台为螺丝固位的临时基台

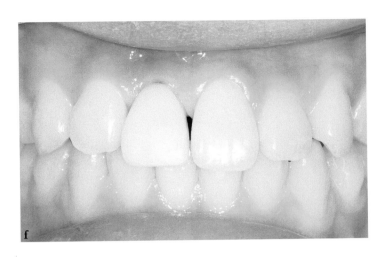

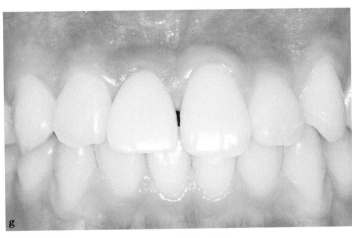

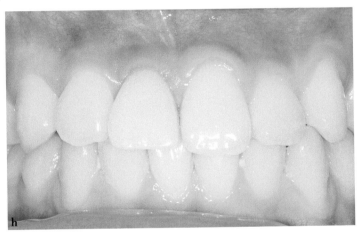

图 8-22　中切牙位点Ⅲ型种植、早期修复（续）

种植体周围软组织成形。f. 旋下愈合帽、刚刚戴入临时修复体之后的正面观，颈部略微压迫黏膜，导致黏膜轻度发白，近中龈乳头高度不足，存在少量黑三角　g. 戴入临时修复体 1 个月之后的正面观。经过临时修复体 1 个月的引导，近中龈乳头高度略有增加，但仍然有少量黑三角　h. 戴入临时修复体 3 个月之后正面观。经过 2 次渐进式调整，临时修复体共引导龈乳头 3 个月之后，近中龈乳头高度增加，"黑三角"消失，龈缘稳定，与上颌左侧中切牙龈缘基本对称

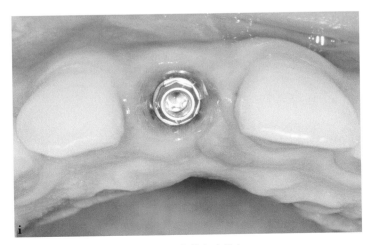

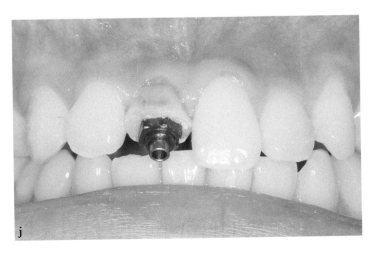

图 8-22　中切牙位点Ⅲ型种植、早期修复（续）

最终修复程序。i. 戴入临时修复体 3 个月之后𬌗面观。经过临时修复体 3 个月的引导，𬌗面观可见骨弓轮廓丰满、穿龈轮廓良好、软组织健康，可以进入修复程序　j. 个性化印模。使用临时修复体制作个性化印模帽，制取个性化印模，将塑形后的穿龈轮廓和过渡带形态准确转移到石膏工作模型

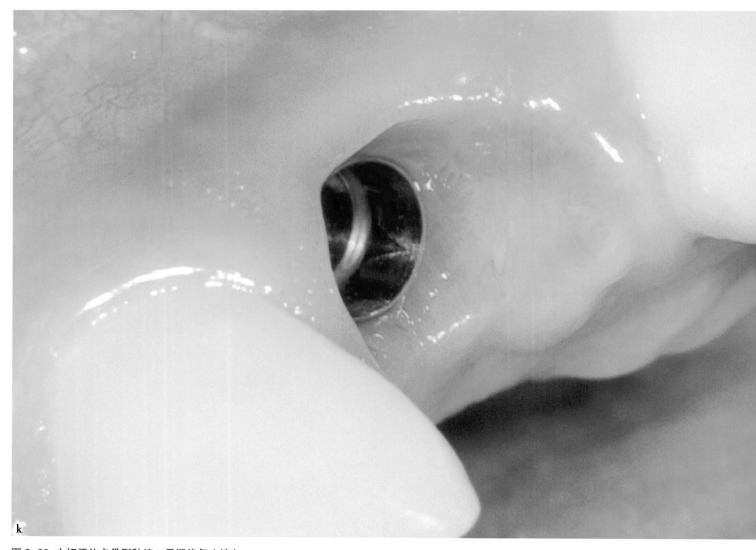

k

图 8-22 中切牙位点Ⅲ型种植、早期修复（续）

最终修复程序。k，l. **穿龈轮廓细节图。**取下临时修复体，可见经过调改后的临时修复体最终塑形完成的穿龈轮廓形态，两侧的牙龈乳头由临时修复体压迫塑形而成，充填了黑三角区，提高了美学效果，附着龈健康，沟内上皮成熟，为最终获得长期稳定的美学效果奠定了基础

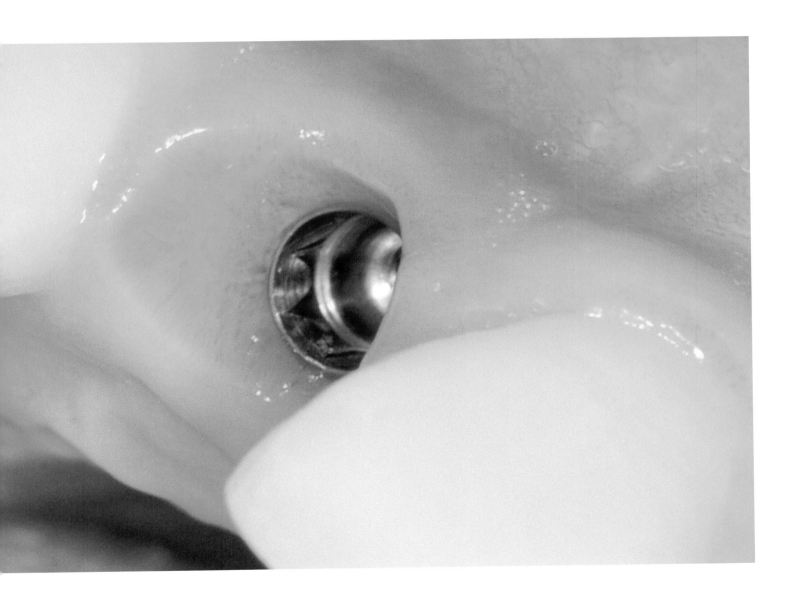

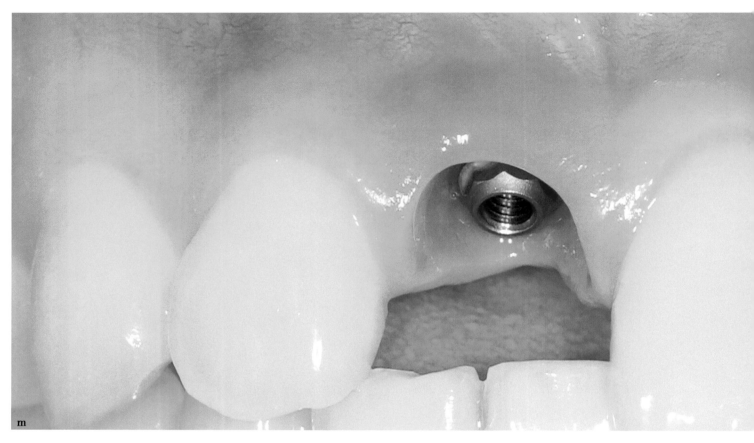

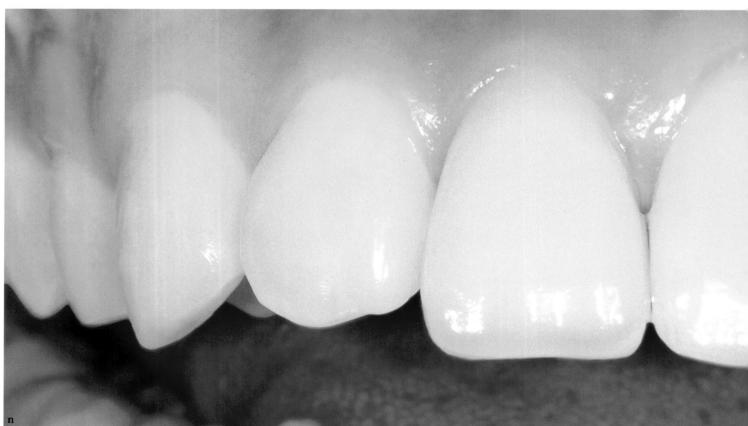

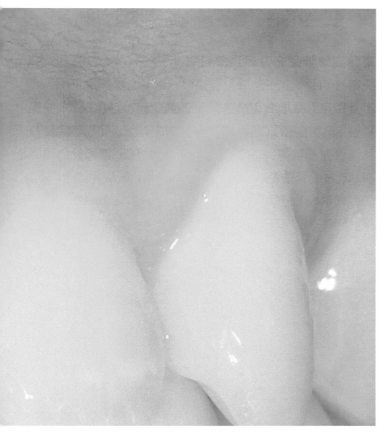

图 8-22　中切牙位点 Ⅲ 型种植、早期修复（续）
最终修复程序。m. 旋入螺丝固位八角基台之后的正面观。种植体的三维位置非常理想，所以选择了螺丝固位八角基台，螺丝固位修复，从而避免粘接固位的粘接剂残留。正面观可以更清晰地显示牙龈乳头塑形的效果非常理想。患者的牙龈属于薄龈生物型，两侧牙龈乳头尖细，而高弧线形龈缘和邻牙的龈缘几乎完全对称，使得牙龈曲线整体协调而美观

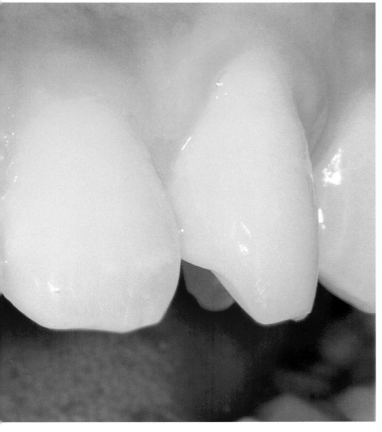

图 8-22　中切牙位点 Ⅲ 型种植、早期修复（续）
最终修复程序。n. 戴入最终修复体之后的正面观。戴入螺丝固位的最终修复体并旋紧，虽然刚刚戴入，牙龈边缘基本没有被压迫变白，因为通过应用个性化印模，最终修复体和穿龈轮廓几乎完全吻合，不会造成对黏膜的局部压迫。最终修复体和周围组织呈现典型的薄龈生物型的解剖学特征，尖圆形牙冠，细长的牙龈乳头，高弧线形龈缘，邻面接触点靠近冠方，这些都是种植修复实现美学效果的难题，在本病例都得到了完美解决。龈乳头充满邻间隙，没有影响美学效果的"黑三角"，唯一遗憾之处是菲薄的附着龈造成下方的金属色略透出，这属于薄龈生物型的解剖学特征，如果能够选用不含金属的修复体会表现得更完美

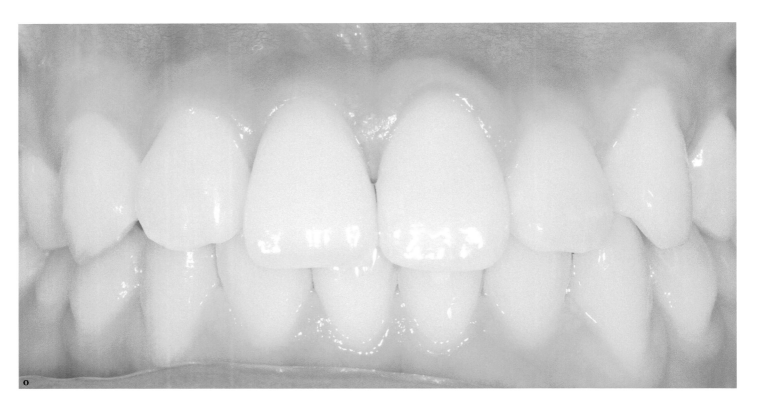

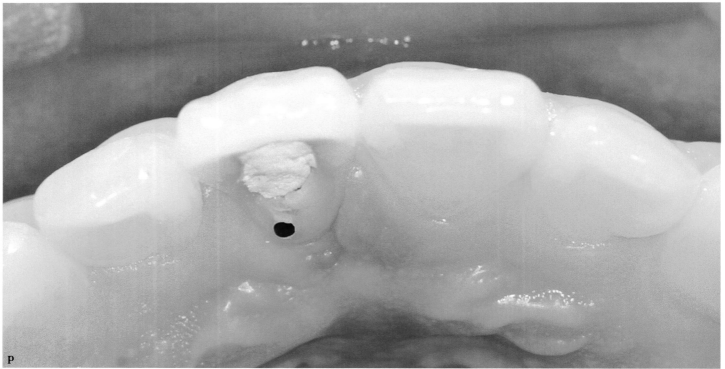

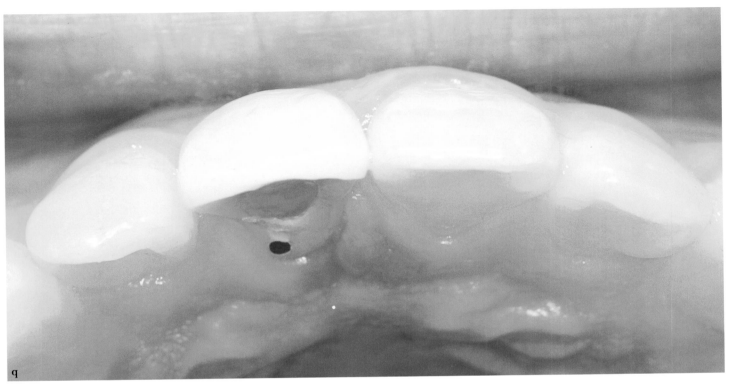

图 8-22 中切牙位点 Ⅲ 型种植、早期修复（续）

修复后随访。o. 戴入修复体 1 周之后正面观，可见完美、健康、稳定的种植体周围软组织和骨弓轮廓，龈乳头和龈缘无任何退缩，种植体周围软组织和修复体与周围牙列协调一致，达到了种植治疗的白色美学、红色美学和轮廓美学标准，患者对美学效果非常满意　p. 𬌗面观，牙冠腭侧的螺丝孔用氧化锌暂时封闭，螺丝孔位置表明种植体的唇舌向位置非常理想　q. 𬌗面观，牙冠腭侧的螺丝孔用树脂材料永久封闭

种植外科程序：宿玉成教授、戈怡主治医师；种植修复程序：戈怡主治医师；技工室程序：姜秀瑛；病例完成时间：2005 年

病例总结

　　尽管该病例为高度美学风险，依然达到了美学种植的三项标准：红色美学、白色美学和轮廓美学。该病例在选择治疗程序方面有如下考量：

● **术区暴露**　考虑到患者为薄龈生物型牙龈类型以及唇侧角化黏膜带宽度尚可，常规切开翻瓣会伤及牙龈乳头和唇侧龈瓣的血供，导致术后不可预测的牙龈退缩，遂选择牙槽嵴顶环形切口，避免伤及牙龈乳头。又因唇侧根样突起明显，为防止种植手术过程中可能造成的唇侧骨开窗及种植体根端暴露，遂附加龈颊黏膜转折处水平切口。

● **种植体三维位置与轴向**　该病例实现了理想的种植体植入三维位置与轴向，由此，临时修复体的反复摘戴不会对种植体周围软组织造成额外的损伤。此外，种植体轴向从牙冠舌隆突的位置穿出，临时修复体和最终修复体均实现了螺丝固位，因此不存在粘接剂遗留所导致并发症的风险。

● **种植体周围软组织成形**　考虑患者为薄龈生物型，牙龈退缩风险较大，采取种植术后 2 个月戴入临时修复体进行早期修复，并对种植体周围软组织进行塑形。牙龈塑形 3 个月之后进行最终修复体制作。

8.5.2 中切牙位点延期（Ⅳ型）种植、即刻修复、临时修复体软组织成形

40 岁女性患者，6 个月之前上颌左侧中切牙因大面积龋坏无法保留而拔除，牙槽窝自然愈合，拔牙之后至来门诊之前未进行任何修复治疗。患者咨询种植治疗，有极高的美学要求。患者不吸烟，不饮酒，无全身病史。患者微笑时呈中位笑线，中切牙龈缘未暴露，为中度风险因素。上颌左侧中切牙缺失，近中及远中牙龈乳头退缩，远中相对更为严重，牙槽嵴顶正中黏膜凹陷，愈合质量不佳；患者牙龈软组织属于厚龈生物型，呈低弧线形龈缘，唇侧角化黏膜带较宽；邻牙牙冠形态呈方圆形；邻牙牙槽嵴顶至邻面接触点距离在 5.5～6.0mm 之间。

鉴于如上因素，该病例被归类为中度美学风险（表 8-4）。与患者充分讨论了种植治疗的美学风险和治疗程序，患者知情同意以下治疗计划（图 8-23）：延期种植（Ⅳ型种植），翻瓣植入种植体，非潜入式愈合，种植体支持式临时修复体早期修复，成形种植体周围软组织，最终修复体印模方式为个性化印模，金属烤瓷修复体常规修复，螺丝固位。

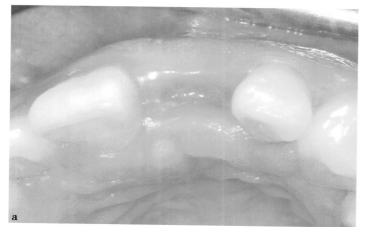

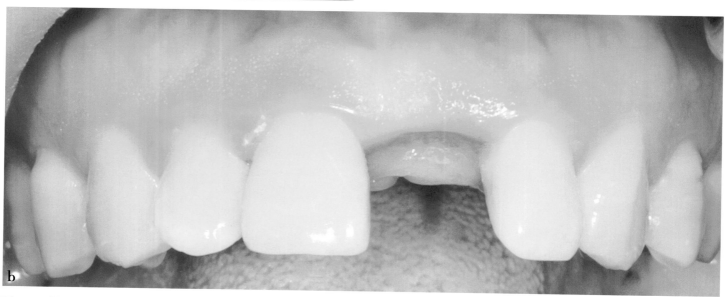

图 8-23 中切牙位点Ⅳ型种植、早期修复
手术之前的临床状态。a，b. 上颌左侧中切牙缺失，缺牙位点唇侧牙槽嵴丰满，牙槽嵴顶正中黏膜凹陷，愈合不佳，双侧牙龈乳头退缩，远中相对更为严重

表 8-4　美学风险评估 *

美学风险因素	低	中	高
健康状态	健康，免疫功能正常		免疫功能低下
吸烟习惯	不吸烟	少量吸烟（≤ 10 支 / 天）	大量吸烟（＞ 10 支 / 天）
患者的美学期望值	低	中	高
笑线	低位	中位	高位
牙龈生物型	低弧线形，厚龈生物型	中弧线形，中厚龈生物型	高弧线形，薄龈生物型
牙冠形态	方圆形		尖圆形
位点感染情况	无	慢性	急性
邻面牙槽嵴高度	到接触点 ≤ 5mm	到接触点 5.5 ～ 6.5mm	到接触点 ≥ 7mm
邻牙修复状态	无修复体		有修复体
缺牙间隙的宽度	单颗牙（≥ 7mm）	单颗牙（＜ 7mm）	两颗牙或两颗牙以上
软组织解剖	软组织完整		软组织缺损
牙槽嵴解剖	无骨缺损	水平向骨缺损	垂直向骨缺损

*基于《国际口腔种植学会（ITI）口腔种植临床指南第三卷》第 20 页，宿玉成译，北京：人民军医出版社，2009 年

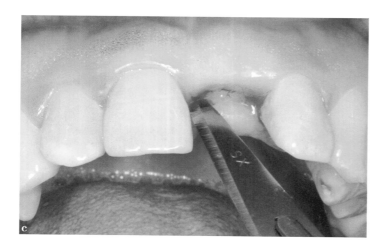

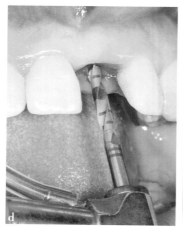
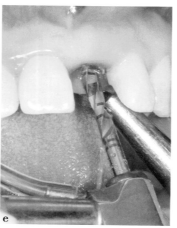
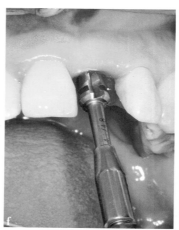
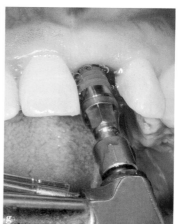

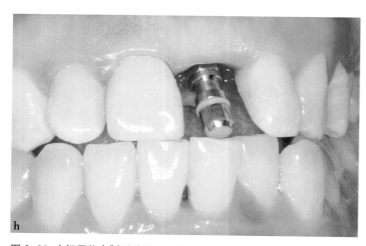
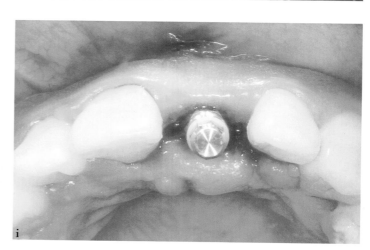

图 8-23 中切牙位点Ⅳ型种植、早期修复（续）

种植外科程序。c. 局部浸润麻醉下，沿愈合不良的黏膜凹陷做牙槽嵴顶正中水平切口　d～g. 去除切口周围质量不佳的部分软组织，不大范围地剥离黏骨膜瓣，常规种植窝预备，植入软组织水平种植体（Straumann，SLA 表面，种植体直径 4.1mm，种植体平台直径 4.8mm，光滑颈部高度 1.8mm，种植体长度 12mm），种植体的初始稳定性＞ 35Ncm　h. 种植体植入之后的正面观。戴有携带体的种植体咬合状态下检查，种植体的近远中向及冠根向位置理想　i. 种植体植入之后的𬌗面。种植体的唇舌向位置理想，平台唇侧边缘位于安全带内，唇侧骨壁厚度充足

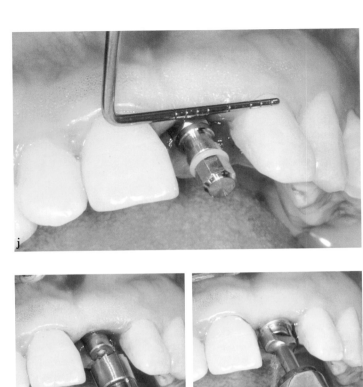

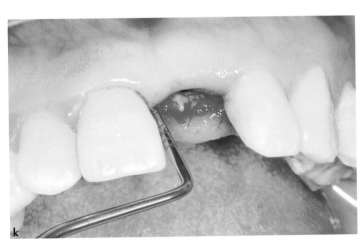

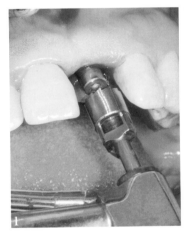

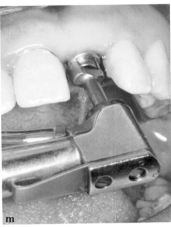

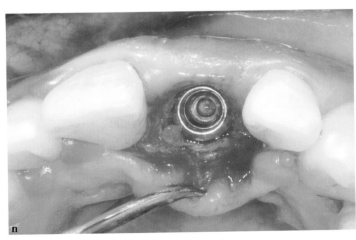

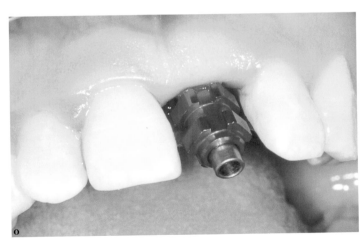

图 8-23 中切牙位点Ⅳ型种植、早期修复（续）

种植外科程序。j. 用探针简单标记安全带位置，检查唇舌向位置，可见在冠根向上种植体平台位于安全带内　k. 取下携带体，测量近中龈乳头高度 l，m. 安放引导杆，用配套直径环钻环切种植体平台周围多余的牙槽骨和软组织，从而得到印模帽就位于种植体平台的空间，为制取印模作准备　n. 取下引导杆，检查种植体平台周围，多余骨和软组织已经完全去除，可以准备制取种植体印模　o. 在种植体上安放螺丝固位的印模帽，完全就位后，制取印模，将种植体的位置转移到石膏模型上

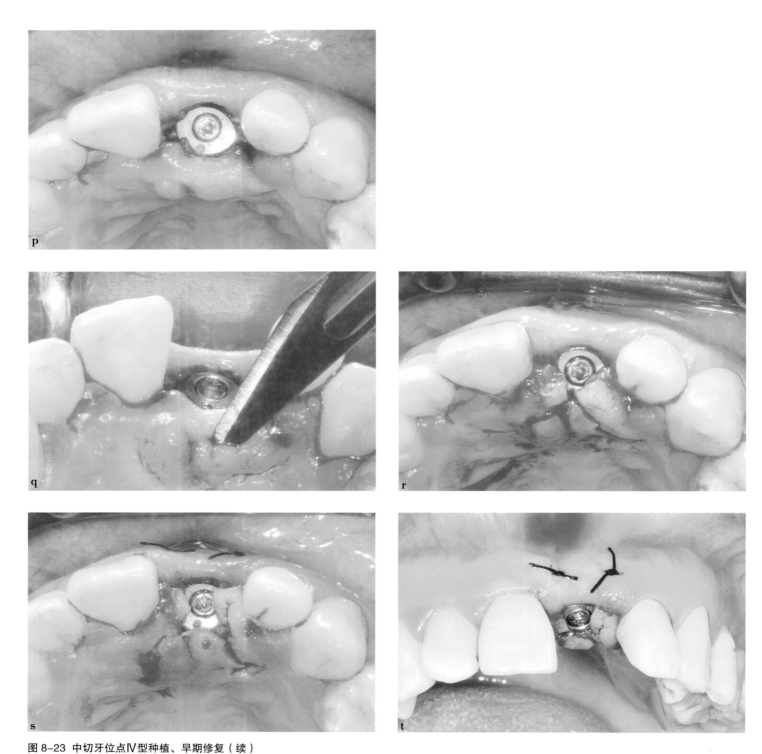

图 8-23 中切牙位点Ⅳ型种植、早期修复（续）

种植外科程序。p. 制取印模之后，选择和黏膜高度匹配的美学愈合帽旋紧，愈合帽的唇斜面朝向唇侧　q～t. 因为龈乳头高度不足，在腭侧做两个带蒂黏膜瓣，重建双侧龈乳头高度　r. **腭侧转瓣**。T 形切口形成了大小相似的全厚带蒂黏膜瓣，蒂部位于两侧邻牙的腭侧。将两个腭侧带蒂瓣的游离端向唇侧旋转，正好充填原来缺牙位点两侧消失的龈乳头，部分恢复龈乳头高度

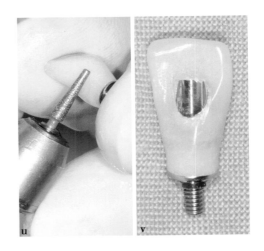

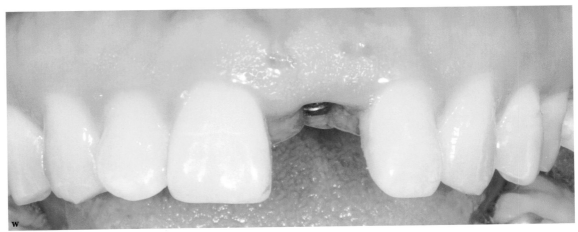

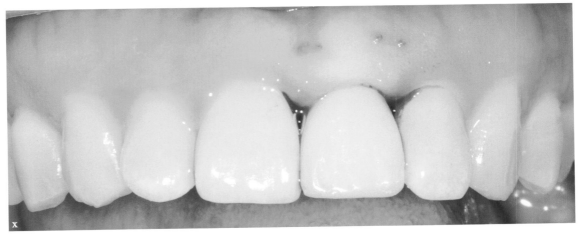

图 8-23　中切牙位点Ⅳ型种植、早期修复（续）
种植体周围软组织成形。u，v. 用术中制取的印模制作种植体支持式螺丝固位丙烯酸树脂临时修复体，需要细致地调改颈部，形成合理的穿龈轮廓　w. 愈合 7 天之后拆线，可见缝线针孔处的血迹。种植体周围黏膜和两个腭侧带蒂瓣愈合良好，恢复了部分龈乳头高度，特别是近中龈乳头的变化更为明显　x. 戴入临时修复体。因穿龈轮廓较为突出，压迫周围黏膜导致唇侧黏膜发白。同时拆线时黏膜没有完全愈合，受压后少量出血

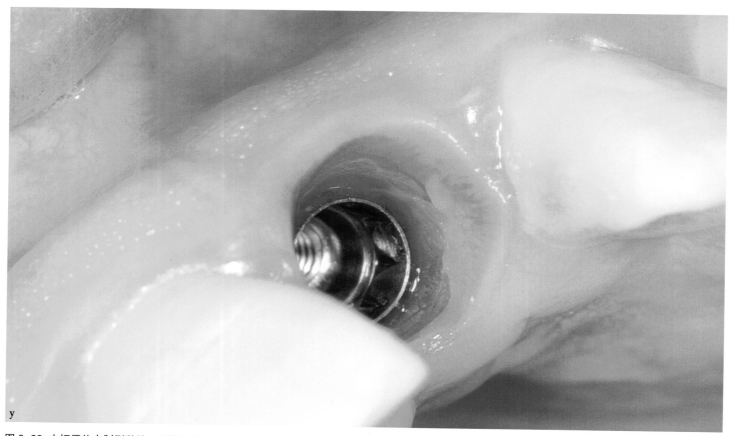

y

图 8-23　中切牙位点Ⅳ型种植、早期修复（续）

种植体周围软组织成形。y. 戴入临时修复体 1 个月之后的种植体穿龈轮廓细节图，第 1 次调改临时修复体穿龈轮廓，进一步塑形种植体周围软组织，可见远中黏膜瓣愈合良好，已经开始形成较为稳定的龈桥

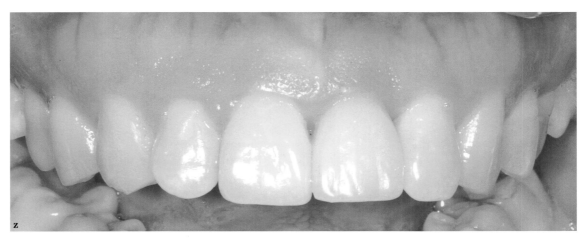

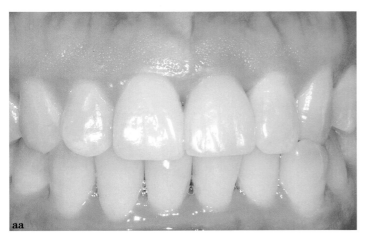

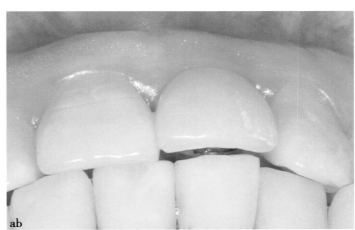

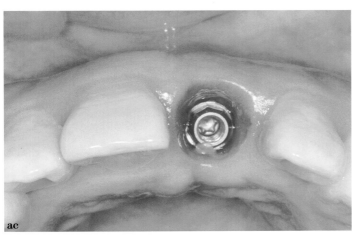

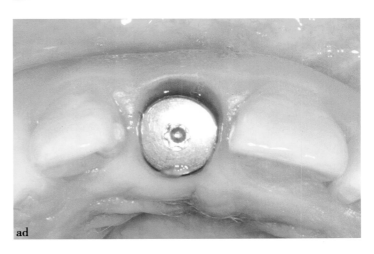

图 8-23　中切牙位点Ⅳ型种植、早期修复（续）

种植体周围软组织成形。种植体周围软组织成形。z～aa. 戴入临时修复体 3 个月之后，临时修复体周围黏膜已经稳定，质量良好，健康。临时修复体近远中都形成了一定高度的龈乳头，没有"黑三角"形成。牙龈顶点和牙龈弧线与同名牙基本协调一致，软组织形态及状态已经允许进行制取最终印模 ab. 𬌗面观状态下观察临时修复体，可见临时修复体和对颌牙完全脱离咬合接触　ac. 取下临时修复体，𬌗面观清晰可见塑形完成的穿龈轮廓　ad. 旋入愈合帽，可见愈合帽唇侧表面和黏膜之间形成了间隙，这说明修复体穿龈轮廓与常规使用的愈合帽形状并不一致，因而需要制取个性化印模

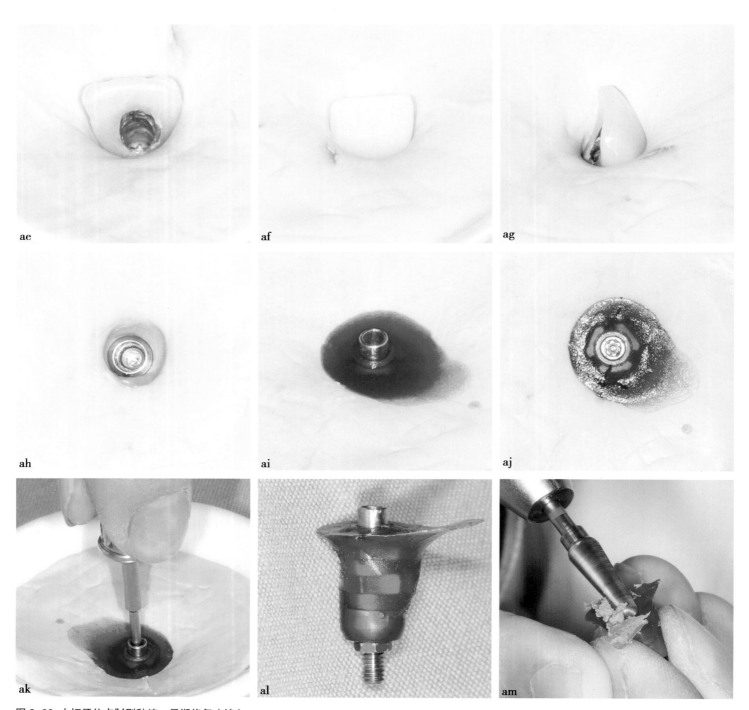

图 8-23 中切牙位点Ⅳ型种植、早期修复（续）

制作个性化印模帽。ae ～ ag. 将取下的临时修复体旋紧在种植体替代体上，周围放置硅橡胶，复制临时修复体的颈部形态。临时修复体腭侧的螺丝孔应位于硅橡胶上方，方便取下临时修复体　ah ～ aj. 取下临时修复体，位于凝固硅橡胶内的种植体替代体固定不动，上方的硅橡胶间隙则代表临时修复体的颈部形态。将常规印模帽调改后无阻力的旋紧在替代体上，向印模帽和硅橡胶之间的空隙内注入迅速凝固的树脂类材料，使树脂与印模帽成为一体　ak ～ am. 取下和树脂凝结为一体的印模帽，可见印模帽已经成为复制了临时修复体颈部形态的个性化印模帽，用钨钢钻修整多余的树脂

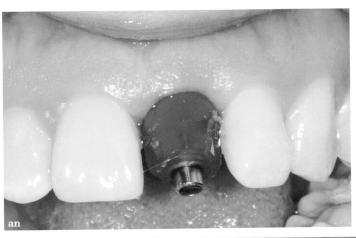
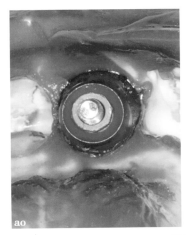
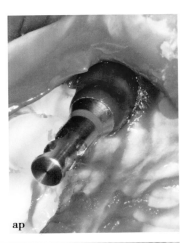

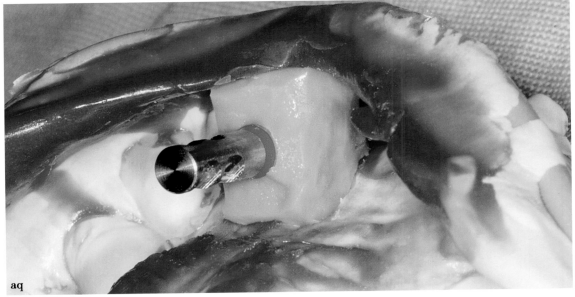

图 8-23 中切牙位点Ⅳ型种植、早期修复（续）
个性化印模。an. 将个性化印模帽旋入种植体，周围软组织没有任何压力造成的颜色改变　ao ～ aq. 制取开窗式个性化印模之后，安放替代体，制作人工牙龈

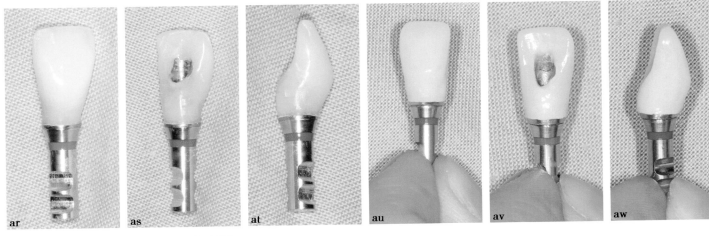

图 8-23 中切牙位点Ⅳ型种植、早期修复（续）
制作最终修复体。ar ～ aw. 从唇侧、舌侧和侧方观察比较制作完成的临时修复体（ar ～ at）和金属烤瓷最终修复体（au ～ aw），可见两者的形状、特别是颈部形态几乎完全一致

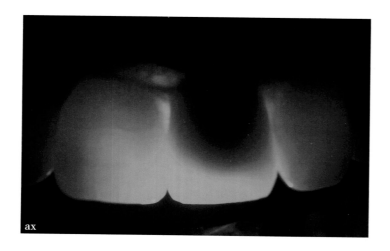

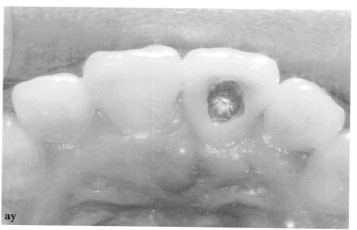

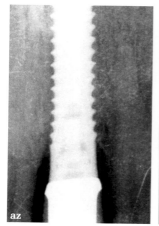

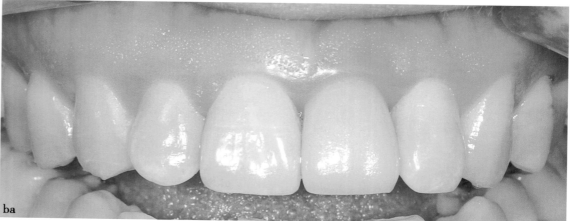

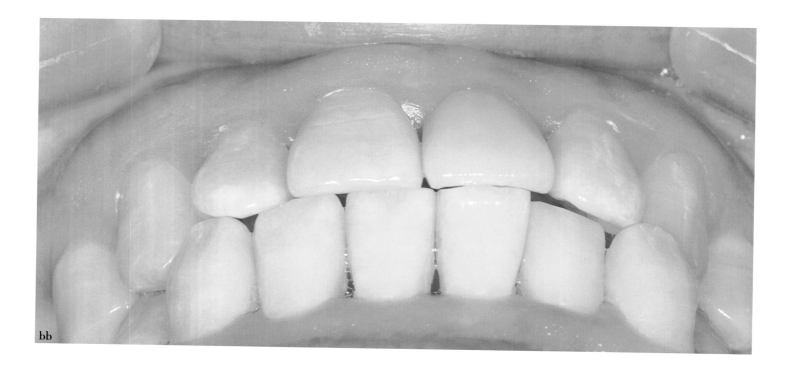

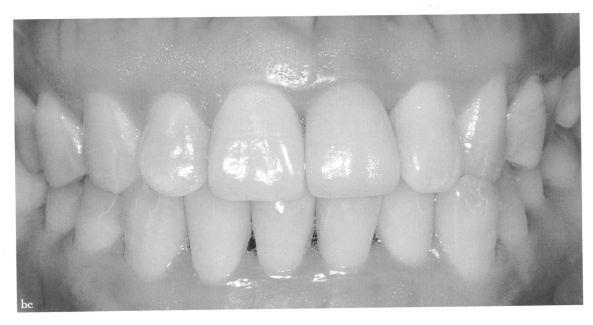

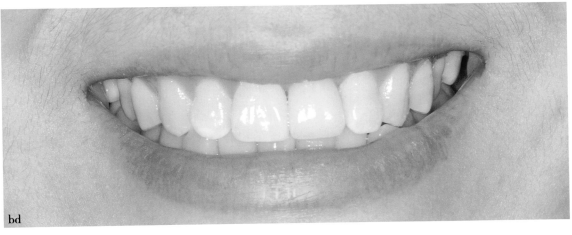

图 8-23 中切牙位点Ⅳ型种植、早期修复（续）
戴入最终修复体。ax. 戴入最终修复体之后，检查其透光性，切端的透光性较好　ay. 螺丝固位的最终修复体舌侧可见螺丝孔，便于以后拆卸维护　az. 戴入最终修复体之后即刻拍摄的根尖放射线片，显示修复体边缘密合　ba. 正面观可见最终修复体周围没有压力造成的发白，从而可知最终修复体的颈部形态和塑形完成的穿龈轮廓一致。龈乳头重建，未出现影响美观的"黑三角"，牙龈曲线协调一致，黏膜健康　bb. 戴入最终修复体之后的咬合状态，可见存在正常的咬合接触，同时唇侧骨弓轮廓丰满　bc. 咬合时的正面观，可见种植修复体和周围软组织与整体牙列协调一致　bd. 患者对整体美学效果非常满意，患者微笑时自信而喜悦，达到了美学区种植修复的红色美学、白色美学和轮廓美学标准
种植外科程序：宿玉成教授、戈怡主治医师；种植修复程序：宿玉成教授、戈怡主治医师；技工室程序：姜秀瑛；病例完成时间：2005 年

病例总结

　　尽管该病例为中度美学风险病例，但由于牙槽窝表面的软组织愈合不良，种植位点近中和远中龈乳头缺如，必须采用相应的临床程序才能获得理想的美学效果，因此，在治疗程序中有如下考量：

● **种植外科方面**　考虑到该患者拔牙位点处龈乳头退缩，且创口愈合不佳，遂采取沿愈合不良的黏膜凹陷做牙

槽嵴顶切口，去除切口周围质量不佳的软组织，不进行大范围剥离黏骨膜瓣。由于双侧龈乳头高度不足，术中设计腭侧全厚带蒂黏膜瓣进行牙龈乳头重建。

● **种植修复方面**　在术后 1 周进行了即刻修复，戴入临时修复体进行了 3 个月的种植体周围软组织成形，获得了满意的美学治疗效果。

8.5.3 中切牙位点即刻（Ⅰ型）种植、常规负荷、预成临时基台软组织成形

45 岁女性患者，十余年前进行了上颌右侧中切牙烤瓷冠修复，1 个月之前由于咬硬物导致切端崩瓷，金属暴露并出现烤瓷冠松动。患者咨询种植治疗，有较高的美学要求。患者不吸烟，无全身病史。口腔检查可见上颌右侧中切牙不良修复体，Ⅱ度松动，修复体颈部边缘及部分牙体暴露，切端崩瓷，金属暴露。龈缘略红肿并见近中龈乳头略退缩。患者牙龈软组织属于薄龈生物型、高弧线形龈缘，唇侧角化黏膜带宽度较宽。邻牙牙冠形态呈尖圆形。邻牙牙槽嵴顶至邻面接触点距离大于 7mm。

鉴于如上因素，该病例被归类为高度美学风险（表 8-5）。与患者充分讨论了种植治疗的美学风险和治疗程序，患者知情同意以下治疗计划（图 8-24）：即刻种植（Ⅰ型种植），拆除上颌右侧中切牙不良修复体并拔除牙根，即刻植入 1 颗骨水平种植体，种植体和唇侧骨壁之间的间隙行 GBR 处理。种植二期手术采用激光切除种植体冠方黏膜，以减小手术创伤并促进创口愈合。二期手术之后 2 周应用临时修复体进行种植体周围软组织成形，软组织成形 3 个月之后制取印模，制作个性化基台，全瓷修复体常规修复，粘接固位。

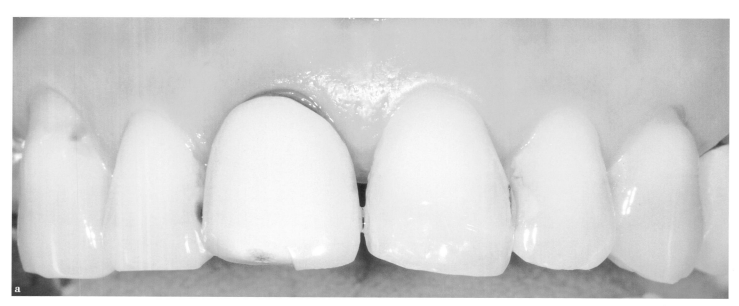

图 8-24 中切牙位点Ⅰ型种植、常规负荷
手术之前的临床状态。a. 上颌右侧中切牙金属烤瓷修复体，修复体颈部边缘及部分牙体暴露，切端部分瓷崩裂，金属暴露，牙齿松动Ⅱ度。患者高位笑线，薄龈生物型，高弧线形龈缘，尖圆形牙冠，上颌右侧中切牙龈缘略红肿，双侧龈乳头均有退缩，近中更为严重，出现明显"黑三角"

表 8-5　美学风险评估[*]

美学风险因素	低	中	高
健康状态	健康，免疫功能正常		免疫功能低下
吸烟习惯	不吸烟	少量吸烟 （≤ 10 支 / 天）	大量吸烟 （> 10 支 / 天）
患者的美学期望值	低	中	高
笑线	低位	中位	高位
牙龈生物型	低弧线形， 厚龈生物型	中弧线形， 中厚龈生物型	高弧线形， 薄龈生物型
牙冠形态	方圆形		尖圆形
位点感染情况	无	慢性	急性
邻面牙槽嵴高度	到接触点 ≤ 5mm	到接触点 5.5 ～ 6.5mm	到接触点 ≥ 7mm
邻牙修复状态	无修复体		有修复体
缺牙间隙的宽度	单颗牙（≥ 7mm）	单颗牙（< 7mm）	两颗牙或两颗牙以上
软组织解剖	软组织完整		软组织缺损
牙槽嵴解剖	无骨缺损	水平向骨缺损	垂直向骨缺损

[*]基于《国际口腔种植学会（ITI）口腔种植临床指南第三卷》第 20 页，宿玉成译，北京：人民军医出版社，2009 年

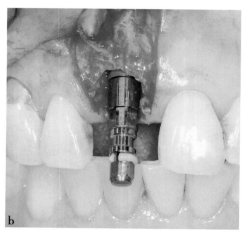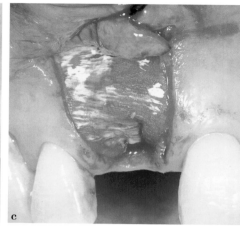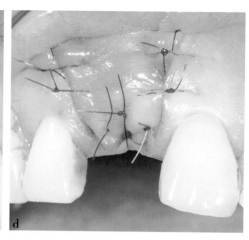

图 8-24 中切牙位点 I 型种植、常规负荷（续）

种植外科程序。b. 局部浸润麻醉下，制作经典的保留双侧龈乳头的切口，翻开唇侧黏骨膜瓣，微创拔除上颌右侧中切牙，彻底清理拔牙创并即刻植入 1 颗骨水平种植体（Straumann，SLActive 表面，种植体直径 4.1mm，种植体长度 10mm），初始稳定性 > 35Ncm。种植体位于理想的三维位置（近远中向、唇舌向及冠根向位置）与轴向　c，d. 对种植体和唇侧骨壁之间形成的间隙进行 GBR，植入 DBBM（Bio-Oss，Geistlich，瑞士），表面覆盖非交联胶原屏障膜（Bio-Gide，Geistlich，瑞士），利用种植体的封闭螺丝辅助固定屏障膜。唇侧黏骨膜瓣减张之后使用 5-0 缝线初期关闭创口

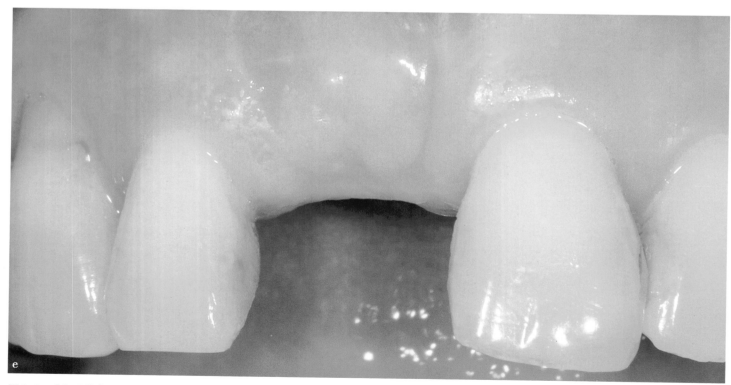

图 8-24 中切牙位点 I 型种植、常规负荷（续）

二期手术之前口内观。e. 种植体潜入式愈合 6 个月之后，正面观可见黏膜愈合良好，角化龈充足，唇侧软组织高度过量，原切口处遗留较浅的线样瘢痕组织，唇侧轮廓形态丰满，缺牙间隙近中及远中龈乳头的高度略有不足

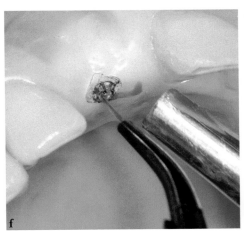 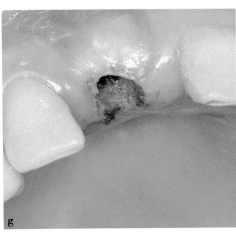 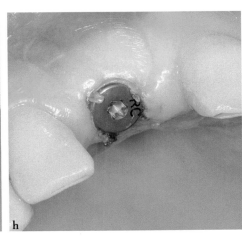

图 8-24 中切牙位点 I 型种植、常规负荷（续）

二期手术。f ～ h. 修复阶段的第一步是建立从软组织表面到其下方种植体平台的通道，对此患者使用了二极管激光技术进行二期手术建立黏膜通道，暴露种植体平台，用杯状的高愈合帽更换封闭螺丝以维持新形成的黏膜通道。采用激光切除冠方黏膜的操作创伤较小，出血少，术后患者反应轻微，但必须注意选择恰当的激光操作能量，避免局部组织热损伤

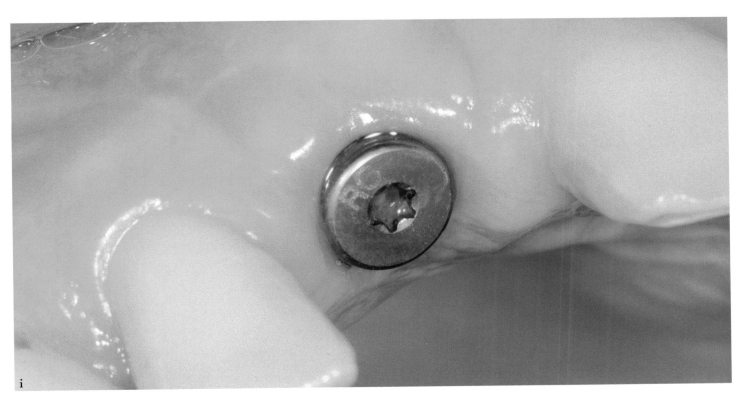

图 8-24 中切牙位点 I 型种植、常规负荷（续）

临时修复前。i. 二期手术之后 2 周，穿黏膜通道愈合良好，愈合帽周围牙龈颜色粉红、质地韧、无菌斑附着，已经适合于制取印模或椅旁制作种植体支持式临时修复体

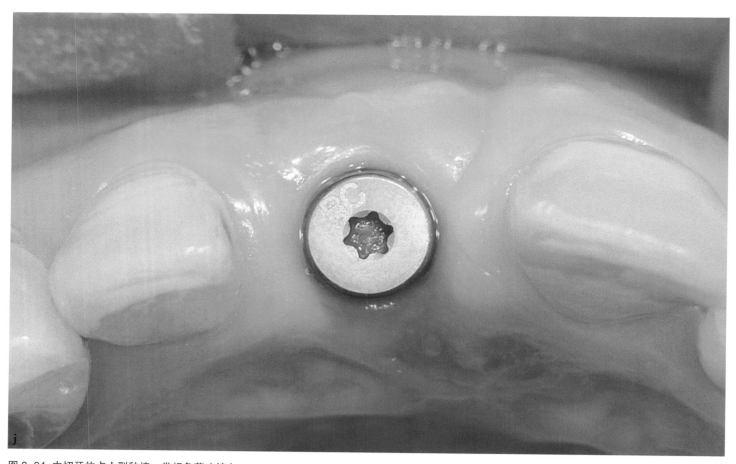

图 8-24 中切牙位点 I 型种植、常规负荷（续）

临时修复前殆面观 j. 二期手术之后 2 周，此时种植体唇侧丰满，与周围牙槽骨轮廓协调，近中与远中龈乳头位置略隆起，期待未来此处形成健康的龈桥与较为理想的龈乳头充填

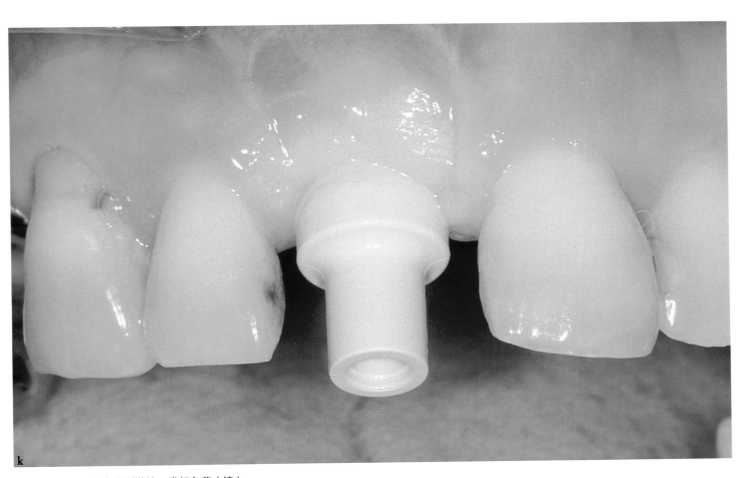

图 8-24　中切牙位点 I 型种植、常规负荷（续）

种植体周围软组织成形。k. 决定不制取印模，直接口内制作临时基台支持式种植修复体，在制取最终印模前建立最佳的种植体周围软组织形态。椅旁制作临时修复体使用的是 Straumann 骨水平常规十字锁合 PEEK（聚醚醚酮）临时基台，可以调改此基台并直接添加树脂，制作一体式螺丝固位临时修复体，也可调改此基台使其作为粘接固位临时修复体的临时基台。临时基台未经调改口内就位时，由于其穿黏膜部分较为宽大，对周围黏膜产生压力，导致种植体周围黏膜明显发白

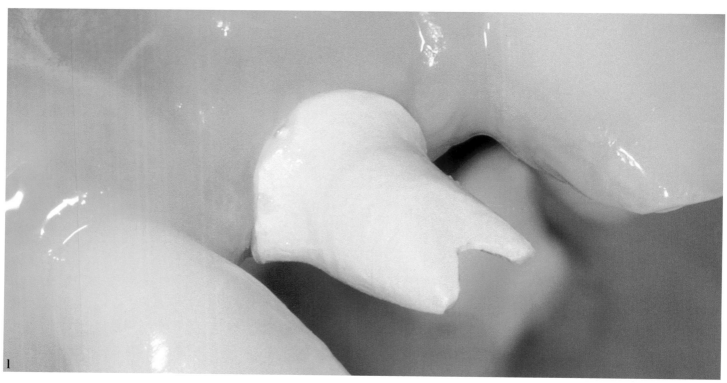

图 8-24　中切牙位点 I 型种植、常规负荷（续）

种植体周围软组织成形。l. 此临时基台的边缘是预成的，医师需要根据临床情况调整（添加或减少）以适应颈部自然长出的外形轮廓。本病例由于临时基台的穿黏膜部分压迫黏膜过多，因而需要调磨减少临时基台的穿黏膜部分，直至穿黏膜部分个性化适合于此位点，不对周围黏膜产生过大压力。临时基台口内就位之后，以牙体预备的方式直接用高速手机在口内对基台的龈上部分进行调磨，也可以用铅笔在基台上准确描记牙龈边缘线的位置后，将临时基台安放于种植体替代体上在口外用合适的磨头进行必要的个性化调改，口外调改后必须再次将临时基台在口内试戴，确认其调改已达到临床的个性化需求

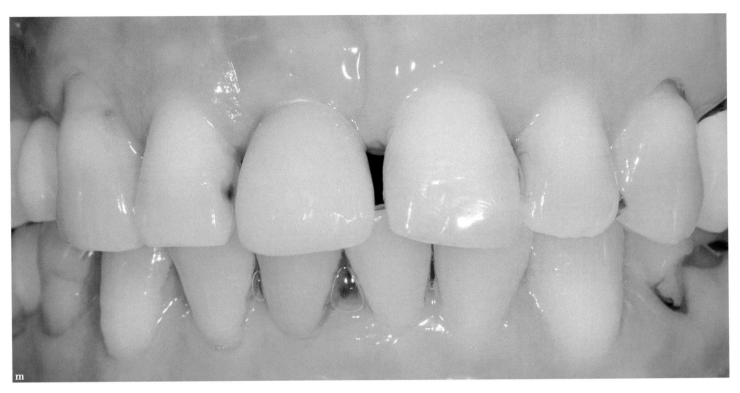

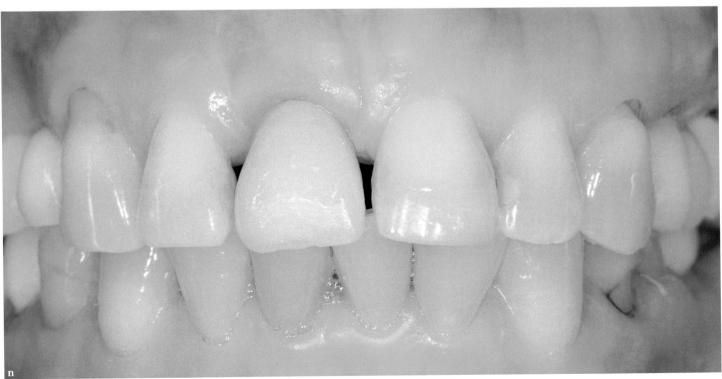

图 8-24　中切牙位点 I 型种植、常规负荷（续）
种植体周围软组织成形。m. 椅旁制作完成粘接固位式树脂修复体，抛光后粘接固位于临时基台上，此时上颌右侧中切牙龈缘明显低于左侧中切牙，并不对称　n. 临时修复体成形软组织 2 周之后，对临时修复体进行调改继续塑形牙龈，此时的牙龈弧线型已经和左侧中切牙的牙龈弧线基本对称，牙龈缘因挤压而略有肿胀

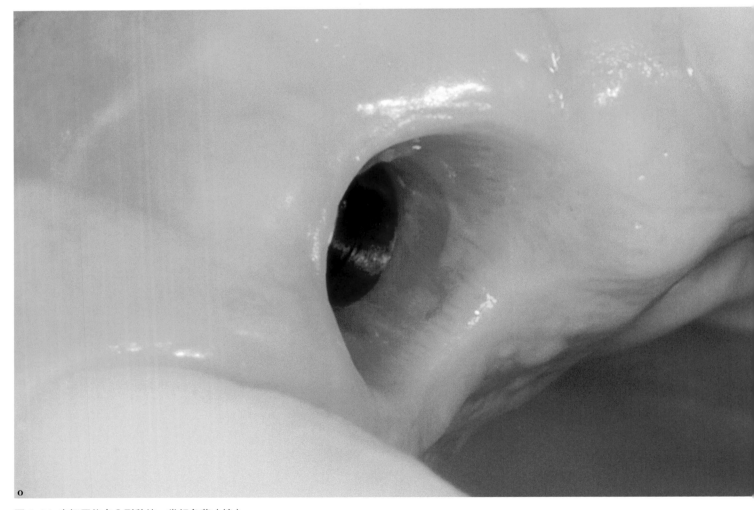

图 8-24　中切牙位点 I 型种植、常规负荷（续）

最终修复程序。o，p. 穿龈轮廓细节图，临时修复体软组织成形 2 个月之后，显示种植体周围软组织接近完美，状态稳定，从美学的角度，黏膜呈自然弧线形，软组织轮廓非常理想，在此阶段，临床判定能够制取最终印模

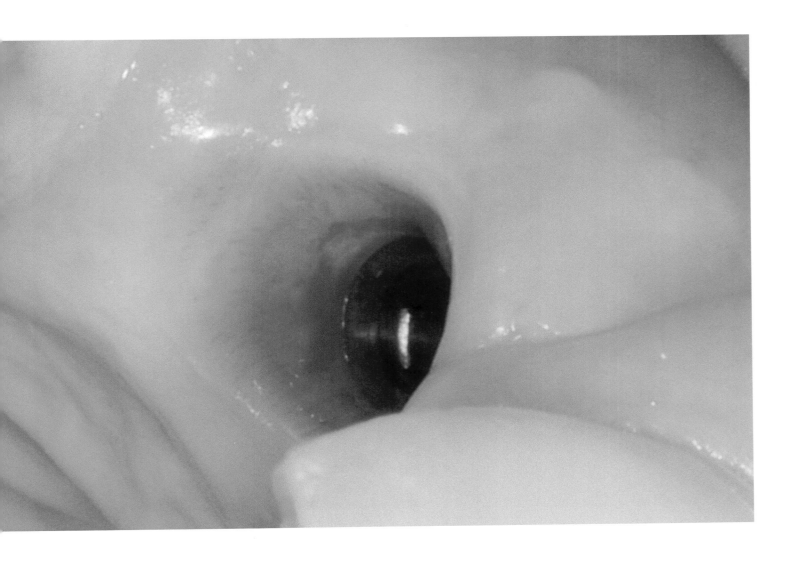

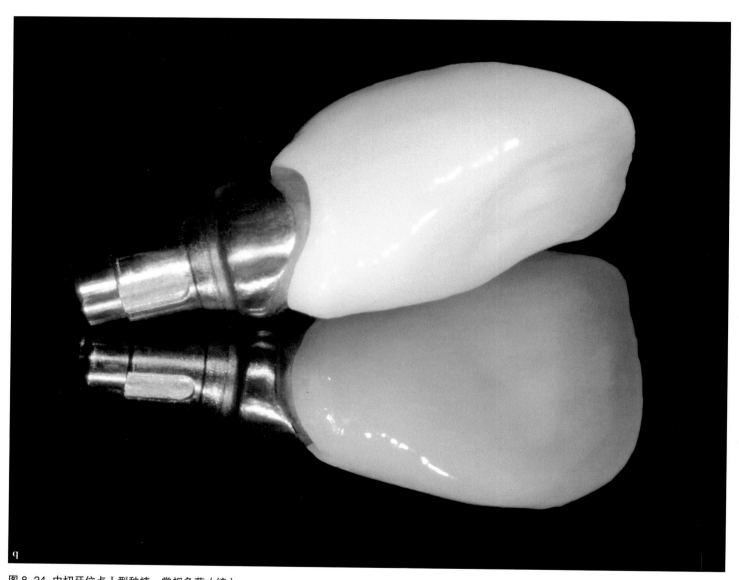

q

图 8-24 中切牙位点 I 型种植、常规负荷（续）

最终修复程序　q，r．制作个性化基台，不仅用于成形过渡带的黏膜，也可通过个性化基台来调整修复体的边缘，使得冠的边缘形态呈现自然的弧线形且位置更接近于龈缘，在最终粘接固位时能更为有效地去除溢出的粘接剂

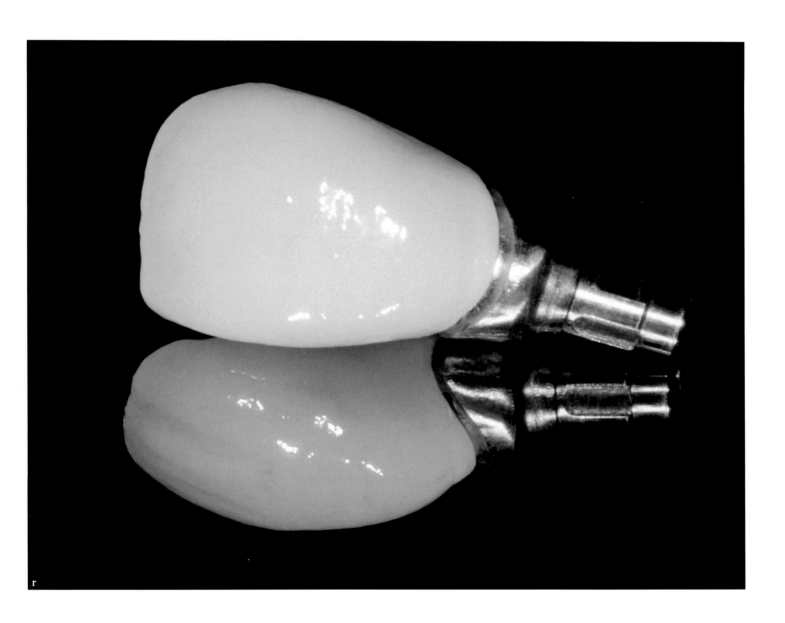

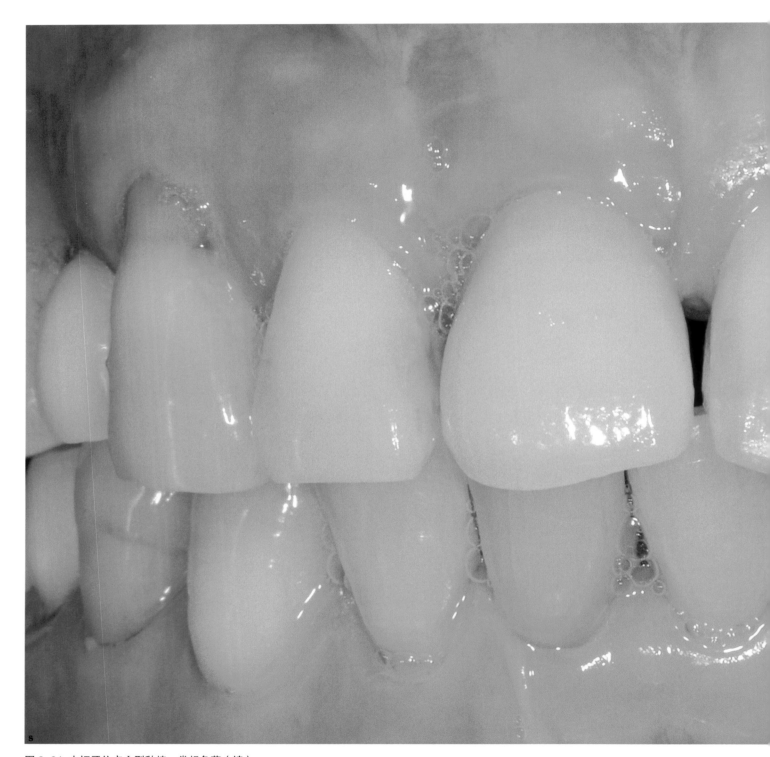

图 8-24　中切牙位点Ⅰ型种植、常规负荷（续）

最终修复程序　s. 戴入最终修复体正面观。旋紧个性化基台，将全瓷修复体粘接固位于个性化基台上，由于个性化基台与种植体的穿黏膜通道几乎完全吻合，不会对已经稳定的穿黏膜通道造成局部压迫，所以牙龈无变白。 最终美学效果令人满意，最终修复体及周围软组织形态与整体口腔环境协调一致，尖圆形牙冠，龈乳头高度可以接受，由于缺牙区近远中间隙过宽，在近中保留了间隙，牙龈颜色和周围也一致，无金属色透出

种植外科程序：宿玉成教授、戈怡主治医师；种植修复程序：戈怡主治医师；技工室程序：联袂义齿制作；病例完成时间：2008 年

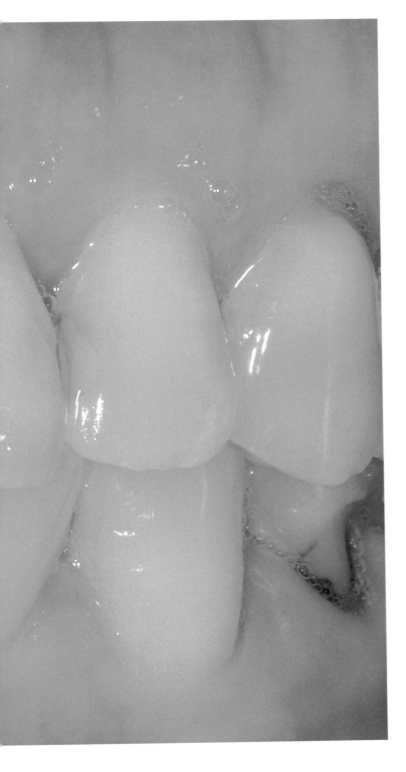

病例总结

　　尽管该病例实现了种植治疗的美学修复效果,针对本病例,在治疗程序中有如下考量:

● **个性化修复体**　因为种植位点的近远中间隙超过了正常范围,因此采取个性化修复体,在 2 个中切牙之间预留个性化间隙,既保证了修复体的外形,也将牙间龈乳头维持在正常高度上。

● **引导骨再生程序**　即刻种植临床程序采取了我们团队倡导的辅助性引导骨再生,确保唇侧骨板的稳定。

● **二期手术**　二期手术时采用软组织激光暴露种植体损伤小,愈合快。

● **种植体周围软组织成形**　新型的骨水平种植体系统(Straumann)中增加了可调改的临时基台。此种临时基台,简化了临时修复体的制作程序,由此,种植体支持式临时修复体被分类为基台成形种植体周围软组织的临时修复体和由冠成形周围软组织的临时修复体两种类型。

8.5.4　上颌前部多颗牙位点即刻（Ⅰ型）种植、早期修复、临时修复体软组织成形

35 岁女性患者，上颌右侧尖牙未萌，双侧第一前磨牙先天缺失。曾行局部可摘义齿修复，现就诊要求种植治疗。患者对美学期望值较高。患者不吸烟，无全身病史。

检查可见上颌右侧尖牙、第一前磨牙缺失，缺牙间隙较小，约为 12mm。两颗中切牙之间间隙。牙龈软组织生物型属于中厚龈生物型，且呈中弧线形龈缘，唇侧角化黏膜带宽度尚可，缺牙位点无龈乳头形态。患者大笑时，呈中位笑线，暴露上颌前部牙齿及部分龈乳头。CBCT 示上颌右侧尖牙位于右侧侧切牙至第一前磨牙位点根方，水平阻生，上颌右侧侧切牙牙根外吸收达根中 1/3，无法保留。

鉴于如上因素，该病例被归类为高度美学风险（表 8-6）。与患者充分讨论了种植治疗的美学风险和治疗程序，患者知情同意以下治疗计划（图 8-25）：即刻种植（Ⅰ型种植），微创拔除上颌右侧侧切牙、尖牙，即刻在尖牙、第一前磨牙位点植入 2 颗骨水平种植体，骨缺损区域行引导骨再生（GBR）。在种植体愈合阶段佩戴功能性矫治器，关闭两颗中切牙之间的间隙，同时改善修复间隙。

种植二期手术拆线后进行临时修复，利用种植体支持式临时修复体成形软组织。佩戴临时修复体 3 个月之后，制取印模，完成最终修复。最终修复体为 2 颗种植体支持的一体式修复体，右侧侧切牙位点为悬臂修复，全瓷修复体。

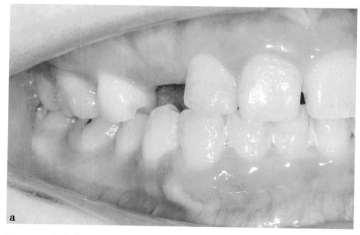

图 8-25　上颌前部多颗牙Ⅰ型种植、早期修复
手术之前的临床状态。a. 上颌右侧尖牙及第一前磨牙缺失，上颌双侧中切牙之间存在间隙，上颌右侧尖牙水平埋伏于侧切牙至第一前磨牙根方，缺牙区牙槽嵴丰满，牙龈质量良好，但缺牙间隙较小，患者中位笑线

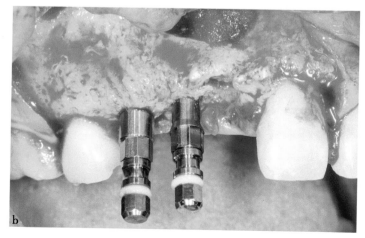

图 8-25　上颌前部多颗牙Ⅰ型种植、早期修复（续）
种植外科程序。b. 局部麻醉下翻开黏骨膜瓣，暴露右侧中切牙到第二前磨牙牙槽骨颊侧骨面，微创拔除侧切牙及其根方的阻生尖牙，即刻在尖牙及第一前磨牙位点植入 2 颗骨水平种植体（Straumann，SLA 表面，种植体直径 3.3mm 与 4.1mm，种植体长度 10mm），骨缺损处行 GBR，植入 DBBM（Bio-Oss，Geistlich，瑞士），表面覆盖非交联胶原屏障膜（Bio-Gide，Geistlich，瑞士）

表 8-6　美学风险评估[*]

美学风险因素	低	中	高
健康状态	健康，免疫功能正常		免疫功能低下
吸烟习惯	不吸烟	少量吸烟（≤ 10 支 / 天）	大量吸烟（＞ 10 支 / 天）
患者的美学期望值	低	中	高
笑线	低位	中位	高位
牙龈生物型	低弧线形，厚龈生物型	中弧线形，中厚龈生物型	高弧线形，薄龈生物型
牙冠形态	方圆形		尖圆形
位点感染情况	无	慢性	急性
邻面牙槽嵴高度	到接触点 ≤ 5mm	到接触点 5.5 ～ 6.5mm	到接触点 ≥ 7mm
邻牙修复状态	无修复体		有修复体
缺牙间隙的宽度	单颗牙（≥ 7mm）	单颗牙（＜ 7mm）	两颗牙或两颗牙以上
软组织解剖	软组织完整		软组织缺损
牙槽嵴解剖	无骨缺损	水平向骨缺损	垂直向骨缺损

[*]基于《国际口腔种植学会（ITI）口腔种植临床指南第三卷》第 20 页，宿玉成译，北京：人民军医出版社，2009 年

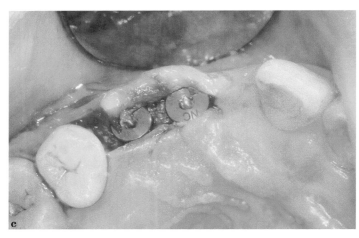

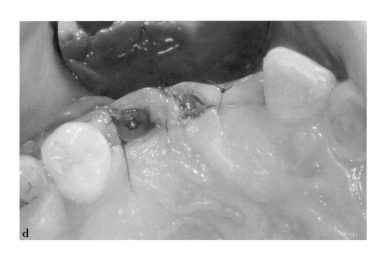

图 8-25 上颌前部多颗牙Ⅰ型种植、早期修复（续）

二期手术。c. 在种植体愈合阶段佩戴功能性矫治器，关闭两颗中切牙之间的间隙，同时改善修复间隙。种植术后 3 个月时两颗中切牙之间的间隙已经完全关闭，此时，行二期手术建立从软组织表面到其下方种植体平台的通道，嵴顶水平切口只涉及种植体，保留侧切牙位点黏膜完整，暴露种植体平台，使用较高的愈合帽替换封闭螺丝。d. 由于龈乳头的高度不足，在颊侧做带蒂黏膜瓣，重建第二前磨牙位点种植体双侧的龈乳头，5-0 缝线缝合关闭创口

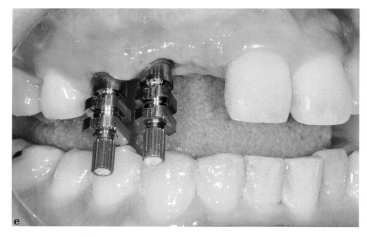

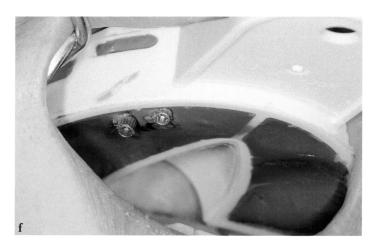

图 8-25 上颌前部多颗牙Ⅰ型种植、早期修复（续）

种植体周围软组织成形。e，f. 二期手术之后 10 天拆除缝线，可见颊侧转瓣愈合良好，龈乳头形态初步形成。拆线当天制取印模，将 2 个与种植体匹配的螺丝固位式印模帽安放于种植体上，使用一次性开窗式托盘和加成型硅橡胶制取印模，将种植体的位置准确转移到石膏工作模型上

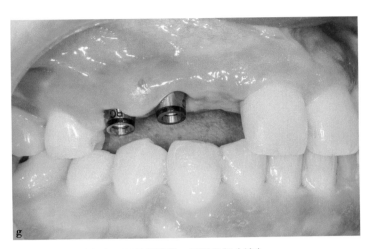
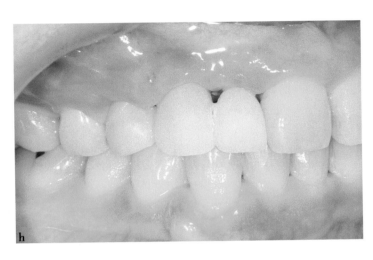

图 8-25　上颌前部多颗牙 I 型种植、早期修复（续）

种植体周围软组织成形。g，h. 选择合适的修复基台，制作种植体支持式临时修复体，以创建稳定的种植体周围软组织轮廓，同时监测和强制患者维持良好的口腔卫生，这是美学区种植体支持式带有悬臂的修复体所苛求的。由于种植体平行度好，且冠根向深度合适，基台无需任何调改，旋入两颗种植体上，扭矩为 15Ncm，椅旁制作三单位树脂临时修复体，其中侧切牙为悬臂设计。临时粘接剂粘接固位于两个基台上。此时，可见侧切牙的近中与远中龈乳头高度不足，呈现明显的"黑三角"

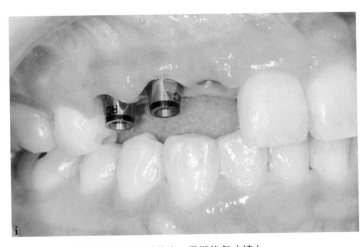
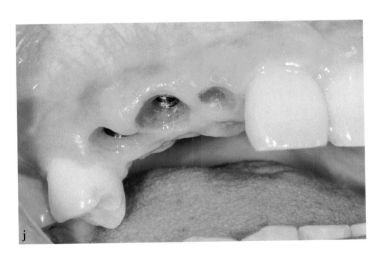

图 8-25　上颌前部多颗牙 I 型种植、早期修复（续）

种植体周围软组织成形。i，j. 在软组织成形阶段，数次调改临时修复体，在需要进行黏膜成形的侧切牙区域逐层添加流动性复合材料，通过临时修复体的悬臂部分对黏膜产生的压力形成侧切牙位点的龈乳头形态。塑形软组织 3 个月之后，取下临时粘接的临时修复体，可见龈乳头形态已经形成，种植体周围软组织稳定健康，龈乳头高度得到一定程度的恢复，黏膜质量良好，穿龈轮廓形态较好

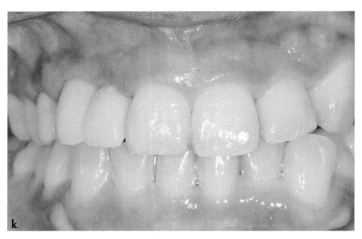 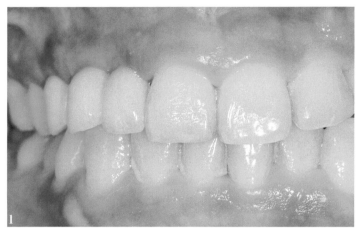

图 8-25 上颌前部多颗牙 I 型种植、早期修复（续）

种植体周围软组织成形。k. 临时修复体正面观，临时修复体已经戴用了 3 个月时间，软组织塑形效果良好，此时，认为软组织形态已经确定并且保持稳定，可以准备制作最终修复体

图 8-25 上颌前部多颗牙 I 型种植、早期修复（续）

最终修复程序。l. 戴入最终修复体正面观。最终修复体采用个性化制取印模技术制作完成，选择与支持临时修复体相同型号的基台，修复体为粘接固位夹板式相连，侧切牙位点为悬臂设计。戴入修复体之后可见软组织没有任何因压迫造成的发白现象。正面观可见牙龈弧线和口腔整体环境协调一致，龈乳头充填良好

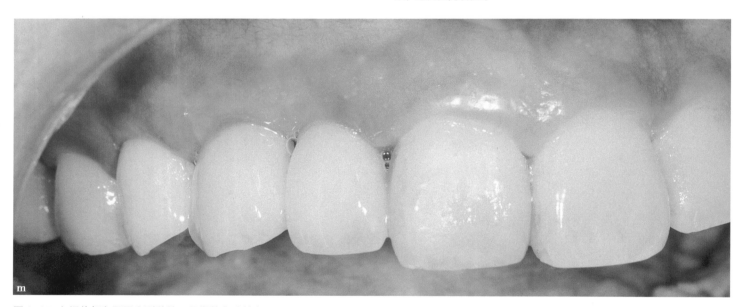

图 8-25 上颌前部多颗牙 I 型种植、早期修复（续）

修复 1 年之后复查。m. 戴入最终修复体 1 年之后，患者复诊时拍摄的口内相显示，最终修复体和种植体周围的软组织一起得到了稳定、协调、美观的最终修复效果，对于此高度美学风险的患者而言，良好的外科技术和精细的软组织处理是获得预期稳定的美学效果的重要因素

种植外科程序：宿玉成教授、陈德平主治医师；种植修复程序：陈德平主治医师；技工室程序：刘宁；病例完成时间：2010 年

病例总结

美学区连续多颗牙缺失的病例，获得种植修复的软组织美学效果面临着挑战。侧切牙、尖牙和第一前磨牙的连续缺失时，应当避免在尖牙和侧切牙位点相邻植入种植体。本病例在尖牙和第一前磨牙位点植入种植体，悬臂修复侧切牙位点，实现了理想的软组织美学效果。

8.5.5　上颌中切牙位点早期(Ⅱ 型)种植、常规修复、临时修复体软组织成形

50 岁男性患者,上颌右侧中切牙曾行桩冠修复,2008 年 5 月就诊,主诉上颌右侧中切牙根方反复肿胀,并有脓性分泌物排出。临床检查见上颌右侧中切牙烤瓷冠修复体,牙冠轻度松动。根方有黏膜瘘管,有脓性分泌物排出。根尖放射线片显示上颌右侧中切牙和侧切牙均为桩核冠修复,侧切牙牙体及根尖周均无异常,中切牙桩核末端部位有根折影像,根尖周大范围密度减低影像。诊断为上颌右侧中切牙根折并根尖周脓肿。拔牙 6 周之后,复诊进行种植治疗,患者美学要求极高。患者少量吸烟,无全身病史。

检查可见,上颌右侧中切牙位点,黏膜愈合一般,牙槽嵴正中存在凹陷,两侧龈乳头高度降低。上颌右侧侧切烤瓷冠修复,因近中龈乳头退缩,修复体边缘及部分牙根

面暴露。患者大笑时呈中位笑线,暴露上颌前部牙齿及部分龈乳头。因患者牙龈软组织生物型属于中厚龈生物型,并呈中弧线形,唇侧角化黏膜带宽度尚可。CBCT 显示:上颌右侧中切牙位点唇侧骨壁完全缺失,牙槽窝内未见新骨形成。

鉴于以上因素,该病例被归类为高度美学风险(表 8-7)。与患者充分讨论了种植治疗的美学风险和治疗程序(图 8-26),患者知情同意以下治疗计划:上颌右侧中切牙早期种植(Ⅱ 型),同期行引导骨组织再生技术治疗,种植术后 6 个月,制作并戴入临时修复体成形软组织。佩戴临时修复体成形软组织 3 个月之后,对右侧上颌中切牙和侧切牙同时修复,贵金属烤瓷修复体,单冠修复,粘接固位。

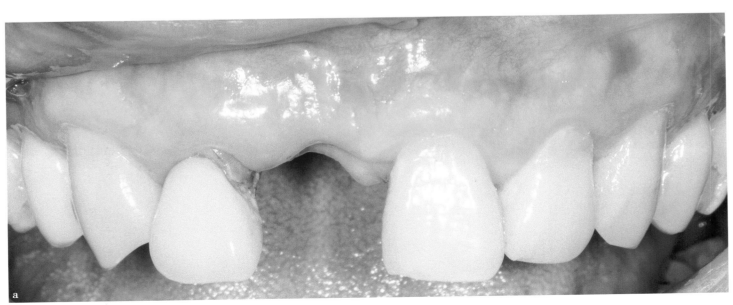

图 8-26　中切牙位点 Ⅱ 型种植、常规修复
手术之前的临床状态。a. 上颌右侧中切牙拔除 6 周之后的正面观,可见黏膜愈合一般,牙槽嵴正中存在凹陷,双侧龈乳头高度均不足,远中龈乳头更为明显。上颌右侧侧切牙为烤瓷修复体,因其近中龈乳头退缩,烤瓷修复体边缘及部分根面暴露

表 8-7　美学风险评估[*]

美学风险因素	低	中	高
健康状态	健康，免疫功能正常		免疫功能低下
吸烟习惯	不吸烟	少量吸烟 （≤ 10 支 / 天）	大量吸烟 （＞ 10 支 / 天）
患者的美学期望值	低	中	高
笑线	低位	中位	高位
牙龈生物型	低弧线形， 厚龈生物型	中弧线形， 中厚龈生物型	高弧线形， 薄龈生物型
牙冠形态	方圆形		尖圆形
位点感染情况	无	慢性	急性
邻面牙槽嵴高度	到接触点 ≤ 5mm	到接触点 5.5 ～ 6.5mm	到接触点 ≥ 7mm
邻牙修复状态	无修复体		有修复体
缺牙间隙的宽度	单颗牙（ ≥ 7mm）	单颗牙（＜ 7mm）	两颗牙或两颗牙以上
软组织解剖	软组织完整		软组织缺损
牙槽嵴解剖	无骨缺损	水平向骨缺损	垂直向骨缺损

[*]基于《国际口腔种植学会（ITI）口腔种植临床指南第三卷》第 20 页，宿玉成译，北京：人民军医出版社，2009 年

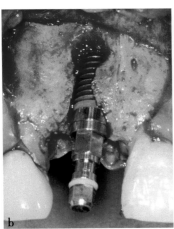
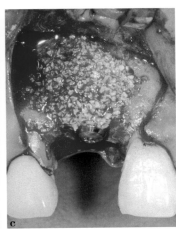
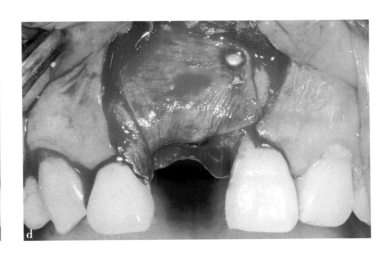

图 8-26　中切牙位点 II 型种植、常规修复（续）

种植外科程序。b ～ d. 局部浸润麻醉下，上颌左侧中切牙近中轴角及上颌右侧侧切牙近中轴角处做倒梯形切口，翻开黏骨膜瓣，可见牙槽窝愈合不良，唇侧骨壁完全缺如，大量炎性肉芽组织长入。彻底清除肉芽组织后，在理想的三维位置上植入 1 颗软组织水平种植体（Straumann，种植体直径 4.1mm，种植体平台直径 4.8mm，光滑颈部高度 1.8mm，种植体长度 12mm）。初始稳定性约 30Ncm，种植体位于理想的三维位置（近远中向、唇舌向及冠根向位置）与轴向，但唇侧部分螺纹暴露，遂行 GBR 程序，植入 DBBM（Bio-Oss，Geistlich，瑞士），表面覆盖非交联胶原屏障膜（Bio-Gide，Geistlich，瑞士），用钛钉固定屏障膜

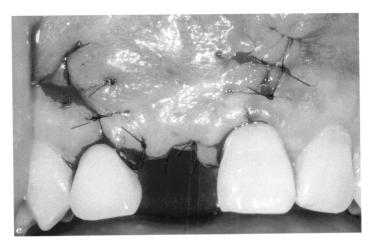

图 8-26　中切牙位点 II 型种植、常规修复（续）

种植外科程序。e. 唇侧黏骨膜瓣减张，使用 5-0 缝线严密缝合，初期关闭创口

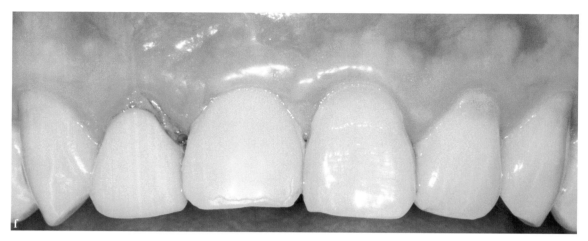

图 8-26 中切牙位点 Ⅱ 型种植、常规修复（续）

种植体周围软组织成形。f. 临时修复体正面观，经过 6 个月的愈合，上颌右侧中切牙位点行二期手术暴露种植体，制取印模并制作种植体支持式螺丝固位的丙烯酸树脂临时修复体，用以成形上颌右侧中切牙位点种植体周围的软组织

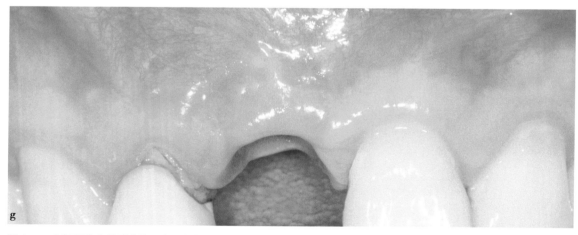

图 8-26 中切牙位点 Ⅱ 型种植、常规修复（续）

种植体周围软组织成形。g. 临时修复体成形牙龈 3 个月之后，取下临时修复体，局部细节图可见种植体周围软组织成熟稳定，和中厚龈生物型表现一致，牙龈弧线和左侧中切牙完全对称，近中和远中龈乳头重建良好

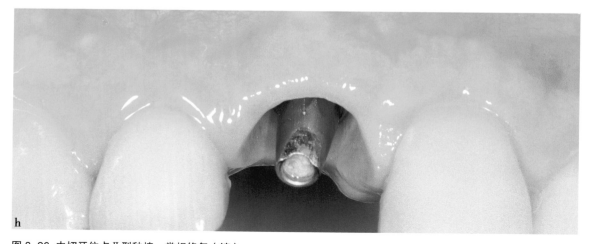

图 8-26 中切牙位点 Ⅱ 型种植、常规修复（续）

最终修复程序。h. 戴入最终修复基台的口内观，拆除上颌右侧侧切牙原修复体，制取侧切牙印模及上颌右侧中切牙种植体个性化印模，制作最终修复体。修复体完成后，先粘接固位上颌右侧侧切牙修复体，随后在上颌右侧中切牙位点的种植体上安放八角可粘接基台，良好的黏膜过渡带和稳定的龈乳头清晰可见，龈缘弧线形与邻牙协调一致

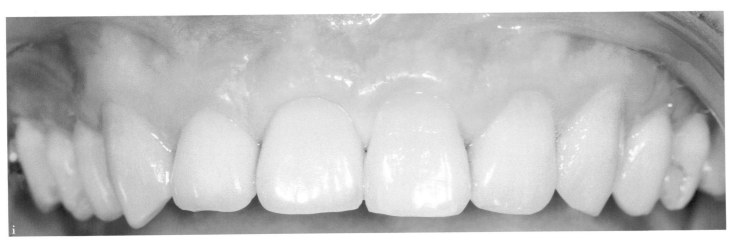

图 8-26 中切牙位点 Ⅱ 型种植、常规修复（续）
最终修复程序。i. 最终修复体戴入后正面观，粘接固位上颌右侧中切牙的最终修复体，牙龈软组织质量良好，个性化印模制作的修复体未造成周围黏膜因压迫发白，牙龈弧线形和整体口腔环境协调一致，龈乳头高度完美重建，软组织质量良好，稳定，患者对最终美学效果非常满意
种植外科程序：陈德平主治医师、汪霞副主任医师；种植修复程序：陈德平主治医师；技工室程序：尤根义齿制作；病例完成时间：2008 年

病例总结

　　该病例尽管为中厚龈生物型，中弧线形龈缘，但是存在着极高的美学风险，原因如下：

- 患者有极高的美学期望值
- 慢性感染位点
- 邻牙存在不良修复体
- 邻面牙槽嵴高度降低（邻面牙槽嵴至邻面接触点之间的距离超过 7mm），根面暴露
- 种植位点唇侧骨板缺失，种植体植入之后显示为三壁型骨缺损
- 软组织退缩

　　应对以上的临床情况，通常需要制订详细的治疗方案和细致的临床操作。本病例的临床考量如下：

- **切口选择**　本病例的切口选择要考虑到三个方面的因素：①充分暴露术区，实施完善的辅助性引导骨再生程序；②充分暴露邻面牙根，实施完善的辅助性根面平整程序；③黏骨膜瓣无张力冠向推进，实现软组织冠向增量。本病例所形成的倒梯形黏骨膜瓣，在实施引导骨再生程序之后无张力关闭创口，实现了局部黏膜瓣推进的软组织增量，获得了满意的临床效果。

- **种植体周围软组织成形**　面临如此极端的临床情况，获得满意的种植体周围软组织成形面临挑战。本病例进行了个性化临时修复体设计，实现了种植体周围的软组织成形，获得了满意的龈缘、龈乳头的形态及位置和理想的过渡带形态与穿龈轮廓以及稳定的龈桥，为种植体周围软组织长期稳定创造了条件。

8.5.6 两颗中切牙位点延期（ Ⅳ型）种植、即刻修复、临时修复体软组织成形

22 岁男性患者,患者半年前上颌两颗中切牙因外伤导致完全性牙脱位,牙槽窝自然愈合,未行任何修复。患者咨询种植治疗,美学要求极高。患者身体健康,不吸烟,无全身病史。患者大笑时为中位笑线,暴露上颌前部牙齿及部分龈乳头。

检查可见患者牙龈软组织属于中厚龈生物型,并呈高弧线形。上颌两颗中切牙缺失,黏膜无异常,牙龈乳头部分退缩,牙槽嵴丰满,牙槽骨高度充分,缺牙间隙正常。双侧侧切牙和尖牙龈缘退缩,临床冠较长,呈尖圆形。放射线片显示两颗中切牙位点牙槽骨高度和密度均理想。

鉴于如上因素,该病例被归类为高度美学风险(表 8-8)。与患者详细讨论了种植治疗的美学风险和治疗程序,患者知情并同意以下治疗计划(图 8-27):上颌双侧中切牙不翻瓣延期(Ⅳ型)种植,尽量减少唇侧黏膜的退缩,预期种植体可获得良好的初始稳定性,前牙区覆𬌗覆盖关系基本正常,具备即刻修复的条件,考虑即刻修复。种植手术当天戴入临时修复体并通过定期复诊调改临时修复体外形与穿龈轮廓,成形种植体周围软组织,逐渐获得良好的软组织穿龈轮廓以及龈缘、龈乳头外形,在佩戴临时修复体后3 个月,进行最终的贵金属烤瓷修复体修复,单冠修复,粘接固位。

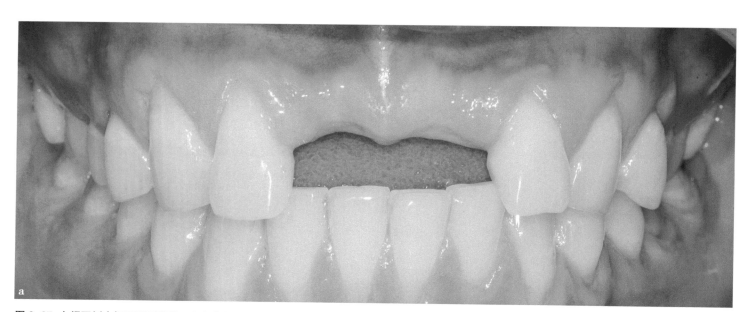

图 8-27 上颌双侧中切牙Ⅳ型种植、即刻修复
手术之前的临床状态。a. 上颌双侧中切牙缺失,缺牙位点牙槽窝愈合良好,唇侧牙槽嵴丰满,高度及唇舌向厚度充足,黏膜无明显退缩,质量良好

表 8-8　美学风险评估[*]

美学风险因素	低	中	高
健康状态	健康，免疫功能正常		免疫功能低下
吸烟习惯	不吸烟	少量吸烟（≤ 10 支/天）	大量吸烟（> 10 支/天）
患者的美学期望值	低	中	高
笑线	低位	中位	高位
牙龈生物型	低弧线形，厚龈生物型	中弧线形，中厚龈生物型	高弧线形，薄龈生物型
牙冠形态	方圆形		尖圆形
位点感染情况	无	慢性	急性
邻面牙槽嵴高度	到接触点 ≤ 5mm	到接触点 5.5 ~ 6.5mm	到接触点 ≥ 7mm
邻牙修复状态	无修复体		有修复体
缺牙间隙的宽度	单颗牙（≥ 7mm）	单颗牙（< 7mm）	两颗牙或两颗牙以上
软组织解剖	软组织完整		软组织缺损
牙槽嵴解剖	无骨缺损	水平向骨缺损	垂直向骨缺损

*基于《国际口腔种植学会（ITI）口腔种植临床指南第三卷》第 20 页，宿玉成译，北京：人民军医出版社，2009 年

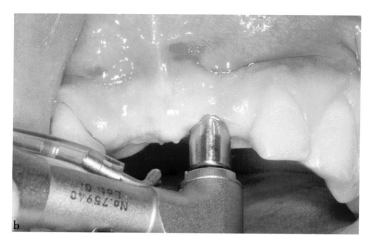
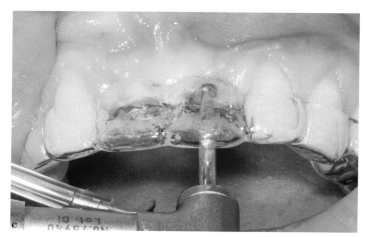
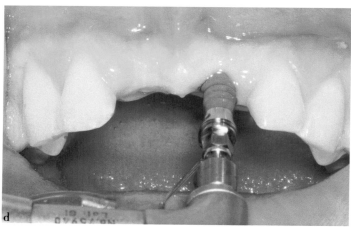
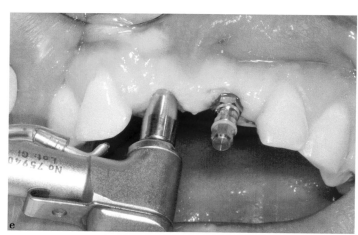

图 8-27 上颌双侧中切牙Ⅳ型种植、即刻修复（续）

种植外科程序。b，c. 由于软组织量充足，设计不翻瓣的软组织环切技术植入种植体，局部浸润麻醉下，于理想的位置环切黏膜，并在术前制作的手术模板引导下，逐级预备种植窝，透明外科模板包含了未来修复体的轮廓和切缘的信息，引导外科医师选择正确的种植体轴向　d～h. 预备完成左侧中切牙位点的种植窝，植入种植体（Straumann，软组织水平种植体，种植体直径 4.1mm，种植体平台直径 4.8mm，光滑颈部高度 1.8mm），初始稳定性良好，先不取下携带体，以携带体为参照，进行上颌右侧中切牙位点软组织环切、种植窝预备与种植体的植入，最终两颗种植体获得完美的平行，且均位于理想的三维位置

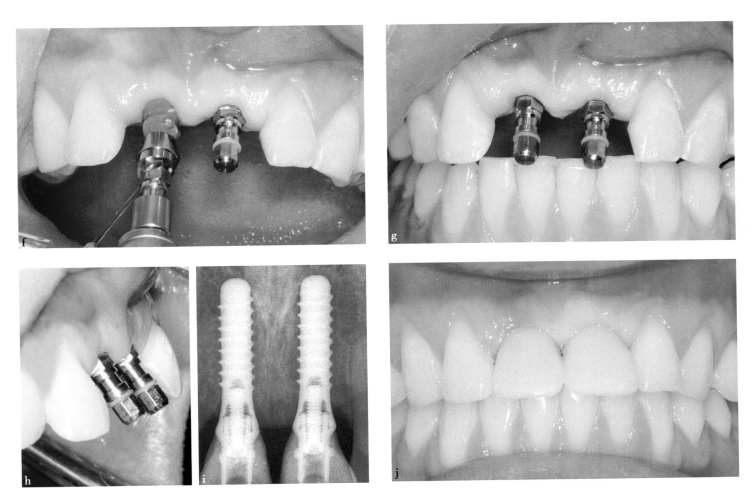

图 8-27　上颌双侧中切牙Ⅳ型种植、即刻修复（续）

种植体周围软组织成形。i，j. 种植手术当天制取印模，制作种植体支持式螺丝固位的临时修复体，临时修复体戴入口内，种植体周围黏膜受压略发白，临时修复体就位后的根尖放射线片显示修复体就位良好，边缘密合，种植体颈部骨高度理想

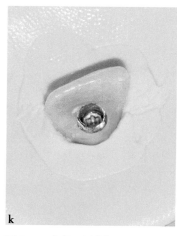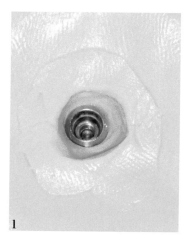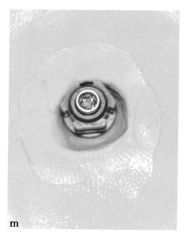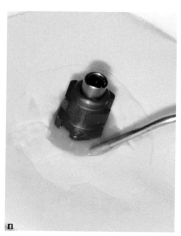

图 8-27 上颌双侧中切牙Ⅳ型种植、即刻修复（续）

制作个性化印模帽。k～n. 戴用临时修复体成形牙龈 3 个月之后，将取下的临时修复体旋紧在种植体替代体上，周围放置硅橡胶，复制临时修复体的颈部形态。临时修复体腭侧的螺丝孔应位于硅橡胶上方，方便取下临时修复体　k～n. 取下临时修复体，位于凝固硅橡胶内的种植体替代体固定不动，上方的硅橡胶间隙则代表临时修复体的颈部形态。将常规印模帽调改后无阻力的旋紧在替代体上，向印模帽和硅橡胶之间的空隙内注入光固化树脂类材料并光照，使树脂与印模帽成为一体

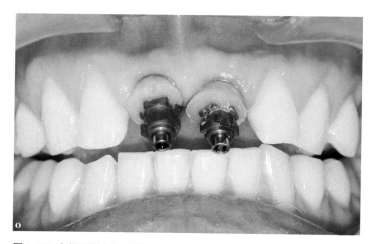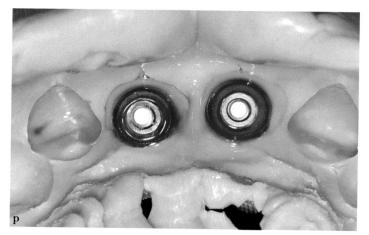

图 8-27 上颌双侧中切牙Ⅳ型种植、即刻修复（续）

制作个性化印模帽。o～p. 取下和树脂凝结为一体的印模帽，可见印模帽已经成为复制了临时修复体颈部形态的个性化印模帽，将个性化印模帽安放于口内，用事先制作好的个性化托盘制作完成个性化印模

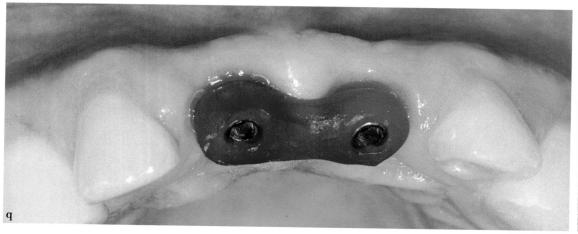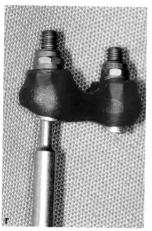

图 8-27 上颌双侧中切牙Ⅳ型种植、即刻修复（续）

最终修复程序。q，r. 将带有基台定位装置的两个最终修复基台旋入种植体上，保证基台旋入的位置和方向准确

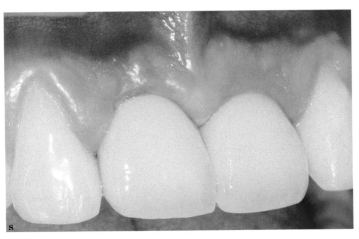
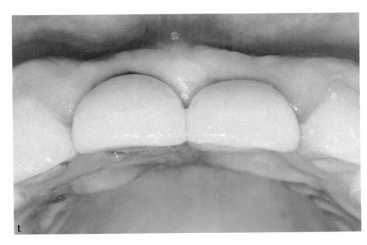

图 8-27　上颌双侧中切牙Ⅳ型种植、即刻修复（续）
最终修复程序。s, t. 戴入两颗最终修复体之后的唇侧观和𬌗面观，可见龈乳头高度充分，黏膜质量良好

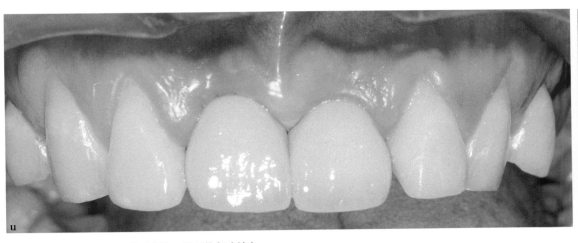
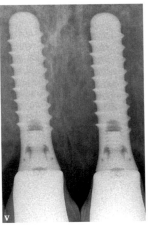

图 8-27　上颌双侧中切牙Ⅳ型种植、即刻修复（续）
最终修复程序。u. 修复完成 1 年之后，复查时的正面观，牙龈软组织质量良好，牙龈弧线和整体口腔环境协调一致，龈乳头高度完美重建，软组织稳定，质量良好，最终美学效果令人满意。v. 修复后 1 年时的根尖放射线片显示骨高度稳定，未见明显吸收
种植外科程序：宿玉成教授、陈德平主治医师；种植修复程序：陈德平主治医师；技工室程序：尤根义齿制作；病例完成时间：2006 年

病例总结

　　美学区位点的种植体植入苛求种植体的三维植入位置与轴向。因此，只有在骨和软组织条件理想的位点，并经过详细的术前诊断与设计时，才可以选择不翻瓣的种植体植入程序。

　　本病例具备良好的骨与软组织条件，不翻瓣外科程序的种植治疗获得了理想的种植美学效果。

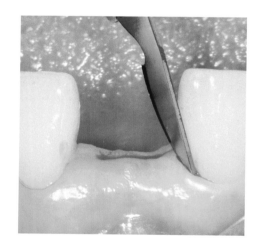

Chapter 9

Surgical Procedures of
Implant Therapy

Peng Lingyan, Su Yucheng

第 9 章　种植外科基本程序

彭玲燕　宿玉成

9.1 种植外科程序的基本原则

9.1.1 无菌

　　无菌原则是外科手术的一项基本原则。种植体植入手术属于口腔颌面外科手术范畴。受呼吸道与消化道的影响，口腔手术完成于有菌的口腔环境中，预防种植体植入后感染是首要原则。种植体植入牙槽骨之后，即被封闭于硬组织的环境中，一旦发生感染，产生种植体周围炎症反应，将无法引流（尤其是发生急性种植体根尖周炎时），只有在急性破坏种植体周围骨组织或只有拔除种植体才能够进行引流，在围术期之内即发生种植体失败。种植手术过程的无菌（asepsis）概念包括如下方面：

● 应该在手术室内进行种植体植入手术，使用紫外线设备进行空气消毒、减少细菌污染。

● 手术器械和种植体植入器械需常规高温高压消毒。

● 术者必须按外科手术的要求戴口罩和帽子、消毒洗手、穿手术衣、戴无菌手套。

● 常规进行口腔和口周消毒、铺无菌巾。

● 确保术区和种植体表面无污染，因而要求完成种植窝预备后，反复冲洗，种植体打开包装之后尽快植入。生理盐水冲洗可达到清洗种植窝和防止骨屑及异物残留的目的，是解决口腔内污染环境和要求种植窝绝对无污染这一矛盾的有效手段。

9.1.2 种植体表面无污染

　　种植体表面特性是种植体骨结合的重要因素，已经由机械光滑表面转变为微粗糙表面种植体，甚至产生了生物活性的亲水表面种植体，形成特殊的氧化钛种植体表面氧化层[1,2]。种植体暴露于空气之后，种植体表面很容易受到空气的破坏。因此，为了防止种植体表面污染导致的创口感染和种植体表面氧化层的破坏，在打开种植体包装之后应当尽量减少种植体暴露在空气中的时间、即刻植入种植体。术中还要防止器械和手套（尤其是沾有滑石粉的手套）与种植体表面的接触，以免破坏或污染种植体表面、影响骨结合。

9.1.3 以修复为导向的种植体植入

　　为了使种植治疗能够达到最理想的功能和美学效果，种植外科程序要基于以修复为导向的种植体植入（restoration-driven implant placement）原则[3]。该原则涵盖如下外科理念：

● 制订完善的种植体植入方案并实施精确的外科操作。

● 在外科模板的引导下进行种植窝预备和植入种植体。

● 在非美学区，以种植体骨结合的长期稳定为基础，以最佳修复体位置为目标，在正确的三维位置和轴向植入种植体（图9-1）。

● 在美学区，以种植体骨结合和软组织美学为基础，以最佳修复体位置和美学为目标，在正确的三维位置和轴向植入种植体（图9-2）。

● 通过骨增量、轮廓增量和软组织处理修复和重建骨和软组织缺损。

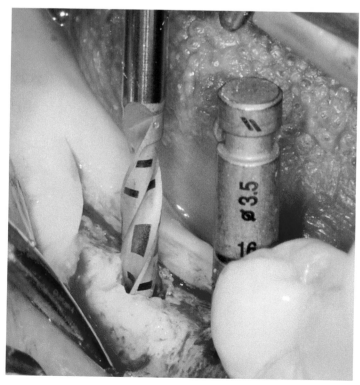

图9-1　以修复体位置确定种植体的位置
在非美学区，在最佳修复体位置上植入种植体，以合理的分布咬合应力

9.1.4　种植手术的微创

种植体植入手术中，术区局部解剖结构清晰，一般没有难以分离的神经血管。但骨组织对创伤会产生应答反应，因此要求最大限度地降低外科创伤，包括避免过度损伤骨和软组织、种植窝过热和不正确的预备方式以及损伤周围重要解剖结构（神经、血管、上颌窦底和邻牙）等[4]。

避免机械性创伤

牙槽嵴骨组织和黏膜结构精细而脆弱，应当尽量减轻机械性损伤，为种植体周围骨和软组织愈合创造条件，并减轻术后不适。

● 在可能情况下，尽量减小翻瓣的剥离范围，防止过度剥离黏骨膜，破坏牙槽嵴的局部血供，最大限度地降低术后的骨组织吸收。

● 当翻瓣范围大和手术时间长时，要防止对黏骨膜瓣的过度牵拉，避免对软组织的过度损伤、减轻术后水肿等不良反应。

● 种植体植入手术，应当使用精细的外科器械，准确操作、降低损伤。

● 不翻瓣手术 (flapless surgery) 会最大限度地降低对软组织的损伤和对牙槽嵴血供的破坏。但是，存在种植体三维位置判定困难和牙槽嵴穿孔等难以预期的并发症风险。因此，只在满足如下所有条件时才建议采用不翻瓣手术：术前的三维放射线诊断；牙槽嵴骨量充分；骨密度良好和术者经验丰富[5,6]。

避免重要解剖结构损伤

严格按照正确的三维位置和轴向植入种植体，避免损伤邻牙牙根、下颌管、颏孔、上颌窦底和鼻底等重要解剖结构。

如果邻牙牙根向术区倾斜，种植体植入无法将其避开时，应该在种植体植入之前完成正畸治疗，否则要放弃种植治疗方案。

避免种植窝热损伤

种植窝热损伤 (thermal damage) 是种植体修复之前骨结合失败、种植体脱落的重要原因之一。种植窝的局部温度高于47℃且超过1分钟的时间，就会造成不可逆的骨组织变性坏死[7,8]。所以术中应注意如下方面：

● **保持合适的转速**　各系统种植工具中钻的材质、外形和切割方式不同，转速要求有所差别，但最高转速均不得超过 1000rpm（revolutions per minute，转 / 分钟）。

● **注意控制术区温度**　种植窝预备时，用4℃的冷生理盐水持续冷却和冲洗钻和术区，降低局部温度。

● **保持较高的切割效率**　由于每种工具中钻的材料的抗疲劳强度和耐磨损性能不同，应根据厂家推荐的使用次数及时更新，保持其锋利性[9]。

● **提拉式钻孔**　外冷却方式，提拉式渐进钻孔方式可以将冷生理盐水导入种植窝，增强冷却效果[10]。

● **使用合适的扭矩**　种植体植入的行程扭矩应该在15Ncm 左右，避免与种植窝骨壁过度摩擦所导致的热损伤。当种植体植入的行程扭矩过大（大于 25Ncm）时，种植窝过热、种植体周围骨坏死增加，这种情况下需要在植入种植体之前对种植窝进行螺纹成形。

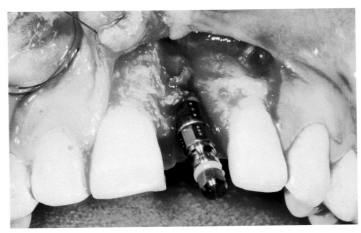

图 9-2　以修复体位置和美学目标确定种植体位置
在美学区，以最佳修复体位置和美学为目标，在正确的三维位置和轴向植入种植体

9.1.5 种植体初始稳定性

种植体初始稳定性(primary stability)是实现种植体骨结合的重要影响因素[11~13]，是种植体即刻负荷获得成功的第一要素。在种植体愈合过程中，初始稳定性保证承载的种植体稳固不动，新骨在种植体表面沉积、形成继发性骨接触，快速获得种植体继发稳定性，实现骨结合。如果种植体植入骨时不具备初始稳定性，承受负荷就会发生移动。一旦微动超过150μm，种植体与骨将不会发生骨结合，而形成纤维性结合[14]。

将种植体的植入扭矩分类为种植体行程扭矩(inserting torque)和最终扭矩(final torque)，以最终扭矩的数值代表种植体初始稳定性。目前，并没有初始稳定性的确定标准，为了避免种植窝热损伤，通常认为种植体的行程扭矩应当在15Ncm左右，最终扭矩不应当超过35Ncm。

种植体初始稳定性的影响因素

多种因素影响种植体初始稳定性，包括种植体设计、种植窝预备的方式和精度以及种植位点的骨密度等因素。

● **种植体的长度和直径**　种植体越长、直径越大，越有利于获得初始稳定性。

● **种植体的外形**　就种植体初始稳定性而言，螺纹状种植体优于柱状种植体，锥状螺纹种植体优于柱状螺纹种植体。

● **种植位点的骨皮质厚度和骨密度**　骨皮质越厚，种植体就越稳固；骨密度越高，种植体的初始稳定性越理想。骨皮质孔隙率小于10%，与骨松质(孔隙率80%~95%)相比可以形成更好的机械锁结力。骨密度低(如Ⅳ类骨密度)的位点，可以采用骨挤压技术提高种植体周围骨密度，增加初始稳定性。因为担心骨挤压导致的热损伤和种植窝轴向偏离，我们团队在选择骨挤压时极其慎重。在修整牙槽嵴时，应尽量少磨除骨皮质。尤其在骨皮质较薄、骨质疏松的术区，需要颈部骨皮质获得初始稳定性。

● **种植窝预备精度**　种植窝的预备精度越高，种植体与周围骨组织啮合越紧密，种植体初始稳定性越高。为提高种植窝的预备精度，操作应准确，避免反复预备。

● **级差备洞**　级差备洞可以增加种植体初始稳定性。通常，种植窝的最后直径(即最后一级扩孔钻的直径)小于螺纹状种植体的直径0.5mm左右，小于柱状种植体的直径约0.04mm。例如植入直径4.1mm的螺纹状种植体，种植窝的直径预备至3.5mm即可。自攻性种植体，旋入级差过大时，具有种植窝热损伤的风险。为保证备孔精度，应避免同一级钻的反复预备。

● **种植窝预备器械**　外科种植器械必须与种植体配套，不同的种植系统应采用各自的种植工具，以确保形成的种植窝的大小、直径与种植体相吻合。

种植体继发稳定性的影响因素

种植体负荷时机与种植体继发稳定性密切相关。种植体表面的新骨沉积能力和速度是影响种植体继发稳定性的主要因素。而以下因素将影响到种植体表面的新骨形成能力：

● **种植体初始稳定性**　良好的种植体初始稳定性，并且在种植体愈合过程中的微动<150μm。

● **种植体的表面处理**　微粗糙表面种植体显著优于机械光滑表面种植体。目前，亲水性表面种植体(SLActive表面种植体)可以获得最佳效果的新骨沉积。

● **种植窝骨壁的热损伤**　避免种植窝预备和种植体植入过程中的热损伤，可以最大限度地减少骨组织坏死，降低愈合过程的炎症细胞浸润和加速坏死组织的清理过程。避免热损伤的要点包括有效的冷水降温、器械锋利、控制种植体植入的行程扭矩和提拉式钻孔等操作技巧。

● **患者的全身状态**　影响骨代谢的疾病。例如骨质疏松症或甲亢、糖尿病等系统性疾病对种植体愈合有显著影响，妨碍新骨沉积的能力和速度，延长骨愈合期。

应该在手术之前通过临床和放射线检查确定种植位点的骨组织状态(包括骨密度和骨量)，确定获得种植体初始稳定性的外科方案。尽管如此，还必须备有特殊设计类型的种植体(例如锥形柱状种植体)和粗直径种植体，一旦在术中种植窝预备完成之后确定常规类型种植体难以获得初始稳定性时可使用，以解燃眉之急。

种植体稳定性的评价方法

种植体稳定性的评估包括种植体初始稳定性的判定和对种植体继发稳定性的动态监测。目前,在种植研究中常用的方法包括植入扭矩测量、旋出扭矩测量、牙动度测量和共振频率分析等[14,15]。

● **植入扭矩测量** 是指在种植体植入时测定种植体的行程扭矩和最终扭矩,测量工具包括:①扭矩扳手:在扭矩扳手上有扭矩刻度(通常在 10~35Ncm 之间),操作简便,为测量植入扭矩的常用方法。②种植机:某些类型的种植机显示屏上显示扭矩值(通常在 10~45Ncm 之间),但由于干扰环节多(如手机齿轮、传动轴和机电换算等),其准确性受到质疑。③手机:是指带有刻度的专用手动种植体手机,由于精度和可靠性等因素在临床上的应用并不普遍。

● **旋出扭矩测量** 是指使用扭矩扳手反向旋出种植体。显然,这只是在动物实验中用于研究种植体稳定性的评价方法。

● **牙动度测量** 牙动度仪(periotest)的设计初衷是测量有牙周韧带的天然牙动度的电子仪器。牙动度仪测得的牙动度值(PT 值),可以作为评价骨 - 种植体界面和种植体稳定性的参数,正常骨结合种植体的 PT 值在 -6~2 之间。牙动度仪测量种植体的动度时,其测量值范围太窄,对种植体的动度缺乏敏感性。此外,许多因素可干扰牙动度仪测量值的准确性,可重复性受到较多质疑。

● **共振频率分析** 在种植体上安装电子感应器,使用高频率的振荡脉冲测量种植体的共振频率(residence frequency, RF 值),通过传导到骨 - 种植体界面的机械振动特点,评价种植体的稳定性。感应器可以置于种植体或基台上,用于临床直接无创测量种植体的稳定性。RF 值直接反映骨 - 种植体结合强度,将种植体的稳定性量化。组织学研究表明 RF 值的变化与骨 - 种植体结合水平一致,也可以用于评价种植体的早期愈合过程。

在手术中应该详细记录种植体初始稳定性,以便正确地决策种植体负荷时机。

9.1.6 无干扰性愈合

软组织对种植体愈合的干扰

种植窝骨壁和种植体之间长入结缔组织等因素,将影响种植体骨结合的发生。手术中应当注意完全去除种植窝周围的软组织,以免在种植体就位时带入种植窝内,防止结缔组织在种植体表面优势生长。

异物对种植体愈合的干扰

手术过程中清除拔牙创内的牙根残片和牙槽嵴碎片,避免进入或残留在种植窝内,干扰骨结合,甚至发生感染。

负荷对种植体愈合的干扰

避免种植体愈合期的干扰性负荷,创造种植体 - 骨接触的稳定环境。例如,在无法获得良好种植体初始稳定性时,采取潜入式愈合方案;种植体初始稳定性小于 25Ncm 时,不建议夹板式相连的种植体即刻负荷或即刻修复[16];种植体初始稳定性小于 35Ncm 时,也不建议独立支持修复体的种植体即刻负荷或即刻修复[17,18]。

9.1.7 无张力创口初期关闭

通常,在种植体植入之后,因种植体平台和封闭螺丝高出骨面或骨增量增加了骨量,导致黏骨膜瓣难以完全复位或复位之后产生张力。但是,种植手术必须遵循无张力创口初期关闭的原则,否则易造成黏骨膜瓣缺血性坏死、创口裂开、术后感染、牙槽嵴过度吸收、黏膜退缩和骨结合及骨增量失败等并发症。因此,在创口关闭前应将瓣复位、评估张力,张力较大时应当采用适当的减张措施。但需注意勿减张过度,否则易造成黏骨膜瓣血供不足影响愈合。

9.1.8 保护附着龈原则

在某些病例,牙缺失之后牙龈会逐渐转化为牙槽黏膜,缺牙位点附着龈缺损或缺失,戴入修复体之后,种植体周围缺乏健康的附着龈结构,易导致患者的不适及种植体周围黏膜炎。因此,在切口设计时应尽量保留附着龈,附着龈完全缺失者应当进行取自腭部的黏膜移植。

9.2 种植外科设施、设备与器械

9.2.1 种植外科设施

就治疗程序而言，成功的种植外科手术是获得预期治疗效果的第一步。而外科环境和设备与器械是顺利完成种植治疗的基本保障。

种植手术室

因为口腔与呼吸道和消化道相通，口腔内手术应归类为Ⅱ类手术切口。但是，鉴于是在骨内植入种植体，因此种植手术应当比照Ⅰ类手术切口的无菌操作要求，种植手术间的设置应当达到Ⅱ类手术间（即无菌手术间）的标准。

● 手术室要有一套严格合理的规章制度和无菌操作规范。
● 手术室的布局能够满足外科手术的所有需求，例如手术间、患者准备间（或患者通道）、医师准备间（或医师通道）和器材间（存放手术设备、器械、材料和辅料等）。
● 必须达到Ⅱ类手术间的参数指标，例如细菌最大平均浓度指数为 50 个 /m³、空气洁净度级别为 1000 级、室内温度为 15～25℃、湿度为 50%～65% 等。
● 常备急救设备与药品。
● 具备舒适的工作环境。手术室空间充足，除能容纳种植手术床（或牙科治疗椅）外，还应该便于术者、助手、器械护士和巡台护士的配合与操作、摆放各种设备和器械。

手术台

可以选择传统手术台，但多数种植医师更喜欢将牙椅用作手术台。除了牙科医师对牙椅更加习惯外，手术椅脚控踏板或手控按钮调整椅位，可使患者体位（尤其是头位）处于手术操作的最佳位置，并且使患者处于较为舒适和放松的体位。

手术灯

种植手术的术野受限（尤其是在上颌后部和下颌后部），对种植窝预备的维度要求极为严格，因此要求配备高亮度、无阴影和冷光的专业手术灯。目前，LED 光源的新型手术灯已经在临床上广泛使用。

吸引器

吸引器用于吸引术中的出血、渗出物和冲洗液等，使术野清晰，减少污染机会。吸引器由吸引头、橡皮管、接头、吸引瓶及动力部分组成。种植手术要配备良好的吸引装置，建议使用外置式手术负压吸引器，其优点为噪音小、不返流，并可调节吸引力大小。

9.2.2 种植机与种植手机

种植机和种植手机是种植体植入的基本设备。根型种植体植入需要低速、高扭矩，但是气动动力系统需要高速才能获得更大的能量或扭矩。所以，目前临床上主要使用电动种植机。其他种植外科设备，例如超声骨刀等，将在相关章节加以介绍。

种植机的特点

种植机的功能不断完善，主要具备如下基本功能：

● **扭矩高**　扭矩高于标准牙科钻机，最高扭矩达 50Ncm。这有利于钻骨时高效率的切割骨组织和避免因钻针太长而损坏轴承。
● **钻速范围宽**　钻速范围为十几转 / 分到几万转 / 分，满足各种操作程序。高速时可以高效率的切割骨组织；低速时可避免产生过高温度而造成热损伤。
● **生理盐水的泵送功能**　水流是采用泵水原理，打开泵水开关后，无菌生理盐水直接或经手机头部的小孔注入种植窝。种植机的泵水系统用分级开关控制，水流量从 0～150ml/min 不等，可供选择。
● **钻速和扭矩可控**　种植机的另外一个特点是可以控制马达的扭矩，由此降低种植窝预备和种植体植入时的速度。

种植机的构成

种植机由种植机主机、马达、种植手机和蠕动泵等构成。

- **种植机主机**　目前,种植机的控制方式为主机面板(旋钮式、按键式或触屏式)和脚踏两种形式的混合控制。其中触屏式和按键式种植机由电脑程序控制,具有记忆功能,将设定的各项参数值组合后记忆为常用程序,可以在手术中直接切换,灵活地调控转速、转向、扭矩和手机减速比。

- **蠕动泵**　泵水系统通常和种植机主机合为一体,可以调节蠕动泵控制水流速度。

- **电动马达**　种植机通常设置一个或两个马达接口。两个马达可分别连接不同用途或不同减速比例的手机。种植机将马达的最高速度限定之后,由脚控踏板来控制实际速度的变化(俗称无级变速)。电动马达和传输线为一体式结构,连线通过马达接口连接种植机,连线的另一端为微型马达,与种植手机相连。种植机可以根据种植手机的减速比控制马达的转速。

- **多功能马达**　事实上,电动种植机就是一个外科动力系统,最高转速可达到 40 000rpm,并且可以兼容支持种植手机、来复锯、摆动锯和取皮刀等不同功能的手机。

不同品牌的主机和马达可能不匹配,最好使用同一品牌。单马达和双马达之间的差别在于价格不同,但是双马达可节约术中的马达速度转换时间,例如双马达可以分别设定速度和扭矩(如马达 1 可以设定为 900rpm 用于骨切割,马达 2 可以设定为 15rpm 用于螺纹成形和种植体植入等)。此外,双马达具备备用功能,一只马达出现故障时可用另一只马达替补。

马达有可以和不可以高温高压消毒两种。可以高温高压消毒者价格较高。不能高温高压消毒的马达可以在术中使用一次性无菌透明套,这些包装套价格便宜。

种植手机

种植手机可以高温高压消毒处理,可分类为不同种类。

- 种植手机分为直手机、弯手机(或称反角手机,contra-angled handpiece)两类。

- 手机有增速、减速及普通手机之分。减速手机用绿条标识。增速手机用红条标识,不适合于根形种植体植入,曾用于叶片状种植体的植入。普通手机为 1:1 手机,用蓝条标识。

- 可将马达的速度成比例降低的手机称为减速手机。手机减速比为手机将马达的速度降低的比例数,常用的手机减速比例为 16:1、20:1 和 32:1,一旦比例改变,速度和扭矩也随之变化,速度降低时,扭矩升高。

- 手机冷却方式有内冷却(internal irrigation)、外冷却(external irrigation)和双冷却(double irrigation)之分。内冷却方式需配合内冷钻使用。一般情况下,外冷却方式就能达到很好的冷却效果,因为在种植窝预备过程中通过间断提拉的钻孔技术就能让冷却盐水不断进入正在预备的种植窝中,并冲出种植窝内的骨泥和碎屑。内冷却方式的弊端在于种植窝预备时产生的骨泥会阻塞钻针的出水孔,影响冷却效果。双冷却的应用则需要在种植手机上同时接上内冷却和外冷却水管,这就涉及在种植机上需要安装三通设备和使用专门的内冷钻针,因此目前临床应用较少。

9.2.3 种植外科器械

种植手术器械

常用种植手术器械与常规的颌面外科手术器械的种类类似，通常包括手术刀柄、组织剪、组织镊、缝合镊、骨膜剥离器（包括 Buser 剥离器等特殊剥离器）、刮匙、持针器、止血钳、口镜、拉钩、牙周探针、骨凿、骨锉、咬骨钳、吸唾管和麻醉注射器等（图9-3）。

种植体植入器械

预备种植窝、植入种植体，需要使用与种植体系统配套的种植体植入工具。由于不同系统种植体的形状、直径、长度、平台和螺纹并不完全相同，因而每种系统都有专门的工具与之配套。

在选择某一种植体系统后，需要同时配备同一品牌的种植工具，才能保证精确的手术预备。不同的种植体系统不能使用同一套种植体植入工具。由于种植体外形不同，有无螺纹和螺纹设计、有无肩台和肩台设计、自攻或非自攻等区别，使用的工具也不相同。以下是各种种植体系统均可能出现的器械，而不一定全部包括在同一种系统工具中。种植工具中钻的名称并不统一，但所起的作用类似。种植体植入器械通常包括如下种类（图9-4）：

● **种植窝预备工具** 球钻、先锋钻、扩孔钻、颈部成形钻、螺纹成形钻、骨成形钻和加长器等。

● **种植体旋入工具** 种植体旋入扳手、棘轮扳手、固定扳手和螺丝扳手等。某些种植窝预备和种植体旋入工具包括机用和手用两种。

● **诊断工具** 深度测量尺、平行杆、定位指示杆、诊断测量尺和种植体间距测量尺等。

● **软组织环切刀**

● **工具器械盒**

常规使用顺序为球钻（round bur）、先锋钻（pilot drill）、扩孔钻（twist drill）、颈部成形钻（profile drill）和螺纹成形钻（tap drill）等。球钻用于种植窝的定位和扩大，先锋钻用于确定种植窝长轴方向和深度，扩孔钻用于种植窝的扩大并决定种植窝最终的直径，颈部成形钻用于种植窝颈部成形，螺纹成形钻用于形成骨壁内的螺纹形状。

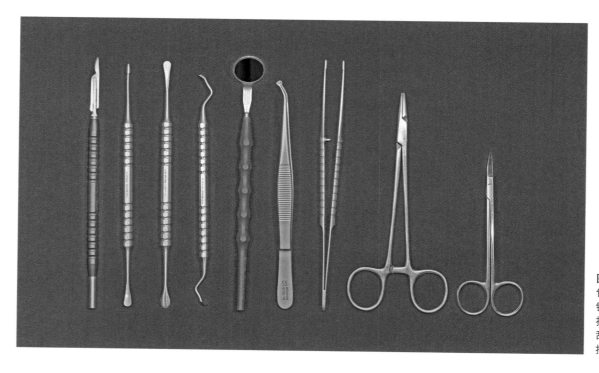

图9-3 种植手术器械
包括手术刀柄、组织剪、组织镊、缝合镊、骨膜剥离器（包括Buser剥离器等特殊剥离器）、刮匙、持针器、止血钳、口镜、拉钩、牙周探针、骨凿等

加长器可将钻加长，用于狭窄或较深的术区。当然，会根据具体情况增减某些步骤。

骨成形钻（trephine drill）用于种植体平台周围的骨成形，当种植体植入较深或种植体平台周围有骨组织阻挡时，需用骨成形钻及配套的引导杆进行骨修整，以利于愈合帽或印模帽的安放。软组织环切刀也称为 punch 钻，用于不翻瓣种植和 Ⅱ 期手术，环切牙龈后可以直接进行种植窝预备。种植体取出器用于在手术中将植入的种植体取出。

种植窝预备和种植体植入时各种钻针及工具的使用需要遵循一定的速度要求，例如：球钻约为 1000rpm，先锋钻（直径 2.2mm）约为 800rpm，扩孔钻分别约为 600rpm（2.8mm）、500rpm（3.5mm）和 400rpm（4.2mm），颈部成形钻约为 300rpm，螺纹成形及种植体植入为 15rpm。种植窝预备时应掌握速度变化的原则，随着使用的钻针越来越粗，速度逐渐递减。操作者可根据具体的骨质条件对钻孔速度略加调整。

植入种植体和安放封闭螺丝或愈合帽时需分别用到种植体扳手和螺丝扳手，根据习惯选择机用或手用扳手。当使用手用扳手时，需同时配合使用棘轮扳手和固定扳手，可沿顺时针方向拧入或逆时针方向拧出，并可通过扭矩控制器上的读数读出其扭矩大小。深度测量尺（depth gauge）的直径与钻针直径相同，放入预备后的种植窝内，检验种植窝深度和轴向，以便发现偏差后及时进行纠正。

在连续多颗牙缺失位点，将平行杆（alignment pin）放入第一个种植窝后，可以引导其余种植窝的预备方向，使种植体长轴尽量平行。

有些系统还配备 T 型诊断测量尺（diagnostic T）和种植体间距离测量尺（implant distance indicator），可以简单进行术前诊断测量及确定多颗种植体之间的距离。

其他器械

以上提及的是常规的种植手术器械和种植体植入器械，其他器械将在相应的章节中提及。

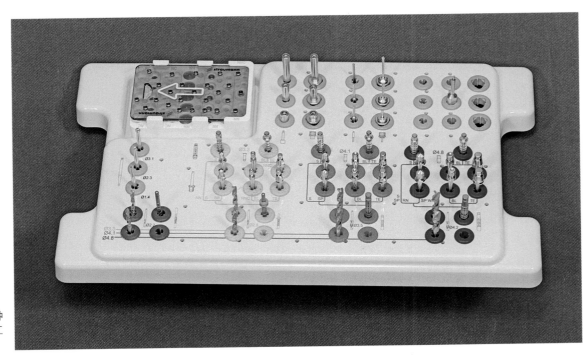

图 9-4 种植体植入器械
包括球钻、先锋钻、扩孔钻、颈部成形钻、螺纹成形钻、种植体旋入工具、诊断工具和工具器械盒等

9.3 手术之前的准备工作

9.3.1 概述

除外伤之后的即刻种植外,几乎所有的种植手术都是择期手术。应当在充分、完善的术前准备工作完成之后进行手术,避免因为准备不周导致的并发症风险。

种植体植入手术是整个治疗过程关键点。在此之前准备工作包括种植治疗评估、制订治疗计划与方案和术前准备三个方面。前两部分内容,例如选择适应证、建立种植病历、全身及口腔情况检查、影像学检查、实验室检查和患者知情同意等,已经在相关章节进行了介绍。在此只详细介绍种植治疗方案确定之后的手术前的准备工作,包括口腔洁治和其他口腔疾病治疗、患者签署手术同意书、制取术前模型和制作外科模板、口腔照片记录、准备器械和材料以及术前用药等[19]。

9.3.2 患者签署手术知情同意书

与患者进行充分交流,告知患者已经确定的种植治疗方案、手术步骤、最终效果、可能出现的并发症和费用等,签署手术同意书。交流中一定使患者了解治疗失败的风险。即使种植位点具备理想的骨和软组织条件,仍然可能发生不明原因的失败。应该让患者清楚,总体成功率只具有统计学和科学研究意义,对每一位患者个体而言,每颗种植体的成功与失败都是百分之百的概念。

9.3.3 口腔洁治与病灶处理

手术 1 周之前常规进行全口牙周洁治,并再次确认口腔卫生状况良好、无病灶之后方可进行手术。在手术之前需完成与种植手术相关的牙体与牙周治疗,正在进行中的修复和正畸治疗以不影响植入种植体的操作和愈合为原则。对某些特殊类型的病变,例如上颌窦底提升程序存在假性时等,必须在手术之前确定手术方案。

9.3.4 口腔照片记录

使用照相机记录患者口内情况,包括:①牙列的正面、侧面和𬌗面像;②连续多颗牙缺失和牙列缺失患者,记录正面和侧面面像;③上颌前牙缺失患者,记录笑线和口角位置等;④连续多颗牙缺失或牙列缺失患者,如果有旧义齿或诊断性义齿也应当分别记录其戴和不戴义齿的照片。

照片记录的目的包括:①真实记录患者术前的口内情况,并辅助确定治疗计划;②可以作为制作修复体、比色及模拟余留牙牙冠的个性化处理的参考,便于相关的治疗设计并有利于与技师交流;③准确反映种植位点的黏膜变化,有利于评价治疗效果;④有利于对比固定修复体或覆盖义齿对口周软组织支持的效果;⑤有利于病例会诊与学术交流;⑥有利于与患者交流;⑦与病例书写同等重要的法律文件。

9.3.5 模型记录

制取术前研究模型 (study cast)、记录咬合关系、上𬌗架。𬌗架上的模型记录在种植治疗过程中不可忽视,其主要作用包括:①确定颌位关系;②准确地确定缺牙间隙的三维空间(近远中向距离、颊舌向距离和𬌗龈距离等);③对颌牙的状态(如对颌牙过长等);④用于诊断性试排牙、制作诊断模板或外科模板;⑤利于病例讨论和与患者交流。

9.3.6 器械与材料准备

根据治疗计划和种植体植入方案,准备好相关的常规与特殊设备与器械、术中应用和备用的植入材料(不同型号的种植体和引导骨再生材料等)。"备用材料"是种植体植入手术的重要保障,在某些病例可能会在术中变更外科治疗程序,例如术中临时决定增加辅助性引导骨再生程序,或改变种植体的植入位置、型号和数目等。

9.4 围术期用药

9.4.1 抗感染用药

种植手术的抗感染用药,是依据外科方案和患者的全身状态,预防性地应用抗生素 (antimicrobial prophylaxis),用药时机包括术前和(或)术后。术前用药的目的是在细菌污染之前,让机体建立起有效的血药浓度,使随后而至的细菌难以生存和繁衍,起到预防感染的效果。否则,在细菌污染之后,细菌会很快繁衍(细菌倍增时间为 8 分钟)。同时,外科创伤影响正常的防御机制,抗生素进入创面困难,达不到控制和杀灭细菌的目的,因而预防感染难以奏效。所以,在围术期强调术前预防性应用抗生素,但要注意其正确的使用方法[20~24]。患有系统性疾病的种植牙患者用药遵循其专科要求。

种植体植入和相关手术属于Ⅱ类切口(清洁 – 污染类切口),感染发生率约为 10%~15%。如果有良好的外科技术与术前用药,感染发生率可以降低到 7% 以下[22]。手术所持续的时间也是术后感染的影响因素,研究发现少于 0.5 小时的手术感染发生率是超过 3 小时的手术的四分之一。

口腔环境中既有需氧菌也有厌氧菌,厌氧菌与需氧菌的比例为 2:1,所选择的抗生素需要能有效对抗这两类病原菌。由于药物的血浆浓度在达到最小抑菌浓度的 3~4 倍时,才能够杀死特异性细菌,所以通常需要至少在术前 1 小时应用抗生素,才能在手术时达到此水平。

目前,我们团队将种植手术的感染风险分为三类,并按照如下原则进行围手术期用药。

● **第 1 类:低度感染风险** 包括单纯的种植体植入、小范围的软组织移植和涉及软组织成形的Ⅱ期手术等。术前口服负荷剂量(loading dose)抗生素,术后 0.12% 葡萄糖酸氯己定(chlorhexidine gluconate)口腔含漱 3 天、每日 2 次。

● **第 2 类:中度感染风险** 包括拔牙位点保存、即刻种植、广泛的软组织翻瓣、简单的引导骨再生、上颌窦底

内提升和大范围的软组织移植等。术前口服负荷剂量抗生素 1 次,术后口服抗生素 3~5 天。0.12% 氯己定含漱每日 2 次,直到拆线。

● **第 3 类:高度感染风险** 包括上颌窦底外提升、复杂的引导骨再生、块状自体骨移植、夹层骨移植和牵张成骨等。术前口服负荷剂量抗生素 1 次,术后静脉滴注抗生素 3 天。0.12% 氯己定含漱,每日 2 次,直到拆线。

通常,术前口服负荷剂量抗生素的方案是在术前 1 小时口服阿莫西林 2g、头孢氨苄 2g 或克林霉素 600mg。术后口服抗生素为常规剂量,例如阿莫西林 500mg/ 次,每天 3 次,静脉滴注抗生素为广谱抗生素,例如静脉应用青霉素 G,3g/ 次,每日 1 次,或克林霉素磷酸酯 0.6g/ 次,每日 1 次。对组织创伤较大的手术,可在术前 24 小时服用强的松,或在术后滴注的抗生素中添加 5~10mg 地塞米松以减轻水肿反应[24]。

9.4.2 止痛药

种植手术的术后疼痛属于轻度疼痛,三级镇痛方案中的第一级即可完全缓解疼痛。通常给予非阿片类 (非甾体类抗炎药) 镇痛药 (analgesic),例如术前 1 小时口服 400~600mg 布洛芬,对于敏感患者,可以在术前 1 小时给予 800mg 布洛芬来提高患者的疼痛阈值。如果有过敏或胃肠道问题可以不服用,或服用阿司匹林 300~600mg。

9.4.3 镇静药

极其焦虑患者可以口服镇静剂 (sedative),使之在术前 45 分钟达到药效。常用镇静剂有三唑仑、咪达唑仑等[25]。如果患者需要使用镇静剂,包括一氧化氮或全麻,告知患者术前 12 小时不要进食或喝水。

9.5 术区消毒与麻醉的基本原则

9.5.1 消毒和铺单

除涉及正颌和复杂骨移植程序需要全身麻醉之外,种植手术通常在门诊手术室局部麻醉下进行。消毒包括口腔消毒和口周皮肤消毒两个部分。

口腔消毒

患者用 0.12% 的氯己定溶液 200ml 含漱 10 分钟。要反复多次含漱,清洁消毒口腔,每次含漱 2～3 分钟,含漱液应遍布口腔前庭、固有口腔和口咽等处。需注意对氯己定类药物过敏的患者应换用其他含漱液或用消毒药品直接消毒。

口周皮肤消毒

当患者在种植手术床就位之后,用手术帽包好患者的头发,并遮盖眼睛,按步骤对术区进行消毒。使用 75% 酒精或 4.5～5.5g/l(0.5%) 碘伏消毒口腔周围皮肤,从中央向四周消毒,范围上至眶下,下至上颈部,两侧至耳前。

铺无菌孔巾

铺无菌孔巾,仅暴露口腔、鼻孔及周围部分皮肤。无菌巾应该覆盖患者的全身,在头上有足够余量。

9.5.2 局部麻醉

种植手术主要采用口内局部浸润麻醉方法,基本上无需选择神经阻滞麻醉。首选酰胺类麻醉注射剂,包括复方盐酸阿替卡因(如必兰)和盐酸甲哌卡因(如斯康杜尼)等。酰胺类麻醉注射剂注射时痛感较低,起效相对较快,麻醉持续时间相对较长,麻醉深度指数较高,药品过敏发生率相对较低。由于部分规格的成品中加入了肾上腺素,具有血管收缩作用,同时专用注射针头较细,因此出血较少,术野清晰。术中麻醉剂用量为每个位点 0.8～1.2ml,根据手术及切口设计的范围,将药物缓慢注射于唇颊侧、舌腭侧和牙槽嵴顶黏膜下方。

应注意使用麻醉药物的禁忌证。有高血压病史的患者,慎用或禁用含肾上腺素的麻醉药物,并且需注意观察患者注射麻醉剂后的反应。一次应用麻醉剂的最大剂量根据药品说明、患者的年龄和身体状况而定,在保证手术无痛的前提下应尽可能减少用量。

下颌后部使用局部浸润麻醉时下牙槽神经未被完全麻醉,操作中器械一旦接近下颌管,患者会有异常感觉,可提示术者避开此处。因此下颌后部采用浸润麻醉既可以使患者在术中丧失痛觉,又减少了神经损伤的风险[26]。

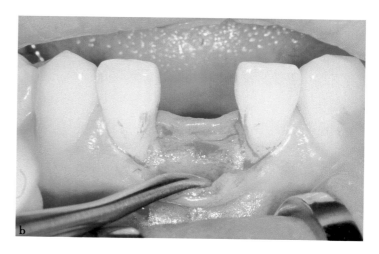

图 9-5 切开翻瓣
a. 于牙槽嵴顶水平向切开,并与龈沟内切口相延续　b. 使用 Buser 剥离子翻开唇侧黏骨膜瓣,暴露骨面

9.6 种植体植入的切口与翻瓣

9.6.1 切口与翻瓣设计原则

种植体植入的切口设计原则应当遵循一般性外科原则，除此之外，还要兼顾术中的软组织处理和术后的软组织美学效果[27]（图 9-5）。因此在设计切口和黏骨膜瓣时，应当应对不同的临床条件并充分考虑如下因素：

充分暴露术野

暴露术野是指剥离种植位点表面的黏骨膜，暴露程度应该能够满足如下不同需求：

● 在准确的三维位置上植入种植体。

● 可以探查、发现和处理种植位点的骨缺损和病变。

● 在直视下完成引导骨再生等骨增量程序。

保证黏骨膜瓣血供

角化黏膜中不存在知名血管，血供来源于根方的微血管网络。因此在切口设计时，要保证黏骨膜瓣蒂部的适当宽度，保证附着黏膜的血供充分。

附着黏膜包绕种植体穿黏膜结构

在切口设计时，必须考量到未来的种植体周围必须被附着黏膜所包绕。

● 非潜入式愈合，牙槽嵴顶水平向切口必须位于附着黏膜带内。换言之，牙槽嵴顶水平切口的颊侧和舌侧必须余留附着黏膜，由此实现种植体周围的附着黏膜包绕。

● 潜入式愈合，似乎不需要考量牙槽嵴顶水平向切口与附着黏膜带的位置关系，因为是在二期手术时实现种植体周围附着黏膜的包绕。但是必须意识到，牙槽嵴顶水平向切口位于附着黏膜带之外时，牙槽黏膜动度对切口愈合的影响。

有利于黏膜移植

出于种植体周围软组织美学或附着黏膜包绕种植体穿黏膜结构的目的，进行局部黏膜转瓣或游离移植时，要进行切口的特殊考量。

隐匿切口瘢痕线

切口愈合之后可能会出现线样瘢痕，垂直向松弛切口可能表现得更为显著。因此，黏膜瓣必须包括龈乳头时，应尽量减小损伤并将垂直向松弛切口位于邻牙的远中线角，将松弛切口置于视觉不敏感的部位，减少愈合瘢痕对美学效果的影响。如局部已有黏膜瘢痕存在，则应根据情况，尽量沿原有的瘢痕切开，避免产生新的瘢痕。

此外，在美学区应当考虑到切口位置对龈缘的影响。例如，近中与远中的垂直向松弛切口应当位于牙齿线角的远中，避免产生龈缘的错位愈合与瘢痕。

避免损伤邻近组织

切口应避开重要的解剖结构，尽量减少副损伤。

● 下颌前磨牙区的垂直向松弛切口，应当避免损伤颏神经。严重萎缩的下颌骨，下牙槽神经血管束可能直接位于黏膜下，行牙槽嵴顶水平切口时应当尽量将其避开。

● 上颌前部翻瓣时，避免损伤鼻腭神经。

● 下颌骨舌侧翻瓣时，尽量减小舌侧剥离范围，避免术后口底血肿和水肿。

创口初期关闭

黏膜瓣复位存在张力时，切口设计应当允许制作黏膜瓣基底的骨膜切口，松弛黏膜瓣、无张力的创口初期关闭。只要存在可能，创口初期关闭不要过多改变膜龈联合位置，在美学区唇侧应为附着龈。附着龈有利于围绕种植体穿黏膜结构形成组织封闭及良好的龈缘形态，并减少菌斑附着。

微创原则

在满足上述条件的基础上，尽量小范围剥离黏骨膜瓣，最大限度地保护牙槽嵴血供，减少术后的牙槽嵴吸收。

9.6.2 切口的基本类型

切口分类

依据种植体的植入位点和翻瓣范围，将种植手术的切口分类为牙槽嵴顶切口、龈沟内切口和松弛切口等三种基本类型。

牙槽嵴顶切口

牙槽嵴顶切口（crestal incision），用于暴露牙槽嵴，为种植窝预备和种植体的植入提供入路。通常，将该切口定义在附着龈的范畴之内（图9-6）。

● 牙槽嵴顶水平向切口，或称之为牙槽嵴顶近远中向切口，包括牙槽嵴顶正中水平向切口和牙槽嵴顶偏正中水平向切口。牙槽嵴顶正中水平向切口形成唇（颊）侧和舌（腭）侧两个黏骨膜瓣。牙槽嵴顶偏正中水平向切口，通常是偏腭侧（上颌）或偏舌侧（下颌），形成一个蒂位于唇（颊）侧的黏骨膜瓣。种植位点有邻牙存在时，有切开或保留龈乳头的两种选项。

● 牙槽嵴顶横向切口，或称之为牙槽嵴顶近远中向切口颊舌向切口，与牙槽嵴顶水平向切口相延续，形成暴露牙槽嵴的黏骨膜瓣。

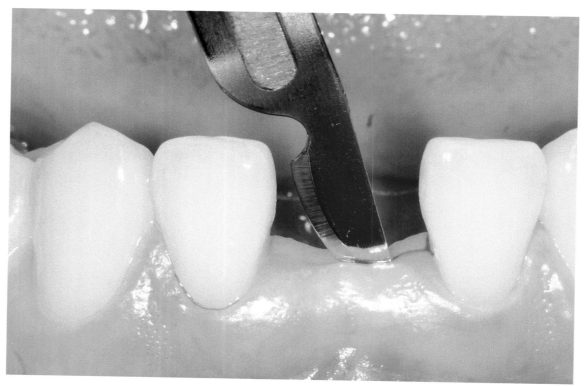

图9-6 牙槽嵴顶切口
使用圆刀行牙槽嵴顶正中水平向切口，深度直达骨面

龈沟内切口

龈沟内切口(intrasulcular incision),或称之为龈沟内延伸切口,沿着种植位点邻牙的龈沟切开,并与牙槽嵴顶切口相延续,目的是更为广泛地暴露术区。龈沟内切口通常与垂直向松弛切口并用(图 9-7)。

松弛切口

松弛切口(releasing incision),用于增加黏骨膜瓣的可移动程度,有利于无张力的初期创口关闭,分为前庭松弛切口和骨膜松弛切口两种类型。

● **前庭松弛切口** 从牙槽嵴顶切口的一端或两端向前庭沟方向延伸,目的是增加黏骨膜瓣的移动性和广泛的暴露术区。切口的走行可以是垂直向或斜向、直线或曲线形。一个前庭松弛切口将形成角形黏骨膜瓣,而两个前庭松弛切口将形成矩形或倒梯形黏骨膜瓣。显然,前庭松弛切口包含附着龈和由此向根方延续的牙槽黏膜。由龈沟内切口所延续的前庭松弛切口的起点,通常位于牙冠的线角处。

● **骨膜松弛切口** 在黏骨膜瓣的基底处切断骨膜,目的是增加黏骨膜瓣的移动性。显然,骨膜松弛切口要与前庭松弛切口并用。

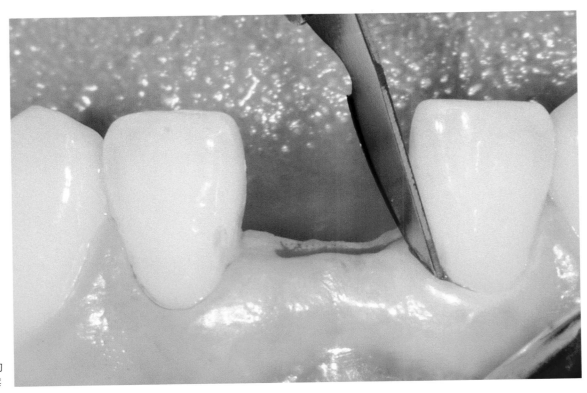

图 9-7 龈沟内切口
沿着种植位点邻牙的龈沟切开,并与牙槽嵴顶切口相延续

9.6.3 黏骨膜瓣的类型

牙槽嵴顶矩形黏骨膜瓣

根据不同的临床情况,可以形成一个或两个牙槽嵴顶矩形黏骨膜瓣。

● H形切口形成两个矩形黏骨膜瓣,其优点是所形成的唇颊侧和舌腭侧的组织瓣长度适中,很少因缺血影响愈合或发生坏死,通常用于不需要骨增量程序的病例(图9-8)。切口线分为两种形式:①牙槽嵴顶正中水平向切口和切开两侧龈乳头的龈沟内切口,特点是操作简便,易于关闭创口;②牙槽嵴顶正中水平向切口和保留一侧或两侧龈乳头的牙槽嵴顶横行切口,其特点是不损伤龈乳头。

● U形切口形成一个矩形黏骨膜瓣,其优点是只翻一个黏骨膜瓣,并且术野暴露清晰,同样是用于不需要骨增量程序的病例。切口线依然分为两种形式:①牙槽嵴顶偏正中水平向切口和切开两侧龈乳头的龈沟内切口;②牙槽嵴顶正中水平切口和保留一侧或两侧龈乳头的牙槽嵴顶横行切口。

牙槽嵴顶角形黏骨膜瓣

牙槽嵴顶角形黏骨膜瓣主要用于不需要骨增量程序的游离缺失的病例,优点是剥离范围小,损伤轻微。其缺点是术野暴露欠佳。通常在牙槽嵴顶做T形切口,形成两个牙槽嵴顶角形黏骨膜瓣。切口线分为两种形式:①牙槽嵴顶正中水平向切口和切开近中邻牙龈乳头的龈沟内切口,特点是操作简便,易于关闭创口;②牙槽嵴顶正中水平向切口和保留近中邻牙龈乳头的牙槽嵴顶横行切口,其特点是不损伤龈乳头。

前庭矩形或倒梯形黏骨膜瓣

前庭矩形或倒梯形黏骨膜瓣主要用于需要骨增量程序的病例(图9-9)。其中包括如下几种情况:①牙槽嵴顶水平向切口和保留一侧或两侧龈乳头的前庭松弛切口;②牙槽嵴顶水平向切口、龈沟内切口和前庭松弛切口。前庭矩形或倒梯形黏骨膜瓣要注意如下方面:

● 必须确保黏骨膜瓣的良好血供。

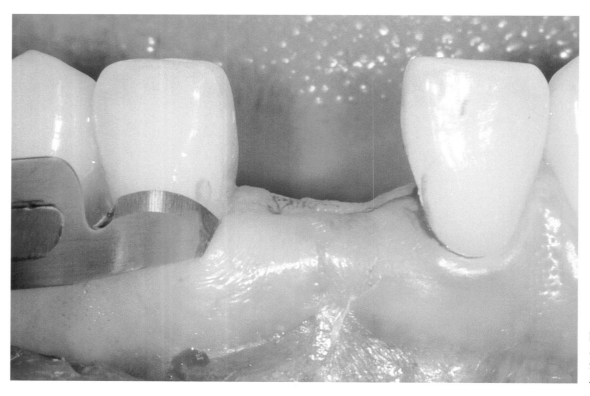

图9-8 H形切口
牙槽嵴顶正中水平向切口和切开两侧龈乳头的龈沟内切口形成两个矩形黏骨膜瓣

- 尽量将切口线置于视觉不敏感的位置。
- 有利于黏骨膜瓣的移动，实现无张力的初期创口关闭。
- 黏骨膜瓣应当超出骨增量的范围，即前庭松弛切口位于骨增量区的外侧。

前庭角形黏骨膜瓣

　　前庭角形黏骨膜瓣主要用于美学区需要骨增量程序的病例。其中包括如下几种情况：①牙槽嵴顶水平向切口，只在一端做前庭松弛切口、保留或不保留龈乳头；②牙槽嵴顶水平向切口、一侧邻牙的龈沟内切口及其延续的前庭松弛切口。前庭角形黏骨膜瓣的优点如下：

- 黏骨膜瓣的血供丰富。
- 不存在近中前庭松弛切口，有利于美学效果。

　　但是必须牢记，前庭角形黏骨膜瓣的可移动性受限，不利于无张力的创口初期关闭。

牙列缺失病例的黏骨膜瓣

　　与牙列缺损病例相比，牙列缺失病例因为不受相邻天然牙的限制，黏骨膜瓣的设计较为灵活。

- 不需要骨增量程序的病例，可以采取牙槽嵴顶黏骨膜瓣，例如牙槽嵴顶矩形或角形黏骨膜瓣。否则，应当选择的前庭黏骨膜瓣，例如前庭矩形、倒梯形或角形黏骨膜瓣。
- 通常在中线处附加垂直向松弛切口缓解黏骨膜瓣的张力。但是也建议保留一定宽度软组织附着，形成两个黏骨膜瓣，有利于黏骨膜瓣的复位。
- 牙列缺失患者的附着龈宽度通常变窄，应当在牙槽嵴顶水平向切口的颊舌向均存在附着龈。
- 牙槽嵴顶弧形切口，也称之为牙槽嵴顶龈缘样切口，在种植体植入位点处按照未来龈缘的轮廓呈弧形切开。可以用于附着黏膜带宽而厚的非潜入式愈合病例，优点是术后即刻建立了龈缘轮廓、便于种植体周围软组织无张力关闭。

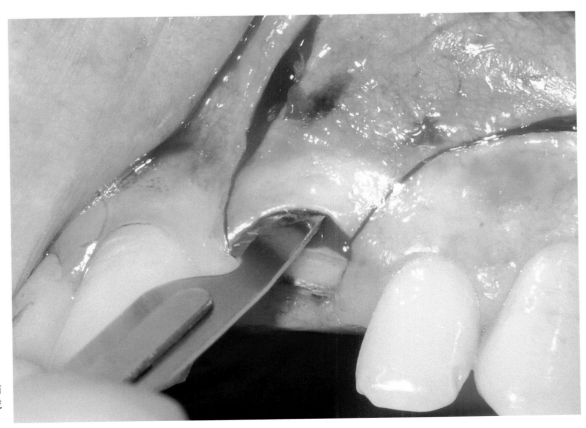

图 9-9　倒梯形切口
牙槽嵴顶水平向切口和保留两侧龈乳头的前庭松弛切口形成倒梯形切口

9.7 种植体植入程序的创口缝合

9.7.1 缝合方法

缝合种类

非潜入式种植的缝合方法包括间断缝合法（interrupted sutures）、水平褥式缝合法（horizontal mattress sutures）和垂直褥式缝合法（vertical mattress sutures）等。潜入式种植的缝合方法包括间断缝合法、连续水平褥式缝合法（continuous horizontal mattress sutures）和连续缝合法（continuous sutures）等[28]。

间断缝合

间断缝合是最常用的缝合方法。切口两侧的组织瓣张力大小类似，位置高度相等，适用于没有黏膜缺损、黏膜切缘相对可以复位闭合的创口。这类方法简单易操作，优点明显，在软组织处理后的缝合中也多有使用。

水平褥式缝合

水平褥式缝合从切口远中端开始，颊侧组织瓣进针，穿出黏膜和骨膜后，缝针穿过舌侧瓣的骨膜和黏膜，转向近中，同一水平高度进入同侧的黏膜，穿出骨膜，进入颊侧组织瓣的近中并穿出黏膜表面，穿出点与最初的进针点水平高度相同，打结。缝线剪断后完成了一个水平褥式缝合。

垂直褥式缝合

垂直褥式缝合可以充分关闭创口，并避免软组织边缘高度下降，但是打结侧的软组织瓣受牵拉可能无法完全关闭创口。

连续缝合

牙列缺失潜入式愈合，关闭的创口较长，可以采用间断缝合、连续缝合和水平褥式缝合等多种方法。间断缝合时，即使有个别线结松脱，也不会影响整体黏膜切口的愈合。

连续缝合与间断缝合类似，在打完第一个结后，不剪断缝线，只留一个线尾，连续穿过两侧组织瓣缝合，过程中不打结，直至最后一针穿过舌侧黏膜。连续水平褥式缝合不剪断缝线，继续向近中作同样的操作，但过程中不再打结，直到最后一针穿出黏膜再打结。与间断缝合相比，水平褥式缝合的切口未关闭的部分很少，缝合效果更紧密。

注意不可将缝线放在种植体愈合帽和黏膜之间，缝合后检查是否已经完全封闭创口和是否存在渗血。

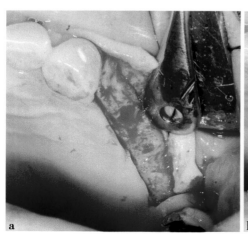 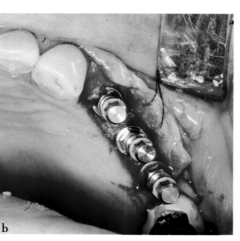

图 9-10 使用缝线牵引黏骨膜瓣
a. 上颌左侧第一前磨牙、第二前磨牙和第一磨牙缺失。行牙槽嵴顶角形切口，翻瓣，暴露牙槽嵴
b. 用缝线牵拉颊侧黏骨膜瓣，暴露术区，在缺牙位点植入三颗种植体（Straumann 软组织水平种植体，种植体直径4.1mm，种植体平台直径4.8mm，光滑颈部高度1.8mm）。种植体与邻牙之间的距离约为2.0mm，种植体之间的距离约为3.0mm，种植体轴向与牙列走行相一致

9.7.2 缝合材料

缝针

缝针（needle）有圆针和角针（三角针和反三角针）等。附着龈缝合应采用角针，穿透力强。牙槽黏膜缝合应采用圆针，因圆针横截面呈圆形，穿过软组织时不会切割撕裂黏膜。缝针有 1/4 弧、3/8 弧、1/2 弧和 5/8 弧等不同弧度，常采用 3/8 弧或 1/2 弧的缝针。

缝线

缝线（suture）分为可吸收和不可吸收缝线，各有其优缺点[29]。手术用缝线应具备以下条件：组织反应小，有一定张力，易打结，无毒无致癌性，不致敏，易于灭菌和保存。

种植手术缝合黏膜时可用 6-0 或 5-0 缝线，牵引黏膜瓣和唇舌可用 4-0 缝线，因为 4-0 缝线较粗，张力强度较大，即使打结较紧时也较少出现切割组织的现象。

建议使用缝线和缝针连在一起的包装，缝针没有针眼。由于不是双线，缝合造成的黏膜孔相对较小，操作也方便，并可防止在缝合时缝线脱针。

不可吸收缝线

不可吸收缝线（non-absorbable suture）有尼龙线和丝线等（图 9-10，图 9-11）。种植创口的缝合首选尼龙线（例如 Hu-Friedy，5-0 聚丙烯线）：①尼龙线不易附着菌斑、炎症反应轻微、韧性大、不易滑脱，但因其质地较硬，在口腔内患者会有扎黏膜感觉；②丝线质地较软，但容易引起菌斑附着，并且丝线韧性不大，有时会发生断裂。其弹性一般，人体内蛋白酶降解会导致其逐步失去张力。虽然打结较紧时也较少出现切割组织的现象，但有可能在拆线后遗留缝线的痕迹。组织对丝线会产生轻度的早期炎症反应。如果患者不能保持良好口腔卫生，丝线在组织外的部分容易附着软垢，由于毛细管作用会顺线股发生感染。

可吸收缝线

可吸收缝线（absorbable suture）主要有肠线及合成纤维线。通常用于皮下或黏膜下缝合，或者入路困难、配合程度差的患者。可吸收缝线结实，可被吸收，并且产生的局部炎症反应轻，优点明显，但是价格较高，并且吸收时间在 28 天左右，在口内应用后实际上还需要拆线。可吸收线有 Vicryl、Dexon 和 Plain gut 缝线等。

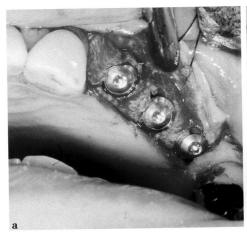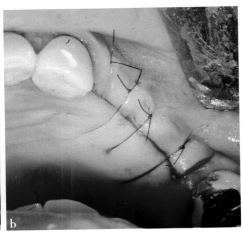

图 9-11　种植体就位后间断缝合创口
a. 三颗种植体就位后，取下种植体携带体，放置封闭螺丝　b. 复位黏骨膜瓣，使用尼龙线无张力下间断缝合创口

9.8 潜入式种植的基本外科程序

9.8.1 外科程序中的变量因素

经过数十年的发展,种植体植入的基本外科程序已经规范。尽管各种种植体系统的设计有所差别,但基本程序和外科原则基本一致。种植体植入要遵循种植外科的基本原则,确保种植体植入之后能够获得理想的骨结合和软组织整合,为功能和美学的种植治疗奠定第一块基石[30]。

就种植体植入外科操作而言,目前已经明确了种植体植入的基本步骤和顺序。但是,如下因素可以导致治疗程序的相应变化:

● **种植体植入时机**　即刻种植、早期种植和延期种植,将涉及是否增加骨增量程序和骨增量方式的变化。
● **种植位点**　如果种植位点位于美学区,需要考量骨弓轮廓和软组织美学效果,这将涉及是否要增加骨和软组织增量程序并且选择合理的种植体愈合方式。如果位于受特殊解剖结构限制区,例如上颌后部,将考量是否提升上颌窦底和选择提升方式。
● **种植体类型**　软组织水平种植体和骨水平种植体的种植体植入程序存在一定的差异。
● **种植体设计**　螺纹状种植体、锥状种植体和柱状种植体的种植窝预备方式存在一定的差异。
● **种植体愈合方式**　潜入式和非潜入式愈合在软组织处理上存在一定的差异。

在本章节以软组织水平螺纹状种植体、Ⅰ型种植和潜入式愈合为例,叙述种植体植入的基本程序[31~34]。尽管是阐述潜入式愈合基本外科程序,选择该病例作为图示将说明必要时所采取的辅助性引导骨再生程序。

病例简介

在此叙述种植体潜入式愈合基本外科程序,所选择的图示病例为 35 岁男性患者,7 年前上颌左侧中切牙因外伤拔除。患者口腔卫生良好,无种植治疗的局部和系统性禁忌证。牙槽嵴的近远中向距离为 11.0mm、颊舌向距离为 7.0mm、冠根向距离为 12.0mm(图 9-12～图 9-14)。本病

例的治疗计划如下:
● 翻黏骨膜瓣的外科程序。
● 引导骨再生程序。
● 潜入式愈合。
● 软组织水平美学种植体,大颗粒喷砂酸蚀表面。
● 早期负荷。

如前所述,常规完成手术之前的准备工作,其中包括手术之前的准备工作(例如口腔洁治与病灶处理、患者签署手术同意书、制取模型、口腔照片记录以及器械和材料的准备)和术前用药等。

9.8.2 基本程序一: 麻醉

复方盐酸阿替卡因(必兰)局部浸润麻醉,剂量约 1.2ml。

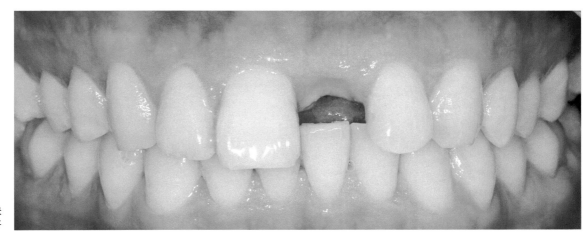

图 9-12　牙列正位像
可见上颌左侧中切牙缺失，缺牙间隙正常，附着龈质量良好

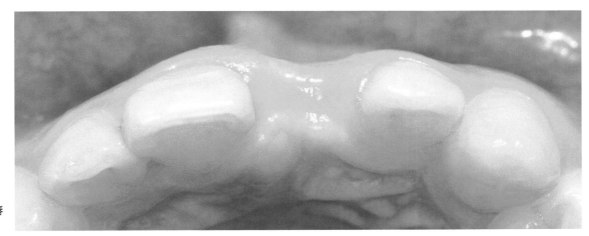

图 9-13　缺牙区𬌗面像
可见上颌左侧中切牙缺牙区唇侧骨板凹陷

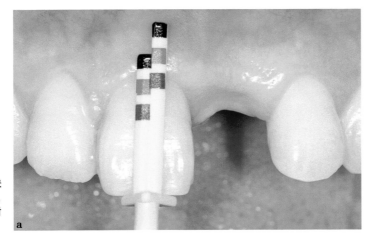
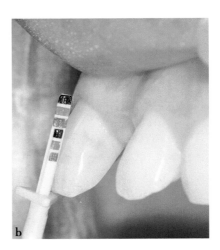

图 9-14　牙列正位像
可见上颌左侧中切牙缺失，缺牙间隙正常，附着龈质量良好，并用标记尺记录龈缘位置及附着龈宽度

9.8.3 基本程序二：切开与翻瓣

采取角形切口。水平向切口位于牙槽嵴顶正中偏腭侧，垂直切口从侧切牙近中线角切开，与水平向切口相连。用 11 号或 15 号刀片切开黏骨膜，切口深度直达骨面。

用 Buser 剥离子沿骨面小心剥离黏骨膜、翻瓣、形成蒂在唇侧黏骨膜瓣，暴露术区（图 9-15～图 9-19）。

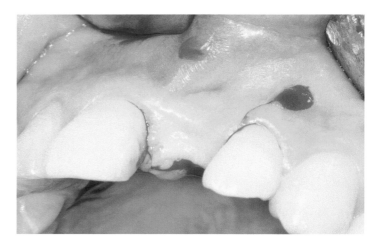

图 9-15　切开
位于牙槽嵴顶正中偏腭侧的水平向切口与从侧切牙近中线角切开的垂直切口相连

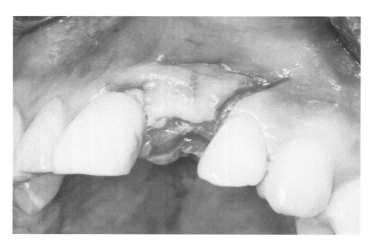

图 9-16　切开翻瓣
切开黏骨膜瓣，深度直达骨面

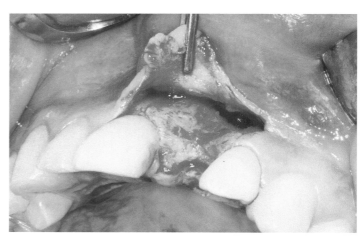

图 9-17　翻瓣
翻起角形瓣，暴露下方的骨面

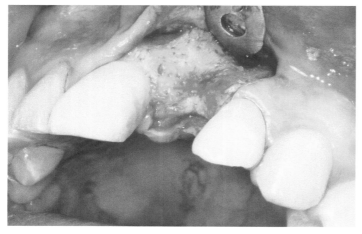

图 9-18　翻瓣暴露术区
翻瓣后可见吸收的牙槽嵴

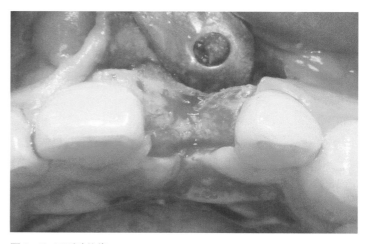

图 9-19　牙列𬌗位像
牙列𬌗面观可见缺牙区唇侧骨板凹陷

9.8.4 基本程序三：修整牙槽嵴

翻瓣之后用刮匙、骨膜剥离器或刮骨刀刮除牙槽嵴顶的残余结缔组织。用直径 3.1mm 的球钻、咬骨钳或骨锉修整牙槽嵴顶骨面（图 9-20，图 9-21）。

● 修整牙槽嵴时要注意去除骨表面粘连的结缔组织，尤其是种植窝附近，否则可能在植入种植体时将其带入，影响愈合期的骨结合。

● 有充足的冠根向骨高度时，如果牙槽嵴顶宽度较窄或𬌗龈距离过小时可以降低一定的骨嵴高度，但应尽量保留邻面牙槽嵴高度，从而为龈乳头提供支持。

● 修整过程中尽量保存骨皮质，颈部充足的骨皮质将有利于种植体获得较高的初始稳定性。

9.8.5 基本程序四：定位种植窝

首先确定种植体在骨表面的近远中向及颊舌向位置，称为种植窝定位，可使用球钻或钻针。定位的辅助工具包括外科模板和种植体间距尺等。根据模板的不同种类，可在切开黏膜之前或翻瓣之后进行定位。定位时分别使用直径为 1.4mm 和 2.3mm 球钻逐级定位（图 9-22，图 9-23），发生偏差时及时调整。通过球钻定位也可以大概了解骨皮质的厚度和密度。在骨皮质较薄的术区，球钻将直接进入骨松质。

定位时的球钻速度不应超过 1000rpm，过高的转速会导致局部产热，并且不利于准确定位和导向。

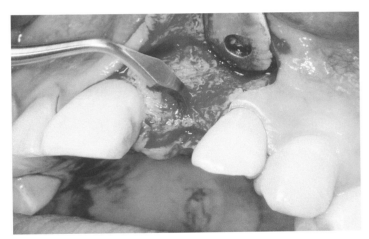

图 9-20 修整
用刮骨刀修整牙槽嵴，去除残余的结缔组织

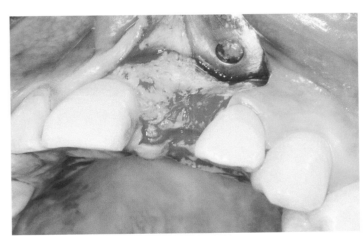

图 9-21 修整后的牙槽嵴
完全去除种植区骨面的结缔组织，并平整牙槽嵴后

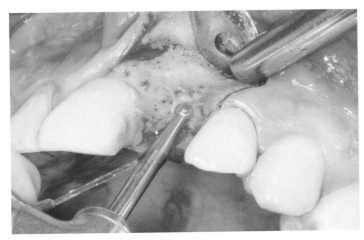

图 9-22 定位
用 1.4mm 球钻在正确的植入位置初步定位种植窝

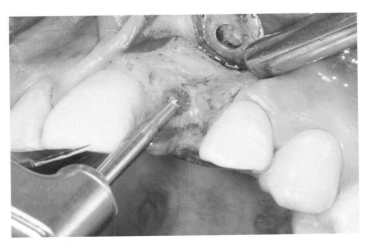

图 9-23 定位扩大
用 2.3mm 球钻定位扩大，若发生偏差及时调整

9.8.6　基本程序五：确定种植窝导向

预备种植窝时确定种植体在骨内的方向称为导向。球钻定位完成后，在外科模板的引导下，或参照邻牙和对颌牙的位置确定种植体的植入轴向。

使用直径 2.2mm 的先锋钻进行导向（图 9-24），置入同样直径的指示杆测量深度、观察位置和方向。如存在误差可以进行调整，改变方向或增加深度，直至符合要求。

导向时先锋钻的速度不应超过 800rpm。过高的转速会导致局部产热，并且不利于准确定位和导向。

9.8.7　基本程序六：扩大种植窝直径

确定种植窝方向和深度后，依据级差备洞的原则，用扩孔钻以 400～600rpm 的速度逐级扩大种植窝直径（图 9-25，图 9-26）。不同种植体系统的扩孔钻切割速度会有所不同，应遵照说明书在增加每一级扩孔钻的直径之前，使用大直径的球钻或颈部成形钻扩大种植窝骨皮质的直径，避免高密度的骨皮质在扩孔时崩裂。

使用扩孔钻沿确定的方向和深度，由细到粗，逐级更换，提拉式扩孔，用生理盐水进行充分冷却，防止种植窝的热损伤。

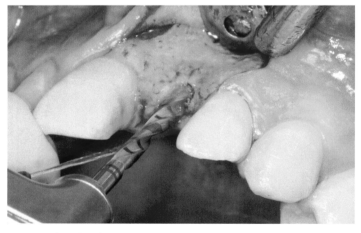

图 9-24　确定种植窝导向
使用直径 2.2mm 的先锋钻进行导向，确定正确的种植窝轴向及深度

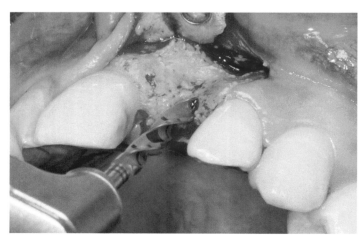

图 9-25　扩大种植窝
使用直径 2.8mm 的扩孔钻扩大种植窝

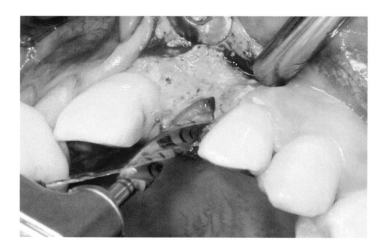

图 9-26　逐级扩大种植窝
使用直径 3.5mm 的扩孔钻扩大种植窝

9.8.8　基本程序七：种植窝冠方成形

种植体颈部几何形状是种植体设计的重要部分，许多种植体的颈部与体部差别很大，需要对种植窝冠方进行成形。

种植窝冠方成形钻（习惯上称之为颈部成形钻）的外形和种植体颈部的外形一致（图 9-27）。颈部成形的深度代表种植体颈部植入骨内部分的深度。种植窝的颈部成形可以起到如下作用：

● 保护牙槽嵴顶的骨皮质，防止在种植体植入过程中发生骨皮质劈裂或热损伤。
● 防止牙槽嵴顶骨皮质承受过大压力，避免压迫性骨坏死。
● 对带有锥度的种植体，种植窝冠方成形使种植窝颈口接近于倒锥形，与种植体颈部密合，利用锥度原理增加机械锁合力，达到理想的种植体初始稳定性。

9.8.9　基本程序八：种植窝螺纹成形

螺纹成形也称攻丝。扩孔钻预备的种植窝骨内壁较为光滑、没有螺纹纹路，直径大约比种植体外径小 0.5mm。当骨密度较高时（Ⅰ类和Ⅱ类骨密度），需要用螺纹成形器形成洞内壁的螺纹形状，降低种植体旋入扭矩，避免种植窝热损伤。是否攻丝取决于骨质条件，因为攻丝时实际上是预备坚硬的骨皮质，而骨松质密度较低，一般不需要进行螺纹成形。根据 Zarb 分类[35]，Ⅰ类骨密度需要接近全长攻丝，Ⅱ类骨密度的攻丝深度需达种植窝的 1/3 到 1/2，Ⅲ类和Ⅳ类骨密度一般不需要攻丝。骨密度高却未进行攻丝的种植窝，种植体可能在完全就位前就被卡住。

螺纹成形器分手用和机用两种。骨密度相对较低时，因为扭矩不大，可以用机用螺纹成形器低速攻丝；骨密度较高时，最好选择手用螺纹成形器，配合棘轮扳手可以克服很大的扭矩，完成攻丝。以 15rpm 的速度进行螺纹成形。

9.8.10　基本程序九：种植窝冲洗

放入指示杆检查深度、轴向和咬合关系（图 9-28），种植体植入前用 4℃生理盐水反复冲洗种植窝，将残留于种植窝的骨泥冲出，防止其导致种植体无法达到预定的深度，并且可以避免残渣碎屑导致种植窝的污染。

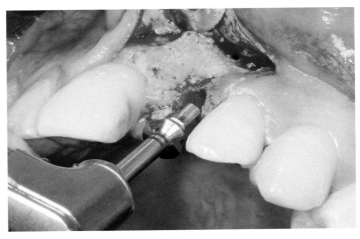

图 9-27　冠方成形
使用颈部成形钻对种植窝冠方进行成形

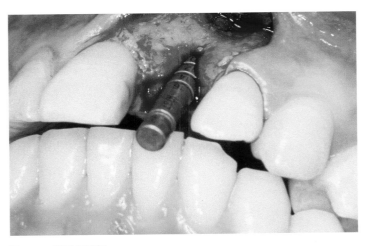

图 9-28　指示杆测量
放入与扩孔钻相同直径的指示杆检查深度、轴向和咬合关系

9.8.11 基本程序十：植入种植体

只要种植体具备螺纹设计，种植体就具备一定的自攻能力，可以用机用或手用旋入器顺时针旋入种植体。通常用手机低速旋入种植体，种植体植入方向长轴与种植窝方向一致，遇有阻力最好换成手动旋入，以保护手机。植入速度为 15rpm，种植体植入时的行程扭矩最好不要大于 15Ncm，最终扭矩达到 35Ncm 则最为理想（图 9-29～图 9-33）。不建议行程扭矩及最终扭矩过大，否则种植窝的热损伤将影响骨愈合、增加种植体失败的风险。

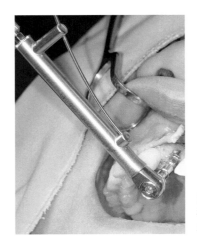

图 9-29 最终扭矩
种植体植入后最终扭矩达到 35Ncm，显示良好的初始稳定性

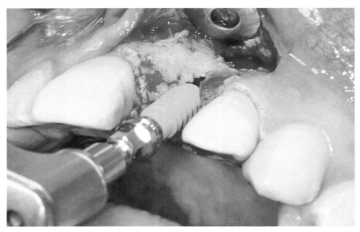

图 9-30 植入种植体
使用机用旋入器植入软组织水平种植体（体部直径 4.1mm，肩台直径 4.8mm，SLA 处理表面，Straumann，瑞士）

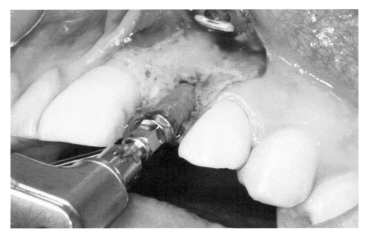

图 9-31 种植体植入过程
种植体植入过程中，植入速度为 15rpm，种植体植入时的行程扭矩最好不要大于 15Ncm

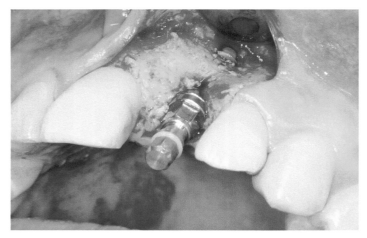

图 9-32 种植体就位
种植体就位后达到理想的三维位置，种植体部分根尖暴露

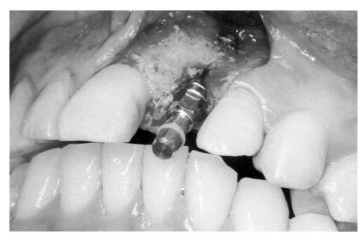

图 9-33 种植体就位后检查咬合
种植体就位后，与对颌牙咬合关系良好

9.8.12 基本程序十一：取下携带体

种植体植入后，采用机用或手用种植体扳手逆时针方向取下携带体（图9-34）。

辅助程序一：种植体肩台周围去骨

在引导柱的引导下，使用种植体肩台去骨环钻去除种植体肩台周围多余的骨质，以便能顺利安放愈合帽以及后续的修复操作（图9-35～图9-38）。

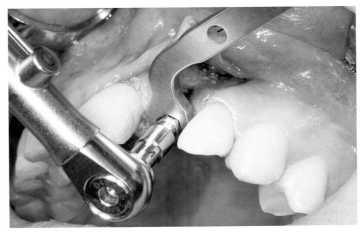

图9-34　取下携带体
采用手用种植体扳手及固定扳手逆时针方向旋松携带体

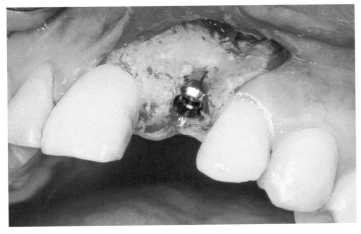

图9-35　取下携带体后
可见种植体植入位置理想，种植体肩台位于理想深度，并可见肩台近远中及腭侧骨阻挡

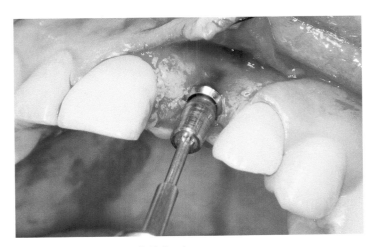

图9-36　种植体肩台周围去骨（一）
在种植体上安装去骨环钻引导杆

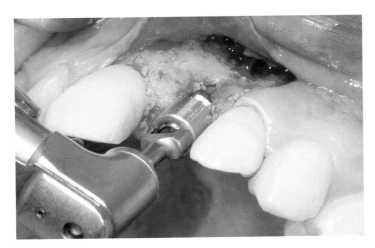

图9-37　种植体肩台周围去骨（二）
使用种植体肩台去骨环钻去除种植体肩台周围的骨阻挡

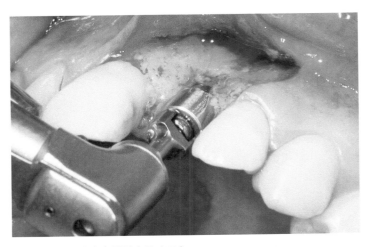

图9-38　种植体肩台周围去骨（三）
引导杆确保使用去骨环钻去骨时不会损伤种植体肩台

9.8.13 基本程序十二：封闭种植体

潜入式种植需要安放封闭螺丝，拧紧至15Ncm扭矩。本病例，选择带有唇侧斜面的美学愈合帽，固定屏障膜。

辅助程序二：引导骨再生

种植体植入后，唇侧骨板菲薄，且有部分种植体粗糙面暴露，以骨增量程序修复缺损的骨组织和轮廓外形（图9-39～图9-42）。植入骨粉，外覆盖胶原屏障膜，用愈合帽进行固定。并在唇侧覆盖双层膜，更好地保护其下方的骨改建过程[36]。

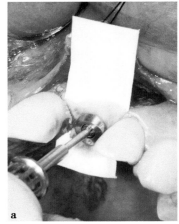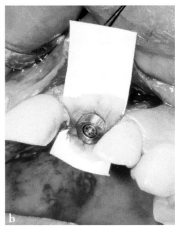

图9-39 引导骨再生（一）
使用美学愈合帽固定可吸收性胶原屏障膜（Bio-Gide，Geistlich，瑞士），并使美学愈合帽的斜面位于唇侧

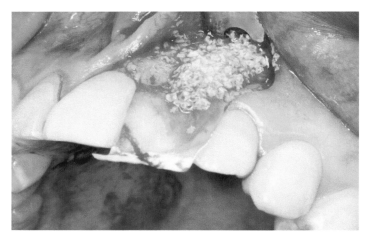

图9-40 引导骨再生（二）
在种植体唇侧骨板外侧植入骨代用品DBBM（Bio-Oss，Geistlich，瑞士）

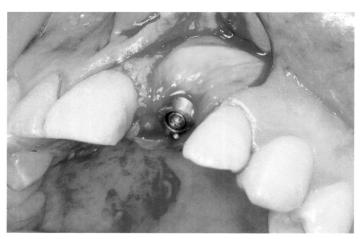

图9-41 引导骨再生（三）
拧紧愈合帽，将可吸收性胶原屏障膜完全覆盖骨粉并贴合骨面

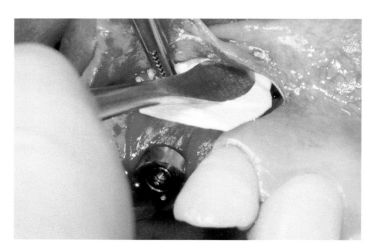

图9-42 引导骨再生（四）
在第一层可吸收性胶原屏障膜唇侧放入第二层可吸收性胶原膜

9.8.14 基本程序十三：关闭创口

在关闭创口前,需要评价软组织量和黏骨膜瓣的张力(图 9-43～图 9-47)。如果软组织量充足,可以直接关闭创口、采用相对简单的间断缝合方法。如果软组织量不足,难以无张力缝合创口,应当制作减张松弛切口,冠向推进黏骨膜瓣、无张力创口初期关闭。如果唇侧或舌侧黏骨膜瓣充分,而邻面软组织量不足或需要龈乳头成形,可以转移局部带蒂瓣。此时根据组织条件,可以选择褥式缝合等缝合方法。避免缝线压迫组织,降低软组织高度,或在拆线后出现压痕。

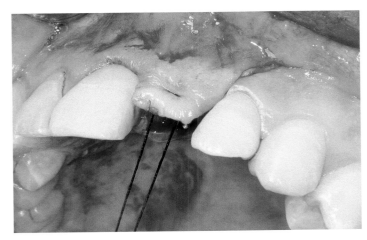

图 9-43 关闭创口(一)
冠向复位黏骨膜瓣,可以达到无张力创口关闭

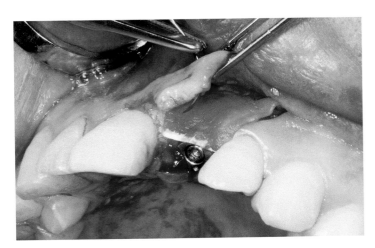

图 9-44 关闭创口(二)
从唇侧黏骨膜瓣唇侧进针缝合创口

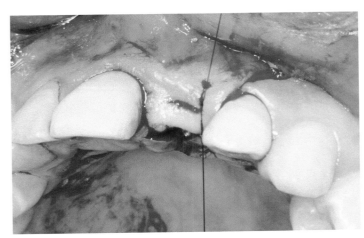

图 9-45 关闭创口(三)
采用间断缝合无张力关闭创口

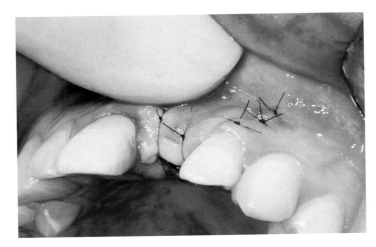

图 9-46 关闭创口(四)
于牙槽嵴顶切口及垂直切口行间断缝合,并平整黏骨膜瓣

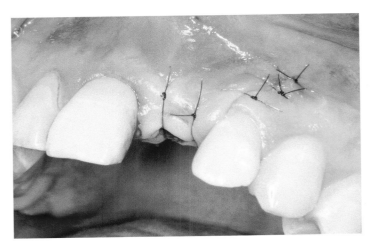

图 9-47 关闭创口(五)
间断缝合关闭创口后,可见行骨增量以后的缺牙区外形丰满

9.9 种植体植入后的维护与处理

术后处理

手术之后的维护与处理(postoperative management)包括局部处理、术后用药、放射线检查和术后医嘱等,也包括对饮食的管理。

局部处理

种植体植入手术完成之后,可以在创口表面涂布软组织封闭胶或组织辅料(例如 Hager 组织敷料),局部加压包扎(例如唇带和颊带等),还可以给予冰敷以减轻出血和肿胀(图 9-48～图 9-50)。

影像学检查

术后常规需要拍摄曲面体层放射线片、根尖放射线片或锥形束 CT(CBCT),检查种植体在骨内的位置及种植体周围牙槽嵴高度,作为以后随访时判定种植体周围骨吸收的基准线。

术后医嘱

手术之后,应当考虑如下面:

● 按照如前所述的原则进行术后用药。

● 术后 24 小时内不要过度漱口,因过频漱口可能导致创口渗血。术后可适量进食饮水,食物不要过热,可以在餐后用 0.12% 氯己定液漱口。非潜入式种植术后愈合基台外露,拆线之前尤其需注意局部卫生,可用棉签蘸 0.12% 氯己定液清洁术区。

● 术后注意休息,避免剧烈运动。术后至少一周内尽量不吸烟饮酒。

● 术后 1 天复查,常规术后 7～12 天拆线,及时拆线可预防局部感染。拆线时需检查局部创口愈合情况。

● 由于患者体质及手术过程不同,可能会有不同程度的术后反应。有些患者反应较轻或无任何不适反应,有些则会出现局部水肿及淤斑,一般持续 3～5 天左右。轻度水肿可以术后 48 小时内用冰块局部冷敷,严重者可适量口服地塞米松缓解症状。

● 除即刻负荷的病例外,术后 14 天内尽量不戴用过渡义齿。要保证过渡义齿不能影响创口愈合。

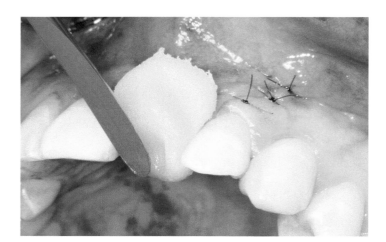

图 9-48　术后处理(一)
在创口表面涂布软组织敷料(Hager,德国)保护创口

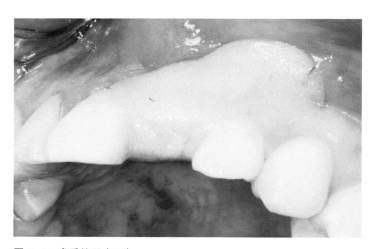

图 9-49　术后处理(二)
将软组织敷料均匀涂布,覆盖整个创口表面

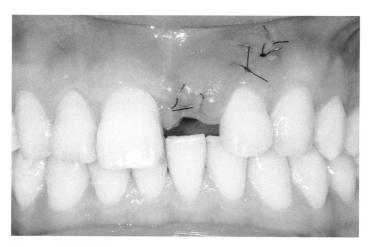

图 9-50　牙列正面观
术后 10 天,拆线之前牙列正面照,可见创口愈合良好,尼龙线表面清洁

本病例，愈合 6 个月之后进入修复程序。制作种植体支持的树脂临时修复体进行牙龈成形[37]，3 个月后，换用二氧化锆全瓷冠进行最终修复（图 9-51～图 9-58）。

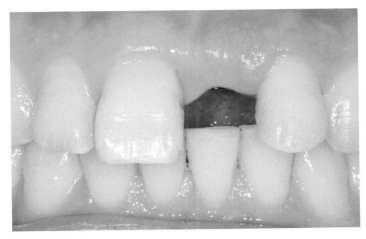

图 9-51　术后 6 个月
上颌左侧中切牙术后 6 个月愈合情况良好，牙龈色泽正常，附着龈健康，形态丰满无凹陷

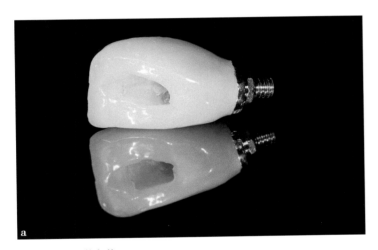

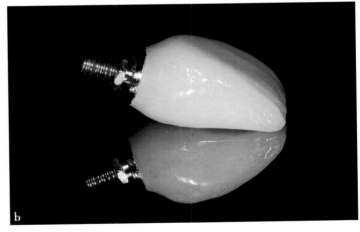

图 9-52　临时修复体
a. 种植体支持螺丝固位的临时修复体，可见螺丝通道正好于修复体舌侧窝穿出　　b. 树脂制作的临时修复体表面光滑，色泽自然，穿龈部分形态逼真

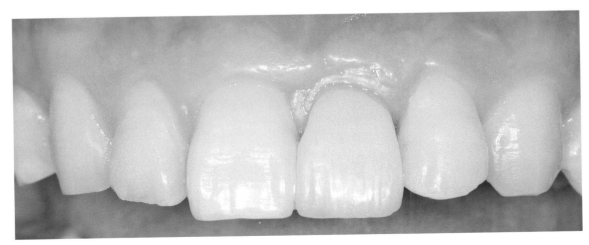

图 9-53　临时修复体就位
临时修复体口内就位后，可见上颌左侧中切牙龈缘形态与右侧略不对称，可通过调改临时修复体进行软组织成形

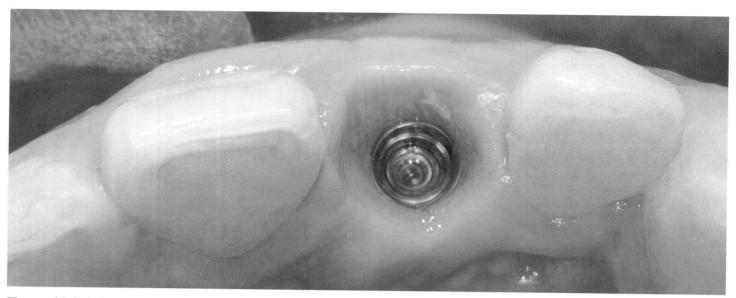

图 9-54 穿龈轮廓殆面观
取下临时修复体后的殆面观，可见被临时修复体成形后的软组织袖口和良好的穿龈轮廓

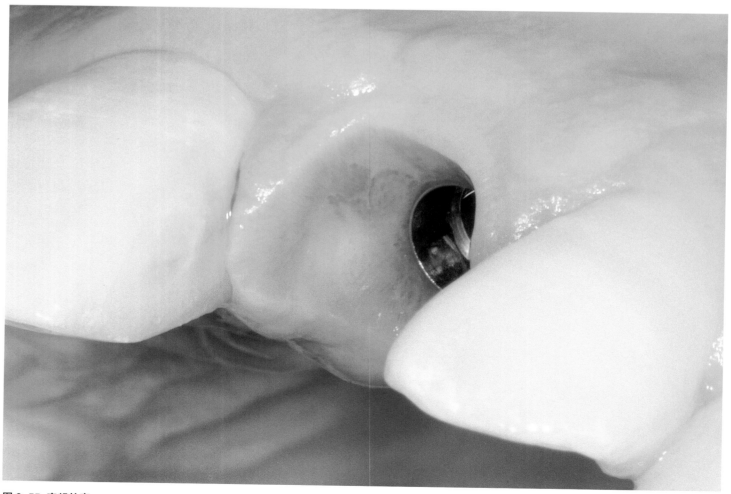

图 9-55 穿龈轮廓
临时修复体诱导成形的成熟软组织袖口，软组织色形质健康，并形成由临时修复体成形的稳定的穿龈轮廓

种植外科程序：戈怡主治医师、彭玲燕主治医师；种植修复程序：戈怡主治医师、彭玲燕主治医师；技工室程序：尤根义齿制作

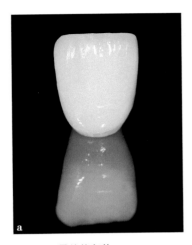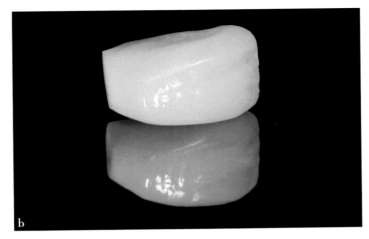

图 9-56　最终修复体
a～b. 二氧化锆全瓷材料制作的最终修复体，与临时修复体拥有相同形态的穿龈部分

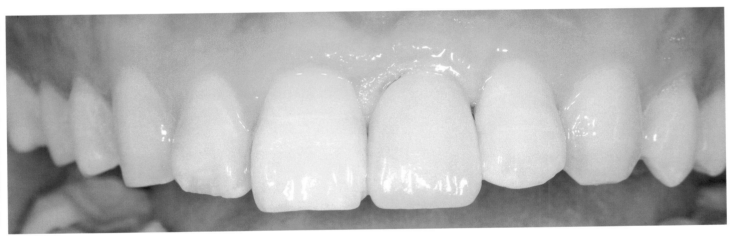

图 9-57　戴入最终修复体
最终修复体口内就位后，种植体龈缘高度和形态与邻牙协调，达到理想的美学效果

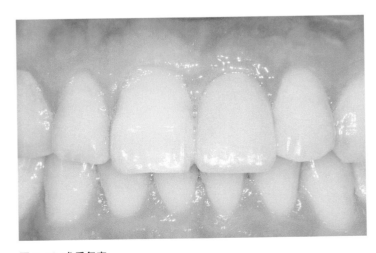

图 9-58　术后复查
术后 3 年随诊复查照片显示龈缘及龈乳头高度稳定，达到理想的功能与美学效果
种植外科程序：戈怡主治医师、彭玲燕主治医师；种植修复程序：戈怡主治医师、彭玲燕主治医师；技工室程序：尤根义齿制作；病例完成时间：2007 年

9.10 骨水平种植体种植的基本外科程序

骨水平种植体植入要点

● 骨水平种植体和软组织水平种植体的结构及外科植入工具、方式和步骤都极其类似。

● 骨水平种植体由于没有光滑颈部，所以种植窝预备时只用考虑粗糙体部的长度，种植体植入后应使平台位于牙槽嵴顶。

● 骨水平种植体配备有专门的颈部成形钻，使种植体的

平台最终植入位置刚好位于骨缘水平，并且防止颈部对骨皮质的过度挤压而影响骨愈合。

● 骨水平种植体就位后应当使45°角度的平台外缘位置与骨平面平齐，种植体携带体上部有4mm高的定位柱可以作为植入深度的指示，并且携带体的标记线应位于唇侧正中，以利于后期的修复设计（图9-59～图9-68）。

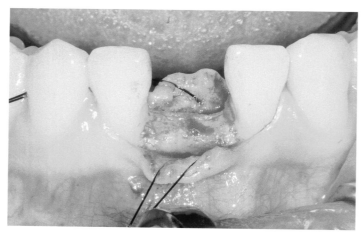

图 9-59 切开翻瓣
于缺牙区牙槽嵴顶正中切开，翻黏骨膜瓣，用双股缝线牵拉唇舌侧黏骨膜瓣，充分暴露术区

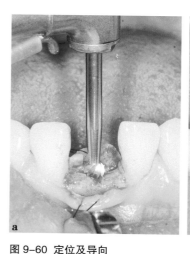

图 9-60 定位及导向
a. 使用球钻进行种植窝定位　b. 使用先锋钻进行导向，确定种植窝三维位置及深度

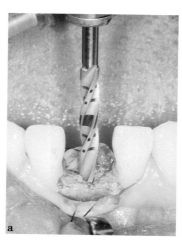

图 9-61 扩大种植窝
a. 使用扩孔钻预备并扩大种植窝　b. 预备种植窝至既定深度

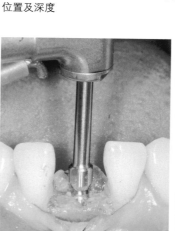
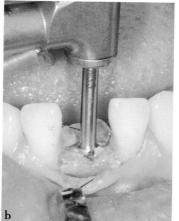

图 9-62 种植窝冠方成形
a ～ b. 使用骨水平颈部成形钻预备至未来种植体肩台应当植入的骨缘位置

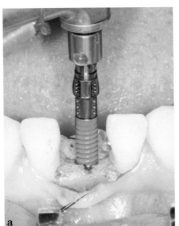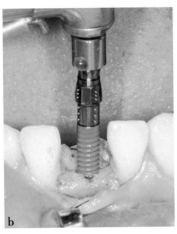

图 9-63　植入种植体

a ～ b. 使用机用旋入器将骨水平种植体（直径 4.1mm，SLActive 处理表面，Straumann，瑞士）缓慢植入种植窝内，同时血液很快攀升在种植体的亲水性表面

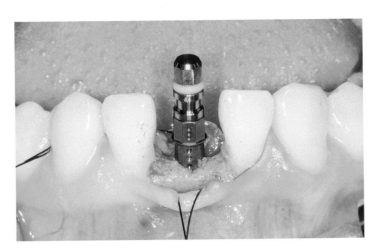

图 9-64　种植体就位

将骨水平种植体的肩台植入至与唇侧骨缘平齐，并旋转种植体使携带体上的点状标志线位于唇侧正中

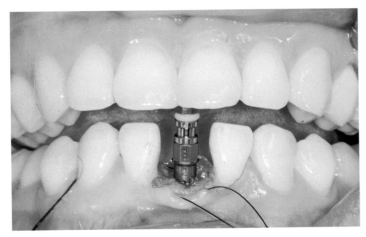

图 9-65　检查咬合关系

嘱患者轻咬合，检查其与对殆牙之间的咬合关系理想，种植体的轴向使得螺丝通道从未来修复体的舌侧窝穿出，适合制作螺丝固位的修复体

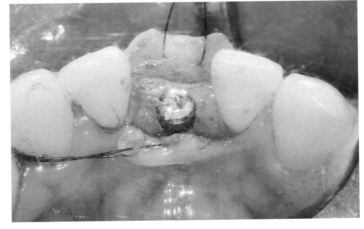

图 9-66　卸下种植体携带体后的殆面观

可见种植体位于牙槽嵴理想位置，种植体肩台位于唇侧骨缘水平，安放封闭螺丝

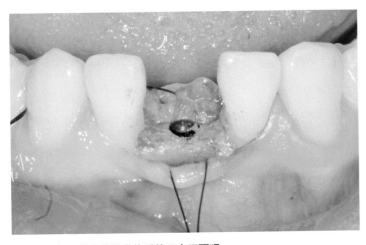

图 9-67　卸下种植体携带体后的口内正面观

可见种植体位于牙槽嵴近远中理想位置，种植体肩台位于唇侧骨缘水平

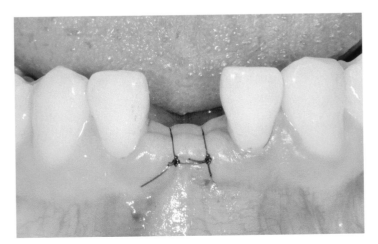

图 9-68　关闭创口

使用尼龙线（5-0 聚丙烯线，Hu-Friedy，美国）对位缝合黏骨膜瓣，无张力关闭创口

9.11 非潜入式种植的基本外科程序

半潜入式种植

种植体植入之后,因种植体平台和愈合帽高出骨面,导致黏骨膜瓣难以完全复位,这时可以无张力下拉拢缝合黏骨膜瓣,暴露部分愈合帽,这样不用在手术同期进行软组织瓣处理,也免除了二期手术操作,使步骤简化(图9-69~图9-71)。

非潜入式种植

非潜入式种植以穿龈方式愈合,需要安放愈合帽,拧紧至15Ncm扭矩。根据缝合后的软组织厚度选择不同高度的愈合帽。愈合帽边缘低于软组织会发生两种变化:在愈合期种植体周围黏膜发生萎缩、高度降低,或软组织覆盖到愈合帽表面,在修复过程之前需要增加Ⅱ期手术。如果愈合帽过高,在愈合期种植体周围黏膜边缘高度也会降低,并且使种植体承受到过量的负荷,违背了种植体的无干扰愈合原则。所以尽量选择平齐或稍高于黏膜边缘的愈合帽,既可以起到支撑和封闭作用,又有利于食物对周围软组织产生生理性刺激作用。当希望引导黏膜向种植体表面生长时,可以采用带有唇侧斜面的美学愈合帽,有利于软组织沿着斜面生长,增加黏膜的高度和厚度。非潜入式种植体的特点之一是穿龈愈合,需要时也可以选择在黏膜覆盖下的潜入式愈合方式,此时需要使用高度较低的封闭螺丝(图9-72~图9-75)。

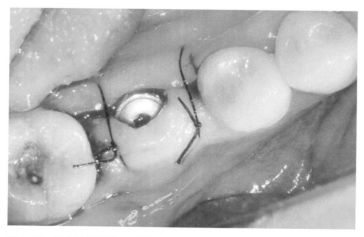

图9-69 缝合黏骨膜瓣,暴露部分封闭螺丝
植入软组织水平种植体(体部直径4.8mm,平台直径6.5mm,SLA处理表面,Straumann,瑞士)后,无张力下拉拢缝合黏骨膜瓣,暴露部分封闭螺丝,形成半潜入式愈合

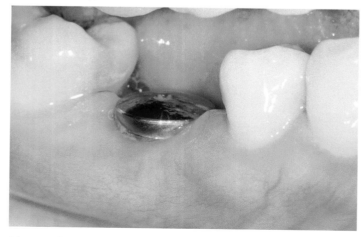

图9-70 放置愈合帽后口内侧面观
愈合帽高度与近远中龈乳头相平齐,以利于后期制取印模及戴入修复体

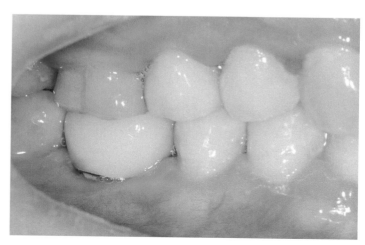

图9-71 戴入最终修复体的侧面观
可见修复体外形及咬合关系理想,龈缘及龈乳头位置及高度处于正常水平

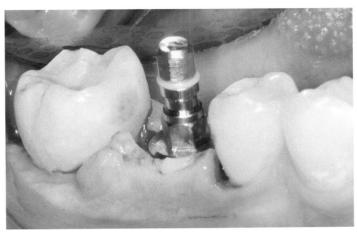

图 9-72　植入种植体
于牙槽嵴顶正中切开翻瓣，在理想的三维位置和轴向植入软组织水平种植体（体部直径 4.8mm，平台直径 6.5mm，SLA 处理表面，Straumann，瑞士）

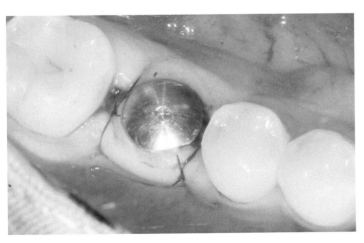

图 9-73　安放愈合帽
选择合适高度的愈合帽，使其就位后平齐或略高于黏膜边缘，对位缝合黏骨膜瓣，使附着龈紧密包绕愈合帽进行愈合

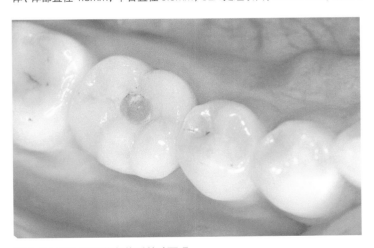

图 9-74　戴入最终修复体后的𬌗面观
可见位于牙冠中央用树脂封闭的螺丝通道，表明种植体轴向理想，有利于咬合分布及受力传导

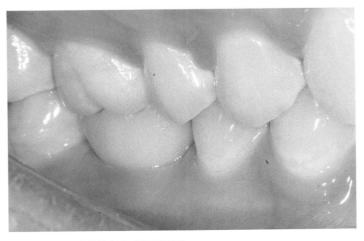

图 9-75　戴入最终修复体后的侧面观
可见修复体外形及咬合关系理想，龈缘及龈乳头位置及高度与邻牙相协调

9.12 不翻瓣种植的基本外科程序

不翻瓣的种植手术

不翻瓣手术（flapless surgery）是通过软组织环切刀暴露牙槽嵴顶，创造种植窝预备和种植体植入的入路，又称之为软组织环切技术（tissue punch technique）（图9-76~图9-81）。不翻瓣技术实现了最低限度的外科创伤，但必须同时满足如下条件：

● CBCT确认骨组织的三维轮廓。

● 不需要骨增量和牙槽嵴顶修整程序。

● 种植体非潜入式愈合。

● 有足够宽度的附着黏膜，即种植体植入之后能够满足被附着龈包绕的要求。

但是，必须清楚的认识到不翻瓣手术存在如下两大风险：种植窝穿孔和难以苛求种植体平台的垂直向位置。因此，建议不翻瓣的种植手术在外科模板的引导下，或由经验丰富的医师来执行操作[38]。

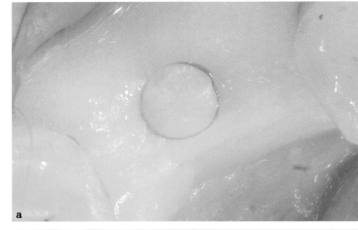

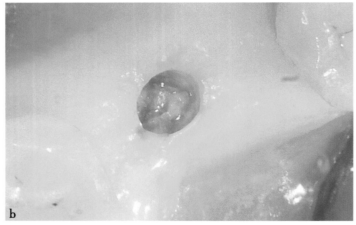

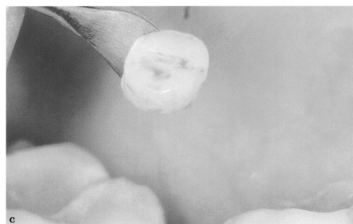

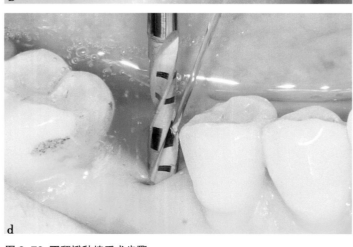

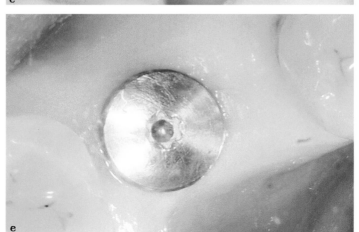

图9-76 不翻瓣种植手术步骤

a. 局部麻醉下，在术区用软组织环切刀定位　b. 软组织环切刀环切后的创口　c. 软组织环切刀切下的软组织　d. 在暴露的骨面逐级预备种植窝
e. 植入种植体后，放置愈合帽，不需要缝合创口，可见附着龈环绕在愈合帽周围，在压力作用下黏膜轻微发白，无出血红肿

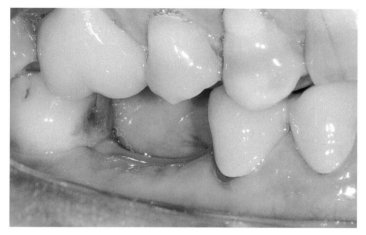

图 9-77　牙列侧面观
可见下颌右侧第一磨牙缺失，缺牙间隙及咬合关系正常，附着龈宽度及质量良好

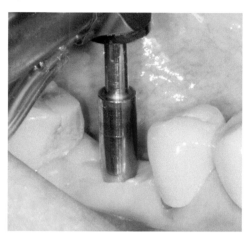

图 9-78　环切软组织
使用软组织环切刀在缺牙区牙槽嵴顶正中环切软组织，暴露牙槽嵴顶

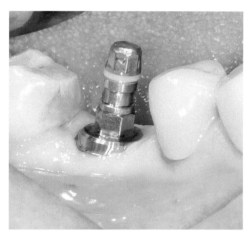

图 9-79　植入种植体
在正确的三维位置和轴向植入软组织水平种植体（体部直径 4.8mm，平台直径 6.5mm，SLA 处理表面，Straumann，瑞士）

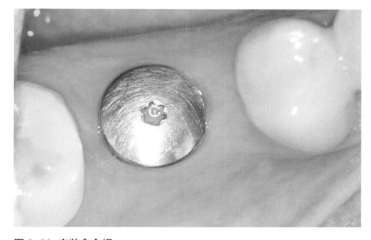

图 9-80　安装愈合帽
选择合适的愈合帽，使其就位后略高于龈缘，安放愈合帽后的𬌗面观可见附着龈环绕在愈合帽周围，无红肿出血，手术创伤小

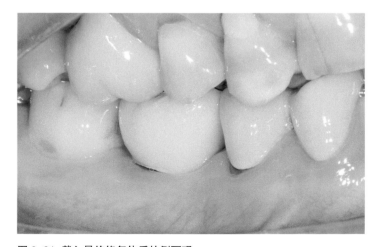

图 9-81　戴入最终修复体后的侧面观
可见修复体外形及咬合关系理想，龈缘及龈乳头位置及高度处于正常水平
种植外科程序：宿玉成教授、彭玲燕主治医师；种植修复程序：彭玲燕主治医师；技工室程序：尤根义齿制作；病例完成时间：2010 年

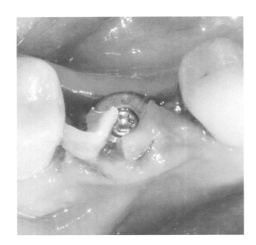

Chapter 10

Stage II   Surgery and
Soft-tissue Manipulation

Su Yucheng

第 10 章　种植二期手术与软组织处理

宿玉成

10.1 二期手术

10.1.1 概述

二期手术的概念

种植成功的判定标准由成功的骨结合转变为种植治疗美学和功能的修复，获得种植体周围软组织的美学效果成为种植治疗的关键组成部分。因为附着龈质地坚韧、缺乏弹性，所以潜入式和非潜入式种植均存在种植体周围软组织处理问题。种植体周围软组织处理分为软组织引导和外科成形两种类型。种植体周围软组织引导包括美学愈合帽、解剖式愈合帽、个性化愈合帽和临时修复体等方式（在本书的其他章节予以介绍），外科成形则通过黏膜瓣的转移重建种植体周围软组织轮廓和（或）改善黏膜质量。

非潜入式种植，在创口初期关闭时往往需要进行种植体周围软组织的外科成形。其外科程序与二期手术暴露种植体时软组织外科成形技术类似，因此在本书中不再赘述。

二期手术的目的

潜入式愈合的种植体，在完成骨结合之后必须经过种植体植入之后的另外一次手术，将种植体平台暴露于口腔才能进行种植体修复。这次手术被称为二期手术（stage Ⅱ surgery），或种植体暴露手术。种植体愈合之后的二期手术具备如下目的：

● 暴露种植体平台，建立种植体平台向口腔开放的软组织通道。
● 取出封闭螺丝，安装愈合帽（有些病例需要用个性化印模帽），成形种植体周围软组织。
● 通过基台周围及软组织处理获得最佳的种植体周围软组织美学效果。
● 如果需要，可以同期进行小范围的引导骨再生程序。
● 某些病例可以同期取出不可吸收屏障膜或可吸收屏障膜的固位膜钉。
● 某些病例可以进行术中印模，制作种植体支持的临时修复体或最终修复体。

二期手术的时机

有多种因素参与二期手术时机的决策。

● **种植体因素**　显然，对单纯的种植体植入手术（例如无骨和软组织缺损、骨密度较高和初始稳定性良好等），无需等待种植体愈合 3～6 个月再进行负荷。例如，亲水性大颗粒喷砂酸蚀表面的螺纹状种植体（SLAactive 表面种植体，Straumann）可以常规在种植体植入之后 4 周进行负荷。因此，可以将二期手术的时间提前至种植体植入之后的 3 周。
● **种植位点因素**　充足的骨量、良好的的骨密度（Ⅱ类和Ⅲ类骨密度）和种植体初始稳定性是种植体骨结合的重要条件。对此类种植位点可以进行早期负荷，提前了二期手术的时间。良好的种植位点骨密度是实现良好初始稳定性的重要条件。
● **种植体植入的外科程序**　进行了复杂的外科程序，例如种植体植入同期大量的骨增量或在骨增量位点分阶段植入种植体，通常需要较长的愈合时间（大约 6 个月的愈合期）。
● **软组织成形**　在二期手术同期进行软组织成形的病例，往往需要较长的软组织愈合时间。因此，可以在种植体获得了较为满意的骨结合之后，提前进行二期手术，获得更长的软组织愈合时间。

二期手术之前的准备要点

● **种植体位点的放射线检查**　放射线检查的方法包括根尖放射线片、曲面体层放射线片或锥束 CT 等，来评价骨结合的程度、种植体和膜钉的位置。放射线检查可以辅助判断是否有骨组织生长到种植体表面。
● **骨、软组织评估**　评估种植位点的骨和软组织状态，包括骨弓轮廓、附着龈质量、邻牙和对侧同名牙的龈缘与龈乳头位置等。依据评估结果制订治疗计划，包括暴露位点的方法以及是否进行软组织移植等。
● **确定负荷方案**　基于修复设计，确定是否术中印模，是否即刻戴入临时修复体等。

10.1.2 二期手术临床要点

种植体暴露方法

- **软组织激光技术**　软组织激光暴露种植体的优点是：术野清晰、无出血；可以逐步的去除种植体平台表面的黏膜，控制去除的软组织量；术后无渗血、创口愈合快；患者通常不认为这是一次手术，缓解患者的心理压力（图 10-1）。使用软组织激光要正确地设定激光的参数，防止功率过大对种植体平台造成的损伤。

- **软组织环切技术**　使用软组织环切刀暴露种植体的优点是创缘整齐和速度快。应用软组织环切技术要求准确定位种植体的平台位置，环切软组织直径小于要暴露的种植体平台直径。对附着龈质量较差的病例，要注意术后的渗血现象。

- **手术切开技术**　手术切开暴露种植体是传统的方法，可以用于各种二期手术指征，尤其是同期进行 GBR 和软组织处理的病例。

手术切开的技术要点

- **麻醉**　在种植体封闭螺丝所在的牙槽嵴顶黏膜处行黏膜下浸润麻醉。

- **定点与切口**　用锐利的探针确定种植体的中心点之后，依据龈乳头的形态、附着龈的质量、膜龈联合的位置、邻牙和对颌同名牙的龈缘位置等确定切口的类型和位置。通常的设计要点包括：①种植体周围存在健康的附着龈和形成正常高度的龈缘位置，否则应当进行软组织处理。②二期手术的切口很小，但技巧性强，包括 H 形切口、T 形切口、弧形切口和一字形切口等。在种植体平台表面的黏膜切口，要全层切开黏骨膜。③结合考虑未来的龈缘高度和种植体平台的位置，黏骨膜的水平切口位置位于种植体平台正中或正中偏腭侧。④如果计划进行瓣转移，切口的位置要考虑瓣的大小、转移方向和蒂的位置与血运。

- **剥离和翻瓣**　短水平切口切开黏骨膜直达种植体封闭螺丝表面，用锋利而小巧的剥离子（例如 Buser 剥离子）沿切口钝性分离黏膜，暴露封闭螺丝表面。如果切口较小、黏膜较厚或有表面瘢痕，常造成分离时张力较大，需注意不要撕裂软组织。如果切口较大，剥离后可以将封闭螺丝、种植体平台甚至种植体周围的牙槽嵴顶暴露，观察骨的高度和质量，便于相应的处理。例如，骨组织生长到种植体平台表面，当影响基台和修复体就位时，用配套的环形骨钻（例如 Straumann 环形骨钻）或骨凿小心地将其去除，且不可损伤种植体平台表面。当发现存在小的骨缺损，可以同期进行 GBR 程序予以纠正。

- **安放愈合帽**　取出封闭螺丝，安放愈合帽。依据种植位点（美学区或非美学区）和黏膜厚度选择不同形状和高度的愈合帽。例如，在美学区位点可以选择唇侧带有斜面的美学愈合帽、解剖式愈合帽或个性化愈合帽，引导和成形种植体周围软组织。通常，在愈合帽就位之后，愈合帽高出软组织边缘 1.0～2.0mm。

- **缝合创口**　如果切口较小，愈合帽与软组织间无明显间隙，则不必缝合（短水平切口或弧形切口等）。否则，应当严密缝合，防止术后感染和愈合不良。

放射线检查

原则上，在愈合帽就位和创口关闭之后，拍摄根尖放射线片，检查愈合帽是否完全就位。未完全就位者，愈合帽和种植体平台之间会显示缝隙，重新安放。

种植体暴露手术的同期修复程序

根据二期手术之前的设计，可以同期完成某些修复程序。例如：①如果在种植体植入程序中已经制取印模，可以同期戴入个性化愈合帽、个性化基台以及临时或最终修复体。②可以在二期手术时进行术中印模，后期戴入临时或最终修复体，在创口缝合之前的术中印模，可以在直视种植体平台的状态中印模，具备方便、准确、节省一次复诊时间和能够避免反复摘戴愈合帽对软组织的损伤等优点。

10.2 二期手术软组织处理原则

10.2.1 软组织处理时机

美学区种植治疗的目标,患者不仅要求恢复天然牙的咀嚼功能和发音,还要求恢复面部结构的协调美观。上颌前牙缺失会极大影响患者的面容、心理和社交活动,因而有些患者对于恢复美观的要求更为强烈,甚至高于对咀嚼功能的恢复。现代修复技术和材料的发展,对于天然牙体硬组织的形态、色泽和质地的模仿已经非常逼真,但是人工材料仿造的软组织效果却不很自然,只有种植体周围的自身软组织才能达到最理想的效果[1]。

理论上在种植修复治疗过程的任何阶段都可以进行种植体周围的软组织处理,包括种植体植入之前、种植体植入同期、种植体植入之后的愈合期、种植体二期手术同期、种植体二期手术之后和戴入修复体之后等治疗阶段。通常,潜入式种植的二期手术同期是最佳的软组织处理时机,原因很明确:①已经完成或初步完成种植体骨结合,软组织处理不会对其造成干扰;②此时已经完成软组织愈合,软组织轮廓已经确定,可以显见是否需要软组织处理和处理方式;③与二期手术同期,可以减少一次额外手术,并且患者易于接受手术处理。

10.2.2 软组织处理目标

种植体周围软组织处理的目标十分明确,应当达到或接近以下标准:

种植体周围软组织健康

种植体周围软组织健康的标志包括:① 建立稳定的种植体周围生物学宽度和生物学封闭;② 获得健康的附着龈,使种植体周围软组织对损伤具有较强的抵抗力,无炎症存在。

种植体周围软组织自然

种植体周围软组织自然的标志包括:类似于天然牙周围附着龈、龈缘和龈乳头的色泽和形态,既不暴露金属边缘也不透出金属颜色,如同天然牙冠和牙龈的过渡。

种植体周围软组织协调

种植体周围软组织协调的标志包括:① 种植体周围的龈缘与牙列的龈缘曲线连续、协调,根样隆起和唇侧组织的丰满度与余留牙列协调一致。② 龈缘与龈乳头高度、附着龈宽度和膜龈联合水平与天然牙列协调。

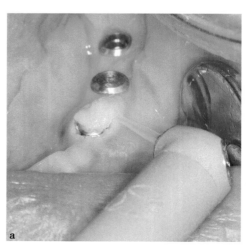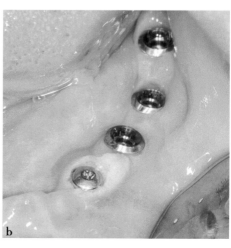

图 10-1 二期手术 – 激光暴露种植体
a. 种植体潜入式愈合,修复之前需要去除种植体表面软组织。使用激光沿种植体平台边缘切割软组织
b. 优点在于切割完成之后不会造成刀片切割之后的出血,术区清晰,不会过多去除角化黏膜,从而避免影响最终种植体周围软组织的健康。之后更换愈合帽

10.2.3　软组织问题及处理原则

附着龈不足甚至消失，龈缘退缩，修复后牙冠过长或颈部暴露金属

　　附着龈不足，膜龈联合位置接近牙槽嵴顶。修复后牙龈边缘高度降低，牙冠"变长"，与邻牙不协调。处理方法包括冠向推进瓣技术（图 10-2）、局部转瓣和腭部游离黏膜移植等。

边缘龈组织较薄透出金属颜色

　　黏膜过薄或种植体唇倾，修复后龈缘会透出金属颜色，可使用瓷基台或游离移植黏膜增加厚度。附着龈充足时，可选择结缔组织移植和位点腭黏膜瓣折叠技术等。

因骨弓凹陷导致的唇侧丰满度不足

　　在二期手术时可以再次确认骨弓轮廓。骨弓凹陷可导致缺乏根样隆起和唇侧塌陷。因为严重的骨弓凹陷已经在种植体植入之前或同期予以矫正，二期手术时发现的骨弓凹陷通常并不严重。处理方法包括 GBR、游离结缔组织移植或位点腭黏膜瓣折叠技术等。

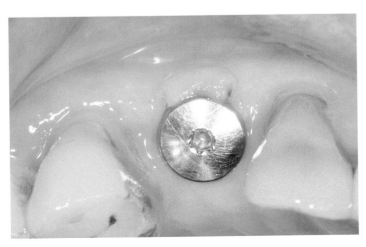

图 10-2　二期手术－唇侧推进黏膜瓣
因为潜入式愈合种植位点的软组织充足，只需制作简单的小弧形切口，将小黏骨膜瓣推向唇侧，更换愈合帽。术式简单，局部出血量少，还可以增加唇侧黏膜的丰满度

附着龈质量不佳，发生种植体周围黏膜炎

　　附着龈质量不佳或缺如，修复体就位后容易因咀嚼食物时的机械性刺激和摩擦产生疼痛及炎症反应，甚至发生软组织增生，必要时需取下修复体进行黏膜移植。因此，在二期手术之前和同期进行腭黏膜移植，重建附着龈。

龈乳头高度不足、甚至缺如，形成"黑三角"

　　恢复龈乳头是实现美学修复效果的重要方面，"黑三角"的存在会造成较大的美学缺憾。正常的龈乳头充满外展隙，形态自然美观。牙缺失后局部牙槽嵴吸收变平，高度降低，牙间乳头萎缩。而种植体植入后，龈乳头也不能自然恢复。即刻种植，由于保留了现存的正常牙龈和牙间乳头形态，术后可以获得相对正常的软组织形态。延期种植，尤其是连续多颗牙缺失的病例，就需要局部转瓣或游离移植较多的软组织以重塑龈乳头。

　　经过种植体植入的愈合期之后，龈乳头形态会有如下三种变化趋势：

● **不同程度的萎缩**　原因可能是黏骨膜翻瓣包括了相邻龈乳头，或邻面牙槽嵴的损伤性吸收，导致龈乳头的萎缩。或因潜入式种植缺乏修复体的支撑，龈乳头发生的持续性萎缩。

● **龈乳头生理性增生**　种植体植入之后，戴入美学愈合帽、解剖式愈合帽、个性化愈合帽或临时修复体，引导和成形种植体周围软组织，使龈乳头趋于健康和自然，与周围软组织相协调。

● **龈乳头的形态无显著性变化**　其真正的机制目前并不清楚。

　　在两颗相邻种植体之间难以形成自然的龈乳头形态，因为相邻种植体之间的骨组织和软组织平坦，只有在具备一定厚度的附着龈的前提下，应用局部转瓣来重建相邻种植体之间的龈乳头。

10.2.4 软组织处理效果的影响因素

局部条件

术前缺牙位点的软组织状态是决定术后软组织美学效果的关键因素。术区局部骨量充足和健康的软组织是取得良好术后效果的先决条件。局部条件很差的患者,其软组织退缩严重,牙间乳头萎缩直至消失,附着龈甚至化生为牙槽黏膜,对获得自然美观的治疗效果是一个挑战。

局部条件不同时,要求达到的软组织效果也不相同。因此,要考虑如下因素:

- 由于外伤等意外情况造成牙缺失的年轻患者,或一直保持有良好牙周维护习惯(如有效刷牙、定期进行口腔检查)的患者,通常患者口腔内余留牙的牙周组织健康,没有牙周急慢性炎症及软组织萎缩,处理得当则可以获得种植体周围龈缘和龈乳头的理想形态,达到健康、自然和协调的效果。
- 由于病理或生理原因,牙周组织发生了一定程度退缩,即龈乳头萎缩、龈缘退缩,但局部无炎症或炎症经治疗已得到有效控制。软组织处理效果达到与口腔整体环境协调即可。如果修复后的龈缘和牙间乳头是正常的高度和形态,反而会因为与整体不协调而显得不自然。
- 后牙区牙列缺损,局部黏膜萎缩严重。尤其是后牙区连续多颗牙缺失的种植治疗,难以恢复种植体之间的软组织。由于无软组织充填,可以考虑在修复体之间形成较大的颈楔状隙,这样牙签、牙线和间隙刷很容易清除食物残渣。这种情况,以达到在使用中保持组织健康为目标。

种植体愈合方式

软组织处理时机与种植体愈合方式密切相关。非潜入式种植,种植体植入之后即启动了种植体周围软组织的愈合和成形阶段,因此软组织处理的最佳时机是种植体植入之前或与种植体植入同期。而潜入式种植只是在二期手术之后启动种植体周围软组织的愈合成形阶段,因此软组织处理的最佳时机是与种植体植入同期或与二期手术同期。

软组织的组织学愈合

要正确理解种植体周围软组织愈合方式和能力。种植体周围的软组织脆弱,血管少、愈合能力差,应避免反复手术。如果在戴入修复体之后再进行软组织处理,会因为移植的黏膜直接与修复体表面接触,血供和稳定性较差,软组织的愈合能力受到挑战。

种植体植入位置

种植体植入的三维位置和轴向将影响软组织处理的效果。

软组织处理技术

种植体周围软组织处理属于重建外科和精细的牙周外科范畴。临床医师的技术能力以及外科器械等因素均会影响软组织处理效果。我们应当牢记,如果软组织处理失误会导致更加糟糕的后果,而且进一步处理的困难和风险更大。

根据不同的临床表现,有多种可供选择的软组织处理方案,其中常用的方法包括:局部带蒂组织瓣、冠向推进瓣、腭黏膜反折瓣、腭部游离黏膜瓣(图 10-3)、游离结缔组织瓣等技术。

缝合

将缝合列为软组织处理效果的影响因素似乎是一项有趣的事情,但事实就是如此。脆弱而血供并不丰富的黏膜对缝合和缝合线的反应存在不确定性。缝合方法和缝合线选择不当,张力过大可能会导致黏膜瓣的血供障碍、愈合不良,甚至坏死,缝合线对黏膜的切割作用会产生术后瘢痕;而过分的松弛将导致黏膜瓣不稳定及愈合困难,影响到治疗效果。

其他因素

例如不能忍受缺牙的患者,过早戴入过渡义齿或过渡义齿设计不合理使黏膜瓣受压导致的黏膜瓣愈合不良,患者的口腔卫生状况和术后对局部创口的护理等均会影响软组织处理的效果。

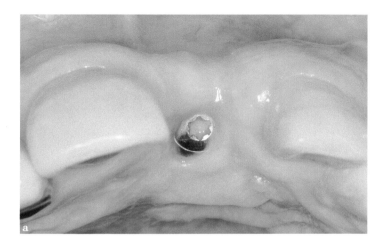
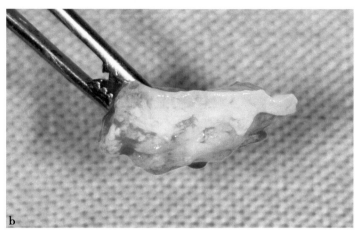
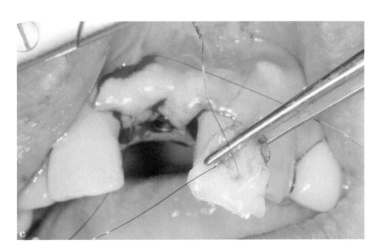
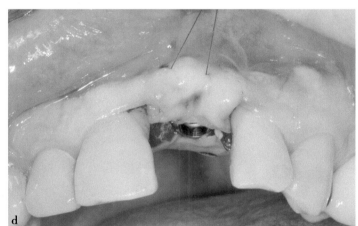
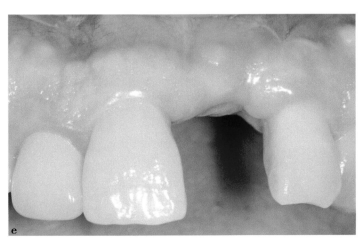
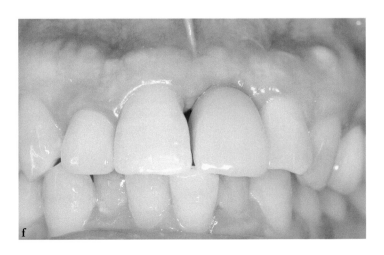

图 10-3 二期手术 – 游离结缔组织瓣移植

a. 上颌左侧中切牙种植体（4.1mm×12mm，SLA，SP，Straumann，瑞士），同期引导骨再生程序。愈合 6 个月之后，半潜入式愈合，可见唇侧丰满度不足　b. 取自体腭黏膜全厚游离结缔组织瓣　c. 种植位点做偏腭侧牙槽嵴顶水平切口，翻开唇侧黏骨膜瓣，暴露骨面。将结缔组织瓣去上皮之后，用缝线固定在唇侧瓣的骨膜面　d. 复位唇侧瓣，可见唇侧丰满度立刻增加　e. 再次等待愈合 4 周之后，可见黏膜愈合良好，唇侧丰满度增加　f. 戴入种植体支持的临时修复体塑形牙龈

种植外科程序：宿玉成教授、刘倩主治医师；种植修复程序：刘倩主治医师；技工室程序：尤根义齿制作；病例完成时间：2008 年

10.3　二期手术软组织处理技术

10.3.1　局部转移瓣

局部转移瓣的切口

局部转移瓣是在切口唇侧或腭侧制作带蒂的黏骨膜瓣，向种植体的近中和（或）远中旋转移位，包绕种植体或愈合帽，重建种植体周围龈乳头。常用的局部转移瓣包括：L形瓣、T形瓣、双L形瓣和连续L形瓣等。瓣的切口可以较为平直，或略呈弧形，因此也将L形瓣称为S形瓣。L形瓣和T形瓣均包含水平向和垂直向两个切口，水平向切口的长度代表瓣的长度，垂直向切口的长度代表瓣的宽度。临床上，依据不同的临床指征选择最适合的局部转移瓣。

因为局部转瓣时旋转的黏膜瓣取自缺损邻近的黏膜组织，其组成和外观与缺损的组织完全相同。由于黏膜瓣有蒂部和周围组织相连，血运较好、成活率高，愈合之后不用断蒂手术。

单颗种植体近中或远中黏膜缺隙

在种植体愈合帽的近中或远中侧可以无张力缝合，但另一侧有缺隙不能关闭，或需要重建龈乳头高度，在唇侧或腭侧黏膜边缘作L形切口、形成唇侧或腭侧带蒂的L形瓣（图10-4），平行于黏膜缘的水平向切口较长，远离缺隙侧的垂直向切口较短。通常，黏骨膜愈合后表面平滑，没有瘢痕和凹陷。

单颗种植体近中和远中黏膜缺隙

在种植体愈合帽的近中和远中侧都不能无张力初期创口关闭，或需要重建两侧的龈乳头高度，在唇侧或腭侧黏膜边缘作T形切口、形成唇侧或腭侧T形瓣。当唇侧黏膜非常丰满时，可以制作双L形瓣。依据种植体近中侧和远中侧的间隙大小，决定垂直向切口的位置。

连续多颗种植体近中和（或）远中黏膜缺隙

连续多颗种植体愈合帽的近中和远中黏膜缺隙的情况较为复杂。根据切口两侧黏膜瓣组织量选择T形和连续L形黏膜瓣。

在上颌后牙区的连续多颗种植体，嵴顶切口颊侧有时为松软的牙槽黏膜，可以直接缝合，但是几乎不能形成龈颊沟。可以在缝合时将颊侧黏膜瓣向根方推移，暴露骨面，从腭侧选择合适长度和宽度的带远中蒂部的半厚黏膜瓣，供区保留骨膜，从远中绕过转移到颊侧，和切口形成的黏膜瓣边缘缝合在一起，固定在暴露的骨面上。术后可形成足量的附着龈及良好的龈颊沟形态。

位点腭侧黏膜反折技术

适用于种植体植唇侧无骨缺损，但唇颊侧存在凹陷的位点。分离凹陷处的黏骨膜，将腭侧黏膜去上皮之后反折，进入凹陷处，恢复丰满度。也可以作U形切口，形成蒂位于唇侧的黏膜瓣，去上皮之后反折，进入凹陷处，恢复丰满度。

10.3.2　游离软组织移植

游离移植的软组织常来源于自体硬腭黏膜，采用包括黏膜上皮、固有层、黏膜下层、脂肪层和骨膜的复合组织移植，也可选择只含其中某些组织层的组织移植。根据所包含的层次可以分类为带上皮的黏膜瓣、不带上皮的结缔组织瓣和部分带上皮的结缔组织瓣。

硬腭黏膜和牙龈都属于咀嚼黏膜，结构特点基本相同，表面有角化层，都可以承受咀嚼压力和摩擦力，因此多选择上颌前磨牙区附近属于脂肪区和牙龈区的硬腭黏膜。该处黏膜血供丰富，局部感染机会相对少，切取后组织再生能力强，不影响美观，恢复后无异常感觉，术后并发症少，是优先考虑的组织供区。切取时的远中切口应避开腭大孔附近的神经血管束，否则局部出血较多操作不便。也可以选择其他部位的黏膜上皮和结缔组织游离移植。

　　二期手术通常采用结缔组织瓣移植，适用于种植体植入后唇颊侧无骨缺损，但存在凹陷的位点。分离凹陷处的黏骨膜，切取合适大小的结缔组织经修整后移植于凹陷处，可恢复丰满度。如果同时存在种植体周围的角化龈不足，可以采用部分带上皮的结缔组织瓣，将结缔组织部分插入凹陷处的黏膜与骨面之间；将带上皮的部分置于种植体周围，改善黏膜质量。

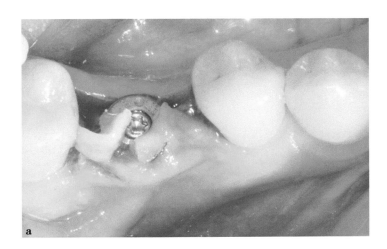 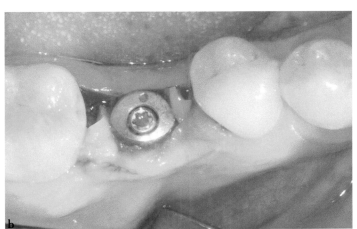

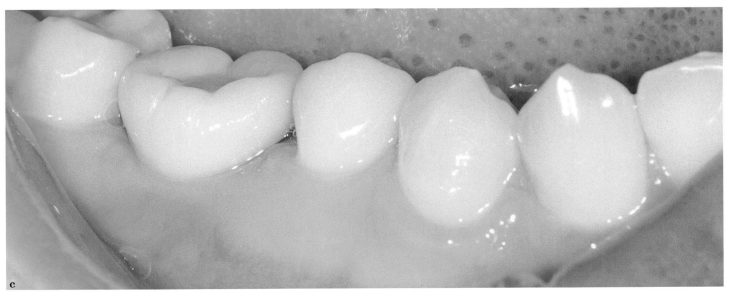

图 10-4　二期手术—局部转瓣

a. 下颌右侧第一磨牙位点，做牙槽嵴顶水平切口，翻开唇侧黏骨膜瓣，更换美学愈合帽，因为唇侧黏膜瓣近远中组织量不足，但嵴顶处组织量过多，在颊侧瓣游离端做倒 T 形切口，形成近远中两个带蒂　b. 将两个带蒂瓣的游离端转移到种植体的近远中，形成了新的龈乳头　c. 戴入最终修复体的侧面观可见近远中形成了形态较好的龈乳头

种植外科程序：宿玉成教授、戈怡主治医师；种植修复程序：戈怡主治医师；技工室程序：姜秀瑛；病例完成时间：2005 年

10.4 二期手术软组织处理临床程序

10.4.1 上颌中切牙位点：黏膜反折瓣（一）

21 岁女性患者，上颌右侧中切牙因外伤缺失数年，曾行可摘局部义齿修复，现选择种植治疗。检查可见上颌右侧中切牙缺失，黏膜质量良好，龈乳头形态部分保留。患者不吸烟，无全身病史。患者牙龈软组织属于薄龈生物型。患者属于高位笑线、大笑时暴露大量上颌牙和牙周组织。缺牙位点的骨弓凹陷。治疗计划：上颌右侧中切牙延期种植，同期引导骨再生程序。6 个月之后戴入临时修复体，完成最终修复（图 10-5）。

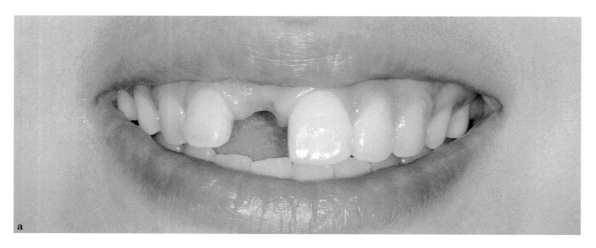

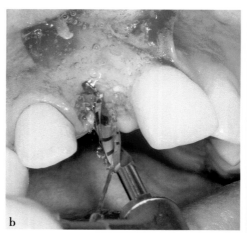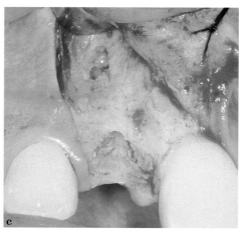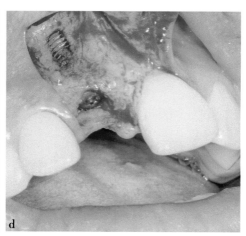

图 10-5 上颌右侧中切牙位点延期种植、同期引导骨再生、黏膜反折瓣
a. 术前正面观可见，上颌右侧中切牙缺失，黏膜质量良好，高度无明显降低，龈乳头形态部分保留，微笑时高位唇线
b～d. 种植体植入 b. 翻开唇侧黏骨膜瓣，暴露唇侧骨面，牙槽嵴高度无明显降低，宽度无明显吸收，但根方骨吸收凹陷。在理想位置预备种植窝 c. 种植窝预备完成，唇侧根方骨壁因倒凹形成穿孔，冠方骨壁完整 d. 植入种植体（4.1×10mm，SLActive，bone level，Straumann，瑞士），初始稳定性良好，唇侧根方种植体螺纹暴露

e ～ j. GBR 程序和二期手术、临时修复体　e. 在唇侧骨缺损处植入大量骨代用品（Bio-Oss，DBBM，Gestlich，瑞士）　f. 种植体及骨代用品表面覆盖胶原屏障膜（Bio-Gide，Gestlich，瑞士）

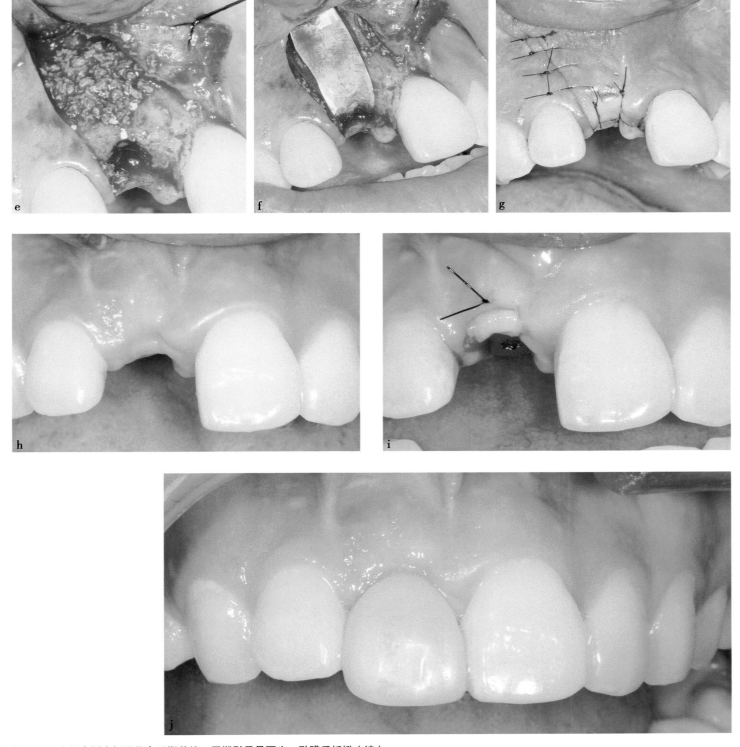

图 10-5　上颌右侧中切牙位点延期种植、同期引导骨再生、黏膜反折瓣（续）
e ～ j. GBR 程序和二期手术、临时修复体　e. 在唇侧骨缺损处植入大量骨代用品（Bio-Oss，DBBM，Gestlich，瑞士）　f. 种植体及骨代用品表面覆盖胶原屏障膜（Bio-Gide，Gestlich，瑞士）　g. 初期创口关闭，种植体潜入式愈合　h. 愈合 6 个月之后，黏膜愈合良好，龈乳头无明显退缩，唇侧丰满　i. 二期手术，唇侧推进黏膜瓣，更换愈合帽　j. 戴入种植体支持的临时修复体，牙龈高度与邻牙并不对称，位于邻牙龈缘水平冠方，牙龈乳头形态较为理想

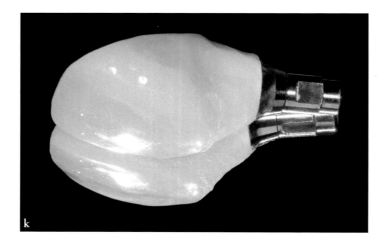

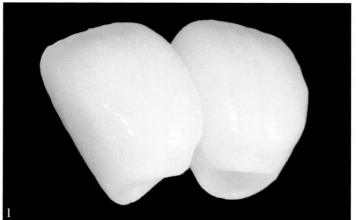

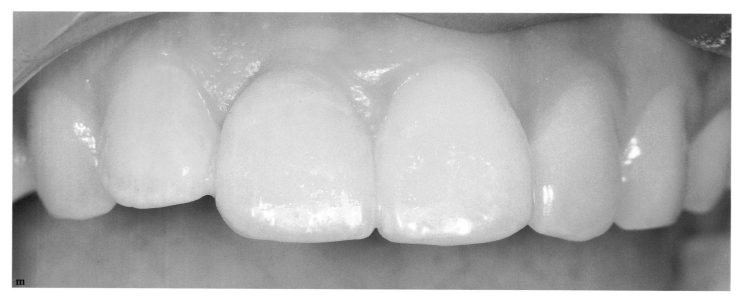

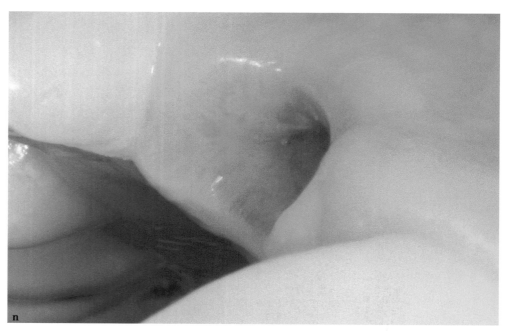

图 10-5 上颌右侧中切牙位点延期种植、同期引导骨再生、黏膜反折瓣（续）

k～n. 最终修复体和穿龈轮廓 k, l. 选择个性化基台，技术室制作粘接固位的最终全瓷修复体 m. 软组织塑形 3 个月之后，旋入个性化基台，戴入最终修复体，粘结固位，牙龈弧线形态良好，和左侧中切牙龈缘弧线对称，牙龈乳头恢复良好，高度和周围牙列协调一致，最终美学修复效果令人满意； n. 戴入最终修复体之前，穿龈轮廓的侧面观，可见龈乳头塑形完美，质量良好

种植外科程序：宿玉成教授、戈怡主治医师；种植修复程序：戈怡主治医师；技工室程序：姜秀瑛；病例完成时间：2006 年

10.4.2　下颌前部：龈颊沟成形

　　女性患者，42 岁，4 个月前因外伤造成下颌前部多颗牙脱位及部分牙槽骨骨折。要求种植修复。检查可见下颌左侧第一前磨牙到下颌右侧第二前磨牙缺失，下颌前牙区前庭沟消失，牙槽黏膜粘连到牙槽嵴顶。在下颌植入 5 颗种植体，同期引导骨再生程序，二期手术时进行了下颌前部龈颊沟成形，完成最终修复（图 10-6）。

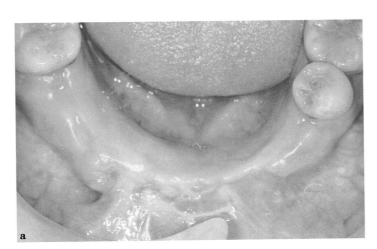
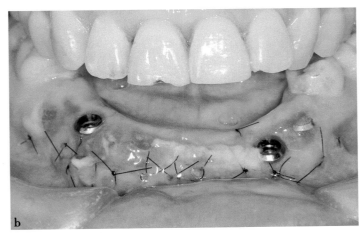
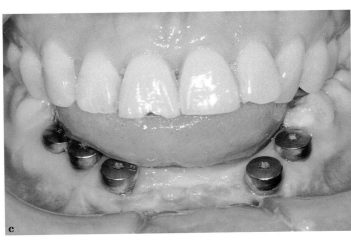
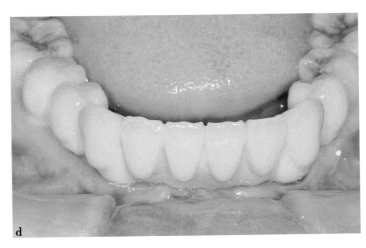

图 10-6　下颌前牙位点早期种植、同期引导骨再生、龈颊沟成形
a. 种植术前𬌗面观可见，前牙区牙槽嵴丰满度不足，前庭沟变浅消失，牙槽黏膜附着于牙槽嵴顶处，前牙区唇侧黏膜质量不佳，大量瘢痕组织形成，直接暴露种植体完成修复容易出现种植体周围黏膜炎　b. 二期手术之前，进行了下颌前部龈颊沟成形，制作周围带蒂角化黏膜瓣转瓣到种植体唇侧，增加唇侧角化龈组织量，有利于新的龈颊沟保持深度，拆线前可见创口愈合良好，黏膜瓣无坏死　c. 安放愈合帽，穿出牙龈，下颌前部牙槽黏膜附着恢复，形成了新的龈颊沟　d. 安装最终修复体，唇侧形成了新的龈颊沟，最终修复体唇侧可见出现了部分角化龈
种植外科程序：戈怡主治医师；种植修复程序：戈怡主治医师；技工室程序：联袂义齿制作；病例完成时间：2012 年

10.4.3　上颌中切牙位点：黏膜反折瓣（二）

　　20岁男性患者，2个月前上颌右侧中切牙因外伤造成冠根联合折断，未予处理，现要求种植治疗。检查可见上颌右侧中切牙残根，唇侧断缘齐龈，舌侧断缘位于龈下，唇侧牙龈略有退缩，龈缘红肿。近远中龈乳头高度良好，无退缩。患者不吸烟，无全身病史。患者牙龈软组织属于中厚龈生物型。治疗计划：上颌右侧中切牙即刻种植，同期引导骨再生程序。6个月之后戴入临时修复体，完成最终修复（图10-7）。

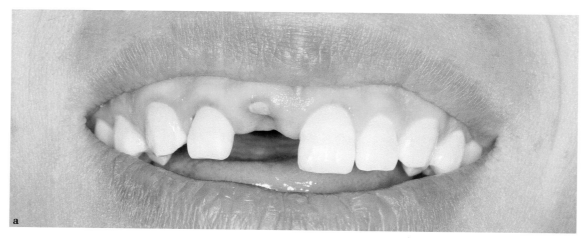

图10-7　上颌右侧中切牙位点即刻种植、同期引导骨再生、黏膜反折瓣
a. 术前正面观可见上颌右侧中切牙残根，唇侧龈缘略退缩，唇侧断缘齐龈，腭侧断缘位于龈下，牙龈缘红肿，近远中缺牙间隙增大

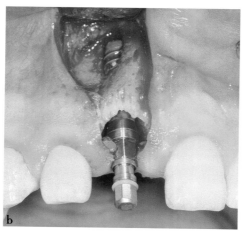
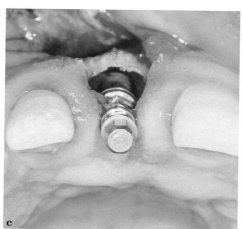
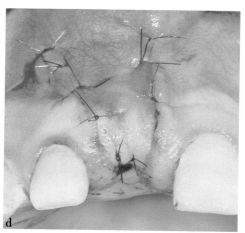

图10-7　上颌右侧中切牙位点即刻种植、同期引导骨再生、黏膜反折瓣（续）
b～d. 种植体植入　b. 翻开唇侧黏骨膜瓣，暴露唇侧骨面，微创拔牙，牙槽嵴高度无明显降低，宽度无明显吸收，唇侧嵴顶区牙槽骨壁完整，预备种植窝，在理想位置植入种植体（4.1×10mm，SLA，SP，Straumann，瑞士），初始稳定性良好，唇侧根方骨壁因倒凹形成穿孔，种植体螺纹暴露　c. 𬌗面观可见种植体与唇侧骨壁之间存在明显间隙　d. 进行GBR程序后做松弛切口，初期创口关闭，种植体潜入式愈合

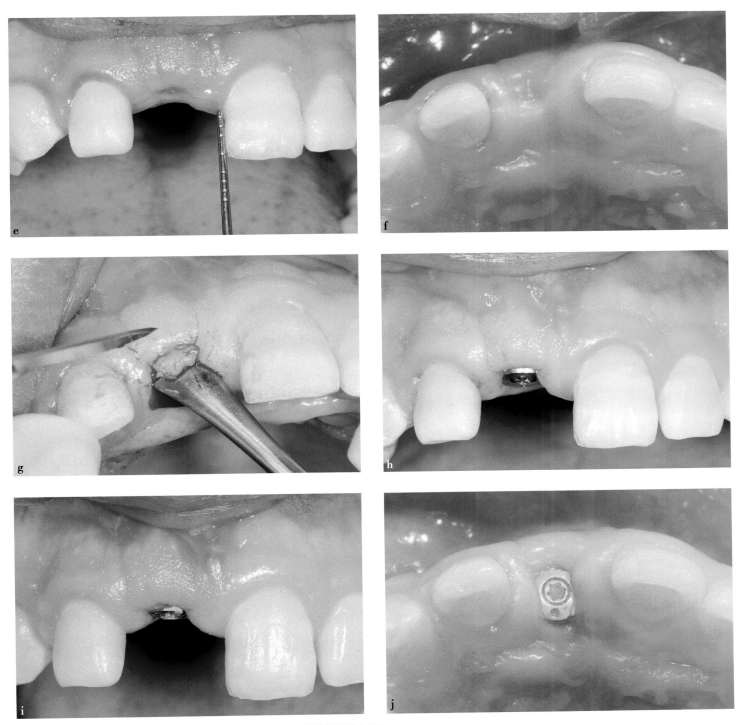

图 10-7　上颌右侧中切牙位点即刻种植、同期引导骨再生、黏膜反折瓣（续）

e～j. 种植体植入　e. 愈合 6 个月之后，正面观可见种植体潜入式愈合，黏膜愈合良好，牙槽嵴丰满，黏膜组织量充足，牙龈乳头高度得到保留　f. 殆面观，唇侧丰满度良好　g. Ⅱ期手术，做小的唇侧推进瓣暴露种植体，更换愈合帽　h. 更换愈合帽之后可见龈乳头高度良好，局部未作大的切口，无明显出血　i. 愈合 2 周之后，黏膜愈合良好无退缩　j. 殆面观可见黏膜良好，牙龈乳头丰满

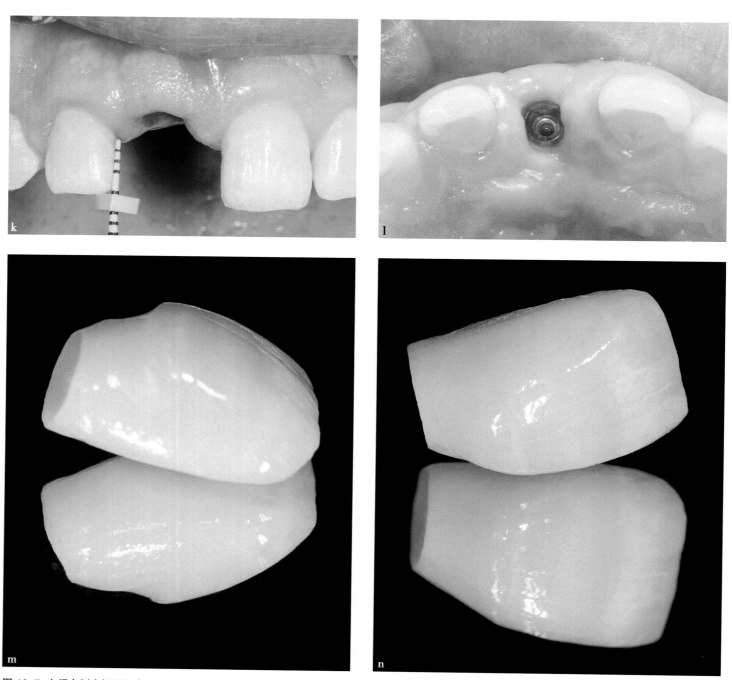

图 10-7 上颌右侧中切牙位点即刻种植、同期引导骨再生、黏膜反折瓣（续）

k～n. 穿龈轮廓和最终修复体　k, l. 取下愈合帽，因为没有进行临时修复体塑形，可见穿龈轮廓形态并非理想状态　m, n. 技术室制作的最终修复体，全瓷修复体

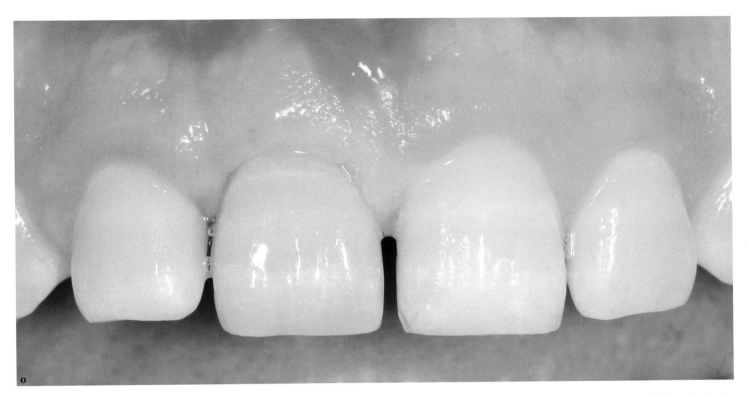

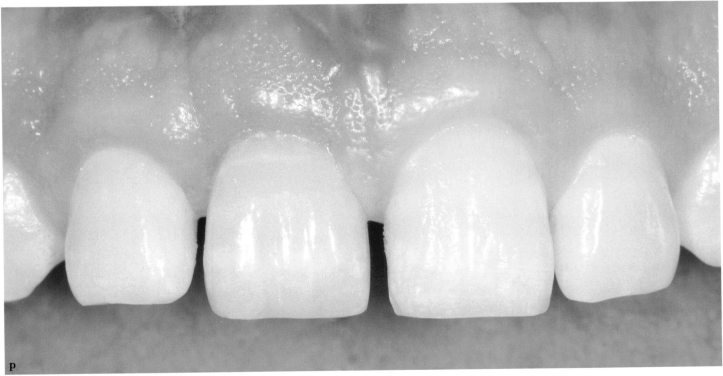

图 10-7　上颌右侧中切牙位点即刻种植、同期引导骨再生、黏膜反折瓣（续）
o，p．戴入最终修复体和 1 周后复查　o．戴入最终修复体，旋入个性化基台，粘结固位最终修复体，因为穿龈轮廓较细，修复体周围黏膜因压力发白，牙龈高度略低于左侧中切牙，因为近远中缺牙间隙过大，在两侧都保留了间隙　p．1 周之后复查，可见牙龈色泽正常，黏膜出现了适应性改建，龈缘弧线初步成形，和左侧中切牙基本对称，两侧龈乳头高度理想

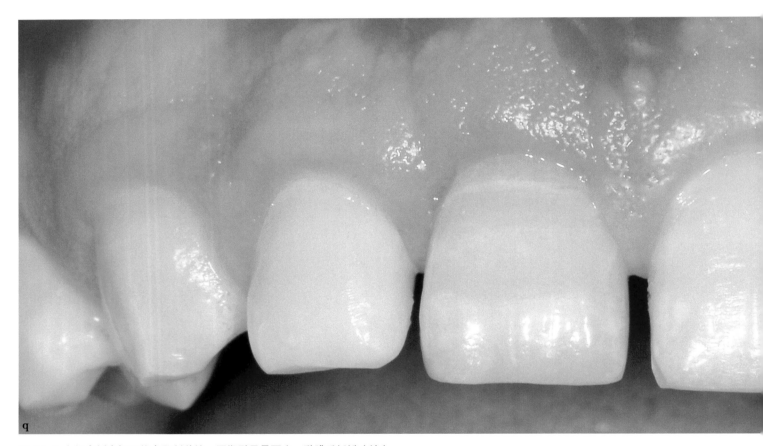

q

图 10-7　上颌右侧中切牙位点即刻种植、同期引导骨再生、黏膜反折瓣（续）

q. 1年后复查　1年之后复查，龈缘弧线最终定型，两侧龈乳头高度无退缩，非常理想，修复体龈缘和左侧中切牙基本对称，患者对美学效果非常满意

种植外科程序：戈怡主治医师；种植修复程序：戈怡主治医师；技工室程序：姜秀瑛；病例完成时间：2005年

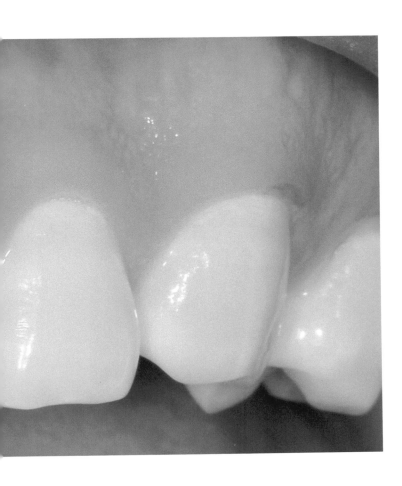

10.4.4　上颌前部位点：局部黏膜转移瓣

　　27 岁男性患者，3 个月前上颌左侧中切牙和侧切牙因外伤造成脱位，上颌右侧中切牙部分冠折，未予处理，现要求种植治疗。检查可见上颌左侧中切牙和侧切牙缺失，种植位点之间龈乳头高度降低，完全丧失了正常的龈缘曲线，右侧中切牙部分冠折。患者不吸烟，无全身病史。患者牙龈软组织属于厚龈生物型。治疗计划：上颌左侧中切牙和侧切牙延期种植。4 个月之后完成最终修复（图 10-8）。

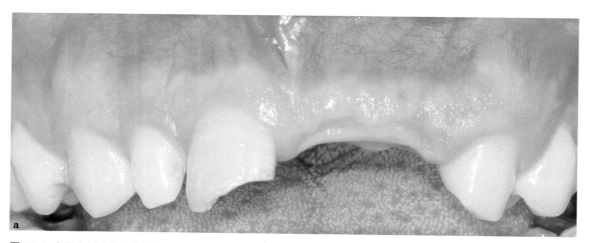

图 10-8　上颌左侧中切牙和侧切牙位点延期种植、局部黏膜转移瓣
a. 术前正面观　上颌左侧中切牙和侧切牙缺失，种植位点之间龈乳头退缩，中切牙近中和侧切牙远中龈乳头略退缩，黏膜质量良好，角化龈组织量充足，右侧中切牙部分冠折

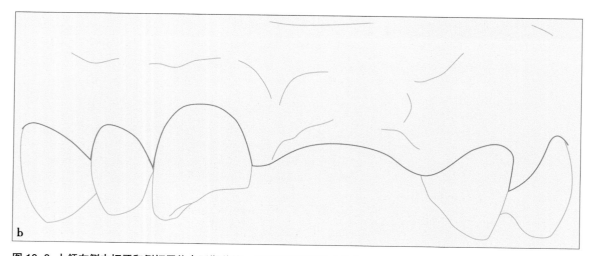

图 10-8　上颌左侧中切牙和侧切牙位点延期种植、局部黏膜转移瓣（续）
b. 术前正面观线条图　术前正面观的线条图更为清晰地展示了龈缘的位置，可见两颗缺牙之间的龈乳头高度降低

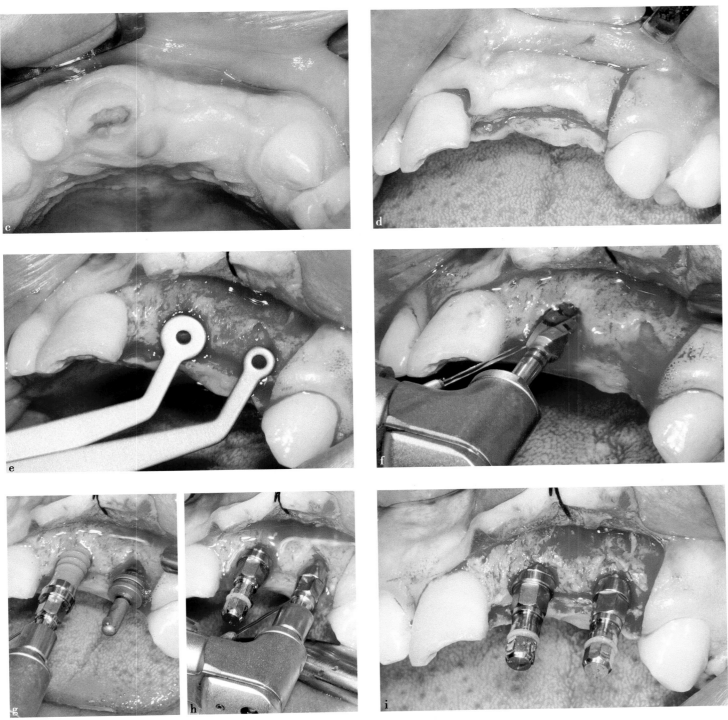

图 10-8　上颌左侧中切牙和侧切牙位点延期种植、局部黏膜转移瓣（续）
c～i. 种植体植入　c. 术前殆面观可见牙槽嵴丰满度略有降低，但不严重　d. 做牙槽嵴顶水平切口和远中保留龈乳头的垂直松弛切口，翻开唇侧黏骨膜瓣，暴露唇侧骨面　e. 牙槽嵴丰满度相对较好，用种植体定位器指导两颗种植体的位置，中切牙选择常规直径种植体，侧切牙选择细直径种植体　f. 在预期的位置预备种植窝　g. 种植窝预备完成之后，在侧切牙位点放置测量杆，中切牙位点植入种植体（4.1×10mm，SLA，SP，Straumann，瑞士），初始稳定性良好　h. 侧切牙位点植入种植体（3.3mm×12mm，SLA，NN，Straumann，瑞士）　i. 植入的两颗种植体未卸掉携带体，显示种植体间距及与天然牙之间的距离理想，长轴平行，位置理想

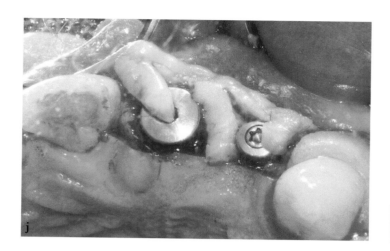
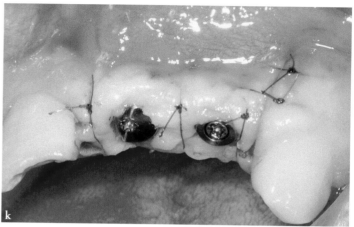

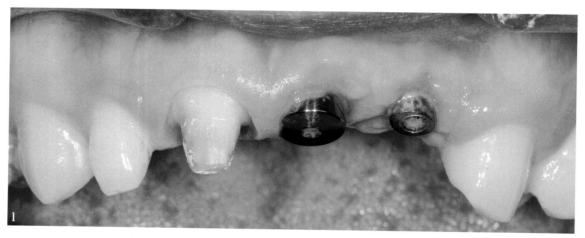

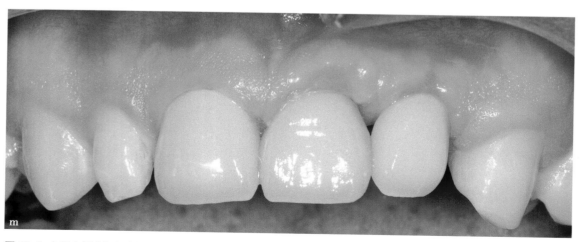

图 10-8 上颌左侧中切牙和侧切牙位点延期种植、局部黏膜转移瓣（续）

j～m. 转瓣处理和戴入最终修复体　j. 由于不存在骨缺损，不需 GBR 程序，选择非潜入式愈合。在唇侧黏膜瓣游离端相对种植体处制作两个带蒂瓣，分别转入两颗种植体愈合帽的近中　k. 用缝线固定，分别形成新的牙龈乳头　l. 愈合 3 个月之后，预备上颌右侧中切牙，进行冠修复。同时可见上颌左侧中切牙和侧切牙黏膜愈合良好，唇侧黏膜和种植位点之间的龈乳头与健康的对侧相比略显不足　m. 戴入最终修复体，可见龈缘弧线较为理想，但种植位点之间龈乳头与健康的对侧相比尖端略显不足，形成了微小的黑三角，但整体修复美学效果已经可以接受

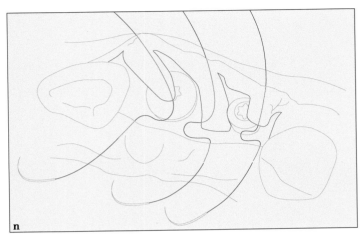

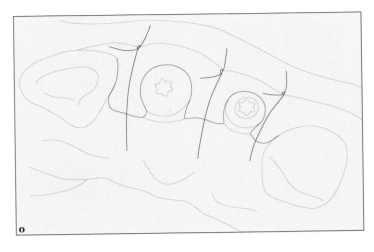

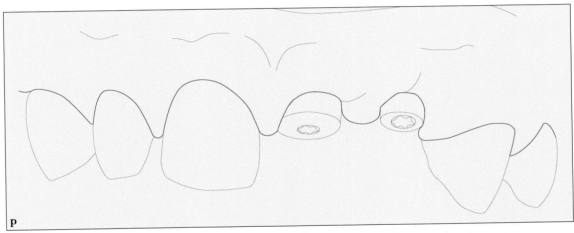

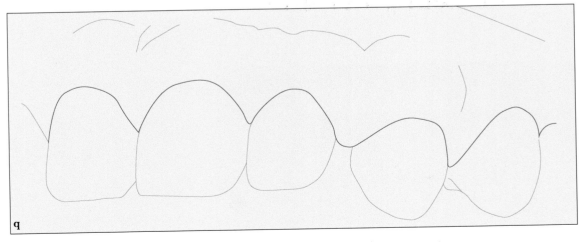

图 10-8　上颌左侧中切牙和侧切牙位点延期种植、局部黏膜转移瓣（续）

n～q. 转瓣处理和戴入最终修复体的龈缘线条图　n，o. 展示了唇侧黏膜瓣制作了两个带蒂瓣之后，放置在相邻间隙　p. 修复前，线条图强调出龈乳头已经初步出现，但龈缘仍然不很理想　q. 最终修复的龈缘相比修复前大有改善

模式图绘制：北京口腔种植培训中心 - 袁苏

模式图绘制：北京口腔种植培训中心 - 袁苏

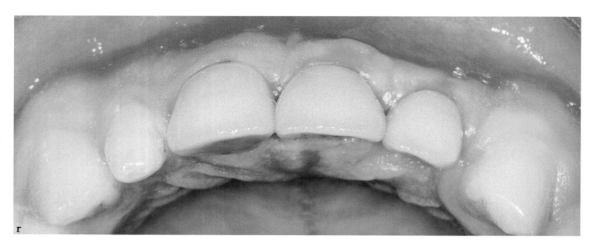

图 10-8 上颌左侧中切牙和侧切牙位点延期种植、局部黏膜转移瓣（续）
r，s 修复后殆面观　r. 修复后，殆面观可见唇侧丰满度良好　s. 线条图龈缘曲线令人满意

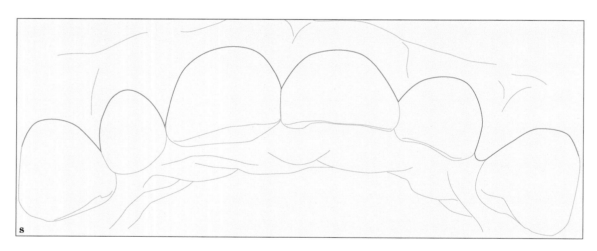

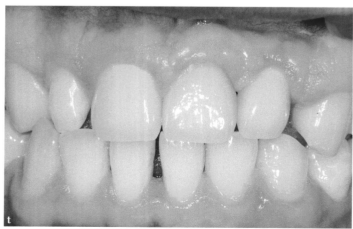

图 10-8 上颌左侧中切牙和侧切牙位点延期种植、局部黏膜转移瓣（续）
t. 1年复查时最终修复体正面观　1 年之后复查，可见最终修复体的龈缘非常稳定，质量良好，角化龈宽度充足，而种植体之间的龈乳头高度提高，完全充满了邻间隙，龈缘曲线自然对称，最终的美学效果非常理想，患者非常满意

模式图绘制：北京口腔种植培训中心 - 袁苏

种植外科程序：宿玉成教授、陈德平主治医师；种植修复程序：陈德平主治医师；技工室程序：尤根义齿制作；病例完成时间：2007 年

10.4.5　上颌中切牙位点：局部黏膜转移瓣和反折瓣

男性患者，19 岁，2 年前因外伤造成上颌右侧中切牙脱位，当时行隐形义齿修复，现要求种植治疗。检查可见上颌右侧中切牙缺失，近远中间隙变大，上颌左侧中切牙和右侧侧切牙牙龈退缩，侧切牙部分根面暴露，牙龈红肿。

缺牙区黏膜量充足，龈乳头无明显退缩。患者不吸烟，无全身病史。患者牙龈软组织属于中厚龈生物型。治疗计划：上颌右侧中切牙延期种植，同期引导骨再生程序，修复右侧侧切牙龈裂。6 个月之后完成最终修复（图 10-9）。

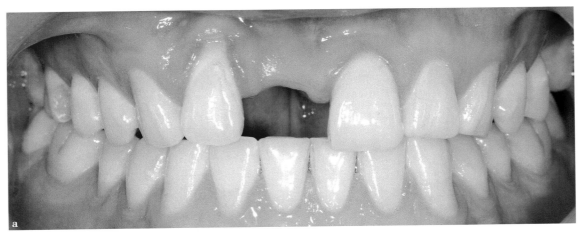

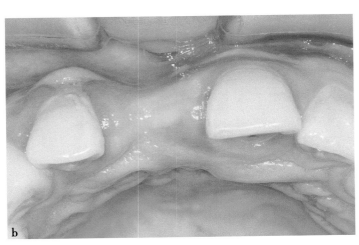
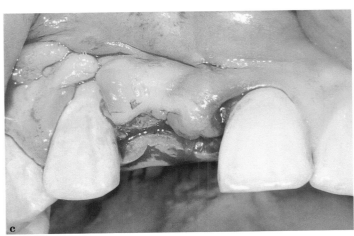

图 10-9　上颌右侧中切牙位点延期种植、黏膜反折瓣、龈裂修复
a～c. 术前正面观、𬌗面观与切口　a. 术前正面观可见上颌右侧中切牙缺失，近远中距离增大，黏膜量充足，但上颌左侧中切牙和右侧侧切牙牙龈退缩，侧切牙部分根面暴露，牙龈红肿　b. 𬌗面观可见唇侧骨凹陷，丰满度不足　c. 做牙槽嵴顶正中水平切口和右侧侧切牙近中垂直松弛切口，剥离唇侧黏骨膜瓣

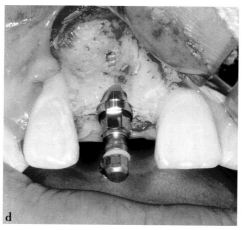
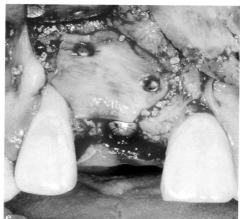
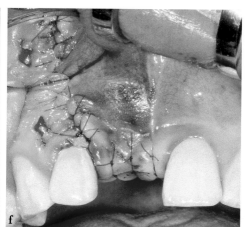

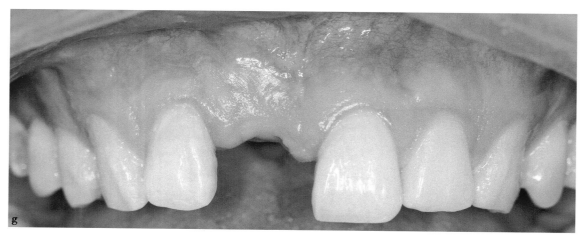

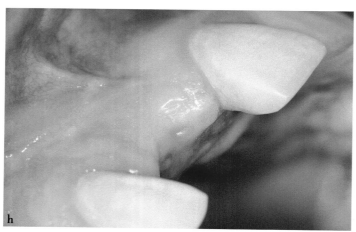
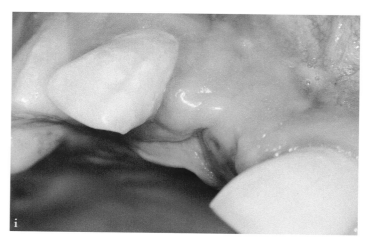

图 10-9 上颌右侧中切牙位点延期种植、黏膜反折瓣、龈裂修复（续）

d～i. GBR 程序和二期手术前　d. 植入种植体（4.1mm×10mm，SLA，SP，Straumann，瑞士），因为唇侧骨吸收，丰满度不足，唇侧骨板出现了穿孔，种植体表面部分暴露，同时种植体唇侧骨较薄　e. 向唇侧骨缺损处植入大量骨代用品（Bio-Oss，DBBM，Gestlich，瑞士），种植体及骨代用品表面覆盖胶原屏障膜（Bio-Gide，Gestlich，瑞士）　f. 初期创口关闭，因为右侧侧切牙牙龈退缩根面暴露，做侧切牙根方远中转瓣覆盖暴露的根面，重建侧切牙附着龈　g. 愈合6个月之后，正面观可见黏膜愈合良好，右侧侧切牙龈缘高度得到恢复，和左侧侧切牙基本对称，缺牙区牙槽骨丰满，黏膜量充足　h,i. 侧面观可见两侧龈乳头高度得到保留

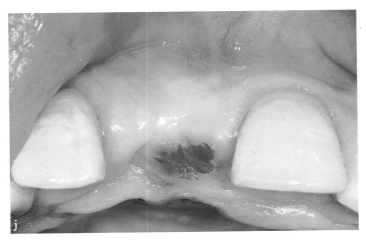
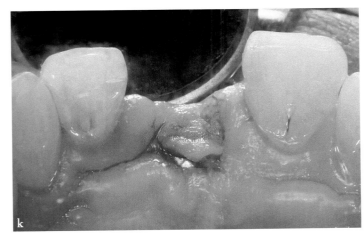

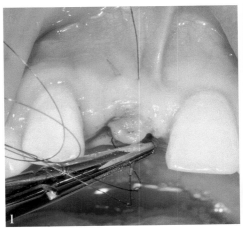
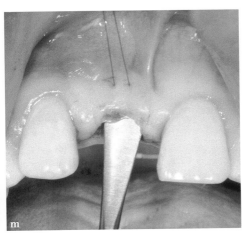
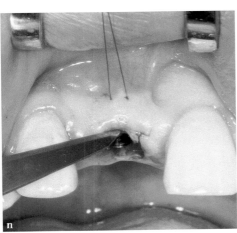

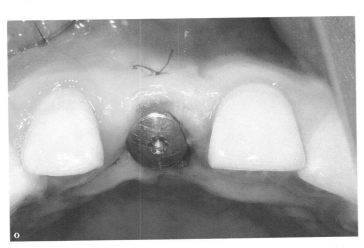
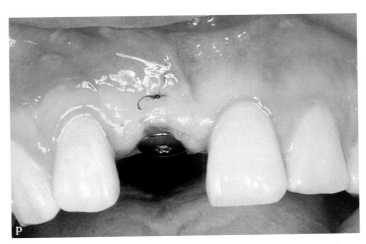

图 10-9　上颌右侧中切牙位点延期种植、黏膜反折瓣、龈裂修复（续）
j～p. 二期手术　j. k. 因为唇侧略欠丰满，做牙槽嵴顶半圆形切口，蒂部位于唇侧，翻开黏骨膜瓣，暴露种植体平台和封闭螺丝　l, m. 用水平褥式的缝合方式固定黏膜瓣骨膜面，将黏膜瓣推向唇侧黏膜和骨面之间，增加唇侧丰满度；n. 取下封闭螺丝，检查种植体平台是否清晰暴露　o. 水平褥式缝合，将黏膜瓣完全固定，同时更换愈合帽穿出牙龈　p. 正面观可见初步塑形了龈缘弧线，同时龈乳头高度保留

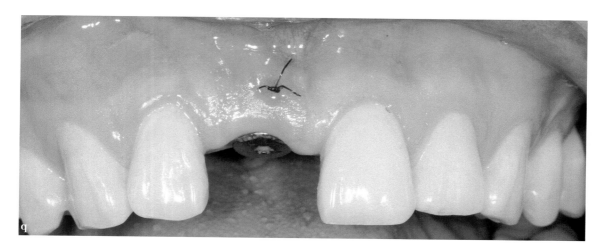

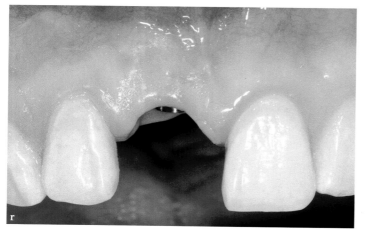
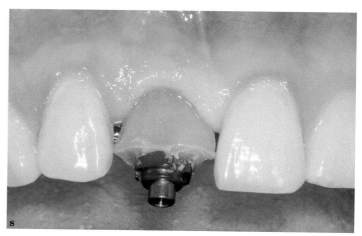

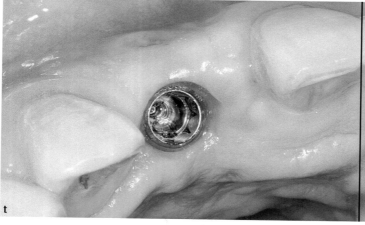
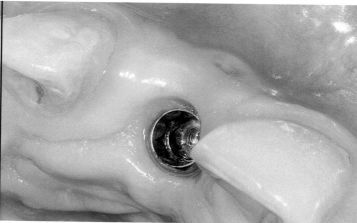

图 10-9　上颌右侧中切牙位点延期种植、黏膜反折瓣、龈裂修复（续）

q～t. 塑形牙龈和个性化印模　q. 二期手术 2 周之后，黏膜愈合良好，牙龈高度明显位于左侧中切牙冠方，需要临时修复体塑形牙龈形态　r. 经过临时修复体塑形，出现了相对理想龈缘弧线和较为理想的龈乳头形态　s. 制作个性化印模帽，旋入种植体，可以精确地将穿龈轮廓转移到模型上　t. 殆面观，从近中及远中方向均可见穿龈轮廓塑形良好，龈乳头、角化龈组织量充足

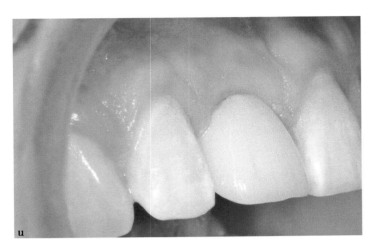
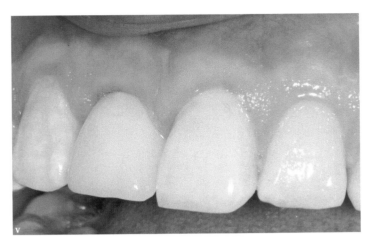

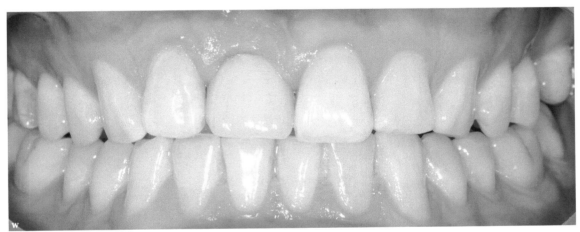

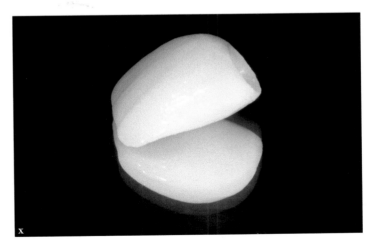

图 10-9　上颌右侧中切牙位点延期种植、黏膜反折瓣、龈裂修复（续）

u～x. 戴入最终修复体　u～x. 因为患者强烈要求，未能在最终修复体的近远中留出间隙，不得不制作出完全充填缺隙的修复体，种植体粘接固位。正面观和侧面观仍然可见最终修复体唇侧丰满，黏膜质量良好，龈乳头高度理想，角化龈宽度充分。患者对最终修复效果非常满意

种植外科程序：宿玉成教授、皮雪敏主治医师；种植修复程序：皮雪敏主治医师；技工室程序：尤根义齿制作；病例完成时间：2009 年

10.4.6　上颌中切牙和侧切牙位点：黏膜反折瓣

　　32 岁女性患者，上颌右侧中切牙和侧切牙先天缺失，存在骨和软组织缺损。2 年前在外院行引导骨再生并同期植入两颗种植体。现要求进行软组织移植，实现种植治疗的美学修复。检查可见缺牙位点骨和软组织明显缺损、龈乳头缺失，两颗种植体之间的间隔距离不足、种植体平台位置根向异位。治疗计划（图 10-10）：

● 上颌中切牙和侧切牙位点黏膜反折瓣进行软组织增量
● 单颗种植体支持式临时修复体成形种植体周围软组织（中切牙位点为种植体支持式临时修复体，侧切牙位点为悬臂桥体）
● 单颗种植体支持式全瓷修复体最终修复（中切牙位点为种植体支持式修复体，侧切牙位点为悬臂桥体）

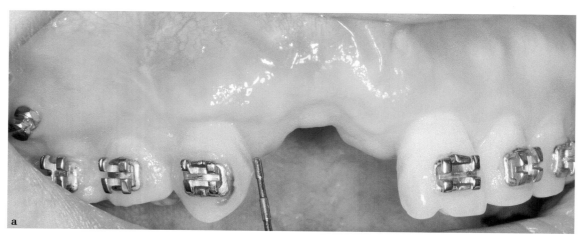

图 10-10　上颌左侧中切牙和侧切牙位点延期种植、黏膜反折
a. 术前侧面观　上颌右侧中切牙和侧切牙缺失，之间龈乳头严重退缩，牙龈高度降低，角化龈组织量减少

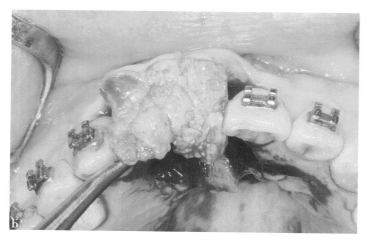
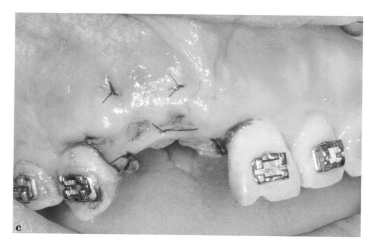

图 10-10　上颌左侧中切牙和侧切牙位点延期种植、黏膜反折（续）
b，c. 局部软组织增量　b. Ⅱ期手术前，为了进行局部软组织增量，做黏膜反折瓣，从缺牙位点腭侧做反折的非角化带蒂半厚瓣，反折进唇侧黏膜和骨面之间，并采用水平褥式缝合方法和唇侧黏膜固定在一起　c. 初期创口关闭之后，可见黏膜丰满度和高度都得到了极大恢复

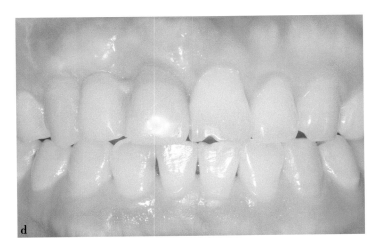
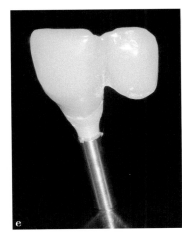
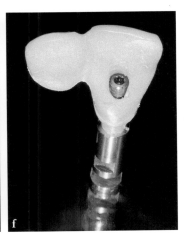

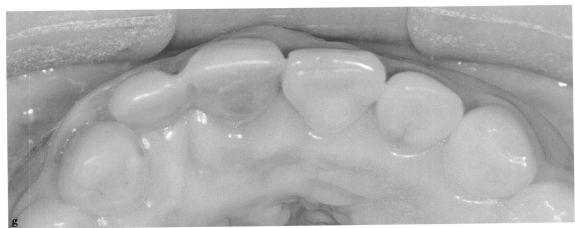

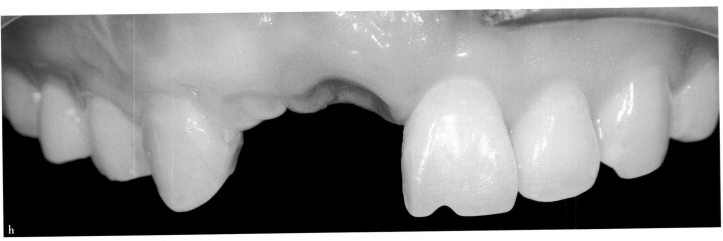

图 10-10 上颌左侧中切牙和侧切牙位点延期种植、黏膜反折（续）

d～h. 临时修复体 d. 1个月之后，戴入临时修复体塑形牙龈 e,f. 临时修复体为单颗种植体支持的悬臂修复体 g. 𬌗面观可见唇侧丰满度良好 h. 塑形1个月之后，取下临时修复体，可见中切牙牙龈弧线形态出现，近中龈乳头挤压部分成形，侧切牙也出现部分牙龈弧线的形态，两者之间的龈乳头高度比术前得到了极大恢复

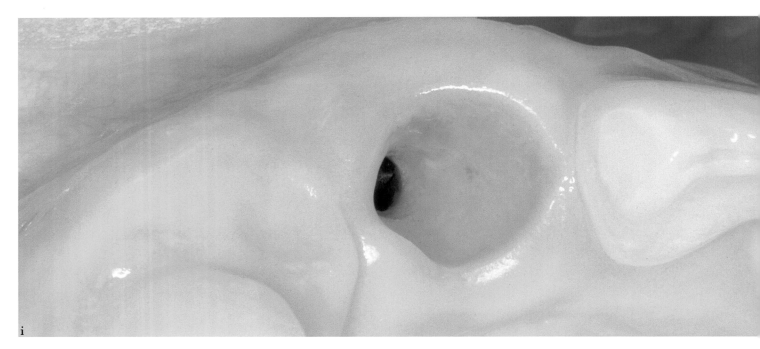

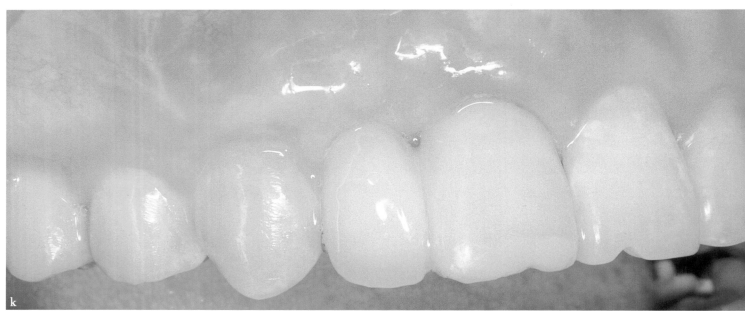

图 10-10 上颌左侧中切牙和侧切牙位点延期种植、黏膜反折（续）

i～l. 穿龈轮廓和最终修复体　i，j. 3 个月之后，牙龈塑形最终完成，取下临时修复体，可见中切牙近中龈乳头挤压成形，远中龈乳头部分成形，质量良好，正面观可见龈缘弧线形态较为理想　k，l. 戴入最终修复体，粘接固位，可见龈缘高度恢复，和整体牙列协调，两者之间的龈乳头高度对比术前也得到了极大恢复，牙龈质量良好，角化龈组织量充分，患者对美学效果非常满意

种植外科程序：宿玉成教授、耿威副主任医师；种植修复程序：耿威副主任医师；技工室程序：刘宁；病例完成时间：2014 年

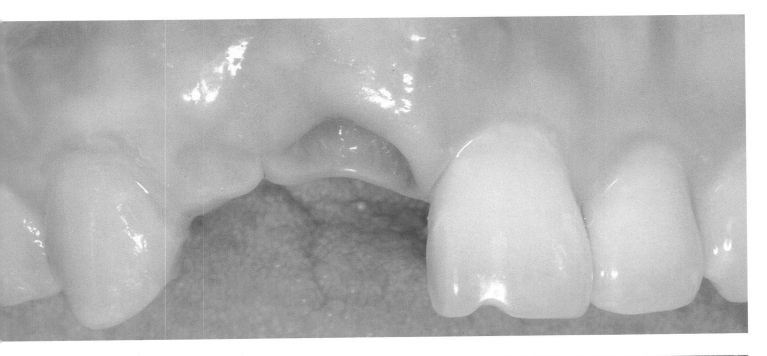

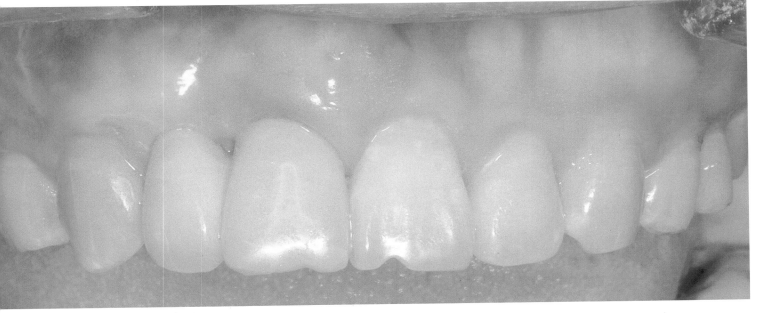

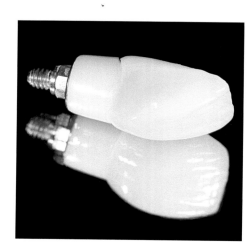

Chapter 11

Prosthetic Procedures of Implant Therapy

Wang Xia, Geng Wei

第 11 章　种植修复基本程序

汪 霞　耿 威

11.1　种植修复程序的基本原则

11.1.1　确定种植修复方案

原则上,在种植治疗诊断与设计阶段已经确定了种植修复方案。换言之,启动种植修复程序时,应执行在种植治疗诊断与设计阶段已经确立的种植修复方案。但是,许多病例可能因种植外科程序的变化,或某些特殊修复程序在诊断与设计阶段难以确定等因素,需要重新确定种植修复方案,并考量如下方面:

● **修复时机**　修复时机的启动包括四个时间点:以种植体植入时间为准、1 周内(即刻修复与负荷)、1~12 周(早期修复与负荷)、12~24 周(常规负荷)、≥ 24 周(延期负荷)。

● **诊断蜡型**

● **临时修复时机及临时修复体的类型**(图 11-1)

● **最终修复体的材料、类型**(如多颗种植体时一体式或分体式修复体)和固位方式

● **修复体的维护与维修**

与种植治疗的诊断与设计阶段相似,应该让患者参与种植修复方案的讨论。通常,患者在术前签署的种植治疗知情同意书主要关注种植外科方案与风险。而在种植修复阶段,要让患者进一步了解种植修复(或简单称之为种植修复体)方案、风险与维护。

种植修复前的检查

启动种植修复程序之前,应当评估或重新评估以下方面:

● **种植体骨结合状态**　评估方法包括放射线评估、共振频率分析和扭矩测量评估等。

● **种植体周围软组织状态**　评估内容包括软组织健康、龈缘轮廓和过渡带形态等。

● **颌位关系与𬌗龈距离**

● **邻牙和对颌牙的状态**　例如天然牙或修复后的牙、牙齿位置与排列等。

● **𬌗型**

● **咀嚼力量**

● **副功能**

● **关节与下颌运动轨迹**

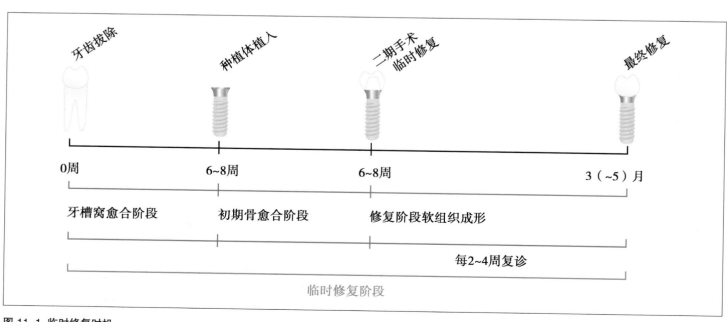

图 11-1　临时修复时机

11.1.2　诊断蜡型

以修复为导向的种植治疗，尤其是美学区、连续多颗牙缺失或牙列缺失的病例，诊断蜡型（或称之为诊断模板）对修复体的设计具有重要意义：

● 确定种植体与未来种植修复体之间的三维位置关系。
● 确定修复体(或称之为牙冠)的宽度、长度、外形、殆型。
● 确定修复体与邻牙的邻接关系、与软组织的衔接位置与方式。
● 上颌前部连续多颗牙缺失或牙列缺损的病例，确定是否需要龈瓷修饰已有的软组织缺损及其形态、是否需要翼展对唇颊部的支撑。
● 有助于确定螺丝固位或粘结固位。
● 与患者交流修复方式的直观工具。

用于种植修复的诊断蜡型，应可从工作模型上取下，并戴入口腔内进行比对研究。

11.1.3　临时修复

缺牙区，尤其是前牙美学区，种植体完成骨结合时间有时较长，医师可提供一副合适的临时修复体。这副临时修复体可提供重要的生物和诊断信息，为最终修复体的位置、外形、咬合提供有价值的帮助，改善患者在最终修复之前的美观、咀嚼和发音。

临床上对"临时修复体"的称谓和分类较为混乱。在此，略作梳理。
● 过渡义齿，或称之为非种植体支持式临时修复体，又分为牙支持式、黏膜支持式、混合支持式过渡义齿，或利用正畸弓丝固位的过渡义齿。
● 临时修复体，或称之为种植体支持式临时修复体，又分为种植体支持式和临时种植体支持式临时修复体。

11.1.4　过渡义齿

过渡义齿主要是起到缺失牙间隙的临时占位作用，分固定和活动的过渡义齿。因类型不同行使的功能又有所差异。

牙支持式过渡义齿

牙支持式过渡义齿，又分为牙支持式固定过渡义齿（例如马里兰桥和天然牙支持的临时桥修复体）和牙支持式可摘过渡义齿（例如透明压模保持器）。马里兰桥可用于上颌前部不超过两颗缺失牙间隙的临时修复。除临时维持缺牙区美观、咀嚼和发音之外，在第一修复阶段还可以起到维持龈缘和龈乳头位置的作用。

黏膜支持式过渡义齿

黏膜支持式过渡义齿，与传统的全口义齿相类似，主要用于牙列缺失病例的临时修复，但应当在种植手术的创口区和种植体植入相应的位置进行适当的缓冲。广泛骨增量的病例，在第二修复阶段慎用此类过渡义齿。

牙－黏膜支持式过渡义齿

牙－黏膜支持式过渡义齿，与传统的牙－黏膜混合支持式可摘义齿相类似（可摘局部义齿和弹性义齿等）。拔牙位点保存和种植位点骨增量的病例，在第一修复阶段慎用弹性义齿。种植体植入和引导骨再生程序之后，混合支持式可摘过渡义齿难免会对愈合位点产生压力（这种压力会导致种植体的"穿黏膜负荷"），可能会不利于种植体存留并改变周围软组织形态。

因此，要确保所设计的混合支持式可摘局部过渡义齿在功能状态下的稳定性，避免对下方组织产生任何接触和压力。否则，应当依据具体的临床条件选择牙支持式固定过渡义齿或透明压模保持器义齿，但应当在种植手术的创口区和种植体植入的位点进行适当的缓冲。

11.1.5　临时修复体

如果能够获得种植体初始稳定性,可以在修复各个阶段戴入临时修复体。牙列缺失病例在骨量允许时,可以选择临时种植体支持式临时修复体。

在牙种植学中,通常美学区(通常指上颌前部)的牙列缺损(单颗牙缺失和连续多颗牙缺失)的病例,制作临时修复体最具有挑战性。种植体支持式临时修复体可以改善并评估患者在最终修复之前的美观、咀嚼和发音,但应当意识到美学区临时修复体的主要目的是通过临时修复体形成和改善种植体周围软组织,获得良好的远期疗效。因此,要充分考虑如下因素:
● 临时修复体的修复时机及修复体的类型(图11-2)
● 通过临时修复体成形种植体周围软组织形态,再现已

缺失的牙周组织轮廓,包括穿龈轮廓和龈缘轮廓。
● 通过临时修复体评估整体美学效果,包括临床冠长度、宽度和形态以及在牙列中的协调程度等。
● 通过临时修复体形成与邻牙或相邻修复体合适邻接点。
● 临时修复体可以制取个性化印模,可将形成的种植体周围过渡带形态复制到工作模型上。
● 应当使用热凝甲基丙烯酸甲酯(PMMA)制作临时修复体。这种材料刺激产生的促炎性细胞因子最少,因此比其他丙烯酸材料更适合做临时修复体[1]。

完成软组织成形后,关键是通过个性化印模帽把新形成的穿龈轮廓和软组织外形复制到最终工作模型上,制作理想穿龈轮廓的最终修复体。

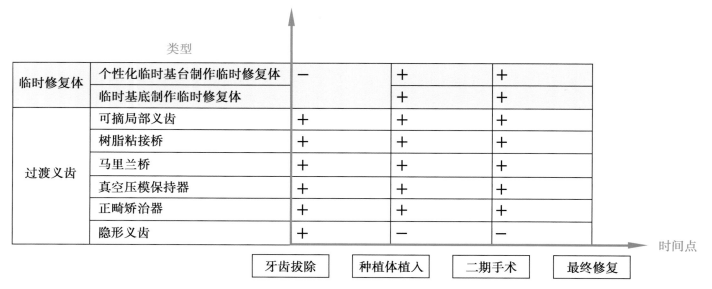

类型		牙齿拔除	种植体植入	二期手术	最终修复
临时修复体	个性化临时基台制作临时修复体	－	＋	＋	
	临时基底制作临时修复体		＋	＋	
过渡义齿	可摘局部义齿	＋	＋	＋	
	树脂粘接桥	＋	＋	＋	
	马里兰桥	＋	＋	＋	
	真空压模保持器	＋	＋	＋	
	正畸矫治器	＋	＋	＋	
	隐形义齿	＋	－	－	

图11-2　不同的时间点可选择的修复体类型

11.1.6　最终修复体的连接方式

修复体－基台连接

分体式种植体传统的修复体连接方式,基台上有预成肩台,将修复体粘接固位于基台上。

修复体－基台－种植体连接

一体式种植体(例如软组织水平种植体)经典的修复体连接方式,种植体平台上存在修复肩台(例如 Straumann 种植体),修复体与种植体肩台和基台同时存在连接,修复体为粘接或螺丝固位。

修复体－种植体连接

修复体与基台为一个整体(实现于 UCLA 基底和 CAD/CAM 基台),将修复体用螺丝固定于种植体上,均适用于一体式和分体式种植体。

修复体－上部结构连接

修复体与种植体支持的上部结构以机械摩擦和磁力吸附等方式连接,主要用于种植体支持式覆盖义齿,将在第十九章中讨论。

11.1.7　最终修复体的固位方式

基于修复体连接方式,修复体固位方式分类为螺丝固位和粘接固位两种,种植覆盖义齿的固位方式将在第十九章讨论。修复体粘结固位和螺丝固位各有优缺点。

美观性

美观性,是指螺丝通道可视性所导致的美学缺陷,尤其高位笑线的患者。

● **粘接固位**　𬌗面无螺丝通道,不影响美观。

● **螺丝固位**　上颌切牙位点,螺丝通道位于舌侧,不影响美观。其他牙位,螺丝位于𬌗面,影响𬌗面完整性和美观性(图 11-3)。当然,可以选择舌侧(或腭侧)横向螺丝固位方式,但操作复杂(图 11-4)。

维修便利性

● **螺丝固位**　便于取下修复体进行清洁维修,尤其是在发生崩瓷等并发症时,可进行补瓷或更换新的修复体。

● **粘接固位**　难以取下修复体进行清洁维修,有时需要破坏种植修复体。对有锥度的基台(理想为 6°),使用临时粘接剂就能有效地粘接固位最终修复体。

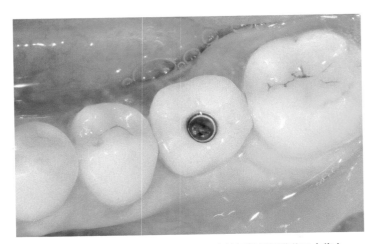

图 11-3　下颌左侧第一磨牙𬌗向螺丝固位（封闭螺丝通道前口内像）

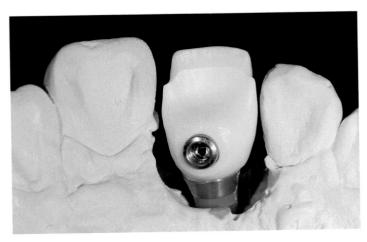

图 11-4　上颌左侧中切牙横向螺丝固位

固位力

固位力,指种植修复体行使咀嚼功能时的稳定程度。

● **粘接固位**　𬌗龈距离充足时可以选择足够长度的基台,粘接固位可以实现种植修复体的稳定程度和抗旋转能力。固位力受基台外形、表面面积和粘接剂类型等因素的影响。

● **螺丝固位**　目前的基台设计可以充分满足种植修复体的稳定,但种植体轴向必须满足螺丝通道的位置要求。

𬌗龈距离

𬌗龈距离,必须满足获得固位力的最低要求。

● **粘接固位**　通常,粘接固位的固位力对𬌗龈距离最低高度要求为 5.0mm。当然,会因为种植体系统而有所差别。

● **螺丝固位**　通常,螺丝固位的固位力对𬌗龈距离最低高度要求为 3.0mm。当然,会因种植体系统而有所差别。

显然,对𬌗龈距离有限的位点,螺丝固位修复体是技术性选择,因为直接用螺丝固定到种植体上的修复体对𬌗龈距离的要求最小,最低高度要求约为 2.5mm,当然,会因种植体系统而有所差别。

被动就位

被动就位(passive fit),是指一个部件以不施加应力的方式与另一个部件相匹配。种植修复体被动就位,是指在不施加外力的情况下修复体与基台或种植体达到紧密的就位结合,达到预计的微间隙数值,实现修复体或修复螺丝的稳定,避免损害骨结合和软组织封闭。

● **粘接固位**　与螺丝固位相比较,相同制作精度下粘接固位修复体更容易获得被动就位。此外,约 40μm 厚度的粘接剂还起到了减震器的作用,提高了咬合应力在修复体–种植体–骨系统中的有效传导。同时,粘接剂会补偿加工精度微小误差所导致的非被动性应力。

● **螺丝固位**　冠和基台之间靠螺丝拧紧,紧密接触,无间隙,无缓冲。

𬌗

● **粘接固位**　与传统修复相似,可以获得稳定的咬合面。

● **螺丝固位**　螺丝孔在磨牙位点所占的𬌗面面积可以高达 50%、前磨牙高达 75%,因此𬌗面螺丝孔的存在将导致更多的崩瓷现象。

在美学区,建议选择螺丝固位修复体,螺丝孔不会干扰咬合。干扰咬合的现象通常发生在后牙位点。

修复体松动

● **粘接固位**　牙冠松动率为 5%。

● **螺丝固位**　修复体松动率为 10%~65%,最常见于磨牙区单颗种植体独立支持的修复体或游离端缺失,以及带有悬臂的修复体。

成本效应

用标准基台粘接固位修复体,从技术角度上程序简单,降低了成本。

种植体存留率

螺丝固位和粘接固位的种植体存留率未见显著性差异。尽管如此,螺丝固位修复体的周围平均龈沟出血指数(SBI)和改良菌斑指数(MPI)低于粘接固位,软组织健康状况更好。

11.1.8 基台选择

基台选择是美学区种植治疗的一个关键因素。

基台材料

最终修复体的基台材料包括钛、金、氧化锆和氧化铝陶瓷等。与金合金基台相比较,钛基台和氧化锆基台对种植体周围软组织有更好的组织相容性和维持基台周围软组织稳定性[2]。

当黏膜厚度小于 3.0mm 时,钛基台可导致视觉上的颜色变化,氧化锆不能引起视觉上的颜色改变,氧化锆全瓷基台及全瓷修复体具有良好的美观性(图 11-5)。黏膜厚度大于 3.0mm 时,基台材料的颜色已无关紧要,因为肉眼已无法辨别颜色的改变。

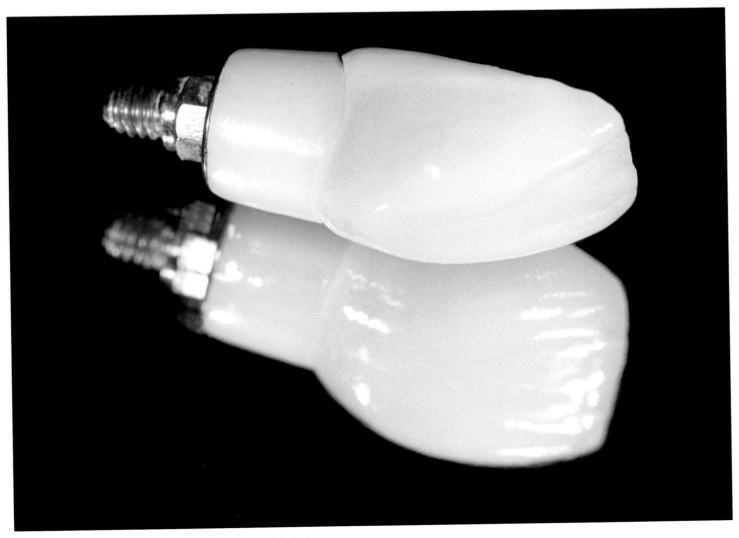

图 11-5　上颌种植牙全瓷基台使全瓷修复体具有良好的美观性

　　34 岁女性患者，种植修复上颌左侧中切牙，患者牙龈生物型为中厚龈生物型，种植体平台的位置较深，种植体植入位置偏唇侧。如果螺丝固位修复体，螺丝开口方向偏唇将影响美观。如果粘接固位修复体，粘接剂将不易去除干净。选择中间基台，粘接固位种植修复体可有效地解决上面的两个问题，后期进行了龈瓷的修复以恢复患者的红色美学（图 11-6）。

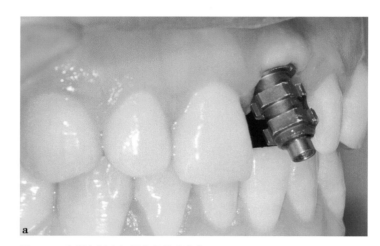

图 11-6 上颌左侧中切牙中间基台修复
a. 上颌左侧中切牙种植体平台的位置较深，种植体植入位置偏唇侧

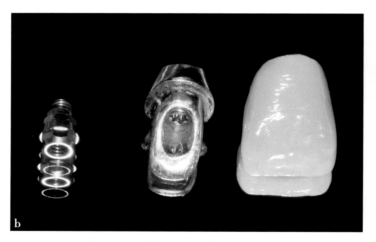

图 11-6 上颌左侧中切牙中间基台修复（续）
b. 种植修复基台、螺丝固位的中间基台、全瓷修复体

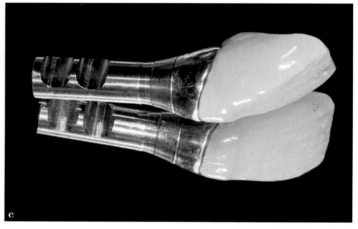

图 11-6 上颌左侧中切牙中间基台修复（续）
c. 中间基台上试戴全瓷修复体

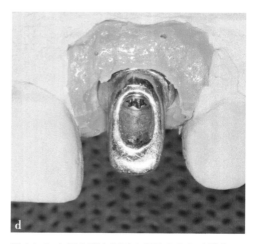

图 11-6 上颌左侧中切牙中间基台修复（续）
d. 模型上试戴中间基台

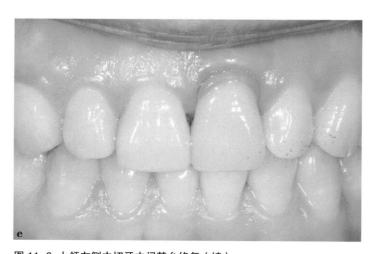

图 11-6 上颌左侧中切牙中间基台修复（续）
e. 戴入最终修复体的口内像（中间基台既解决了种植体的位置偏差又解决了种植体平台位置深的问题）

目前的文献中，瓷基台与金属基台的存留率和并发症发生率相类似。但是，临床观察期均不超过 5 年[3,4]，仍需要长期的临床观察研究和随机临床实验研究予以证实。

预成基台和个性化基台

● 预成基台适用于植入理想修复位置的种植体。与个性化基台相比较，优势是效率高、成本低、制作周期短。

● 个性化基台适应于不同个体需求，医师能依据临床情况调整修复体的形态、角度和粘接线位置（图 11-6）。个性化设计的基台，可使饰面瓷获得最佳的支持。个性化基台制作方法包括 CAD/CAM 技术和传统失蜡铸造技术。

● 就粘接固位的修复体而言，无论采用预成或个性化基台，粘接线的位置不能超过黏膜下方 2.0mm。在非美学区，粘接线的位置可以与龈缘平齐，或位于龈缘冠方。

抗基台旋转和抗修复体旋转

● 基台与种植体的连接分为啮合和非啮合设计。位于种植体内部（基台内连接）和外部（基台外连接）的啮合设计，可防止所有的旋转运动。因此，啮合设计的基台适合种植体独立支持修复体。非啮合设计的基台适用于多颗种植体夹板相连（联冠和桥修复体）支持种植修复体，以确保固位牢固，而且在内部连接处不产生张力。

● 基台与修复体连接分为抗旋转和非抗旋转设计。抗旋转设计的基台适合种植体独立支持式修复体。非抗旋转设计的基台适用于多颗种植体夹板相连支持修复体（联冠和桥修复体），以确保修复体被动就位。

11.1.9　修复体设计

修复体的支持方式

连续多颗牙缺失，固定种植修复体的支持方式包括种植体独立支持式修复体（单冠修复体）、种植体夹板相连支持式修复体（联冠和桥修复体）。

目前的文献中，没有证据显示以上的支持方式之间存

在种植体存留率的显著性差异。

修复体材料

最终修复体材料主要包括全瓷修复体、金属烤瓷修复体和金属烤塑修复体三大类。选择修复体材料应当考虑如下因素：

● **美学**　全瓷修复体能够提供良好的美学效果。全瓷组的牙龈颜色变化明显小于金属烤瓷组。

● **病史**　如果无磨牙症病史，建议在美学区选择种植体支持式全瓷修复体。

● **修复空间**　修复空间受限的患者，首选金属烤瓷设计或金属设计，因为全瓷设计需要更多的空间以容纳饰面瓷和基台。

● **副功能**　口腔副功能（磨牙症和紧咬牙等）患者，𬌗面或切端的接触区应该用金属制作，所以应当选择金属烤瓷设计。

并发症控制

● **崩瓷**　崩瓷的原因有多种，包括非解剖学的基底结构设计、瓷层无足够的支持、瓷层过薄、瓷层与基底的热膨胀和收缩不匹配等[5]。因此，在基底设计方面，必须保证最终瓷层有足够的解剖学支持结构，基底表面覆盖的饰面瓷层厚度不能大于 2 mm。

● **基底断裂**　对于多单位修复体而言，基底断裂通常发生在连接部位。因此，建议长跨度和（或）磨牙区全瓷氧化锆修复体的连接体直径至少为 4.0 mm。

CAD/CAM 技术

制作最终修复体的一种方法是 CAD/CAM 技术。基台和基底都可以进行扫描，应用 CAD/CAM 软件进行设计。

龈瓷

连续多颗牙缺失和牙列缺损的病例，牙槽嵴存在垂直向和水平向缺损时，可选择粉红色龈瓷修复来获得理想的美学效果[6]（图 11-6e）。

龈瓷只适用于低位或中高位笑线患者，龈瓷和黏膜的衔接可以隐藏在唇线的下方。对于高位笑线患者，通常不宜使用龈瓷[7]，必须进行骨增量程序。

11.1.10 咬合

咬合关系的建立遵循以下原则：

● 牙尖交错𬌈时与对颌牙形成0.03mm间隙。
● 后退接触位和牙尖交错位之间运动时无𬌈干扰。
● 侧方𬌈运动时没有工作侧和非工作侧的𬌈干扰。
● 咬合关系的建立遵循正中自由域的原则,即创造一个大约1mm²的区域,使牙尖交错能够作约1.0mm的自由运动。
● 牙尖能在牙尖交错位和后退接触位之间作无障碍的滑动。

为了在牙尖交错位时将咬合力均匀地分散到后牙区,使用8μm箔片咬合纸检测,当用力咬合时,上颌前部种植体支持式固定修复体应同下颌牙列轻接触,而轻咬时不能有任何咬合接触(图11-7)。如果在正中咬合和习惯性咬合之间存在正中滑动,在静态时就不存在咬合干扰。

种植体支持式修复体通常会有悬臂设计,但此时在咬合方面应更为谨慎。有文献证实使用悬臂的修复体更容易发生工艺并发症[8,9]。因此建议减少悬臂的长度并脱离咬合平面(0.1～0.2 mm)。必须注意的是在侧方和前伸咬合运动时悬臂单位不能有早接触[10],以降低机械和工艺并发症。

45岁女性患者,种植修复下颌左侧第一磨牙,因长期缺牙,上颌左侧第一磨牙伸长。先正畸压低上颌第一磨牙,种植修复时,牙尖交错位和侧方𬌈运动时无𬌈干扰,正中自由域无障碍地滑动(图11-7)。

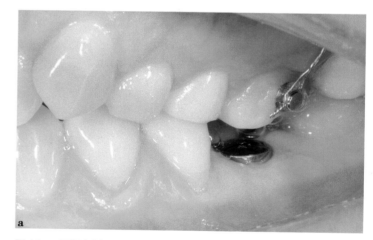

图11-7 下颌左侧后牙螺丝固位修复体
a. 上颌左侧第一磨牙伸长口内像

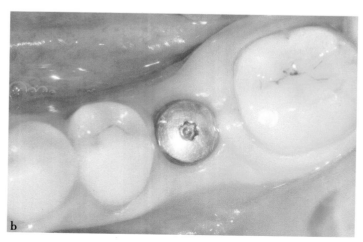

图11-7 下颌左侧后牙螺丝固位修复体(续)
b. 种植印模前的口内像

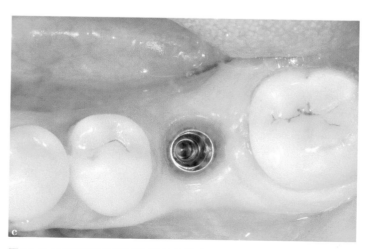

图11-7 下颌左侧后牙螺丝固位修复体(续)
c. 种植印模前旋出愈合基台口内像

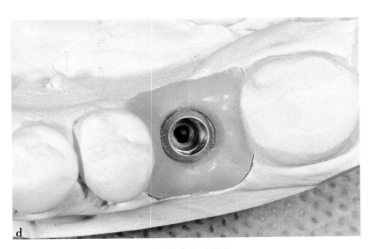

图 11-7 下颌左侧后牙螺丝固位修复体（续）
d. 人工牙龈及种植体替代体的石膏模型

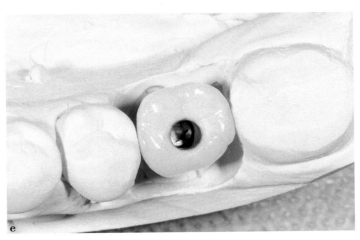

图 11-7 下颌左侧后牙螺丝固位修复体（续）
e. 模型上试戴螺丝固位修复体𬌗面像

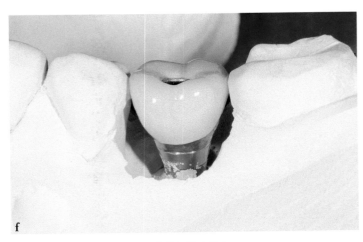

图 11-7 下颌左侧后牙螺丝固位修复体（续）
f. 模型上试戴螺丝固位修复体侧面像

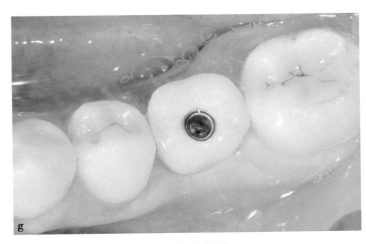

图 11-7 下颌左侧后牙螺丝固位修复体（续）
g. 口内试戴螺丝固位修复体

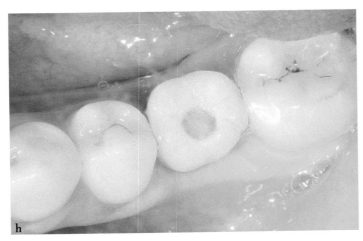

图 11-7 下颌左侧后牙螺丝固位修复体（续）
h. 树脂封闭螺丝固位修复体螺丝孔口内像

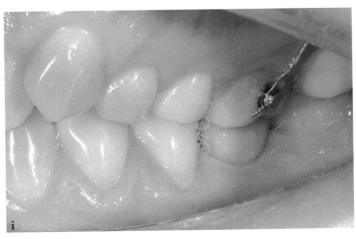

图 11-7 下颌左侧后牙螺丝固位修复体（续）
i. 正中自由域无障碍地滑动口内像

11.2 口腔种植的基本修复程序

成功的种植修复，与合理的修复体设计、精确的印模技术和精准的工作模型以及高精密度的上部结构加工制作等密切相关。种植体的修复过程与常规义齿修复的修复过程相类似，包括制取印模、灌制工作模型、颌位记录、制作修复体、试戴和戴牙等过程，但由种植体提供固位、稳定和支持作用来恢复缺失牙的形态和功能，其修复过程存在很多独特之处。

11.2.1 基本程序之一：印模

种植印模

种植修复的印模方法与常规修复的印模方法有所不同，种植修复印模不仅要准确地反映口腔内剩余牙的解剖形态和周围软组织状况，同时需要在印模过程中使用相应的成品印模帽和替代体将种植体或基台在口腔内的位置、方向复制到模型上，然后在替代体上进行上部结构的制作。这种方法可有效的提高印模的准确性，保证修复体的加工精度。

印模时机

根据戴入修复体的时间，可以选择以下两种不同的印模时机。

● **术中印模** 种植体的植入扭力大于 25Ncm 时，为了便于制作临时修复体，可进行术中印模。在种植体上安装印模帽，对种植体和暴露的骨表面防护之后，用聚乙烯硅氧烷制取印模。

● **愈合后印模** 在软组织愈合或骨结合之后制取印模，用于制作临时或最终修复体。

印模材料

种植修复使用的印模材料通常为加成型硅橡胶、聚醚橡胶等。

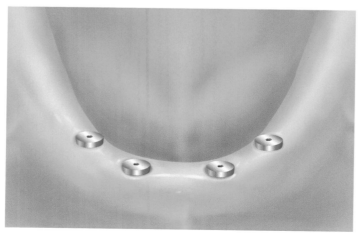

图 11-8 开窗式印模：取印模前口腔状况

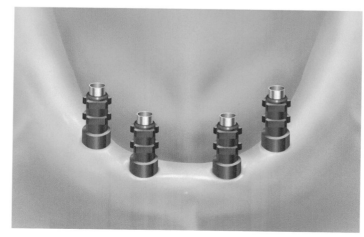

图 11-9 开窗式印模：安装螺丝固位印模帽

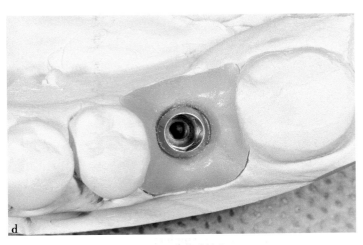

图 11-7　下颌左侧后牙螺丝固位修复体（续）
d. 人工牙龈及种植体替代体的石膏模型

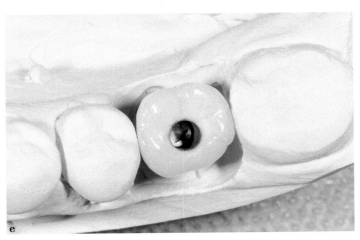

图 11-7　下颌左侧后牙螺丝固位修复体（续）
e. 模型上试戴螺丝固位修复体𬌗面像

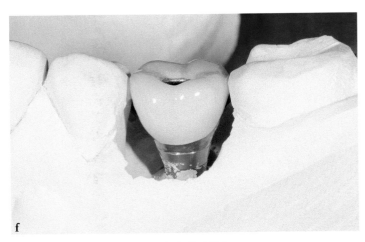

图 11-7　下颌左侧后牙螺丝固位修复体（续）
f. 模型上试戴螺丝固位修复体侧面像

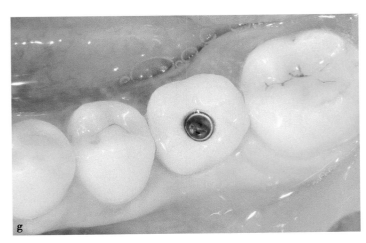

图 11-7　下颌左侧后牙螺丝固位修复体（续）
g. 口内试戴螺丝固位修复体

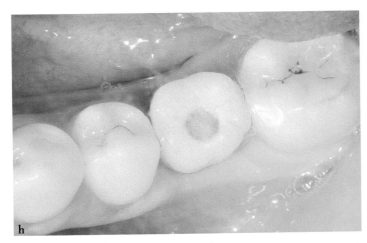

图 11-7　下颌左侧后牙螺丝固位修复体（续）
h. 树脂封闭螺丝固位修复体螺丝孔口内像

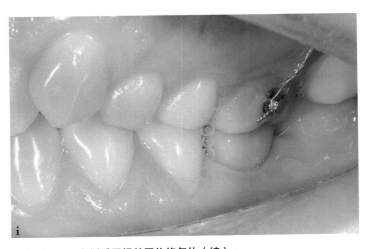

图 11-7　下颌左侧后牙螺丝固位修复体（续）
i. 正中自由域无障碍地滑动口内像

11.2 口腔种植的基本修复程序

成功的种植修复，与合理的修复体设计、精确的印模技术和精准的工作模型以及高精密度的上部结构加工制作等密切相关。种植体的修复过程与常规义齿修复的修复过程相类似，包括制取印模、灌制工作模型、颌位记录、制作修复体、试戴和戴牙等过程，但由种植体提供固位、稳定和支持作用来恢复缺失牙的形态和功能，其修复过程存在很多独特之处。

11.2.1 基本程序之一：印模

种植印模

种植修复的印模方法与常规修复的印模方法有所不同，种植修复印模不仅要准确地反映口腔内剩余牙的解剖形态和周围软组织状况，同时需要在印模过程中使用相应的成品印模帽和替代体将种植体或基台在口腔内的位置、方向复制到模型上，然后在替代体上进行上部结构的制作。这种方法可有效的提高印模的准确性，保证修复体的加工精度。

印模时机

根据戴入修复体的时间，可以选择以下两种不同的印模时机。

● **术中印模**　种植体的植入扭力大于 25Ncm 时，为了便于制作临时修复体，可进行术中印模。在种植体上安装印模帽，对种植体和暴露的骨表面防护之后，用聚乙烯硅氧烷制取印模。

● **愈合后印模**　在软组织愈合或骨结合之后制取印模，用于制作临时或最终修复体。

印模材料

种植修复使用的印模材料通常为加成型硅橡胶、聚醚橡胶等。

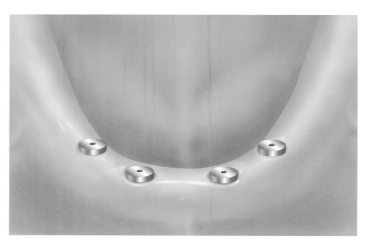

图 11-8 开窗式印模：取印模前口腔状况

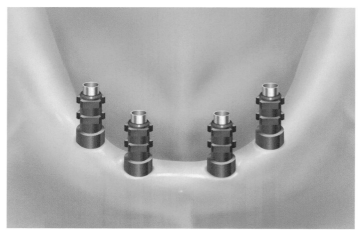

图 11-9 开窗式印模：安装螺丝固位印模帽

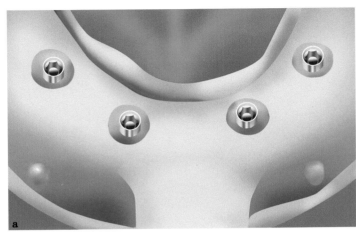
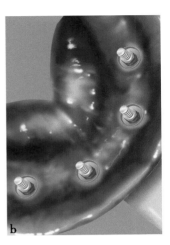

图 11-10　开窗式印模
a. 用开窗式托盘制取印模，螺丝固位的印模帽从开窗处穿出　b. 印模组织面，螺丝固位印模帽被固定于印模材内，可见螺丝固位印模帽中央的固定螺丝

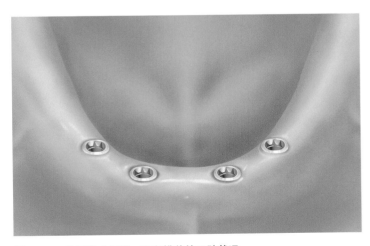

图 11-11　非开窗式印模：取印模前的口腔状况

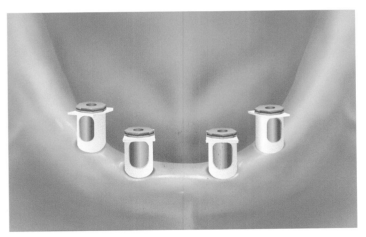

图 11-12　非开窗式印模：安装卡抱式印模帽

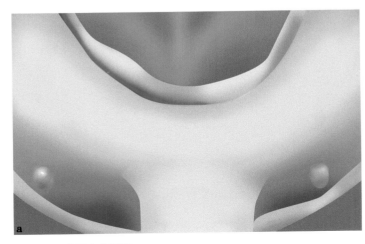
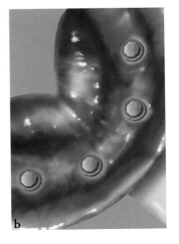

图 11-13　非开窗式印模
a. 用非开窗式托盘制取印模　b. 印模组织面，卡抱式印模帽被固定于印模材内

印模方法

种植修复的印模方法有很多。

● 根据使用的托盘是否开窗分为开窗式印模和非开窗式印模。

● 根据印模目的分为基台水平印模和种植体水平印模。

开窗式印模

开窗式印模（open tray impression），是使用开窗托盘（通常为个性化托盘）和中央带有固定螺丝的印模帽制取的印模，印模帽可以和印模材作为一个整体取下的印模技术。这种印模方法又称之为直接印模（direct impression）（图 11-8～图 11-10）。

将螺丝固位的印模帽固定到种植体上，固定螺丝从个别托盘的窗口穿出。印模材凝固后，从窗口拧松固定螺丝，螺丝固位印模帽连同印模材一起被带出口腔外。之后，将种植体的替代体固定于螺丝固位印模帽上。

与非开窗式印模相比，开窗式印模精确度更高，但在磨牙区操作较困难，更多用于多颗牙缺失或种植体植入位置较深的种植修复印模。

非开窗式印模

非开窗式印模（closed tray impression），在种植体上安装种植体印模帽，咔哒声为卡抱式印模帽就位，印模帽的弹性结构可直接以卡紧形式固定于种植体肩台上，不需要固定螺丝固定。印模材凝固后，印模帽随印模托盘从口腔内取出。之后，将种植体的替代体以卡紧的形式固定在卡抱式印模帽上。这种印模方法又被称之为间接印模（indirect impression）（图 11-11～图 11-13）。

非开窗式印模操作相对简单，但印模精度低于开窗式印模，适用于个别牙缺失的简单种植修复或制取初印模。

种植体水平印模

种植体水平印模（implant-level impression），是将口腔内种植体平台位置和种植体轴向复制到工作模型上。

直接在种植体上安装种植体的印模帽，完成印模后，将种植体的替代体安装于印模帽内，然后灌注石膏，获得带有种植体替代体的工作模型。这种方法可由技师选择和调改基台，将基台安装在工作模型上完成上部结构的制作，由于可以通过调改基台或选择角度基台取得共同就位道，因而适用于多颗牙缺失的桥修复和需要使用角度基台等中央螺丝固位的空心基台（图 11-14～图 11-16）。

基台水平印模

取印模的目的是将基台在口腔内的位置和方向复制到工作模型上，称之为基台水平印模。

在种植体上安装基台并用专用扭矩扳手拧紧，然后在基台上安装基台印模帽和定位柱，完成印模后，将基台替代体安装于印模帽内。灌注石膏，获得带有基台替代体的工作模型。这种方法是由临床医师选择基台，技师在基台的替代体上完成上部结构的制作。其优点是基台不进入上部结构的加工过程可以避免被磨损、破坏，保证种植体 - 基台间的精密吻合。但是由于技师不能调改基台，难以保证多个基台有共同就位道，多颗牙缺失的种植固定桥修复时操作较困难，因而多适用于不需要调改基台的病例（图 11-17～图 11-19）。

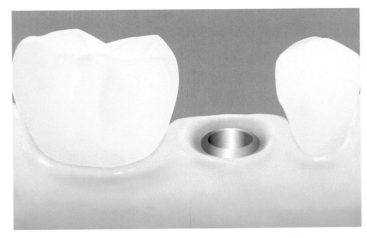

图 11-14 种植体水平印模：取印模前口腔状况已拆除愈合帽

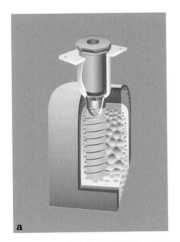

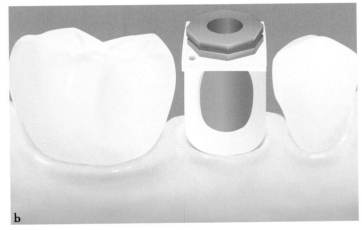

图 11-15 种植体水平印模：安装种植体水平印模帽
a. 种植体的定位八角结构与种植体的内八角对应卡紧　b. 种植体上安装种植体水平印模帽

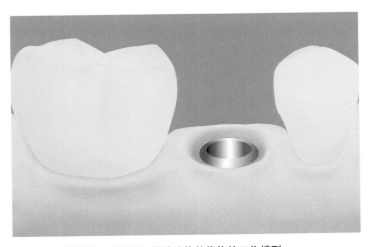

图 11-16 种植体水平印模：带种植体替代体的工作模型

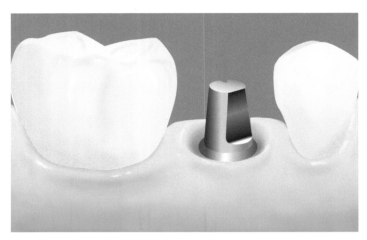

图 11-17 基台水平印模：取印模前口腔状况
口内以 35Ncm 的力旋紧实心基台

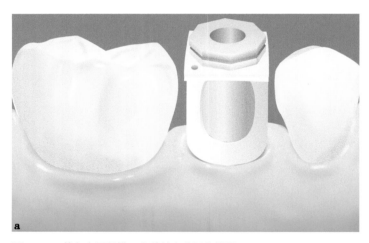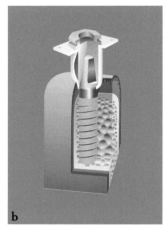

图 11-18 基台水平印模：安装基台水平印模帽
a. 基台上安装印模帽和基台定位柱　b. 基台水平印模帽的定位平面与基台抗旋转平面吻合

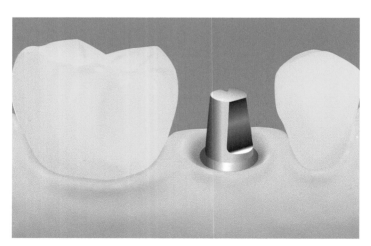

图 11-19 基台水平印模：工作模型
带有基台替代体的工作模型，口腔内基台的位置、方向复制到工作模型上

11.2.2　基本程序之二：制作人工牙龈

人工牙龈是一种黏度较高的硅橡胶类口腔修复材料，有一定弹性，用于在工作模型上复制种植体周围的牙龈组织。

人工牙龈的作用

人工牙龈能准确反映种植体颈部周围牙龈组织的形态和位置，并可以从模型上反复取下和复位，有助于技师检查修复体是否与替代体严密吻合，确定修复体颈部金属圈的高度及边缘的位置，以保证修复体边缘位置的准确性，使其既美观又有利于清洁，提高修复体的加工精度，同时为技师操作提供方便。

人工牙龈的制作过程

检查印模是否清晰准确、有无脱模现象、有无气泡、确定印模帽无松动移位、替代体与印模帽间衔接紧密后开始制作人工牙龈。将人工牙龈材料用混配枪或手工调匀

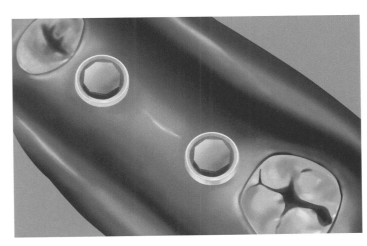

图 11-20　检查印模
印模组织面，印模帽固定于印模材内

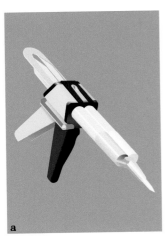

图 11-21　注射人工牙龈
a. 人工牙龈材料及注射枪　b. 印模帽内安装替代体，在印模帽与替代体周围注射人工牙龈

后,用注射器注射到替代体周围,注射高度需高出印模帽与替代体接缝处2mm左右,人工牙龈的厚度要适当,太厚不能保证石膏的强度和替代体在石膏内的固定,太薄则容易破裂。注射范围近远中向以邻牙为界,避免将人工牙龈注射到邻牙区,唇舌向覆盖牙槽嵴顶区,注意在边缘形成一定厚度。注射完成后,用镊子夹饱和的酒精棉球在人工牙龈上方轻轻按压形成平面,然后用尖刀片修整边缘,在唇舌向边缘形成45°斜面,增加人工牙龈的稳定性,切削近远中面,形成上窄下宽的外形,以利于人工牙龈的取戴(图11-20~图11-22)。

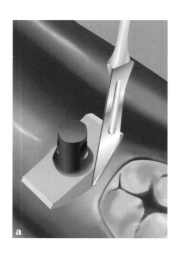 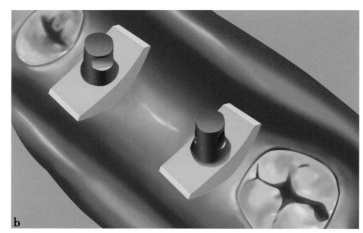

图 11-22 修整人工牙龈
a. 用刀片修整人工牙龈 b. 修整后的人工牙龈

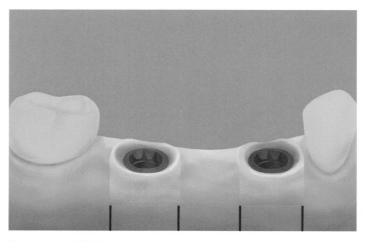

图 11-23 工作模型
戴有人工牙龈的工作模型

11.2.3 基本程序之三：灌注工作模型

　　人工牙龈硬固后，准备灌注工作模型。选择低膨胀率的超硬石膏灌制工作模型。超硬石膏又称超硬人造石（dental stone,high strength），是一种改良的人造石，在使用中需严格控制混水率。石膏调拌最好在真空搅拌器内进行，调拌时间不应超过 50 秒。严格规范的操作可以保证得到精确的模型（图 11-23）。

灌注工作模型的方法
● 为确保模型的清晰度和准确性，最好使用石膏混配机严格控制水粉比例，加水过多或过少都会导致工作模型准确性降低。
● 配好的水、粉在真空搅拌机下搅拌 30～50 秒，如搅拌时间过长，会使石膏膨胀率加大，强度降低。

● 在震荡器上灌注石膏模型，使搅拌好的石膏从印模一侧逐渐流至另一侧，以排除气泡。为减少石膏模型的膨胀，最好使用塑料底座。
● 大约 40 分钟后，石膏硬固，分离印模与模型，获得带有替代体的工作模型。

取颌位记录与上𬌗架
　　种植修复不仅是对缺失牙的形态与功能的恢复，还是对颞下颌关节、神经、肌肉三者构成的整体功能的重建。由于种植义齿特殊的生物力学特点，准确地确定颌位关系并将其转移至𬌗架上，建立生理性关系是种植修复获得长期成功的关键。临床上根据缺牙的数目和部位选择适合的颌位记录方法。

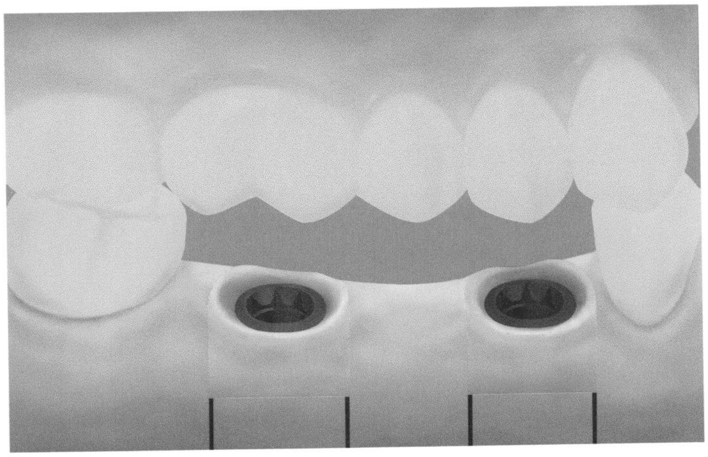

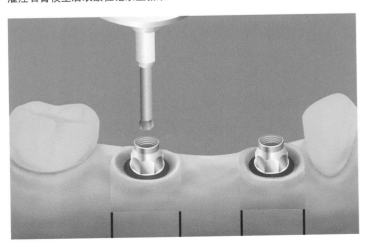

图 11-24　上𬌗架
灌注石膏模型后取颌位记录上𬌗架

图 11-25 制作金属基底（一）
在种植体替代体上方安装八角基台并拧紧

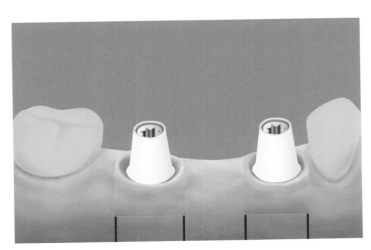

图 11-26 制作金属基底（二）
安装八角基台的桥修复套，并截短至相应高度

11.2.4 基本程序之四：制作基底

　　高精密度的修复体基底是种植修复成功的关键。咬合力通过上部结构传递到种植体，上部结构与种植体间的被动适合状态将影响种植体周围骨组织的应力分布，只有具备良好的被动适合性，咬合力才能被均匀地传递到整个种植体并分散到种植体周围骨组织，保证种植修复的长期效果（图 11-24～图 11-28）。

　　上部结构的加工精度体现在上部结构金属（全瓷）支架就位时的变形程度和应力状态以及就位时结合界面间隙的大小。将结合界面间隙控制在 10 μm 左右，使上部结构与种植体达到无应力连接是种植修复的理想状态。

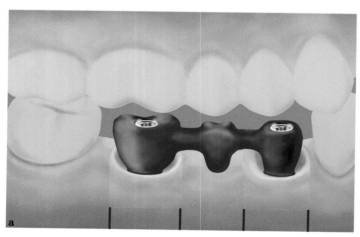
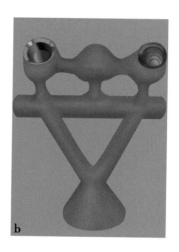

图 11-27 制作金属基底（三）
a. 制作金属基底蜡型　b. 铸造完成金属基底

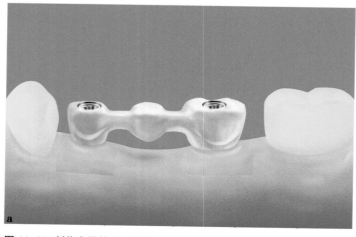
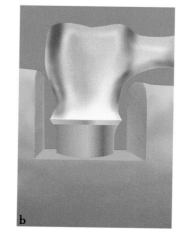

图 11-28 制作金属基底（四）
a. 金属基底舌面观　b. 去掉人工牙龈检查密合性

11.2.5 基本程序之五：试戴

试戴，是指将工作模型所完成的修复体的不同阶段，在口腔内测试，包括蜡型试戴、基底试戴、陶瓷素烧坯试戴和最终修复体试戴等。当然，依据临床病例的具体情况，试戴的内容和程序会有所差异。

蜡形试戴

蜡型或诊断蜡型的试戴，包括单冠修复体蜡型、联冠修复体蜡型、桥修复体蜡型等，带有或不带有龈瓷蜡型设计（图 11-27a）。

● 检验印模的精确性。

● 对于多数牙缺失或牙列缺失的病例，可进一步确定患者的颌位关系。

● 美学效果评估，包括修复体本身的参数（例如临床冠长度、宽度和形态等）、在牙列中的参数（例如几何形状、对称性等）、口腔颌面部的其他参数（例如面型、中线、侧貌、微笑等）。

● 蜡型有助于评估患者的美学期望值，以及是否接受所建议的设计方案，尤其是进行个性化美学设计时。

● 语音效果的评估。

● 带有龈瓷蜡型设计时，检查龈瓷翼与软组织衔接、以及与笑线的位置关系等。

基底试戴（图 11-29 ～图 11-31）

基底试戴是修复体制作过程中极其重要的环节，其目的包括：

● 检验基底是否被动就位、判断其是否与种植体或基台精密吻合。

● 检验修复体饰瓷空间。

● 检验颌位关系及咬合情况。

基底的不精确就位会引起负荷沿种植体传递不良，可能增加负荷向骨组织转移。同时，也可能增加种植体和基台之间间隙的微渗漏风险。螺丝固位基台的螺丝松动和折断等机械并发症多发生在非被动就位时。被动就位的标准如下：

● 肉眼、探针或影像学检查，基底与种植体或基台的肩台精密吻合无缝隙。

● 用手指按压任何一侧，支架不发生翘动。

● 拧紧一颗螺丝时支架不会从其他基台移位。

● 全部螺丝拧紧后，患者无胀痛和不适。

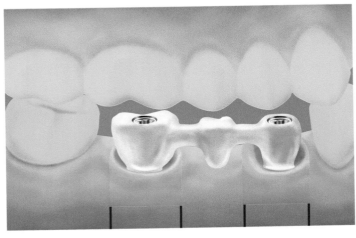

图 11-29　模型上试戴金属基底支架

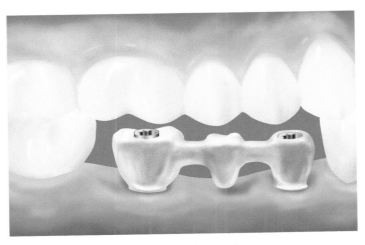

图 11-30　口腔内试戴金属基底支架

如果联冠修复体基底或桥修复体基底没有获得被动就位，则应在口外将其切开分段，分别在口腔内就位后，用成型塑料在口内重新连接成整体，待成型塑料硬固后从口内取出，包埋、激光焊接后重新试戴。

陶瓷素烧坯试戴

陶瓷素烧坯试戴，是同患者讨论最终修复效果的理想交流工具。在这一阶段需要评估的参数包括色泽、咬合以及修复体与邻牙和软组织的相互关系。

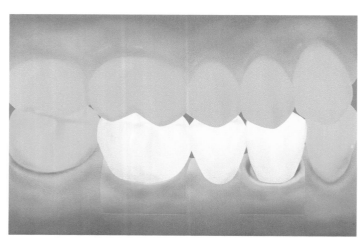

图 11-31　完成烤瓷后在模型上试戴

11.2.6　基本程序之六：戴入修复体

试戴最终修复体

人工牙完成以后正式固定之前，检查颌位关系与垂直距离是否正确，咬合接触是否良好，有无早接触和干扰，检查是否正确恢复了缺失牙外形。

● **确认被动就位**　检查方法如下，修复体的色泽、外形、邻接以及与邻牙和对殆牙是否协调。

● **用牙线检查邻接关系**　牙线能通过接触区，但有明显阻力，说明接触关系良好。

● **仔细检查咬合接触关系**

口外检查修复体的完整性之后，进行口内试戴。如果是粘接固位的修复体，试戴时首先要将基台戴入种植体，使用基台定位卡帮助基台准确就位，使之与工作模型上的就位方向一致。

如果修复体是螺丝固位的，试戴最终修复体时不能有任何摩擦阻力。应在不破坏种植体－基台界面的前提下尽量找到就位道。只有螺丝固位的基底达到被动就位，才能以最大扭矩拧紧螺丝。试戴与调殆完成之后，用抛光轮抛光，使之有釉质样表面之后，固位修复体。

固位修复体

粘接剂去除，是指在固位修复体时清除溢出的临时或永久粘接剂。

● **粘接固位**　当种植体平台位于黏膜下较深的位置时，难以去除或完全去除溢出的粘接剂，这通常发生于以下两种情况：①上颌前牙区，种植体平台通常位于唇侧龈缘根方 3.0mm、邻面龈乳头的根方甚至会超过 7.0mm 的深度，粘接剂去除困难。②在后牙区，当黏膜较厚时，种植体平台位置也会位于龈缘根方较深的位置，导致粘接剂去除困难。通常认为，修复边缘位于龈下 2.0mm 以上时，粘接剂不易清除彻底。残余的溢出粘接剂是种植体周围黏膜炎和种植体周围炎的重要发病因素。

● **螺丝固定**　不同材料的螺丝要求使用的预紧力不同，每种种植系统对本系统螺丝的预紧力均有明确的要求，通常可以达到 35Ncm。螺丝固定后，先用牙胶、氧化锌等暂封材料临时封闭螺丝孔,患者戴牙并行使功能一段时间,待复查后医师和患者都对修复效果感觉满意时再进行螺丝孔的永久封闭。螺丝固定 2 周之后复诊,检查螺丝是否松动,如有松动,排除松动原因之后重新上紧螺丝。然后,将牙胶或棉球置于洞内保护螺丝、用甲基丙烯酸甲酯或光敏树脂封闭螺丝孔(图 11-32～图 11-34)。

确认最终修复体就位

治疗结束后,需要拍摄根尖放射线片观察最终修复体是否准确就位。粘接固位,需确认是否有残余的粘接剂。但是,在放射线片上检查多余的粘接剂受到限制,因为不能发现在种植体唇(颊侧)和舌(腭侧)的残余粘接剂。

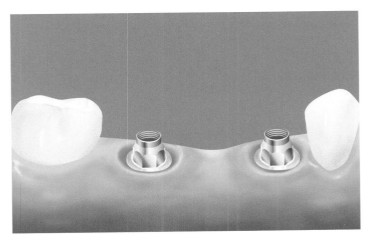

图 11-32 安装修复体(一)
在患者口腔内安装八角基台 以 35Ncm 力矩锁紧

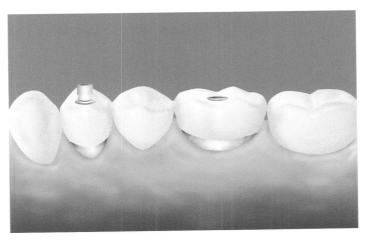

图 11-33 安装修复体(二)
将修复体安装到八角基台上,以 15Ncm 力矩锁紧修复螺丝

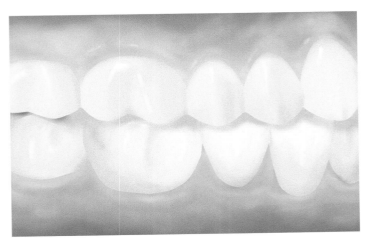

图 11-34 安装修复体(三)
修复体戴入后检查咬合关系及外形
本章模式图绘制:北京口腔种植培训中心 - 袁苏

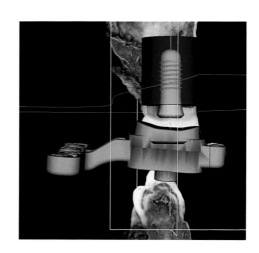

Chapter 12

Templates for
Implant Therapy

Geng Wei, Sun Yujie

第 12 章　种植治疗的模板

耿　威　孙玉洁

12.1 诊断模板

12.1.1 概述

在口腔种植修复治疗过程中,为了实现预期的功能和美学效果,应当按照理想状态的修复体所要求的位置、方向、角度植入种植体,制订以修复体为导向的种植治疗方案。CBCT影像技术、诊断模板、放射线模板和外科模板的应用是实现"以修复为导向的种植治疗"的重要手段,诊断模板是"以修复为导向的种植治疗"理念付诸实现的第一步。

诊断模板是在为牙种植患者进行种植术前的诊断评估时,使用的诊断蜡型或者是由诊断蜡型翻制的树脂修复体或现有的义齿。

诊断蜡型的概念

诊断蜡型(diagnostic wax-up),是在技工室利用𬌗架上的人工排牙(或雕塑的蜡牙)和软组织缺损处的添蜡,在𬌗架上或口腔内模拟缺失的牙列和软组织,用于评估种植治疗预期的功能和美学效果(图12-1)。就种植治疗而言,诊断蜡型可以指导种植外科方案设计(包括种植体的位置角度和数量等)和种植修复方案设计(包括种植修复体固位和修复体的外形等)。诊断蜡型可以进一步转换成放射线模板和外科模板。

诊断模板的概念

诊断模板(diagnostic template)与诊断蜡型的概念基本相同,但更加突出表达如下含义:

● 诊断模板可以是诊断蜡型,也可以是由诊断蜡型翻制的树脂修复体。
● 诊断模板可以从𬌗架上转移至患者口腔内。
● 诊断模板可以准确反映出患者的咬合关系、软组织状况和美学风险。在牙列缺失患者,通常制作一副树脂总义齿作为诊断模板,戴入患者口内,用以评估上下颌位置关系、咬合关系、垂直高度、笑线的位置、牙龈暴露情况和面部丰满度情况。在牙列缺损患者,诊断模板可以客观比较修复体与周围牙列之间的协调性。

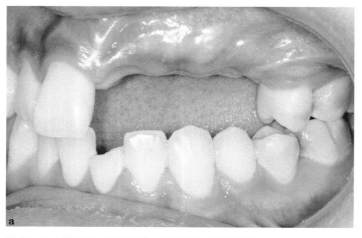
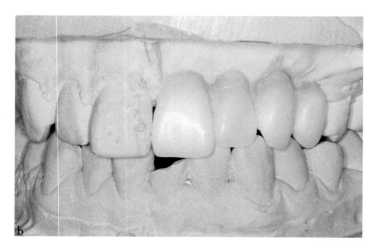

图12-1 上颌左侧中切牙至第一前磨牙缺失诊断蜡型
a. 临床状态的侧面观,无法准确判定未来修复体的位置与形态 b. 工作模型,制作上颌左侧中切牙至第一前磨牙缺失的诊断蜡型,直观地展示修复体的外形及与周围牙列的协调性,既有助于种植治疗方案的设计,也有利于医患之间的交流和确定最终的治疗方案

12.1.2　诊断模板的作用

评估预期的修复效果为医师制订治疗方案提供依据

诊断模板能够提供美学信息,包括笑线高度、牙龈高度、唇面部丰满度等,以供临床医师进行美学风险的评估。例如,对于高笑线、上颌牙龈位置高的高美学风险的患者,如果同时伴有牙槽骨的过度吸收,诊断模板可提示临床医师选择带有唇侧树脂基托的种植体支持式覆盖义齿比带有龈瓷或龈色树脂的复合式固定桥修复体更容易达到美学效果。

临床医师从牙列缺失患者的诊断模板上还可以获取非常重要的咬合关系信息。通过诊断模板,医师可以观察到患者戴入义齿后的咬合关系,当上下颌位置关系或咬合关系不理想时,就需要临床医师做出必要的干预措施以达到理想的咬合关系。通常情况下,可以选择改变颌骨(如骨增量、截骨术等),也可以选择改变修复体(如牙齿的轴向、排列,基托的外形和位置等)。具体采用何种方案,要综合考虑骨缺损的程度、修复空间的大小、义齿能够代偿性恢复咬合关系的能力以及患者的口腔卫生状况和自洁能力。例如,一位上颌骨严重吸收、Ⅲ类颌位关系的患者,戴入诊断模板后仍然呈反𬌗状态,提示单纯通过改变修复体不能获得理想咬合关系,因此必须在种植手术前进行颌骨增量手术,调整上下颌位置关系后,再行种植治疗。

因此,诊断模板可以给予临床医师最直观的信息,帮助临床医师做出抉择,调整未来的手术方案和(或)修复方案,以期能够实现既符合种植治疗的生物力学要求又能满足患者美观需求的理想的修复方式。

医患沟通交流的媒介

由于种植修复的治疗时间较长,患者往往更期待能够首先知晓未来修复体的情况。通过诊断模板,医师可以将未来修复的效果提前展示给患者,并向患者说明最终修复体可能具备的特点,例如,未来修复体是否可以自行摘戴、是否带有树脂基托、如何进行卫生清洁等。同时,患者也可以根据诊断模板提出个性化需求,反馈给临床医师。由此,诊断模板实现了良好的医患信息的交流。

诊断模板转变为放射线模板

诊断模板是"以修复为导向的种植治疗"理念付诸实现的第一步,但是,临床医师无法从诊断模板上获得患者骨组织的信息。诊断模板是非功能性的静态的模板,不能反映口腔黏膜和黏膜下硬组织的情况,包括种植位点骨密度、种植体位置与重要的解剖结构如下牙槽神经管或上颌窦之间的位置关系等。因此进行种植手术之前,诊断模板在进行某些特殊处理(如,加入放射线阻射标记物)后,可直接变为放射线模板,基于诊断模板的放射线模板获得的评估结果真实可靠。

诊断模板转化为临时修复体

对于牙列缺失的患者,在某些情况下,诊断模板可作为过渡义齿供患者手术后佩戴,如果需要种植后即刻负荷,诊断模板经处理后,可以转化为种植体支持的临时修复体。此外,过渡义齿或临时修复体会在较长一段时间内为患者使用,在制作最终修复体之前,临床医师可以获得更多更全面的来自患者的反馈信息,用以完善最终修复体的制作。

12.2 放射线模板

12.2.1 概述

放射线模板的概念

放射线模板(radiographic template)是指带有放射线阻射标记物、种植手术前戴入患者口内进行放射线拍摄的模板,用于评估种植区软、硬组织状况,包括种植位点骨密度、可用骨的高度宽度、种植体位置与重要的解剖结构如下牙槽神经管或上颌窦之间的位置关系等,从而设计种植体的数目、位点、方向,选择合适的种植体型号,指导确定最终手术方案。放射线模板也是进行术前诊断评估的重要手段,所以有时可将放射线模板归为诊断模板,二者不做区分。但由于这两种模板在制作方式、使用方法和评估范畴等方面均不相同,所以本书将二者分开讨论。

常用放射线技术

目前,应用于口腔医学领域的放射线检查技术主要有 X 线平片检查、体层摄影检查和 CT 检查。放射线检查的目的主要是针对种植区的余留牙槽骨的骨量、高度、宽度及骨密度,必要时还需要检查上颌窦底、下牙槽神经管、切牙孔和颏孔的位置,以避免手术时伤及上述重要解剖结构,从而最终确定种植体的位置、型号和方向。

● **曲面体层放射线片**   放射线模板的曲面体层放射线检查的目的是依据特殊解剖结构的位置(例如下颌管、颏孔、上颌窦底和鼻底等),确定种植体的植入位置、数量和长度等。在某些模板也可以确定种植体的近远中向轴向。

● **锥形束 CT(CBCT)扫描**   检查的目的是利用相关计算机软件中的种植设计程序,依据放射线模板所显示的修复体位置,在三维方向上确定种植体植入位置、数量、长度、直径和轴向,确定与下颌管、颏孔、上颌窦底和鼻底等特殊解剖结构的位置关系。CBCT 扫描突破了传统放射线技术只能进行平面二维成像的局限,可以从矢状面、冠向和水平向获得断层图像。而且,CT 的多平面重组(multi-planar reformatting,MPR)和三维(3D)重组技术可以将轴向、冠向和矢状面断层数据重组,进行多层横截面断层重建全景图像。CBCT 的应用使牙槽骨骨量的测量和分析变得更加清晰准确而且容易,其测量结果可以精确到 0.01mm[1]。基于以上特点,CBCT 成为目前最理想的口腔种植放射线检查技术。

CBCT 通过三维呈像显示组织结构,大大提高了诊断能力。与螺旋 CT 相比,CBCT 的辐射剂量低,空间分辨率高,设备体积小,操作方便,三维重建所得的软硬组织图像真实可靠。

12.2.2 放射线模板分类

放射线模板的分类要素是阻射物标记的目的—标记种植位点或标记修复体。标记种植位点的放射线模板,主要用于曲面体层放射线检查。标记修复体的放射线模板,主要用于锥形束 CT 扫描。

标记种植位点的放射线模板

任何具备阻射性质的材料均可用于标记种植位点,例如牙胶、钢球、钢管、铅和硫酸钡等。形状不规则的牙胶或铅,只能标记种植位点的位置(图 12-2a,图 12-3a)。标准钢球(通常为直径 5.0mm 的钢球),除标记种植位点的位置之外,还可以计算标记位点处的图像放大率和扭曲程度。钢管,除用于标记种植位点的位置之外,还可以评估未来种植体的轴向,因此在某些情况下可以同时用作外科模板。

标记修复体的放射线模板

标记修复体的放射线模板的阻射标记物通常是硫酸钡,因此又称之为硫酸钡阻射的放射线模板。为使得义齿能够在放射线扫描时全部显影,可以使用含有硫酸钡的材料制作义齿,也可以直接翻制旧义齿,只是最后的制作材料不是普通树脂材料,而是含有放射线阻射物质硫酸钡的材料(图 12-2b)。

硫酸钡义齿能在放射线片上体现义齿全部信息,包括牙冠的形态、排列、牙冠颈缘和基托边缘的位置、基托厚度、基托组织面的形态等。患者戴入硫酸钡义齿进行放射线扫描时,基托组织面与骨缘之间即为口腔黏膜部分,所以,硫酸钡义齿放射线模板能够做到同时显示修复体信息和黏膜信息。

放射线模板应具备的条件

放射线模板能够显示种植位点或未来修复体的信息;导板的组织面与下方的黏膜贴合紧密,在放射线扫描的过程中保持固定位置(正中颌位或牙尖交错位);由于无牙颌患者的放射线模板完全由黏膜支持,在进行放射线扫描过程中可能会发生移位,此时可使用咬合记录硅橡胶固定上下颌咬合关系,让患者佩戴咬合记录硅橡胶进行放射线扫描。此咬合记录同样适用于将来的外科模板的定位。

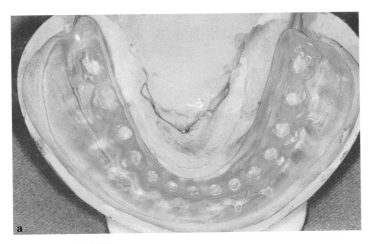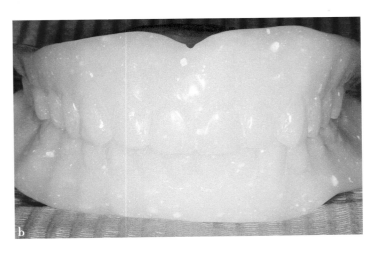

图 12-2　放射线模板
a. 下颌无牙颌标记种植位点的放射线模板。由透明树脂材料的传统义齿制成,后牙𬌗面中央沿牙齿长轴打孔,前牙在舌隆突上方沿牙齿长轴打孔并填塞能够放射线显影的材料如牙胶,可以显示牙齿的长轴位置　b. 标记修复体的放射线模板。带有硫酸钡材料的修复体做为放射线模板可以显示整个修复体的外形

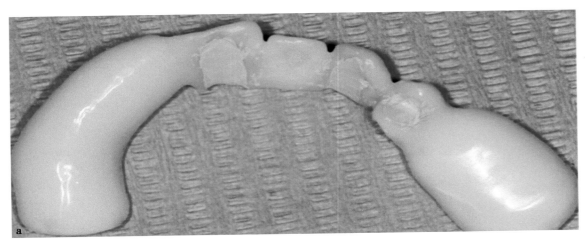

图 12-3　标记种植位点的放射线模板
a. 带有牙胶棒标记(标记牙齿长轴)的放射线模板。前牙在舌隆突上方沿牙齿长轴打孔并填塞能够放射线显影的材料如牙胶,可以显示牙齿的长轴及位置

12.2.3　放射线模板的信息获取与处理

双扫描技术

1998 年，比利时勒芬天主教大学的 Verstreken 等在尝试将修复体放射线模板与颌骨模型吻合到一起的时候，首次提出了双扫描技术[2]（double scanning procedure）。双扫描技术是指前后进行两次 CT 扫描。第一次 CT 扫描，患者佩戴放射线模板进行 CT 扫描，可以获得患者口腔硬组织的信息和放射线模板上阻射性标记物的信息。调整灰度值时，也可以观察到黏膜和树脂义齿的信息。但是，由于树脂义齿的密度与口腔黏膜的密度相近，所以，即使调整灰度值也难以单独将树脂义齿的信息（牙齿的排列、龈缘的轮廓和位置、黏膜的表面形态等等）准确提取出来；第二次 CT 扫描，只扫描放射线模板。此时，树脂义齿周围没有口腔黏膜，只有空气。显然，与空气的密度

相比，树脂义齿的密度相对较大，通过软件调整灰度值，可以清晰显示树脂义齿的边缘轮廓。因此，第二次扫描可以获得树脂义齿和放射线阻射性标记物的信息。将两次扫描的信息通过放射线标记物进行吻合，就得到了带有树脂义齿（诊断模板）的口腔软、硬组织信息的 CT 图像（图 12-3b～图 12-3f）。

双扫描技术适用于：牙列缺损、牙列缺失的标记种植位点的放射线模板，即所选的放射线模板在口内 CT 扫描时难以清晰显影时。对于牙列缺损患者的放射线模板的扫描，除了可以利用放射线阻射性标记物进行图像吻合之外，还可以利用口内剩余牙齿进行图像吻合。

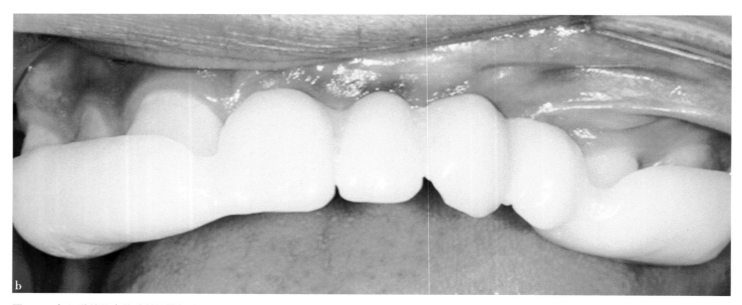

图 12-3　标记种植位点的放射线模板（续）
b.　牙列缺损患者佩戴带有放射线阻射标记的牙支持式放射线模板，放射线模板包含有牙齿外形和牙齿长轴的信息

硫酸钡义齿放射线模板的 CT 扫描

如果采用硫酸钡材料制作放射线模板，即硫酸钡义齿，可以只进行一次 CT 扫描：患者佩戴硫酸钡义齿放射线模板进行 CT 扫描。此时，得到的信息包括：患者口腔硬组织和解剖结构信息、硫酸钡义齿全部信息以及口腔黏膜的信息。但是不同厂家、不同型号的硫酸钡含量可能不同，因此，在进行硫酸钡义齿放射线模板扫描时，可能存在义齿与口腔黏膜交界处显影不清的可能，如果图像不够清晰，可重新进行双扫描技术获得义齿的准确信息，或者进行三维激光扫描，整合 CT 扫描数据。

CBCT 扫描 + 三维激光扫描

显然，CBCT 扫描 + 三维激光扫描是综合两种扫描技术的优势。三维激光扫描，通过高速激光扫描测量的方法，高分辨率地快速获取被测对象表面的三维坐标数据，从而建立或用三维打印机打印物体的三维影像模型。三维激光扫描仪对物体表面数据的采集精度可达 0.02mm[3]。

CBCT 扫描，准确获取口腔硬组织的三维数据，尤其是组织内部解剖构造的三维数据，精度 0.1mm 左右，但很难精确获取物体表面的三维数据，尤其是牙列、龈缘、黏膜等部位，需要准确、精细的数据采集。

CBCT 的容积数据与三维激光扫描获得的表面数据整合，获得的数字化口腔模型，既包含了颌骨、深部解剖结构的数据，又包含了义齿和牙列数据，进而可以进行个性化的、高精度的种植手术设计和修复设计。

由此，就获得了口腔软组织、硬组织以及未来修复体的整合数据，并以此设计种植手术方案、选择合适的修复基台和最终修复体。

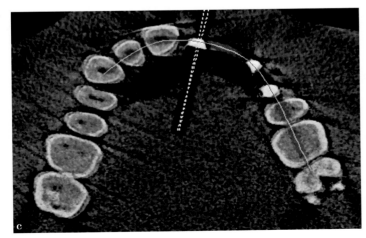
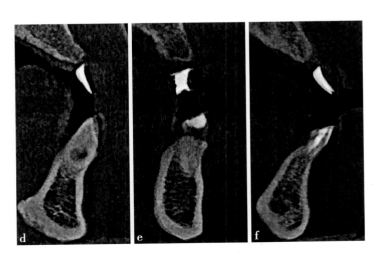

图 12-3 标记种植位点的放射线模板（续）
患者佩戴牙胶标记的放射线模板进行 CBCT 扫描。c. 放射线模板 CBCT 扫描的水平面观，显影位置即为修复体的中心位置　d～f. 放射线模板 CBCT 扫描的矢状面观，清楚显示牙齿的长轴与牙槽骨长轴的位置关系

12.3　外科模板

12.3.1　概述

外科模板的概念

外科模板，是指在种植外科手术过程中用于引导种植外科医师进行种植体植入，确定种植体植入位点、植入方向和角度的引导装置。

为了实现以修复为导向的种植治疗，确保种植体植入理想位置，应当使用外科模板。外科模板详细转达了在种植治疗诊断设计阶段选择的种植体三维位置与轴向，避免在不正确的位置植入种植体，从而实现以修复为导向的种植治疗。

外科模板的作用

外科模板是实现以修复为导向的种植治疗理念的重要工具，其作用如下：在术中精确地定位和控制种植体的植入方向，提高外科手术的精确度，确保种植体的植入位置满足术前计划的最终修复体的美学和生物力学要求；减少手术并发症，确保外科操作不会损伤相邻解剖结构（例如邻牙牙根、下颌管、颏孔和上颌窦底等）；可以实现微创的种植手术，提高不翻瓣外科的操作精度。

外科模板应具备的必要条件

尽管外科模板的设计理念在不断变化，但基本要素不外乎如下三个方面：定位与引导种植体的植入（例如相应直径的金属管）；模板在手术过程中保持稳定，模板要可以固定；不影响种植窝预备过程的水冷却。

12.3.2　外科模板分类

根据外科模板的固位分类

一般情况下，可以根据外科模板的固位方式不同分为以下三类：

● **牙支持式外科模板**　通过缺牙区邻牙外形进行固位，模板固位力良好，一般不需要额外装置（例如固位钉）

辅助固位。不适用于牙列缺失患者（图 12-3g）。
● **黏膜支持式外科模板**　通过患者口腔黏膜进行固位，直接贴附于术区黏膜，固位力欠佳，有时需要在模板的唇颊侧钻入固位钉增加固位力。黏膜支持式外科模板不直接接触牙槽骨骨面，因此适用于牙列缺失患者的不翻瓣外科手术，或翻瓣之前对种植位点的预定位，翻瓣之后不能继续使用。
● **骨支持式外科模板**　依靠术区牙槽骨进行固位。模板的制作基于牙槽骨的物理外形。适用于牙列缺损或牙列缺失患者。骨支持式外科模板必须翻瓣之后才能使用，因此不适用于不翻瓣病例。

根据外科模板的制作方法和功能分类

显然，随着术前诊断、评估以及设计方法的不断更新，现代口腔种植技术已经从传统的依赖于二维放射线和石膏模型进行术前评估、测量和设计来制订手术方案的技术，逐渐转变为应用 CBCT 进行术前评估、测量，通过交互式计算机软件模拟种植体植入的数字化种植技术。最终获得的外科模板也从传统的可定位的简易外科模板转变为可确定种植体三维位置的数字化外科模板。因此，根据外科模板的制作方法和功能不同，分为如下三类：
● 传统外科模板
● 基于颌骨三维物理模型的外科模板
● 数字化外科模板

12.3.3　传统外科模板

传统外科模板的种类

传统的外科模板包括真空热塑压膜式外科模板和诊断模板式外科模板。

真空热塑压膜式外科模板

通过制作诊断蜡型，真空热塑压膜制作的外科模板。模板通过邻牙固定在口内，为牙支持式外科模板。制作方法简单，在术中可参照未来修复体的位置和外形轮廓，进行种植体的定位，但不能准确定向。适用于牙列缺损，尤其是前牙区单颗牙缺失的患者，在模板的缺牙位点填入人工牙或自凝树脂可改造为临时义齿。当前牙区种植植骨之后，压膜式临时义齿经调改后不与术区黏膜接触，保证无压力愈合。不适用于牙列缺失患者。

诊断模板式外科模板

将诊断模板进行适当磨改后就可以转变为种植外科模板，为牙支持式（牙列缺损患者）或黏膜支持式（牙列缺失）外科模板（图 12-3g，图 12-3h）。特点如下：

● 模板必须为外科手术切开、翻瓣留出空间，使术者可以清楚地看见牙槽骨及种植体植入的位置、方向，使其平行于人工牙的唇颊面。

● 模板必须允许外科医师在术中作适度调整。因为在模型上及口腔内设计的种植体植入位置和方向可能与术中具体情况存在差异，包括局部骨质和骨量、人工牙与牙槽骨的位置关系等。医师需要适当调整植入位置和

方向，以保证种植体的骨结合，为合理的修复方案创造条件。

● 模板必须能在术中保持稳定。牙支持模板的稳定性一般比较理想，黏膜支持的模板则稳定性较差，虽然为了暴露术区和植入种植体磨除了一部分基托，但在模板的远中游离端部分应尽可能保留宽大的基托，以维持模板在术中的稳定。黏膜支持模板尽量保留磨牙区的咬合面，以便在术中通过正中颌位确定模板的位置。

● 模板在术前必须浸入专用的消毒液中（如 0.1% 的氯己定溶液）消毒后方可使用。

传统外科模板制作方法简便，所需设备价格低廉，不需要专业技术人员的协作即可完成。其固位和"导向"的依据来自石膏模型和传统的二维放射线片，所得信息是静态的、非功能性的，有时无法准确判断软组织、骨面形态以及骨内重要解剖结构的信息。基于石膏模型所得的外科模板存在变形、固位不良的缺点，最终的修复效果难以准确达到预期效果。因此，可进行三维定向的、以修复为导向的精准的种植手术外科模板，成为牙种植医师所追求的目标。

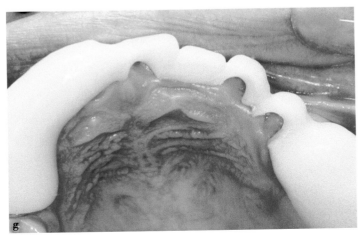
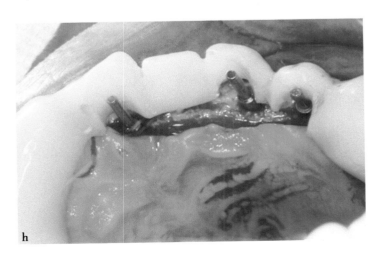

图 12-3 牙支持式放射线模板（续）
g，h. 牙胶标记的放射线模板完成信息采集和诊断设计之后，将其改制为传统外科模板，前牙区一般只保留切缘位置，为外科手术切开、翻瓣留出空间，使术者可以清楚地看见牙槽骨及种植体植入的位置、方向。模板为医师提供了未来修复体位置的同时不影响外科手术过程中种植体的植入

12.3.4　基于颌骨三维物理模型的外科模板

它基于患者的颌骨 CT 等医学图像信息,通过建立人体三维和几何或物理模型模拟患者局部信息,将预成的修复体复位在完全仿真的三维物理模型上进行手术模拟或规划,以在手术过程中进行高精度定位、引导医师进行种植体的植入、实现以修复为导向的种植外科的外科模板。

可以利用 CT 扫描进行颌骨及解剖结构的重建,但是于可视状态下在颌骨模型上进行人工模拟种植体植入的可重复性和可预期性不高,不能随时、随意调整种植体植入角度和深度,所得的结论也无法给予确切的量化评估(图 12-4)。

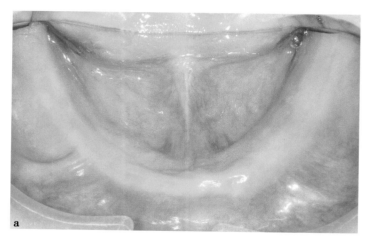
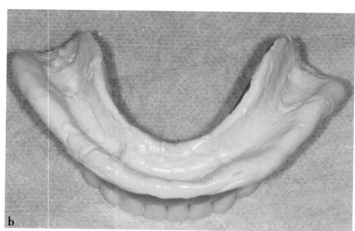
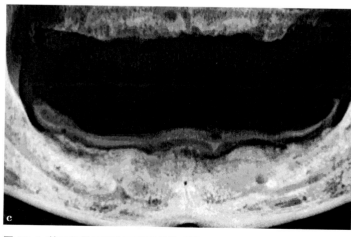
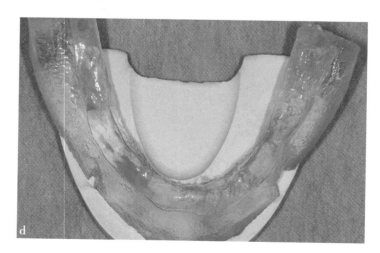

图 12-4 基于颌骨三维物理模型的外科模板
a. 下颌无牙颌口内像　b. 硫酸钡硅橡胶重衬下颌总义齿组织面观　c. 患者佩戴硫酸钡硅橡胶重衬的下颌总义齿拍摄 CBCT 的正面观　d. 三维打印技术获得的下颌模型𬤇面观,颌骨模型可以真实再现下颌骨的解剖结构,包括下牙槽神经管在颌骨内的走行、黏膜的厚度

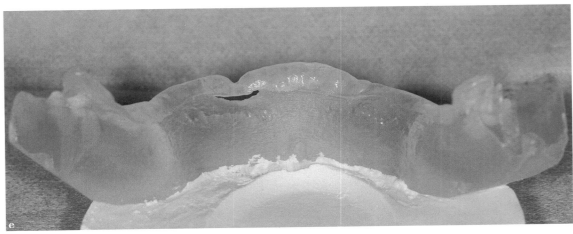

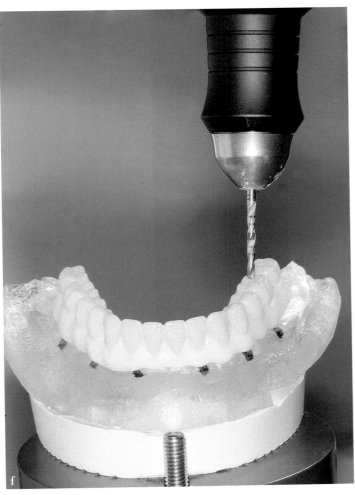

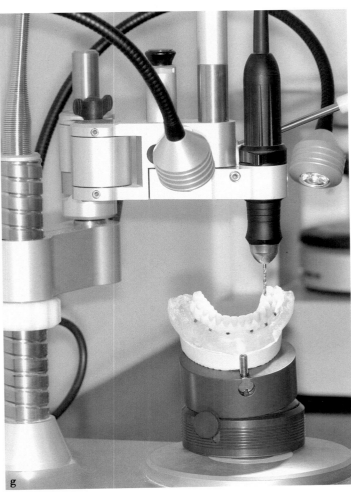

图 12-4　基于颌骨三维物理模型的外科模板（续）

e. 三维打印技术获得下颌模型舌侧面观。颌骨模型可以真实再现下颌骨的解剖结构，可以清楚看到下牙槽神经管在颌骨内的走行、黏膜的厚度　f. 预先完成的修复体在下颌物理模型上就位，检查并确定边缘密合性良好　g. 在平行研磨仪上根据下颌的解剖结构选择种植位点为两侧的侧切牙、第一前磨牙和第一磨牙，然后在平行研磨仪上预备种植窝

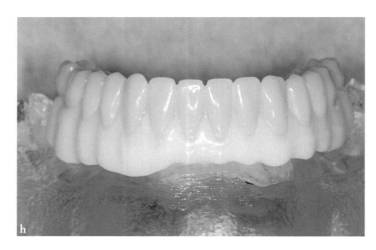

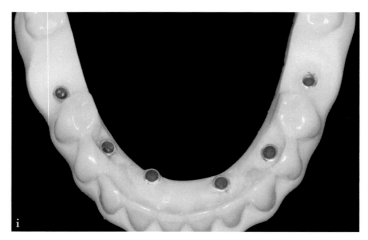

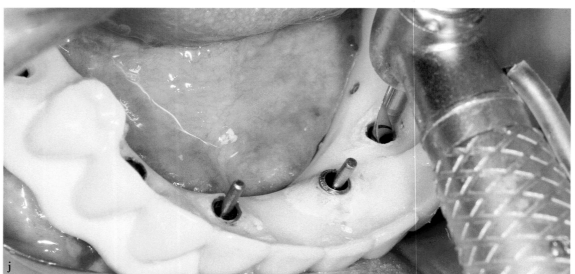

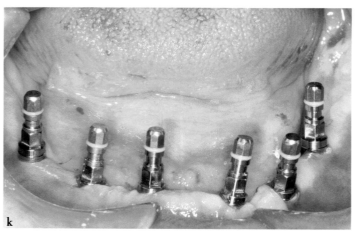

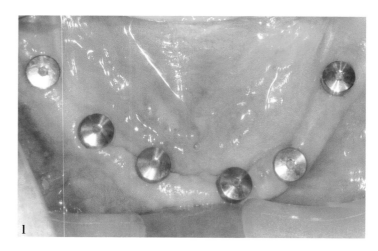

图 12-4 基于颌骨三维物理模型的外科模板（续）

h. 预先完成的修复体在下颌物理模型（带黏膜）上就位的正面像，显示预成修复体与三维打印技术制作的下颌模型高度吻合　i. 外科模板𬌗面观。两侧的下颌侧切牙、第一前磨牙和第一磨牙种植位点固定内径 2.2mm 的金属管　j. 外科模板引导下的不翻瓣的种植外科手术。直径 2.2mm 的先锋钻在金属管的引导下预备种植窝　k. 种植体植入后的正面观。可见两侧侧切牙、第一前磨牙和第一磨牙位置植入种植体，位置、方向、角度理想　l. 种植体植入后的下颌骨𬌗面观。可见两侧侧切牙、第一前磨牙和第一磨牙位置种植体已安放愈合基台

12.3.5　数字化外科模板

目前,计算机辅助种植外科主要分为两类[4]:

● **计算机引导(静态引导)外科**　术前拍摄 CT,在计算机内进行规划,制作外科模板,术中依据模板手术,不允许在术中改变种植体设计和位置。

● **计算机导航(动态引导)外科**　术前拍摄 CT,同样在计算机内进行术前规划,但不制作模板,需要特殊导航设备在术中进行配准,然后进行实时动态导航,允许术者在术中调整部分设计甚至是种植体的位置。

数字化外科模板的概念

数字化外科模板是指利用 CT 扫描技术获取颌骨影像的数字信息、理想状态修复体(诊断模板)的影像信息,以及影像重组的信息。通过三维重建与可视化处理后,利用口腔种植设计软件进行计算机辅助手术规划,仿真手术模拟放置种植体。然后将缺牙区拟植入种植体的部位、数量、植入的方向角度和深度等信息参数转化为 STL 文件格式,通过数控机床或用快速成型方法加工,最终完成手术进行过程中使用的高精度定位装置,以便引导外科医师的操作,从而确保术前所规划治疗方案顺利实施。数字化外科模板作为最终信息的载体,将种植医师的设计思路通过手术模板的精确定位和引导予以实现。

数字化外科模板所谓“数字化”有两层含义:① “数字化”设计:设计模板的数据由计算机辅助设计软件提供,其包含了软硬组织和修复体的信息,经过软件整合之后以供临床医师诊断评估,出具设计方案。② “数字化”制作:制作模板的方法为计算机辅助制作,保证设计数据能够无损地还原为实际模板,保证模板的制作精度。因此,数字化外科模板是 CAD/CAM 技术在口腔种植领域得到发挥的体现。

数字化外科模板的分类

数字化外科模板按照手术中导航的方式可以分为全程导航的数字化外科模板和单程导航的数字化外科模板。

● **全程导航的数字化外科模板**　全程导航的数字化外科模板需要配合专门的外科手术器械使用。在种植手术过程中全程使用引导种植窝预备和种植体植入。这种模板需要全程配合专用的手术器械,种植窝预备时需要应用引导钥匙,引导钥匙的外径与全程导航数字化外科模板的引导管内径匹配,引导钥匙的内径按大小分为几种,与预备种植窝不同级别的扩孔钻直径匹配,在种植手术过程中根据不同的扩孔钻选择匹配的引导钥匙。专用手术器械的扩孔钻通常有几个固定长度,术中每一级钻都预备到终点以保证种植体的植入深度。全程导航的数字化外科模板可以更加精确地引导种植体的植入,但是由于模板的应用往往影响种植手术过程中冷水降温,当使用全程导航的模板时需要辅助增加降温措施,尤其在使用非内给水的种植手术器械时(图 12-5)。

● **单程导航的数字化外科模板**　数字化外科模板的引导管直径只与某一级种植外科扩孔钻匹配,在种植过程中只引导一级扩孔钻预备种植窝,使用其他扩孔钻时需要更换引导管直径与之匹配的的外科模板。这种导航方式需要制作多个外科模板用于引导不同直径的扩孔钻以及种植体植入。由于模板的应用往往影响种植手术过程中冷水降温,这种外科模板常常只应用于先锋钻导航,可以避免全程使用外科模板导致种植窝内的骨热灼伤。另外在种植外科手术过程中数字化外科模板的应用往往受开口度限制影响医师的操作,甚至无法操作,仅在先锋钻预备使用可以降低外科手术的操作难度。

本章节所涉及的数字化外科模板即静态引导外科中所使用的外科模板。CT 成像与计算机图像处理技术的发展和进步为现代牙种植外科的设计、预测和实施提供了先进的技术和条件,数字化外科模板在种植外科领域开始越来越广泛地被应用。

口腔种植辅助规划设计软件应具备的特点

● **三维信息重建**　种植规划软件通过 CT 图像重建三维模型,能将患者的解剖结构真实完整地再现在计算机中,构建全方位的种植手术模拟环境。多视窗的显示方式,提供了同时参考多种信息的可能,医师可以选择

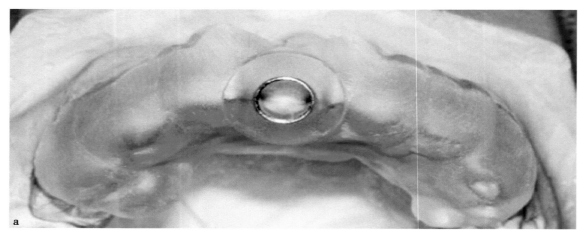

图 12-5　全程导航的数字化外科模板

a.　牙支持全程导航外科模板在模型上试戴，中央引导管的内径是 5.0mm

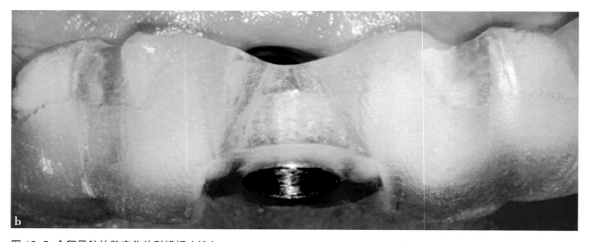

图 12-5　全程导航的数字化外科模板（续）

b.　在口腔内试戴，可见基底部留有间隙，可供冷水降温

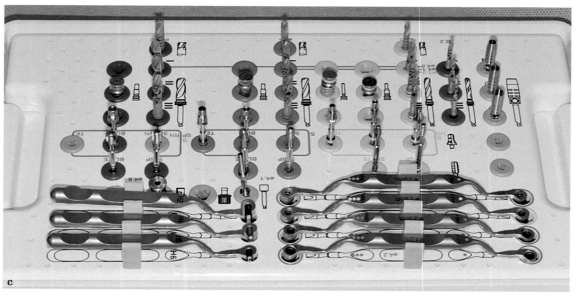

图 12-5　全程导航的数字化外科模板（续）

c.　全程导航专用外科器械盒

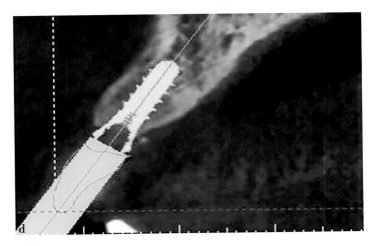

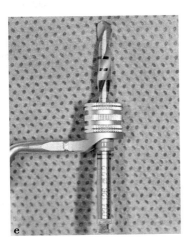

图 12-5　全程导航的数字化外科模板（续）

d. 计算机辅助规划设计软件所设计的种植体植入位点方向，即全程导航外科模板引导下的种植体植入位置　e. 全程导航专用的可固定植入深度的扩孔钻，扩孔钻长度为 24mm

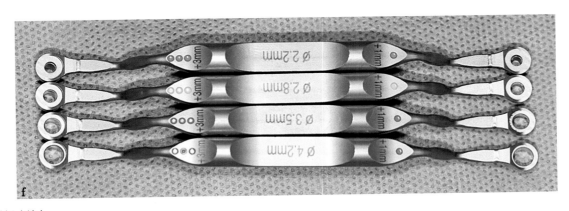

图 12-5　全程导航的数字化外科模板（续）

f. 预备种植窝时，与不同直径扩孔钻匹配的引导钥匙。引导钥匙内径按大小分为 4 种，与预备种植窝不同级别的括孔钻直径匹配，引导钥匙的外经与模板中央的引导环内径匹配

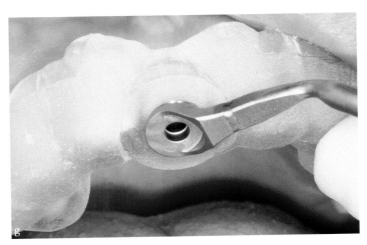

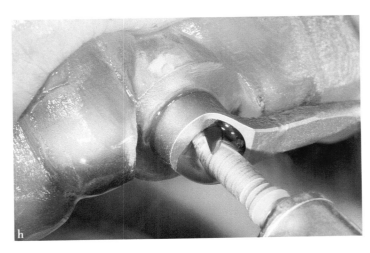

图 12-5　全程导航的数字化外科模板（续）

g. 全程导航外科模板内径 2.2mm 引导钥匙就位于引导环内，引导 2.2mm 的扩孔钻预备种植窝　h. 种植外科手术中模板固定后引导钥匙引导扩孔钻预备种植窝

在屏幕上同时显示 CT 序列图、轴向图、冠状图、矢状图、X 线片图以及三维视图中的一个或多个视图。视图与视图间相互关联,形成精确的实时定位导航关系。

- **可以做综合信息测量**　可以精确测量种植部位的可用骨高度和宽度,以及与重要解剖结构的位置关系,例如距离下牙槽神经或上颌窦的高度,以此确定种植体放置的空间角度。

- **拥有完整的种植体系统数据库**　种植辅助规划设计软件系统可以提供世界上临床普遍应用的几百种甚至上千种种植体系统数据库,包含了种植体和基台的真实外形和尺寸,以供临床医师选择合适的种植体直径和长度,使设计方案与临床方案完全一致,确保在患者口腔内精确放置。同时种植体库能不断扩充更新,还支持用户添加自定义种植体。

- **模拟规划种植手术**　利用这些软件可进行仿真手术模拟放置种植体,检查植入方向、未来义齿修复体的修复空间、与对颌牙及邻牙的关系,设计种植体的植入位点、方向、角度。模拟种植手术过程中,进行种植体放置时,种植体之间的距离、种植体与邻牙之间的距离、种植体与下牙槽神经的距离都是在放置种植体时需要充分考虑的因素。软件对这些距离设置了安全空间范围,当放置种植体时,一旦这些距离小于安全值,系统会直接弹出报警提示,避免设计疏漏。当种植手术过程中需要骨增量时,系统可以按照添加骨替代材料的方式,计算出所需骨替代材料的重量。

- **输出数字化外科模板信息参数**　手术规划完成之后将缺牙区拟植入种植体的部位、数量、方向、角度和深度等信息参数导出,通过数控机床最终完成个体化设计模板的制作。外科模板作为最终信息的载体,将医师设计思路通过手术模板的精确定位和引导赋予实现。

计算机辅助的种植手术规划具有以下优越性:医师可以设计不同的手术方案,比较几种手术方法的优劣,然后进行仿真手术的模拟,放置所需的种植体,观察其植入方向、未来义齿修复空间及与对颌牙和邻牙的关系,以达到对患者个性化的最佳修复效果;治疗小组的每个医师都可以共同分享信息,清楚地了解不同协作科室的设计思路,以协调手术的设计方案;手术方案思路可以通过规划系统来向患者及其家属展示,建立与患者间良好的沟通,获得患者最大的理解与配合。

数字化外科模板的制作流程

- **制作放射线模板**　放射线模板是制作数字化外科模板的第一步。对于牙列缺失的患者,放射线模板一方面起到了放射线诊断的作用,另一方面可以实现“以修复为导向”的治疗方案。在将未来修复体信息同颌骨信息整合到一起进行种植设计时,放射线模板起到了连接桥梁的作用(利用放射线标记物进行吻合)。

- **扫描[CT 和(或)激光扫描]**　扫描是将现实物体转化为数字化信息的关键步骤,包括患者颌骨影像的 CT 扫描、理想修复体的扫描、石膏模形的光学扫描仪扫描。无论使用何种扫描,其目的都是为了采集修复体的信息和口腔软、硬组织信息,并应用计算机辅助设计软件将两种信息整合为一体,根据整合后的信息进行种植体外科及修复的设计。

- **CAD 技术 – 交互式计算机软件模拟种植外科**　专为口腔种植研发的交互式计算机辅助种植手术软件,可实现三维重建获得全信息化模型;三维视图间的精确导航;包括距离、角度、骨密度在内的综合信息测量;模拟规划种植手术以及定制超毫米级精度的手术导向模板,将规划完美的手术方案在临床上简单且准确地实施。

- **CAM 技术制作数字化外科模板**　数字化外科模板多采用快速成型(rapid prototyping, RP)的方法制作完成。快速成型技术 20 世纪 80 年代末起源于日本,是一门综合性、交叉性前沿技术,是 CAD/CAM 技术、数控技术、激光技术以及材料科学与工程技术的集成。它可以自动、快速地将设计思想物化为具有一定结构和功能的原型。较成熟的快速成型技术有 7 种:立体光刻成型(stereo lithograhpy apparatus,SLA)、选域激光烧结(selected laser sintering, SLS)、熔融沉积制模(fused deposition modeling, FDM)、层合实体制造(laminated object manufacturing, LOM)、三维喷涂粘接(three dimensional printing and gluing, 3DPG)、焊接成型(welding forming)和数码累积造型(digital–brick laying)。其中,立体光刻成型(SLA)技术是目前最常用的数字化外科模板制作方法。Dev 等 [5] 发明了一种计算机控制的非接触式研磨设备,用以重建人体解剖结构,后来被命名为 Stereolithography,即立体光刻技术。1991 年,SLA 在维也纳首次被引入口腔颌面外科的临床应用 [6]。立体光刻技术是以光敏树脂为原料，采用计算机控制下的紫外激光束，通过连续分层聚合的方式，将 3D 数字化信息转化为立体的树脂模型，精确完整地复制软硬组织内部结构和表面特征。SLA 技术可用于完整复制上、下颌骨，精确再现上、下颌骨表面特征和深部解剖结构。数字化外科模板需要将设计好的手术方案连同模板信息一起导出，通过 SLA 技术直接成型外科模板。Lal 等[7]首次应用 SLA 技术复制出患者的上颌骨模型，在此基础上用 SLA 技术制作了立体光刻外科模板（stereolithographyic surgical template），采用不锈钢导管对种植体定位和定向，模板的唇颊侧壁开窗以保证手术过程中充分的水冷（图 12-6）。

数字化外科模板的误差

　　数字化外科模板的制作，通常要经过诊断模板、放射线模板、CBCT 扫描、三维激光扫描、计算机辅助设计和计算机辅助制作等环节，任何一个环节的误差最后都会累积成为最终外科模板的误差。在文献中评估外科模板精确度时，所讨论的影响因素包括：模板的支持方式（牙、黏膜、骨）、是否应用固位钉、颌骨状况、模板制作方式、所选择的导航系统等。

　　Assche 等[8]通过统计 19 篇有关种植数字化外科模板精度的文献，Meta 分析显示：种植体肩部的平均误差为 0.99mm（0～6.5mm），根尖部的平均误差为 1.24mm（0～6.9mm），平均角度偏差为 3.81°（0～24.9°）；垂直向平均偏差为 0.46mm（−2.33～4.2mm）。使用模板的精确度要优于不使用模板者；使用全程导航的外科模板者明显优于使用单程导航的模板者；颌骨的状况对模板的精度无影响，增加模板固位钉的数目可以减少偏差。

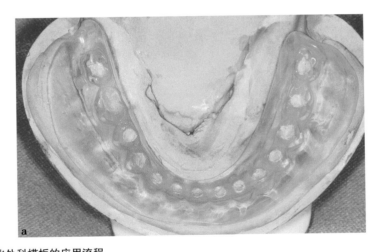
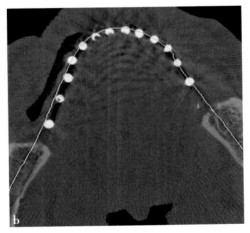

图 12-6　SLA 数字化外科模板的应用流程
a. 下颌牙列缺失患者的放射线模板　b. 患者佩戴放射线模板拍摄 CBCT，水平面观

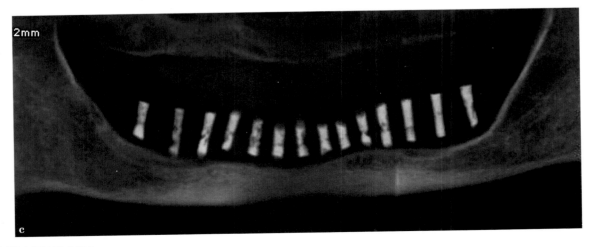

图 12-6　SLA 数字化外科模板的应用流程（续）
c. CBCT 重建后图像显示放射线显影的标记物（沿牙体长轴）

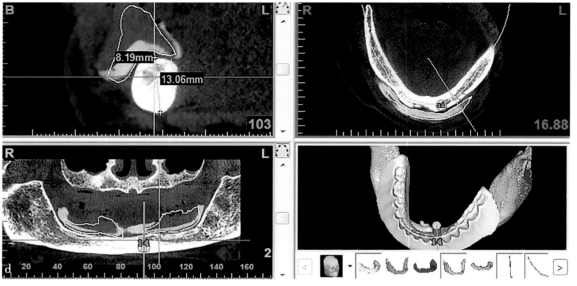

图 12-6 SLA 数字化外科模板的应用流程（续）

d. Simplant 口腔种植手术规划设计软件建立全信息化模型，进行综合信息测量显示侧切牙种植位点可用骨的高度和宽度

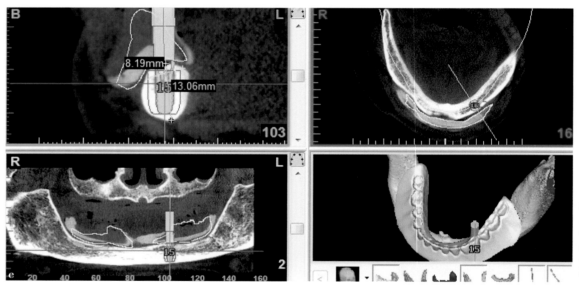

图 12-6 SLA 数字化外科模板的应用流程（续）

e. Simplant 口腔种植手术规划设计软件规划种植体的植入位点方向，综合信息测量显示第一前磨牙种植位点可用骨的高度和宽度

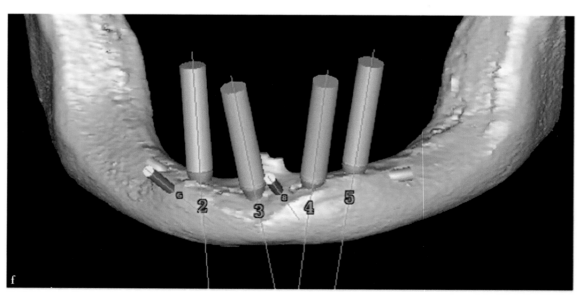

图 12-6 SLA 数字化外科模板的应用流程（续）

f. Simplant 口腔种植手术规划设计软件规划植入种植体后的下颌骨三维模型，检查种植体的位点方向是否理想，显示四颗种植体被植入在安全范围内

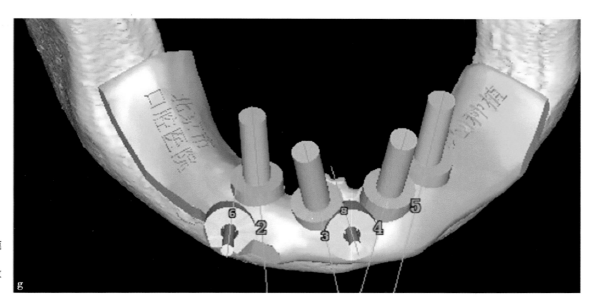

图 12-6 SLA 数字化外科模板的应用流程（续）
g. 将种植体植入后，设计数字化种植外科模板

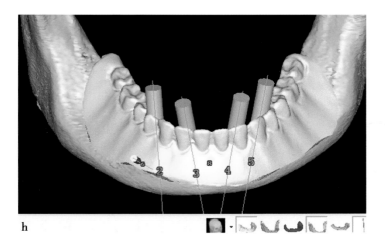

图 12-6 SLA 数字化外科模板的应用流程（续）
h. 监测种植体与修复体的位置关系

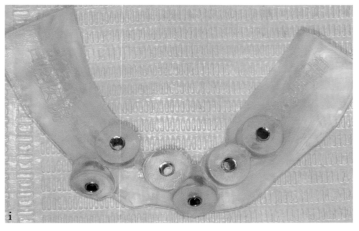

图 12-6 SLA 数字化外科模板的应用流程（续）
i. 应用三维打印技术制作完成的黏膜支持、先锋钻导航的数字化外科模板，模板内引导环内径为 2.2mm，与先缝钻的直径匹配

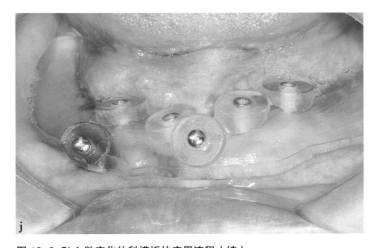

图 12-6 SLA 数字化外科模板的应用流程（续）
j. 数字化外科模板在硅橡胶咬合记录引导下就位后，在口腔内分别在模板唇侧及龉方用螺钉固定

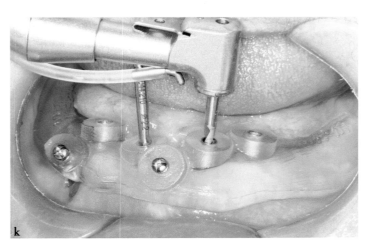

图 12-6 SLA 数字化外科模板的应用流程（续）
k. 数字化外科模板在口腔内就位并固定，引导先缝钻预备种植窝

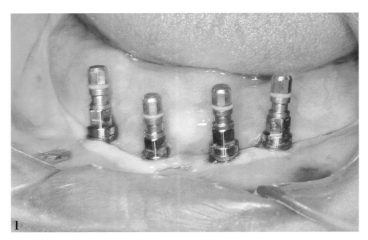

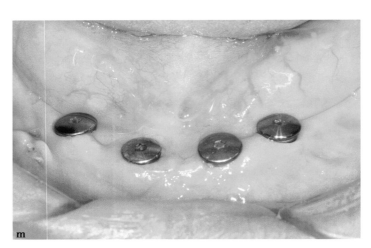

图 12-6 SLA 数字化外科模板的应用流程（续）
l. 模板引导下的不翻瓣的种植外科手术后正面观。下颌 4 颗种植体植入并获得理想的位置方向和角度

图 12-6 SLA 数字化外科模板的应用流程（续）
m. 种植术后正面观，种植体上方安放愈合基台

Turbush 测量了牙支持式、黏膜支持式和骨支持式三种不同支持方式的数字化外科模板精确度，统计学结果显示：三种外科模板在种植体角度偏移方面没有统计学差异，在颈部偏移和根尖部偏移方面，黏膜支持式模板的精确度低于牙支持式和黏膜支持式，牙支持式模板的误差最小。

在模板制作环节，采用立体光刻技术，其误差小于 0.25mm[9]。在 CT 扫描过程中，患者的移动产生的误差可直接影响到种植体的设计，影响外科模板的稳定性和精确度。对无牙𬌗患者而言，黏膜支持式外科模板的误差主要来源于模板的就位和稳定性，此外，黏膜的厚度也会影响黏膜支持式外科模板的精确度[10]，在厚黏膜者种植体颈部偏差为 1.04mm，而薄黏膜者为 0.08mm[11]。

Verhamme[12] 对比前后两次 CT 扫描数据，下颌无牙𬌗黏膜支持式不翻瓣数字化外科模板的误差：在颊舌向根尖部平均偏差 0.67mm，肩部为 0.51mm，深度偏差为 -0.83mm，平均角度偏差为 1.74°；在近远中向根尖部平均偏差为 0.75mm，肩部为 0.60mm，深度为 -0.75mm，平均角度偏差为 1.94°。74% 的种植体植入深度浅于设计深度。

显然，提高外科模板精确度可以获得理想的种植体植入方位，避免重要解剖结构的损伤，获得理想的上部修复效果，甚至进行即刻负荷。但是也面临费用高、前期准备复杂、需购置特殊设备的问题，在使用过程中还要考虑患者的开口度（磨牙区位点）、手术视野及冷却等问题，尤其是无牙颌患者黏膜支持式外科模板，在采用不翻瓣的外科植入方法时，模板制作的每一环节都必须要求精确。

数字化外科模板基于 CAD/CAM 技术制作完成，制作精度比传统外科模板高，而且更准确（图 12-7）。在手术过程中应用数字化外科模板，可以将术前全部设计思路转化为实际操作，实现了在一定条件下种植修复效果的可预期性，但是模板在临床应用过程中种植体的实际植入位点方向与设计仍然会产生误差，误差的来源包括：患者的 CT 扫描数据，诊断模板扫描数据，石膏模型扫描数据以及数据组合和转换过程中产生的误差；外科模板在患者口腔就位时没有准确重复戴诊断模板拍摄 CT 时的位置所产生的误差；种植外科手术过程中种植窝预备扭力使模板变形或移位而产生的误差；单纯先锋钻导航时先锋钻预备后拆除模板预备种植窝产生的误差。

为了提高数字化外科模板临床使用的精确度，应尽可能做到：

● 放射线模板制作的临床与技工室的操作步骤要求精确　印模要精确地反映软硬组织形态，以保证放射线模板和处科模板就位稳定，可重复性好并且颌位关系正确。

- 诊断模板人工牙排列位置、形态需要精确地反映未来修复体的外形　据此设计植入种植体的位置、穿出点和轴向,以此制作预成修复体和永久修复体。
- 种植体位置设计要精确　当种植体临近重要解剖结构时,应保留足够的安全距离。
- 外科模板的放置位置需准确重复拍 CT 时放射线模板的位置　从而保证最终植入种植体的精度。模板就位后要求稳定,无翘动和弯曲。
- 种植手术精确备洞　植入扭矩大时先充分攻丝,防止模板变形、折断,种植体轴向改变。

数字化外科模板的优越性

- 口腔种植辅助规划设计软件通过 CT 等医学影像重建三维模型,将患者的解剖结构真实完整地再现在计算机中,如上颌窦、下牙槽神经管等部位的直观显示,构建全方位的种植手术模拟环境。
- 种植外科手术中利用数字化模板在黏膜上钻微孔就可以引导种植体的精确放置,实现微创手术,减少手术创伤。
- 结合计算机辅助设计、计算机断层扫描、立体影像技术和患者口腔模型等多重信息于一体的外科模板使预先制作的临时修复体即刻负荷成为可能。
- 数字化外科模板的应用降低了手术的复杂性,提高了手术的精确度,避免了手术并发症的发生。
- 口腔种植辅助规划设计软件提供的的三维视图为包括种植外科医师、修复医师和技师在内的整个医疗团队提供了直观的交流工具,使沟通更加清晰。同时方便与患者交流,使患者更容易理解和配合,提高种植成功率和患者满意度。

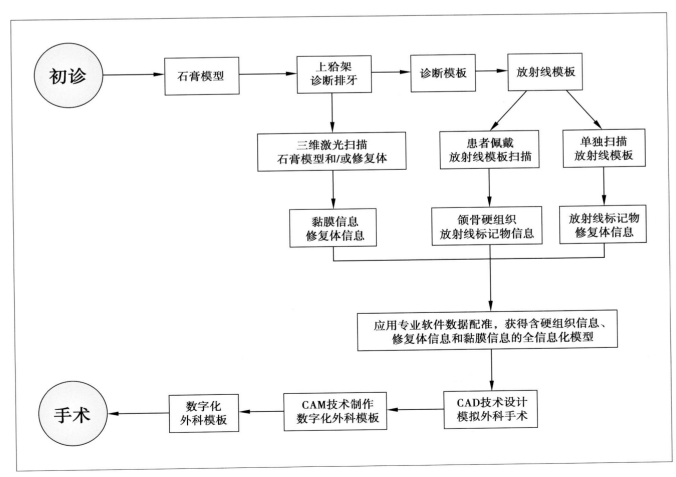

图 12-7　数字化外科模板制作流程图

12.4　全程数字化种植治疗

12.4.1　全程数字化种植治疗的概念

"全程数字化种植治疗"中的"数字"即指"CAD/CAM"，即牙种植中的计算机辅助设计/计算机辅助制作系统。以计算机作为主要技术手段，处理各种数字信息与图形信息，辅助完成产品设计和制造中的各项活动。主要表现在数字化种植外科模板的设计和制作、个性化基台、种植体支持临时修复体及永久修复体的制作等方面[13]。"全程"包括两层含义：

● 在整个种植治疗的全程中应用 CAD/CAM 技术，包括术前口内软硬组织信息的采集、种植外科手术和种植修复方案的设计、种植外科模板的设计和制作以及种植体上部结构的设计和制作。

● 在每一治疗阶段中所应用的 CAD/CAM 系统是同一系统的，包括硬组织信息采集系统（CBCT）、牙齿及软组织信息采集系统（激光扫描系统）、种植外科手术和种植修复方案的设计软件、种植外科模板的设计和制作、上部修复结构的设计和制作。

全程数字化种植治疗可进行椅旁种植前诊断评估与设计和外科模板的制作，并结合术前的诊断评估实现可预期的即刻负荷。以"Sirona Dental Systems"全程数字化种植治疗为例，其组成包括如下部分：

12.4.2　全程数字化种植治疗的组成

数据采集或扫描系统

扫描设备可获取患者口腔局部表面信息的三维数据，将实际的牙齿模型转化为可视的数字化模型。数字化模型文件以 .ssi 格式输出，这种文件可以被 Sirona 锥体束 CT 的 Galileos Cerec 软件识别读取，并与 CBCT 的影像复合获得全信息模型。

锥形束 CT

患者佩戴 Sirona 系统专用的放射线模板应用 Sirona

锥形束 CT（CBCT）扫描，获得患者硬组织信息，包括牙齿、局部硬组织尺寸、以及重要解剖结构，例如下牙槽神经和上颌窦底的位置。Sirona Dental Systems 锥形束 CT 的 Galileos Cerec 软件可以完成患者的 CBCT 影像与患者口腔的数字化模型的配准复合获得全信息模型。应用 Galileos Cerec 软件进行种植体三维位置的设计，获得引导种植体植入的钻孔体的信息，然后将钻孔体的数字化信息以 .cmg.dxd 格式输出，这种文件格式可以直接被 Sirona 椅旁 CAD/CAM 系统的 CAM 软件识别打开，研磨 Sirona 系统专用的预成树脂块获得种植外科模板钻孔体。

椅旁 CAD/CAM 系统

● CAD 系统　可在可视化窗口下完成种植个性化基台和种植修复体上部结构基底的设计。

● CAM 系统　"Sirona Dental Systems"可根据所设计的方案，在特定的数字化研磨制作设备中进行个性化制作。它可以识别种植外科模板钻孔体的数字化信息 .cmg.dxd 文件，直接研磨 Sirona 系统专用的预成树脂块获得种植外科模板钻孔体。在牙种植治疗修复体的设计制作中，可以完成种植个性化基台和上部结构修复体（支架）的研磨制作。

辅助材料

包括制作咬合板（放射线模板）的热敏树脂材料，制作外科模板钻孔体的预成树脂块，制作最终修复体的预成氧化锆瓷块，与各种种植体系统匹配的基台钛基底等。

12.4.3　全程数字化种植治疗的流程

全程数字化种植治疗"Sirona Dental Systems"，其工作流程如下：

● 采集患者口腔的数字化口内印模获得数字化模型。

● 患者佩戴 Sirona 系统专用的放射线模板应用 Sirona 锥

形束 CT（CBCT）扫描，获得患者硬组织信息。

- 应用 Galileos Cerec 软件，完成患者的 CBCT 影像与患者口腔的数字化模型的配准复合获得全信息模型。
- 应用 Galileos Cerec 软件设计种植外科模板的钻孔体。
- 应用椅旁 CAD/CAM 系统加工钻孔体完成数字化种植外科模板。
- 应用数字化种植外科模板引导种植体植入。
- 应用椅旁 CAD/CAM 系统获取带有种植体的数字化模型，设计并制作个性化基台和种植修复体。

12.4.4　全程数字化种植治疗的优点

"全程数字化种植治疗"将 CAD/CAM 技术贯穿到整个种植治疗过程中，包括术前诊断评估、外科模板设计与制作、上部结构设计与制作等等，全程始终采用同一系统进行计算机辅助设计与制作。口内数据采集、CBCT 扫描、计算机辅助设计与制作软件均为同一系统。在这套系统中，所有辅助配件都有相互匹配的预成"卡口"，与种植体相衔接的部件，如钛 Base 根部与种植体的衔接面，为种植体生产厂家提供数据所制作的预成部件，其余部件之间的相互衔接部分，如钛 Base 的表面与二氧化锆一体化基台冠内表面的衔接面、口内扫描体内表面与钛 Base 表面的衔接面，均有预成的"卡口"相吻合，保证了每一步骤的精度。由此，将"全程数字化"的概念贯穿到了整个治疗的每一个环节，最大程度地降低了系统误差，实现了高度可控的、高精度的、高预期的种植治疗，确保实现可预期的修复效果。数字化种植外科模板引导下的种植外科手术，手术方案与术前设计吻合，实现了"以修复为导向的种植手术"的理念。

在"全程数字化种植治疗"的过程中，每一步骤均可以通过椅旁设备由医师完成，减少了患者就诊次数，降低了技工室加工成本。使用椅旁设备，可将未来的修复效果直观地呈现在患者面前，帮助医师与患者轻松沟通，了解患者的需求以随时调整修复体状态。椅旁研磨机的使用可在短时间内将数字化信息转化为实物信息，使整个治疗过程变得简便快捷（图 12-8）。

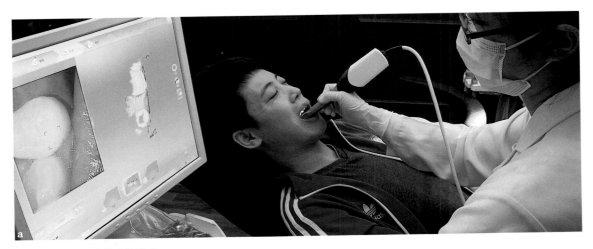

图 12-8　全程数字化种植治疗
a. 应用 Cerec 椅旁三维激光扫描系统采集术前口内信息

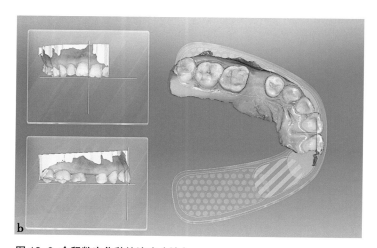
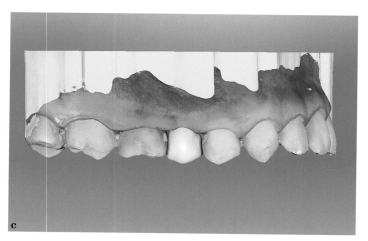

图 12-8　全程数字化种植治疗（续）

b. Cerec 椅旁口内信息采集系统获取的术区信息，正面像、侧面像及𬌗面像　c. 在 Cerec 椅旁软件中设计未来修复体

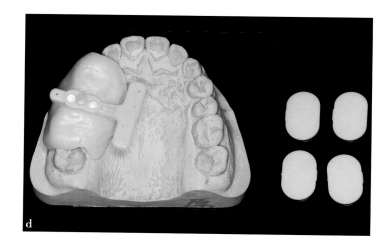
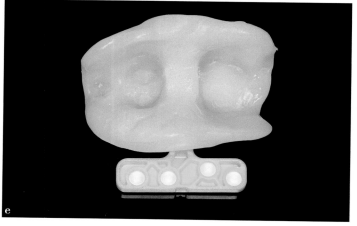

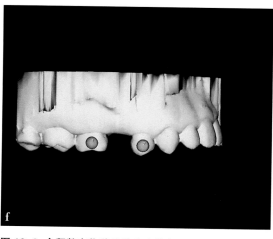
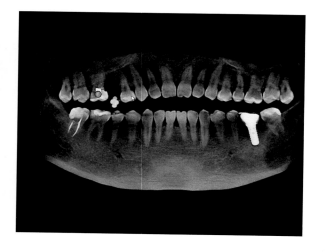

图 12-8　全程数字化种植治疗（续）

d. 制作放射线模板。填补邻牙倒凹，用热敏树脂覆盖术区及邻牙，在树脂固化之前，将放射线基准体压入缺牙部位　e. 制作完成的放射线模板。蓝色部分为热敏树脂咬合板，黄色部分为放射线基准体　f.　复合软硬组织信息，得到带未来修复体的全信息数字化模型。患者佩戴放射线模板拍摄 CBCT，在 Galileos Cerec 软件中，将预先采集的口内信息根据邻牙位置与放射线信息吻合

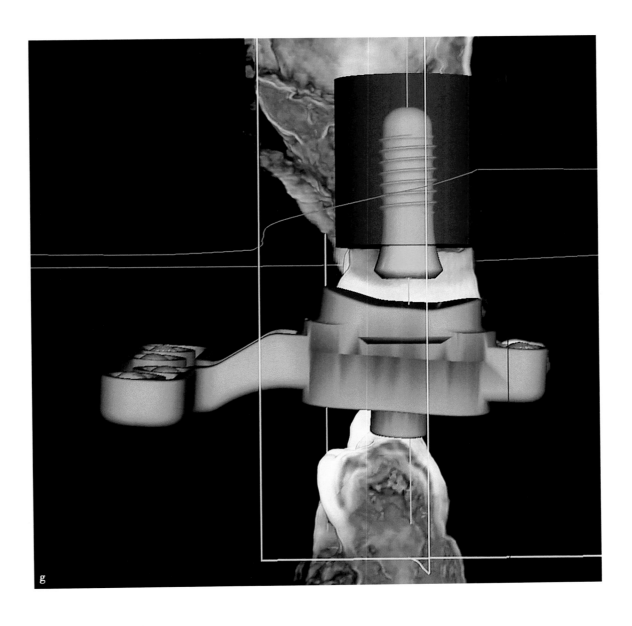

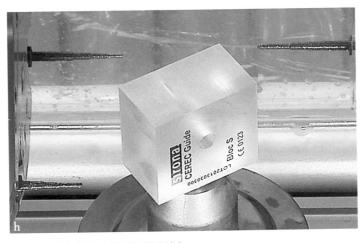

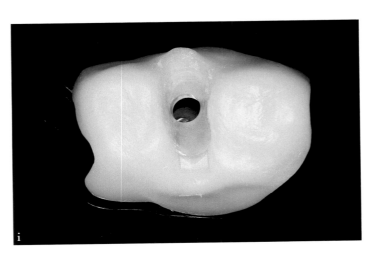

图 12-8　全程数字化种植治疗（续）

g. 设计完成的全信息三维数字化模型。可见软组织、骨组织、种植体及基准体的三维信息　h. 计算机辅助制作外科模板钻孔体。将 Sirona Cerec Guide 树脂块放入研磨设备　i. 将放射线基准体从咬合板上取下，将钻孔体卡入咬合板内，制作完成外科模板

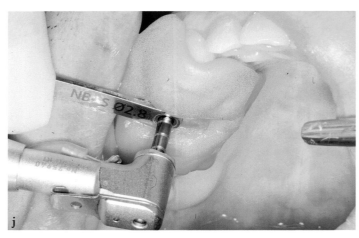

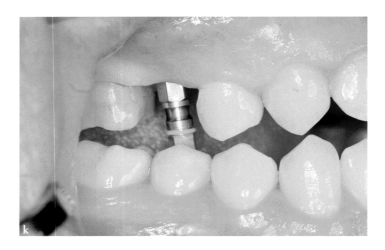

图 12-8　全程数字化种植治疗（续）

j.　种植外科手术。患者佩戴数字化种植外科模板进行种植外科手术，通过更换不同内径的引导杆（Key）进行数字化全程导航的种植外科手术　k.　植入种植体后口内侧面观。可见种植体近远中位置及咬合关系理想

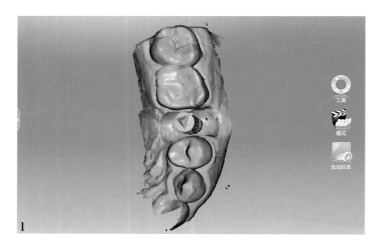

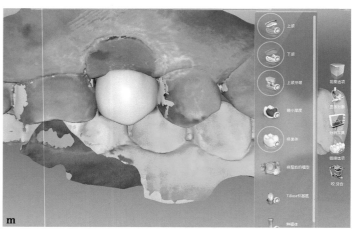

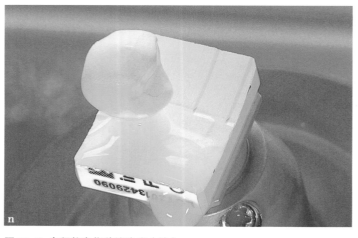

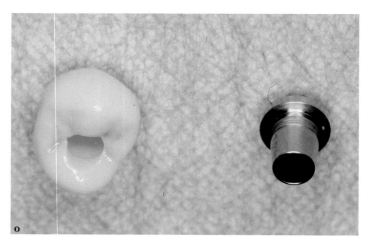

图 12-8　全程数字化种植治疗（续）

l.　应用 Cerec 椅旁三维扫描系统获取口内种植体信息　m.　设计完成的最终修复体数字模型　n.　切削完成的氧化锆全瓷冠　o.　烧结后的二氧化锆全瓷冠与预成的钛 Base，需要用专用的金属粘接剂将烧结后的氧化锆全瓷冠与钛 Base 粘接在一起

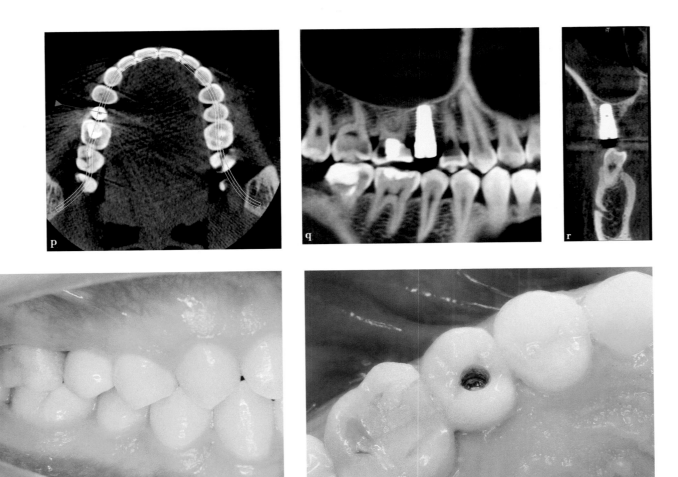

图 12-8　全程数字化种植治疗（续）
p. 种植术后 CBCT 水平面观　q. 种植术后 CBCT 冠状面观　r. 种植术后 CBCT 矢状面观，可见种植体三维位置理想　s. 戴入最终修复体的侧面像
t. 戴入最终修复体的𬌗面像
病例设计：耿威副主任医师、孙玉洁住院医师；种植外科程序：宿玉成教授、耿威副主任医师；种植修复程序：耿威副主任医师、孙玉洁住院医师；技工室程序：
刘宁；病例完成时间：2014 年

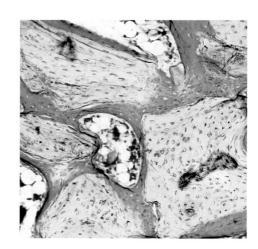

Chapter 13

Guided
Bone Regeneration

Su Yucheng

第 13 章　引导骨再生

宿玉成

13.1 引导骨再生的产生与发展

13.1.1 引导骨再生的产生

获得和长期维持骨结合最重要的先决条件是种植位点存在充足的健康骨量，可用骨高度和厚度允许植入适当长度和直径的种植体。但是，半数以上的种植位点存在骨量不足，必须进行与种植体植入同期或分阶段的骨量扩增。

自 20 世纪 80 年代以来，建立了多种骨增量（bone augmentation）技术，例如：块状自体骨移植、上颌窦底提升、牙槽嵴劈开、夹层骨移植、牵张成骨和引导骨再生等。相对于其他骨增量技术而言，引导骨再生（guided bone regeneration, GBR）创伤小且适应证范围宽，基础研究和临床研究并行发展，在短短的 20 年就建立了完整的理论体系与临床程序，在骨量不足的种植位点实现了修复性骨再生，为实现理想三维位置的种植体植入和获得种植治疗功能及美学效果的长期稳定创造了条件。面对牙槽嵴脆弱和易受到生理（例如咀嚼等）和病理（例如牙周疾病等）影响的复杂环境，引导骨再生实现了精细、完美的修复性骨再生，在医学科学领域中充满了罗曼蒂克般的色彩（图 13-1）。

引导骨再生理论与技术的先决条件是屏障膜的应用。但是，屏障膜在口腔医学中的应用是源于牙周疾病再生性治疗。牙周组织与根面的附着取决于首先附着到根面的细胞类型，包括上皮细胞、结缔组织衍生的细胞、牙周膜中衍生的细胞和骨细胞[1]。Nyman 等基于 Melcher 的假说进行了实验研究，在牙周手术之后，将微孔滤过膜作为屏障膜覆盖在根面及骨缺损的骨面上，阻断牙龈结缔组织和牙龈上皮与根面接触，重建了被破坏的牙周支持组织，包括上皮附着、结缔组织附着、牙周膜和牙槽嵴，并发现在附着丧失的根面上带有新胶原纤维的牙骨质形成[2~4]。为了提高组织屏蔽的时间，开始使用膨体聚四氟乙烯（expanded polytetrafluoroethylene, ePTFE）膜。膨体聚四氟乙烯膜中的碳－氟连接极强，体内没有能够将其裂解的酶，所以具有生物惰性和生物不可降解的特点。20 世纪

80 年代将这种屏障膜保护下的牙周软组织和硬组织再生称为引导组织再生（guided tissue regeneration, GTR）[5]。

受到屏障膜引导牙周组织修复性再生的启发，Dahlin 等展开了以牙种植治疗为目的的骨再生实验研究[6~9]，用膨体聚四氟乙烯（ePTFE）膜建立隔离空间，在血管原和骨原细胞从骨髓腔向缺损空间增殖时，免受成纤维细胞的干扰，形成完美的新生骨组织。这些研究的核心是应用了引导组织再生的屏障膜原理，但再生的只是骨组织，并不包括牙周膜、牙骨质和上皮及结缔组织附着。因此，将其命名为引导骨再生（guided bone regeneration, GBR）。由此界定了引导组织再生（GTR）和引导骨再生（GBR）这两个概念。显然，这两种概念（或临床技术）的共同点是均建立在屏障膜的基础之上，不同点是前者为修复性骨和软组织，后者只是修复性骨再生。

20 世纪 80 年代末和 20 世纪 90 年代初引导骨再生的动物实验研究为牙槽嵴缺损的修复性骨再生开辟了一条崭新的道路。事实上，由于牙种植临床应用的快速发展以及许多病例必须进行骨量扩增，几乎是在实验研究的同时展开了引导骨再生的临床试验研究。在这一时期，主要应用的屏障膜是不可吸收的膨体聚四氟乙烯膜和钛膜，引导骨再生与种植体植入同期或分阶段进行。引导骨再生同期种植主要用于拔牙位点的即刻种植[10,11]或种植体植入之后发生牙槽嵴裂开式骨缺损暴露种植体表面的病例[12]。对牙槽骨宽度不足的病例，采取分阶段的治疗方案，先实施引导骨再生手术增加牙槽嵴宽度，经过 6~9 个月的愈合期后进行第二次手术植入种植体[13]。为了防止屏障膜塌陷影响新生骨量，也使用钛加强型膨体聚四氟乙烯屏障膜（钛加强型 Gore-Tex 膜）或者植入自体骨或异体骨移植材料支撑屏障膜，而且自体骨的成骨能力能够促进新骨形成。临床试验结果证实，引导骨再生可以实现修复性骨再生，获得种植体骨结合，实现骨缺损患者种植治疗的功能与美学修复。

13.1.2　引导骨再生的广泛应用

不可吸收性屏障膜(聚四氟乙烯膜和钛膜)存在三个方面的问题,影响着医师的使用热情。

● **膜暴露**　膜暴露是软组织裂开的并发症,会导致骨移植材料感染,影响引导骨再生的治疗效果、甚至失败。

● **塑形困难**　由于膜为疏水性,在手中操作困难,并且难于与周围组织贴合与固位,必须用微螺钉固定。

● **二次手术**　由于不可吸收膜为生物惰性,不能与周围软硬组织发生整合,必须进行第二次手术将其取出。

巧合的是,在应用引导组织再生进行牙周疾病再生性治疗时发现存在同样的问题,因此将新研制的生物可吸收性屏障膜替代生物惰性不可吸收性屏障膜,并且获得了临床治疗的成功[14]。因此,再一次受到"引导组织再生"的启发,将生物可吸收性屏障膜引入引导骨再生的动物实验与临床试验研究。研究结果证实,应用生物可吸收性屏障膜几乎完全克服了不可吸收性屏障膜存在的三个问题,而且获得了满意的骨再生效果[15]。鉴于可吸收性生物屏障膜易于塌陷的特点,广泛研究和对比了不同种类植骨材料的临床效果,其中包括自体骨、同种异体骨(例如同种异体冻干骨和脱矿冻干骨)、异种骨移植(例如去蛋白牛骨基质)和人工合成的骨移植材料。

由此,引导骨再生被广泛应用于临床,扩大了牙种植的临床指征,降低了植骨手术所导致的并发症,加快了牙种植的普及与发展。对于种植治疗中的多数局部骨缺损病例而言,引导骨再生已经成为骨再生的标准措施[16]。与未进行骨增量位点的种植相比,引导骨再生位点的种植获得了相似的种植体存留率[15,17]。

至此,引导骨再生进入蓬勃发展阶段:①建立了引导骨再生的理论基础;②建立了引导骨再生的材料学基础;③建立了引导骨再生的临床程序。鉴于不规则的颌骨解剖形态和骨缺损的多样性、市场上日益增多的引导骨再生的生物材料种类以及许多临床医师对引导骨再生临床程

序不断的改良尝试,Denial Buser 警告性地提出了引导骨再生临床程序的首要和次要目标[16]。

● **引导骨再生临床程序的首要目标**　①缺损区成功的骨再生具有高预期性,保证长期稳定的功能和美学效果;②并发症风险低。

● **引导骨再生临床程序的次要目标**　①减少手术次数;②最大程度降低并发症;③缩短愈合期。

通常,改进引导骨再生临床程序的次要目标的目的是简化引导骨再生临床过程,并增加对患者的吸引力。但是,改进次要目标不应损害引导骨再生临床程序的首要目标。换言之,要确保临床效果。

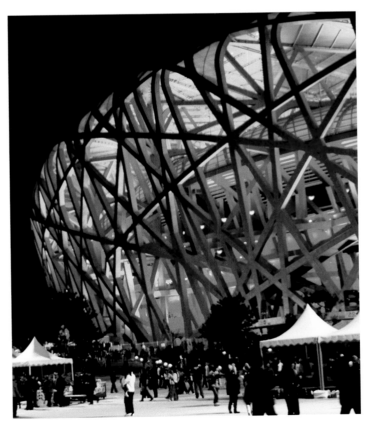

图 13-1　夜幕下的鸟巢
拍摄于 2008 年北京奥运会开幕式的夜晚,尽管并无缘故,但是在每次关于引导骨再生的学术报告中,作者必定联想到鸟巢。引导骨再生是一个基础与临床研究的完美结合,一个神奇、梦幻般的临床技术,一个科学与艺术在重建医学领域中神话般结合的故事

13.2　引导骨再生的生物学基础

13.2.1　概述

骨损伤和骨缺损的修复,是医学界中一个不老的话题。骨由骨组织、骨膜及骨髓等构成。骨组织由细胞(骨原细胞、成骨细胞、骨细胞和破骨细胞)和骨基质(钙化的细胞间质)组成。骨基质的有机成分(35%)主要是胶原纤维(90%)和基质(非胶原蛋白);无机成分(65%)主要是羟基磷灰石结晶,沿胶原纤维长轴规则排列并与之紧密结合;水含量甚微。骨的非胶原蛋白包括糖蛋白、蛋白聚糖、血浆源性蛋白、生长因子等。生长因子包括胰岛素样生长因子、成纤维样生长因子、转化生长因子 – β(TGF – β)和血小板源性生长因子等。骨形成蛋白(BMP),也属于 TGF – β 超家族(BMP–1 除外)。

在构成人体的四种类型的基本组织(上皮组织、结缔组织、肌组织和神经组织)中,骨归类为广义的结缔组织。骨有独特的再生潜能。骨损伤后,能够接近完美地再生骨的结构和生理机能。就种植治疗的许多病例而言,促进骨损伤和缺损的修复是实现成功的功能性和美学种植治疗效果的基础。

13.2.2　骨再生

骨再生的概念

损伤会导致机体部分细胞丧失和组织缺损,机体对丧失细胞和缺损组织的修补性恢复过程被称为修复(repair)。修复过程分类为两种形式:①由损伤周围的同种细胞进行修复,称之为再生(regeneration)。如果完全恢复了原组织的结构和功能,称之为完全再生。②由纤维结缔组织进行修复,称之为纤维性修复(fibrous repair),属不完全再生。再生分为生理性再生(physiologic regeneration)和修复性再生(reparative regeneration),二者并不完全相同。许多细胞或组织一生中均进行着生理性再生,即细胞或组织的持续性替代。骨皮质和骨松质的生理性再生(即细胞和基质的替代),即通过骨塑形(modelling)保持骨外形和体积的稳定,通过改建(remodelling)保持结构的稳定和功能性适应。目前认为,骨组织的生理性再生受到 RANK– RANKL–OPG 系统(细胞核因子 kB 受体活化因子 – 细胞核因子 kB 受体活化因子配体 – 骨保护素系统)的调控。

修复性完全骨再生的先决条件

在创伤或疾病引起组织丧失时,机体会发生修复性再生。骨再生的结果是重建原有的骨组织结构,再生的方式接近于重复生长发育期的骨形成方式。骨组织具备独特的再生潜力,能够完全恢复原有的结构功能,但也存在某些局限性。骨组织的修复性完全骨再生必须满足以下先决条件:

- 稳固的基骨提供充分的血供和机械稳定性。
- 健康、充足的基骨提供丰富的骨原和血管原细胞。
- 健康、无张力的软组织覆盖。
- 骨缺损的临界值。

13.2.3　激活骨再生

修复性骨再生是机体对骨损伤的应答反应。任何骨损伤,包括骨折、牙拔出、骨切割(局部骨切除和种植窝预备)以及剥离骨膜等,机体都可以释放和从骨损伤局部产生生长因子、信号分子激活局部骨再生。在骨损伤处的原位成骨,称之为骨激活(bone activation)或激活骨再生(activation of bone regeneration)。骨组织是生长因子最丰富的来源之一。

骨原细胞(在文献中亦称之为成骨细胞前体细胞或骨祖细胞),对骨激活的生长因子和信号分子的应答是直接转化为成骨细胞。成骨细胞分泌类骨质,在受损伤的骨表面形成新骨,类骨质钙化之后形成骨基质(图 13–2)。骨原细胞就位于受损伤邻近的骨组织中,例如骨髓基质、骨外膜、骨内膜及骨皮质小管。成骨细胞缺乏迁徙和分化能力。因此对骨缺损修复性骨再生的原位骨形成（orthotopic bone formation）而言，必须依靠骨缺损周围骨组织的骨原细胞迁徙到骨缺损区，分化成骨细胞。这种反应为直接骨形成。

必须区别一个与激活骨再生不同的概念，即诱导骨再生。诱导骨再生的经典概念是异位骨形成（heterotopic bone formation），即在机体的非骨组织内成骨（例如肌肉内或皮下结缔组织），必须由骨诱导因子（例如骨形成蛋白）诱导存在于皮下结缔组织、骨骼肌和脏器包膜中的间充质干细胞，使其分化为成骨细胞。这种成骨过程比原位骨形成复杂得多，类似于软骨内成骨，随后矿化为骨组织，这称之为间接骨形成。

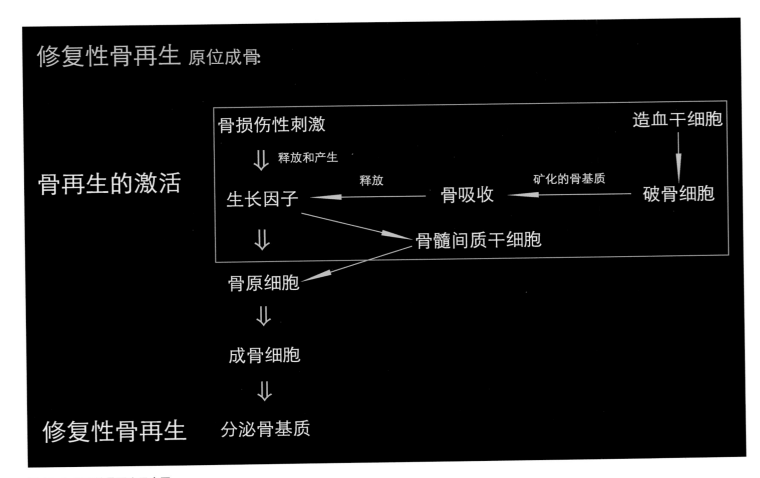

图 13-2 修复性骨再生示意图
骨原细胞对骨激活的生长因子和信号分子的应答是直接转化为成骨细胞。成骨细胞分泌类骨质，在受损伤的骨表面形成新骨，类骨质钙化之后形成骨基质

13.2.4　骨缺损修复

　　机体发生骨损伤后即启动激活骨再生，就骨缺损而言，则进入修复性骨再生的生物学进程。引导骨再生利用了修复性骨再生的原理（图13-3），实现骨缺损的修复（图13-4）。细胞对骨激活的应答是直接骨形成，应答时间几乎不超过1～3天[16]。对于1.0mm以内的骨缺损，骨缺损边缘的成骨细胞（或骨原细胞分化的成骨细胞）直接分泌类骨质，并桥接成编织骨支架，钙化之后形成骨基质。在应力的影响下，破骨细胞的骨吸收和成骨细胞的新骨形成进行渐进性协调改建，恢复骨组织的正常结构和骨小梁的排列，在4周之后成为成熟的板层骨。缺损1.0mm是编织骨直接桥接的临界值。换言之，更大的骨缺损可能会因结缔组织长入骨缺损区发生纤维性修复。

13.2.5　骨缺损再生机制

　　修复性骨再生存在三种基本的生物学机制：骨生成、骨诱导和骨引导。修复性骨再生往往同时涉及这三种生物学机制，缺一不可。

骨生成（osteogenesis）

　　骨原细胞和成骨细胞引入骨损伤和骨缺损处，通过直接成骨机制在骨缺损区建立骨形成中心，并在此基础上进行骨塑形和骨改建。当然，骨生成的能力受到骨组织成分（例如骨髓含有更多的成骨细胞和骨原细胞）、患者的年龄、是否存在系统性疾病以及骨切割时对骨组织的损伤程度和移植的自体骨在体外存留时间等因素的影响。因此，实现骨生成有如下两个基本要素：
- 成骨细胞在骨损伤或骨缺损周围直接分泌类骨质，实现原位骨形成。
- 移植到骨缺损区的自体骨本身就具备骨原性，含有骨原细胞和成骨细胞，由此实现骨生成。

骨诱导（osteoinduction）

　　骨激活可以激活生长因子，诱导局部的未分化间充质细胞分化为骨原细胞和成骨细胞，分泌类骨质形成新骨。理论上，成纤维细胞样生长因子、血小板生长因子、血管内皮生长因子、胰岛素样生长因子、生长激素和骨形成蛋白等生长因子参与了新骨形成。但是，目前确认真正具有骨诱导特性的生长因子是骨形成蛋白家族（bone morphogenetic proteins, BMPs），不但在骨缺损处能够促进新骨的形成，而且植入非骨组织中仍然能够诱导异位骨生成。骨形成蛋白广泛存在于自体骨和脱矿骨基质等移植材料中，但在口腔领域的研究主要集中于重组人类骨形成蛋白（rhBMPs）。在文献中骨形成蛋白的骨诱导能力存在矛盾[18,19]，效果受到剂量、年龄、降解速度、费用和运载及释放载体等因素的限制，目前仍然处于实验研究和临床的个案试验阶段。因此，实现骨诱导有如下三个基本要素：
- 可溶性骨诱导信号，例如骨形成蛋白。
- 能对骨形成诱导信号作出反应的细胞，例如未分化间充质细胞。
- 运载和释放生长因子和细胞的支架或载体。

骨引导（osteoconduction）

　　骨缺损周围的成骨细胞和破骨细胞为终末细胞，缺乏迁徙能力。当骨缺损的大小超过临界值，无法通过原位成骨实现完全骨再生时，必须通过骨移植材料在骨缺损处形成支架，引导血管原细胞和骨原细胞长入支架形成新骨。之后，移植材料逐渐吸收并被新骨所取代。目前临床上有多种材料可用做骨引导的支架，包括自体骨皮质、同种异体骨、异种骨和人工合成的移植材料等。因此，实现骨引导有如下三个基本要素：
- 骨引导的材料支架稳定，在骨生成的早期阶段无干扰。
- 骨引导材料能够富含和稳定凝血块，凝血块机化之后形成纤维蛋白网，引导具有分化潜能的血管原和骨原细胞进入骨缺损区。
- 激活生长因子，诱导未分化的间充质细胞分化为骨原细胞和成骨细胞。

　　因此，必须满足下列先决条件才能发生骨再生：
- 存在成骨细胞或骨原细胞。
- 存在骨诱导性刺激，可诱导骨原细胞分化为成骨细胞。
- 存在骨引导基质，为组织再生提供引导支架。

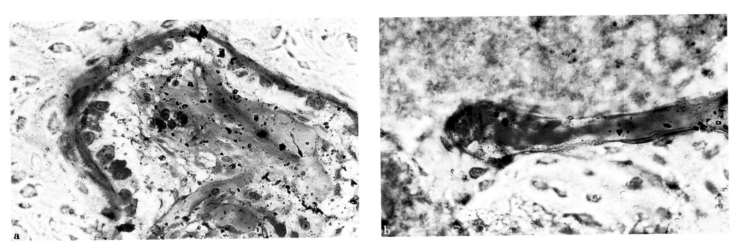

图 13-3 引导骨再生过程中的生发中心（HE，×66）

a，b. 髂骨骨缺损中植入双相磷酸钙，两个月之后的硬组织磨片中可见新骨再生时的生发中心现象。在初级骨单位横断面，可见成排的立方形成骨细胞

实验动物：新西兰兔；双相磷酸钙（上海），胶原屏障膜（Bio-Gide，Geistlich）；实验地点：首都医科大学实验动物研究所；硬组织磨片：解放军总医院口腔医学中心 - 王东胜；读片：北京大学口腔医学院中心实验室 - 李翠英；实验时间：2000 年；徐钢，耿威，宿玉成

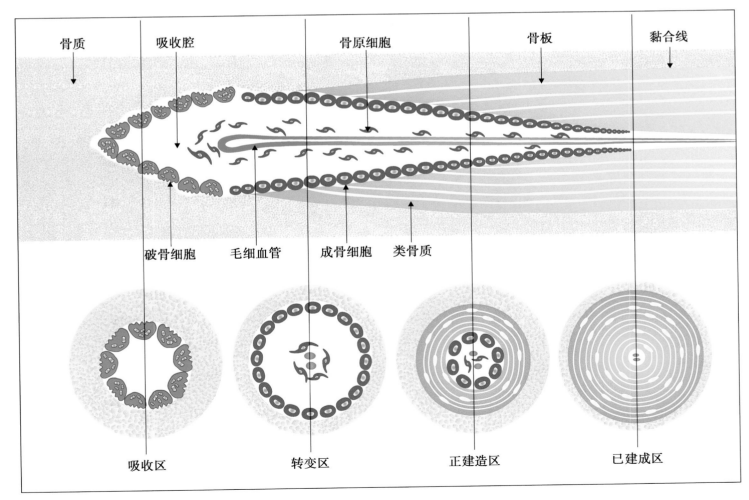

图 13-4 修复性骨再生示意图

激活修复性骨再生之后，破骨细胞开始骨吸收，形成一条纵沟。血管原细胞和骨原细胞随之进入沟内，骨原细胞分化为成骨细胞。成骨细胞分泌类骨质，钙化之后形成骨基质，改建之后形成成熟的骨单位，整个过程被称之为爬行替代　示意图绘制：北京口腔种植培训中心 - 袁苏

13.2.6 引导骨再生

引导骨再生的机制

　　骨组织具有非凡的再生潜能,能够完美地恢复原有的结构和机械特性。但是,未经处理的某些复杂临床因素会限制、甚至阻止骨再生:

● 血凝块的机械稳定性差,丧失骨再生的基床。
● 骨缺损过大,新生血管不能迅速长入骨缺损区。
● 骨缺损过大,高增殖能力竞争组织的纤维结缔组织增殖,占据骨缺损空间,发生纤维性修复。

　　因此,基于屏障膜的引导骨再生可以有效地保护:

● 血管原细胞和骨原细胞长入支架,形成骨引导环境,促进骨原细胞的增殖与分化。
● 激活骨缺损处的骨原细胞和成骨细胞,在系统性和局部促进骨形成的生长因子的诱导下分泌类骨质。
● 激活的未分化间充质细胞,在骨诱导因子的作用下分化骨原细胞的同时分化为破骨细胞促进骨形成。

引导骨再生的临床概念

　　引导骨再生是根据各类组织细胞迁徙能力和速度不同的特点,创造出促进骨组织优势生长的环境。即:将屏障膜置于软组织与骨缺损之间建立生物屏障、创造一个隔离空间,阻止干扰骨形成且迁徙速度较快的结缔组织细胞和上皮细胞进入骨缺损区,允许具有潜在生长能力、迁徙速度较慢的骨原细胞优先进入骨缺损区、优势生长,并通过骨移植材料形成稳定的支架保护凝血块、减缓组织压力和维持新骨形成的空间,实现骨缺损区的修复性完全骨再生(图 13-5)。换言之,屏障膜建立了一个隔离空间,允许骨组织在一个无干扰、受保护的环境中发挥其超强的自然愈合能力,这显著扩展了种植治疗的指征(图 13-6,图 13-7)。

　　综上所述,引导骨再生完美的骨缺损修复效果是有效利用和保护了骨再生的三种基本生物学机制:骨生成、骨诱导和骨引导。目前的中文文献中,将英文"osteoconduction"和"guided bone regeneration"翻译为"骨引导"和"引导骨再生"。翻译中恰巧都使用了"骨"和"引导"这两个词,给读者造成一个严重的错觉,似乎"引导骨再生"只是利用了"骨引导"这一种生物学机制,限制了对"引导骨再生"的理解并导致临床程序的失当。

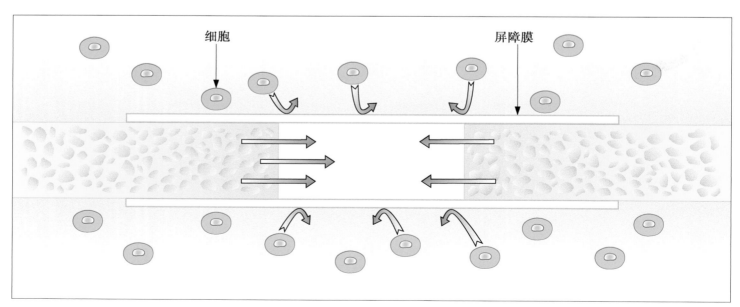

图 13-5 引导骨再生模式图
屏障膜创造了一个隔离空间,阻止干扰骨形成且迁徙速度较快的结缔组织细胞和上皮细胞进入骨缺损区,允许具有潜在生长能力、迁徙速度较慢的骨原细胞优先进入骨缺损区、优势生长　模式图绘制:北京口腔种植培训中心－袁苏

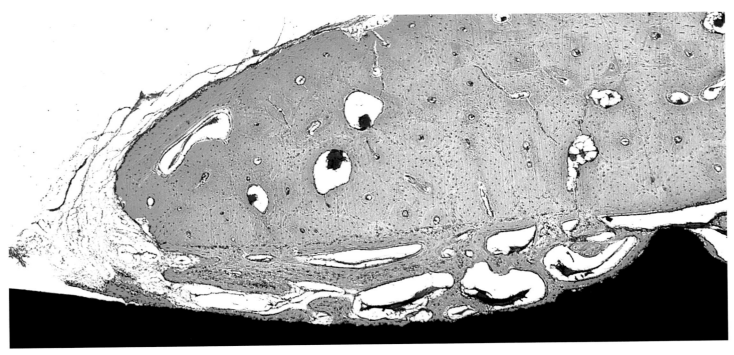

图 13-6 可吸收性胶原屏障膜引导种植体表面骨再生
种植体植入第一前磨牙牙槽窝，种植体表面与唇侧骨壁之间形成间隙性骨缺损，表面覆盖可吸收性胶原膜。2 个月之后，可见种植体唇侧新骨与种植体表面形成桥联样结构，新骨在种植体表面形成骨结合（×66）
实验动物：比格犬；种植体：Straumann, SLActive 表面；胶原屏障膜（Bio-Gide, Geistlich）；实验地点：首都医科大学实验动物研究所；硬组织磨片：解放军总医院口腔医学中心 - 王东胜；读片：北京大学口腔医学院中心实验室 - 李翠英；实验时间：2011 年；王乐，戈怡，宿玉成

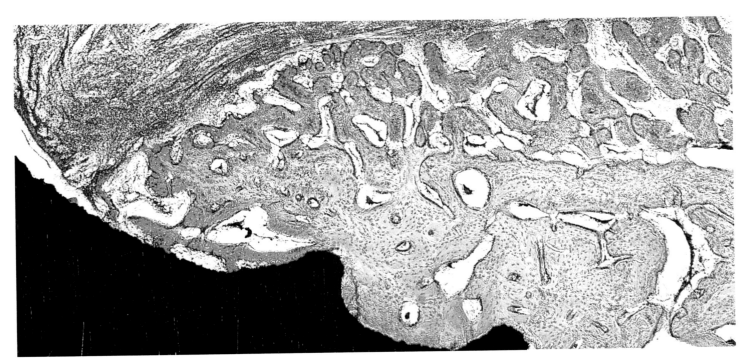

图 13-7 可吸收性胶原屏障膜引导唇侧骨壁表面骨再生
种植体植入第一前磨牙牙槽窝，种植体表面与唇侧骨壁直接接触，表面覆盖可吸收性胶原膜。2 个月之后，可见唇侧骨壁表面有大量的新骨形成（×66）
实验动物：比格犬；种植体：Straumann, SLActive 表面；胶原屏障膜（Bio-Gide, Geistlich）；实验地点：首都医科大学实验动物研究所；硬组织磨片：解放军总医院口腔医学中心 - 王东胜；读片：北京大学口腔医学院中心实验室 - 李翠英；实验时间：2011 年；王乐，戈怡，宿玉成

13.3 引导骨再生的屏障膜

获得成功的引导骨再生临床效果,移植材料起重要作用。移植材料主要包括屏障膜材料和骨移植材料,其中屏障膜材料被视为第一材料要素。

引导骨再生的临床程序中将屏障膜置于骨缺损和黏骨膜瓣之间阻止结缔组织细胞和上皮细胞长入,保护骨移植材料并形成骨原和血管原细胞可以长入的隔离空间。屏障膜在引导骨再生中起着重要作用,因此这一技术也曾经被称为膜引导骨再生技术。

13.3.1 屏障膜的基本性能

伴随生物材料研究的不断深入,屏障膜的性能不断完善。基于引导骨再生的原理和临床目的,用于引导骨再生(也包括引导组织再生)的屏障膜应当具备以下四项基本性能:

生物相容性

生物相容性是对人体植入材料的最基本要求。生物相容性是一个广泛的概念,除屏障膜不具有免疫排斥反应和细胞及基因毒性之外,其降解产物不能干扰新骨形成。因此,就屏障膜的生物相容性而言,生物不可吸收性屏障膜(惰性材料、生理环境中不降解)的生物安全性高于生物可吸收性屏障膜(生理环境中可降解)。如果应用生物可吸收性屏障膜,要求能够控制屏障膜的降解过程、中间和最终降解产物,不会导致局部和全身的不良反应,尤其是不干扰新骨形成。

细胞隔离

屏障膜用于引导骨再生的主要目的是隔离影响骨再生的结缔组织细胞,阻止结缔组织细胞进入将要发生骨再生的骨缺损区,保护来源于周围骨组织的血管原细胞、骨原细胞以及充足的血供,实现骨再生、避免纤维性修复。理想的屏障膜应该具备选择性细胞隔离作用,即:在完全屏障结缔组织细胞的同时,允许体液中的营养成分、生长因子和血管原细胞(例如血管内皮细胞)通过屏障膜的微滤孔进入骨缺损区,促进骨再生。

维持空间

屏障膜用于引导骨再生的另一个目的是维持骨缺损(亦即骨再生)的空间,保证新生骨骨量和外形轮廓。屏障膜维持空间的能力包括:

- **屏障膜的挺度**　钛膜和钛加强型聚四氟乙烯膜,不可吸收并具有较高的挺度,具备较强的抗塌陷能力,在愈合期创造和维持充足的骨再生空间。
- **屏障膜的吸收速率**　能够生物降解的屏障膜,其挺度也较低,通常需要充填骨移植材料来维持成骨空间。但依然要控制屏障膜的吸收速率,以维持新骨的形成与成熟。

组织整合

组织整合的概念是屏障膜与表面覆盖的软组织和下方凝血块(或骨移植材料)能够迅速地整合为一个整体的过程。理想的组织整合,有利于:

- 增强骨再生环境的机械稳定性,确保无干扰性骨再生。
- 促进表面软组织创口的愈合,防止软组织愈合不良或创口裂开。屏障膜的组织整合能力取决于:材质(生物惰性或生物可吸收性)、表面形态(光滑或多孔)和化学性质(疏水性或亲水性)。

用于引导骨再生的屏障膜包括生物惰性不可吸收性屏障膜和生物可吸收性屏障膜两大类别。虽然最初是通过应用不可吸收性屏障膜的动物实验和临床试验研究建立了引导骨再生的理论和临床程序,但由于可吸收性屏障膜有更多优点,目前已经更广泛应用于临床。

13.3.2 生物惰性不可吸收性屏障膜

生物惰性不可吸收性屏障膜(bioinert nonresorbable membrane),简称不可吸收性屏障膜,主要包括膨体聚四氟乙烯膜(expanded polytetrafluoroethylene, ePTFE)、钛膜、微孔滤膜等,目前动物实验及临床应用最多并且已经获得引导骨再生肯定效果的是膨体聚四氟乙烯膜。

膨体聚四氟乙烯膜的优点：

● **细胞隔离和维持空间能力**　聚四氟乙烯膜是人工合成的含氟聚合物，碳－氟之间的结合力极强，体内没有能够裂解碳－氟连接的酶，为生物学惰性、不可降解，能够无限期地细胞隔离和维持空间。膜本身具备一定的强度，而将钛与膜合成之后显著增强了膜的强度（称之为钛加强膨体聚四氟乙烯膜）。

● **组织整合能力**　聚四氟乙烯膜本身不具备组织整合能力，但膨化处理（即膨体聚四氟乙烯膜）后，形成了连续多孔样结构，具备了一定组织整合能力，但远不及生物胶原膜。膜由内外两层结构构成，内层有孔隙、柔韧，包绕骨缺损和种植体，可保护创口，并维持膜下间隙；外层孔径偏大、坚硬，与表面的软组织相连，增加了膜的稳定性。内层与外层之间为相互交通的特定孔隙（通常直径约为 $50\mu m$），只允许与细胶原纤维和小毛细血管相关的成纤维细胞长入[9]。

膨体聚四氟乙烯膜的局限性：

● **术中的可操作性**　膨体聚四氟乙烯膜为疏水性、并具备一定的挺度，很难和组织贴合并容易移动，必须用螺钉或膜钉固定，增加了手术时间。

● **并发症的易感性**　膨体聚四氟乙烯膜只是依靠表面的多孔样结构获得组织整合，所以表面软组织很难与其融合。此外，因为不可吸收性屏障膜的间隔，黏膜瓣不能与下方的组织构件形成血管交通，黏膜瓣的血供只能来源于瓣本身的单一血管网。因此，在创口愈合过程中存在创口裂开、屏障膜暴露、创口感染甚至需要提前将膜取出的风险，并可能会导致骨再生不良和失败[20-22]。

● **取膜手术**　在新骨形成之后必须实施第二次手术，将不可吸收屏障膜和固定螺钉（膜钉）取出。这将增加患者的痛苦和费用，并且存在加重黏膜疤痕和因翻瓣导致部分再生新骨丧失的风险。

与膨体聚四氟乙烯膜相比，钛膜具备维持隔离细胞和维持空间的绝对能力。但是，因为其缺乏组织整合能力，

也具备了膨体聚四氟乙烯膜的三项缺点，甚至有过之无不及。因此，在目前的临床中钛膜和膨体聚四氟乙烯膜都已经很少使用。当生物可吸收性屏障膜需要增强挺度时，往往与钛网联合应用。

13.3.3　生物可吸收性屏障膜

生物可吸收性屏障膜（bioresorbable membrane）主要包括合成的聚酯膜和动物源性胶原膜两种类型。人工合成聚酯（polymeric membrane）屏障膜材料包括聚乙醇交酯、聚乳酸交酯和二者的共聚物，以及聚二氧六环酮和三亚甲基碳酸酯等。聚酯屏障膜能够通过三羧酸循环完全生物降解为二氧化碳和水，并且生产成本低。但其显著的缺点是在降解过程中可能发生炎症和异物反应，甚至需要进行外科清创并将其取出[23]、导致治疗失败，限制了广泛的临床应用。

13.3.4　生物可吸收性胶原膜

目前，胶原膜（collagen membrane）的引导骨再生性能得到了大量的实验和临床研究的证实，并且易于手术中操作，膜暴露并发症的发生率非常低，因此，被广泛应用于临床。

胶原膜的种类

多数胶原膜（collagen membrane）提取于动物的Ⅰ型胶原（或Ⅰ型和Ⅲ型胶原），具备优异的组织相容性和组织整合能力。胶原膜可分类为交联胶原膜（cross-linked collagen membrane）和非交联胶原膜（non-cross-linked collagen membrane）。交联胶原膜是为了提高机械性能、降低降解速度以增强屏障功能，使用多种交联技术进行处理，例如紫外线照射、戊二醛、二氮磷酸二苯酯和异氰酸酯，其中化学交联技术使用最多的是戊二醛技术，据报道在加工过程中有残留细胞毒素的风险[24]。未经交联处理的非交联胶原膜保存了胶原的生物特点，是目前理想的可吸收性屏障材料。

胶原屏障膜的特点

以下参照临床上广泛应用的 Bio-Gide 可吸收性胶原屏障膜（Bio-Gide，Geistlich，Switzerland，以下简称胶原屏障膜、可吸收性胶原屏障膜或生物可吸收性胶原屏障膜），叙述胶原屏障膜的特点（图13-8）：

- **生物原性** 胶原膜由猪的 I 型和 III 型胶原构成，为双层结构、非交联性胶原膜。I 型胶原是机体致密结缔组织的主要成分，也是牙周结缔组织的主要成分。由胶原提取的优点包括凝血性、牙周韧带的成纤维细胞和牙龈成纤维细胞的趋化性[25]（图13-9）。

- **细胞隔离** 胶原屏障膜内层粗糙多孔，朝向种植体，可以稳定凝血块，为成骨细胞黏附和骨沉积提供支架，引导骨组织再生。外层致密，防止纤维结缔组织长入。

- **组织整合** 胶原屏障膜能与表面覆盖的骨膜、软组织及其下方的凝血块发生迅速的组织整合，在骨移植愈合的初期，即创造稳定骨再生环境（图13-10a）。

- **骨引导性** 由于 I 型和 III 型胶原成份和非交联的天然组织特点，胶原膜本身可以使组织增厚，也可以成为引导骨再生的支架，并且可以成为成骨细胞分泌类骨质的基质[26]（图13-10b）。

- **可操作性** 胶原屏障膜易于术中修剪。由于是提纯于动物机体的生物组织，具备良好的亲水性。一旦浸润血液或盐水之后，即刻黏附于缺损区周围骨组织和骨充填材料的表面。除非是广泛覆盖屏障膜或骨移植材料稳定性差，通常不需要用膜钉固定。

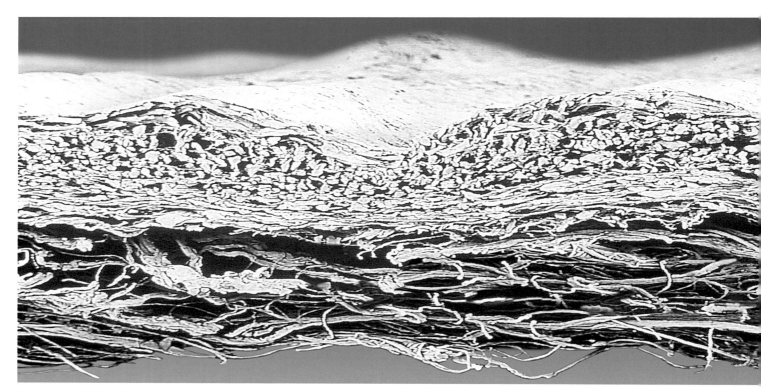

图13-8 胶原屏障膜电镜图（HE，×100）
可吸收性胶原屏障膜（Bio-Gide，Geistlich）可见清晰的双层结构，内层疏松、粗糙、多孔，朝向种植体，可以稳定凝血块，为成骨细胞的黏附和骨的沉积提供支架，引导骨组织再生。外层致密，可防止纤维结缔组织长入 Geistlich 公司提供图片

胶原屏障膜的优点

● 良好的组织整合能力,膜暴露的风险很低。即使是暴露于口腔内,非交联胶原膜迅速降解是一个有利因素,创面可以在 2～4 周内发生自发性再上皮化[27],因此成骨能力不足和失败的风险较低。

● 不需要取膜的二次手术,也由此降低了患者的费用。

● 需要二期手术暴露种植体时,不需要取出屏障膜,简化了外科程序。并且可以在种植体植入之后的任何时期进行外科手术安装愈合帽或制取印模。

● 降低了患者的痛苦和并发症风险。

胶原屏障膜的局限性

● 没有关于吸收速率的确切报道,但目前仍然认为可以满足屏障时间的要求,尤其在采用双层屏障膜技术时。

● 可吸收性屏障膜挺度差,为防止膜的塌陷,需要联合应用骨移植材料。

综上所述,在目前引导骨再生和引导组织再生的临床程序中,可吸收性胶原屏障膜占有绝对优势的地位,可以广泛地用于多数临床指征,并已获得了实验和临床研究的充分证实。

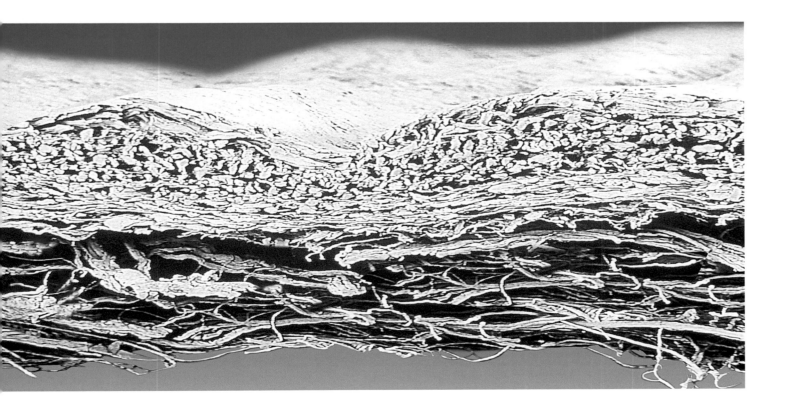

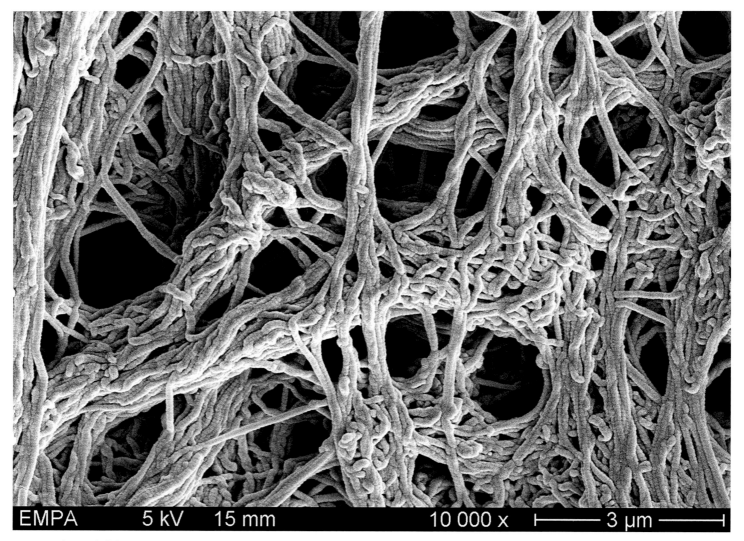

图 13-9 胶原屏障膜电镜图（HE，×10 000）
可吸收性胶原屏障膜（Bio-Gide，Geistlich）由猪的Ⅰ型和Ⅲ型胶原构成，在高倍电镜下显示为多孔的结构，为血管的长入、成骨细胞的黏附和骨的沉积提供支架　Geistlich 公司提供图片

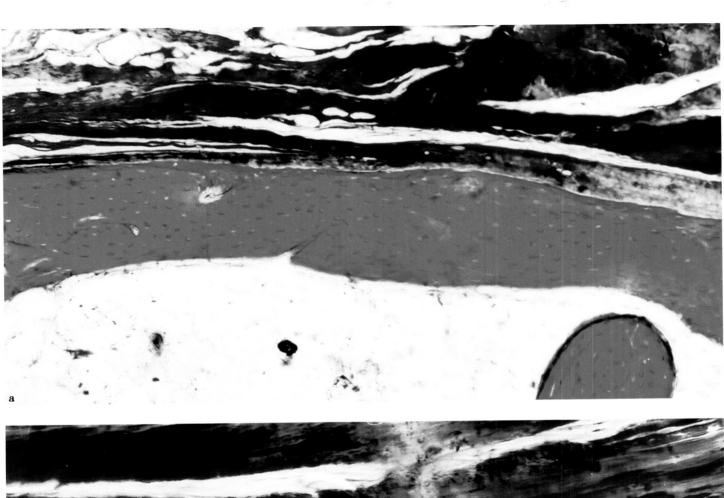

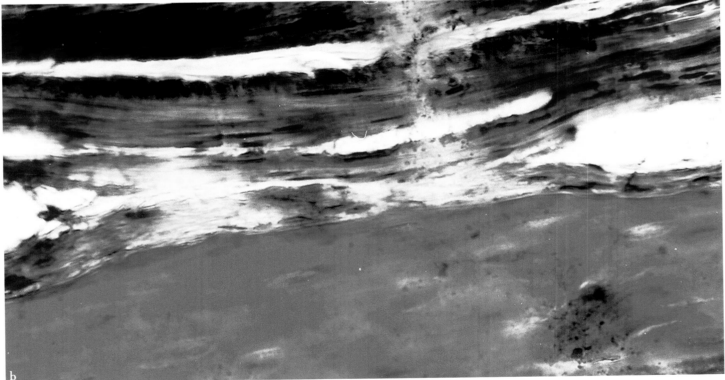

图 13-10　生物可吸收性胶原屏障膜引导骨再生（×66）
生物可吸收性胶原屏障膜覆盖髂骨骨缺损 2 个月之后，可见胶原膜引导新骨形成（a. HE，×13），并且胶原膜本身也成为成骨细胞分泌类骨质的基质
（b. HE，×13）
实验动物：新西兰兔；胶原屏障膜（Bio-Gide，Geistlich）；实验地点：首都医科大学实验动物研究所；硬组织磨片：解放军总医院口腔医学中心 - 王东胜；
读片：北京大学口腔医学院中心实验室 - 李翠英；实验时间：2000 年；耿戚，徐钢，宿玉成

13.4　引导骨再生的骨移植材料

获得成功的引导骨再生临床效果,骨移植材料起着重要作用。引导骨再生理论和临床程序起源于用生物惰性不可吸收性屏障膜建立骨再生的空间,之后为了避免二次取膜手术和膜暴露并发症开始广泛应用可吸收性胶原屏障膜。关于骨移植材料,尽管在应用不可吸收性屏障膜这个阶段已经开始应用,但作为绝对必要手段还是源自将其用于支撑易于塌陷的可吸收性生物屏障膜阶段。因此,目前仍然有许多文献将骨移植材料称为"骨充填材料"[16]。

但是近十年间的研究证实,骨移植材料的作用不仅是作为"骨充填材料",而且对引导骨再生起到至关重要的作用:

● 支撑屏障膜,避免其塌陷。
● 稳定血凝块,形成新骨形成的支架。
● 引导支架,引导骨原和血管原细胞从受骨床长入。
● 缓慢吸收,维持支架作用,使新生骨组织成熟并避免其吸收,确保新骨轮廓的稳定。
● 自身骨改建,与新生骨组织完美整合。

引导骨再生的骨移植材料分类为自体骨和骨代用品两大类型。骨代用品包括同种异体骨、异种骨和异质(人工合成)骨。

13.4.1　骨移植材料的基本性能

临床上,用于引导骨再生的骨移植材料种类很多,有些材料已经获得实验和临床研究的充分证实。作为引导骨再生的骨移植材料应当满足如下基本特点:

生物相容性

任何植入人体的材料必须具备生物相容性和安全性,避免传播疾病或产生免疫反应的风险。

合理的孔隙度

骨代用品本身应该具备合理的孔隙并且相互交通,引导血管长入。通常认为理想孔径约为 $100\sim500\,\mu m$[28]。

无论是骨代用品颗粒内部的合理空隙,还是颗粒之间的间隙,均构成了引导新骨再生的支架,使能确保骨增量区快速再血管化。

表面特性

理想的骨代用品应该能够模仿天然骨组织羟基磷灰石结晶的表面特性。骨代用品的表面特性取决于其化学成分、亲水性、微孔性、表面粗糙度、结晶形状和大小以及细胞趋化性等。这些表面特征对于初始的纤维蛋白吸附、成骨细胞和破骨细胞附着以及类骨质沉积至关重要,以使新骨可以直接沉积于材料表面。

组织整合

骨代用品应当具备通过凝血块在材料之间、材料与基骨之间、材料与种植体表面之间以及材料与屏障膜之间的快速组织整合能力,增强凝血块和移植材料混合体的机械稳定性。

维持新骨成熟

理想的骨代用品应该是低替代率、缓慢吸收甚至不吸收,在新骨形成过程中能够长期维持骨增量区域三维空间的体积与稳定,有利于理想的骨改建和骨塑形。

13.4.2　自体骨移植材料

尽管在过去十年间,在引导骨再生的临床程序中自体骨已受到了骨代用品的挑战,然而自体骨(autograft)仍然是人体最好的骨移植材料。

自体骨的供骨区

引导骨再生的常用自体骨供骨区分为口腔内和口腔外供区。口腔外的供骨区主要是髂骨;口腔内的供骨区包括上颌结节、下颌升支、下颌颏部和术野暴露的骨面等。当然,也可以收集种植窝制备过程中钻出的剩余骨。依据骨切取的部位不同,骨皮质和骨松质的构成也不相同:

● **上颌结节**　主要为骨松质。

● **下颌升支**　主要为骨皮质。

● **髂骨**　骨皮质 – 骨松质，以骨松质为主。

● **下颌颏部骨**　骨皮质 – 骨松质，以骨皮质为主。

　　骨松质中骨髓丰富，可迅速再血管化，骨生成能力和抗感染能力强。骨皮质移植稳定性好，但再血管化慢。骨原细胞在骨松质中含量最高、在骨密质中含量较低。生长因子主要存在于骨基质中，并在移植的自体骨吸收过程中释放。自体骨的绝对表面积越大，生长因子的释放速度越快。这意味着块状骨松质比块状骨皮质更容易释放骨刺激生长因子，而颗粒状骨则比块状骨释放骨刺激生长因子的速度更快[29]。骨皮质 – 骨松质移植则兼有两者的优点。

自体骨的优点

　　由于自体骨具备与人体相同的组织结构、机械性能和生物学特点，自体骨移植依然是骨缺损重建的金标准。

● 自体骨本身含有活性成骨细胞和骨原细胞，可以由骨母细胞或骨原细胞转化的成骨细胞直接分泌类骨质形成新骨。因此，具备良好的骨生成特性。

● 自体骨含有生长因子（例如骨形成蛋白，BMPs），可以刺激间充质细胞分化为骨原细胞，加速新分化的成骨细胞的成骨作用。因此，具备良好的骨诱导特性。

● 自体骨含有非胶原性蛋白质，例如骨钙蛋白、降钙素、骨桥蛋白和涎蛋白等，参与和促进新骨成熟。

● 自体骨含有活性微血管系统，能够加速新骨的再血管化。

自体骨的局限性

　　尽管自体骨移植是重建外科的传统治疗程序，但在引导骨再生中存在着严重的局限性。

● 自体骨移植之后可能发生高达 60% 以上的骨吸收[30]，其程度不可预期。

● 新开辟供骨区增加了创伤部位，会延长手术时间，增加患者的痛苦和医疗费用。

● 存在供骨区并发症的风险。

● 对广泛的骨缺损，存在自体骨骨量受限的问题。

● 根据患者年龄、全身状况和供区部位，骨原细胞的数量和生长因子的浓度差异很大，诱导产生成骨细胞的潜能难以预期。

　　因此，在引导骨再生的临床程序中，将自体骨与骨代用品联合应用可以扬长避短。

自体骨移植材料的分类

　　引导骨再生概念中的自体骨移植是指非血管化的自体骨移植，包括块状骨、颗粒状骨、骨屑和骨泥等四种类型。

● **骨屑**　通常，在种植体植入同一术区切取骨屑（bone chips）。骨屑呈细条状，通常在 250μm～1mm 之间。可以用刮骨刀、骨凿（图 13-11）或超声骨刀从骨皮质表面切取。目前，常规应用于种植手术的引导骨再生程序具备很多优势：①操作方便，不需要额外的供骨区；②不额外增加患者的痛苦、费用和并发症风险；③刮骨刀、骨凿或超声骨刀切取骨屑几乎不存在热损伤，保存了细胞活性；④保存了骨基质中胶原和非胶原蛋白的活性；⑤可以即刻覆盖于暴露的种植体表面，充分发挥自体骨移植的优点；⑥骨屑通常用于双层骨移植技术。

● **块状骨**　块状自体骨（block graft）包括骨皮质、骨松质

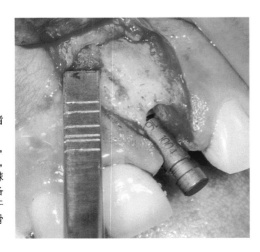

图 13-11　利用骨凿制取骨屑
上颌左侧中切牙位点，种植窝预备完成之后，在术区唇侧根方鼻棘部位，利用骨凿制备少量自体骨屑，用于种植体植入后唇侧骨缺损间隙的骨移植

和骨皮质－骨松质骨块,通常取自下颌升支和髂骨,从颏部取骨则越来愈少。块状骨移植主要用于种植体植入之前分阶段的外置法牙槽嵴增量,包括水平向、垂直向以及水平向和垂直向联合牙槽嵴增量。块状骨移植同期种植体植入受到移植骨块血管化和种植体初始稳定性的限制,应当审慎运用。通常用超声骨刀和动力系统切取骨皮质。块状骨移植需要坚固固定。

● **颗粒状骨**　颗粒状骨(particulate bone)是用骨磨或咬骨钳将较大的骨块粉碎为较小的骨颗粒(1~2 mm)。颗粒状骨通常应用于无需机械强度的受植区,如块状骨和受植床之间的缝隙、种植体周围骨缺损或上颌窦底提升程序等[16]。颗粒状骨也可以与骨代用品联合应用。

● **骨泥**　骨泥(bone slurry)是指种植窝预备时钻带出的骨末,大小约为100~250μm。可以以种植窝预备时的麻花钻收集,也可以用连接于吸引器上的骨收集器收集。骨收集器收集的骨泥存在细菌污染的风险,而且骨泥的骨生成和骨诱导能力并不确定,因此在临床上已很少应用。

13.4.3　同种异体骨移植材料

同种异体骨移植(allograft)材料是从同物种类的其他个体获得的骨移植材料,通常从尸体骨中获得。同种异体骨有三种类型:新鲜冷冻骨(fresh frozen bone,FFB)、同种异体冻干骨(freeze-dried bone allograft, FDBA)和同种异体脱矿冻干骨(demineralized freeze-dried bone allograft, DFDBA)。

因为新鲜冷冻骨的免疫原性和传播疾病的高风险,很少应用于 GBR 治疗程序。同种异体冻干骨和同种异体脱矿冻干骨经过脱脂、脱矿、盐酸胍以及 X 线处理之后,其免疫原性已经显著降低。理论上,同种异体脱矿冻干骨含有生长因子(如骨形成蛋白),可以诱导未分化的间充质细胞转化为成骨细胞,形成新骨。但是,无法确切地证实这种骨诱导潜能。

尽管存在自体骨类似的吸收问题(吸收率和速度难以掌控)和传染疾病的危险,但在引导骨再生的早期研究阶

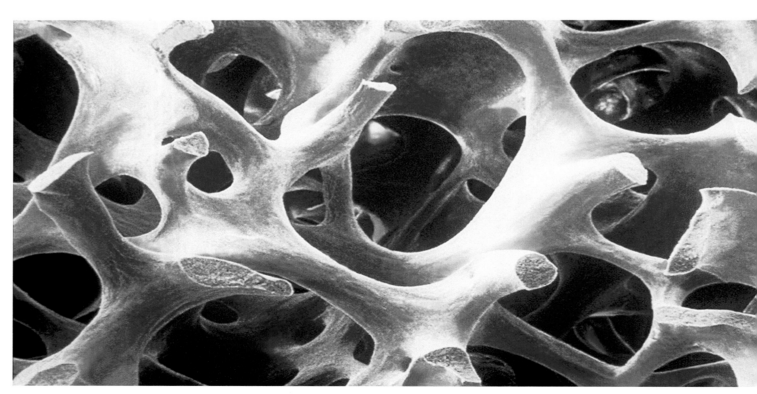

图 13-12　去蛋白牛骨基质电镜图
去蛋白牛骨基质(Bio-Oss, Geistlich)是一种极其精细的碳酸盐磷灰石结晶,和人骨非常相似。用透射电镜观察,牛骨基质的晶体结构为 10 ~ 60nm,和人骨几乎没有差别。牛骨基质类似海绵的广泛交织的孔隙样结构占其体积的 70% 左右,这些孔隙有利于成骨细胞迁徙和血管长入,也增强了周围骨组织向植入材料内部的穿通能力,同时这种多孔性也形成了牛骨基质复杂的内表面。这种比人体骨大得多的内表面积允许骨原细胞和成骨细胞与牛骨基质有充分的接触,易于新骨沉积　Geistlich 公司提供图片

段还是被广泛应用，尤其在北美国家。自从去蛋白牛骨基质问世以来，同种异体骨的应用几乎已销声匿迹。

13.4.4 异种骨移植材料

异种骨移植（xenograft）材料包括源自动物的骨基质或源自钙化珊瑚或海藻的骨样基质。这两种材料的化学成分均为羟基磷灰石，已经通过化学或物理方法完全去除了骨组织或骨样组织中的有机成分，以消除免疫原性或传播疾病的风险。

动物源性骨基质

提取自异种生物（如牛或猪）的骨基质被称为动物源性骨基质（animal-derived bone minerals）。动物源性骨基质已经获得实验和临床研究充分证实。目前，在临床中占主导地位的产品是去蛋白牛骨基质（deproteinized bovine bone mineral, DBBM），包括牛骨骨皮质和牛骨骨松质，尤

其是牛骨骨松质表现出与人类骨松质极其近似的特点（图 13-12）。去蛋白牛骨基质具有优异的骨引导性，但依据不同的处理方法而有所差异。

● 去除有机成分的方法有热处理和化学萃取两种方法，但目前通常为两种方法联合应用。自从首次报道牛海绵样脑病之后，业界开始担心是否能够完全消除牛骨中的所有蛋白质。但是，所有的动物实验和临床研究均未发现有传播任何疾病的报道。

● 骨引导能力主要与热处理的方式相关。超过 1000℃的高温可导致天然羟基磷灰石结晶烧结，晶体间隙在很大程度上消失，降低其微粗糙度和多孔性，改变了这种生物材料的表面特性。

● 体外实验和临床研究均证实去蛋白牛骨基质颗粒的低替代率[31]，甚至接近于不可吸收。由此可以满足长期维持骨增量轮廓的期望。

动物源性骨样基质

文献上将从珊瑚和藻类提取的骨基质称为源自珊瑚和

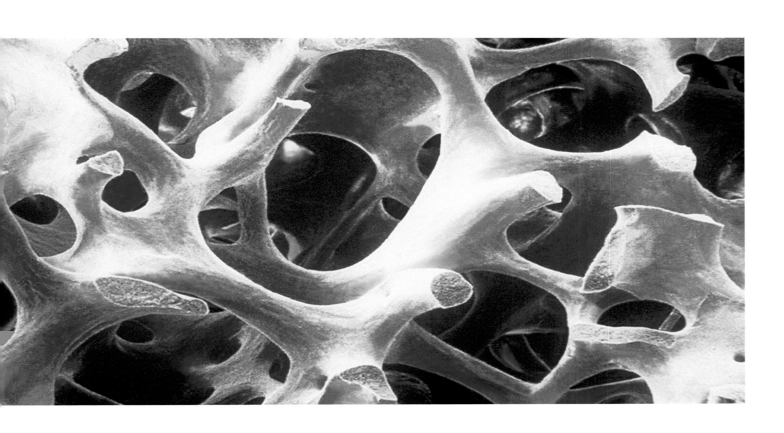

藻类的骨样基质(coral- and algae-derived bonelike minerals)。以下解释将其称为"骨样基质(bonelike minerals)"的原因：

● 珊瑚碳酸钙要经过与磷酸的水热交换反应转变为羟基磷灰石。
● 海藻经过与磷铵的交换反应转变为含氟羟基磷灰石。

13.4.5 异质骨移植材料

异质骨移植(alloplast)材料为人工合成材料。目前，用于引导骨再生的人工合成材料包括磷酸钙(羟基磷灰石、磷酸三钙和双相磷酸钙)、生物活性玻璃和聚合物等三种类型。后两种材料罕见文献报道，在此不加以赘述。用于引导骨再生的磷酸钙类人工合成材料包括羟基磷灰石、磷酸三钙和双相磷酸钙三种类型。

磷酸钙(calcium phosphates)中的羟基磷灰石(hydroxyapatite, HA)和 β-磷酸三钙(β-tricalcium phosphate, TCP)的化学成分接近于骨组织的无机成分。用于引导骨再生时，这两种材料均存在骨引导性，但显著差异在于羟基磷灰石不可吸收，而磷酸三钙吸收迅速。羟基磷灰石不可吸收的特性有利于长期维持骨再生空间的稳定。但是，尽管磷酸三钙吸收迅速的特性不利于维持骨再

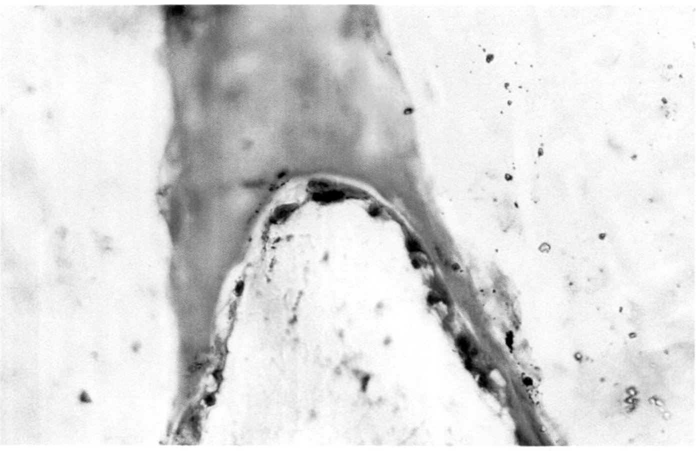

图13-13 异质骨移植材料引导骨再生(HE，×66)
双相磷酸钙植入髂骨骨缺损2个月之后，初级骨单位横断面，可见成排的立方形成骨细胞和分泌的类骨质
实验动物：新西兰兔；双相磷酸钙(上海)；实验地点：首都医科大学实验动物研究所；硬组织磨片：解放军总医院口腔医学中心-王东胜；读片：北京大学口腔医学院中心实验室-李翠英；实验时间：2000年；徐钢，耿威，宿玉成

生的空间，但在降解过程中可以快速释放钙和磷酸离子，有利于新骨的成熟，并为骨愈合的爬行替代创造了空间(图13-13)。

因此，将羟基磷灰石和磷酸三钙混合成为双相磷酸钙(biphasic calcium phosphates)，兼优并蓄[32]。通过调整羟基磷灰石和磷酸三钙的比例控制双相磷酸钙的吸收速率，从理论上可以实现为不同类型的骨缺损病例制造出个性化的引导骨再生合成材料。

异质骨移植(alloplast)材料为人工合成材料，其优点在于：

● 通过调控化学成分可以控制材料的吸收速率。
● 通过调控孔隙的直径和相互交通有利于血管长入。
● 可以定制块状与颗粒状材料。
● 无传播疾病的风险。
● 产量高、价格低。
● 为不愿选择人或动物源性植入材料的医师和患者提供选项。

但主要的问题在于，目前仍难以复制天然骨的表面粗糙度、表面特性和天然骨基质的内部结构。尽管如此，业界一刻都没有停止研发和改进的脚步，希望最终用人工合成的引导骨再生材料替代其他的引导骨再生材料。

13.4.6 去蛋白牛骨基质

迄今已有大量文献，包括动物实验研究、临床对照研究、前瞻性研究以及系统性评述，证实了去蛋白牛骨基质引导骨再生的效果[33]。以下参照临床上广泛应用的Bio-Oss骨粉(Bio-Oss, Geistlich, Switzerland)，叙述去蛋白牛骨基质(以下简称牛骨基质)的特点。

去蛋白牛骨基质的提取

骨对热的反应比较敏感。如果使用热处理去除有机成分，当温度超过600℃时，天然羟基磷灰石结晶结构就会破坏；超过1000℃的高温可导致结晶烧结。所发生的再结晶，将改变原有的特性。

去蛋白牛骨基质采用较为温和的化学萃取方法，从牛骨中去除所有的有机成分，完全保留了羟基磷灰石结晶原有的无机成分与结构，因而不引起宿主的炎症反应、过敏反应和免疫反应。

去蛋白牛骨基质的物理特性

去蛋白牛骨基质是一种极其精细的碳酸盐磷灰石结

晶，和人骨非常相似。用透射电镜观察，人骨的晶体直径为 10～50nm，而牛骨基质的晶体结构为 10～60nm，二者几乎没有差别。

人骨含有类似海绵的广泛交织的孔隙系统。牛骨基质的孔隙样结构占其体积的 70% 左右，这些孔隙有利于成骨细胞迁徙和血管长入（图 13-14）。当牛骨基质植入骨

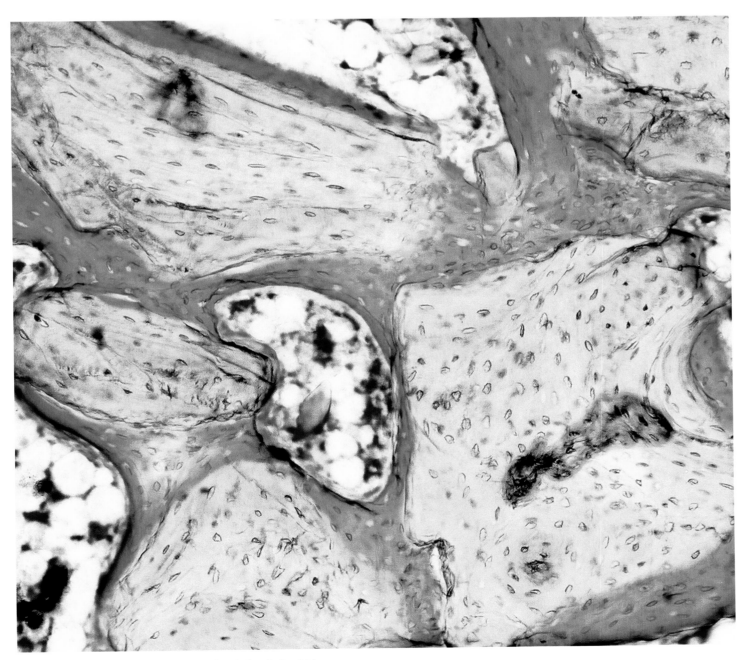

图 13-14　去蛋白牛骨基质引导骨再生实验研究（一）（×66）
去蛋白牛骨基质颗粒植入髂骨骨缺损 2 个月之后，可见新骨在颗粒之间形成桥联样结构
实验动物：新西兰兔；去蛋白牛骨基质（Bio-Oss，Geistlich），胶原屏障膜（Bio-Gide，Geistlich）；实验地点：首都医科大学实验动物研究所；硬组织磨片：解放军总医院口腔医学中心 - 王东胜；读片：北京大学口腔医学院中心实验室 - 李翠英；实验时间：2000 年；耿威，徐钢，宿玉成

缺损时，实际只占骨缺损的 30% 左右，余下 70% 的间隙由再生的骨组织充填。这种结构增强了周围骨组织向植入材料内部的穿通能力，同时这种多孔性也形成了牛骨基质复杂的内表面（图 13-15）。这种比人体骨大得多的内表面积允许骨原细胞和成骨细胞与牛骨基质有充分的接触，易于新骨沉积。

任何植入材料的抗压强度和弹性模量都应和患者自体骨的弹性模量相似，以避免植入材料与宿主骨之间出现微小断裂而导致纤维结缔组织长入，影响骨结合的效果。人体骨皮质的抗压强度和弹性模量分别为 140MPa 和 14GPa，人体骨松质的抗压强度和弹性模量分别为 5～60MPa 和 14GPa，牛骨基质的抗压强度和弹性模量分别为 35MPa 和 11GPa，与人体骨松质骨在同一范围内。

去蛋白牛骨基质的优点

综上所述，去蛋白牛骨基质的理化及生物学特性决定了它在骨缺损重建中完全符合骨引导的材料学标准：

● 牛骨基质与人体骨结构相似，内表面积大、亲水性强（图 13-16）、可操作性好，可促进吸附生长因子及生物蛋白质[26,34]。

● 牛骨基质的内部结构中有大小不一的孔隙，这种结构能够促进血凝块的稳定和血管的再生。

● 牛骨基质保留了天然骨的多孔结构及骨小梁，从而提供

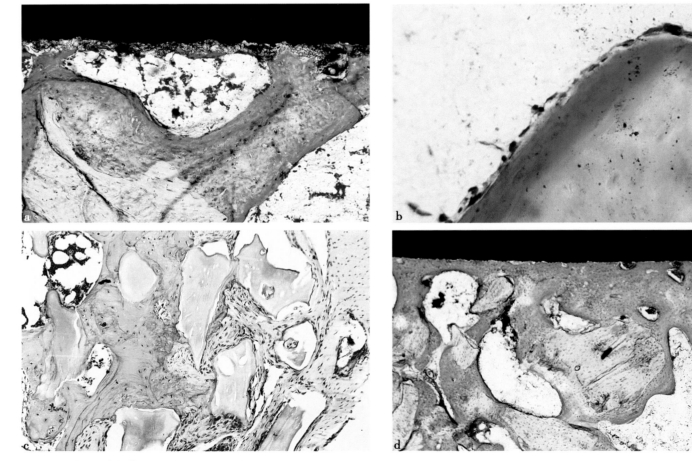

图 13-15　去蛋白牛骨基质引导骨再生实验研究（二）
a. 去蛋白牛骨基质颗粒植入髂骨骨缺损 2 个月之后。可见新骨与种植体表面形成桥联样结构，新骨与种植体表面羟基磷灰石（HA）涂层直接接触，并穿过 HA 涂层结合于钛金属表面（×66）
b. 去蛋白牛骨基质颗粒植入髂骨骨缺损 2 个月之后。去蛋白牛骨基质颗粒表面形成的新骨和成排的成骨细胞（×66）
c. 去蛋白牛骨基质颗粒植入髂骨骨缺损 4 个月之后。可见少量板层骨和大量未吸收的骨移植材料颗粒及编织骨（×13）
d. 去蛋白牛骨基质颗粒植入髂骨骨缺损 6 个月之后。可见在种植体光滑表面形成良好骨结合（×13）
实验动物：新西兰兔；BLB 种植体（北京莱顿生物材料有限公司），去蛋白牛骨基质（Bio-Oss，Geistlich），胶原屏障膜（Bio-Gide，Geistlich）；实验地点：首都医科大学实验动物研究所；硬组织磨片：解放军总医院口腔医学中心 - 王东胜；读片：北京大学口腔医学院中心实验室 - 李翠英；实验时间：2000 年；耿威，徐刚，宿玉成

了特别的骨引导支架,有助于新骨的形成(图 13-17)。

- 牛骨基质与骨结合后,由于其保留了与人体骨相同的无机成分而具有与骨组织相似的机械强度和硬度,因此具有有效的空间维持作用。
- 牛骨基质的化学成分与人体骨相似,与人工合成材料相比,牛骨基质所含的羟基少、碳酸盐多,有助于其与患者自体骨迅速结合。
- 牛骨基质的小晶体尺寸 10~60nm 与人体骨相当,可以被吸收而促进骨重建。
- 去蛋白牛骨胶原基质含有 90% 的牛骨基质和 10% 的胶原,拓展了引导骨再生的临床指征。

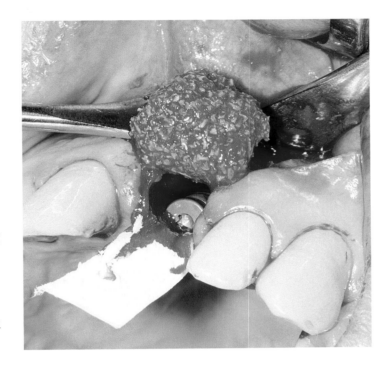

图 13-16　骨移植材料
去蛋白牛骨基质(Bio-Oss, Geistlich)具备良好的亲水性,一旦浸润血液或盐水之后,即刻黏附成团状,便于临床操作

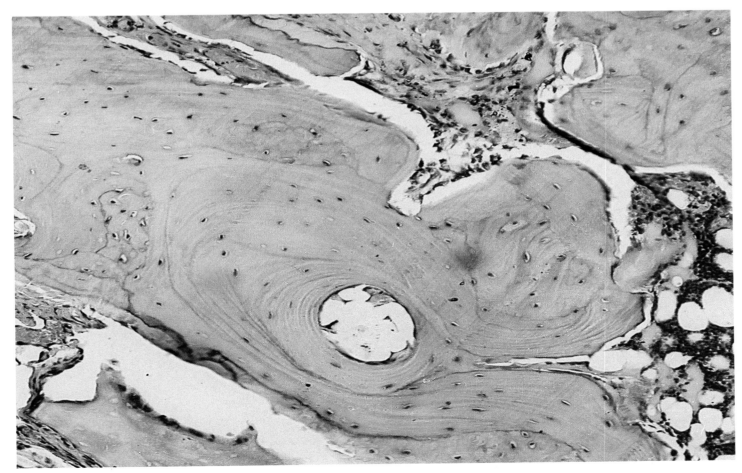

图 13-17　去蛋白牛骨基质引导骨再生实验研究(三)(×66)
去蛋白牛骨基质颗粒植入髂骨骨缺损 6 个月之后。可见哈弗斯系统的成熟板层骨和少量未吸收的骨移植材料颗粒(×66)
实验动物:新西兰兔;去蛋白牛骨基质(Bio-Oss, Geistlich),胶原屏障膜(Bio-Gide, Geistlich);实验地点:首都医科大学实验动物研究所;硬组织磨片:解放军总医院口腔医学中心 - 王东胜;读片:北京大学口腔医学院中心实验室 - 李翠英;实验时间:2000 年;耿威,徐刚,宿玉成

13.5 引导骨再生风险评估和临床原则

13.5.1 引导骨再生的风险因素

在进行引导骨再生临床程序时,必须全面回顾患者的病史,尤其要关注可能影响骨愈合的疾病的相关因素。要将这些风险告知患者,获得患者的知情同意。

禁忌证

以下情况被视为引导骨再生临床程序的禁忌证:
● 接受全剂量放疗和静脉滴注双磷酸盐的患者。
● 血糖不能控制的糖尿病患者。
● 依从性差,不能按照医嘱进行口腔卫生维护的患者。

高度风险因素

以下情况并非引导骨再生临床程序的禁忌证。但是必须在手术之前将其治愈,避免相关并发症发生:
● 邻牙牙周炎或根尖周炎,必须在引导骨再生临床程序之前治愈,防止感染向术区扩散。
● 血糖控制不佳的糖尿病患者,术后感染的易感性增加。必须在手术之前的 2 个月期间,保持糖化血红蛋白指标的正常和稳定。
● 应用免疫抑制剂之后,增加了抑制患者骨再生潜能的风险。
● 对严重骨缺损、需要从口腔内或口腔外大量取骨的病例,以上风险因素将被放大。

中度风险因素

以下情况也并非引导骨再生临床程序的禁忌证。但是应当依据这些因素是否存在,调整相应的临床程序。
● **牙周炎病史**　急性或慢性牙周炎通常影响缺牙区的骨组织质量,影响骨再生潜能。
● **吸烟**　尤其是吸烟合并牙周炎的患者,骨再生能力和黏膜愈合能力将受到影响。
● **骨质疏松症**　本身就存在骨再生能力缺陷,也会导致引导骨再生能力的下降。
● **黏膜异常或病变**　例如黏膜增厚和疱疹类疾病将影响黏膜创口的愈合能力,必须在手术之前治愈。

13.5.2 引导骨再生的临床原则

当依据风险评估决定实施引导骨再生临床程序之后,首要任务是确定选择引导骨再生分阶段治疗方案还是同期种植体植入方案。引导骨再生分阶段治疗方案,是指第一次手术只进行引导骨再生的临床程序,等待再生的新生骨组织成熟之后(通常需要 6 个月以上的愈合期),再植入种植体。引导骨再生同期种植体植入方案(简称引导骨再生同期种植),是指种植体植入与引导骨再生在同一次手术中完成。

引导骨再生成功的先决条件

排除引导骨再生临床程序的禁忌证和风险因素之后,要获得引导骨再生成功的临床效果,必须满足以下先决条件。
● 良好血供的受骨床(图 13-18)。
● 有利型骨缺损。
● 骨移植材料的充分稳定性。
● 屏障膜的充分效应期。
● 无张力的创口初期关闭。
● 无干扰愈合。

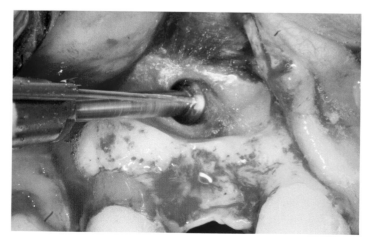

图 13-18 引导骨再生受骨床预备
受骨床预备,去除结缔组织,开放骨髓腔,提供良好的血供

13.5.3 分阶段种植体植入方案

当存在以下临床条件则提示不适合引导骨再生同期种植,应当选择分阶段的治疗方案。

● 一壁型骨缺损,不能充分提供骨原细胞、成骨细胞和血管原细胞时。

● 一壁型骨缺损,引导骨再生材料难以获得充分稳定性时(图 13-19)。

● 骨缺损的解剖形态不利于获得种植体初始稳定性时。

● 拔牙窝存在慢性炎症时。

13.5.4 同期种植体植入方案

显然,同期种植将只进行一次翻瓣的外科手术,可以缩短种植治疗周期、减少患者的痛苦和费用(图 13-20,图 13-21)。但是,必须满足如下先决条件:

能够在正确的三维位置上植入种植体

首先,为了获得理想的功能和美学治疗效果,必须在正确的三维位置植入种植体,才能实现以修复为导向的种植治疗。其次,种植体处于正确的三维位置上,将有助于

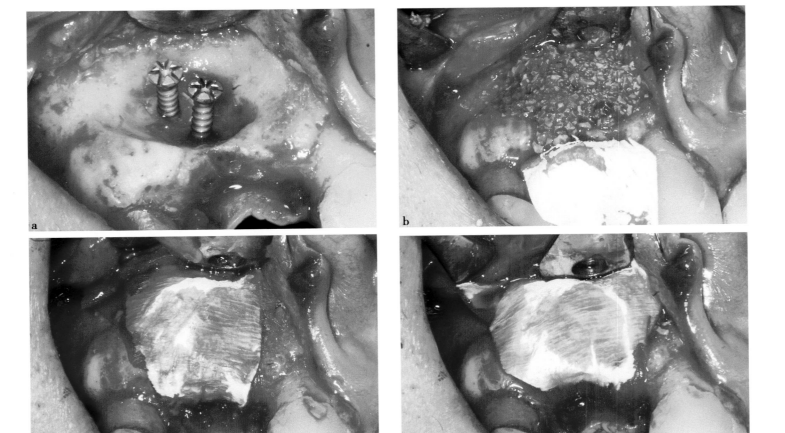

图 13-19 微螺钉与骨代用品支撑屏障膜
a. 植入微螺钉　b. 植入去蛋白牛骨基质(Bio-Oss,Geistlich)　c,d. 覆盖第一和第二层屏障膜(Bio-Gide,Geistlich)

种植体周围增量的骨组织获得长期的稳定。

能够获得良好的种植体初始稳定性

种植体良好的初始稳定性是实现骨结合的重要先决条件。其次，稳固的种植体将有利于骨移植材料和血凝块的稳定以及成骨细胞在种植体表面沉积新骨，在种植体和骨移植材料之间、骨移植材料之间快速形成新骨桥联。

有利型骨缺损

有利型骨缺损包括两个含义，骨缺损的类型和骨髓腔的暴露程度。引导骨再生临床程序中的骨再生潜力来源于暴露的骨表面和骨髓腔，其中的血管原和骨原细胞迁徙到骨缺损区直接成骨。尤其重要的是开放骨髓腔，因为骨髓腔中血管原细胞和骨原细胞更加丰富。二壁型以上的骨缺损为有利型骨缺损形态（图 13-22）。例如：即刻种植时唇侧骨板完整的三壁型骨缺损；种植体唇侧的火山口样骨缺损；暴露的种植体表面位于牙槽嵴骨弓轮廓之内（开窗式或裂开式骨缺损）。有利型骨缺损区周围开放的骨髓腔之内的血管原细胞和骨原细胞进入骨缺损区形成桥接的距离很短。而一壁型骨缺损，种植体表面暴露于牙槽嵴骨弓之外，形成平而宽的骨缺损，血管原和骨原细胞的桥接距离很长，骨再生的潜力下降，为不利型骨缺损。

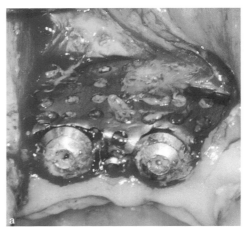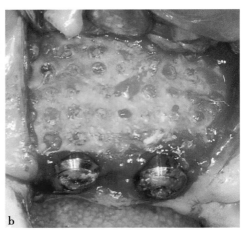

图 13-20 引导骨再生程序
a. 上颌双侧中切牙位点，种植体植入后在其唇侧骨缺损区域植入骨移植材料（Bio-Oss，Geistlich），使用胶原屏障膜（Bio-Gide，Geistlich）屏障，并在胶原屏障膜表面覆盖钛网，维持牙槽嵴轮廓。图为 GBR 程序 4 个月后，种植体唇侧轮廓无塌陷，且在钛网表面有新骨形成 b. 取出钛网后可见种植体唇侧充分的、具有良好血供的新骨形成

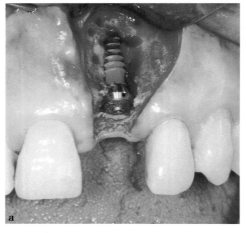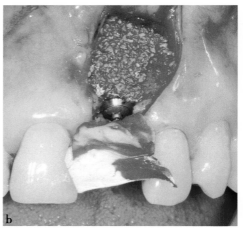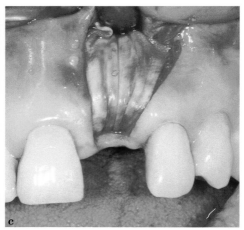

图 13-21 种植体植入同期引导骨再生程序
a. 上颌左侧中切牙位点行保留近远中龈乳头的垂直切口，翻瓣，缺牙位点为有利型骨缺损，种植体植入后，获得了满意的初始稳定性，用小直径球钻在种植体两侧及根方钻孔，开放骨髓腔 b. 取下种植体携带体，拧入封闭螺丝。在骨缺损区域植入足量骨移植材料（Bio-Oss，Geistlich） c. 利用腭侧黏骨膜瓣固定胶原膜（Bio-Gide，Geistlich），双层膜技术，确保骨移植区域良好的屏蔽性

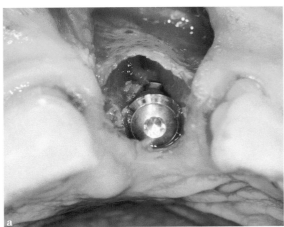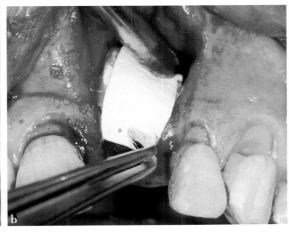

图 13-22 即刻种植位点引导骨再生程序

上颌左侧中切牙位点即刻种植，行保留近远中龈乳头的垂直切口，翻瓣，微创拔除患牙。 a. 在牙槽窝偏舌侧种植窝预备和植入种植体后，可见种植体和唇侧骨板之间有较大骨缺损间隙 b. 利用种植位点腭侧致密的黏骨膜瓣固定可吸收性胶原屏障膜（Bio-Gide，Geistlich），在种植体表面先覆盖相同术区获得的自体骨屑。在剩余的骨缺损间隙及唇侧牙槽嵴顶植入骨移植材料（Bio-Oss，Geistlich）。将固定于腭侧的胶原膜覆盖于骨移植材料表面，再覆盖第二层胶原膜。在确保唇侧黏骨膜瓣没有张力的情况下一期关闭创口，潜入式种植体愈合

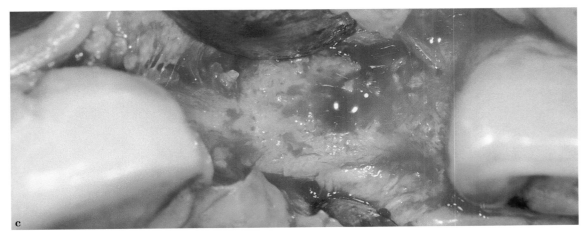

图 13-22 即刻种植位点引导骨再生程序（续）

c. 术后愈合 6 个月后，行种植体二期手术，牙槽嵴顶水平切口，小范围翻瓣，可见种植体平台表面覆盖有致密的新生骨，表面光滑、致密，有良好血供

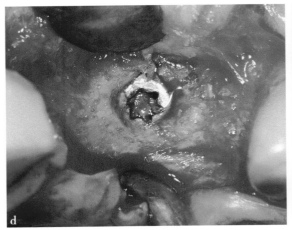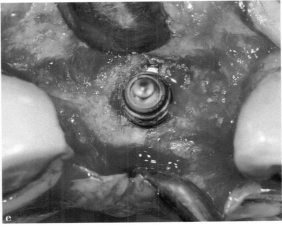

图 13-22 即刻种植位点引导骨再生程序（续）

d. 用骨凿和骨膜玻璃器小心去骨，暴露封闭螺丝，未见明显骨移植材料颗粒 e. 取出封闭螺丝，可见种植体平台表面仍有大量新骨，种植体唇侧有充分的新骨形成

13.6　引导骨再生临床要点

种植体植入同期引导骨再生的临床要点

通过本病例的临床程序说明种植体植入同期引导骨再生的临床要点（图13-23）。32岁女性患者，上颌右侧中切牙缺失，可见缺牙位点近中龈乳头高度理想，远中龈乳头高度明显退缩，唇侧牙槽嵴骨弓严重凹陷。

13.6.1　黏骨膜瓣

充分暴露术野

原则上，要在直视下完成引导骨再生的临床程序。因此，要充分暴露术区进行受植床预备、植入骨移植材料、覆盖并固定（必要时）屏障膜。

黏膜瓣张力和血供

牙槽嵴增量之后，黏骨膜瓣通常不能完全复位或面临缝合张力。因此，切口设计要充分考虑到黏骨膜瓣血供以及切开基底骨膜减张时对血供的影响。

黏骨膜瓣的切口线

黏骨膜瓣的切口线要避免美学风险，包括龈缘、龈乳头退缩、切口线瘢痕和膜龈联合移位等（图13-23b）。

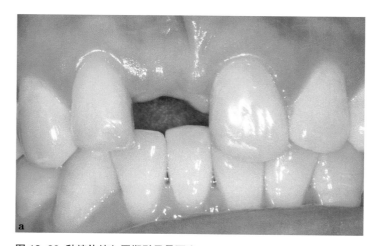

图13-23　种植体植入同期引导骨再生
a. 术前正面观　上颌右侧中切牙缺失，可见缺牙位点近中龈乳头高度理想，远中龈乳头高度明显退缩，唇侧牙槽嵴欠丰满

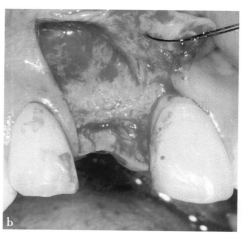

图13-23　种植体植入同期引导骨再生（续）
b. 翻黏骨膜瓣　保留缺牙位点远中龈乳头的角形切口，翻瓣，见缺牙位点牙槽嵴水平吸收明显，根方有明显骨凹陷

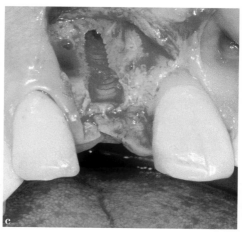

图13-23　种植体植入同期引导骨再生（续）
c. 种植窝预备　按照种植体理想的三维位置和轴向预备种植窝，预备完成后，可见种植窝唇侧骨板大量缺损

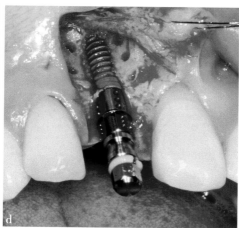

图13-23　种植体植入同期引导骨再生（续）
d. 植入种植体　植入骨水平种植体，种植体初始稳定性良好，用小直径球钻在种植体两侧及根方钻孔，开放骨髓腔

13.6.2 开放骨髓腔

骨缺损区必须存在开放的骨髓腔(图 13-23d),才能实现修复性骨再生的骨生成、骨诱导和骨引导机制。

● 如果暴露的骨表面为完整的骨皮质,必须首先有破骨细胞性骨吸收、开放骨髓腔,否则将影响愈合期并存在骨再生效果不佳的风险。因此,需要用小球钻在骨

皮质上钻孔、开放骨髓腔,并刺激缺损区出血,由此改善局部血供、激活生长因子并提供血管原细胞和骨原细胞。

● 如果骨缺损直接面临有骨松质和骨髓腔暴露、骨面出血(如拔牙窝的骨缺损)则不需要钻孔。

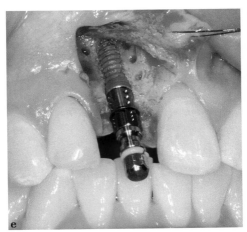

图 13-23 种植体植入同期引导骨再生(续)
e. 确认种植体轴向与对颌的位置关系 在咬合状态下,可见种植体与对颌的良好咬合关系

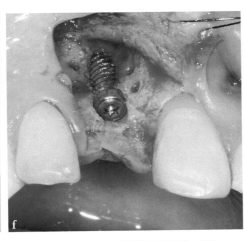

图 13-23 种植体植入同期引导骨再生(续)
f. 安放封闭螺丝 取下种植体携带体,拧入封闭螺丝

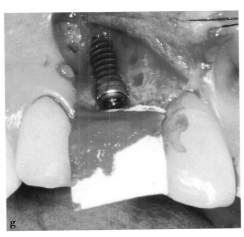

图 13-23 种植体植入同期引导骨再生(续)
g. 置入屏障膜 利用腭侧黏骨膜瓣固定胶原膜(Bio-Gide,Geistlich)

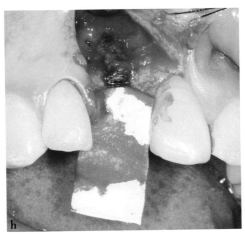

图 13-23 种植体植入同期引导骨再生(续)
h. 置入自体骨骨屑 在暴露的种植体表面覆盖一层自体骨骨屑,在此过程中可见种植位点有丰富的血供浸润种植体表面

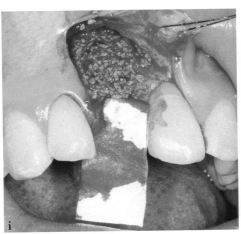

图 13-23 种植体植入同期引导骨再生(续)
i. 置入骨代用品 自体骨屑表面再植入足量骨移植材料(Bio-Oss,Geistlich)

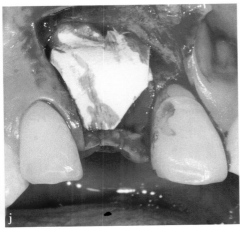

图 13-23 种植体植入同期引导骨再生(续)
j. 覆盖屏障膜 双层膜技术,完全覆盖至骨移植区域两侧 2mm 左右区域,确保骨移植区域良好的屏蔽性

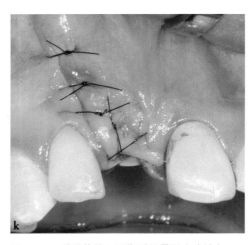
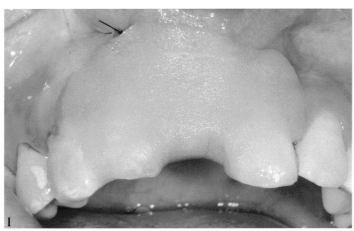

图 13-23 种植体植入同期引导骨再生（续）

关闭创口　k. 无张力初期创口关闭　l. 创口表面覆盖可溶解性生物胶（Reso-Pac，Hager&Werken，Germany），起到保护创口，同时对骨移植区域轻度加压的效果

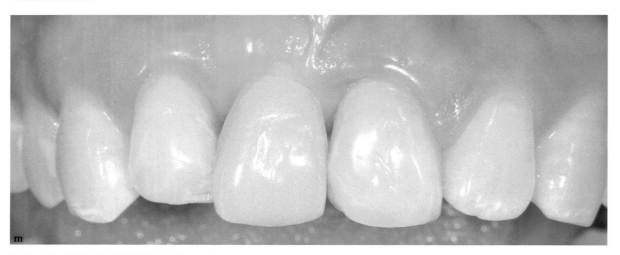

图 13-23 种植体植入同期引导骨再生（续）

m. 临时修复体正面观　种植体植入术后 4 个月进行二期手术，转移，制作临时修复体，图为临时修复体佩戴 1 个月后正面观，可见种植修复体颈部龈缘位置与对侧同名牙平齐，龈乳头高度亦得到部分重建，整体协调

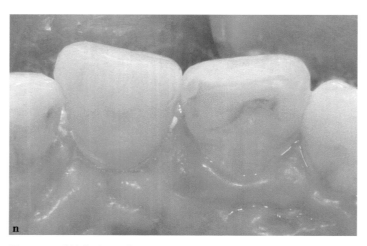

图 13-23 种植体植入同期引导骨再生（续）

n. 临时修复体腭侧观　可见修复体与邻牙形态对称、协调，舌隆突凸度恰当

种植外科程序：宿玉成教授、汪霞副主任医师；种植修复程序：汪霞副主任医师；技工室程序：刘宁；病例完成时间：2009 年

13.6.3 双层骨移植技术

只用骨代用品可以获得满意的骨增量效果,但将自体骨与骨代用品混合应用,能够协同增效、增强骨再生潜能。双层骨移植技术的思路更加清晰。由此产生了轮廓扩增的三层技术的概念(three-layer concept of contour augmentation):第一层为自体骨移植(图 13-23h),第二层为骨代用品移植(图 13-23i),第三层为胶原屏障膜形成生物屏障(图 13-23j)。

第一层为自体骨

先在暴露的种植体表面覆盖一层自体骨骨屑,然后在自体骨表面覆盖一层骨代用品。第一层骨移植目的:

● 充分发挥骨生成和骨诱导特性,在愈合初期加速暴露的种植体表面的新骨沉积和骨愈合。

● 骨组织含有丰富的胶原纤维和非胶原蛋白,低温下刮取的混有血液的骨屑具有"藕断丝连"的效果,在愈合初期的种植体表面形成稳定的引导骨再生支架。通常,从暴露的术野内切取的骨屑足以覆盖暴露的种植体表面。

第二层为骨代用品

在自体骨屑表面覆盖低替代率的骨代用品,例如去蛋白牛骨基质颗粒。第二层骨移植的目的:

● 骨引导的支架。

● 维持新骨成熟。

● 在愈合过程中抵抗表面软组织生理性压力造成的体积收缩。

● 实现骨缺损区的轮廓扩增。

第三层为胶原屏障膜

13.6.4 双层屏障膜技术

覆盖于骨代用品表面的屏障膜是引导骨再生技术的核心。覆盖双层生物可吸收性胶原屏障膜的优点在于:

● 提高膜的稳定性,通常不需要膜钉常规固定。

● 避免骨代用品移位,保护新骨形成与成熟。

● 增加膜的厚度,延缓膜的降解时间,加强膜的屏障功能。屏障膜应当充分覆盖骨充填材料,通常要超出其边界 2.0mm 左右,确保屏障功能。

13.6.5 创口初期关闭

必须获得无张力的创口初期关闭,确保骨移植区的无干扰愈合。缝合线首选不可吸收性尼龙线,4-0 或 5-0 缝线间断单线缝合,缝线间距离为 2~3mm。

13.6.6 术前和术后用药

术前用药

术前用药和消毒是严格的外科程序的组成部分,不可忽视。

● 对于焦虑症的患者,术前应用镇静剂(如安定类药物,术前 30 分钟口服)。

● 术前常规口服抗生素预防感染(如青霉素类药物,足量口服,术前 1 小时)。

术后用药

● 常规应用葡萄糖酸氯己定(0.2%)含漱两周。

● 常规预防性口服抗生素 3 天,大量骨移植者静脉滴注抗生素 3 天,术后 7~14 天拆线。

13.6.7 负荷方案

依据种植体周围骨缺损的再生程度,确定至再次暴露种植体的愈合期长短。愈合期通常为 6~12 周。唇侧骨壁完整,并且为三壁型骨缺损的愈合期为 6 周;唇侧骨壁垂直性骨缺损达到 2mm,愈合期为 8 周;唇侧骨壁垂直性骨缺损 3~5mm,愈合期为 10 周;唇侧骨壁垂直性骨缺损大于或等于 6mm,愈合期最长为 12 周。如果应用新的 SLActive 表面种植体,可以进一步缩短愈合期。

尽管引导骨再生同期植入种植体的先决条件之一是获得良好的种植体初始稳定性,仍然建议谨慎地选择种植体负荷方案。

● 对大面积的骨增量,首选常规负荷方案,在新骨成熟之后再进行功能性负荷。

● 对较小的骨增量,可以进行早期负荷。

● 对较小骨增量,种植体初始稳定性达到 35Ncm 以上时,可以进行即刻负荷,但在美学区要格外审慎。

13.7　引导骨再生临床程序

13.7.1　上颌中切牙位点引导骨再生同期植入种植体：Ⅰ型种植

　　31 岁女性患者，上颌左侧中切牙位点不良修复体折断，要求种植治疗。患者具有高美学要求。口腔局部检查可见黏膜水肿，邻牙为冠修复，中厚龈生物型，中弧线形龈缘，高位笑线。治疗计划如下（图 13-24）：

● 即刻种植（Ⅰ型种植）
● 辅助性引导骨再生
● 种植体支持式临时修复体成形种植体周围软组织
● 螺丝固位金属烤瓷最终修复体

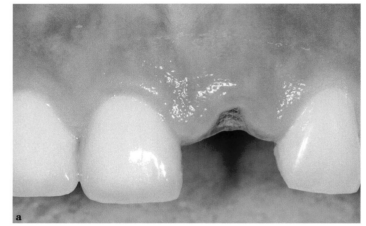

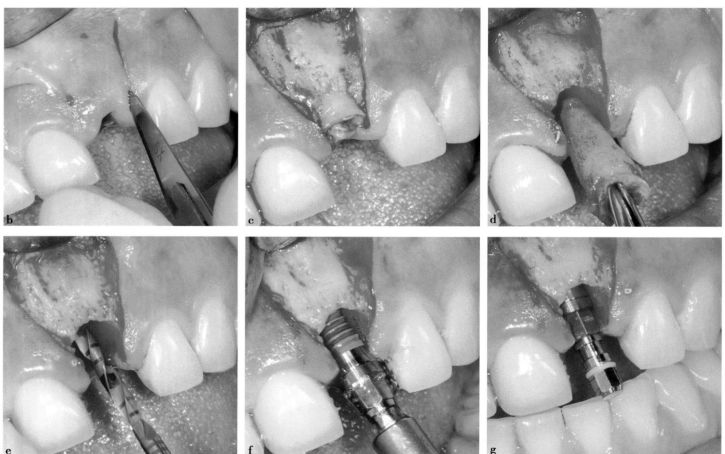

图 13-24 上颌中切牙位点Ⅰ型种植同期引导骨再生
a. 术前种植位点正面观，患者为薄龈生物型，龈缘无退缩，龈乳头高度尚可，局部黏膜略水肿，近远中侧邻牙为烤瓷修复体　b～d. 在种植位点近远中侧分别行保留龈乳头的垂直切口，翻梯形瓣，可见残根唇侧骨板完整，微创拔除残根，完整保留唇侧骨板　e～g. 在拔牙窝根尖区域偏腭侧位点定点，预备种植窝，植入软组织水平种植体（Straumann，锥形柱状种植体，种植体直径 4.1mm，种植体平台直径 4.8mm，光滑颈部高度 1.8mm），可见种植体三维位置和方向均理想，种植体与唇侧骨板之间存在 2.0mm 的间隙

h～j. 骨缺损间隙内及唇侧表面植入骨移植材料（Bio-Oss，Geistlich），表面覆盖双层胶原屏障膜（Bio-Gide，Geistlich），并用膜钉和美学愈合帽固定，用于维持轮廓，无张力创口关闭，半潜入式种植体愈合　k. 种植体植入 4 个月之后的正面观，可见种植位点近远中龈乳头高度理想，龈缘无退缩，唇侧黏膜区有轻度瘢痕　l, m. 制取临时修复体，图为临时修复体的唇侧观和舌侧观　n. 戴入临时修复体 3 个月之后的正面观，可见修复体近远中侧龈乳头高度理想，龈缘位置和对侧同名牙平齐，相邻天然牙修复体未见牙龈及龈乳头退缩，瘢痕亦明显减轻

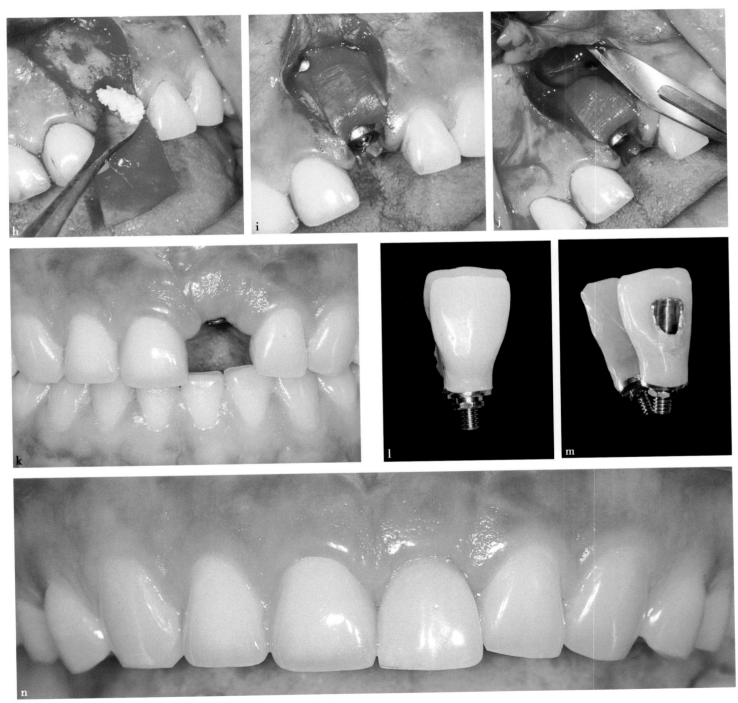

图 13-24 上颌中切牙位点 I 型种植同期引导骨再生（续）

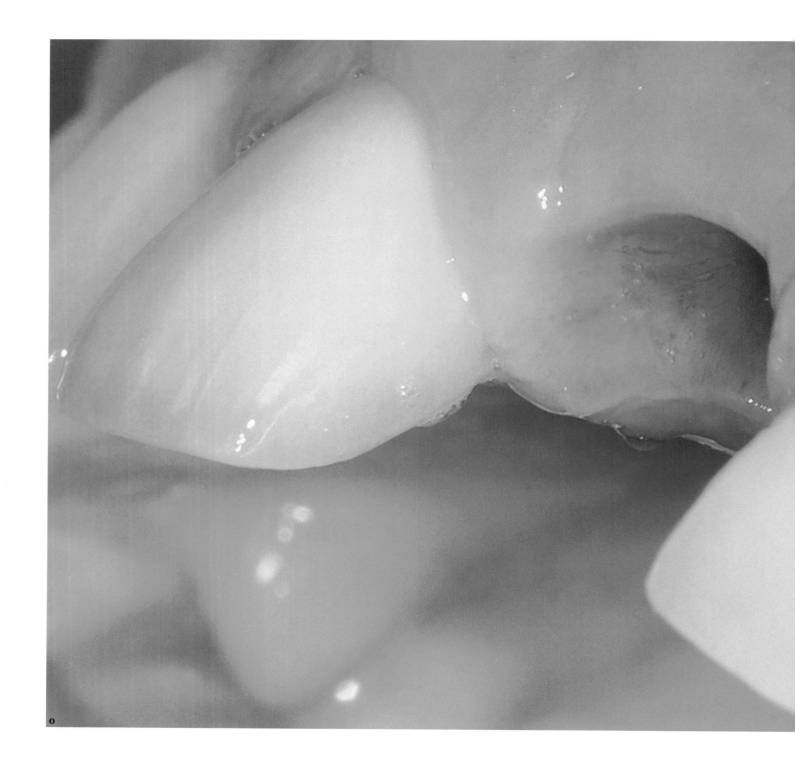

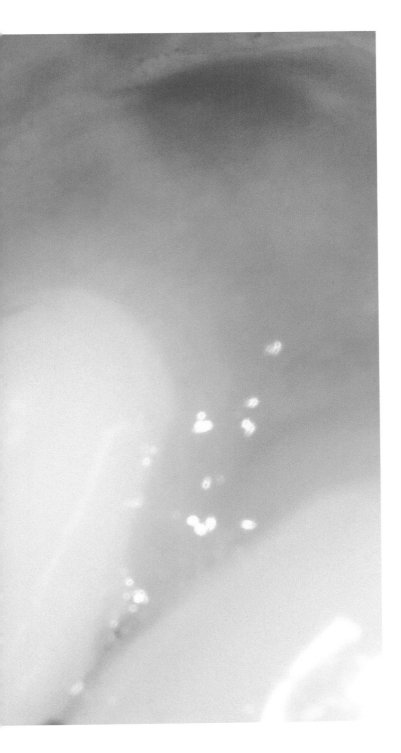

图 13-24　上颌中切牙位点 I 型种植同期引导骨再生（续）
o.　种植位点完美穿龈轮廓的侧面观，可见近远中侧龈乳头塑形良好，唇侧黏膜丰满度理想，沟内上皮成熟

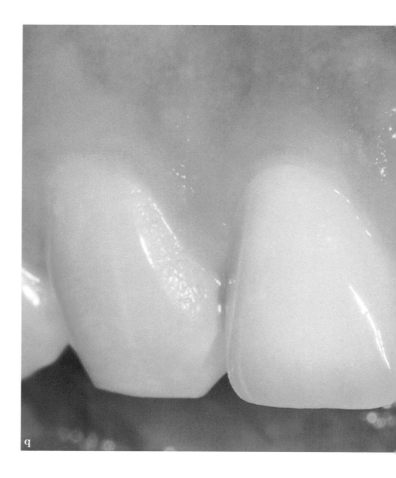

图 13-24 上颌中切牙位点Ⅰ型种植同期引导骨再生（续）
p. 种植位点正面观，可见完美的穿龈轮廓，理想的龈缘和龈乳头位置，健康的附着龈

图 13-24 上颌中切牙位点Ⅰ型种植同期引导骨再生（续）
q. 戴入螺丝固位金属烤瓷冠最终修复体的正面观，可见获得了良好的美学效果，龈缘与龈乳头位置正常，附着龈健康，龈点彩明显，牙龈曲线协调
种植外科程序：宿玉成教授、戈怡主治医师；种植修复程序：戈怡主治医师；
技工室程序：姜秀瑛；病例完成时间：2007 年

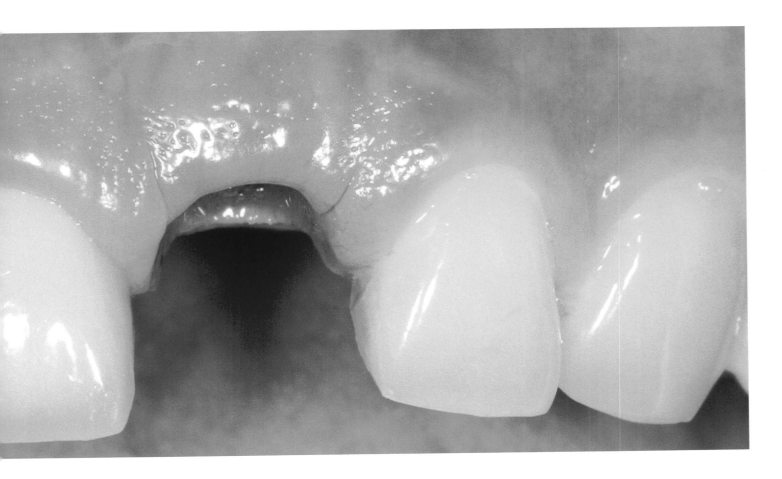

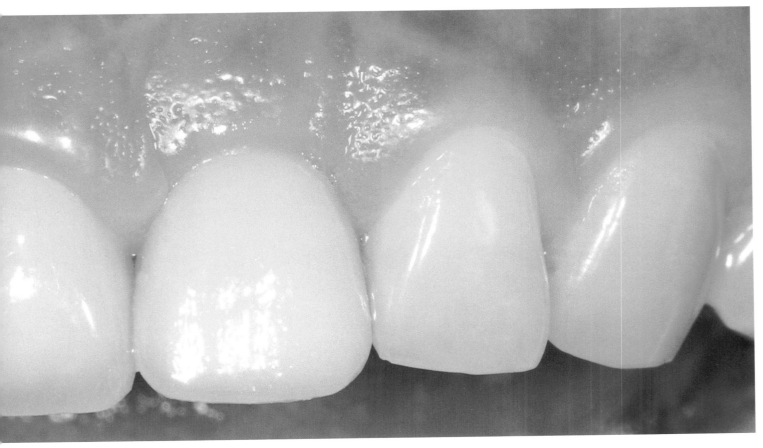

13.7.2 上颌中切牙位点引导骨再生同期植入种植体：Ⅳ型种植

21岁女性患者，1年前上颌左侧中切牙由于外伤脱落，未作任何修复，现来我院咨询种植治疗，患者希望尽快修复缺失牙，且美学期望值极高。患者体健，不吸烟，无全身疾病史。

患者微笑时为中位笑线，部分龈缘及龈乳头暴露。薄龈生物型，龈缘无明显退缩，但缺牙位点唇侧牙槽嵴有明显凹陷。术前CBCT影像显示上颌左侧中切牙位点牙槽骨高度尚可，但水平向骨缺损严重，根方明显凹陷。

鉴于如上因素，该病例被归类为SAC分类的高度复杂病例。与患者详细讨论了种植治疗的风险和治疗程序，患者知情并同意以下治疗计划（图13-25）：

● 在数字化手术模板引导下延期种植（Ⅳ型种植）。

● 同期引导骨再生，实现牙槽嵴轮廓扩增。

● 临时修复体成形软组织获得良好的软组织穿龈轮廓和龈乳头外形。

● 个性化印模。

● 粘接固位金属烤瓷最终修复体。

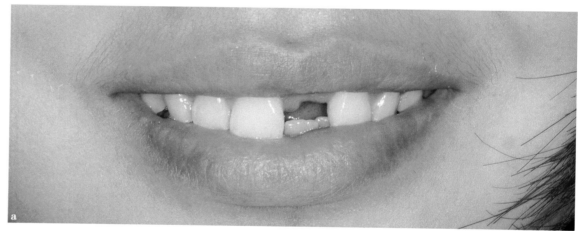

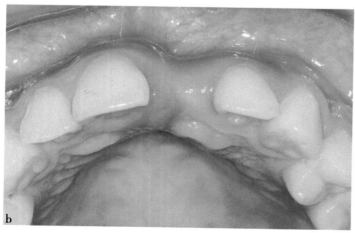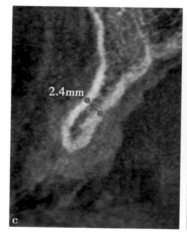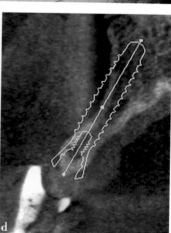

图13-25 上颌中切牙位点Ⅳ型种植同期引导骨再生

a. 术前微笑像，患者微笑时为中位笑线，部分龈乳头及龈缘暴露　b. 种植位点骀面观，可见缺牙位点唇侧牙槽嵴轮廓明显凹陷，提示存在重度水平向骨缺损　c，d. CBCT显示缺牙位点牙槽嵴唇舌向厚度明显不足，靠近根尖部牙槽骨明显凹陷，佩戴放射线诊断模板，显示以修复体为导向的种植体轴向和牙槽嵴长轴之间的关系

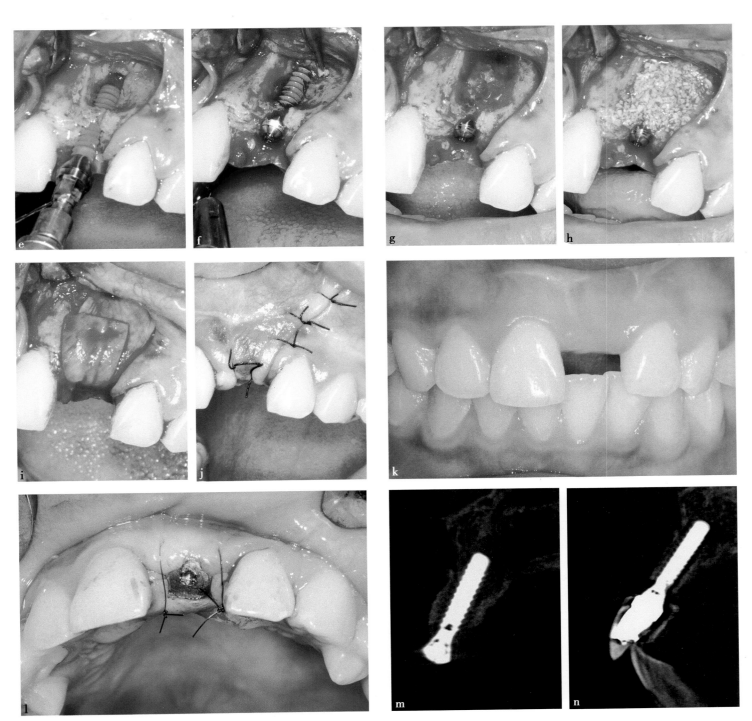

图 13-25　上颌中切牙位点Ⅳ型种植同期引导骨再生（续）

e～j. 在种植位点远中行保留龈乳头的垂直切口，角形翻瓣，在数字化手术模板的引导下，预备种植窝，植入软组织水平种植体（Straumann，种植体直径 3.3mm，种植体平台直径 4.8mm，光滑颈部高度 1.8mm，种植体长度 14mm），可见种植体中 1/3 区域存在大范围骨缺损，在种植体周围小球钻钻孔，开放骨髓腔，在种植体表面先植入从术区周围获取的自体骨屑，再植入骨移植材料（Bio-Oss，Geistlich），表面覆盖双层胶原屏障膜（Bio-Gide，Geistlich），无张力关闭创口，潜入式种植体愈合　k. 种植术后 4 个月的正面观，可见种植位点愈合良好，近远中龈乳头无明显退缩，邻牙龈缘亦无明显退缩　l. 二期手术后𬌗面观，暴露种植体后，从种植位点腭侧作 T 形切口，分别向近远中间隙转带蒂软组织瓣，用于重建龈乳头　m，n. 种植术后即刻和佩戴临时修复体之后的 CBCT 垂直断层影像，显示种植体唇侧骨移植区域改建的过程，最终获得理想的唇侧骨板厚度

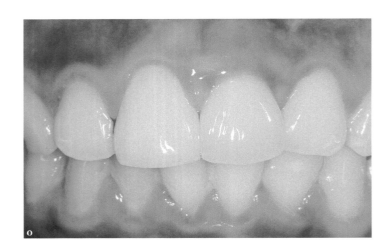
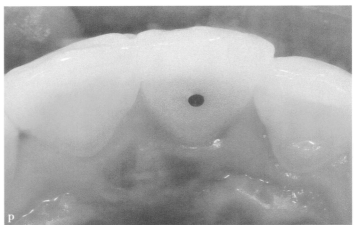

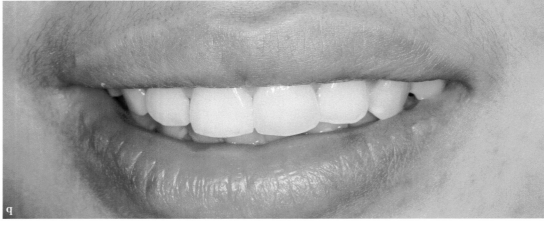
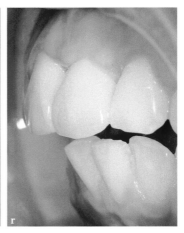

图 13-25 上颌中切牙位点Ⅳ型种植同期引导骨再生（续）

o，p. 戴入最终修复体的正面观和殆面观，显示种植位点近远中理想的龈乳头高度，唇侧龈缘无退缩　q. 戴入最终修复体的微笑像，修复体的龈楔状隙完全被软组织充盈，获得了理想的美学效果，患者非常满意　r. 戴入最终修复体后的侧面观，显示种植修复体根方牙槽嵴丰满度得到显著改善，与邻牙协调

种植外科程序：宿玉成教授、陈德平主治医师；种植修复程序：陈德平主治医师；技工室程序：尤根义齿制作；病例完成时间：2008 年

13.7.3　上颌中切牙位点钛网辅助引导骨再生同期植入种植体：Ⅰ型种植

50 岁女性患者，上颌左侧中切牙位点不良修复体折断，要求种植治疗。患者不吸烟，不饮酒，全身状态良好，依从性强。患者具有高美学要求。治疗计划如下（图 13-26）：即刻种植（Ⅰ型种植）同期引导骨再生程序。由于唇侧骨板大量缺失，应用钛膜增强骨弓轮廓的稳定性。

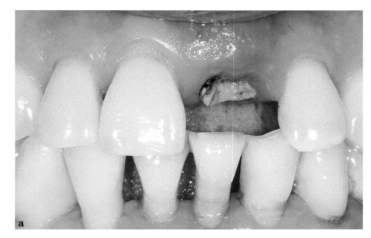

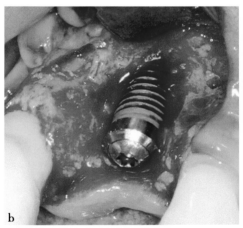
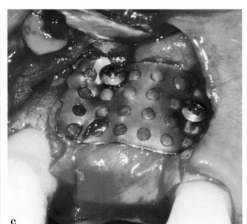
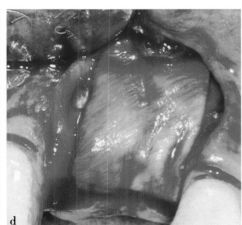

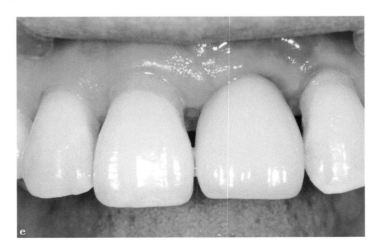

图 13-26　上颌中切牙位点Ⅰ型种植同期引导骨再生
a. 术前种植位点正面观，患者为薄龈生物型，邻牙龈缘退缩，牙根暴露，种植位点残根唇侧黏膜水肿龈乳头高度明显退缩，局部黏膜略水肿　b. 在种植位点近中和右侧中切牙远中分别行垂直切口，翻梯形瓣，见残根唇侧骨壁完全吸收，微创拔除残根，清理局部肉芽组织及感染的牙槽骨，预备种植窝，植入软组织水平种植体（Straumann，锥形柱状种植体，种植体直径 4.1mm，种植体平台直径 4.8mm，光滑颈部高度 1.8mm，种植体长度 12mm），可见种植体唇侧大部存在骨缺损，且为不利型骨缺损，在种植体周围小球钻钻孔，开放骨髓腔　c, d. 植入骨移植材料（Bio-Oss，Geistlich），表面覆盖双层胶原屏障膜（Bio-Gide，Geistlich），并应用钛网固定，维持局部轮廓，防止骨移植区域塌陷，影响成骨效果　e. 种植术后 6 个月行种植体二期手术，并完成最终修复，图为最终修复体戴入后的正面观，可见种植位点近远中龈乳头高度部分重建，龈缘无退缩，唇侧黏膜丰满度尚可，前牙区牙龈曲线协调，患者对美学效果满意
种植外科程序：宿玉成教授、戈怡主治医师；种植修复程序：戈怡主治医师；技工室程序：姜秀瑛；病例完成时间：2008 年

13.7.4 上颌中切牙位点富血小板纤维蛋白辅助引导骨再生同期植入种植体：Ⅲ型种植

40岁女性患者，4个月前上颌右侧中切牙由于外伤脱落，未作任何修复，现要求种植治疗。患者健康，不吸烟，无全身疾病史。患者微笑时为中位笑线，部分龈缘及龈乳头暴露。薄龈生物型，龈缘无明显退缩，但缺牙位点唇侧牙槽嵴根方有凹陷。患者有高美学要求。计划在种植体植入（Ⅲ型种植）同期进行富血小板纤维蛋白辅助的引导骨再生，增加种植体唇侧骨板的厚度，并改善软组织状态

（图13-27）。

富血小板纤维蛋白（platelet-rich fibrin，PRF）可由自体血经离心制备而成，由纤维蛋白、血小板及粒细胞等组成，是富含生长因子的血液制品。其制备过程操作简单、不需要添加其他制剂。目前，大量实验研究及临床应用均显示其能很好地促进组织愈合。

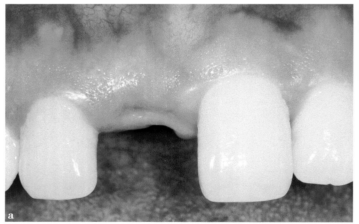
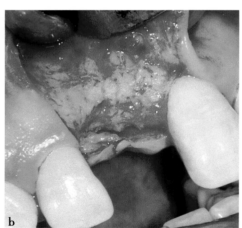
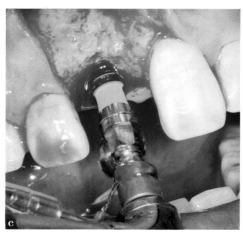
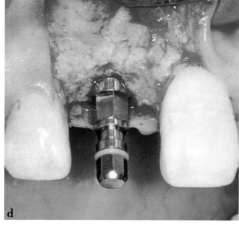
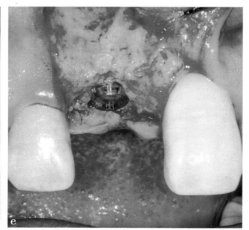

图13-27 PRF辅助引导骨再生同期植入种植体
a. 术前种植位点正面观，患者为薄龈生物型，龈缘无退缩，龈乳头部分退缩，牙槽嵴顶黏膜略凹陷，提示牙槽嵴顶有垂直向骨缺损　b. 在种植位点行不保留远中龈乳头的垂直切口，翻角形瓣，可见种植位点唇侧牙槽嵴凹陷，牙槽嵴厚度不足　c～e. 种植窝预备，植入软组织水平种植体（Straumann种植体，SLA表面，种植体直径4.1mm，种植体平台直径4.8mm，光滑颈部高度1.8mm，种植体长度12mm），安装愈合帽，可见唇侧骨板完整但菲薄

f～m. 将患者自体血经离心处理之后，剪除血浆部分，获得黄色果冻样部分，即富血小板纤维蛋白（platelet-rich fibrin, PRF）。然后，在器皿中将之剪碎，

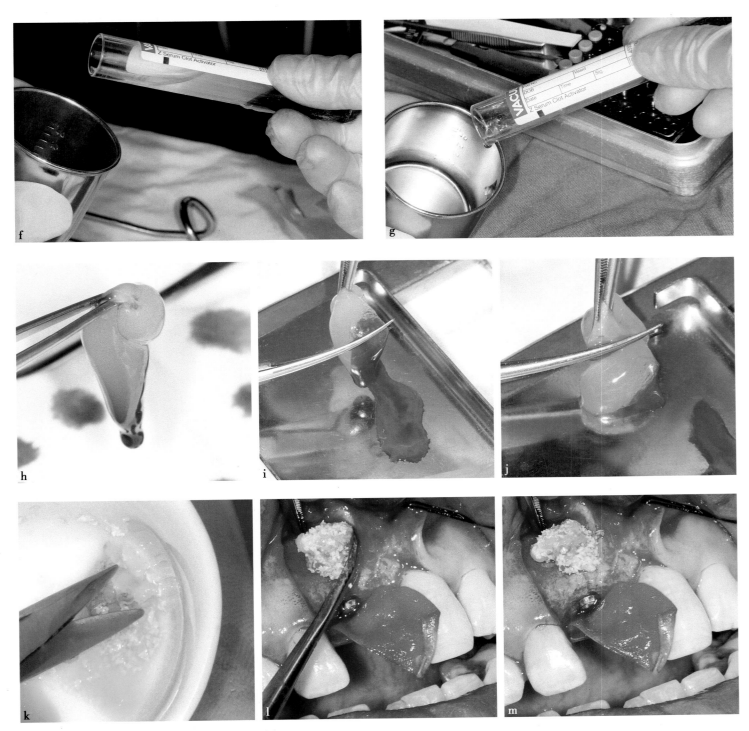

图 13-27　PRF 辅助引导骨再生同期植入种植体（续）
f～m. 将患者自体血经离心处理之后，剪除血浆部分，获得黄色果冻样部分，即富血小板纤维蛋白（platelet-rich fibrin, PRF）。然后，在器皿中将之剪碎，混合去蛋白牛骨基质（Bio-Oss, Geistlich）。按照引导骨再生的原则处理受植区，刮除唇侧骨板表面残余的所有结缔组织。将富血小板纤维蛋白 – 去蛋白牛骨基质混合材料置于术区

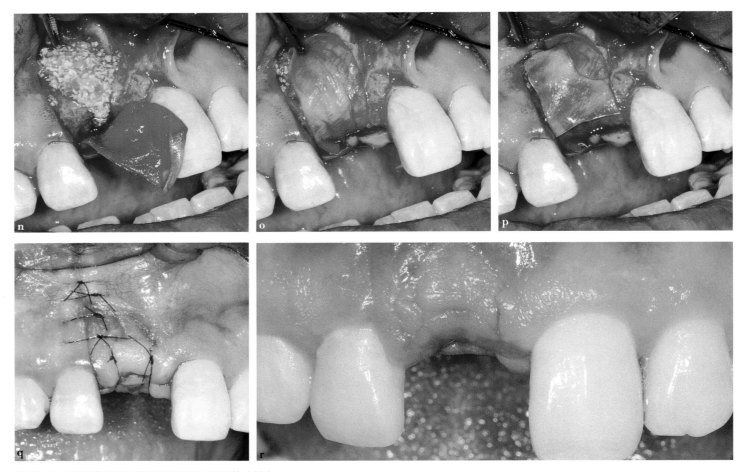

图 13-27 PRF 辅助引导骨再生同期植入种植体（续）

n～q. 将混合后的骨移植材料植入唇侧骨板表面，恢复牙槽嵴轮廓，表面覆盖双层胶原屏障膜（Bio-Gide，Geistlich），唇侧黏骨膜瓣减张后关闭创口，潜入式种植体愈合　r. 2 周后拆线，可见创口愈合良好，唇侧丰满度明显改善，同时远中龈乳头高度得到改善

种植外科程序：宿玉成教授、戈怡主治医师；病例完成时间：2014 年

13.7.5 上颌侧切牙位点引导骨再生同期植入种植体：Ⅱ型种植

53 岁男性患者，上颌左侧侧切牙曾行桩冠修复，近2 个月发现牙冠松动，同时牙根尖部反复肿胀，来我院就诊。患者吸烟史，轻度高血压病史。患者微笑时为中位笑线，少量龈缘及龈乳头暴露。牙龈为中厚龈生物型，龈缘无明显退缩，上颌左侧侧切牙烤瓷修复体，松动Ⅱ°，根尖区有瘘管，有少量分泌物。CBCT 影像显示上颌左侧侧切牙根尖区域大范围密度减低影像，唇侧骨壁菲薄。患者美学要求高。

鉴于如上因素，该病例被归类为 SAC 分类的高度复杂病例。与患者详细讨论了治疗方案，患者知情同意以下治疗计划（图 13-28）：

● 微创拔除上颌左侧侧切牙，并彻底清创

● 拔牙时上颌左侧侧切牙唇侧骨板有可能保留，因此计划在拔牙后 1 个月早期植入种植体（Ⅱ型种植）

● 辅助性引导骨再生程序

● 种植体支持式粘接固位全瓷修复体

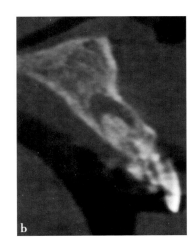
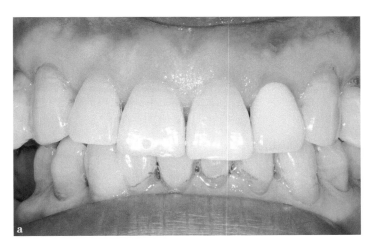
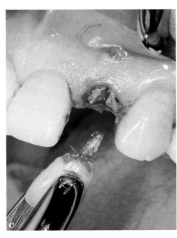
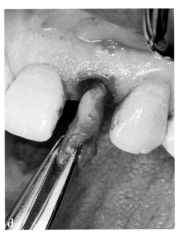
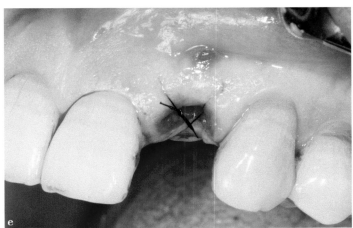

图 13-28 上颌侧切牙位点早期种植
a. 即刻种植手术之前的唇侧观　b. CBCT 影像学检查发现上颌左侧侧切牙严重的根尖周病变，患牙不能保留　c. 术中拔出不良修复体；d. 微创拔出剩余残根；e. 拔牙后缝合创口

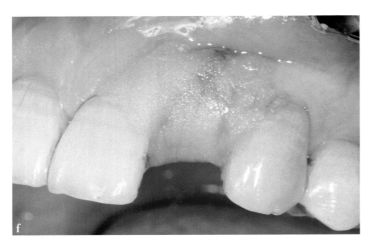

图 13-28 上颌侧切牙位点早期种植（续）
f. 拔牙窝放置创口敷面材料（Reso-Pac，Hager&Werken，Germany）

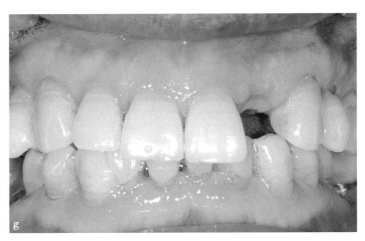

图 13-28 上颌侧切牙位点早期种植（续）
g. 上颌左侧侧切牙拔除 1 个月后的唇侧观

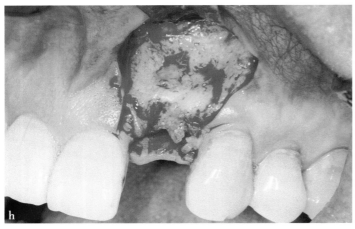

图 13-28 上颌侧切牙位点早期种植（续）
h. 行牙槽嵴顶角形切口，翻瓣，暴露牙槽嵴。可见拔牙窝内充满大量肉芽组织

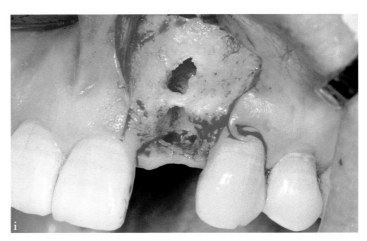

图 13-28 上颌侧切牙位点早期种植（续）
i. 彻底清创拔牙窝及唇侧暴露的骨壁

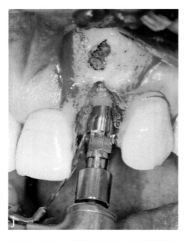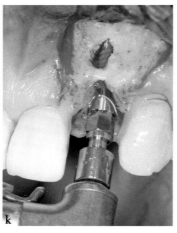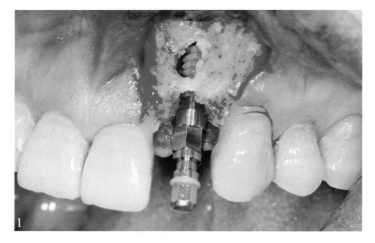

图 13-28 上颌侧切牙位点早期种植（续）
j～l. 于理想的三维位置植入一颗种植体（Straumann 软组织水平种植体，种植体直径 3.3mm，种植体平台直径 3.5mm，光滑颈部高度 1.8mm），并可见唇侧开窗式骨缺损

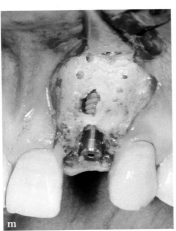
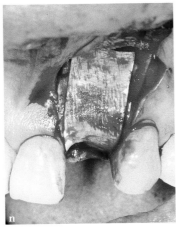

图 13-28 上颌侧切牙位点早期种植（续）

m. 取下种植体携带体，放置愈合基台；并于唇侧骨板"打孔"开放骨髓腔

n. 于种植体周围骨缺损间隙内放置骨替代材料（Bio-Oss，去蛋白牛骨基质），并覆盖双层胶原屏障膜（Bio-Gide 胶原屏障膜）

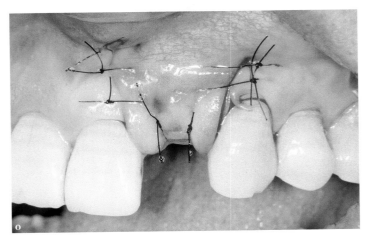

图 13-28 上颌侧切牙位点早期种植（续）

o. 无张力创口初期关闭

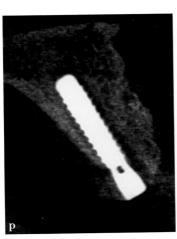
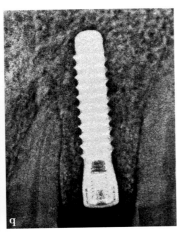

图 13-28 上颌侧切牙位点早期种植（续）

p. 种植术后 CBCT 放射线检查矢状面观

q. 种植术后根尖放射线片

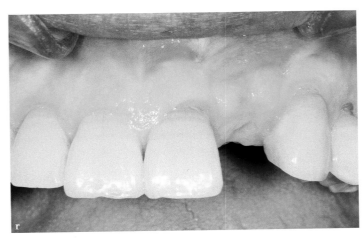

图 13-28 上颌侧切牙位点早期种植（续）

r. 种植术后 1 周拆线唇侧观

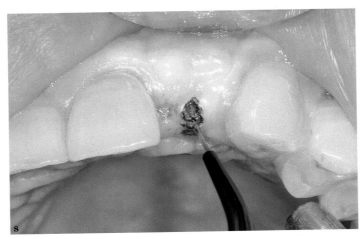

图 13-28 上颌侧切牙位点早期种植（续）

s. 种植术后月，应用激光技术行种植二期手术

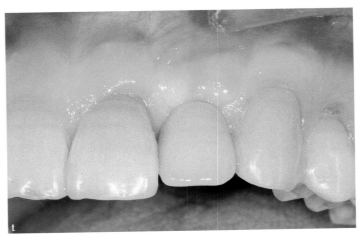

图 13-28 上颌侧切牙位点早期种植（续）

t. 戴入最终修复体后唇侧观

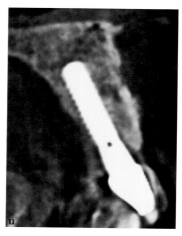

图 13-28 上颌侧切牙位点早期种植（续）
u. 种植术后 6 个月复查，CBCT 检查可见种植体唇侧理想的骨厚度

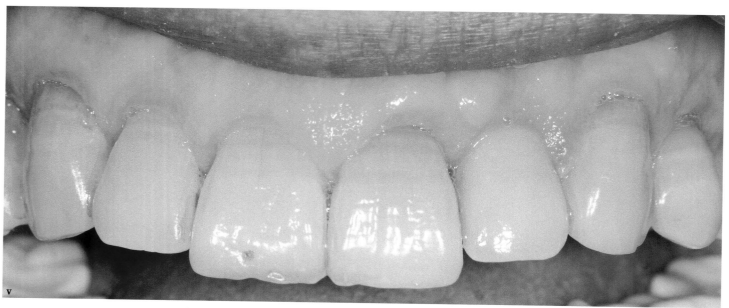

图 13-28 上颌侧切牙位点早期种植（续）
v. 种植修复完成后 6 个月复查

种植外科程序：宿玉成教授、陈德平主治医师；种植修复程序：陈德平主治医师；技工室程序：尤根义齿制作；病例完成时间：2011 年

13.7.6 上颌侧切牙位点引导骨再生同期植入种植体: Ⅲ型种植

27岁男性患者,上颌右侧侧切牙外伤缺失3.5个月,要求种植治疗。患者轻度吸烟,少量饮酒,全身状态良好,依从性强。厚龈生物型,低弧线形龈缘,中度美学风险。治疗计划如下(图13-29):

● 早期种植(Ⅲ型种植)
● 辅助性引导骨再生
● 螺丝固位金属烤瓷最终修复体

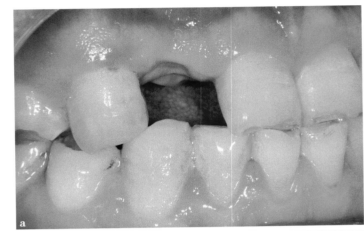

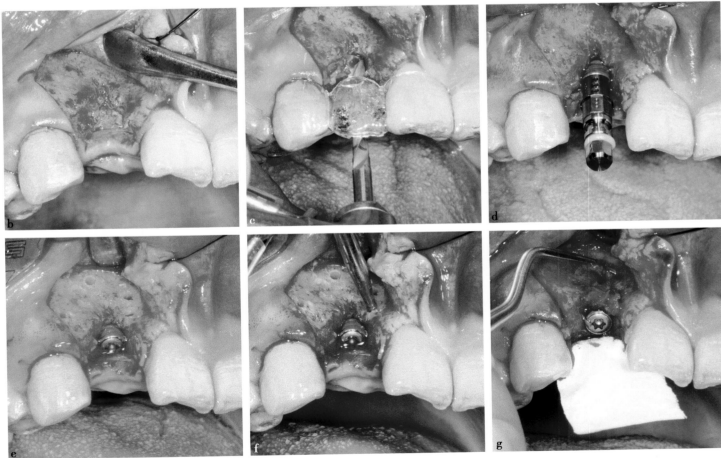

图13-29 上颌右侧侧切牙位点早期种植(Ⅲ型种植)
a. 种植术前正面观,患者为厚龈生物型,缺牙位点近远中龈乳头高度部分退缩,尤其是远中侧,牙槽嵴顶黏膜凹陷,提示牙槽骨愈合不良 b. 行保留缺牙位点远中龈乳头的角形切口,翻瓣,可见牙槽窝部分愈合,唇侧骨板吸收,牙槽窝内大量肉芽组织 c. 戴入压膜式手术模板,预备种植窝,模板颈部边缘位置提示未来修复体的颈缘,确定种植窝的预备深度 d. 植入骨水平种植体(Straumann种植体,亲水性SLA表面,种植体直径4.1mm 种植体长度12mm),种植体平台与邻牙牙槽嵴顶平齐,初始稳定性好,可见种植体唇侧部分粗糙表面暴露 e,f. 安装封闭螺丝,用小直径球钻在种植体两侧及根方钻孔,开放骨髓腔 g. 利用种植位点腭侧致密的黏骨膜瓣固定可吸收性胶原屏障膜(Bio-Gide, Geistlich),然后使用刮骨器在术区周围刮取自体骨屑

h. 将刮取的自体骨屑覆盖于种植体表面　i. 在自体骨屑表面再植入第二层骨移植材料（Bio-Oss，Geistlich），使其高于牙槽嵴顶　j. 将固定于腭侧的胶原膜覆盖于骨移植材料表面　k. 在确保唇侧黏骨膜瓣无张力下创口初期关闭，潜入式种植体愈合　l. 愈合4个月后，行种植体二期手术，进入种植修复程序，图为戴入最终修复体之后的正面观，可见种植修复体龈缘与邻牙协调，龈乳头高度理想，完全充盈了近远中龈楔状隙，消除了"黑三角"　m. 最终修复体咬合状态的正面观，获得了良好的美学效果

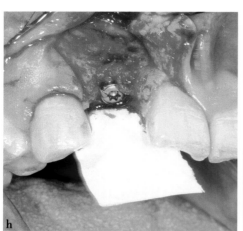
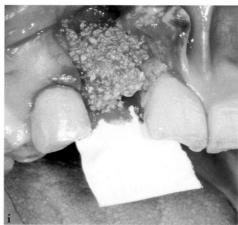
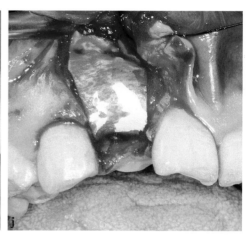
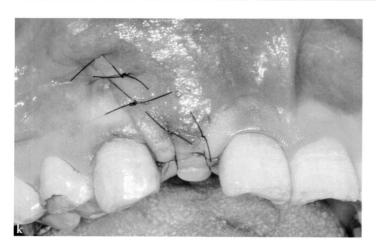
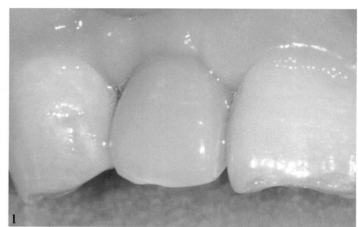
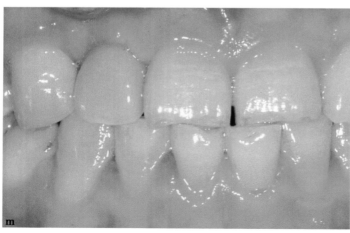

图 13-29 上颌右侧侧切牙位点早期种植（Ⅲ型种植）（续）

h. 将刮取的自体骨屑覆盖于种植体表面　i. 在自体骨屑表面再植入第二层骨移植材料（Bio-Oss，Geistlich），使其高于牙槽嵴顶　j. 将固定于腭侧的胶原膜覆盖于骨移植材料表面　k. 在确保唇侧黏骨膜瓣无张力下创口初期关闭，潜入式种植体愈合　l. 愈合4个月后，行种植体二期手术，进入种植修复程序，图为戴入最终修复体之后的正面观，可见种植修复体龈缘与邻牙协调，龈乳头高度理想，完全充盈了近远中龈楔状隙，消除了"黑三角"　m. 最终修复体咬合状态的正面观，获得了良好的美学效果

种植外科程序：宿玉成教授、戈怡主治医师；种植修复程序：戈怡主治医师；技工室程序：姜秀瑛；病例完成时间：2009年

13.7.7 上颌双侧侧切牙位点富血小板纤维蛋白辅助引导骨再生同期植入种植体: Ⅳ型种植

女性患者,20岁,上颌双侧侧切牙先天缺失,正畸治疗之后要求种植治疗。检查可见上颌双侧侧切牙缺失,近远中距离正常。牙槽骨唇侧吸收凹陷,牙龈高度无明显退缩。患者牙龈软组织属于中厚龈生物型,无全身病史。治疗计划:上颌双侧侧切牙延期种植(Ⅳ型种植),同期PRF辅助GBR程序,延期修复(图13-30)。

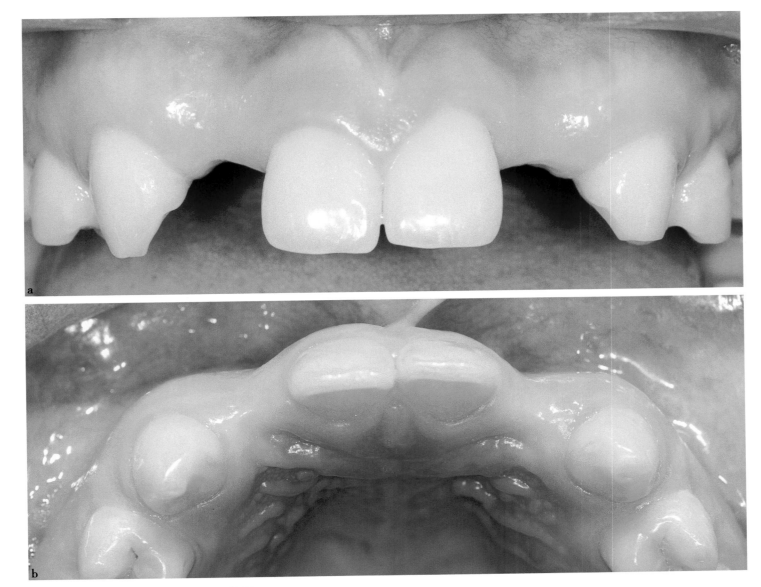

图 13-30 PRF 辅助引导骨再生同期植入种植体
a. 术前种植位点正面观,患者为中厚龈生物型,龈缘无退缩,龈乳头无明显退缩,双侧侧切牙唇侧牙槽嵴明显凹陷,提示种植位点存在明显水平向骨缺损
b. 种植位点𬌗面观,双侧侧切牙唇侧牙槽嵴明显凹陷,提示种植位点存在明显水平向骨缺损

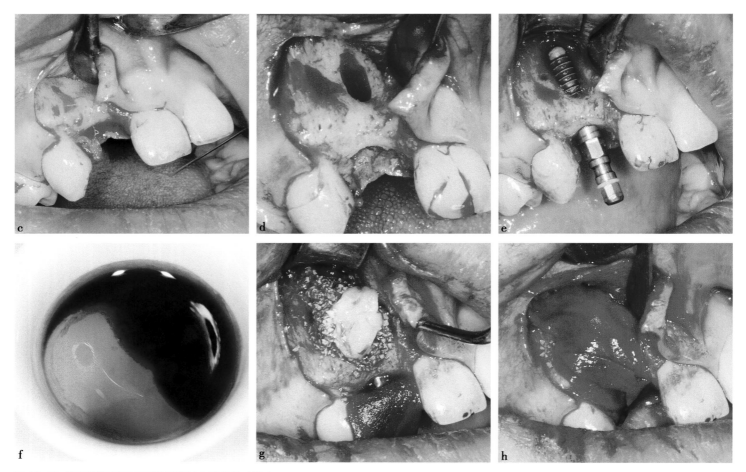

图 13-30 PRF 辅助引导骨再生同期植入种植体（续）

c ～ e. 在右侧侧切牙位点远中行垂直切口及牙槽嵴顶水平切口，翻角形瓣，可见种植位点牙槽嵴菲薄。种植窝预备完成后，可见唇侧根方大范围骨缺损，植入软组织水平种植体（Straumann，种植体直径 3.3mm，种植体平台直径 4.8mm，光滑颈部高度 1.8mm，长度 12mm），种植体三维位置理想

f ～ h. 制取 PRF，并将其压制成膜，覆盖于种植位点骨移植材料（Bio-Oss，Geistlich）表面，再在其表面覆盖双层胶原屏障膜（Bio-Gide，Geistlich），恢复牙槽嵴轮廓，唇侧黏骨膜瓣减张后关闭创口，潜入式种植体愈合。同样的步骤完成左侧侧切牙位点种植体植入

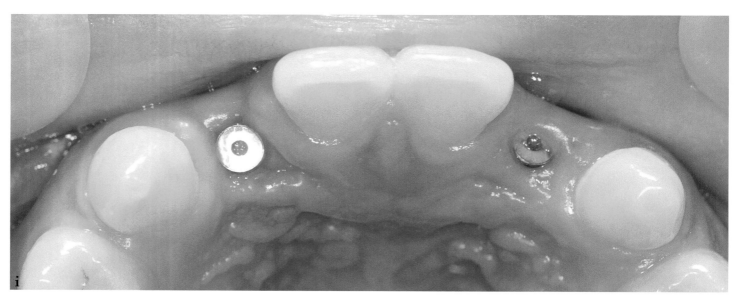

图 13-30 PRF 辅助引导骨再生同期植入种植体（续）

i. 种植手术 3 个月之后的𬌗面观，可见创口愈合良好，唇侧丰满度明显改善，种植体封闭螺丝部分暴露

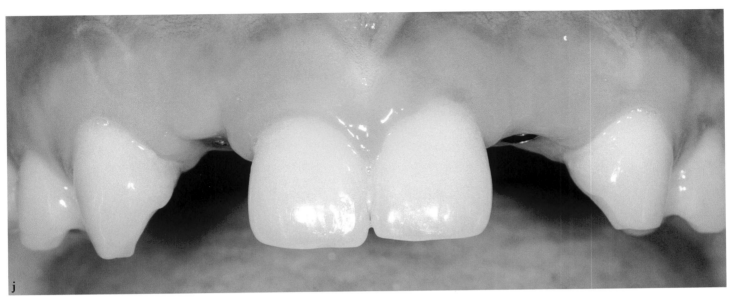

图 13-30　PRF 辅助引导骨再生同期植入种植体（续）
j. 种植手术 3 个月后的正面观，可见种植体封闭螺丝部分暴露，唇侧丰满度明显改善，龈缘无退缩，龈乳头高度部分重建

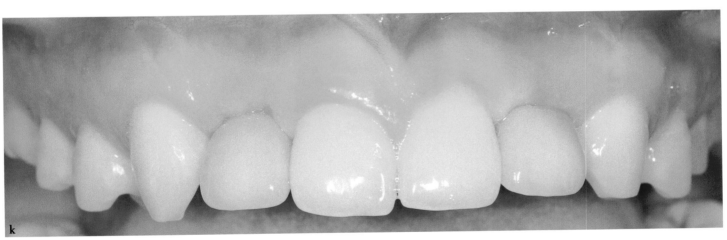

图 13-30　PRF 辅助引导骨再生同期植入种植体（续）
k. 戴入最终修复体后正面观，可见唇侧丰满度明显改善，龈缘无退缩，龈乳头完全充盈修复体与天然牙间的颈楔状隙，前牙区龈曲线整体协调，美学效果理想
种植外科程序：戈怡主治医师；种植修复程序：戈怡主治医师；技工室程序：姜秀瑛；病例完成时间：2012 年

13.7.8　上颌尖牙位点引导骨再生同期植入种植体：Ⅳ型种植

　　45 岁男性患者，上颌左侧尖牙先天缺失，4 个月之前滞留乳牙脱落，现来我院咨询种植治疗。患者不吸烟，全身状态良好，依从性强。患者具有高美学要求。治疗计划如下（图 13-31）：

● 延期种植（Ⅳ型种植）

● 辅助性引导骨再生

● 粘接固位金属烤瓷最终修复体

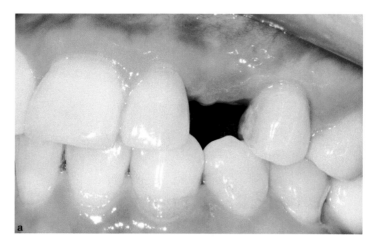

图 13-31　引导骨再生同期植入种植体程序
a. 术前种植位点正面观，患者为薄龈生物型，龈缘无退缩，龈乳头高度明显退缩，局部黏膜略水肿，唇侧黏膜轮廓明显凹陷，提示存在水平向骨缺损

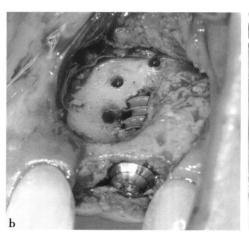

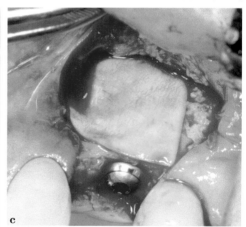

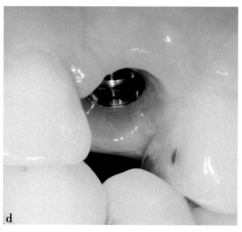

图 13-31　引导骨再生同期植入种植体程序（续）
b. 在种植位点做倒翻梯形瓣，植入软组织水平种植体，可见种植体表面中 1/3 存在骨缺损。在种植体周围小球钻钻孔，开放骨髓腔　c. 植入骨移植材料（Bio-Oss，Geistlich），表面覆盖胶原屏障膜（Bio-Gide，Geistlich），无张力关闭创口　d. 种植手术 4 个月之后行种植体二期手术，并制作临时修复体进行软组织塑形，图为临时修复体佩戴 3 个月后获得的种植位点穿龈轮廓的正面观

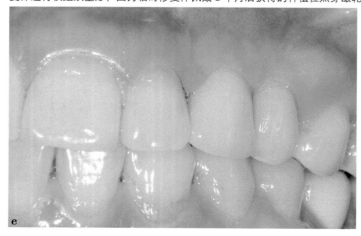

图 13-31　引导骨再生同期植入种植体程序（续）
e. 戴入最终修复体之后侧面观，可见种植位点近远中龈乳头高度理想，龈缘无退缩，唇侧黏膜丰满度理想，牙龈曲线协调，获得了良好的美学效果
种植外科程序：宿玉成教授、陈德平主治医师；种植修复程序：陈德平主治医师；技工室程序：刘宁；病例完成时间：2009 年

13.7.9　上颌双侧尖牙（埋伏牙）位点引导骨再生同期植入种植体：Ⅳ型种植

22 岁女性患者，上颌双侧尖牙缺失要求种植治疗。患者不吸烟，不饮酒，全身状态良好，依从性强。患者具有高美学要求。口腔局部检查可见双侧尖牙为埋伏牙，黏膜水肿，薄龈生物型，高弧线形龈缘，高位笑线。该病例为高度美学风险。治疗计划如下（图 13-32）：

● 拔出埋伏牙

● 延期种植（Ⅳ型种植）

● 辅助性引导骨再生

● 粘接固位金属烤瓷最终修复体

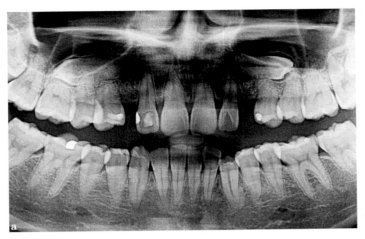

图 13-32　埋伏牙位点引导骨再生同期植入种植体
a. 手术之前拍摄的曲面体层放射线片，显示双侧尖牙水平向埋伏阻生于上颌骨牙槽突内

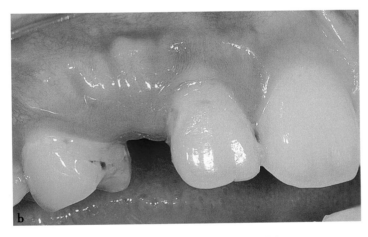

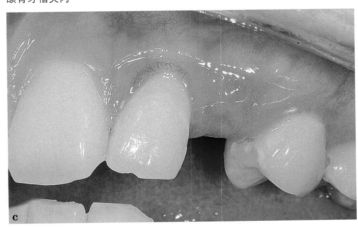

图 13-32　埋伏牙位点引导骨再生同期植入种植体（续）
b，c. 手术之前的正面观，显示上颌双侧尖牙缺牙间隙略有不同。由于患者佩戴弹性隐形义齿，局部黏膜受压充血，双侧侧切牙牙冠长轴明显近中向倾斜

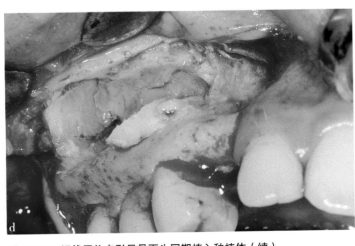

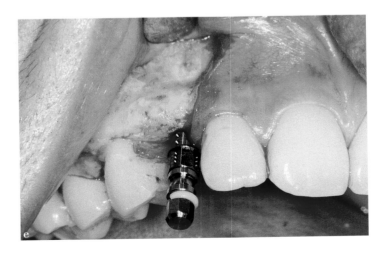

图 13-32　埋伏牙位点引导骨再生同期植入种植体（续）
d. 右侧行梯形翻瓣，用超声骨刀微创拔除埋伏阻生的尖牙，可见最大限度地降低了骨损伤。上颌窦底骨壁完整且菲薄，呈淡蓝色
e. 植入骨水平种植体（Straumann，种植体直径 4.1mm，种植体长度 12mm）

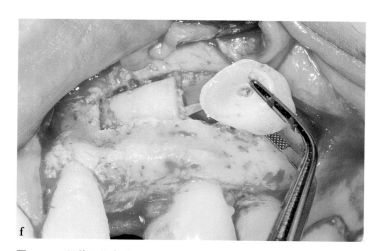
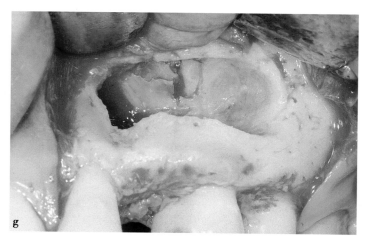

图 13-32　埋伏牙位点引导骨再生同期植入种植体（续）

f，g. 左侧行梯形翻瓣，用超声骨刀微创拔除埋伏阻生的尖牙，可见最大限度地降低了骨损伤。上颌窦底骨壁完整且菲薄，呈淡蓝色

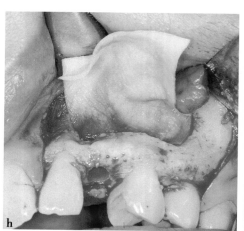
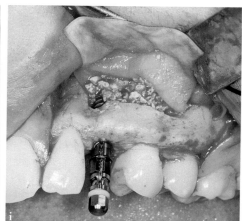
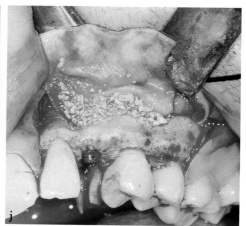

图 13-32　埋伏牙位点引导骨再生同期植入种植体（续）

h ～ j. 牙槽窝内衬可吸收性胶原膜（Bio-Gide，Geistlich），植入大量骨移植材料（Bio-Oss，Geistlich），植入骨水平种植体（Straumann，种植体直径 4.1mm，种植体长度 12mm）

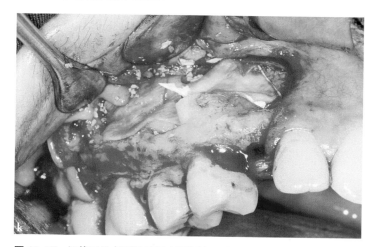
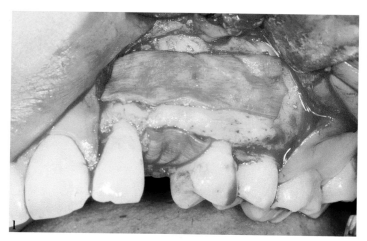

图 13-32　埋伏牙位点引导骨再生同期植入种植体（续）

k，l. 将双侧创口表面的胶原膜向下反折，覆盖骨移植区域，同时在种植位点牙槽嵴顶覆盖胶原膜，潜入式种植体愈合

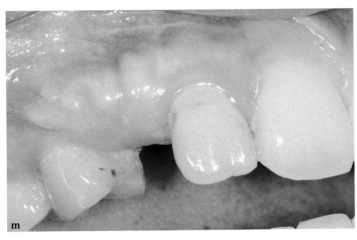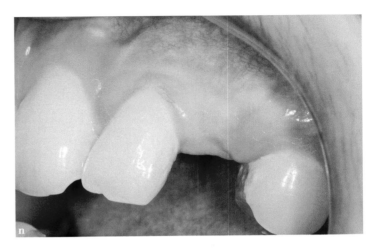

图 13-32　埋伏牙位点引导骨再生同期植入种植体（续）
m，n. 种植体愈合 4 个月之后，可见双侧创口愈合良好，龈缘、龈乳头无退缩

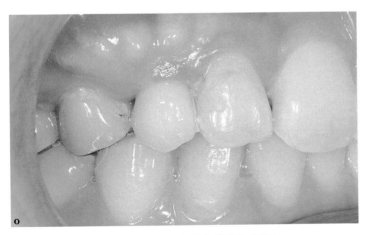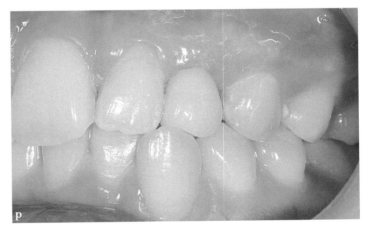

图 13-32　埋伏牙位点引导骨再生同期植入种植体（续）
o，p. 最终修复体戴入后的正面观，可见临床冠近远中径相对较小，种植修复体近远中向龈乳头高度部分重建，患者对最终美学效果满意
种植外科程序：宿玉成教授、刘倩主治医师；种植修复程序：刘倩主治医师；技工室程序：尤根义齿制作；病例完成时间：2009 年

13.7.10　下颌磨牙位点引导骨再生分阶段植入种植体：Ⅳ型种植

　　53岁女性患者，下颌右侧第一磨牙拔出半年之后，要求种植治疗。患者不吸烟，不饮酒，全身状态良好，依从性强。口腔检查可见缺牙区黏膜色泽质地正常，缺牙区偏远中少量黏膜瘢痕愈合，附着龈充足。缺牙区近远中间隙较大。治疗计划如下（图13-33）：引导骨再生，分阶段植入种植体（Ⅳ型种植）。

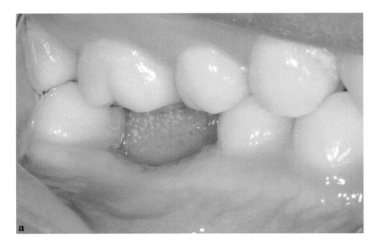

图13-33　引导骨再生分阶段植入种植体
a. 种植位点手术之前的正面观，近远中龈乳头高度部分退缩

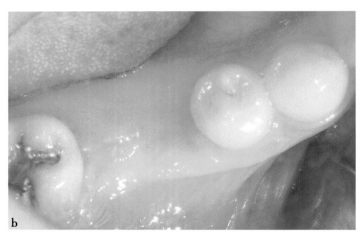

图13-33　引导骨再生分阶段植入种植体（续）
b. 种植位点手术之前的𬌗面观，可见牙槽嵴顶黏膜瘢痕，提示牙槽窝愈合不良

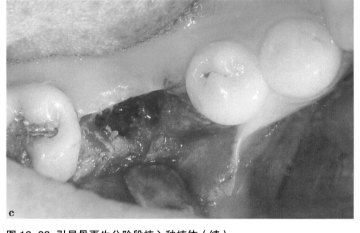

图13-33　引导骨再生分阶段植入种植体（续）
c. 行牙槽嵴顶略偏舌侧水平切口，翻瓣，可见牙槽窝充满炎性肉芽组织。清创之后可见较大牙槽窝，但颊侧骨板完整，为有利型骨缺损

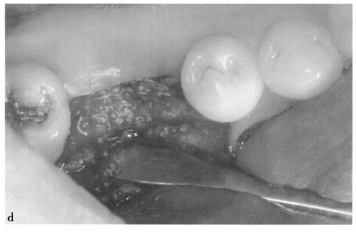

图13-33　引导骨再生分阶段植入种植体（续）
d. 清创后在牙槽窝内植入骨移植材料（Bio-Oss，Geistlich）

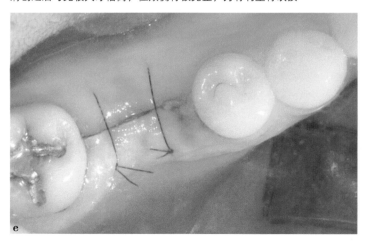

图13-33　引导骨再生分阶段植入种植体（续）
e. 表面覆盖胶原屏障膜（Bio-Gide，Geistlich），关闭创口

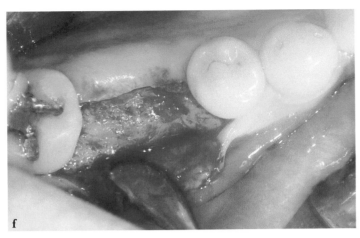

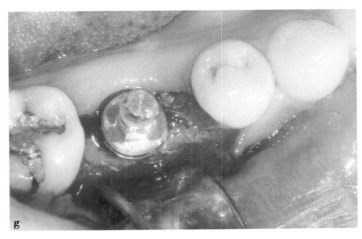

图 13-33　引导骨再生分阶段植入种植体（续）
f. 植骨手术 4 个月之后行种植体植入术，翻瓣后，可见种植位点新骨形成良好，牙槽嵴顶丰满，表面致密、光滑，血供良好

图 13-33　引导骨再生分阶段植入种植体（续）
g. 种植体植入之后的𬌗面观，可见种植体良好的三维位置和方向

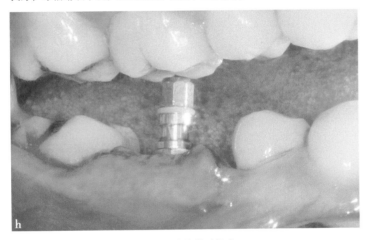

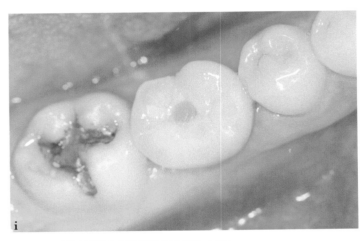

图 13-33　引导骨再生分阶段植入种植体（续）
h. 种植体植入后的侧面观，可见种植体与对颌牙良好的咬合关系

图 13-33　引导骨再生分阶段植入种植体（续）
i. 螺丝固位的最终修复体戴入后的𬌗面观

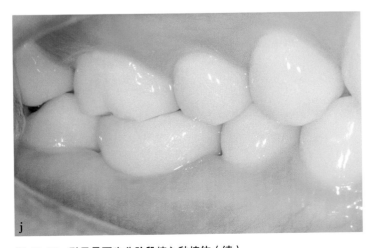

图 13-33　引导骨再生分阶段植入种植体（续）
j. 最终修复体戴入后的侧面观，可见种植修复体获得了良好的咬合恢复，近远中侧的龈乳头高度亦得到部分恢复
种植外科程序：宿玉成教授、戈怡主治医师；种植修复程序：戈怡主治医师；技工室程序：姜秀瑛；病例完成时间：2009 年

13.7.11 上颌前部五颗牙缺失位点引导骨再生同期植入种植体： II 型种植

55 岁女性患者，2 个月之前上颌左侧尖牙至右侧侧切牙因牙周病拔出。上颌右侧尖牙曾行冠修复，现脱落。来我院就诊，咨询种植治疗。对美学期望值较高。患者不吸烟，轻度高血压病史。患者微笑时为中位笑线，少量龈缘及龈乳头暴露。牙龈为厚龈生物型，龈缘无明显退缩，上颌右侧侧切牙至左侧尖牙位点牙槽嵴顶凹凸不平，提示拔牙窝愈合不佳。术前 CBCT 影像显示上颌右侧侧切牙至左侧尖牙区域牙槽窝存在不同程度的垂直向和水平向骨缺损。

鉴于如上因素，该病例被归类为 SAC 分类的高度复杂病例。与患者详细讨论了种植治疗的风险和治疗程序，患者知情并同意以下治疗计划（图 13-34）：

● 选择右侧侧切牙、左侧中切牙、尖牙位点植入种植体。

● 辅助性引导骨再生程序。

● 3 颗种植体支持式五单位粘接固位一体式全瓷修复体。

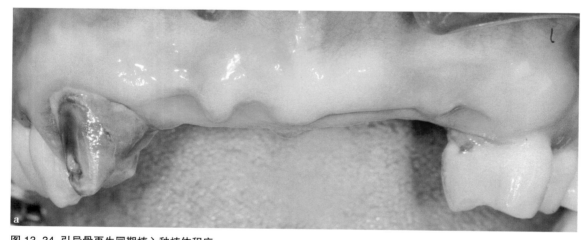

图 13-34 引导骨再生同期植入种植体程序

a. 术前正面观，上颌右侧侧切牙至左侧尖牙位点牙槽嵴顶凹凸不平，提示拔牙窝愈合不佳。右侧尖牙牙体变黑，已完成根管治疗

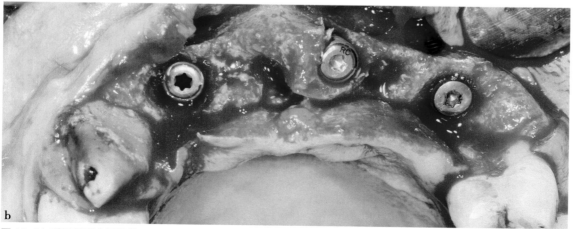

图 13-34 引导骨再生同期植入种植体程序（续）

b. 行上颌左侧第一前磨牙近中垂直切口和牙槽嵴顶水平切口，角形翻瓣，清创后分别在右侧侧切牙、左侧中切牙和尖牙位点各植入一颗骨水平种植体（Straumann，种植体直径 4.1mm，种植体长度 12mm），图为种植体植入后𬌗面观，可见术区牙槽嵴顶存在大范围骨缺损

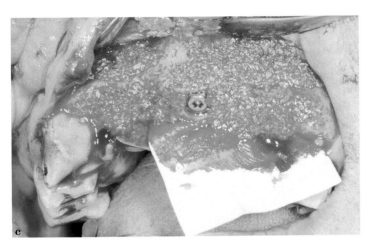

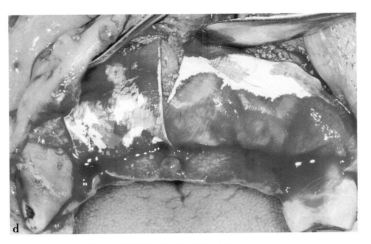

图 13-34 引导骨再生同期植入种植体程序（续）
c. 在种植体表面植入从术区周围获取的自体骨屑，再植入骨移植材料（Bio-Oss, Geistlich）

图 13-34 引导骨再生同期植入种植体程序（续）
d. 表面覆盖双层胶原屏障膜（Bio-Gide, Geistlich）

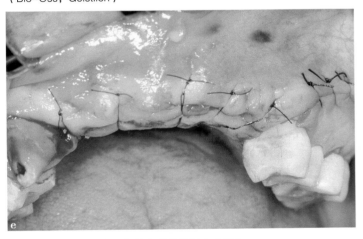

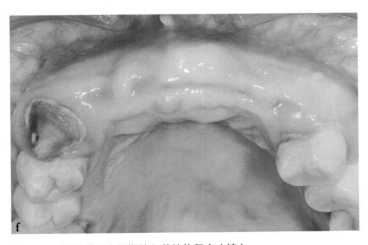

图 13-34 引导骨再生同期植入种植体程序（续）
e. 在唇侧黏骨膜瓣基部作减张切口，无张力关闭创口，种植体潜入式愈合

图 13-34 引导骨再生同期植入种植体程序（续）
f. 种植术后 4 个月的𬌗面观，可见种植位点软组织愈合良好，唇侧牙槽嵴轮廓丰满，龈缘无退缩

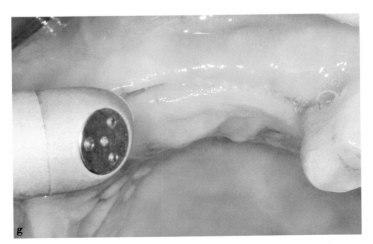

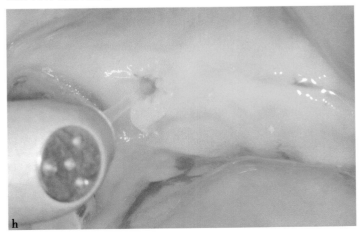

图 13-34 引导骨再生同期植入种植体程序（续）
g. 二期手术，应用 Er:YAG 激光（Lite Touch, Syneron, Israel）微创切口

图 13-34 引导骨再生同期植入种植体程序（续）
h. 二期手术，应用 Er:YAG 激光（Lite Touch, Syneron, Israel）微创切口

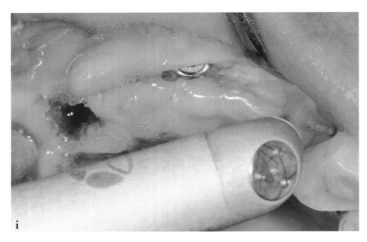

图 13-34 引导骨再生同期植入种植体程序（续）
i. 二期手术，应用 Er:YAG 激光（Lite Touch，Syneron，Israel）微创切口、暴露种植体，更换愈合帽

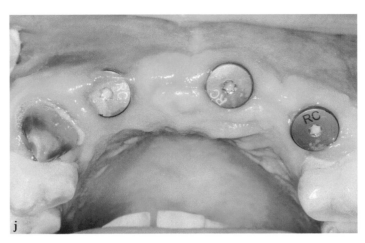

图 13-34 引导骨再生同期植入种植体程序（续）
j. 二期手术后 10 天，可见种植体周围软组织愈合良好

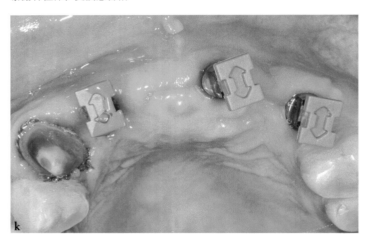

图 13-34 引导骨再生同期植入种植体程序（续）
k. 非开窗式种植体水平印模

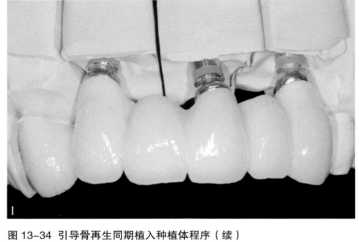

图 13-34 引导骨再生同期植入种植体程序（续）
l. 在石膏模型上，试戴 3 颗种植体支持式五单位粘接固位一体式全瓷修复体的正面观

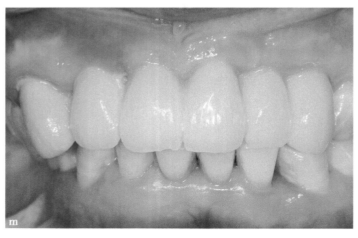

图 13-34 引导骨再生同期植入种植体程序（续）
m. 戴入 3 颗种植体支持式五单位粘接固位一体式全瓷修复体，同时修复上颌右侧尖牙，可见修复体颈部龈缘形态对称协调，消除了龈楔状隙黑三角，获得了理想的美学效果

种植外科程序：宿玉成教授、陈德平主治医师；种植修复程序：陈德平主治医师；技工室程序：尤根义齿制作；病例完成时间：2013 年

13.7.12 上颌前部四颗牙缺失位点引导骨再生同期植入种植体: Ⅰ型种植

31 岁女性患者,上颌前部曾行全瓷美学修复,由于上颌双侧中切牙根折前来就诊。患者喜欢唱歌,对发音要求高,且美学期望值极高。患者体健,不吸烟,无全身疾病史。患者微笑时为中位笑线,部分龈缘及龈乳头暴露。牙龈为薄龈生物型,龈缘无明显退缩,双侧侧切牙颈部有较大间隙,继发龋深达龈下。术前 CBCT 影像显示上颌左侧侧切牙至右侧侧切牙区域唇侧骨板菲薄,靠近根尖区有明显凹陷。

鉴于如上因素,该病例为 SAC 分类的高度复杂病例。与患者详细讨论了种植治疗的风险和治疗程序,患者知情并同意以下治疗计划:

● 引导骨再生,实现牙槽嵴轮廓扩增。
● 上颌左侧侧切牙至右侧侧切牙拔牙,分别在右侧侧切牙和左侧中切牙位点植入种植体(Ⅰ型种植)。
● 临时修复体成形软组织。
● 2 颗种植体支持式四单位粘接固位一体式全瓷修复体

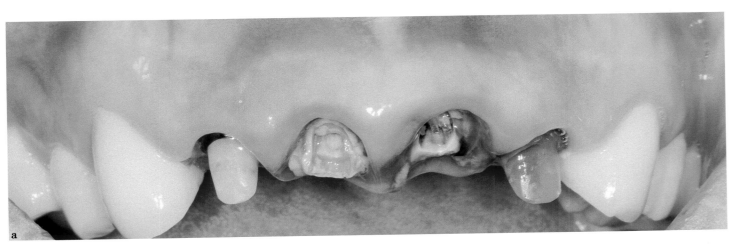

图 13-35 引导骨再生同期植入种植体程序
a. 术前正面观,双侧中切牙残根,双侧侧切牙颈部继发龋,牙体变黑,龈缘无退缩

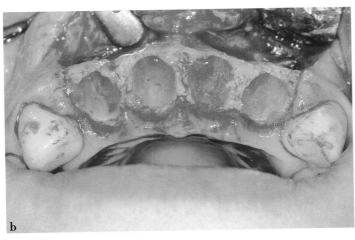

图 13-35 引导骨再生同期植入种植体程序(续)
b. 行保留双侧尖牙近中龈乳头的垂直切口,梯形翻瓣,微创拔除上颌左侧侧切牙至右侧侧切牙,图为拔牙之后的术区𬌗面观

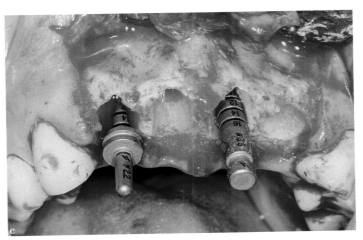

图 13-35 引导骨再生同期植入种植体程序(续)
c. 在上颌右侧侧切牙和左侧中切牙位点预备种植窝,图为种植窝测量杆直入种植窝的正面观,可见测量杆和唇侧骨壁之间存在间隙

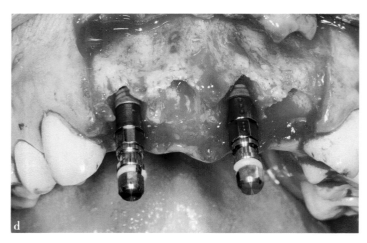
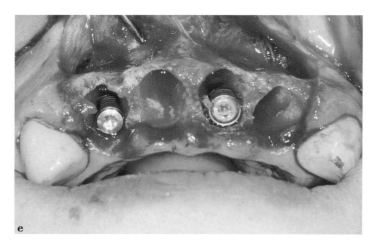

图 13-35 引导骨再生同期植入种植体程序（续）

d, e. 在上颌右侧侧切牙和左侧中切牙位点分别植入骨水平种植体（上颌左侧中切牙位点：Straumann，种植体直径 4.1mm，种植体长度 12mm；右侧侧切牙位点：Straumann，种植体直径 3.3mm，种植体长度 12mm），种植体植入后的正面观和𬌗面观可见种植位点存在垂直向和水平向骨缺损

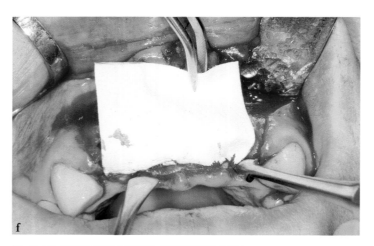
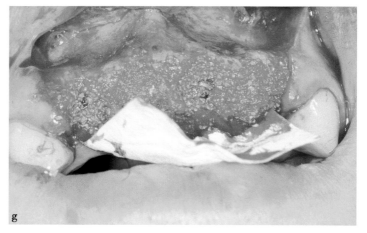

图 13-35 引导骨再生同期植入种植体程序（续）

f. 将胶原屏障膜（Bio-Gide，Geistlich）置于腭侧黏骨膜瓣下方　g. 种植体表面植入从术区周围切取的自体骨骨屑，再覆盖骨代用品（Bio-Oss，Geistlich）

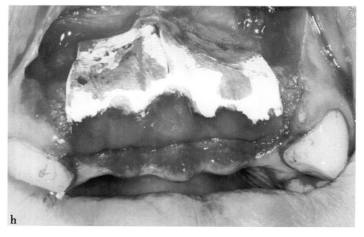
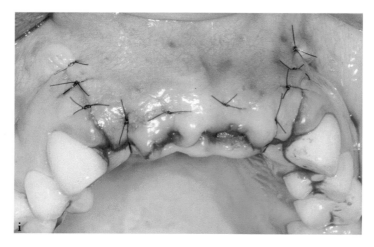

图 13-35 引导骨再生同期植入种植体程序（续）

h. 覆盖双层胶原屏障膜（Bio-Gide，Geistlich）　i. 在唇侧黏骨膜瓣基部作减张切口，无张力关闭创口，潜入式种植体愈合

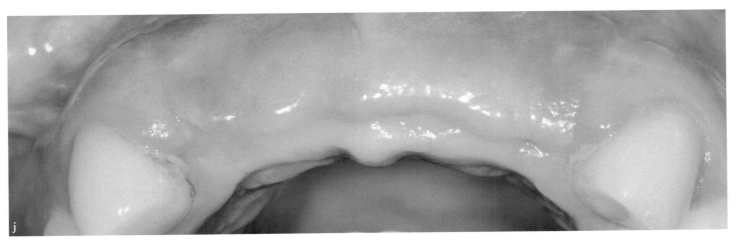

图 13-35　引导骨再生同期植入种植体程序（续）
j. 种植术后 4 个月的殆面观，可见种植位点唇侧牙槽嵴轮廓丰满，龈缘无退缩

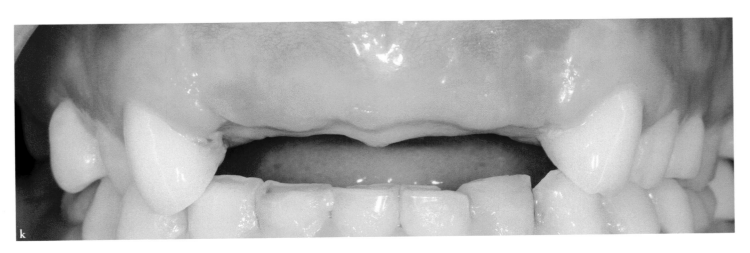

图 13-35　引导骨再生同期植入种植体程序（续）
k. 种植术后 4 个月的正面观，可见种植位点唇侧牙槽嵴轮廓丰满，龈缘无退缩

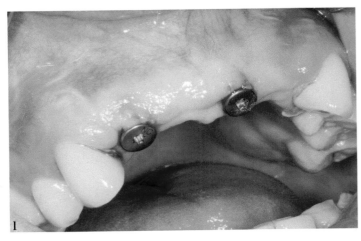
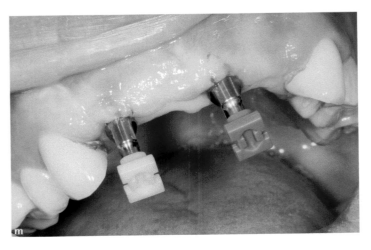

图 13-35　引导骨再生同期植入种植体程序（续）.
l. 二期手术后殆面观，应用 Er:YAG 激光（Lite Touch, Syneron, Israel）微创切口、暴露种植体，更换愈合帽，可见术区无明显出血、肿胀　m. 二期手术当天制作非开窗式种植体水平印模

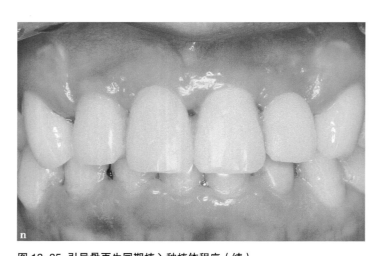
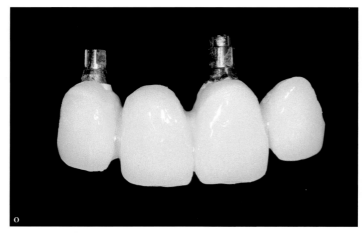

图 13-35 引导骨再生同期植入种植体程序（续）

n，o. 二期手术当天制作并戴入螺丝固位的一体式临时修复体，并多次调改临时修复体颈部形态及牙冠外形，对软组织进行塑形，同时通过调改修复体的舌侧形态改善患者的发音功能

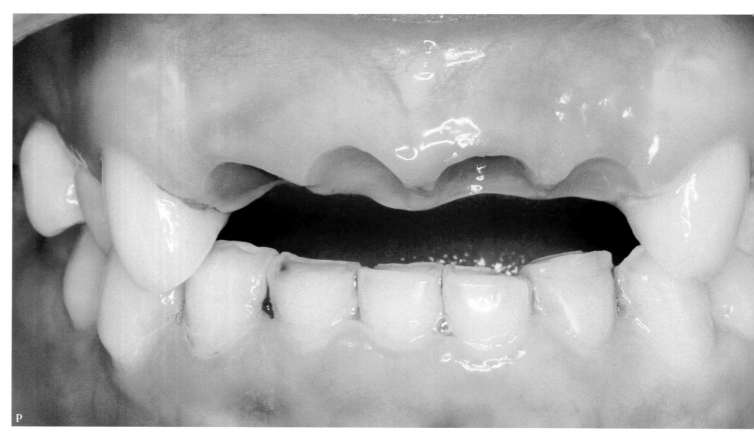

图 13-35 引导骨再生同期植入种植体程序（续）

p，q. 佩戴临时修复体 3 个月后种植位点穿龈轮廓的正面观和𬌗面观，可见种植体穿龈轮廓和桥体组织面软组织形态均得到完美塑形

种植外科程序：宿玉成教授、陈德平主治医师；种植修复程序：陈德平主治医师；技工室程序：尤根义齿制作；病例完成时间：2013 年

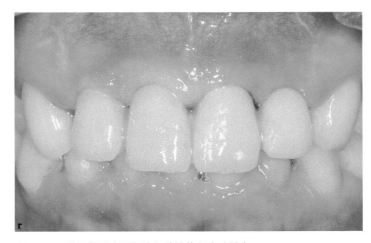

图 13-35　引导骨再生同期植入种植体程序（续）
r. 戴入 2 颗种植体支持式四单位粘接固位一体式全瓷修复体之后的正面观

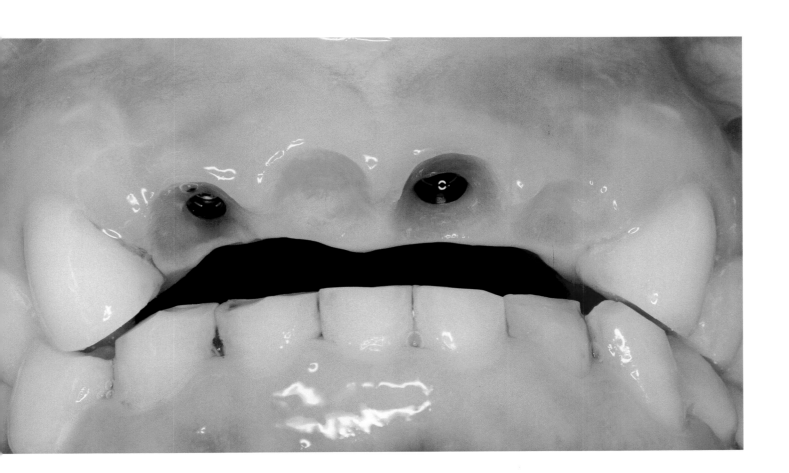

13.7.13 上颌中切牙骨破坏的再生性治疗

39 岁女性患者,上颌两颗中切牙松动,咨询拔牙之后进行种植治疗。局部检查见:两颗中切牙 II° 松动,牙周探针深度 7.5mm,根尖放射线片显示两颗中切牙之间的牙槽骨吸收高达 7.0mm 以上,但远中邻面牙槽嵴高度正常。与患者详细讨论了各种治疗方案,患者接受了如下建议(图 13-36):

● 牙周治疗,固定患牙。

● 植入骨代用品,保留患牙。

尽管该病例植入去蛋白牛骨基质 – 胶原复合材料获得了满意的牙周组织再生性治疗,天然牙牙周条件得以改善,患牙最终得以保留。但是,因为未使用屏障膜,也未严格遵从引导骨再生的临床原则,该病例还不能归类为引导骨再生或引导组织再生程序。

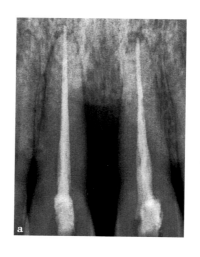
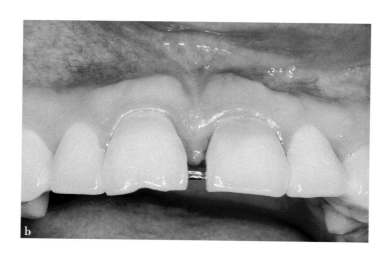
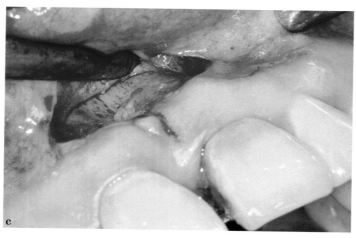
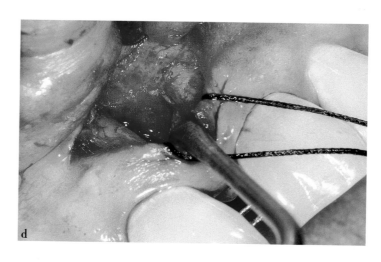

图 13-36 牙周组织再生性治疗
a. 牙周治疗结束之后的根尖放射线片,显示两颗中切牙之间的牙槽骨吸收高达 7.0mm 以上,但远中邻面牙槽嵴高度正常   b. 牙周治疗结束之后的正面观,可见上颌双侧中切牙之间散隙,腭侧已作牙周夹板固定,龈缘无明显退缩,正中龈乳头明显退缩   c. 在双侧中切牙龈缘下方约 10mm 区域行水平切口,剥离黏膜,暴露骨面   d. 刮除两颗中切牙之间肉芽组织,清理牙槽嵴表面炎性组织,可见双侧中切牙邻面牙根暴露,牙槽嵴吸收达根尖 1/3 区域。仔细进行根面平整

e. 植入去蛋白牛骨基质 – 胶原复合材料（Bio–Oss Collagen，Geistlich）　f，g. 植入去蛋白牛骨基质 – 胶原复合材料与术区血液充分混合，并填塞满整个骨缺损区域　h. 无张力初期关闭创口　i. 术后即刻根尖放射线片，可见在两颗中切牙之间阻射的去蛋白牛骨基质 – 胶原复合材料

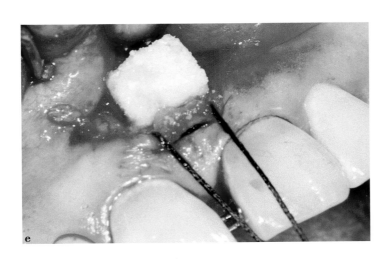
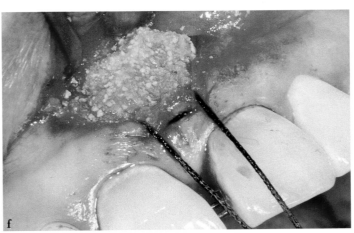
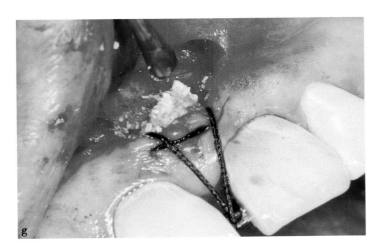
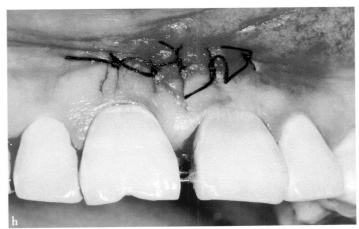
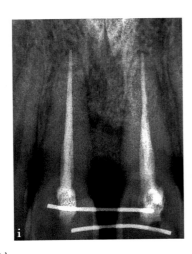
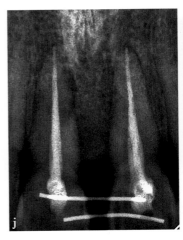
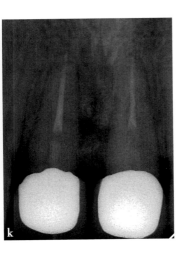

图 13-36　牙周组织再生性治疗（续）
e. 植入去蛋白牛骨基质 – 胶原复合材料（Bio–Oss Collagen，Geistlich）　f，g. 植入去蛋白牛骨基质 – 胶原复合材料与术区血液充分混合，并填塞满整个骨缺损区域　h. 无张力初期关闭创口　i. 术后即刻根尖放射线片，可见在两颗中切牙之间阻射的去蛋白牛骨基质 – 胶原复合材料　j. 手术 6 个月之后的根尖放射线片，可见骨移植区域有明显的新骨形成　k. 手术 1 年之后，患牙无松动。取下固定钢丝，进行金属烤瓷冠修复
种植外科程序：宿玉成教授、汪霞副主任医师；种植修复程序：汪霞副主任医师；技工室程序：刘宁；病例完成时间：2008 年

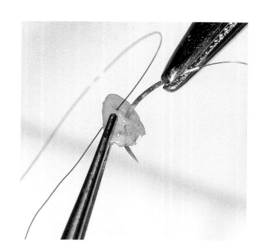

Chapter 14

Extraction
Site Preservation

Ge Yi, Su Yucheng

第 14 章　拔牙位点保存

戈　怡　宿玉成

14.1 拔牙位点保存的生物学基础

14.1.1 拔牙位点保存的概念

一旦种植体获得了长期、稳定的骨结合，缺失牙的功能修复也就获得了成功。但是拔牙窝愈合后牙槽嵴和牙龈乳头的生理学位置变化对种植的美学修复提出了新的挑战。因为龈乳头和龈缘位置是依靠牙槽嵴支撑和维持的，拔牙后脆弱的牙槽嵴吸收、高度降低，龈乳头和龈缘将随之退缩，引起相邻修复体之间或修复体与相邻天然牙之间的"黑三角"以及修复体的临床冠过长，并影响龈缘与天然牙列的协调性，出现美学修复并发症。尽管有多种技术可以进行牙槽嵴骨增量，但问题在于目前的骨增量技术大都难以完美重建吸收的邻面牙槽嵴高度。由此提出一个新的目标，即保存尚未吸收的牙槽嵴，维持原有的牙槽突高度、宽度和软组织包括龈缘位置和龈乳头高度，为种植治疗的功能和美学修复创造基础条件，同时还可以避免组织增量的治疗程序。

因此，诞生了一种新的临床概念：拔牙窝保存或牙槽嵴保存，在出现骨吸收前即拔牙同期对拔牙窝进行保护或修复性干预，在牙槽窝愈合过程中阻断和减少牙槽嵴的生理性和病理性骨吸收，保存邻面牙槽嵴和牙龈乳头的高度和形态，防止拔牙后龈乳头和龈缘萎缩，并改善新生骨和黏膜的质量，为美学修复创造条件。由于治疗目标不单纯是保存牙槽嵴，同时也要改善软组织的形态和质量，因此将其称之为拔牙位点保存更为贴切。

表 14-1 拔牙位点保存程序应用材料

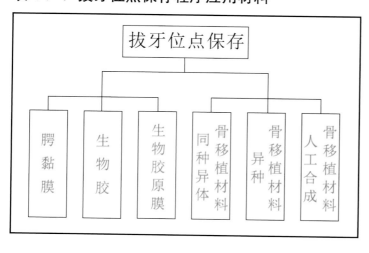

14.1.2 拔牙位点保存的材料学基础

最初很多研究向拔牙窝内植入各种材料的目的是减少或避免拔牙后出血及感染等并发症。在证实自然愈合的拔牙窝会发生骨吸收之后，许多学者对多种材料进行了研究，希望获得保存拔牙窝原有硬组织和软组织形态的效果。这些材料包括同种异体骨、异种骨和人工合成的骨代用品等（表 14-1）。

拔牙位点保存的临床效果主要取决于两个方面，即医师的临床经验与技巧以及所应用的生物材料。以下将简介目前临床上所使用的生物材料。

屏障膜

根据引导组织再生技术的原则，有些研究单独采用屏障膜覆盖牙槽窝，避免结缔组织长入拔牙窝内，从而希望实现减少牙槽窝骨壁吸收的目的。Lekovic 等在临床拔牙病例的对比研究中发现，使用不可吸收 ePTFE 膜的牙槽窝外形轮廓基本无变化，实现了减少甚至预防拔牙窝骨吸收的作用，降低或者避免了未来牙槽嵴扩增的必要。在没有覆盖屏障膜或屏障膜暴露的位点，可见牙槽嵴显著吸收[1]。应用钛膜覆盖也达到了牙槽嵴的保存作用，但膜暴露的病例数达到 50%[2]。显然，临床试验使用刚度较高的不可吸收屏障膜，取得了理想的牙槽嵴保存效果，但是因为大范围的翻瓣和较高的屏障膜暴露率，限制了临床的广泛应用与推广。

脱钙冻干骨

脱钙冻干骨（DFDBA）作为拔牙位点保存材料获得了动物实验研究的证实[3]。在临床中发现，联合 DFDBA 与 ePTFE 膜采用创口初期关闭的临床程序，可以有效地维持拔牙位点的三维外形[4]，并且认为牙槽窝的新骨质量可以进行种植体的即刻负荷[5]。在当时，这一研究中进行骨移植的目的是方便种植手术植入，并没有明确牙槽嵴高度的保存效果，同时由于对人的骨移植物还存有顾虑，比如传染疾病的危险等，限制了进一步的临床应用。

去蛋白牛骨基质

去蛋白牛骨基质（DBBM）作为理想的骨引导支架的生物学基础在大量文献中得到了支持，目前注册的商品主要是 Bio-Oss。DBBM 也被用于拔牙窝保存的临床研究，获得了满意的牙槽嵴保存效果[6]，新骨质量优于其他两种骨替代材料（Bone source 和 Embarc）[7]。

Sclar 首次提出较为规范的拔牙位点保存技术，并将其称为 Bio-Col 技术[8,9]。该技术要点：清理拔牙创后，植入 Bio-Oss，然后涂布组织粘接剂并在表面覆盖可吸收性胶原材料，即刻戴入过渡修复体（马里兰桥修复体）保存牙龈外形。从而不需要翻瓣和初期创口关闭。Sclar 是根据前牙区美学的要求而提出的这一技术，过程相对复杂，使用材料种类较多，操作稍显不便，但是获得了令人满意的结果。

Bio-Col 技术避免了为覆盖屏障膜切取较大的黏骨膜瓣和关闭创口进而损害美学效果，但其结果和不可吸收屏障膜引导骨再生方法近似。可吸收性胶原材料可作为结缔组织生长的基质。当这种材料置于软组织和出血的拔牙窝之间，并用对组织无害的粘接剂封闭后，被移植的位点将与有害的口腔环境隔离。这种组合为引导性骨再生提供了潜力，同时避免了使用不可吸收性膜和使用一期组织瓣关闭创口产生的局限性。

Sclar 认为生物胶原技术已经获得了良好的长期效果，但仍然可以合并应用可吸收胶原屏障膜，将骨移植材料盖在牙槽窝内[10]。为了保存位点血供和软组织解剖形态应避免翻瓣，所以在美学区应用生物胶原技术时不适用不可吸收性屏障膜。使用致密的可吸收性胶原材料并用组织粘接剂封闭，将愈合中的牙槽窝与口腔环境屏蔽并隔离，避免了膜暴露的风险。在膜放置过程中应该避免剥离邻近的龈谷或龈乳头组织，因为这会危害位点处的血液循环并可能对软组织外形和美学产生负面影响。

去蛋白牛骨基质 – 胶原复合材料

Jung 等在拔牙后的拔牙窝内填入整合了 10% 胶原基质的去蛋白牛骨基质（Bio-Oss Collagen），充满牙槽窝并支撑软组织以防止塌陷，但作者植入 DBBM 的主要目的不是促进骨形成，而是支撑牙槽嵴的颊侧外形和稳定血凝块[11]。该技术要点与 Sclar 提出的技术相似：清理拔牙创后，植入 Bio-Oss Collagen，在其表面覆盖游离腭黏膜瓣，缝合固定。即刻戴入过渡修复体并非该技术的必须步骤。黏膜瓣的切取办法是使用软组织环切刀切割腭黏膜，然后用手术刀沿环切切口边缘取下黏膜，修整之后移植到创口表面，利用 6～10 针间断缝合固定在牙槽窝周围的边缘龈上。因此，该技术又被称为软组织环切技术（punch 技术）。

以上多种技术的目的都是维持拔牙前的牙槽嵴形态，但是效果不一。曾经受过外伤、发生感染、接受牙髓治疗或外科治疗的受损位点再生潜力减弱，在单独使用 Bio-Oss 以及使用 1 : 1 混合的 Bio-Oss 与自体骨松质颗粒移植物时均可使用富含血小板血浆（PRP）。因为包含 PRP 的生长因子（血小板驱动生长因子和 β 转移生长因子）通过趋化作用和移植物本身的活骨移植细胞的反应，可促进有愈合能力的细胞侵入移植窝内，增强移植物内部骨再生的能力，并潜在地使理论上包含在 PRP 内的生长因子对牙槽窝内骨再生的优势变为现实。以上提出了很多拔牙窝扩增的技术，方法材料各有不同但基本原则一致。Wang 等[12]提出的拔牙窝扩增的要点包括：尽量在拔牙时保存牙槽骨，牙槽窝不能有急性感染，窝内出血与移植物混合对于最终的成功非常重要，多种骨移植材料都能得到预期的结果，对于创口关闭方法也可以很灵活，包括创口敷料、冠向瓣推进甚至是屏障膜。

总之，目前拔牙窝位点保存的必要性和效果已经得到公认，但是关于技术标准和材料并未得到统一，相关的材料和方法探究仍需要进一步深入进行。

14.1.3 拔牙位点保存的组织学愈合

目前,尽管拔牙位点保存已经成为一种广为接受的临床技术,但是鲜见拔牙位点保存的组织学愈合过程。以下为不翻瓣拔牙的犬前磨牙拔牙位点保存的牙槽窝愈合过程[13](图 14-1,图 14-2)。按照如下外科程序建立牙槽窝生理性愈合的实验模型:

● 全身麻醉。

● 充填第一前磨牙的近中牙根根管、磨低牙冠,分根,不翻瓣拔除远中牙根,搔刮拔牙窝。

● 切取前磨牙腭侧游离黏膜瓣、厚约 2mm。

● 植入 Bio-Oss Collagen 并压实、植入的材料与牙槽嵴边缘平齐,将游离黏膜瓣覆盖于 Bio-Oss Collagen 表面。

● 用两针 4-0 不可吸收缝合线间断缝合固定黏膜瓣。

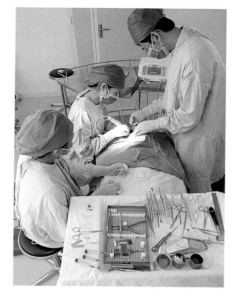

图 14-1 拔牙位点保存的实验研究
实验动物: 比格犬
实验材料: Bio-Oss Collagen
实验地点: 首都医科大学实验动物研究所
组织学切片: 首都医科大学口腔医学院 - 汤晓飞
读片: 北京大学口腔医学院中心实验室 - 李翠英
实验时间: 2007 年
戈怡,李婧,温国江,任燕玲,宿玉成

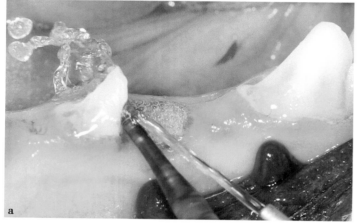

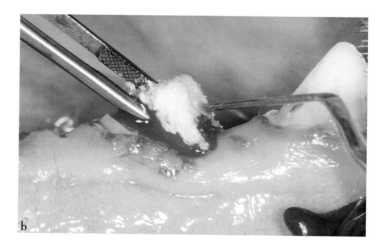

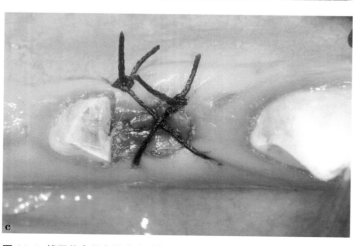

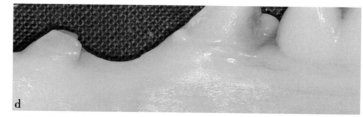

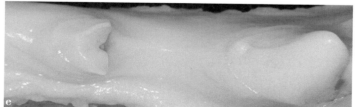

图 14-2 拔牙位点保存的实验过程
a. 第二前磨牙分根,然后拔除远中根,截断近中根并进行根管治疗 b. 远中根拔牙窝内植入去蛋白牛骨基质 – 胶原复合材料(Bio-Oss Collagen,Geistlich)
c. 自腭黏膜切取游离半厚黏膜瓣,覆盖牙槽窝 d,e. 手术 6 个月之后获得的比格犬下颌骨标本,拔牙位点愈合良好

拔牙位点保存术后第 1 天

　　拔牙窝内植入的 Bio-Oss 颗粒被凝血块所包围。在拔牙窝底部和侧壁边缘存在牙周膜，可见穿通纤维穿入固有牙槽骨。创口表面由移植的黏膜瓣封闭，移植的腭黏膜与龈沟黏膜之间直接接触（图 14-3）。

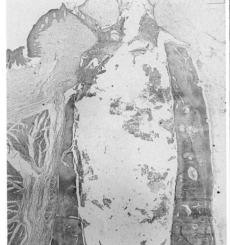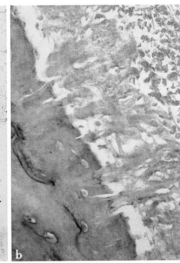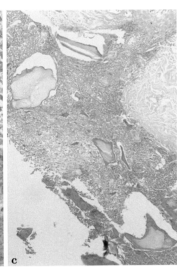

图 14-3　拔牙位点保存的组织学结果（一）
拔牙位点保存 24 小时之后
a. 拔牙窝内仅见部分血凝块和其间包绕的 Bio-Oss 颗粒，侧壁完整连续表面由移植的黏膜瓣封闭　b. 拔牙窝底及侧壁边缘残存着含穿通纤维的牙周膜纤维　c. Bio-Oss 颗粒被血凝块包绕

拔牙位点保存术后 1 周

　　拔牙窝内植入的 Bio-Oss 颗粒之间充满纤维结缔组织，植入的胶原和新形成的胶原机化形成较为致密的纤维蛋白网。拔牙窝底部和内侧壁的纤维结缔组织内有血管长入，成骨活跃，侧壁固颈部牙槽嵴破骨活跃，Howship 陷窝内可见多核的破骨细胞使侧壁固有牙槽嵴骨吸收不连续。拔牙窝表面移植的黏膜愈合，其下方的纤维结缔组织沿牙槽窝表面整齐排列（图 14-4）。

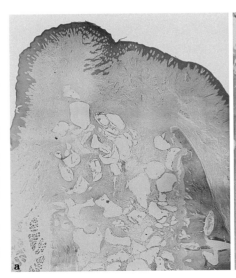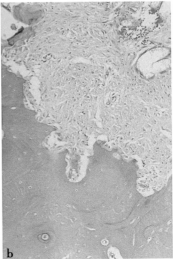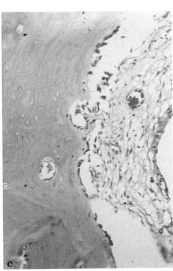

图 14-4　拔牙位点保存的组织学结果（二）
拔牙位点保存 1 周之后
a. 拔牙窝内 Bio-Oss 颗粒之间充满纤维结缔组织，胶原纤维机化后形成致密的纤维蛋白网，侧壁固有牙槽嵴吸收变不连续，拔牙窝表面的黏膜上皮完全愈合，其下方结缔组织排列整齐
b. 牙槽嵴处破骨活跃，可见 Howship 陷窝及破骨细胞
c. 拔牙窝底及侧壁结缔组织内血管丰富，成骨活跃

拔牙位点保存后 2 周

拔牙窝内植入的 Bio-Oss 颗粒和胶原混合物继续维持拔牙前的牙槽嵴高度，可见大量的新生血管。牙槽嵴顶骨形成活跃，并见新的骨小梁形成，在其表面可见成排的成骨细胞。新的骨小梁形成骨桥样结构并与两侧牙槽嵴相连，完成拔牙窝的骨性封闭。牙槽窝的内侧壁和底部成骨活跃，筛状板完整（图 14-5）。

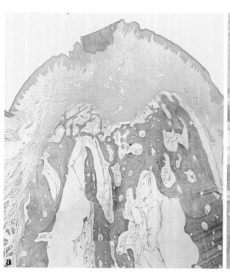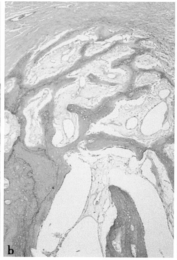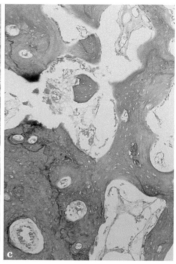

图 14-5 拔牙位点保存的组织学结果（三）
拔牙位点保存 2 周之后
a. 拔牙窝内植入的 Bio-Oss 颗粒和胶原混合物继续维持拔牙前的牙槽嵴高度，嵴顶骨小梁形成活跃并成骨桥，形成骨性封闭，侧壁和底部牙槽嵴渐变完整
b. 牙槽嵴顶成骨活跃，形成骨桥
c. 部分骨逐渐成熟，可见嗜碱性间歇线

拔牙位点保存后 4 周

牙槽窝顶部新生骨桥的骨小梁成骨活跃，形成编织骨，并不断钙化。靠近根方的骨小梁增多，且成骨活跃（图 14-6）。

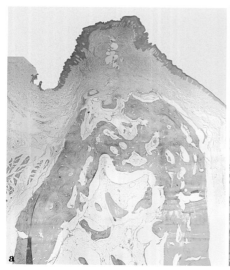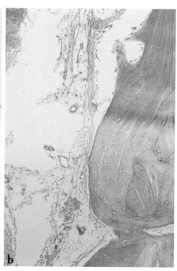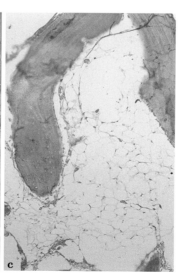

图 14-6 拔牙位点保存的组织学结果（四）
拔牙位点保存 4 周之后
a. 拔牙窝顶骨桥的骨小梁形成活跃并变致密
b. 骨桥和骨小梁表面可见成排的成骨细胞
c. 骨小梁内可见明显的嗜碱性间歇线，哈弗斯系统形成

拔牙位点保存后 8 周

骨皮质致密，牙槽窝内为成熟的骨小梁，髓腔内富含血管，并可见有少量脂肪细胞（图 14-7）。

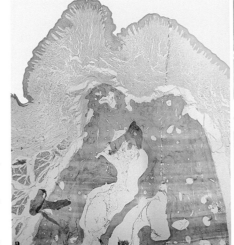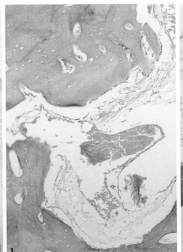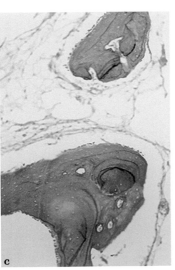

图 14-7 拔牙位点保存的组织学结果（五）
拔牙位点保存 8 周之后
a. 骨性封闭致密，颊侧和舌侧骨壁增厚，骨质成熟
b. 骨髓腔内可见脂肪细胞
c. 新骨表面有成排的成骨细胞

拔牙位点保存后 12 周

牙槽窝表面活跃的新骨形成和骨沉积，嗜碱性间歇线明显，仍然可见成排的成骨细胞，骨组织变致密，骨间隙减少，骨髓腔内富含血管，并有神经长入，牙槽窝内骨组织成熟（图 14-8）。

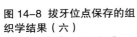

图 14-8 拔牙位点保存的组织学结果（六）
拔牙位点保存 12 周之后
a. 拔牙窝内形成密度良好的骨小梁，牙槽窝内血管丰富，底部可见神经长入
b. 拔牙窝内的骨更加致密，有明显嗜碱性间歇线和哈弗斯系统形成
c. 近底部骨小梁间血骨丰富，较多神经长入

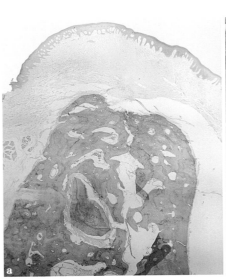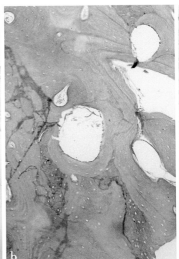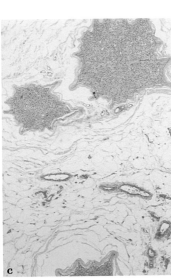

14.1.4 拔牙位点保存的放射线影像学检查

拔牙后 24 小时和拔牙后 1 周

　　两组样本的拔牙窝清晰可见，拔牙窝内密度介于拔牙位点自然愈合的拔牙窝和周围牙槽突之间，且均匀一致。硬骨板清晰、连续，牙槽间隔呈尖嵴样（图 14-9）。

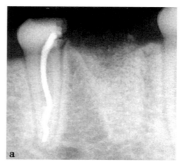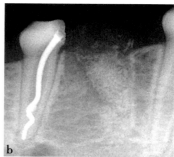

图 14-9 拔牙位点保存的组织学结果（七）
拔牙位点保存 24 小时（a）和拔牙位点保存 1 周（b）之后
拔牙窝清晰可见，拔牙窝内密度介于拔牙位点自然愈合的拔牙窝和周围牙槽突之间，且均匀一致。硬骨板清晰、连续，牙槽间隔呈尖嵴样

拔牙后 2 周和拔牙后 4 周

　　两组样本的拔牙窝清晰可见，至第 4 周时拔牙窝内密度与周围牙槽突接近，且较为均匀。两组样本硬骨板清晰、连续，牙槽间隔消失（图 14-10）。

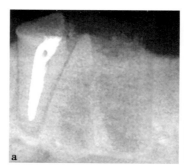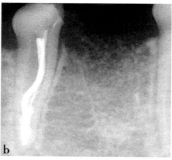

图 14-10 拔牙位点保存的组织学结果（八）
拔牙位点保存 2 周（a）和拔牙位点保存 4 周（b）之后
拔牙窝清晰可见，至第 4 周时拔牙窝内密度与周围牙槽突接近，且较为均匀。两组样本硬骨板清晰、连续，牙槽间隔消失

拔牙后 8 周和拔牙后 12 周

　　在拔牙后 8 周时拔牙窝影像模糊不清、骨密度接近周围牙槽突，至拔牙后 12 周时拔牙窝影像完全消失、骨密度与周围牙槽突完全一致（图 14-11）。

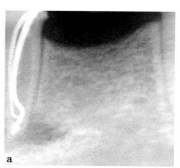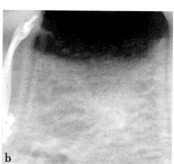

图 14-11 拔牙位点保存的组织学结果（九）
拔牙位点保存 8 周（a）和拔牙位点保存 12 周（b）之后
8 周时拔牙窝影像模糊不清、骨密度接近周围牙槽突，至拔牙后 12 周时拔牙窝影像完全消失、骨密度与周围牙槽突完全一致

14.1.5　拔牙位点保存实验研究的结论

拔牙位点保存的实验结果

　　实验研究证实了 Bio-Oss Collagen 对拔牙位点保存的理想效果。

- 在拔牙后 24 小时和拔牙后 1 周，拔牙窝内密度介于拔牙位点自然愈合的拔牙窝和周围牙槽突之间，且均匀一致，牙槽嵴已经开始吸收。牙槽窝拔牙窝内植入的 Bio-Oss 颗粒被凝血块所包围，拔牙窝底部和内侧壁的纤维结缔组织内有血管长入，成骨活跃。
- 拔牙后 2 周和拔牙后 4 周，第 4 周时拔牙窝内密度与周围牙槽突接近，且较为均匀，牙槽间隔消失。牙槽窝内植入的 Bio-Oss 颗粒和胶原混合物继续维持拔牙前的牙槽窝高度，可见大量的新生血管。
- 拔牙后 8 周和拔牙后 12 周，8 周时拔牙窝影像模糊不清、骨密度接近周围牙槽突，牙槽窝的骨皮质致密，牙槽窝内为成熟的骨小梁，髓腔内富含血管。至拔牙后 12 周时拔牙窝影像完全消失、骨密度与周围牙槽突完全一致，牙槽窝内骨组织成熟。

　　与自然愈合的牙槽窝相比，拔牙位点保存的牙槽窝其组织学愈合机制和效果存在显著差异。

拔牙位点保存的愈合机制

　　基于如上的纵向组织学研究，拔牙位点促进牙槽窝愈合的机制较为清晰。

- 发现拔牙窝愈合过程中两组牙槽窝顶端骨性封闭的时间差异。牙槽窝骨性封闭的时间与牙槽嵴高度和宽度吸收停止的时间基本吻合，推断骨性封闭是牙槽嵴吸收停止的组织学基础，并提出牙槽窝骨性封闭的概念。
- 拔牙窝自然愈合组和位点保存组牙槽窝的新骨形成机制不同。拔牙窝自然愈合组需要吸收筛状板，打开骨髓腔，建立新骨形成的通道。而植入 Bio-Oss Collagen 后，引入引导骨再生的成骨机制，并不完全依赖于破骨活动吸收筛状板，就可建立新骨增生和沉积的通道。
- 位点保存组在拔牙后 2 周即完成了骨性封闭，牙槽嵴吸收基本停止。此现象提示拔牙窝保存的主要目的是尽早建立牙槽窝骨性封闭，并依靠移植材料，在拔牙后骨吸收活跃期起到占位和引导骨再生的作用。
- 位点保存组和拔牙窝自然愈合组牙槽嵴高度和宽度变化具有显著性差异，拔牙位点保存可以使牙槽嵴外形轮廓基本保持不变，拔牙位点保存治疗具备临床必要性。

14.2 拔牙位点保存临床要点

14.2.1 拔牙位点保存的病例筛选

拔牙位点保存的临床指征

理论上,拔牙位点保存可以适用于非急性或化脓性感染的所有拔牙位点,达到预防牙槽嵴吸收和改善软组织愈合的目的。但是,为了获得预期的拔牙位点保存效果,在筛选病例时主要考量如下因素:

- **具备美学修复目的的位点** 美学区,或具有美学修复目的的位点,选择拔牙位点保存防止拔牙时尚存的牙槽嵴在牙槽窝愈合过程中的进一步吸收,为获得种植治疗的美学效果创造条件。
- **拔牙位点存在骨缺损** (例如拔牙之前存在的骨吸收、拔牙操作导致的骨壁缺损和根端囊肿或肉芽肿导致的骨缺损等),或拔牙位点存在慢性感染,即刻种植存在骨再生风险、如放任拔牙窝自然愈合则存在牙槽窝骨愈合不理想或严重牙槽嵴吸收风险的病例。
- **不存在急性感染或化脓性感染的病例** 慢性化脓性感染通常有瘘管存在。

拔牙位点保存的疗效判定标准

拔牙位点保存的疗效判定包括骨和软组织两个方面。

- 不存在明显的水平向和垂直向牙槽嵴吸收,牙槽嵴高度和宽度有所改善或维持不变。
- 牙槽窝的新生骨密度达到或超过自然愈合的牙槽窝。
- 改善和维持附着龈的质量。
- 龈乳头和膜龈联合的位置不变。

拔牙位点保存技术的优点

- 未从牙槽嵴顶分离黏骨膜,最大限度地保证了牙槽嵴的血供。
- 保证了附着龈的质量和膜龈联合的位置。
- 减小了对牙龈的损伤和血运破坏,有助于游离移植的黏膜快速血管化,保证其成活。
- 术式相对简单、患者易于接受。
- 拔牙位点保存之后,确定种植体植入时机较为灵活,例如早期种植、延期种植等。

14.2.2 拔牙位点保存的外科要点

不翻瓣的微创拔牙

分离牙龈之后,使用微创牙挺和微创拔牙钳拔出患牙,尽量保护患牙周围骨壁,避免拔牙过程中发生不必要的骨折。

拔牙窝清创

搔刮拔牙窝,取出残留在拔牙窝内的囊肿、肉芽等病变组织,并搔刮拔牙窝骨壁形成新鲜出血。生理盐水反复冲洗。

植入骨代用品

植入骨替代材料:在拔牙窝根方 1/2 植入 Bio-Oss,冠方 1/2 植入 Bio-Oss Collagen;或在拔牙窝内只植入 Bio-Oss Collagen;压实植入材料,与拔牙窝周围牙槽嵴顶平齐,使血液浸透材料。

封闭拔牙窝

有多种方法可以封闭拔牙窝,将牙槽窝的骨再生内环境与口腔外环境相隔离。封闭拔牙窝是拔牙位点保存的重要环节,将直接影响治疗效果。

- **移植腭黏膜瓣** 测量拔牙窝表面黏膜缺损的形状和大小,自上颌第一、第二前磨牙腭侧 5mm 处腭黏膜切取带上皮的半厚黏膜瓣,修剪之后覆盖于拔牙窝表面,单线十字交叉缝合固定。腭部切取黏膜瓣的创口以单线间断缝合加压止血。牙槽窝的创缘去上皮,其结缔组织面与腭黏膜瓣边缘的结缔组织面直接接触,有利于黏膜瓣的快速血管化。
- **移植其他部位的软组织** 也可以从其他部位获取软组织,例如:①从上颌结节处切取角化黏膜瓣;②如果牙槽窝骨壁因慢性炎症内衬较为丰厚的增生结缔组织,将其冠向翻转形成带蒂的局部结缔组织瓣,可以避免从腭部切取黏膜瓣。
- **移植胶原材料** 也可以选择生物胶原材料封闭创口,例如 Bio-Graft 生物胶原等。

14.3 拔牙位点保存临床程序

14.3.1 上颌中切牙拔牙位点保存、早期（Ⅱ型）种植

42 岁女性患者，上颌右侧中切牙伸长、松动，经根管治疗及多次牙周系统性治疗，无效。建议拔除。患者不吸烟，无全身病史，具有高美学要求。口腔局部检查可见黏膜水肿，中厚龈生物型，中弧线形龈缘，高位笑线。治疗计划如下（图 14-12）：

- 拔除上颌右侧中切牙
- 拔牙位点保存
- 早期种植（Ⅱ型种植）
- 延期负荷

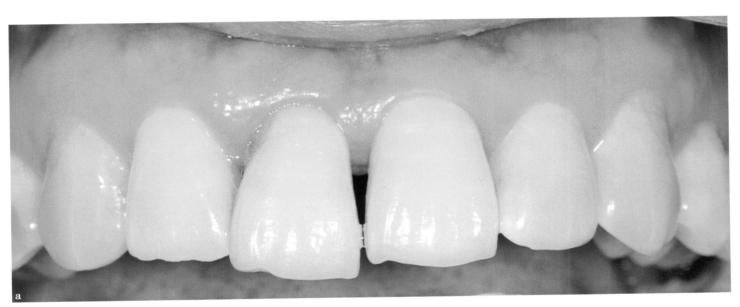

图 14-12 上颌中切牙拔牙位点保存、Ⅱ型种植
a. 拔牙位点保存手术之前的正面观。上颌右侧中切牙Ⅲ度松动，牙周组织呈慢性炎症的状态

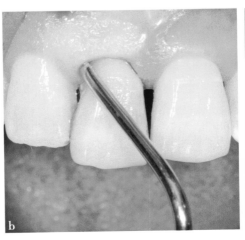 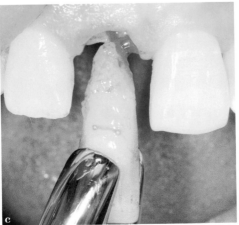 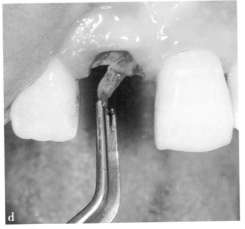

图 14-12 上颌中切牙拔牙位点保存、Ⅱ型种植（续）
b ~ d. 拔牙位点保存术中。 b. 分离牙龈 c. 牙钳拔除，根尖完整。牙根唇面可见牙周袋较深，根面附着较少 d. 刮出的炎性肉芽组织

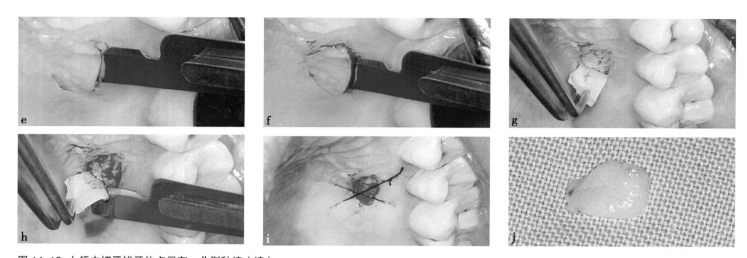

图 14-12 上颌中切牙拔牙位点保存、Ⅱ型种植（续）

e ～ j. 拔牙位点保存术中。e. 选择上颌前磨牙相对应腭黏膜作为供区，先做半环形切口，深度控制在固有层内　f. 沿半环形切口切开，分离腭黏膜　g. 用镊子夹起黏膜瓣，可见下方完整的黏膜固有层　h. 切断黏膜瓣蒂部　i. 因为保留了骨膜，几乎没有出血，只需 8 字缝合保护供区创面　j. 切取的半厚腭黏膜瓣

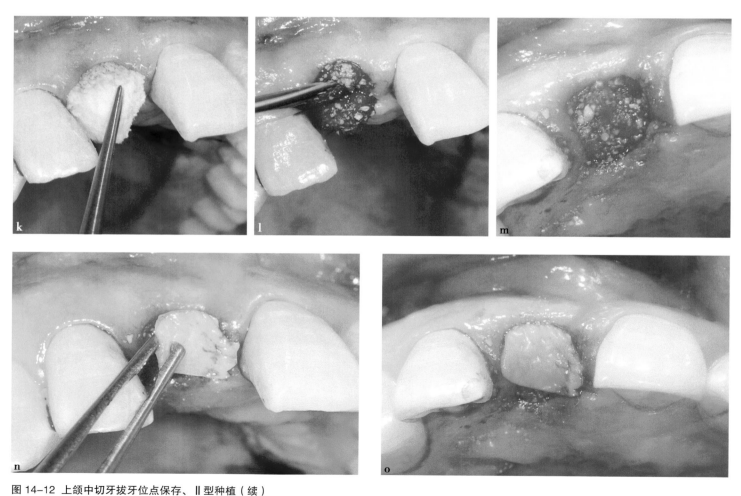

图 14-12 上颌中切牙拔牙位点保存、Ⅱ型种植（续）

k ～ o. 拔牙位点保存术中。k. 拔牙窝彻底清创之后，植入合适大小的去蛋白牛骨基质 - 胶原复合材料（Bio-Oss Collagen，Geistlich）　l. 压实材料，拔牙窝内出血浸透了移植材料　m. 在冠方，移植材料表面平齐拔牙窝颈部龈缘　n. 根据牙槽窝开口的大小修整黏膜瓣形状　o. 将修整后的黏膜瓣放置在植骨材料表面，角化黏膜面朝向口腔侧

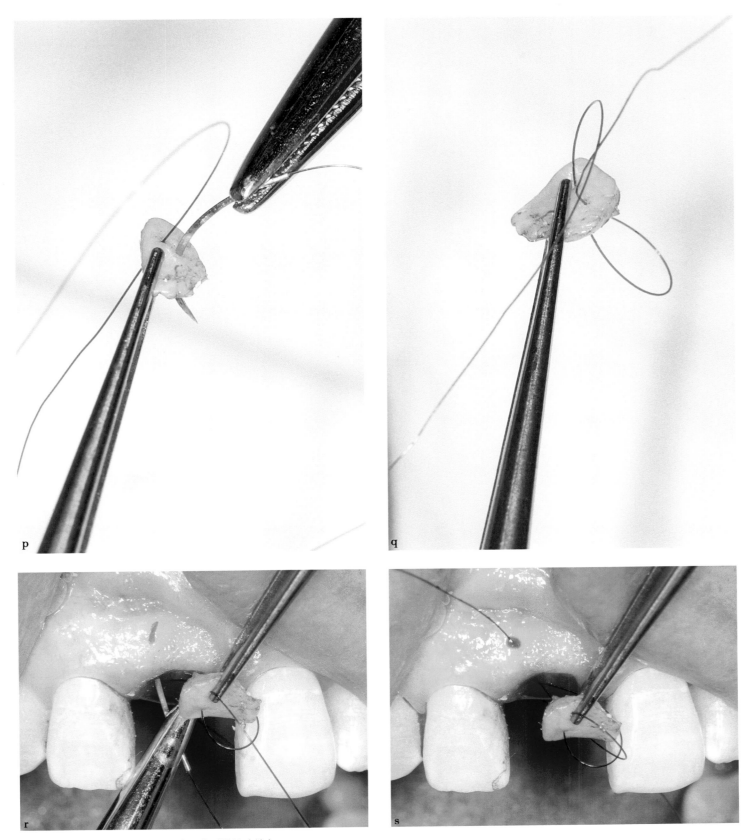

图 14-12 上颌中切牙拔牙位点保存、Ⅱ型种植（续）

p ～ s. 拔牙位点保存术中。使用 5-0 尼龙线缝合固定腭黏膜瓣

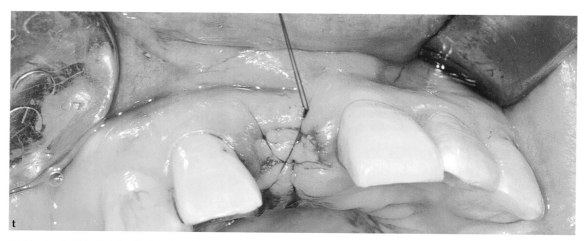

图 14-12 上颌中切牙拔牙位点保存、Ⅱ型种植（续）

t. 拔牙位点保存术中。牙槽窝表面被紧密缝合的腭黏膜瓣完全封闭，避免愈合过程中植骨材料脱落，同时也有效隔离了植骨材料与口腔环境，降低了感染风险

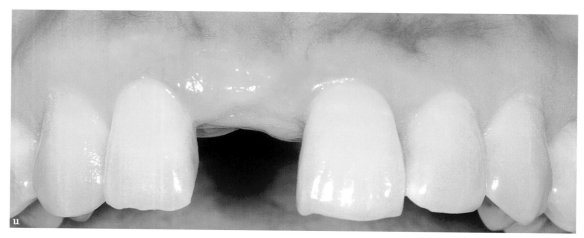

图 14-12 上颌中切牙拔牙位点保存、Ⅱ型种植（续）

u. 拔牙位点保存手术 2 个月之后。创口愈合良好，黏膜炎症消失，牙槽嵴丰满度得到维持，黏膜高度理想，可以开始进行种植体植入手术

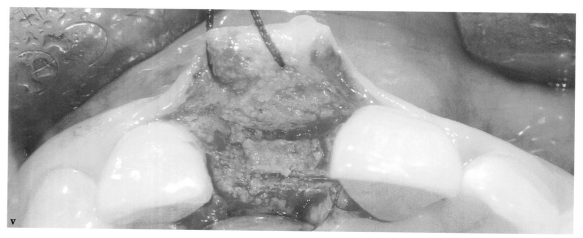

图 14-12 上颌中切牙拔牙位点保存、Ⅱ型种植（续）

v. 种植体植入术中。在右侧中切牙位点做偏腭侧水平切口，翻开黏骨膜瓣，暴露牙槽嵴，可见完整保留了牙槽嵴轮廓、理想的唇舌向厚度

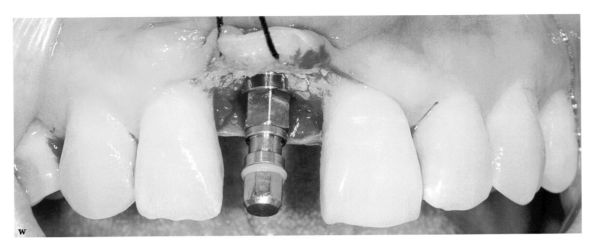

图 14-12　上颌中切牙拔牙位点保存、Ⅱ型种植（续）

w. 种植体植入术中。在理想的三维位置（唇舌向、近远中向、冠根向）上植入软组织水平种植体（Straumann，种植体直径 4.1mm，种植体平台直径 4.8mm，光滑颈部高度 1.8mm，种植体长度 12mm），初始稳定性良好，没有进行额外的引导骨再生程序

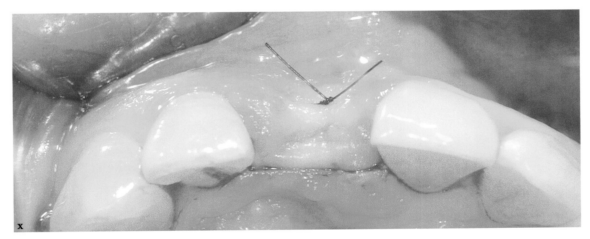

图 14-12　上颌中切牙拔牙位点保存、Ⅱ型种植（续）

x. 种植体植入术中。取下种植体携带体，拧紧封闭螺丝，将唇侧黏骨膜瓣复位，没有任何张力，因而不需要做松弛切口，水平褥式缝合关闭创口

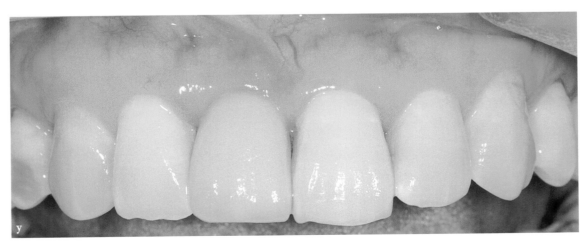

图 14-12　上颌中切牙拔牙位点保存、Ⅱ型种植（续）

y. 经过 4 个月的愈合，进行二期手术暴露种植体，更换较高的愈合帽。2 周之后制取硅橡胶印模，再经 10 天戴入最终修复体。修复体周围黏膜与上颌左侧中切牙黏膜高度对称，修复体两侧牙龈乳头没有退缩，唇侧丰满度良好

种植外科程序：宿玉成教授、戈怡主治医师；种植修复程序：戈怡主治医师；技工室程序：姜秀瑛；病例完成时间：2007 年

14.3.2　上颌中切牙拔牙位点保存、早期（Ⅲ型）种植

24 岁女性患者，上颌右侧中切牙桩冠修复体脱落，残根断面位于龈下。患者不吸烟，无全身病史。局部检查可见：中厚龈生物型、中弧线型龈缘、卵圆形牙冠、邻面接触点的位置较低，龈缘和龈乳头位置正常。唇侧黏膜透出已经发黑的龋坏牙根颜色，提示唇侧骨板的严重破坏。显然，该病例不具备即刻种植的指征，但拔牙窝自然愈合会导致唇侧骨板的进一步吸收。因此，患者知情同意后决定（图 14-13）：拔除上颌右侧中切牙，位点保存治疗。4 个月时早期（Ⅲ型）种植。

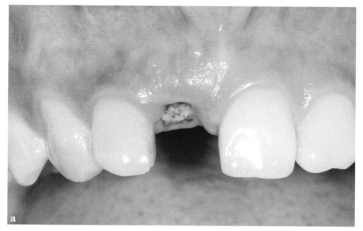

图 14-13　上颌中切牙拔牙位点保存、Ⅲ型种植
a. 手术之前的正面观。术前唇面观上颌右侧中切牙残根，断面位于龈下，表面龋坏，唇侧黏膜透出已经发黑的龋坏牙根颜色

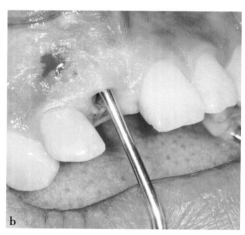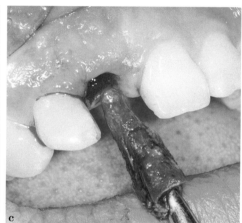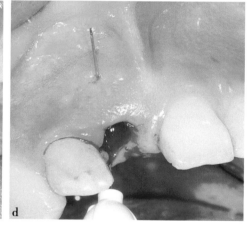

图 14-13　上颌中切牙拔牙位点保存、Ⅲ型种植（续）
b ～ d. 拔牙位点保存术中的拔牙窝处理。b. 沿牙根表面分离牙龈，唇侧骨板严重破坏　c. 微创拔牙，将牙根完整取出，尽量保留牙槽窝骨壁的完整性。接近 1/2 的牙根表面呈炭黑色　d. 清理拔牙窝，刮除所有的炎性肉芽组织。注射器针头穿出的位置为残余的唇侧骨板高度，与图 14-13a ～ c 的表现相符合

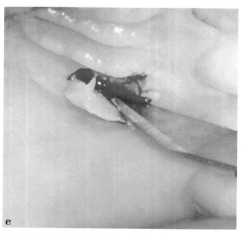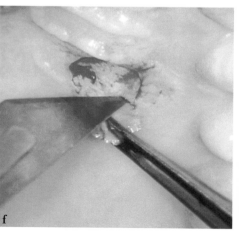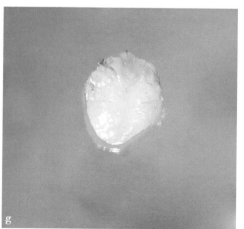

图 14-13　上颌中切牙拔牙位点保存、Ⅲ型种植（续）
e ～ g. 拔牙位点保存术中的黏膜瓣切取。e. 选择上颌前磨牙相对应腭黏膜作为供区，先做半环形切口，分离腭黏膜，深度控制在固有层内　f. 用镊子夹起黏膜瓣，可见下方完整的黏膜固有层，切断蒂部。因为保留了骨膜，几乎没有出血，只需 8 字缝合保护供区创面　g. 切取的半厚腭黏膜瓣

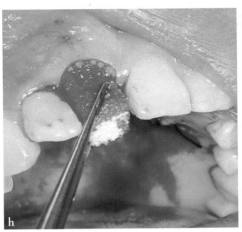
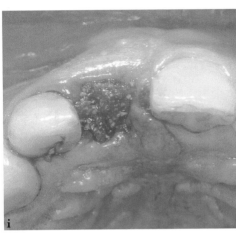
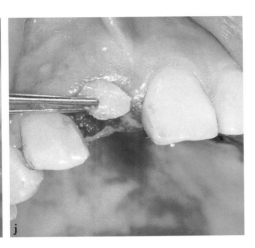

图 14-13 上颌中切牙拔牙位点保存、Ⅲ型种植（续）

h ～ j. 拔牙位点保存术中的材料移植。h. 彻底清理拔牙窝之后，向拔牙窝内植入合适大小的去蛋白牛骨基质 - 胶原复合材料（Bio-Oss Collagen，Geistlich），拔牙窝内出血浸透了移植材料　i. 压实材料，表面平齐拔牙窝颈部龈缘　j. 将修整后的黏膜瓣放置在植骨材料表面，角化黏膜面朝向口腔侧

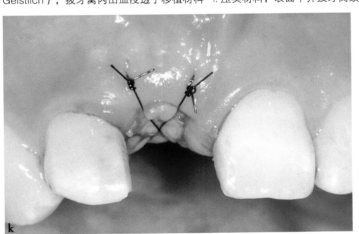
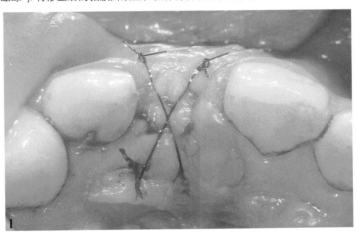

图 14-13 上颌中切牙拔牙位点保存、Ⅲ型种植（续）

k，l. 拔牙位点保存术中的材料移植。用已经修整好的腭黏膜瓣封闭拔牙窝软组织缺损，黏膜瓣边缘和龈缘对位良好，完全覆盖移植的骨代用品，8 字缝合创口，黏膜瓣紧密贴合在创口表面

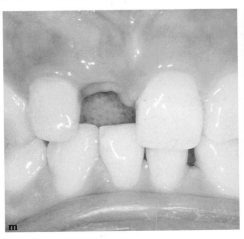
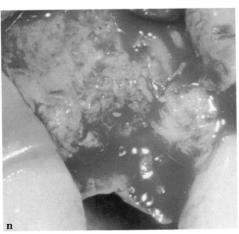
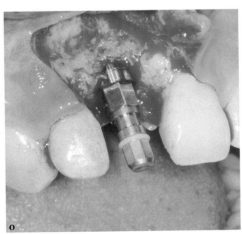

图 14-13 上颌中切牙拔牙位点保存、Ⅲ型种植（续）

m ～ o. 植入种植体。m. 种植体植入之前，可见完美的愈合状态。在愈合过程中，完美的保存了龈缘和龈乳头的位置与形态　n. 翻开黏骨膜瓣，可见牙槽窝内新骨形成，表面光滑，牙槽嵴高度和厚度良好，黏膜愈合良好　o. 在理想的三维位置上植入软组织水平种植体（Straumann，种植体直径 3.3mm，种植体平台直径 4.8mm，光滑颈部高度 1.8mm，种植体长度 12mm）

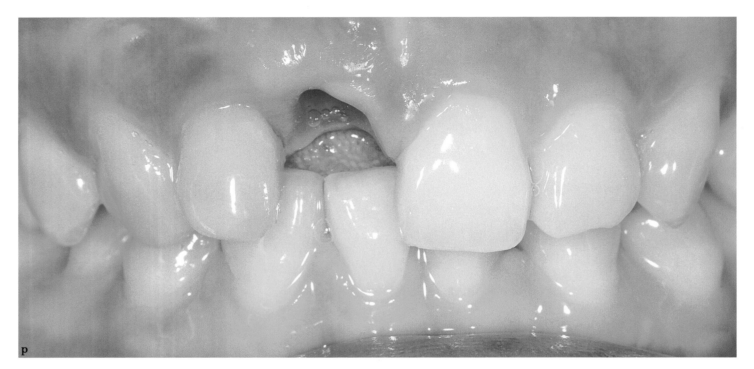

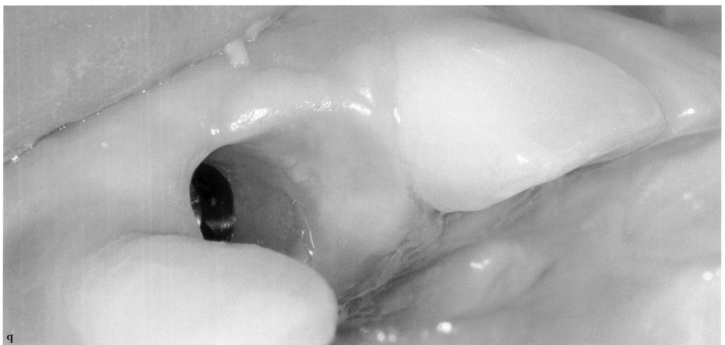

图 14-13 上颌中切牙拔牙位点保存、Ⅲ型种植（续）

p，q. 种植体周围软组织成形。经过 4 个月愈合期，骨结合良好，临时修复体塑形牙龈 2 个月之后，形成最终的龈缘形态。牙龈弧线和上颌左侧中切牙基本对称，两侧龈乳头高度无退缩，穿龈轮廓满意，过渡带的沟内上皮成熟、稳定

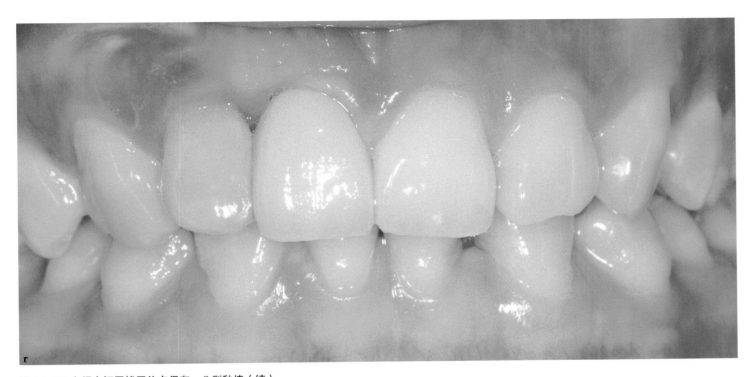

图 14-13　上颌中切牙拔牙位点保存、Ⅲ型种植（续）
r. 戴入粘接固位的最终修复体。龈缘形态和邻牙基本协调一致，牙龈形态和左侧中切牙基本对称，美学效果良好，患者非常满意
种植外科程序：宿玉成教授、戈怡主治医师；种植修复程序：戈怡主治医师；技工室程序：姜秀瑛；病例完成时间：2009 年

14.3.3　上颌第一前磨牙拔牙位点保存、早期（Ⅲ型）种植

54 岁男性患者，上颌左侧第一前磨牙根管充填治疗 1 周之后冠根联合折（近远中向纵折），无法保留，建议拔除之后种植修复。患者不吸烟，高血压病史。患者口腔卫生良好，口腔卫生维护及时，依从性强。患者牙列不整齐，因工作繁忙不能接受正畸治疗，但对其他牙病治疗非常及时。患者在本门诊曾做过种植治疗，希望拔牙之后进行种植修复，并且希望即刻种植。告知患者因该牙位牙槽窝解剖形态的限制，即刻种植必须辅助引导骨再生程序，而且

无张力创口关闭需要较为广泛的翻瓣，可能会给患者的工作带来不便。但是，患者的保健牙医和患者本人均担心如果不即刻植入种植体、任凭拔牙窝自然愈合可能会发生牙槽嵴吸收和龈乳头退缩。最后患者知情同意的治疗方案如下（图 14-14）：拔除上颌左侧第一前磨牙，拔牙位点保存，4 个月时早期（Ⅲ型）种植。患者担心过渡义齿会压迫软组织，主动放弃在戴入种植体支持式最终修复体之前的任何过渡修复。

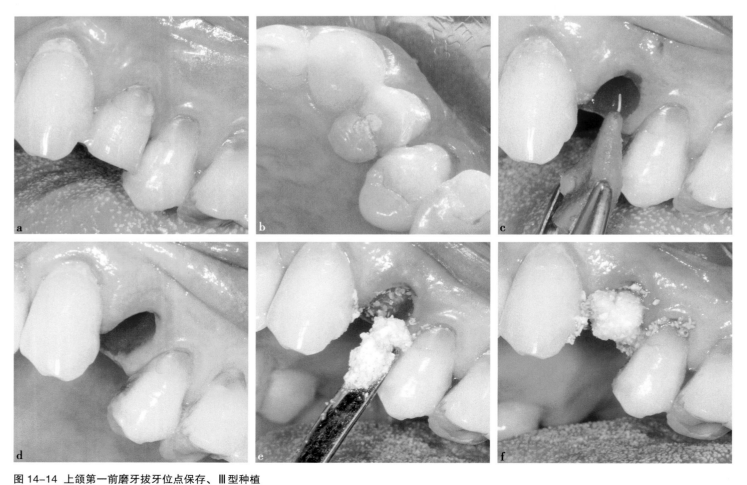

图 14-14　上颌第一前磨牙拔牙位点保存、Ⅲ型种植
a～f. 拔牙位点保存。a. 术前侧面观可见牙龈无明显炎症表现　b. 术前𬌗面观可见上颌左侧第一前磨牙近远中向纵折　c. 微创拔除第一前磨牙，注意保护牙槽窝骨壁完整，可见牙根尖端牙胶尖穿出，根管超填　d. 彻底清理拔牙窝之后　e, f. 根尖区 1/2 的部分植入去蛋白牛骨基质（Bio-Oss, Geistlich），冠 1/2 处植入去蛋白牛骨基质 – 胶原复合材料（Bio-Oss Collagen, Geistlich）

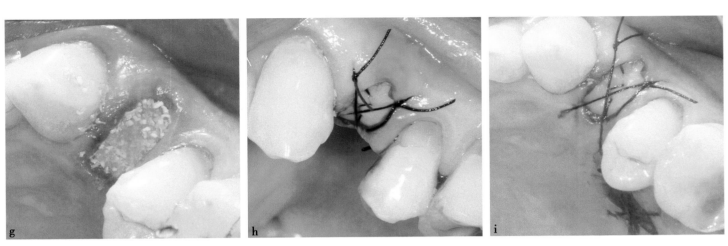

图 14-14　上颌第一前磨牙拔牙位点保存、Ⅲ型种植（续）
g ～ i. 拔牙位点保存。g. 压实拔牙窝表面的骨代用品，表面平齐拔牙窝颈部龈缘，拔牙窝内出血浸润移植材料　h, i. 将切取的腭黏膜瓣放置在拔牙窝表面，8 字缝合。黏膜瓣严密封闭了拔牙窝，紧贴下方的骨代用品

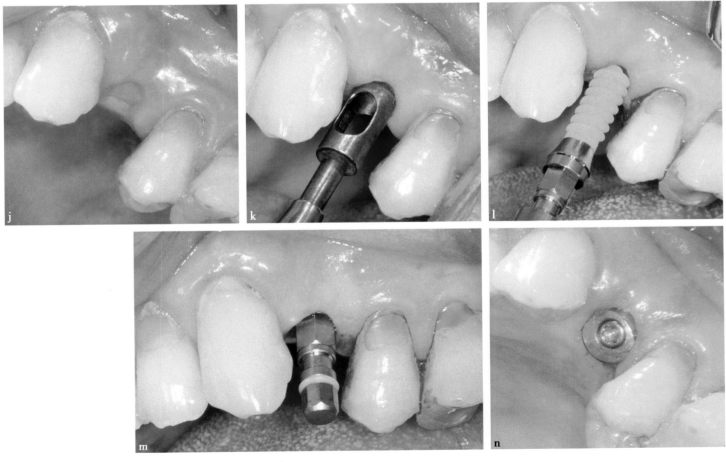

图 14-14　上颌第一前磨牙拔牙位点保存、Ⅲ型种植（续）
j ～ n. 植入种植体。j. 拔牙位点保存 4 个月时，可见完美的愈合状态。在愈合过程中，完美地保存了龈缘和龈乳头的位置与形态 。此时，启动种植体植入程序　k, l. 利用软组织环切技术不翻瓣植入软组织水平种植体（Straumann，种植体直径 4.1mm，种植体平台直径 4.8mm，光滑颈部高度 1.8mm，种植体长度 12mm）　m. 种植体处于理想的三维位置与轴向，骨密度较高，种植体初始稳定性良好（＞35Ncm）　n. 选择 3mm 美学愈合帽封闭种植体，唇斜面朝向唇面

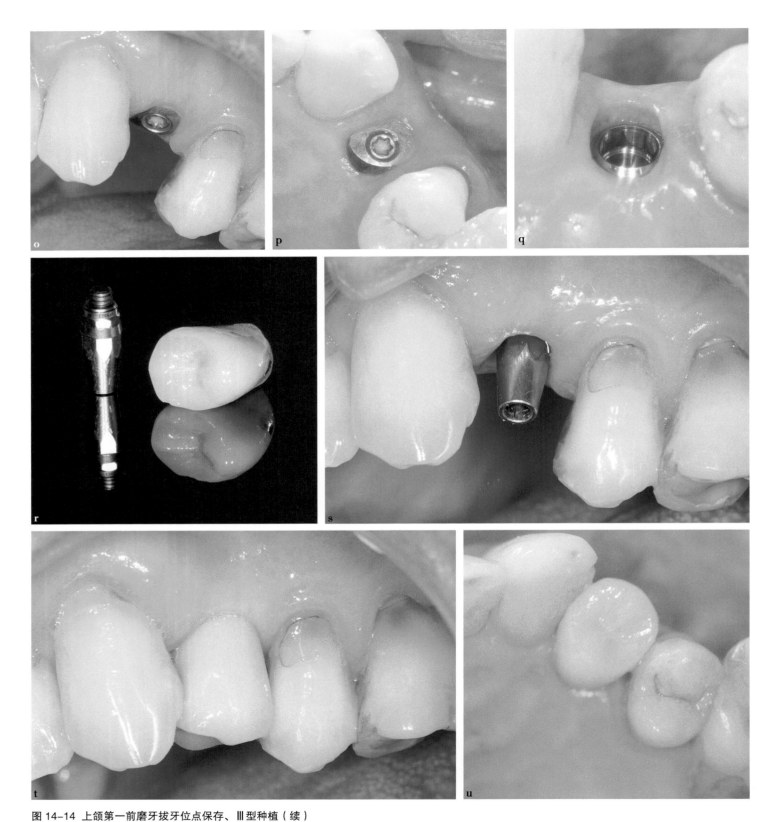

图 14-14 上颌第一前磨牙拔牙位点保存、Ⅲ型种植（续）

o ～ q. 种植体非潜入式愈合两个月之后。可见黏膜愈合良好，两侧龈乳头无退缩，过渡带的沟内上皮成熟、稳定，可以进入修复程序　r ～ u. 种植体负荷。r. 印模之后，按照患者自己选定颜色制作金属烤瓷最终修复体　s. 安放双八角直基台，旋紧至 35Ncm　t. 戴入粘接固位最终修复体的即刻侧面观，极佳的龈乳头和龈缘位置以及附着龈质量。因压力造成唇侧龈缘部分发白，将在 15 分钟之内退去　u. 戴入粘接固位最终修复体的𬌗面观

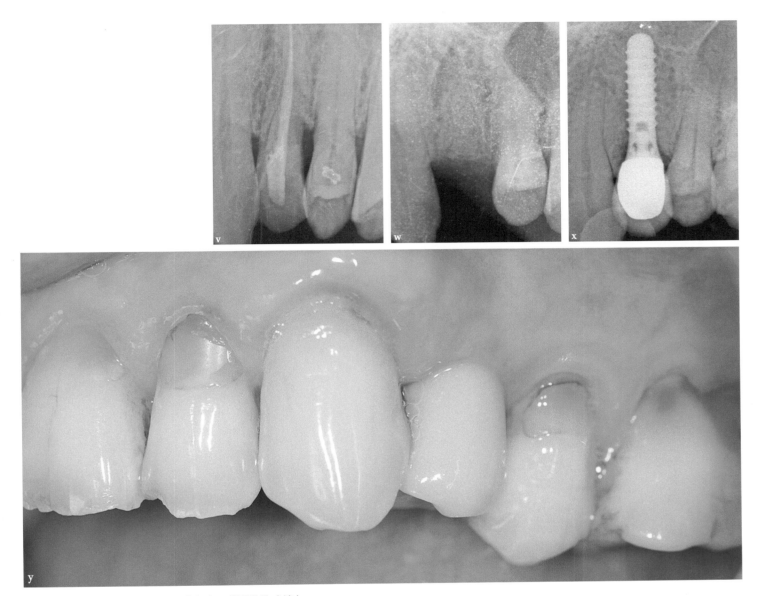

图 14-14　上颌第一前磨牙拔牙位点保存、Ⅲ型种植（续）

v ~ x. 根尖放射线片。v. 拔牙位点保存之前，显示近中和远中牙槽嵴高度降低　w. 拔牙位点保存之后 2 个月时，显示牙槽窝内新骨形成，骨密度较高，邻面牙槽嵴高度增加　x. 戴入修复体之后，显示邻面牙槽嵴高度稳定。尽管并非平行投照的根尖放射线片，仍然可以得出拔牙位点保存有利于保存，甚至改善邻面牙槽嵴高度　y. 修复 1 年之后复查时的侧面观，可见黏膜健康，牙龈高度稳定，龈乳头无明显退缩，和周围软组织协调一致，软组织美学效果满意

种植外科程序：宿玉成教授、戈怡主治医师；种植修复程序：耿威副主任医师；技工室程序：姜秀瑛；病例完成时间：2007 年

14.3.4 下颌第一前磨牙拔牙位点保存、延期（IV型）种植

34岁男性患者，下颌左侧第一前磨牙修复体失败。口腔内检查可见残根断面位于龈下，周围牙龈发红，肿胀明显，唇侧牙龈退缩，角化龈消失。不松动，叩诊（－）。患者不吸烟，无系统病史。根尖放射线片显示牙根周围较大阴影，但比较模糊，难以确诊。开始的治疗计划是拔出患牙，延期种植。

但是，在拔牙过程中发现牙根侧壁附着6.0mm×5.5mm的肉芽肿，并有一条索状结缔组织移植延伸至残根颈部，导致牙根周围骨壁的严重破坏，颊侧骨板完全丧失。由此推断牙槽窝难以实现骨性愈合。在术中建议患者先实施拔牙位点保存，半年之后延期种植。在患者知情同意之后启动了该治疗计划（图14-15）。

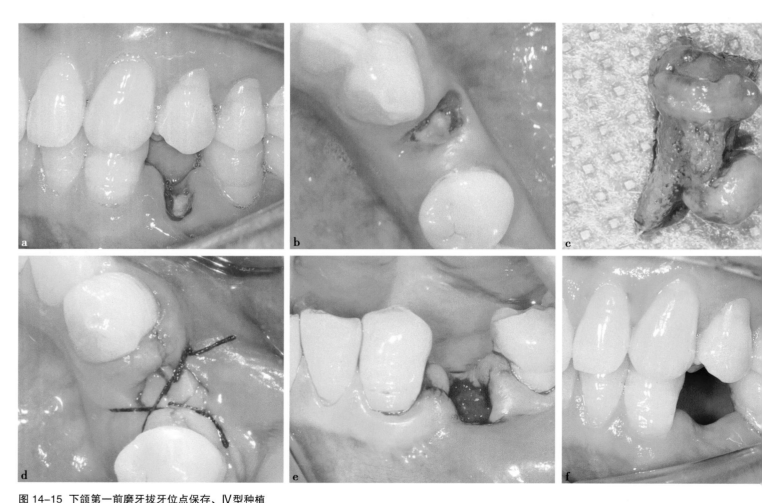

图14-15 下颌第一前磨牙拔牙位点保存、IV型种植
a～c. 拔出患牙。a，b. 拔牙之前的侧面观及殆面观，可见龈缘和龈乳头肿胀发红，唇侧牙龈严重退缩　c. 拔出残根，发现牙根侧壁附着6.0mm×5.5mm的肉芽肿，并有一条索状结缔组织移植延伸至残根颈部，导致牙根周围骨壁的严重破坏，颊侧骨板完全丧失。患者同意进行拔牙位点保存
d～f. 拔牙位点保存。d，e. 彻底清理拔牙窝之后植入去蛋白牛骨基质–胶原复合材料（Bio-Oss Collagen，Geistlich），创口内出血浸透了骨代用品。用腭黏膜瓣封闭创口，8字缝合固定黏膜瓣　f. 拔牙位点保存6个月之后，可见黏膜愈合良好，炎症消失，牙槽嵴丰满，出现角化黏膜，启动种植治疗程序

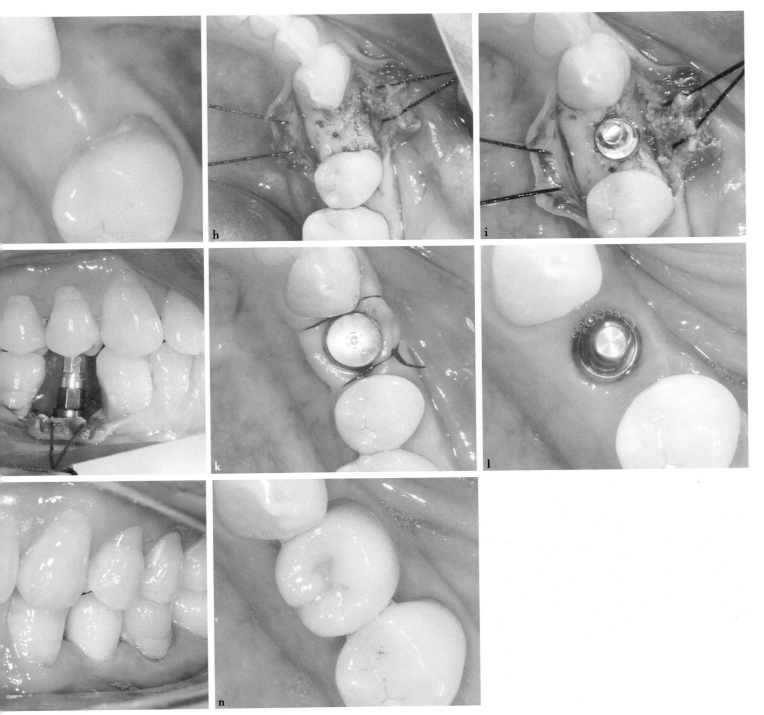

图 14-15　下颌第一前磨牙拔牙位点保存、Ⅳ型种植（续）

g～l. 种植治疗。g. 种植体植入之前的𬌗面观，可见牙龈质量良好，牙槽嵴宽度已恢复正常　h. 翻黏骨膜瓣，可见完美的修复性骨再生，新骨形成和周围骨组织融合为一体，呈骨皮质样表现，牙槽嵴颊舌向骨宽度充足

i～k. 因骨量充足，在理想的三维位置上植入软组织水平种植体（Lifecore，种植体直径 4.1mm，种植体平台直径 4.8mm，光滑颈部高度 1.8mm，种植体长度 10mm），种植体的初始稳定性极佳（＞35Ncm），非潜入式愈合　l. 3 个月之后启动修复程序，种植体三维位置良好，选择实心基台作为修复基台

m，n. 种植治疗。m. 戴入粘接固位的最终修复体，因压力造成颈部黏膜暂时性发白。牙龈及龈乳头和周围邻牙协调一致　n. 𬌗面观可见骨唇侧丰满度良好

种植外科程序：宿玉成教授、戈怡主治医师；种植修复程序：耿威副主任医师；技工室程序：姜秀瑛；病例完成时间：2005 年

14.3.5 上颌中切牙和侧切牙拔牙位点保存、过渡义齿软组织成形

29 岁外地女性患者，上颌右侧中切牙和侧切牙冠修复体脱落，剩余残根，无保留价值。其牙医与患者一起来门诊，要求进行拔牙位点保存治疗。口腔内检查可见残根断面位于龈下，断面龋坏，质地较软。牙龈红肿，龈乳头退缩，唇侧丰满度尚可。两残根不松动。患者不吸烟，无系统病史。治疗计划：拔除上颌右侧中切牙和侧切牙残根，位点保存治疗。

因为患者不能中断其演艺工作，没有采用腭黏膜瓣封闭创口，而是选择了加厚型胶原膜（Mucograft, Geistlich）。同时患者也不能暴露牙缺失，因此，拔牙位点保存同期戴入天然牙支持的过渡义齿。事实上，良好塑形和稳固固位的过渡义齿有助于软组织成形（图 14-16）。本病例选择了邻牙固位的固定义齿。软组织成形完成之后，将患者转回其牙医处，择期种植治疗。

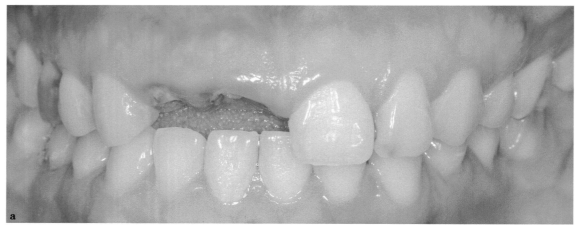

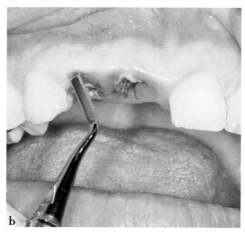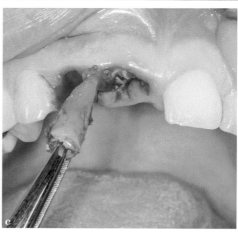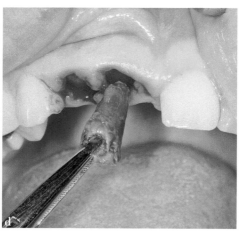

图 14-16 上颌中切牙和侧切牙拔牙位点保存、软组织成形
a～d. 拔出患牙。a. 拔牙之前的正面观可见上颌右侧中切牙及侧切牙为残根，牙龈红肿呈炎症表现，两颗牙之间的龈乳头略有退缩，残根断面位于龈下
b～d. 分离牙龈，微创拔除中切牙和侧切牙牙根，拔牙过程中术中尽量不破坏拔牙槽窝骨壁

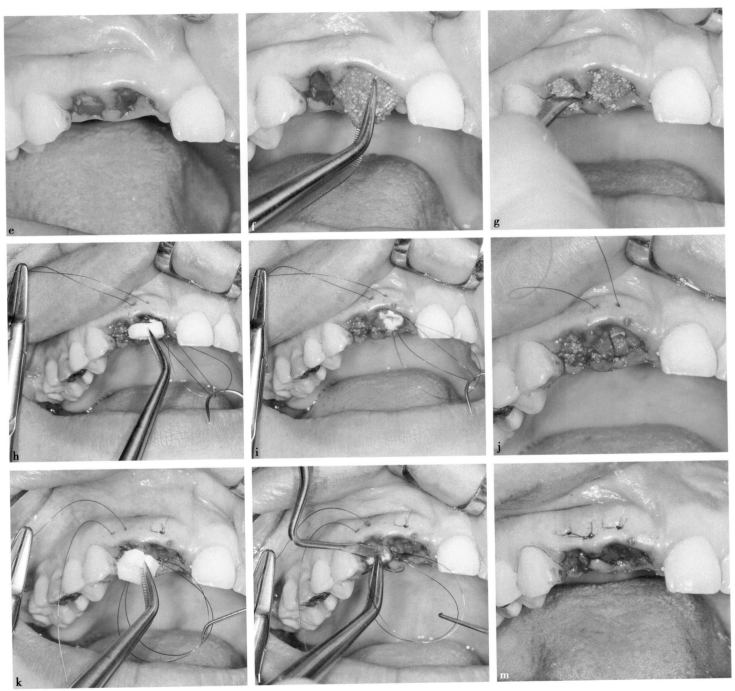

图 14-16　上颌中切牙和侧切牙拔牙位点保存、软组织成形（续）
e ～ m. 拔牙位点保存。e ～ g. 彻底清理拔牙窝，拔牙窝内植入去蛋白牛骨基质 – 胶原复合材料（Bio-Oss Collagen，Geistlich）。压实骨代用品材料，拔牙窝内出血浸润了移植材料　h ～ m. 按照牙槽窝表面形态休整加厚型胶原膜（Mucograft，Geistlich），胶原膜边缘和龈缘对位良好，完全覆盖移植材料，用褥式缝合的方法固定胶原膜

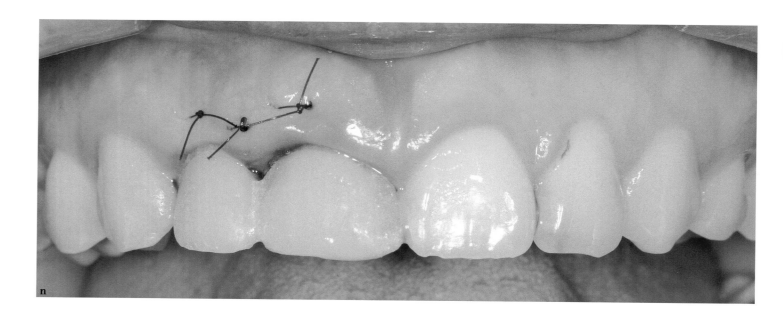

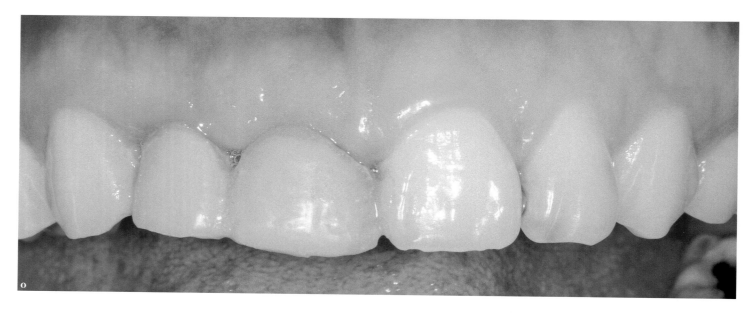

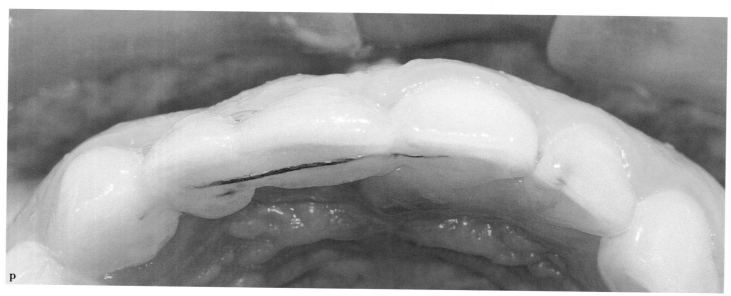

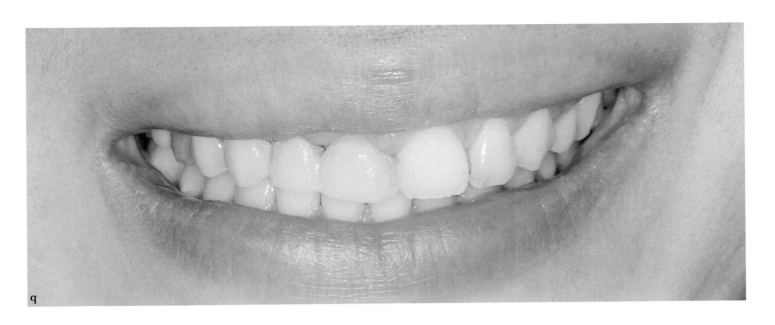

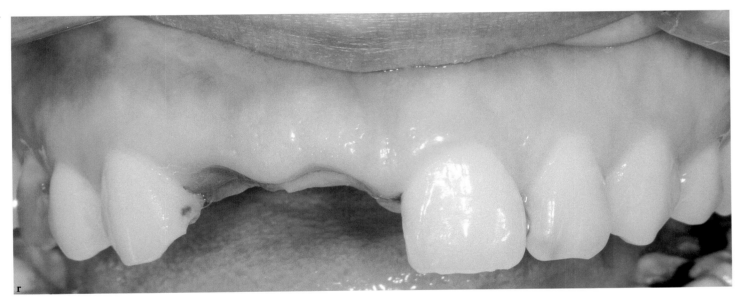

图 14-16　上颌中切牙和侧切牙拔牙位点保存、软组织成形（续）

n～r. 软组织成形。n. 戴入树脂材料制作的类马里兰桥作为过渡义齿，保存牙龈及龈乳头形态，同时保证患者的工作需求　o～r. 患者在演出时一直佩戴过渡义齿。拔牙位点保存 2 个月之后复诊，可见黏膜愈合良好，唇侧丰满，缺牙位点仍保留了牙龈曲线及龈乳头形态，理想的龈缘龈乳头位置为获得种植治疗的美学效果创造了条件。至此，已经完成了上颌中切牙和侧切牙拔牙位点保存以及软组织成形，将其转回其牙医处，按照他们自己的计划择期启动种植治疗程序

种植外科程序：宿玉成教授、戈怡主治医师；软组织成形程序：戈怡主治医师；病例完成时间：2011 年

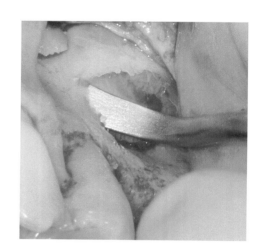

Chapter 15

Sinus Floor Elevation

Su Yucheng, Pi Xuemin

第 15 章　上颌窦底提升

宿玉成　皮雪敏

15.1　上颌后部种植的特殊因素

15.1.1　上颌后部种植的有利因素

上颌后部种植治疗,约占种植病例的1/3,骨量、骨密度以及手术入路等方面存在外科程序的特殊性。

非美学因素

上颌后部种植通常为非美学种植病例,不具备美学风险。其种植的主要目标是获得长期稳定的骨结合、尽可能减轻外科创伤和降低术中与术后并发症发生的可能。

牙槽嵴的颊舌向距离

牙齿拔除之后,拔牙位点同样会发生水平向和垂直向骨吸收。由于上颌后部牙槽嵴较宽,而且上颌后牙区水平骨吸收和垂直骨吸收几乎是相等的,很少出现刃状牙槽嵴,牙槽嵴顶的轮廓较为圆钝。刃状牙槽嵴往往出现在因牙周病导致的长时间的牙列缺失病例,而且是前上颌区与后上颌区同时存在刃状牙槽嵴。

因此相对于种植体植入而言,前磨牙和磨牙区牙槽嵴宽度充足,通常不需要水平向骨增量程序。偶尔出现前磨牙位点的牙槽嵴宽度不足,或严重的根尖周病和拔牙操作广泛破坏颊侧或腭侧骨板时,才辅助进行种植体同期或分阶段的水平向骨增量程序。

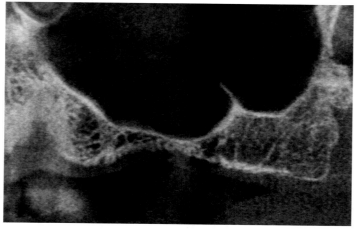

图15-1　上颌窦气化
上颌窦广泛气化,上颌窦腔范围增大,形态不规则,并可见窦底分隔存在

15.1.2　上颌后部种植的不利因素

骨密度

磨牙区通常为Ⅲ类和Ⅳ类骨密度,骨皮质较薄,甚至不完整,骨松质的骨小梁疏松,上颌结节区的骨松质往往呈粗网状。在前磨牙区偶尔可见为Ⅱ类骨密度。

牙槽嵴的垂直向距离

超过四分之一的病例存在牙槽嵴高度不足,需要进行垂直向骨增量程序。骨高度不足通常发生于磨牙区和第二前磨牙,有时甚至波及第一前磨牙和尖牙位点。

牙槽嵴高度不足的因素包括上颌窦气化和(或)牙槽嵴顶吸收。

● **上颌窦气化**　上颌窦气化通常被归类为生理性因素。出生时上颌窦内充满液体,在恒牙发育和萌出的后期逐渐发生气化,成为空腔,称为上颌窦气化(maxillary sinus pneumatization)(图15-1)。随着年龄增长,上颌窦气化程度增加,上颌窦的范围增大,窦腔可向前和向后扩张,侵入牙槽骨,造成窦底位置逐渐降低,甚至牙根伸入窦腔。牙缺失后上颌窦会进一步气化,导致牙槽骨的垂直向高度降低,有时整个牙槽骨被完全气化,只有纸样薄层骨板将上颌窦和口腔黏膜分开。上颌窦骨壁没有重要肌肉附着,故其最重要的功能刺激来自于咀嚼压力,即上颌牙缺失后,作用于上颌窦的压力降低,由于缺乏来自于牙的功能刺激,上颌窦壁逐渐变薄。吸气时上颌窦内存在负压作用,气化程度的增加能引起剩余牙槽骨吸收,使上颌窦有扩张的趋势。某些牙列缺失病例的上颌窦底高度可以与鼻底平齐。

● **牙槽嵴吸收**　垂直向牙槽嵴吸收通常被归类为病理性因素。上颌后部的牙槽嵴骨密度低而上颌磨牙通常有3个牙根,这使上颌磨牙获得了理想的稳定作用,所以只有牙槽嵴已经发生了广泛的骨破坏时(例如牙周病和根尖周病所致)才出现牙松动。因此到患者失牙或同意拔牙时,通常已经发生了严重的垂直向骨破坏。

15.1.3　牙槽嵴高度不足的临床分类

基于病因的分类

　　基于病因可以分类为上颌窦气化和（或）牙槽嵴顶吸收三种类型，其骨增量原则不同。

● **上颌窦气化**　临床表现为上颌窦底高度降低，但牙槽嵴高度正常。骨增量程序通常为上颌窦底提升。

● **牙槽嵴顶吸收**　临床表现为牙槽嵴顶的垂直向高度降低、𬌗龈距离过大，但上颌窦底的高度尚可。骨增量程序通常为牙槽嵴顶的外置法块状自体骨移植。

● **上颌窦气化合并牙槽嵴顶吸收**　临床表现为上颌窦底过低和𬌗龈距离过大。骨增量程序为上颌窦底提升同期外置法块状自体骨移植。

　　事实上，尽管存在上颌窦气化合并牙槽嵴顶吸收所导致的上颌窦底过低，但尽量在上颌窦底提升和外置法块状自体骨移植之中选择一种术式，避免双向作战。

基于骨增量方案的分类

　　上颌后部牙槽嵴高度的临床，通常是基于对种植体植入是否需要骨增量和骨增量的类型进行分类[1~3]。原则上，在种植方案的设计时要参考如下因素：

● 上颌后部的骨密度较低，通常以植入长度为 10.0mm 的标准直径种植体和长度为 8.0mm 的宽直径种植体作为标准种植方案。否则，应当选择上颌窦底提升程序。

● 必须理解牙槽嵴顶骨皮质厚度和种植体形状对种植体初始稳定性的影响。例如，上颌窦底牙槽嵴顶和窦底的双骨皮质结构共同参与种植体的初始稳定性，颈部具备锥形、锥度或密螺纹设计会提高种植体的初始稳定性。

15.1.4　上颌后部种植的方案设计原则

　　基于上颌后部的解剖学特点，上颌后部骨组织可能存在的问题包括骨密度低、骨高度和（或）骨宽度不足等问题，相应的种植治疗方案设计如下：

利用剩余骨量

　　目前，对上颌后部骨量不足存在几种不进行骨增量前提下的种植体植入技术。

● **种植体植入颧骨**　将特殊类型的颧骨种植体（zygomatic implant）经上颌后部牙槽嵴和上颌窦腔，穿入颧骨，并依靠颧骨固位[4]，外科操作程序复杂。

● **种植体植入翼突**　将种植体植入翼突（pterygoid implant）。由于种植体的位置过于远中、翼板的厚度和丛突损伤等问题，该技术鲜有报道。

● **成角度的植入种植体**　将种植体植入的轴向向近中向和远中向倾斜，避开重要的解剖结构，例如上颌窦和颏孔等。在牙列缺失的患者，用成角度的种植体植入进行短牙弓的固定修复获得了临床的证实。修复倾斜的种植体，应当具备配套的角度基台。

增加骨密度

　　可以应用骨挤压的方法增加骨密度。骨挤压器分为螺旋式和捶击式两种。不管哪种骨挤压器，都可能导致种植窝过热或种植窝轴向偏离（圆钝的挤压器顶端不利于控制方向）。因此在临床中的应用逐渐减少，而通过改善种植体表面处理提高种植体骨愈合的速度。

增加剩余骨高度

　　这是上颌后部种植面临的主要问题。方法如前所述，包括上颌窦底提升和外置法块状自体骨移植两种骨增量技术。外置法块状自体骨移植将在其他章节中讨论。

　　上颌窦底提升可以同期或分阶段的植入种植体。上颌窦底提升同期种植的优点包括：

● **缩短了治疗周期**　因为在窦底提升同时植入种植体省去了骨增量的愈合阶段。

● **减少手术次数**　省去了种植体植所需的另外一次手术。

● **有利于种植体 – 骨界面的充分愈合**　通常 6 个月的愈合期为种植体骨结合创造了时间上的优势。

上颌窦底提升同期植入种植体的先决条件是种植体要具备初始稳定性。目前,还没有关于此治疗方案的种植体初始稳定性的域值数据,其最低要求为种植体稳定、在长轴方向上没有晃动。因此,当剩余牙槽嵴高度较低(例如 2.0mm)时,必须同时满足如下三个条件才能够选择上颌窦底提升同期种植:

- 牙槽嵴具备完整的双骨皮质结构。
- 颈部带有锁结能力的种植体。
- 准确无误的牙槽窝预备。否则,应当选择上颌窦底提升分阶段种植的治疗方案。

15.1.5　上颌窦底提升的临床技术

上颌窦底提升的概念

上颌窦底提升(maxillary sinus floor elevation)或上颌窦底骨增量(maxillary sinus augmentation),是针对因上颌窦气化导致的上颌窦底过低、牙槽嵴高度不能满足种植体长度要求的病例,将上颌窦底黏膜抬起,植入骨增量材料同期或分阶段植入种植体。抬高的黏膜形成上颌窦底的新位置。某些文献将其称为"上颌窦提升(sinus elevation, sinus lift, sinus lift surgery)"则为误称[5]。

上颌窦底提升包括两种经典的临床技术,即侧壁开窗上颌窦底提升技术和穿牙槽嵴顶上颌窦底提升技术。

穿牙槽嵴顶上颌窦底提升技术

Summers 提出了穿牙槽嵴顶入路上颌窦底提升技术[6]。该技术用 Summers 设计的顶端锋利、凹形的骨凿(Summers osteotomes, 萨默斯骨凿),用捶击方法将上颌窦底骨板折断,将上颌窦底黏膜和骨板同时顶起,达到提升窦底骨壁和黏膜的目的(剩余骨高度 4～5mm)。具体方法是:种植窝预备(或骨密度低时逐级挤压)、深度达到距上颌窦底 2.0mm 处,植骨,冲顶,再植骨,同期植入种植体,初期创口关闭。通过与骨凿直径的级差备洞,使顶端锋利、凹形的 Summers 骨凿能够带入部分骨组织。

尽管很多学者对这种上颌窦底提升技术存在异议,但仍然受到医师和患者的欢迎,也成为种植治疗的常规术式。在中文文献中也被简称为上颌窦底内提升技术或冲顶技术。

Summers 提出的另外一种内提升技术:用直径 6mm 的环锯切割、提升、植入骨代用品、缝合,愈合 6 个月之后植入种植体,因为技术繁琐、治疗周期较长没有被广泛采用。

上颌窦侧壁开窗上颌窦底提升技术

Boyne、Tutam 在 20 世纪 70 年代, 就开始采用上颌窦根治术的上颌窦侧壁开窗(Caldwell-Luc opening)方法提升上颌窦底: 剥离上颌窦底黏膜,植入自体骨松质颗粒,提升上颌窦底, 3 个月后切除术前存在的上颌窦底。其目的并非种植治疗,而是提高𬌗龈距离以满足传统活动义齿的修复需要。

1980 年, Boyne 等首次发表了第一篇关于上颌窦底提升外科技术和治疗效果的详尽报道[7]。应用 Caldwell-Luc opening 术式剥离上颌窦底黏膜,植入自体骨松质颗粒,提升上颌窦底, 3 个月后植入叶片状种植体。之后, Tatum 采用同样的开窗技术提升上颌窦底,但未剥离开窗外侧骨板,将其保留作为上颌窦新窦底的骨壁[8]。之后,将骨壁开口的位置置于上颌窦前壁、牙槽嵴水平[6,9]。在此之前,上颌窦底位点曾是种植治疗的禁区。

1996 年,骨结合学会(Acdemy of Osseointegration)召开了关于上颌窦底提升的共识性研讨会(Sinus Consensus Conference),内容包括骨移植材料、种植体类型、种植体植入时机、种植体失败分析、放射线分析、适应证和禁忌证、修复过程和专用术语等诸多方面。迄今,上颌窦侧壁开窗的上颌窦底提升技术已经成为种植治疗的常规术式,在中文文献中通常简称为上颌窦底外提升技术。

15.1.6　上颌窦底的放射线检查

就诊断、治疗方案设计与实施,以及避免外科并发症风险而言,上颌窦底提升必须经过明确的放射线诊断与检查,包括曲面体层放射线片和 CT 或锥形束 CT 扫描。在锥形束 CT 问世之前,通常是必须拍摄曲面体层放射线片。由于可能发生必要信息的漏诊,所以在必要时追加螺旋 CT 扫描。显然,通过曲面体层放射线片确认"必要时"本身就是一种风险,但是常规进行螺旋 CT 扫描存在为患者带来不便、放射线接受剂量和成本等问题。锥形束 CT 基本消除了如上问题,因此应当成为上颌窦底提升的术前常规。必须经过放射线诊断确认以下信息,这些信息是上颌窦底提升的必备信息。

在术前的 CT 影像中,要检查矢状面和冠状面中软组织及硬组织的情况。其中最重要的检查项目包括上颌窦内分隔的高度、上颌窦黏膜的厚度、开窗部位骨壁上血管的位置等。具体的检查项目如下:

- **牙槽嵴顶的位置**　在放射线线影像上,牙槽嵴顶线不清晰的部位大多存在根尖病变或者是拔牙窝未完全愈合。因为牙槽嵴顶线不清晰的部位有软组织存在,所以应彻底刮除该部位的软组织,并填入骨移植材料,范围较大的骨缺损还需要使用可吸收膜进行引导骨再生。当牙槽骨严重吸收而导致上颌窦黏膜与口腔黏膜之间无牙槽骨存在时,因不易将两层粘连的黏膜剥离开,而且极易造成黏膜穿孔,故应视为上颌窦底提升术的非适应证。

- **上颌窦底的位置**　一般当上颌窦底位置不清晰时,上颌窦黏膜较难剥离;当上颌窦内有钙化组织存在时,采用常规方法剥离上颌窦黏膜容易造成穿孔。

- **上颌窦底至牙槽嵴顶的距离**　残存的牙槽骨高度决定了开窗位置和上颌窦底的提升量。

- **牙槽嵴顶的宽度**　如果水平骨量不足,则需要进行 GBR。为了防止骨吸收,植体外侧最少需要有 1mm 厚的骨壁存在,所以若植入直径 4mm 的种植体,则需要牙槽嵴顶宽度最少为 6mm。当牙槽嵴宽度不足时,需要进行引导骨再生,并参照垂直向骨量决定种植体植入的方式(同期植入法或后期植入法)。另外,对于有夜磨牙等咬合功能异常的患者,需要采用引导骨再生和使用临时修复体来增加种植体周围的骨量和成骨密度。

- **上颌窦内壁的近远中距离**　当上颌窦的前后距离太长时,若仅做一处开窗,则手术视野难以保证,手术器械不易到达,进而增大上颌窦黏膜剥离和提升的难度,所以需要做 2～3 处开窗。

- **上颌窦的宽度**　上颌窦宽度是指颊侧骨壁至鼻腔壁的距离,该距离会因个体差异或上颌窦提升部位而不同。当距离过宽或过窄时,都不适合选择翻入式进行手术。另外,因移植骨的新骨形成是先从与既存骨接触的部位开始,故如上颌窦宽度过宽,则中心部位的新骨形成需时较长。

- **上颌窦内分隔的高度**　上颌窦内分隔的发生概率约为 30%。分隔可以位于上颌窦的冠状面,也可以位于矢状面。上颌窦存在单室或多室构造,若开窗处有大的分隔存在,则适合选择两壁揭盖式手术,先在分隔两侧开窗,然后从两个窗的底部逐渐往上剥离上颌窦黏膜至顶部。

- **侧方开窗部位骨壁的厚度**　侧方开窗部位骨壁厚度过薄(不足 1mm)或过厚(大于 2.5mm)时,磨削骨沟时要特别注意,防止黏膜穿孔。

- **牙槽骨内病变**　当牙槽骨内存在不良肉芽组织或囊肿时,必须先去除这些病变,再进行手术。

- **相邻牙根尖情况**　当上颌窦提升部位的邻近牙有根尖病变时,需要采用 CT 来诊断病变与上颌窦黏膜的位置关系。相邻牙的根尖病变应在术前进行治疗。有时,还可见相邻牙根尖突出于上颌窦内,造成这种现象的原因有:在解剖结构上根尖即突出于上颌窦内、根尖病变造成牙槽骨吸收、因拔牙引起邻牙周围的牙槽骨自上颌窦底往下的吸收等。

- **上颌窦黏膜的厚度**　上颌窦黏膜会因牙齿或牙周组织来源的炎症感染而发炎,呈现慢性炎症反应而变得肥厚。这种炎症性肥厚的黏膜在剥离的刺激下易诱发术后感染。因此,若上颌窦黏膜有炎症应在提升黏膜前进行对症处理。

- **上颌窦内病变**　CT 影像中,如确诊上颌窦内有脓液、囊肿、肿瘤或者变应性鼻窦炎等,应先做相应治疗,待痊愈后再进行上颌窦底提升术。

- **开窗部位骨壁上血管**　在术前应采用锥形束 CT 检查,来确认上牙槽后动脉及其分支的粗度和在开窗部位上颌窦外侧骨壁上的走行情况。如开窗部位有血管走行,则适于采用剥离骨壁的揭盖式手术法,且开窗时需要注意不要伤及血管。

15.2 穿牙槽嵴顶上颌窦底提升

15.2.1 风险评估

穿牙槽嵴顶上颌窦底提升技术的优点显而易见：避免了广泛的翻瓣、开窗和上颌窦底剥离程序，节省了术中时间和患者的不适，降低了术后反应。但是，外科风险并未降低，反而增加了黏膜破裂的并发症风险。

风险评估与上颌窦侧壁开窗上颌窦底提升技术基本类似（见后文）。此外，必须额外考虑如下风险因素：

提升窦底黏膜的盲性操作

上颌窦底黏膜的提升是依靠捶击上颌窦底骨壁待其断裂之后，与其一同上移（图15-2）。骨壁断裂和窦底黏膜与周围骨壁的分离，均不是在直视下完成，属于盲性操作。因此，带来窦底黏膜是否完整的不确定性。确定的方法包括：

● 依靠医师的经验（感觉）。
● 反光板发射断裂骨板周围状态，并加以判断。
● 鼻腔鼓气实验，检查在预备的种植窝内是否存在气泡。

如有气泡，提示黏膜破裂，上颌窦腔的气体进入种植窝。

● 术后进行锥形束CT（高质量的锥形束CT）和螺旋CT扫描，直接判断。
● 术后持续的鼻腔出血最可能的原因是窦底黏膜破裂。

上颌窦底间隔位置多变

如果窦底间隔直接位于提升位点上方，将无法提升窦底黏膜；如果紧邻位点，易于导致黏膜破裂。

捶击时的不舒适感和脑震荡

如果预留的窦底骨板过高、窦底呈斜坡状或位于间隔下方，需要用较大的捶击力量才能断裂窦底骨板。过大的捶击力将给患者带来局部和脑部的极不舒适和极度恐惧，甚至脑震荡。因此，对看似简单的上颌窦底内提升技术，必须在术前进行3D放射线检查，避免此类并发症风险。

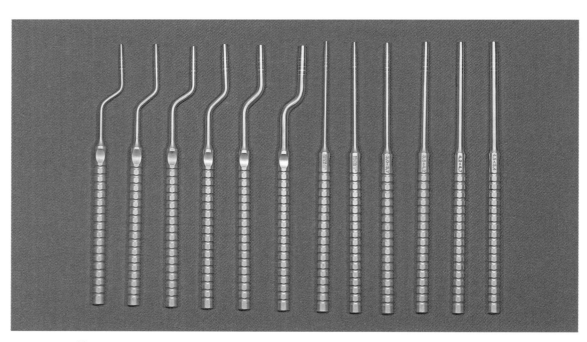

图15-2　穿牙槽嵴顶上颌窦底提升器械
建议医师使用锥状平头骨凿，可以在冲击上颌窦底的同时挤压种植窝侧壁。该系列器械包括成角度骨凿和直骨凿，成角度骨凿更适用于靠上颌后部的位点和张口度较小的病例

15.2.2 外科程序要点

一般性外科程序

一般性外科程序与常规种植相同。

种植窝预备的深度距离上颌窦底约 1.0mm。最后一级扩孔钻种植窝预备之后，开始提升窦底（图 15-3）。

断裂和提升上颌窦底

- 将与选择的种植体系统相匹配的萨默斯骨凿（Summers 骨凿）置于种植窝，捶击骨凿、断裂窦底骨板。
- 植入骨增量材料。在 Bio-Oss Collegan 问世之后，我们团队首选这种材料。Bio-Oss Collegan 遇到种植窝的血液之后，会马上浸透并略微膨胀。将其植入种植窝底部。
- 捶击饱含血液的 Bio-Oss Collegan，窦底骨板与其一起提升。同时，饱含血液的 Bio-Oss Collegan 释放血液和边缘的部分骨胶原颗粒，进入断裂的骨板周围，利用液压原理和机械冲击力的协同作用，起到剥离子的作用，安全、有效地提升上颌窦底的高度。
- 再次植入 Bio-Oss Collegan。
- 再次捶击 Bio-Oss Collegan，进一步提升上颌窦底的高度，使其达到预期的位置。种植窝的出血再次浸透 Bio-Oss Collegan。该方法通常可以将上颌窦底的骨板和黏膜提升 10.0mm 左右。

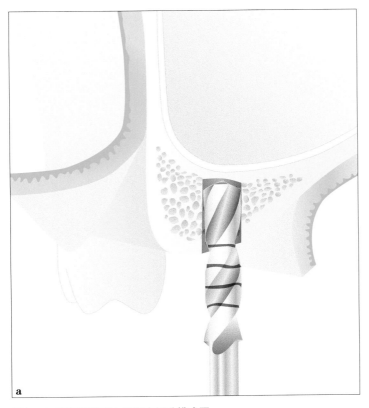
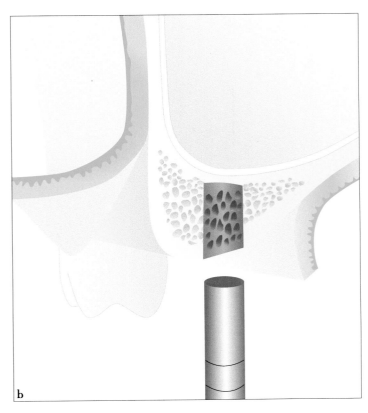

图 15-3 穿牙槽嵴顶上颌窦底提升模式图

a. 种植窝预备的顺序与种植体植入的常规顺序相同，种植窝预备的深度距离上颌窦底约 1.0mm b. 选择与种植窝相匹配的萨默斯骨凿

模式图绘制：北京口腔种植培训中心 - 袁苏

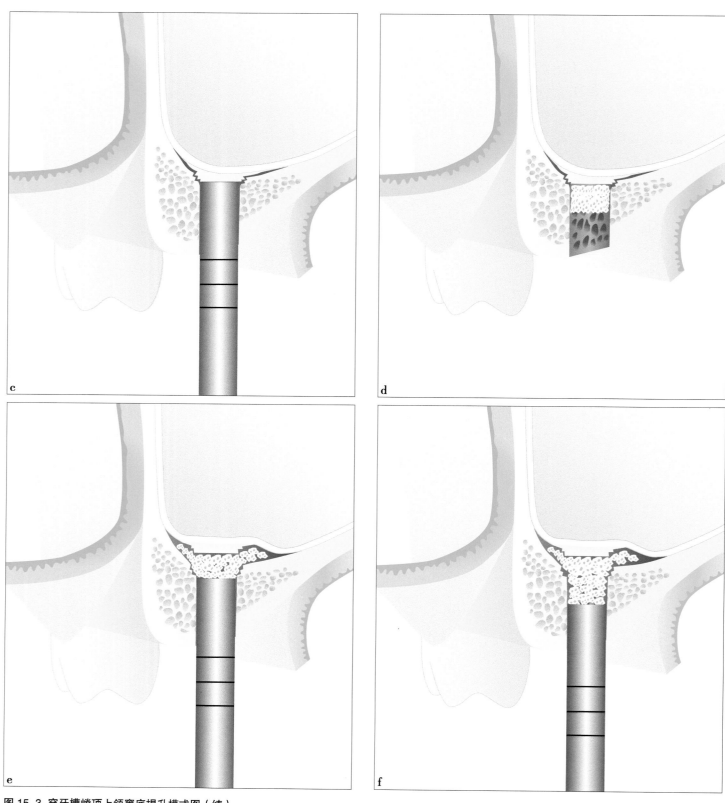

图 15-3 穿牙槽嵴顶上颌窦底提升模式图（续）
c. 以适当的力量捶击骨凿折断上颌窦底。切记此步骤只是折断上颌窦底，并非要提升上颌窦底黏膜　d. 在种植窝内植入骨增量材料。我们团队通常采用去蛋白牛骨基质－胶原复合材料（Bio-oss Collegan,Geistlich）　e. 生物材料植入之后即刻饱含种植窝内的血液。再次捶击骨凿。通过折裂的上颌窦底骨壁将生物材料推送到上颌窦底黏膜下方，此时生物材料与受挤压时释放的血液一起将上颌窦底黏膜从骨壁上剥离　f. 再次植入生物材料，重复之前的动作
模式图绘制：北京口腔种植培训中心－袁苏

15.2.3 并发症与处理

植入种植体

按照常规步骤植入种植体。此时种植窝的血液和 Bio-Oss Collegan 的混合物，在种植体的旋入动作下，会进一步分离断裂骨板周围的窦底黏膜。

骨密度为Ⅲ类以上，或扭力＞15Ncm 可以选择种植体的非潜入式愈合，常规负荷（SLA 或 SLActive 表面种植体）；骨密度为Ⅳ类，或扭力＜15Ncm 需要选择种植体的潜入式愈合方案，常规负荷。

脑震荡

如果出现脑震荡症状，对症处理。通常脑震荡可以自愈。在受伤后数天之内应注意病情变化，一般卧床休息 10 天左右即可。同时可选用一些镇静止痛药，以减轻头痛、头昏等症状。

黏膜破裂

术中发现黏膜破裂，将无法修补，只能中止手术。3 个月之后可选择外提升技术重新治疗。

其他并发症

可能发生与侧壁开窗的上颌窦底提升技术类似的并发症（见后文）。

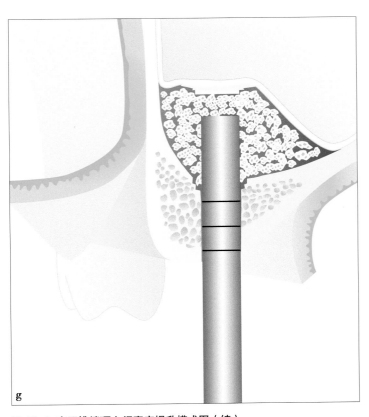 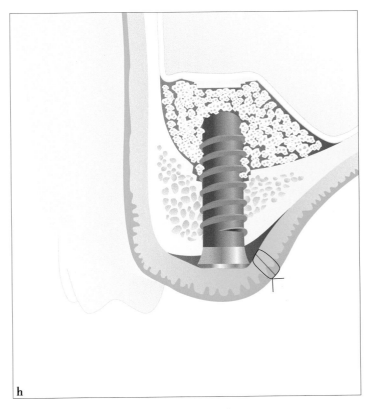

图 15-3 穿牙槽嵴顶上颌窦底提升模式图（续）

g. 经过三到四次的提升动作，将上颌窦底折断的骨片和窦底黏膜提升到预期的位置　h. 植入种植体，关闭黏骨膜瓣。在反复捶击骨凿时应当控制好方向，并且不要扩大种植窝，避免影响种植体初始稳定性。在该临床程序中，我们团队通常选择种植体平台直径大于种植体直径的软组织水平种植体

模式图绘制：北京口腔种植培训中心 - 袁苏

15.2.4 穿牙槽嵴顶的上颌窦底提升临床程序

单颗牙缺失位点的上颌窦底提升程序

　　55 岁女性患者，上颌左侧第一磨牙缺失 3 年，要求种植修复。无烟酒史，无糖尿病史，全身状况良好。锥形束 CT 扫描可见：上颌窦底高度 5.5mm，上颌窦底骨皮质和牙槽嵴顶骨皮质完整，上颌窦内无病变。治疗计划如下（图 15-4）：穿牙槽嵴顶上颌窦底提升同期植入种植体；潜入式愈合；常规负荷。

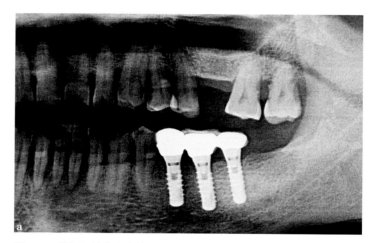

图 15-4 单颗牙缺失位点的上颌窦底提升
a. 手术之前的 CBCT 扫描，显示上颌窦底高度 5.5mm，上颌窦底骨皮质和牙槽嵴顶骨皮质完整

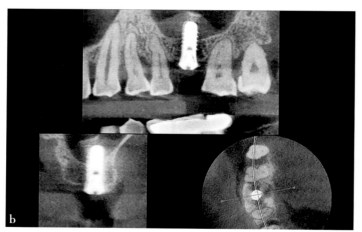

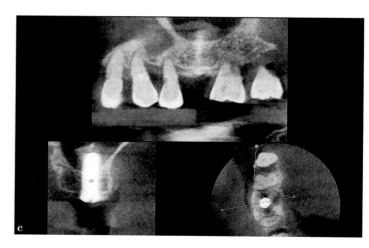

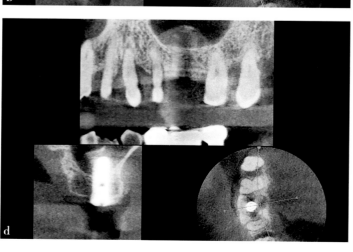

图 15-4 单颗牙缺失位点的上颌窦底提升（续）
手术之后的 CBCT 扫描。按照以上描述的步骤提升上颌窦底，生物材料为去蛋白牛骨基质 – 胶原复合材料（Bio-collegan，Geistlich），种植体为软组织水平种植体（Straumann，锥形柱状种植体，种植体直径 4.1mm，种植体平台直径 4.8mm，长度 10mm）。b. 种植体中心断层，可见重新形成的上颌窦底黏膜呈帐篷状，种植体被去蛋白牛骨基质 – 胶原复合材料所包绕，上颌窦底黏膜的提升高度超过 5.0mm　c，d. 种植体颊侧和腭侧断层，可见完美的帐篷样影像

连续多颗牙缺失位点的上颌窦底提升程序

61 岁男性患者，上颌左侧第一磨牙、第二磨牙因牙周病拔除，要求种植修复。无烟酒史，无糖尿病史，全身状况良好，左侧第二前磨牙Ⅲ°松动。锥形束 CT 扫描可见：第二前磨牙位点可用骨高度 13.0mm、第一磨牙位点窦底骨高度 6.5mm、第二磨牙位点窦底骨高度 4.5mm，上颌窦底骨皮质和牙槽嵴顶骨皮质完整，上颌窦内无病变。治疗计划如下（图 15-5）：第二前磨牙位点即刻（Ⅰ型）种植；第一磨牙和第二磨牙位点穿牙槽嵴顶上颌窦底提升同期植入种植体；潜入式愈合；常规负荷。

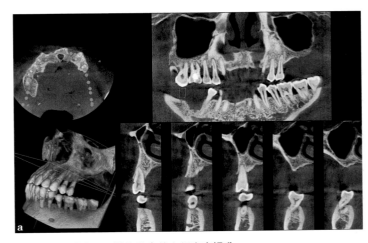

图 15-5 连续多颗牙缺失位点的上颌窦底提升
a. 手术之前的 CBCT 扫描，显示第二前磨牙位点可用骨高度 13.0mm、第一磨牙位点窦底骨高度 6.5mm、第二磨牙位点窦底骨高度 4.5mm，上颌窦底骨皮质和牙槽嵴顶骨皮质完整

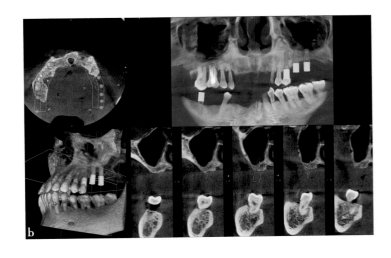

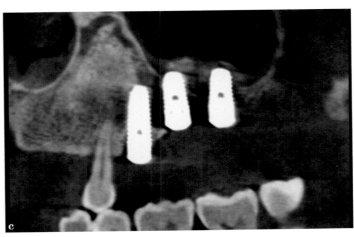

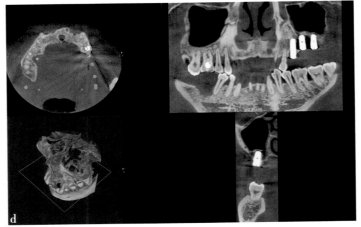

图 15-5 连续多颗牙缺失位点的上颌窦底提升（续）
b～d. 手术之后的 CBCT 扫描。按照以上描述的步骤提升上颌窦底，生物材料为去蛋白牛骨基质 - 胶原复合材料（Bio-collegan, Geistlich），种植体为软组织水平种植体（Straumann，锥形柱状种植体，种植体直径 4.1mm，种植体平台直径 4.8mm，第二前磨牙位点种植体长度 12mm、第一磨牙和第二磨牙位点种植体长度 8mm）。可见重新形成的上颌窦底黏膜呈帐篷状，种植体被去蛋白牛骨基质 - 胶原复合材料所包绕，上颌窦底黏膜的提升高度超过 5.0mm

15.3 侧壁开窗上颌窦底提升

15.3.1 风险评估

与单纯的种植体植入和其他骨增量手术相比，上颌窦侧壁开窗上颌窦底提升技术的主要风险为上颌窦底黏膜破裂、骨增量和种植体骨结合失败。与其相关的风险因素和其他风险因素如下：

系统性因素

影响种植治疗的所有疾病均为上颌窦底外提升的风险因素。尤其要注意的是糖尿病对上颌窦底大量骨移植带来的骨愈合风险，以及变态反应性疾病在术后导致的上颌窦和鼻腔症状。

殆龈距离过大

牙槽嵴顶骨吸收导致的垂直向高度降低，是牙槽嵴顶外置法块状自体骨移植的临床指征。对殆龈距离过大的病例选择上颌窦底提升的方法，会导致冠根比例失调。尽管目前不再刻意强调冠根比例是否会产生生物力学类问题，但是上颌窦底提升之后的冠根比例失调仍将面临种植体位于骨增量的上颌窦内这一事实。

上颌窦炎

上颌窦炎（maxillary sinusitis）是由于细菌、病毒、真菌或自身免疫等原因引起的上颌窦炎症，包括急性和慢性感染。急性炎症通常由单一细菌或真菌感染引起，慢性炎症通常由过敏或多种细菌感染引起。病因可以是牙源性的，例如根尖周病、根管超充、瘘管等，也可为耳或喉部来源的。无疑，急性上颌窦炎和已经形成脓性上颌窦的慢性上颌窦炎均为该术式的禁忌证。多数患者对慢性上颌窦炎并无自觉症状，通常依靠锥形束CT或螺旋CT扫描确认。

上颌窦黏膜非炎性病变

上颌窦黏膜息肉和囊肿较大时，应当经耳鼻咽喉科会诊和治疗之后再实施上颌窦底提升术。尽管目前缺乏这些疾病对治疗效果的影响，但对择期的种植治疗而言，应当回避这些风险。根据目前的临床经验，并未发现较小的上颌窦黏膜息肉和囊肿会对该治疗程序产生负面影响。

鼻腔疾病

过敏性鼻炎、严重的鼻中隔弯曲（偏向手术侧）、鼻甲肥大（手术侧）和上颌窦裂孔阻塞（图15-6，图15-7），会影响术后的鼻腔通气和上颌窦内分泌物的排出，应当进行耳鼻喉科会诊。

影响手术操作的因素

患者口裂较小、张口度不大或咽反射强烈，均会对手术操作带来极大的困难和不确定因素，术前应当认真检查，谨慎地选择合理的治疗方案。

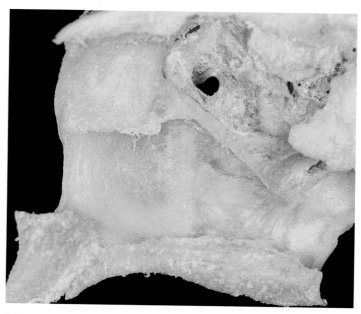

图15-6　上颌窦裂孔
上颌窦鼻腔侧观可见上颌窦裂孔为半圆形，开口位于中鼻甲下方，与鼻腔相同

15.3.2 基本程序一：麻醉

通常选择局部浸润麻醉方法，首选酰胺类复方盐酸阿替卡因（如碧兰）或盐酸甲哌卡因等。

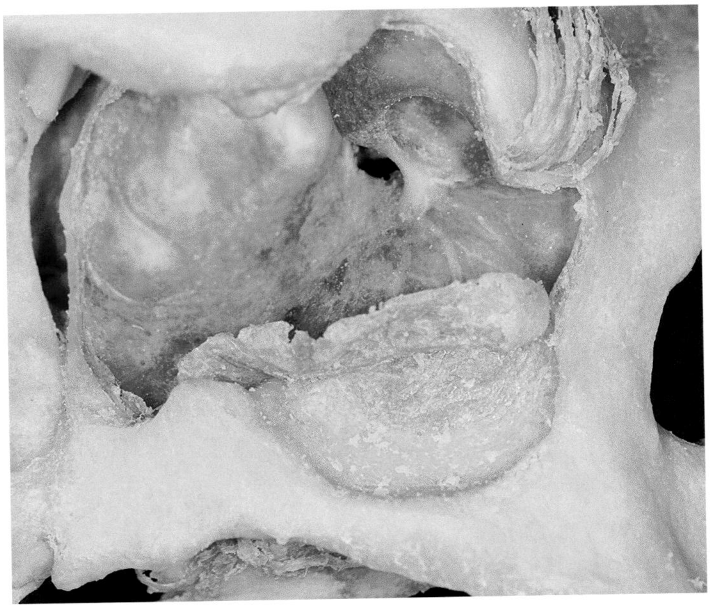

15.3.3 基本程序二：切开与翻瓣

通常采用的切口包括牙槽嵴顶偏腭侧的水平向切口、近中和远中的垂直向松弛切口，形成倒梯形切口。近中和远中垂直向松弛切口的位置和范围，取决于骨壁开窗的位置，通常在其两侧 5.0mm 之外，保证开窗术野的清晰并防止开窗时对黏膜边缘的损伤。全层切开黏骨膜、切口直达骨面。

分离颊侧黏骨膜瓣，暴露上颌窦外侧骨壁。上颌窦前外侧壁光滑，没有肌肉附丽，易于剥离、出血少、术野清晰。用 4－0 缝合线将黏膜瓣和同侧颊黏膜缝在一起，有利于牵引、暴露术区，并避免黏膜瓣的过度损伤。通常，牙槽嵴顶的骨膜与骨面附着紧密，原因是表面的骨皮质常常不完整。

15.3.4 基本程序三：开窗

骨壁开窗的位置

沿上颌窦底的轮廓设计骨窗的外形。当骨壁较薄时，可以分辨出上颌窦腔的大致轮廓、窦底位置以及上牙槽中神经血管束的走行。当骨壁较厚时，则根据曲面体层放射线片和锥形束 CT 扫描所显示的位置开窗。骨窗的下缘通常位于上颌窦底上方 3.0～5.0mm 处，以便于窦底黏膜的分离，有能保证窦腔包含骨增量材料和提供血管原和骨原细胞的能力。骨窗的近中和远中边缘以能够方便剥离上颌窦底黏膜为原则，通常位于缺牙间隙的两侧。骨窗上缘的位置通常位于下缘上方 10.0mm 左右，方便操作上颌窦黏膜剥离子。上牙槽中神经血管束的位置通常较高，有时以切迹形式在黏膜与骨壁之间走行，不会被损伤，只有个别病例，神经血管束的位置较低或骨窗上缘较高时，受到损伤、出血较多。此时，将神经血管束略加分离，血管收缩之后出血即会停止。依据位点不同骨窗通常为圆形或椭圆形。

图 15-7 上颌窦内部解剖
可见上颌窦裂孔位于上颌窦内侧壁的上方，上颌窦底黏膜从上颌窦底剥离，上颌窦内侧壁菲薄，呈淡蓝色

位于间隔上的骨窗设计

上颌窦间隔的发生率高达50%，多呈颊舌向走行。但依据牙缺失的位置，间隔正好位于骨窗者远远低于这个比例。当间隔位于骨窗时，可以在间隔两侧开窗，或开一个骨窗，将骨窗的骨板取下之后再剥离上颌窦底黏膜。上颌窦间隔在内侧区域比外侧和中间更高。另外，与前部和后部区域相比，中间区域骨间隔出现的可能性较大。如果上颌窦间隔的高度较低且上颌窦腔未被分隔，可以通过一个窗口打开上颌窦腔。如果上颌窦被分隔为数个窦腔，为提升上颌窦底，需要开多个窗口。在这种复杂的状况下，需要谨慎且细致的治疗计划以获得可预期的效果（图15-8）。

超声骨刀开窗

使用锯形和金刚砂刀头。按照骨窗的设计，首先使用锯形刀头沿骨窗边缘切割。当接近上颌窦黏膜时，透过薄层的纸样骨板依然可见淡蓝色的黏膜。然后用金刚砂刀头切割剩余骨板，暴露上颌窦黏膜。锯形刀头切割力大，效率高、速度快。金刚砂球刀头切割力小，效率低、速度慢。由于超声骨刀的特定频率（$5 \times 10^6 \sim 1.67 \times 10^7$Hz），只对硬组织存在切割效率。因此，只要操作得当，无论是锯形刀头还是金刚砂刀头，都不会损伤上颌窦黏膜。为了保证上颌窦黏膜安全，一定要保证刀头锋利。因为刀头变钝之后，需要施加压力提高切割效率，这会增加黏膜破裂风险。

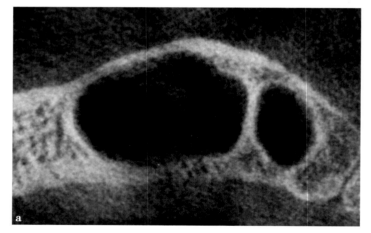

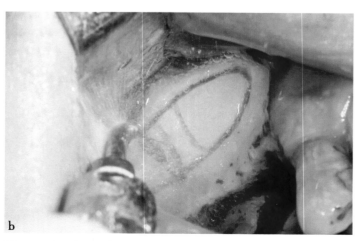

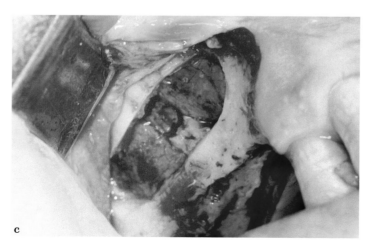

图15-8 上颌窦间隔的处理
a. 锥形束CT扫描显示清晰的上颌窦间隔　b. 用超声骨刀进行上颌窦侧壁开窗，先做椭圆形切口，然后在上颌窦间隔的位置纵向切割骨窗，将上颌窦骨窗分为三部分　c. 将骨窗前部和后部的骨板从黏膜表面剥离，然后从前部将中间骨板和骨窗分离并取下，从分隔的表面剥离上颌窦底黏膜附着。至此上颌窦底黏膜被完整地从上颌窦底前内侧壁、后外侧壁和分隔上剥离，无上颌窦黏膜裂口，完成了上颌窦底黏膜的提升

球钻开窗

使用钨钢球钻和金刚砂球钻，要求球钻的直径在 4.5mm 左右。按照骨窗的设计，首先用钨钢球钻沿骨窗边缘磨削，当接近上颌窦黏膜时，透过薄层的纸样骨板可见淡蓝色的黏膜。然后用金刚砂球钻磨除剩余骨板，暴露上颌窦黏膜。钨钢球钻切割力大，磨削效率高、速度快。金刚砂球钻切割力小，磨削效率低、速度慢。但是接近黏膜时较为安全，只要施力适当，即使与上颌窦表面接触也不会损伤上颌窦黏膜（图 15-9）。为了保证上颌窦黏膜安全，一定要保证球钻锋利。

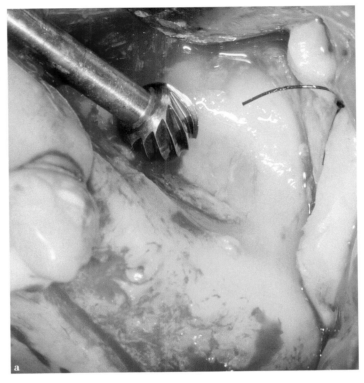

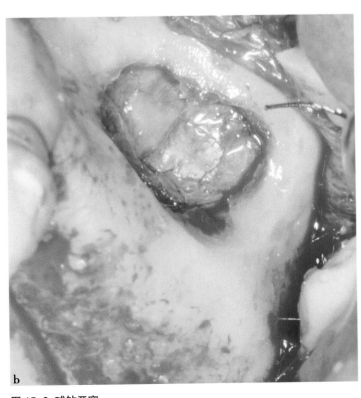

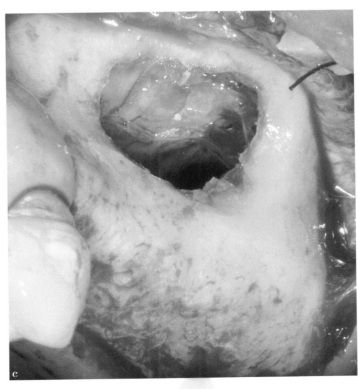

图 15-9 球钻开窗
a. 使用钨钢球钻进行上颌窦侧壁开窗，钨钢球钻的优点是切割力大，磨削效率高，速度快。对经验不足者建议当接近上颌窦黏膜时换用金刚砂球钻，避免损伤上颌窦黏膜　b. 在骨窗的边缘已经磨除骨窗边缘的所有骨组织，在上颌窦黏膜的表面仅残留一层菲薄的骨壁，透过骨壁可见淡蓝色黏膜。这一薄层的骨壁通常可以保留在上颌窦黏膜的表面，并不影响上颌窦黏膜的剥离　c. 剥离上颌窦黏膜提升上颌窦底，可见黏膜随呼吸上下扇动。黏膜随呼吸扇动证明黏膜无裂口，哪怕只有针尖大的裂口，上颌窦黏膜也不能随呼吸扇动

15.3.5 基本程序之四：剥离窦底黏膜

骨岛的处理

使用超声骨刀或者钨钢球钻按照骨窗的设计沿骨窗边缘磨除骨板之后，在暴露的淡蓝色上颌窦黏膜中间部位可见残留的片状骨岛。根据术者的喜好，可以取下骨岛，或连同已经剥离的上颌窦底黏膜一起向上颌窦内上翻转形成上颌窦的新窦底。内侧骨壁光滑，将骨岛与上颌窦黏膜剥离十分容易。

剥离黏膜

上颌窦底剥离有两种方法：剥离子和超声骨刀剥离。

● **剥离子剥离**　使用专门的上颌窦黏膜剥离子，仔细剥离上颌窦黏膜（图 15-10）。通常是按照先窦底、后两侧的顺序进行剥离。上颌窦内侧骨壁光滑，黏膜易于剥离，但接近腭侧骨壁时，因骨壁转折，剥离较为困难。剥离黏膜时，要防止骨窗的锐利边缘划破上颌窦黏膜，

必要时需要将骨岛取下。

● **超声骨刀剥离**　使用专门的超声骨刀碟形刀头，在超声振动和超声汽水流的作用下，剥离上颌窦黏膜非常容易、安全。目前设计的碟形刀头，剥离宽度只能达到2～3mm，然后使用上颌窦剥离子进行深度剥离。

● **运用 Valsalva 操作法检查上颌窦黏膜是否完整**　只要黏膜完整，就可见到骨岛与窦黏膜一起随呼吸上下移动（呼气时窦腔内充满气体，骨岛和黏膜下降；吸气时窦腔内气体减少，骨岛和黏膜上移）。

至此，上颌窦底提升的关键步骤得以完成（图 15-11）。上颌窦底黏膜厚度只有 1.0mm 左右，因此骨壁开窗和窦底黏膜剥离需要百倍的认真、十分的小心，在操作过程要本着"如履薄冰、如临深渊"的谨慎态度。

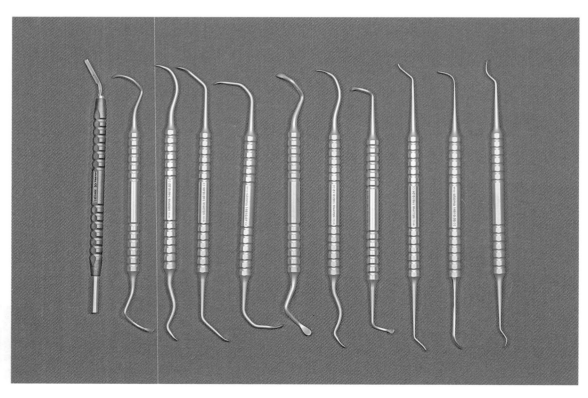

图 15-10　侧壁开窗的上颌窦黏膜剥离子
市场上有不同类型的上颌窦黏膜剥离子，医师可以按照各自的习惯选用不同尺寸、形状和曲度的器械

形成骨增量空间

　　将上颌窦底黏膜(带有或不带有骨岛)向内上翻转,作为上颌窦的新窦底。检查骨增量区的空间和高度,确保骨增量的容积和高度能够满足将来种植体植入的需要。如果是上颌窦底提升分阶段植入种植体,在该程序结束之后,直接进入"基本程序 15.3.9";如果是上颌窦底提升同期植入种植体,则进入"基本程序 15.3.6"(图 15-12)。

图 15-11　侧壁开窗上颌窦底提升
a. 用钨钢球钻磨削骨窗。磨削完成后可见淡蓝色上颌窦黏膜,只在骨窗的中间部位残留片状骨岛
b. 用上颌窦剥离子(Stoma)初步剥离黏膜
c. 完成上颌窦黏膜剥离
d, e. 从上颌窦黏膜表面将残留的骨岛进一步剥离并取下。暴露出完整的淡蓝色上颌窦黏膜。通常不需要取出残留的骨岛,只有担心骨岛边缘过锐会刺伤黏膜时才需要将其取出
f. 侧壁开窗上颌窦底提升完成之后,已经进行了种植窝的预备

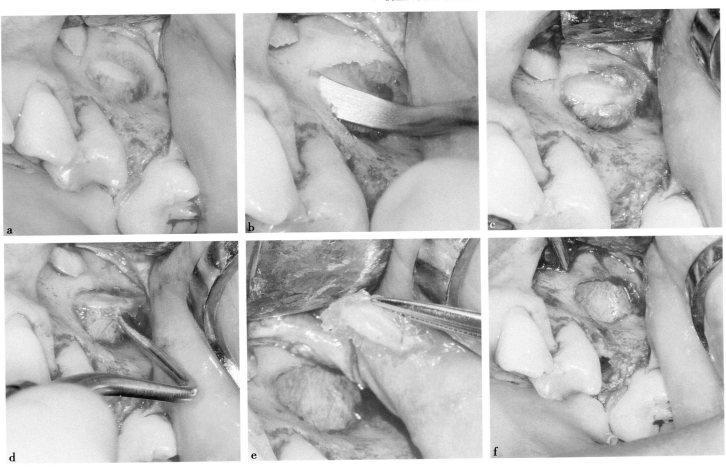

15.3.6 基本程序之五：种植窝预备

在种植窝预备之前，在窦腔内置入明胶海绵，在种植窝预备时对窦底黏膜起到临时性保护作用。严格按照操作程序准确地预备种植窝。之后，取出明胶海绵。

15.3.7 基本程序之六：初步骨增量

将骨增量材料填入上颌窦底，充满整个骨增量区，避免与四周黏膜存在缝隙。植入的骨增量材料与上颌窦骨窗窗口平齐。在骨增量区初步植入骨增量材料，尤其是在腭侧、近中和远中区域。因为种植体植入之后再向这些部位添加材料，将难以预期添加程度。同时，在种植体旋转植入时，可以与初步添加的材料充分接触。

文献报道中，用于上颌窦底提升的骨增量材料与引导骨再生并无区别，包括单独和混合使用自体骨。也可以采用在靠近窦底骨面植入自体骨、在靠近窦底黏膜面植入骨替代材料的分层植骨[10]，并添加抗生素。我们团队常规使用 Bio-Oss 颗粒。大颗粒 Bio-Oss（1.0～2.0mm）和小颗粒 Bio-Oss（0.20～0.5mm）按照 2：1 的比例用生理盐水或局部收集的出血混合之后，逐步填入骨增量区，略施压力。亲水性 Bio-Oss 颗粒中滴入自体血液或生理盐水之后，立即黏附在一起，易于植入操作。混合来自骨切割处的自体出血，有利于愈合过程中的新骨形成。通常不需要在 Bio-Oss 颗粒中混合自体骨，如果方便，可以从上颌结节处切取自体骨颗粒或从术区前方切取骨屑，与 Bio-Oss 混合，会增加新骨形成的能力。

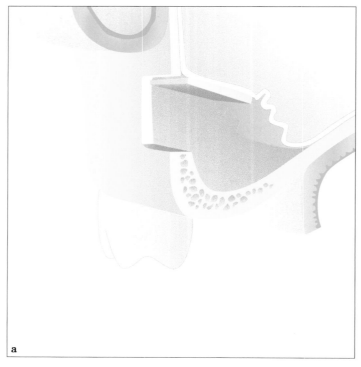
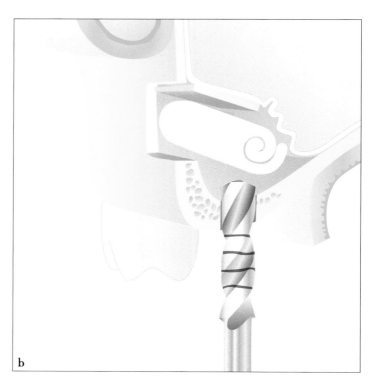

图 15-12 侧壁开窗上颌窦底提升同期植入种植体的模式图
a. 侧壁开窗。侧壁开窗之后剥离上颌窦黏膜，将上颌窦底黏膜（带有或不带有骨岛）向内上翻转，作为上颌窦的新窦底，检查骨增量区的空间和高度，确保骨增量的容积和高度能够满足将来种植体植入的需要　b. 种植窝预备。在种植窝预备之前，在窦腔内置入明胶海绵，在种植窝预备时对窦底黏膜起到临时性保护作用，严格按照操作程序准确的预备种植窝，种植窝预备完成之后，取出明胶海绵　模式图绘制：北京口腔种植培训中心-袁苏

15.3.8　基本程序之七：植入种植体

十分小心地植入种植体,确保种植体轴向正确和最大限度的获得初始稳定性。因为窦底可用骨高度不足,通常选择特殊设计的种植体(如锥形柱状种植体)提高初始稳定性。

15.3.9　基本程序之八：完成骨增量

再次植入骨增量材料,然后在种植体表面和可视的周围间隙内再次植入骨增量材料,并与骨窗窗口平齐。植入骨增量材料之后在窗口表面覆盖 Bio-Gide 屏障膜。覆盖的范围超出窗口边缘 5.0mm。

15.3.10　基本程序之九：关闭创口

上颌窦底提升程序的黏骨膜瓣复位通常不存在张力,易于进行无张力的初期创口关闭。

术后处理

按照如前所述的围手术期用药原则进行术后用药。特殊术后医嘱包括全身应用抗生素、避免擤鼻、打喷嚏和剧烈咳嗽等。术后通常会出现局部水肿反应及淤斑,可以局部冰敷和静脉应用激素以控制水肿。通常给予麻黄素滴鼻。

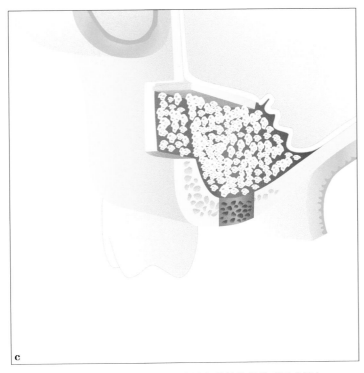

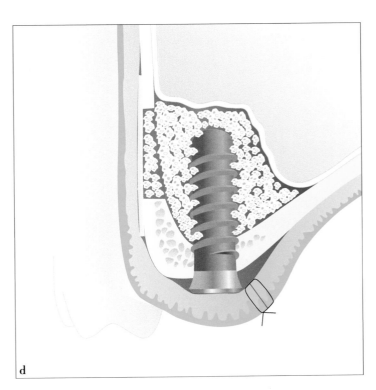

图 15-12 侧壁开窗上颌窦底提升同期植入种植体的模式图（续）
c. 初步骨增量。将骨增量材料填入上颌窦底内,尽量向深部推入　d. 植入种植体,完成骨增量。植入种植体,保证获得最大限度的初始稳定性,再次植入骨增量材料;然后在种植体表面和可视的周围间隙内再次植入骨增量材料,并与骨窗窗口平齐,使种植体位于填满骨增量材料的窦腔内。植入骨增量材料之后,在骨窗表面覆盖屏障膜,关闭创口　模式图绘制：北京口腔种植培训中心 - 袁苏

15.4 并发症与处理

术中出血

由于上颌窦黏膜几乎不存在骨壁交通的较大血管，很少发生术中出血现象。术中出血的原因通常是损伤上颌窦骨壁的血管，例如上牙槽前、后动脉和腭大动脉的分支（图15-13）。一旦发生出血处理可以压迫止血，或从骨壁的切迹剥离动脉，血管自行收缩止血。

上颌窦黏膜破裂

在骨窗切割和窦底黏膜剥离时，可能发生上颌窦黏膜破裂，包括黏膜穿孔和撕裂两种形式。其主要原因包括：开窗时损伤窦黏膜；剥离时骨窗边缘和器械损伤窦黏膜；吸烟和上颌窦炎导致的黏膜弹性降低；窦底的骨破坏，例

如根尖周疾病和拔牙等，导致的黏膜粘连（图15-14）。一旦发生上颌窦黏膜破裂处理原则如下：

● 10mm以下，用可吸收胶原屏障膜修补。胶原屏障膜一定要具备良好的生物相容性可引导上皮生长的能力，例如Bio-Gide。

● 超过10mm，放弃本次手术，经过3个月的愈合期之后再次手术。

● 因为上颌窦黏膜薄、脆性大，缝合修复的方法往往适得其反。

● 通过黏膜破裂孔观察上颌窦内，如果发现上颌窦内炎症，中止手术或耳鼻喉科会诊。

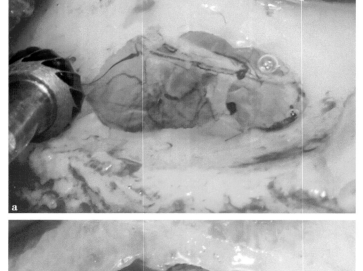
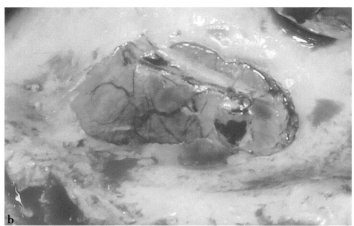
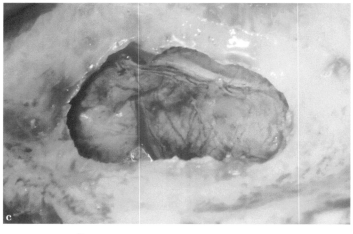
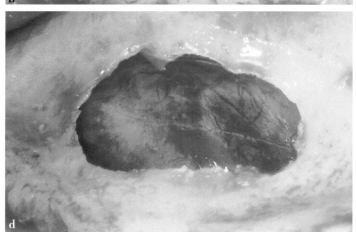

图15-13 上牙槽前、后动脉交通支走行区域的上颌窦侧壁开窗
手术之前的CBCT扫描可以确定是否有知名血管走形，一旦发现知名血管位于侧壁开窗区域时应当格外小心避免血管破裂所导致的手术困难。当骨壁菲薄时也可以透过骨壁判断是否存在血管以及血管走形。本病例用钨钢球钻磨削骨壁，去除骨岛后可见上牙槽前、后动脉交通支位于骨窗的上方，小心地剥离上颌窦黏膜后可见黏膜随呼吸上下扇动。呼气时黏膜下降，吸气时黏膜上移

骨增量区污染

CBCT 引入口腔临床之后，在手术之前确认是否存在上颌窦内病变并不困难。未进行 CBCT 检查可能在术前忽视如下两种病灶：

- 感染性病灶，例如根端囊肿并发感染，可以在去除病灶的前提下完成手术。
- 非感染性病灶，例如黏膜囊肿破裂、囊液漏出，认真处理病灶之后，用可吸收胶原屏障膜隔离骨增量区，完成手术。

上颌窦炎

上颌窦炎的主要原因包括：黏膜破裂，骨增量材料进入上颌窦；上颌窦开口堵塞，导致上颌窦分泌物储留；术前存在上颌窦炎。但是，事实上某些上颌窦炎并发症并不能准确判断其原因。一旦发生急性或慢性上颌窦炎，应当转入耳鼻喉科治疗，包括全身用药和局部处理（例如脓性上颌窦的冲洗和引流等）。治愈之后，可能出现如下转归：骨增量材料排出，手术失败，可能发生口腔－上颌窦漏；骨增量区未受波及。

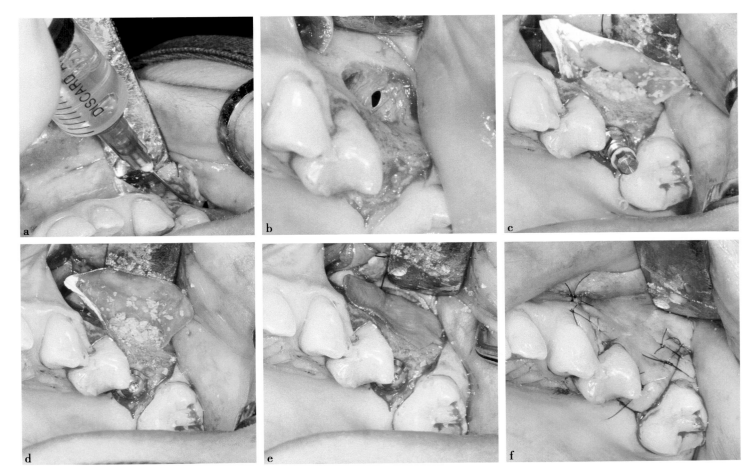

图 15-14　上颌窦黏膜穿孔
侧壁开窗上颌窦提升同期摘除上颌窦囊肿，过程中会产生一个黏膜穿孔。a. 制备侧壁骨窗，剥离上颌窦黏膜，用穿刺针刺破囊壁吸出囊液，呈清亮淡黄色液体，从黏膜破口处完整摘除囊壁　b. 囊肿摘除后，可见上颌窦黏膜留有 2 ～ 3mm 直径裂孔　c. 覆盖可吸收性胶原屏障膜（Bio-Gide，Geistlich）修补上颌窦黏膜，植入部分去蛋白牛骨基质（Bio-Oss，Geistlich）之后植入种植体，再次植入足量去蛋白牛骨基质（Bio-Oss，Geistlich）　d. 取出携带体，安装封闭螺丝　e. 将覆盖上颌窦黏膜的可吸收性胶原屏障膜（Bio-Gide，Geistlich）修剪成适当的形状和大小并盖在骨增量材料表面　f. 无张力创口关闭

15.5 侧壁开窗的上颌窦底提升外科程序

15.5.1 单颗牙位点的上颌窦底提升同期植入种植体

45 岁女性患者,上颌右侧第一磨牙缺失 1 年,要求种植修复。上颌窦底高度不足 4mm。无烟酒史,无糖尿病史,全身状况良好。口腔卫生状况良好。治疗计划如下(图 15-15):侧壁开窗上颌窦底提升同期植入种植体;潜入式种植;延期负荷。

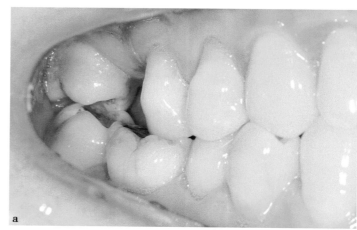

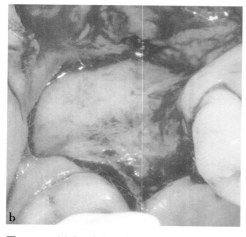
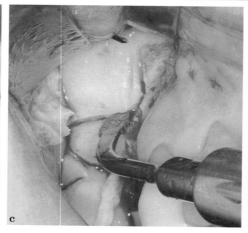
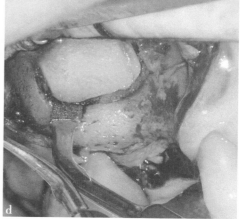

图 15-15 侧壁开窗上颌窦底提升同期植入种植体
a. 手术之前侧面观。患者口腔卫生状况良好,上颌右侧第一磨牙缺失,软组织愈合良好　b. 局部麻醉之后,在第一磨牙位点做略偏向腭侧的牙槽嵴切口,在第一磨牙近中和远中做两个垂直向松弛切口,翻开黏骨膜瓣,暴露骨面　c. 用超声骨刀金刚砂刀头沿骨窗边缘切割　d. 当接近上颌窦黏膜时,透过较薄的纸样骨板可见淡蓝色黏膜

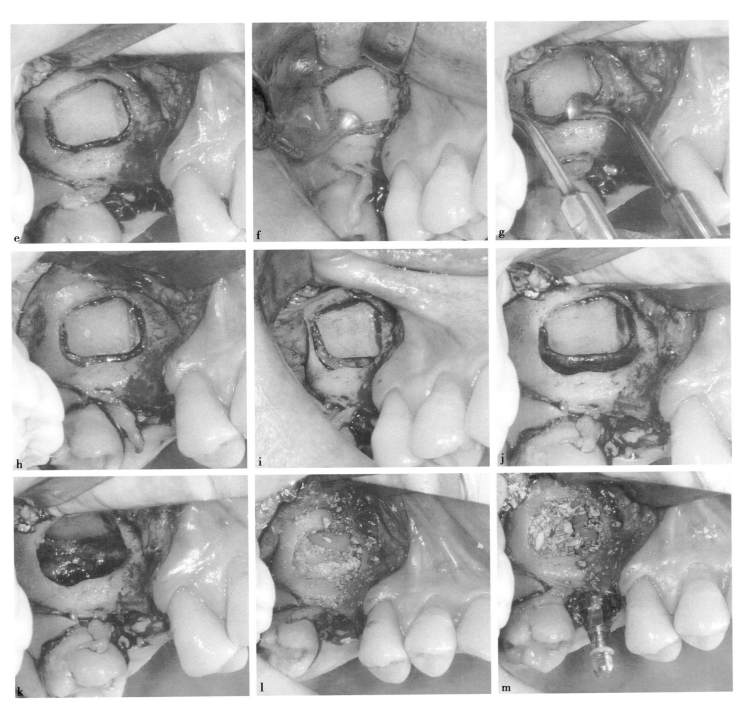

图 15-15 侧壁开窗上颌窦底提升同期植入种植体（续）

e. 制备好的矩形骨窗，术区视野清晰　f，g. 使用超声骨刀碟形刀头，在超声气水流和超声振动下很容易完成骨窗周围上颌窦黏膜的初步剥离，然后用侧壁开窗上颌窦黏膜剥离子进行上颌窦黏膜的剥离　h. 上颌窦黏膜完整、呈淡蓝色，超声骨刀开窗，骨岛边缘骨壁圆滑，不会刺伤上颌窦黏膜，因此不必取出骨岛　i. 呼气时上颌窦腔内气压增高，骨块和黏膜下降　j. 吸气时气压降低，骨块和黏膜上移，黏膜剥离完成后，进行种植窝预备　k. 将带有骨壁骨板的上颌窦底黏膜向内上翻转，作为上颌窦的新窦底　l. 在骨增量区初步植入骨增量材料去蛋白牛骨基质（Bio-Oss，Geistlich），尤其是在腭侧、近中和远中区域　m. 植入种植体（Straumann，软组织水平种植体，种植体直径 4.1mm，种植体平台直径 4.8mm，光滑颈部高度 1.8mm），最终植入扭矩＞35Ncm。种植体表面与初步添加的骨增量材料充分接触

6个月之后进入修复程序。

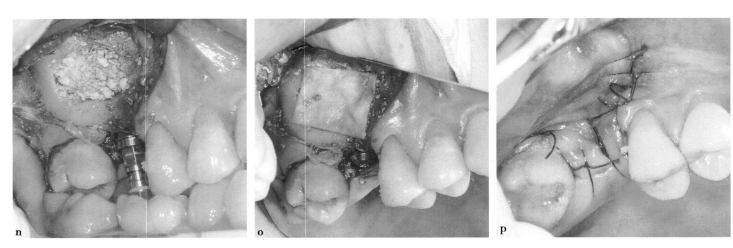

图 15-15 侧壁开窗上颌窦底提升同期植入种植体（续）

n. 在种植体表面和可视的周围间隙内再次植入去蛋白牛骨基质（Bio-Oss，Geistlich），并与骨窗窗口平齐　o. 在窗口表面覆盖可吸收性胶原屏障膜（Bio-Gide,Geistlich），覆盖的范围超出窗口边缘 5.0mm，取下携带体，安装封闭螺丝　p. 缝合，进行无张力的创口关闭

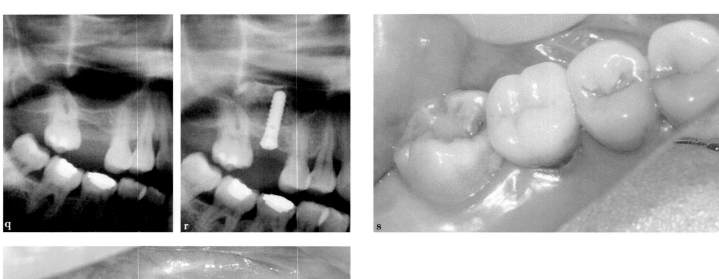

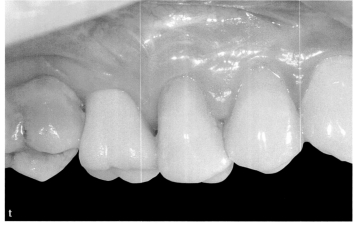

图 15-15 侧壁开窗上颌窦底提升同期植入种植体（续）

6个月之后进入修复程序。q，r. 分别为上颌窦底提升手术之前和手术 6 个月之后的曲面体层放射线片，可见理想的窦底位置，种植体被新形成的骨所包绕。s，t. 完成最终修复，修复体边缘密。侧面观可见完美的种植体周围软组织

种植外科程序：宿玉成教授、戈怡主治医师；种植修复程序：耿威副主任医师；技工室程序：姜秀瑛；病例完成时间：2005 年

15.5.2　连续多颗牙位点的上颌窦底提升同期植入种植体

　　43 岁女性患者，上颌右侧第二前磨牙、第一磨牙和第二磨牙缺失两年余，要求种植修复。无烟酒史，无糖尿病史，全身状况良好。曲面体层放射线片显示上颌窦底高度最低处只有 1.0mm，在第二前磨牙位点可见窦底分隔。口腔卫生状况良好。治疗计划如下（图 15-16）：侧壁开窗上颌窦底提升同期植入种植体；潜入式种植；延期负荷。

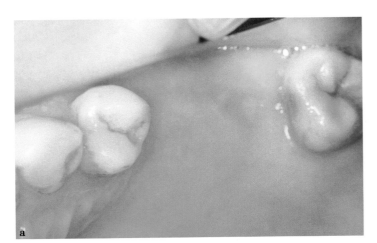
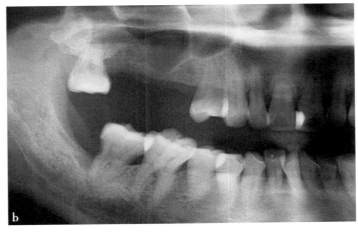
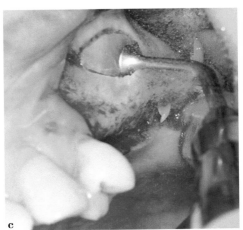
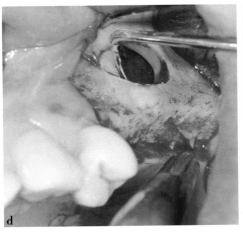
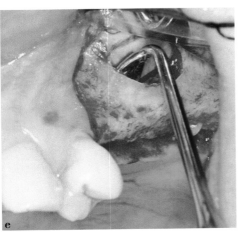

图 15-16　连续多颗牙位点的上颌窦底提升同期植入种植体
a. 手术之前拾面观，患者口腔卫生状况良好，上颌右侧第二前磨牙、第一磨牙和第二磨牙缺失，软组织愈合良好　b. 手术之前的曲面体层放射线片，可见上颌窦底最低处只有 1.0mm，在第二前磨牙位点可见窦底分隔　c. 用超声骨刀开窗，完成骨窗切割之后，用超声骨刀碟形刀头，完成骨窗周围上颌窦黏膜的初步剥离　d，e. 然后用侧壁开窗上颌窦黏膜剥离子进行上颌窦黏膜的剥离

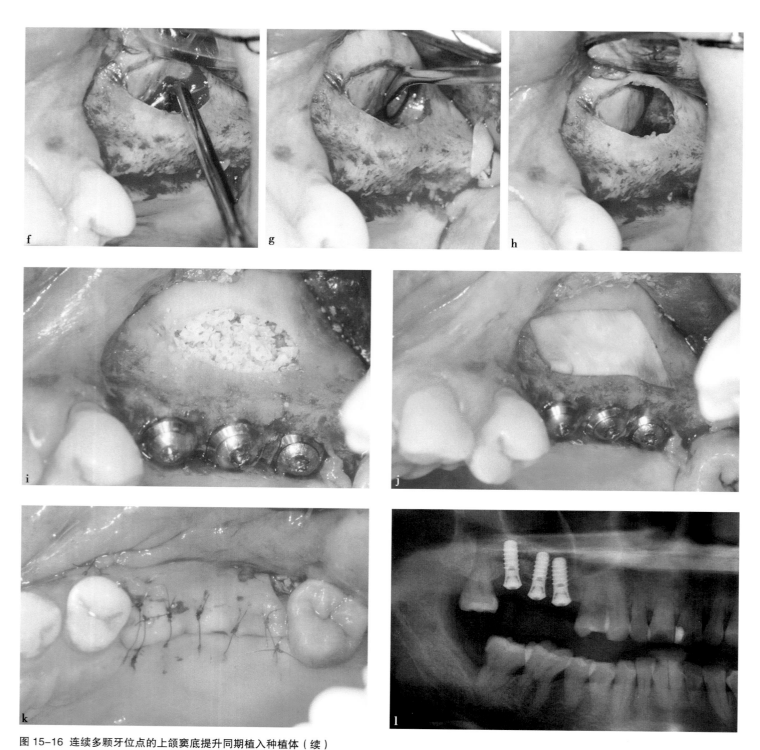

图 15-16 连续多颗牙位点的上颌窦底提升同期植入种植体（续）

f. 在剥离上颌窦黏膜时应注意上颌窦间隔的位置，以免刺破上颌窦黏膜　g，h. 将带有骨岛的上颌窦黏膜向内上翻转，形成新的上颌窦底　i. 在骨增量区初步植入骨增量材料去蛋白牛骨基质（Bio-Oss，Geistlich），并排平行植入种植体（Straumann，软组织水平种植体，种植体直径 4.1mm，种植体平台直径 4.8mm，光滑颈部高度 1.8mm，种植体长度 10mm），最终植入扭矩均＞25Ncm，取下携带体安装封闭螺丝。然后在种植体表面和可视的周围间隙内再次植入去蛋白牛骨基质（Bio-Oss，Geistlich），并与骨窗窗口平齐　j. 在窗口表面覆盖可吸收性胶原屏障膜（Bio-Gide，Geistlich），覆盖的范围超出窗口边缘 2.0mm　k. 缝合，进行无张力的创口关闭　l. 手术之后的曲面体层放射线片。位于第二前磨牙位点的种植体轴向略向近中倾斜，使种植体根部避开了上颌窦底间隔，因此仅开一个骨窗就完成了上颌窦底提升

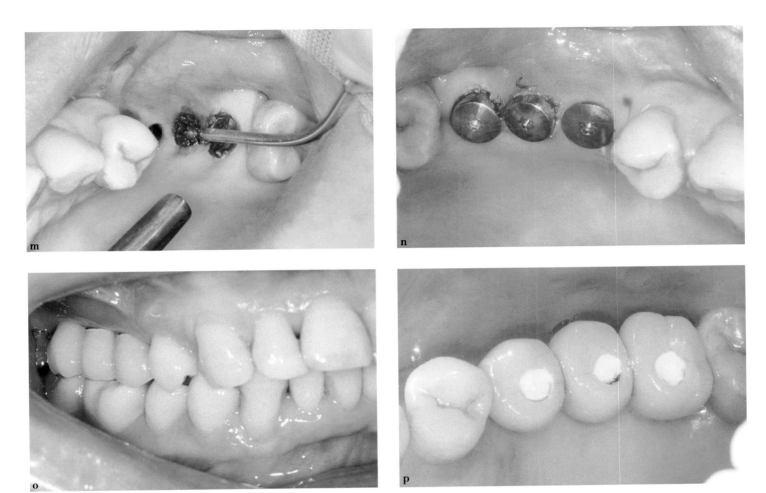

图 15-16　连续多颗牙位点的上颌窦底提升同期植入种植体（续）

m. 6 个月之后，用软组织激光做二期手术，暴露封闭螺丝　n. 取出封闭螺丝，安装愈合帽　o，p. 戴入三颗种植体支持式三单位螺丝固位烤瓷修复体，完成最终修复。侧面观可见咬合关系正常、健康的种植体周围软组织

种植外科程序：宿玉成教授；种植修复程序：宿玉成教授；技工室程序：姜秀瑛；病例完成时间：2007 年

15.5.3　二次上颌窦底提升、髂骨移植、分阶段植入种植体

　　46 岁女性患者，上颌左侧连续多颗牙游离缺失十余年。1 年之前曾于外院做侧壁开窗上颌窦底提升，由于术中广泛的黏膜破裂被迫终止手术。患者无烟酒史，无糖尿病史，全身状况良好。CBCT 扫描显示，上颌窦底高度不足0.5mm，侧壁部分骨壁缺如。治疗计划如下（图 15-17）：侧壁开窗上颌窦底提升（块状髂骨和骨代用品移植）；潜入式种植；延期种植；延期负荷。

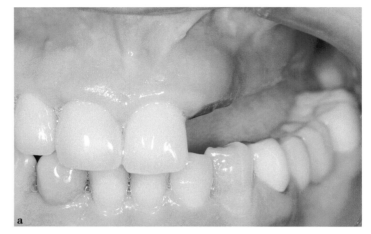

图 15-17　二次上颌窦底提升分阶段植入种植体
术前检查。a. 手术之前的正面观。患者上颌左侧侧切牙残根，尖牙之后的所有牙缺失，上颌骨萎缩，呈反𬌗关系，口腔卫生状况良好　b ～ g. CBCT断层影像，分别为侧切牙位点、尖牙位点、第一前磨牙位点、第二前磨牙位点、第一磨牙和第二磨牙位点，可见在磨牙位点上颌窦底骨壁几乎完全缺如，第一前磨牙和第一磨牙位点侧壁部分缺如（第一次手术开窗的位置）

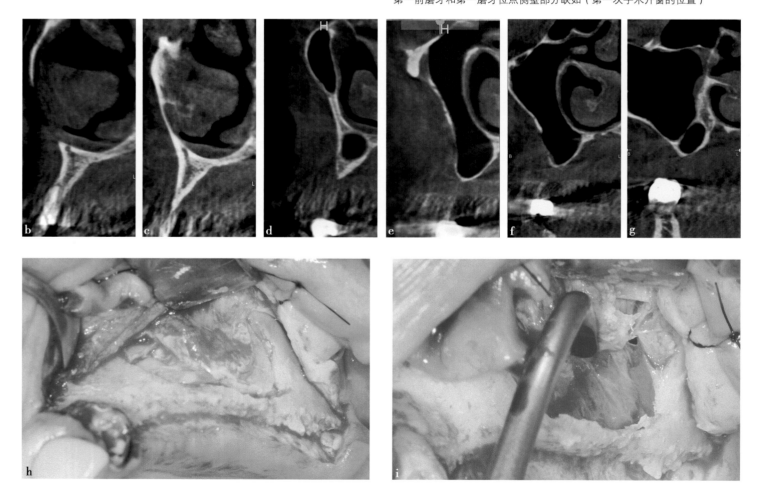

图 15-17　二次上颌窦底提升分阶段植入种植体（续）
上颌窦底提升。h. 翻黏骨膜瓣，可见牙槽嵴顶根方约 4mm 处颊黏膜与上颌窦侧壁黏膜粘连。在原截骨线外 2.0mm 处做新骨窗　i. 开窗完成之后，剥离上颌窦黏膜，在骨窗的外上方发生直径约 2.0mm 穿孔。一旦黏膜穿孔，黏膜不会随呼吸而上下扇动，必须用器械抬起黏膜检查提升空间

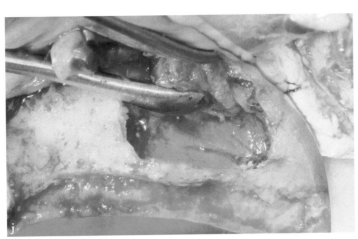
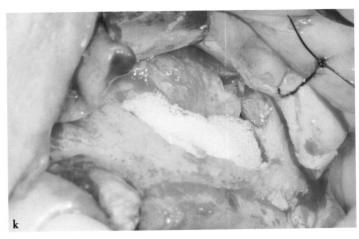

图 15-17 二次上颌窦底提升分阶段植入种植体（续）
上颌窦底提升。j. 用器械抬起黏膜确认提升空间充足 k. 在提升的空间内填塞明胶海绵，之后进入取髂骨程序

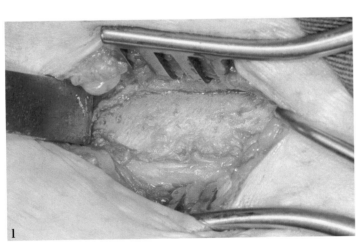
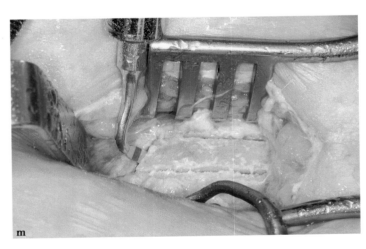

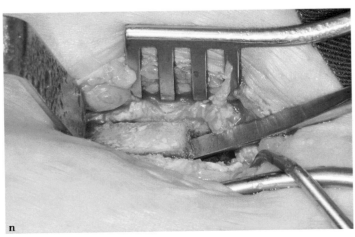
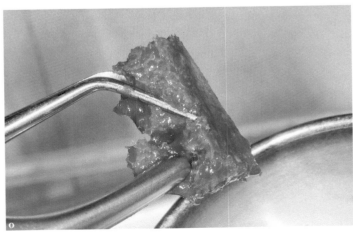

图 15-17 二次上颌窦底提升分阶段植入种植体（续）
髂骨取骨。l. 沿皮纹切开皮肤，切口起始于髂骨内侧 3 ~ 4mm 处，越过髂嵴向后外止于髂前上棘后 3 ~ 4mm，暴露骨面 m. 超声骨刀制作截骨线
n. 骨凿取骨，大小约 20mm×8mm o. 取下自体骨块，将其分为 5mm×8mm 和 15mm×8mm 两块骨块

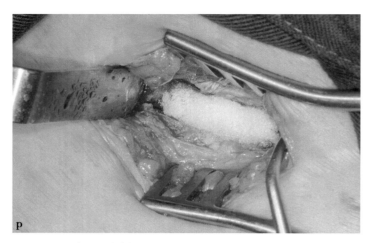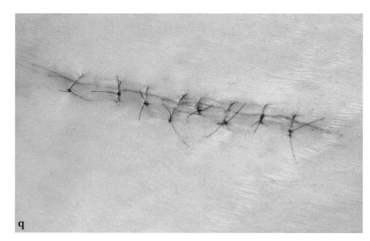

图 15-17 二次上颌窦底提升分阶段植入种植体（续）
髂骨取骨。p. 供骨术区创口内填塞明胶海绵　q. 分层缝合，关闭创口，加压包扎

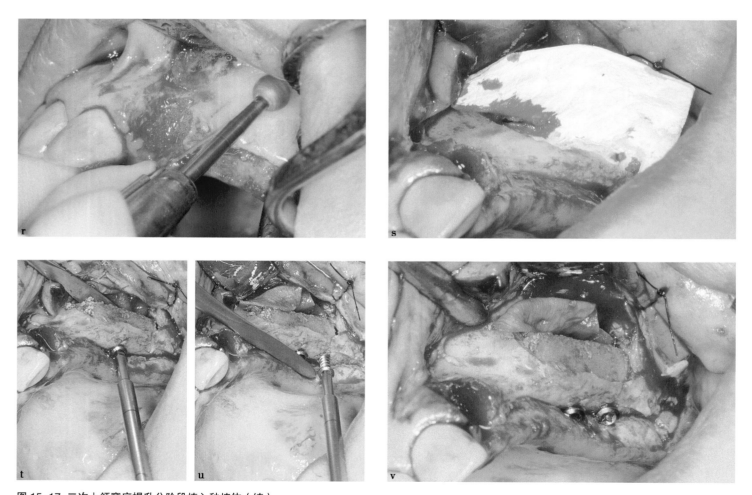

图 15-17 二次上颌窦底提升分阶段植入种植体（续）
骨移植。r. 微创拔除上颌左侧侧切牙残根，金刚砂球钻处理骨面　s. 在上颌窦底黏膜下方植入可吸收性胶原屏障膜（Bio-Gide，Geistlich），覆盖黏膜穿孔　t～v. 修整切取的骨块使其适合于受区。先将浸润自体血液的去蛋白牛骨基质（Bio-Oss，Geistlich）填塞于上颌窦底，然后植入自体骨块，用两颗微螺钉穿牙槽嵴固定骨块

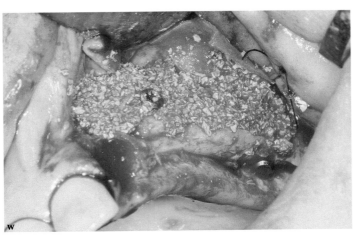
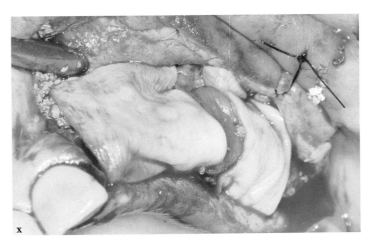

图 15-17 二次上颌窦底提升分阶段植入种植体（续）

骨移植。w. 尖牙位点骨壁外侧进行外置法块状自体骨移植，用微螺钉固定，然后在整个受植区表面覆盖去蛋白牛骨基质（Bio-Oss，Geistlich）　x. 在移植材料表面覆盖双层可吸收性胶原屏障膜（Bio-Gide，Geistlich）

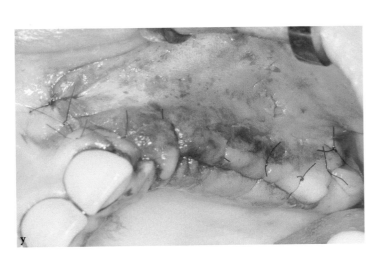
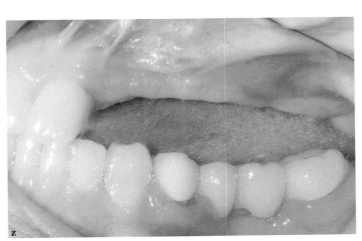

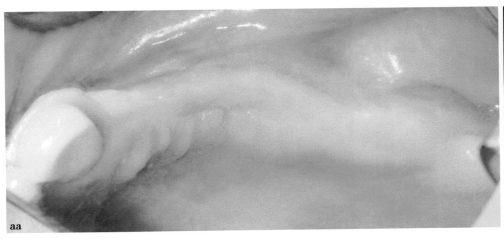
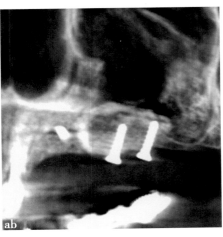

图 15-17 二次上颌窦底提升分阶段植入种植体（续）

y. 在黏骨膜瓣基底切断骨膜，松弛黏骨膜瓣，无张力初期创口关闭　z，aa. 分别为无干扰愈合 6 个月之后的侧面观与殆面观，黏膜愈合良好、无炎症　ab. 6 个月之后的 CBCT 扫描，可见上颌窦底骨高度和新骨密度理想

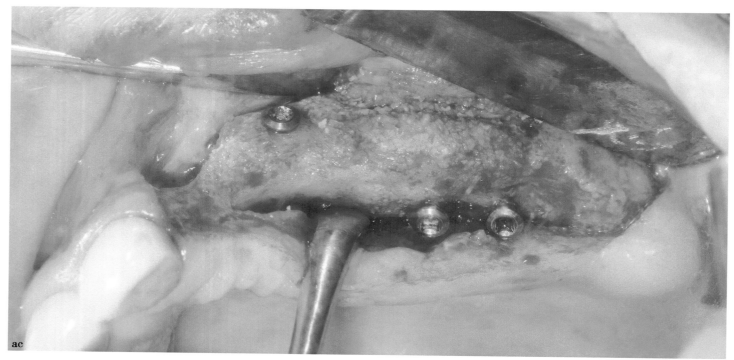

图 15-17　二次上颌窦底提升分阶段植入种植体（续）
种植手术。ac. 上颌左侧缺牙区做牙槽嵴顶水平切口、近中和远中垂直向松弛切口，翻黏骨膜瓣，可见完美的骨再生效果，固定螺钉钉头位置显示愈合期间移植的块状自体骨无明显吸收

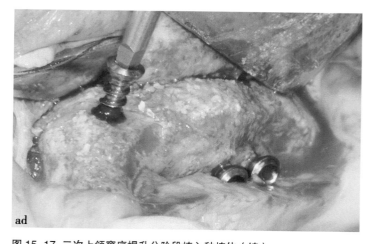

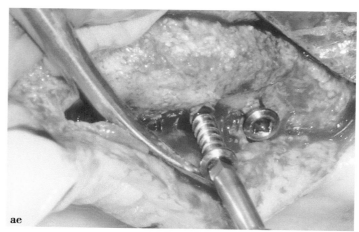

图 15-17　二次上颌窦底提升分阶段植入种植体（续）
种植手术。ad. 取出尖牙位点固定块状自体骨的微螺钉　ae. 取出固定上颌窦内块状自体骨的微螺钉

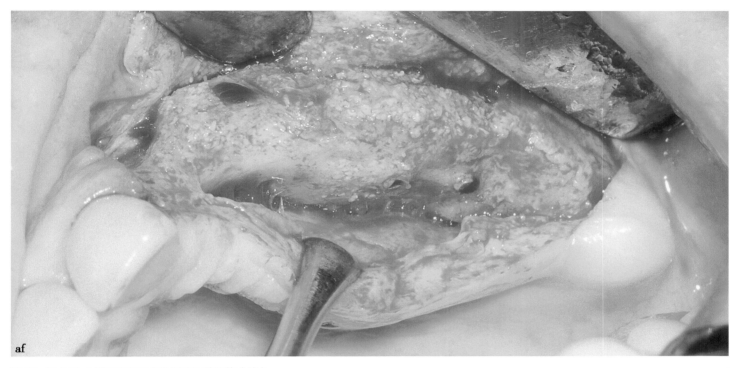

图 15-17　二次上颌窦底提升分阶段植入种植体（续）
种植手术。af. 取出用于块状自体骨固定的微螺钉之后的术区殆面观，可见极佳的骨再生效果，骨宽度充足，血供正常，新骨与周围骨组织完美整合

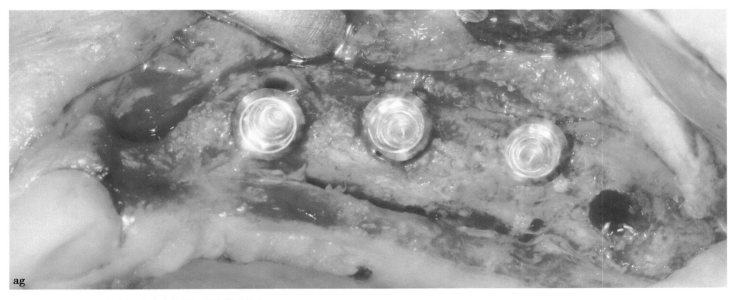

图 15-17　二次上颌窦底提升分阶段植入种植体（续）
种植手术。ag. 在正确的三维位置上植入 3 颗软组织水平种植体（上颌左侧尖牙位点：Straumann，SLA 表面种植体，种植体直径 3.3mm，种植体平台直径 4.8mm，长度 12mm；第一前磨牙位点：Straumann，SLA 表面种植体，种植体直径 3.3mm，种植体平台直径 4.8mm，长度 10mm；第一磨牙位点：Straumann，SLA 表面种植体，种植体直径 4.1mm，种植体平台直径 4.8mm，长度 10mm）在上颌左侧第一磨牙位点远中钻取骨组织，用于组织学检查

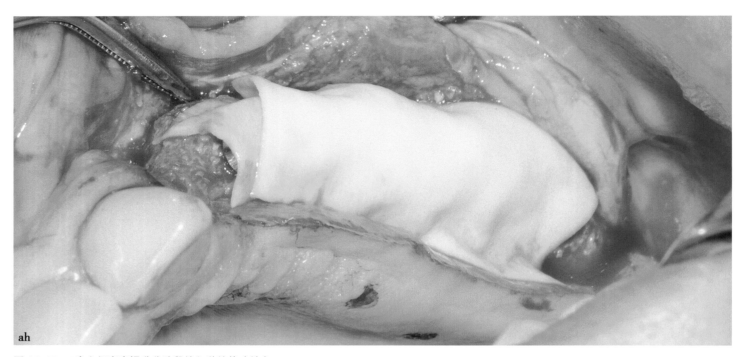

图 15-17 二次上颌窦底提升分阶段植入种植体（续）
种植手术。ah. 再次覆盖双层 30mm×40mm 的可吸收性胶原屏障膜（Bio-Gide，Geistlich），促进新骨进一步成熟

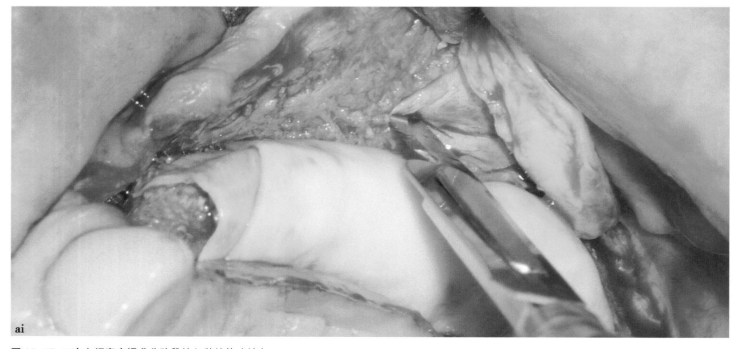

图 15-17 二次上颌窦底提升分阶段植入种植体（续）
种植手术。ai. 在黏骨膜瓣的基底切断骨膜，松弛黏骨膜瓣实现无张力初期创口关闭。切断骨膜时，切割深度不宜过深，避免影响黏骨膜瓣的血供

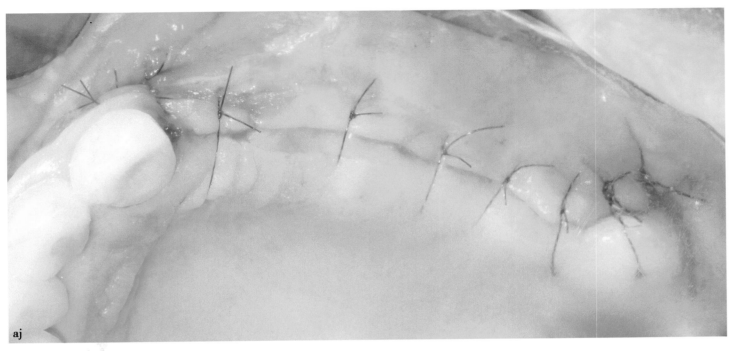

图 15-17 二次上颌窦底提升分阶段植入种植体（续）

种植手术。aj. 无张力初期创口关闭，种植体潜入式愈合，完成种植体植入手术

种植外科程序：宿玉成教授、皮雪敏主治医师；病例完成时间：2013 年

15.5.4 上颌窦底提升、假性囊肿摘除、上颌磨牙位点同期植入种植体（一）

53岁男性患者，上颌右侧第一磨牙因牙周病在半年之前拔除，要求种植修复。锥形束CT检查可见：上颌窦底高度2～3mm，上颌窦内假性囊肿。患者口腔卫生良好，依从性好。有吸烟史，无糖尿病史，全身状况良好。治疗计划如下（图15-18）：侧壁开窗上颌窦底提升，囊肿摘除，同期植入种植体，潜入式愈合，延期负荷。

上颌窦囊肿是广泛的概念，通常分为3种类型：黏液囊肿（mucocele）、潴留囊肿（rentention cyst）和假性囊肿（pseudocyst）[11]。通常假性囊肿位于上颌窦底部，无侵袭性。当假性囊肿较大，影响上颌窦底提升时，需手术摘除。上颌窦底提升是否可以与囊肿摘除同期进行，并无定论。我们团队通常将两个手术合并进行。

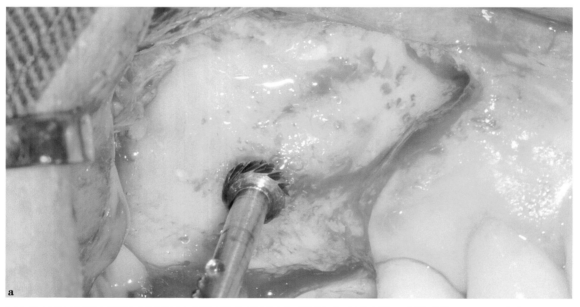

图15-18 上颌窦底提升、囊肿摘除同期植入种植体
侧壁开窗。a. 翻黏骨膜瓣，确定骨窗位置，钨钢球钻沿骨窗边缘磨削

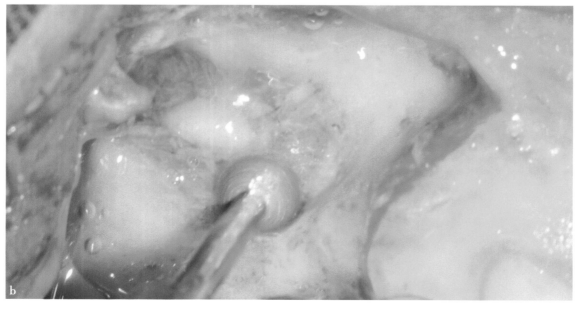

图15-18 上颌窦底提升、囊肿摘除同期植入种植体（续）
侧壁开窗。b. 当靠近上颌窦黏膜时，改用金刚砂球钻磨除剩余骨板，避免损伤上颌窦黏膜

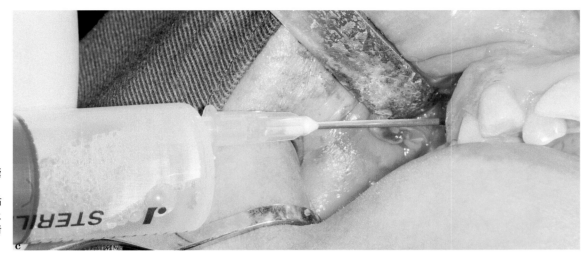

图 15-18　上颌窦底提升、囊肿摘除同期植入种植体（续）摘除囊肿。c. 完成上颌窦黏膜剥离和种植窝预备之后，上颌窦黏膜穿刺，抽出约 5ml 清亮囊液，呈淡黄色

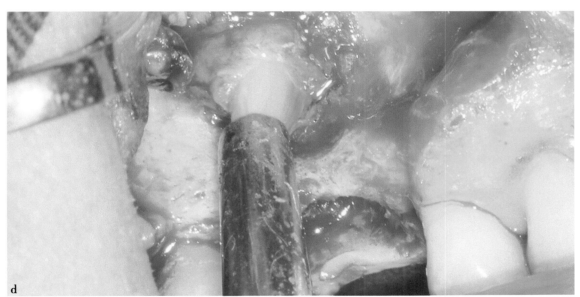

图 15-18　上颌窦底提升、囊肿摘除同期植入种植体（续）摘除囊肿。d. 抽吸囊液之后，用 11# 尖刀片扩大上颌窦黏膜的抽吸针孔，用直径 3.5mm 的吸引管以 0.4 巴（bar）负压吸出假性囊壁

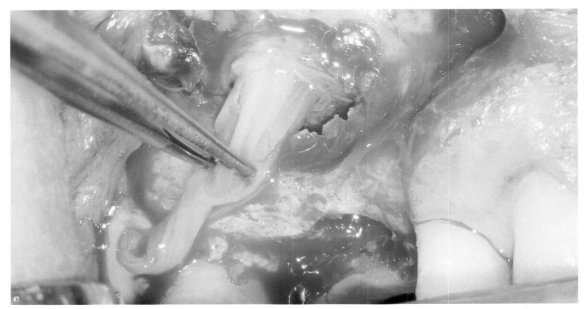

图 15-18　上颌窦底提升、囊肿摘除同期植入种植体（续）摘除囊肿。e. 用有齿镊夹住翻转、吸出的假性囊壁，尽量多地暴露出囊壁的蒂部

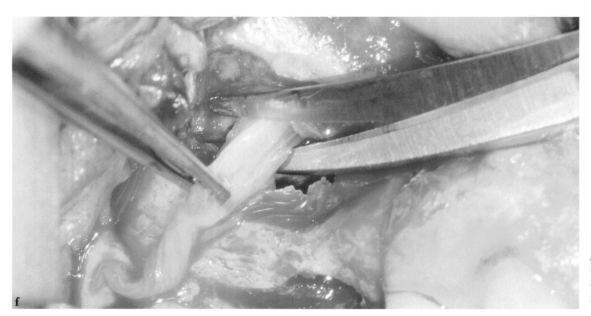

图 15-18　上颌窦底提升、囊肿摘除同期植入种植体（续）
摘除囊肿。f. 用组织剪（或手术刀）沿囊肿蒂部去除假性囊壁

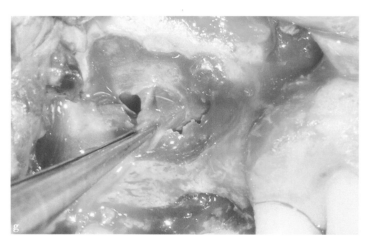

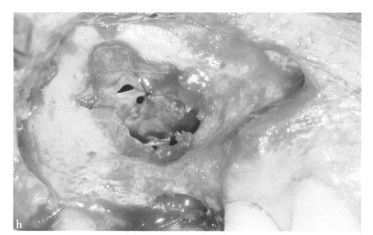

图 15-18　上颌窦底提升、囊肿摘除同期植入种植体（续）
摘除囊肿。g，h. 去除假性囊壁之后，认真检查，用 11 #尖刀片尽量切除剩余囊壁，缝合遗留的上颌窦黏膜裂孔

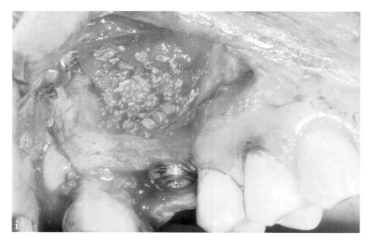

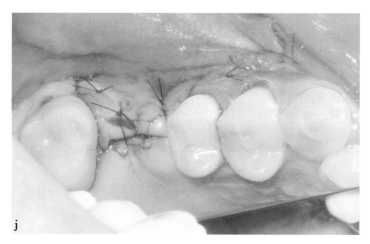

图 15-18　上颌窦底提升、囊肿摘除同期植入种植体（续）
植入种植体。i. 在上颌窦底黏膜下方置入可吸收性胶原屏障膜（Bio-Gide，Geistlich），覆盖黏膜裂孔区。植入部分去蛋白牛骨基质（Bio-Oss，Geistlic）之后，植入软组织水平种植体（Straumann，锥形柱状种植体，种植体直径 4.8mm，种植体平台直径 6.5mm，长度 10mm，安装封闭螺丝，再次植入足量去蛋白牛骨基质，覆盖可吸收性胶原屏障膜（Bio-Gide，Geistlich）　j. 黏膜瓣对位间断缝合，完全关闭创口，种植体潜入式愈合，完成手术

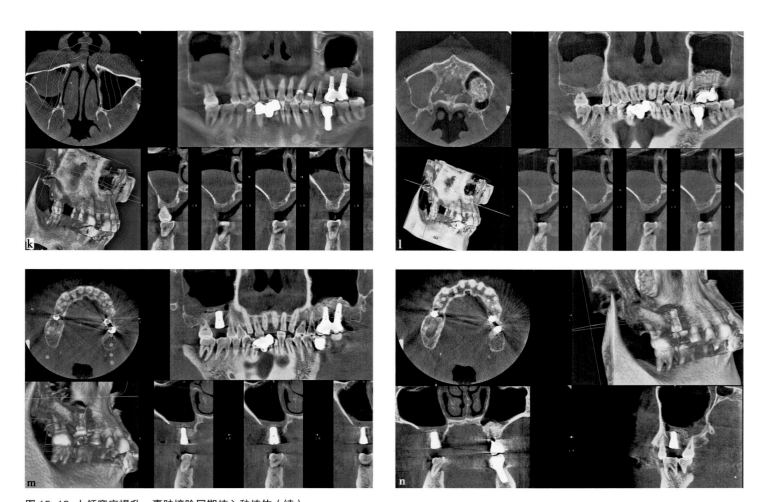

图 15-18 上颌窦底提升、囊肿摘除同期植入种植体（续）

k, l. 手术之前的 CBCT 扫描，可见上颌右侧第一磨牙位点牙槽骨高度不足 3mm，骨密度较低，右侧上颌窦内高密度影，边缘清晰，无窦壁破坏及膨隆征象，诊断为上颌窦假性囊肿。左侧的治疗程序与右侧完全相同，在半年之前已经完成了修复　m, n. 手术之后的 CBCT 扫描，只有在上颌窦后壁残留少量假性囊壁，窦底提升之后重新形成的上颌窦底呈穹隆状，骨高度理想，种植体被骨代用品所包绕

种植外科程序：宿玉成教授、陈德平主治医师；病例完成时间：2013 年

15.5.5 上颌窦底提升、假性囊肿摘除、上颌磨牙位点同期植入种植体（二）

　　34 岁男性患者，上颌右侧第一磨牙因牙体牙髓病拔除 1 年，要求种植修复。上颌窦底高度 3mm，上颌窦囊肿（假性囊肿）。无吸烟史，无糖尿病史，全身状况良好。治疗计划如下（图 15-19）：侧壁开窗上颌窦底提升，囊肿摘除，同期植入种植体，潜入式愈合，延期负荷。

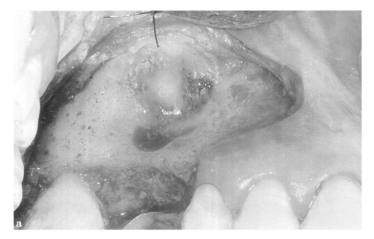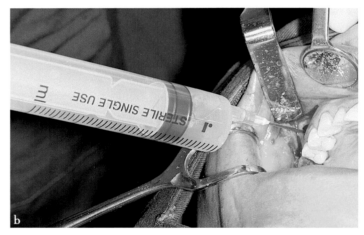

图 15-19 上颌窦底提升、囊肿摘除同期植入种植体
囊肿摘除。a. 上颌右侧第一磨牙位点牙槽嵴顶做水平向切口、近中和远中松弛切口，颊侧翻瓣，球钻开窗，当靠近上颌窦黏膜时，改用金刚砂球钻磨除剩余骨板，避免损伤上颌窦黏膜　b. 完成上颌窦黏膜剥离和种植窝预备之后，上颌窦黏膜穿刺，抽出约 5ml 清亮囊液，呈淡黄色

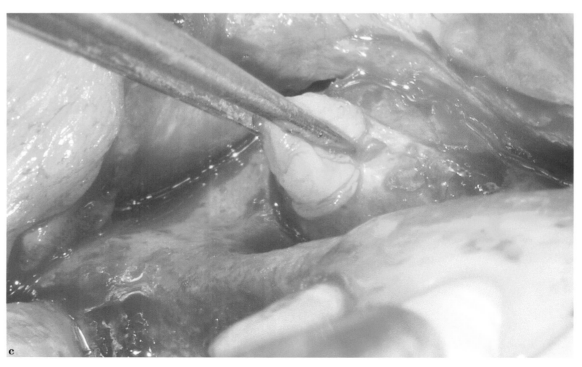

图 15-19 上颌窦底提升、囊肿摘除同期植入种植体（续）
囊肿摘除。c. 抽吸囊液之后，用 11 #尖刀片扩大上颌窦黏膜的抽吸针孔，用直径 3.5mm 的吸引管以 0.4 巴（bar）负压吸出假性囊壁，然后用有齿镊夹住翻转、吸出的假性囊壁

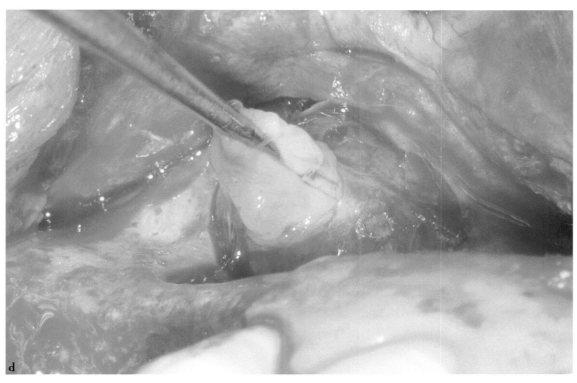

图 15-19　上颌窦底提升、囊肿摘除同期植入种植体（续）
囊肿摘除。d. 假性囊壁较厚，尽量多的暴露出囊壁的蒂部

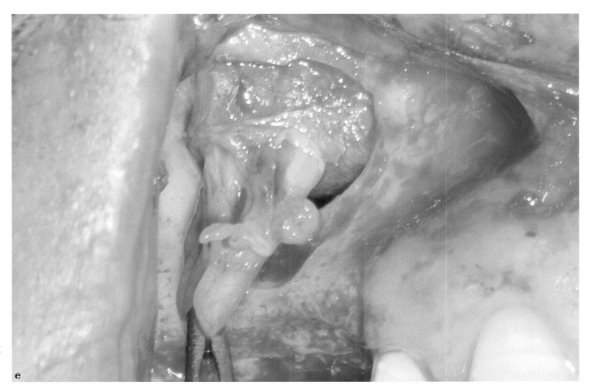

图 15-19　上颌窦底提升、囊肿摘除同期植入种植体（续）
囊肿摘除。e. 用有齿镊夹住假性囊壁，向不同方向翻转，确认蒂部位置

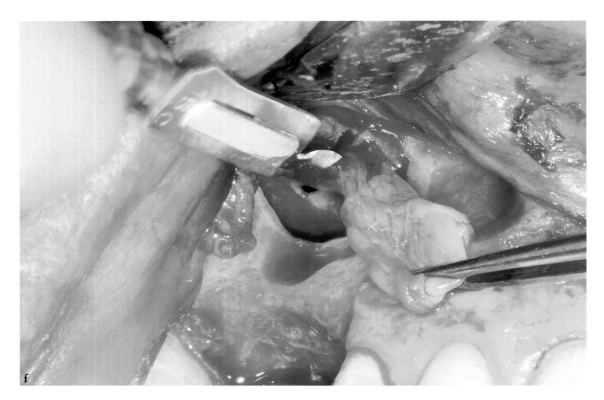

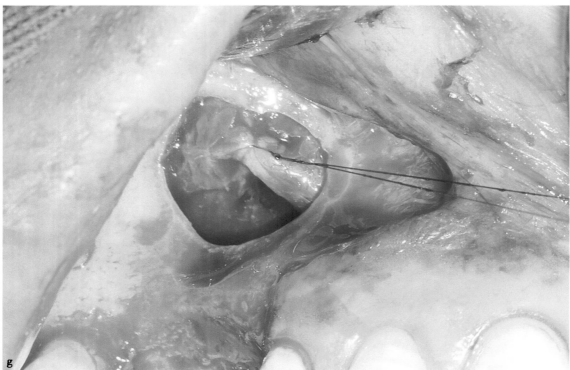

图 15-19 上颌窦底提升、囊肿摘除同期植入种植体（续）
囊肿摘除。f. 用 15c 刀片沿囊肿蒂部切除假性囊壁   g. 缝合上颌窦黏膜裂孔

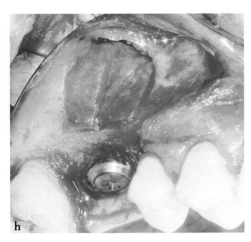

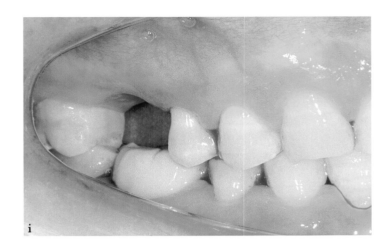

图 15-19 上颌窦底提升、囊肿摘除同期植入种植体（续）
植入种植体。h. 植入部分去蛋白牛骨基质（Bio-Oss，Geistlic）之后，植入软组织水平种植体（Straumann，锥形柱状种植体，种植体直径 4.8mm，种植体平台直径 6.5mm，长度 10mm，安装封闭螺丝，再次植入足量去蛋白牛骨基质，覆盖可吸收性胶原屏障膜（Bio-Gide，Geistlich），初期创口关闭
i. 6 个月之后，侧面观可见软组织愈合良好

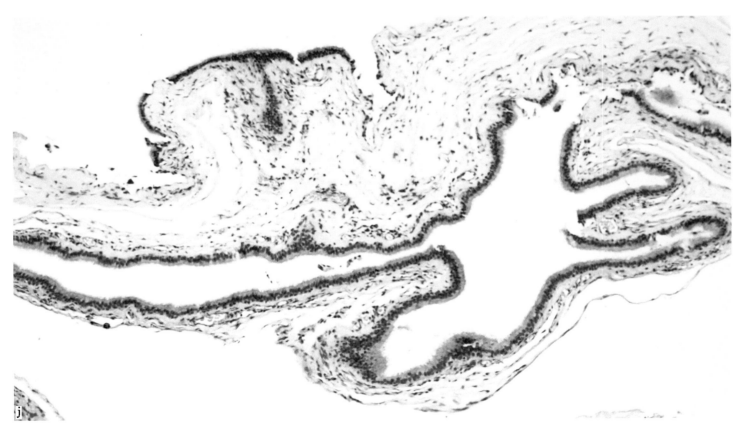

图 15-19 上颌窦底提升、囊肿摘除同期植入种植体（续）
组织学检查。j. 从组织学切片显示囊壁与上颌窦黏膜的组织学结构相同，由此该囊肿被称之为假性囊肿，这也是可以在上颌窦底提升时同期摘除的主要依据之一
种植外科程序：宿玉成教授、陈德平主治医师；读片：北京大学口腔医学院中心实验室 - 李翠英；病例完成时间：2014 年

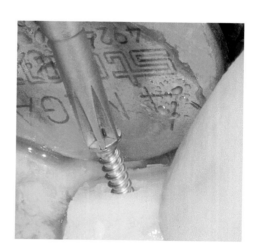

Chapter 16

Bone Augmentation
with Autografts

Su Yucheng, Ge Yi

第 16 章　自体骨增量

宿玉成　戈　怡

16.1 自体骨增量的临床原则

16.1.1 概述

理想牙槽嵴

以修复为导向的种植治疗是建立在种植体理想三维位置和轴向的基础之上的。而获得种植体理想三维位置和轴向的先决条件,是存在理想牙槽嵴状态以及骨所支持的软组织。由此而言,健康的骨组织是获得种植治疗美学和功能效果的基础。

何为理想的牙槽嵴状态?在口腔种植学中理想牙槽嵴状态的定义包括:

● **正常的骨弓轮廓**   在单颗牙和连续多颗牙缺失位点,骨弓轮廓与周围牙列协调、延续,牙支持组织的表面软组织没有凹陷;牙列缺失的牙弓,与对颌牙列(天然牙列)或骨弓(牙列缺失)存在 I 类颌位关系。

● **正常的骨量**   牙槽嵴垂直向高度正常,邻面牙槽嵴不存在具有临床意义的骨吸收,能够有效地支撑龈乳头;牙槽嵴颊舌向宽度正常,唇侧牙槽嵴不存在具备临床意义的骨吸收,能够有效支撑龈缘位置。正常骨量是植入合理直径和长度种植体的基础。

● **正常的骨密度**   缺牙位点的骨组织具备正常的骨密度,保证种植体初始稳定性和种植体骨结合的长期稳定。

牙槽嵴骨缺损的原因

有许多不同的原因可以导致牙槽嵴骨缺损。

● 牙缺失之后的牙槽嵴生理性骨吸收

● **牙缺失之前已经存在骨缺损**   如患有牙周炎,根尖周囊肿和瘘管,不良修复体、埋伏牙、颌骨囊肿和肿瘤等。

● **牙缺失伴随骨丧失**   例如:发生牙固连的唇侧骨板和牙根融合、拔牙时发生骨板缺失、外伤导致的牙槽嵴同时缺失等。

● **先天畸形并发的骨缺损**   例如牙槽嵴裂、外胚叶发育不全等。

● **正畸导致的骨吸收等**

以上因素合并作用导致的骨缺损更加严重。目前,严重的颌面部感染导致的骨缺损较罕见。

口腔种植治疗的骨增量

显然,上述原因可以导致不同类型的骨缺损(I 类~ V 类牙槽嵴骨缺损)。为了提高种植体的长期成功率,实现长期稳定的美学修复效果,当存在任何牙槽嵴骨缺损时,都必须予以纠正[1,2],尤其是位于美学区的种植位点。

临床上,多数骨缺损病例可以进行以植入屏障膜和骨替代材料为基础的引导骨再生,其优点是可以同期植入种植体和不切取或少量切取自体骨。但是对严重的骨缺损,例如Ⅲ类和Ⅳ类牙槽嵴骨缺损,则必须进行自体骨移植才能达到骨增量的目的。

自体骨增量的概念

准确而言,自体骨增量是相对 GBR 而产生的临床概念。自体骨增量是移植切取的自体骨,不使用或仅辅助使用少量骨替代材料。

自体骨移植的最大优点是其骨引导及骨诱导能力强,缺点是需要开辟第二术区,容易产生供区并发症。自体骨增量也是一个比较宽泛的概念,包括:

● **骨量扩增**   将供区的骨移植到受区,以增加受区的垂直向骨高度和(或)颊舌向骨宽度。例如块状自体骨移植(block bone graft)。

● **骨量调整**   只调整局部骨量,恢复缺损区的骨量和骨弓轮廓,或只改变原有重要解剖结构的位置。例如夹层骨移植(sandwich bone graft)、下牙槽神经移位(inferior alveolar nerve shift)和骨劈开(split-ridge technique)等。

● **牵张成骨**   牵张成骨(distraction osteogenisis,DO)可以重建颌骨和牙槽嵴的高度或宽度,还可以同期恢复缺失的软组织量。种植治疗的牵张成骨可以用传统的牵张器进行牵张成骨,分阶段植入种植体或用牵张种植体进行牵张成骨,牵张成骨结束之后将其留在骨内,作为支持修复体的永久种植体。

16.1.2 选择自体骨增量的影响因素

自体骨增量的临床指征

不同的自体骨增量方法有其相应的临床指征。总体而言,应当首先满足以下一般性原则:

● GBR 不能获得预期效果者。
● 不利型骨缺损。
● 严重的垂直向和(或)水平向骨缺损。
● 颊舌向贯通性骨缺损。
● 患者拒绝接受骨替代材料者。

通常,同一临床指征并非只有一种骨增量方案可供选择,一种骨增量方案也可以适用于不同的临床指征。为患者客观地选择最适宜的骨增量方案应综合考虑患者局部和全身多种因素的影响,是对医师的经验与智慧的考验。

在任何临床状态下,我们都应当牢记两项与骨增量相关的基本外科原则:

● **骨移植成功的基本原则** 受植床良好的血供;受植床不存在感染;移植骨块的坚固固定;创口不与外界相通。
● **颌骨骨折的治疗原则** 骨折断端的坚固固定;拔除骨折线上的牙齿;创口不与外界相通。

尽管这些原则不能完全代表种植治疗骨增量的所有影响因素,但仍然具有指导意义。这些原则与确定骨增量的治疗程序相关,也影响对骨增量方案的选择。通常,必须首先在 GBR 和自体骨增量之间做出决策。

受植床血供

两种骨增量方案,受骨床都必须具备良好的血供和骨原细胞。良好血供的概念是受植区剩余骨组织能够为骨增量材料提供充分的富于血液的血管以及血管原性和骨原性细胞,使其快速血管化,并易于进入新骨形成阶段。如果受植区的骨面血供不佳,则任何一种方案都存在不能成骨或成骨效果不佳的风险。受植床均为骨皮质时,血供相对较差,如果磨除部分骨皮质或钻孔仍不能获得充分的出血,则具有高度并发症风险。

邻面牙槽嵴高度

对单颗牙和连续多颗牙缺失位点,邻面牙槽嵴高度是重要考量方面。邻面牙槽嵴的大量吸收、根面暴露,尤其是存在牙齿松动时,各项骨增量的效果均不可预期。唯一的办法是策略性拔牙,在消除这一风险因素的前提下进行骨增量程序,否则将不是骨增量程序的临床指征。

受植床的面积

广泛和大量的骨缺损,尽管受植床血供良好,但是植入大量的骨替代材料之后,在外界的压力下可吸收胶原屏障膜难以提供满意的稳定性,GBR 程序也会存在风险。因此能够坚固固定的块状自体骨移植成为首选方案。

缺失牙位点

不同的缺失牙位点,骨组织的解剖学类型和对骨增量材料的稳定能力不同。例如:

● 上颌磨牙位点因上颌窦气化导致上颌窦位置过低时,应当选择上颌窦底提升程序,依据窦底骨高度和骨密度同期或分阶段植入种植体。
● 下颌牙槽嵴的骨皮质较厚、血供能力较低,并且颊侧骨壁呈垂直状态、对骨替代材料的稳定性较差。当存在广泛的骨缺损时,引导骨再生程序存在风险。因此,下颌骨的广泛水平向骨缺损,首选块状自体骨移植;广泛的垂直向骨缺损首选夹层骨移植和牵张成骨。

受植区软组织状态

受植床周围的黏膜健康,虽然不能为移植的块状自体骨提供血管原性和骨原性细胞,但可以加快其血管化的速度。

骨增量同期植入种植体

只有在能够保证种植体初始稳定性和骨增量成骨效果的条件下,才能采用骨增量同期植入种植体的治疗方案。

剩余牙槽嵴的组织学结构

生理状态下,牙槽嵴的组织学结构中间为骨松质、颊侧和舌侧为骨皮质骨板。在水平向骨吸收过程中可能发生三种结构变化,并直接影响自体骨增量程序的选择:

● 骨皮质和骨松质均存在,只是骨量减少。在Ⅳ类剩余牙槽嵴(严重水平向骨吸收,牙槽嵴高度正常),唇舌向宽度 ≥ 4.0mm 时,首选牙槽嵴劈开同期种植或块状自体骨移植。此类病例多见于上颌缺牙位点。

● 骨皮质化,中间的骨松质减少或消失。在Ⅳ类剩余牙槽嵴(严重水平向骨吸收,牙槽嵴高度正常),首选块状自体骨移植、分阶段的种植体植入方案。此类病例多见于下颌缺牙位点。

● 骨皮质持续吸收(主要发生于颊侧骨皮质),骨皮质骨板不完整。此类病例常见于上颌前牙位点。根据剩余牙槽嵴的唇舌向宽度,可以选择 GBR 同期种植、牙槽嵴劈开同期种植或块状自体骨移植分阶段的种植体植入方案。

剩余牙槽嵴的高度

恢复缺失的牙槽嵴高度,始终是骨增量程序所面临的一个挑战,存在许多不可预期的因素。少量的唇侧牙槽嵴骨缺损,可以选择与种植体植入同期的 GBR 程序。严重的垂直向骨缺损,根据不同的种植部位和美学要求,可以遵循如下建议:在下颌前牙区可以选择夹层骨移植同期种植,或牵张成骨、分阶段种植;在下颌后部缺牙区可以选择下牙槽神经移位同期种植,块状自体骨移植、分阶段种植,或牵张成骨、分阶段种植。在上颌通常选择块状自体骨移植、同期或分阶段种植。

颌位关系

牙列缺失可以因重度骨吸收而改变颌位关系或加重原有的异常颌位关系,通常需要用正颌外科技术或水平向块状自体骨移植进行纠正。

非解剖学因素

● **修复方案**　牙列缺失的固定种植修复体,必须建立在正常或基本正常的颌位关系基础之上;种植体支持的覆盖义齿,可以在一定范围内补偿颌位关系异常。

● **患者的健康状况**　高龄或健康状况欠佳的患者,对手术的耐受力较低,尽量选择相对保守的骨增量方案。

● **医师的临床经验**　能否获得骨增量的预期临床效果与医师的临床经验相关。

16.1.3　评估与骨增量的方案设计

健康状况的系统性风险评估

健康状况的系统性评估目的是判断患者是否能够耐受外科程序及是否存在影响骨愈合的风险因素。支持患者参与评估,以消除患者对手术的疑虑和取得其对治疗过程的配合。

骨增量位点的评估

骨增量位点的评估应当包括临床和放射线评估:

● 缺失牙槽嵴的近远中向、颊舌向和冠根向距离以及邻面牙槽嵴高度,剩余牙槽嵴的三维轮廓和骨密度。大面积骨缺损,应当试排牙后确立牙槽嵴的正确位置、轮廓和尺寸。CT 扫描的三维重建,可以模拟缺损区的真实解剖学结构,精确地设计治疗方案。

● 邻面牙槽嵴高度。

● 软组织,尤其是附着龈的量与质量。

供区评估

评估供区的健康状态和能够切取的块状骨尺寸。从下颌后部取骨时,应当进行锥形束 CT 扫描,确定可以切取的骨量和与下颌管、磨牙牙根之间的位置关系。

种植治疗方案设计

基于以上评估结果,确定种植治疗方案:

● **完整治疗过程**　包括治疗周期、手术次数和总体费用等。

● **确定骨增量的具体方案**

● **确定种植体植入的具体方案**　包括同期或分阶段种植、种植体的植入数目与位置等。对复杂病例,应当制作牙槽嵴重建和最终修复体的诊断模板和外科模板,实现以修复为导向的种植设计和种植体植入。

● **制订种植体的修复方案**　包括修复时机、过渡义齿和最终修复方案(固定修复体或覆盖义齿)等。

● **过渡义齿处理**　必须戴用的过渡义齿应避免压迫受区,

特别是在功能活动状态下的接触容易被忽视。建议患者暂时不戴用过渡义齿，或换用完全不会造成受区承力的牙支持式过渡义齿。再次戴用旧过渡义齿之前必须先调磨义齿和受区的接触区。如为固定过渡义齿，义齿和受区黏膜接触区也要进行调磨，避免压迫下方的移植物。

- **治疗效果的估计**　包含自体骨骨增量程序的种植治疗，属于高度复杂病例，在治疗过程中，每一项治疗程序的结果必定影响下一步的治疗程序。因此，严重骨缺损的种植方案设计，应该有应急和备选方案可供选择。

软组织评估

软组织评估包括两个重要方面：无张力的初期创口关闭和种植体周围的附着龈质量。

- 严重的骨缺损通常伴有黏膜的萎缩，导致初期创口关闭时出现张力。切口位置的正确设计和黏骨膜瓣基底的骨膜切开减张，通常可以解决此类问题。
- 当存在附着龈丧失或不足时，通常需要进行第二次手术移植腭黏膜，重建丧失的附着龈。

16.1.4　特殊的外科设备

外科动力系统

传统的骨切割设备是外科动力系统。外科动力系统配备高速马达驱动器械，可以完成钻孔、切割和磨削等复杂功能。常用于种植取骨的工具包括：

- **高速旋转手机**　可以安装球钻、裂钻、环钻和锯盘等。
- **切割锯**　有摆锯和来复锯。

外科动力系统功率大、切割效率高，在骨切割过程中要充分水冷，否则会导致骨组织的热损伤。其缺点包括：

- 切割时骨丢失（取决于钻的直径）；
- 重要结构的损伤（下牙槽神经和颏神经），包括损伤邻近黏膜（撕裂或灼伤）；
- 供区入路受限（手机的位置）；
- 振动大（局麻时患者不适与恐惧）。

超声骨切割设备

超声骨切割设备，又称之为压电外科（piezosurgery）

设备或超声骨刀，是新出现的骨切割设备。超声骨刀的金属工作头在工作时发生可调超声频率的低幅振动，频率 $5 \times 10^6 Hz \sim 1.67 \times 10^7 Hz$，振幅为 $6 \times 10^{-8} m \sim 2 \times 10^{-7} m$，能完成所有类型骨切割，包括切取骨块和预备受骨床。

根据不同形状和表面处理方式，工作头有不同的用途，可分为切割（骨刀和骨锯等）和非切割（骨铲和骨锉等）工作头。超声骨刀在种植外科中可应用于：上颌窦底提升、骨劈开、切取骨块和骨屑、牵张成骨和种植窝预备等。使用超声骨刀能够简化手术步骤，缩短手术时间，使得手术的安全性大为提高、骨切割时间相对缩短。超声骨刀配有不同形状和弯曲角度的刀头，适用于口腔内不容易达到的部位，如上颌和下颌后牙区，因而在骨量扩增和骨量调整手术中都可应用。

超声骨切割技术是传统骨切割技术的一次革命，代表着目前最高水平的骨切割技术。用于口腔种植的骨切割具有显著优势[3]。

- **切割效率高**　超声骨刀针对各种临床指征配备了各种不同用途的刀头，在特定的临床程序中相对提高了切割效率，例如上颌窦底提升的骨开窗等。
- **不损伤软组织和特殊解剖结构**　超声骨刀的特殊频率，使切割作用只对骨组织有效，对软组织无效，不会损伤神经血管等重要结构，例如下牙槽神经血管束、颏神经、上颌窦黏膜和邻近术区的软组织等。由于对软组织的损伤极其轻微，即使不小心切割到上颌窦黏膜、下牙槽神经等软组织结构，也不会造成明显的损伤。
- **微创切割骨组织**　特殊的振动频率对骨组织的内部结构损伤小，有利于移植后的骨愈合。
- **原位切割**　对于精细的骨切割，不需要锯的往复运动就可以实现切割作用，切割的最小距离可以仅为 2.0mm 宽。
- **术野清晰**　微创骨切割和超声气水流的作用，可以使术野清晰。
- **易于操作**　金属工作头振幅小于球钻和摆动锯，因此只需要施加很小的力就可以稳定控制器械，有利于进行精细操作。
- **患者不适感减轻**　骨切割时的振动小，患者几乎不会因此而产生不适。

16.2 块状自体骨移植

16.2.1 概述

块状自体骨移植的概念

块状自体骨移植（block bone graft），是指从供区（颌骨或其他部位的骨）切取块状骨，整块或分成几块移植到受区。本概念不包括将切取的块状骨粉碎为颗粒状再移植到受区的治疗方法。块状自体骨移植可以分为血管化的块状自体骨移植和非血管化的块状自体骨移植，两者之间的供区和受区不同，移植骨的愈合方式不同，临床指征也不相同。口腔种植中的块状自体骨移植是指非血管化的块状自体骨移植。而血管化的块状自体骨移植（例如腓骨瓣移植修复上颌骨和下颌骨缺损），属于重建外科范畴，将不在本书中论述。骨块的移植方式包括外置法骨移植（onlay bone graft）和内置法骨移植（inlay bone graft），后者主要用于上颌窦底提升程序。本章只讨论外置法骨移植。

在所有的骨增量方法中，块状自体骨移植的历史最长。事实上，在与骨组织相关的医疗科室中，均在不同程度上应用块状自体骨移植治疗各种原因导致的骨缺损和畸形，例如口腔颌面外科、骨科和整形外科等。因此，可以说块状自体骨移植是整个医学领域骨重建的基础手术之一，对所有新方法的疗效判定都是建立在与自体骨移植相比较的基础上。

口腔种植的骨增量最早始于外置法块状自体骨移植重建水平向骨宽度，获得了满意的临床效果，并在一定程度上恢复了牙槽嵴骨高度。

块状自体骨的愈合机制

在骨组织中由骨基质和细胞构成。骨基质含有约30%的有机成分和70%的无机成分。有机成分中，胶原（主要为Ⅰ型胶原）占90%～95%，其余为非胶原性蛋白质，例如骨钙蛋白、降钙素、骨桥蛋白和涎蛋白等。无机成分由磷酸钙组成，主要是羟基磷灰石（HA）结晶。骨基质中富含骨生长刺激因子包括骨形成蛋白（BMPs）、转化生长因子、胰岛素样生长因子、血小板源生长因子和成纤维细胞生长因子等。骨组织的细胞包括骨细胞、成骨细胞、破骨细胞和骨原细胞。

移植自体骨（块状或颗粒状自体骨），同时将骨生长刺激因子和活性骨组织细胞带到受区。在移植的自体骨吸收过程中释放骨生长刺激因子，移植自体骨的绝对表面积越大，生长因子的释放速度越快。因此，其释放速度在块状骨松质高于块状骨皮质、颗粒状骨高于块状骨[18]。

自体骨中的骨皮质和骨松质比例不同，主要差别在于患者的年龄和供区部位（表16-1）。

移植的块状自体骨坚固固定之后，是能够提供机械稳定性以抵抗表面覆盖软组织压力的唯一移植材料。再血管化的速度依赖于块状骨中骨皮质和骨松质的构成比例。屏障膜覆盖块状骨可能减缓再血管化的速度，但是暴露骨髓腔（例如磨除受区的骨皮质或用小球钻在骨皮质上钻孔），将有利于新生血管的长入。

块状骨皮质（如取自下颌骨体部）的再血管化速度慢于块状皮质松质骨块（例如取自髂嵴），但吸收率相似。关于骨吸收量的报道差别较大，在6个月时可高达60%。从颅骨取得的皮质骨块也发生吸收，但程度较轻。

尽管普遍认为块状自体骨应用广泛而成熟、技术难度和并发症风险相对较低，但对这样一项"成熟技术"，目前并不完全掌握移植骨的愈合机制，只是用古老的"爬行替代"学说加以解释。"爬行替代"学说并未解释清楚其组织学的愈合过程，只是设想由新生活骨替代坏死的移植骨，并且整个过程高度依赖于血管新生和再血管化程度。

供区选择和切取块状骨

种植治疗的块状骨移植，供区包括口内和口外供区两大部分。口内取骨区主要为下颌骨后部和下颌骨正中联合，较小的块状骨偶尔也取自种植位点附近、上颌结节和增生的舌隆突与腭隆突等。口外取骨主要为髂骨（髂骨嵴），偶尔取自腓骨和颅骨等。口内取骨的麻醉方法方便，供区受区距离近，手术时间短而简单，对患者的影响相对小，但可取得的骨块大小有限，骨松质量不丰富。髂骨嵴的可用骨量大，口外取骨可获得大体积的皮质松质骨块，适用于重度骨缺损的重建。但由于增加皮肤切口、供受区的距离远，手术相对复杂、时间长。

骨移植成功的要点

尽管文献报道移植骨块的骨吸收量可以高达 60%，但事实上，在我们团队的临床实践中，具有临床意义的严重骨吸收非常罕见。因此，建议注意如下临床方面：

● **血供** 受植区做好预备，使受植区骨表面出血，包括磨除部分骨皮质或骨皮质钻孔；受植床预备与块状骨修整，尽量形成两者之间的紧密接触。以此加速移植骨块的再血管化。

● **骨块的坚固固定** 钛螺钉或钛板坚固固定；受植床预备与块状骨修整，尽量形成两者之间的稳定接触。

● **块状骨的保护** 用低替代率的骨替代材料和（或）可吸收胶原屏障膜保护移植的骨块，降低愈合期的骨吸收。

● **无张力创口初期关闭** 游离移植时自体块状骨可获得的血供有限，一旦术后出现创口裂开，很容易发生骨块感染、坏死或吸收。

牙槽嵴增量的外科程序，通常遵循受区预备 – 供区取骨 – 受区骨移植的手术顺序。

表 16-1 自体骨供区的组织学

区 域	组织学	骨 量	吸收程度
口内			
颏部	皮质骨松质 *	++	++
下颌骨体部 / 升支	骨皮质	++	+
鼻嵴	皮质骨松质 *	+	+++
上颌结节	皮质骨松质 #	+	+++
口外			
髂骨嵴，前嵴 / 后嵴	皮质骨松质 #	+++	++

骨量：+足以进行单颗牙缺隙的骨增量；++足以进行两侧上颌窦底提升术的骨增量；+++足以进行较大骨缺损的内置或外置法骨增量和重建连续性骨缺损

吸收程度：+少量；++重度；+++大量

* 骨皮质多于骨松质

\# 骨松质多于骨皮质

本表引自《牙种植学的引导骨再生——20 年的进展》第 76 页，宿玉成译，北京：人民军医出版社，2011 年

16.2.2 块状自体骨移植的受骨床

麻醉

局部浸润麻醉,首选酰胺类复方盐酸阿替卡因(如必兰)和盐酸甲哌卡因(如斯康杜尼)等麻醉剂。

切口与翻瓣

依据不同的临床指征,选择合适的切口,翻开黏骨膜瓣,完全暴露需要植骨的区域。骨增量时的切口设计的基本原则包括:

- 黏骨膜瓣要大于骨增量的面积。
- 切口线位于骨块的外侧,至少有5.0mm的距离。
- 黏膜瓣无张力、血供良好。
- 根据牙龈生物型和骨增量的部位,尽量避免切口线瘢痕造成的美学影响。
- 方便骨块的坚固固定。
- 方便制作骨膜减张切口。

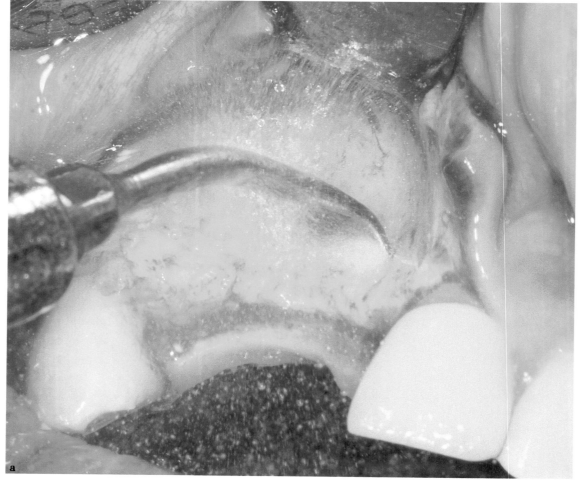

图16-1 受区处理

a. 骨面修整为较为规则的形状,有利于移植骨块与受区骨面的紧密接触,并使接触面积最大化。接触面积越大骨块的稳定性越高,图为超声骨刀预备受区

受区处理（图 16-1）

● 清除受植区骨面的肉芽组织和结缔组织。

● 受植区骨开放部分骨髓腔，加速移植骨块的再血管化，提供丰富的血管原性和骨原性细胞。

● 骨面修整为较为规则的形状，有利于移植骨块与受区骨面的紧密接触，并使接触面积最大化。接触面积越大骨块的稳定性越高。

● 存在邻牙时，要充分保护邻面牙槽嵴。

● 准确确定移植骨块的尺寸和形状。

● 决定骨块的固定方式和位置。受区预备完成之后，置入明胶海绵保护创面，临时关闭创口，进入取骨程序。

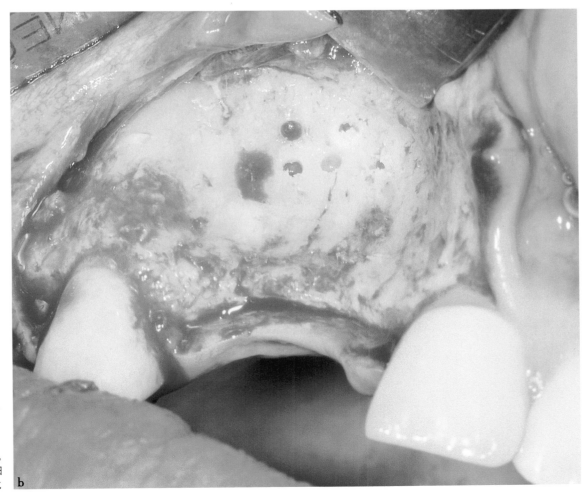

图 16-1 受区处理（续）
b. 受植区骨开放部分骨髓腔，提供丰富的血管原和骨原细胞，加速移植骨块的再血管化

骨块修整

　　完成取骨程序之后，将切取的块状骨置入骨缺损区，检查适合程度。通常需要修整骨块，使其与骨面密合（图16-2）。

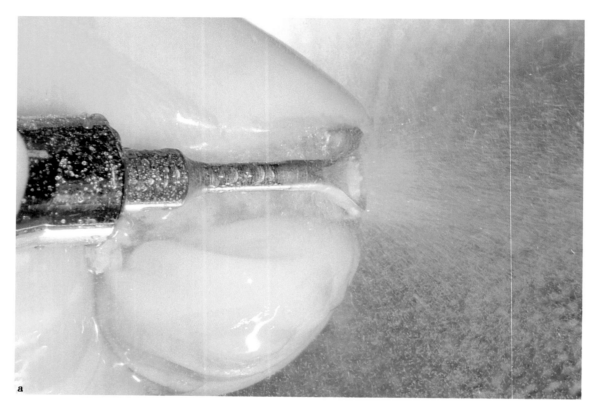

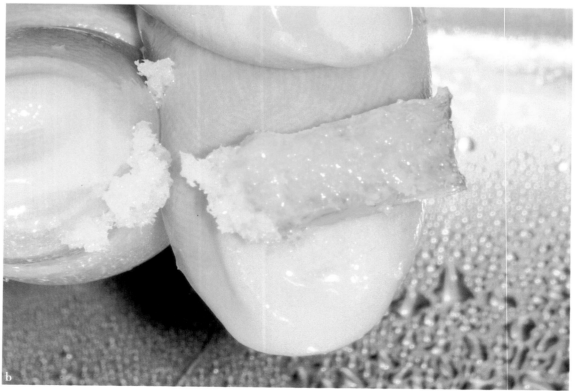

图16-2 骨块修整
取自髂骨的骨块。a. 按照受骨床形态用超声骨刀修整已经切取的髂骨骨块。因为振动轻微，可以将骨块放在手中修整，直到合适大小　b. 检查修整的骨块

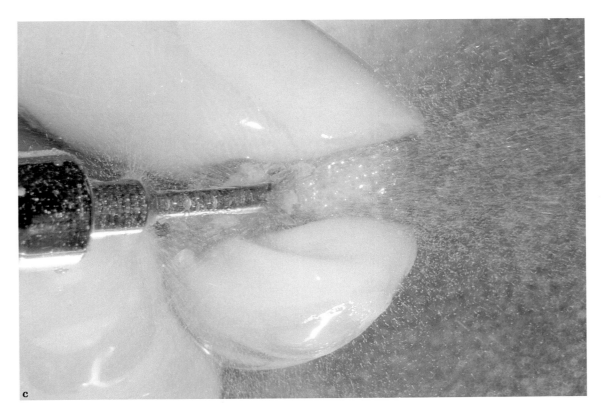

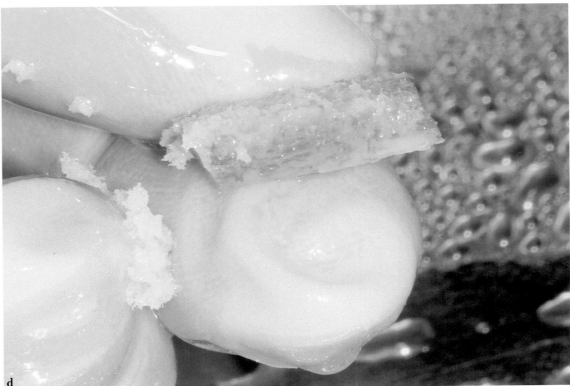

图 16-2　骨块修整（续）
取自髂骨的骨块。c. 用超声骨刀修整时，在冷却盐水的冲洗下，实现冷切割，将骨损伤降到最低程度　d. 修整完成之后，似乎骨块还有"出血"的感觉

骨块固定

　　在取骨程序中取下骨块的步骤之前在原位，或在完成骨块修整之后在口腔外，要在骨块上预备螺丝通道。对较薄的骨块，预备螺丝通道时要注意防止骨块折裂。可以选择钛钉或钛板固定骨块（图16-3）。

● **钛钉固定**　选用1.5mm直径的钛钉。颊舌向固定时，钛钉长度为骨块厚度和受区厚度之和，钛钉尾部最好穿入或穿透受区对侧的骨皮质。冠根向固定时，钛钉在受植区基骨内有足够的长度，保证固位力。穿透移植骨块的长裂钻的直径应当稍微大于固定螺钉的直径，有利于螺钉不受约束地拧入（尤其对骨皮质骨块）坚硬的皮质骨块，避免骨块折断和转动的风险，并将骨块向受骨床进一步加压。受骨床的螺丝通道只进行有限预备（预备深度低于螺钉的固位深度、裂钻直径小于螺钉直径），有利于保证螺钉的固位力。根据螺钉的固位原

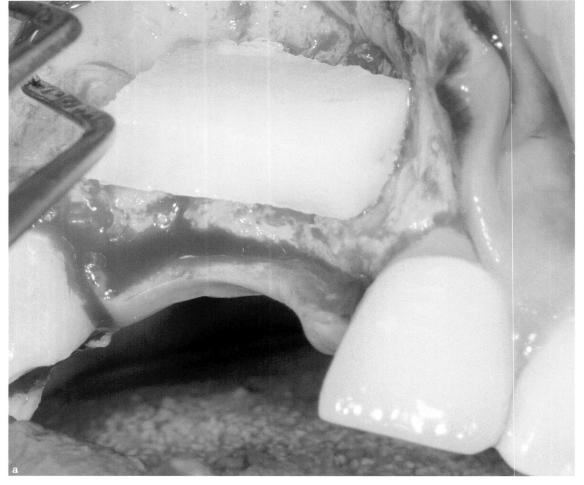

图16-3 骨块固定
取自下颌升支外斜线的骨块。
a. 在受区处理和骨块修整都完成之后，将骨块放置在受区表面，检查是否与受骨床相吻合

理，骨块的固位力不是来自螺钉与移植骨块的啮合，而是来自于螺钉与受骨床的啮合作用。根据骨块大小和稳定程度，可以选择一颗或多颗螺钉固定。

● **钛板固定**　当骨块较大或受骨床的厚度和（或）密度不足时，可以选择小型或微型钛板固定。

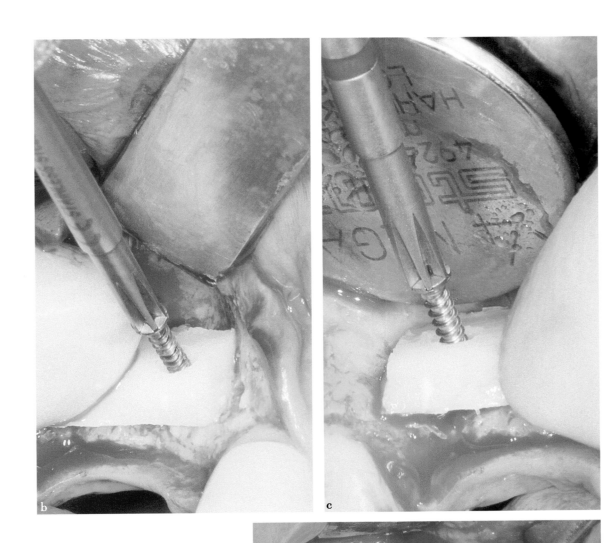

图 16-3　骨块固定（续）
取自下颌升支外斜线的骨块。b～d. 预先在骨块上预备好穿通钛钉的螺丝通道之后，放置在受区表面，因为骨块相对较大，用两个钛钉固定。确保在拧紧钛钉过程中骨块不会发生折断或转动，保证骨块固位力。应当选择专门固定骨块的微螺钉

移植骨块坚固固定之后，再次检查骨块与受区的适合程度。如果骨块边缘过于尖锐，将其调磨至圆钝形状，避免对黏膜的刺伤。如果骨块与受骨床之间存在较大间隙，可以植入自体骨松质颗粒或骨替代材料予以弥补。

骨块保护

为了防止移植骨吸收，可以在骨块表面放置低替代率的骨替代材料和（或）覆盖可吸收胶原屏障膜（图16-4），但是，可能会影响移植骨块的再血管化速度。所以，必须在骨吸收和再血管化之间做出合理的判断。

初期创口关闭

必须实现无张力的初期创口关闭。通常，块状骨移植之后黏膜量不足，需要进行黏骨膜瓣基底的骨膜切开，松弛黏骨膜瓣，使黏骨膜瓣冠向推进、关闭创口。通常用4-0缝合线褥式或单线间断缝合关闭创口。

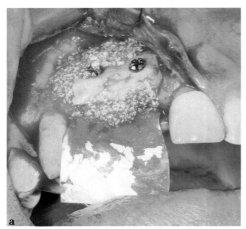
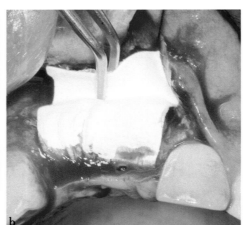
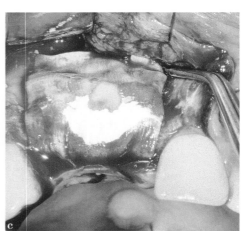
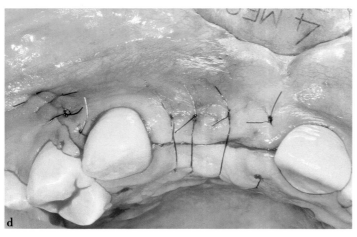

图16-4 块状骨保护

本图与图16-1为同一个病例。a～c. 引导骨再生理论同样适用于块状自体骨移植程序。在骨块与受骨床之间的间隙处植入去蛋白牛骨基质（Bio-Oss，Gestlich），并在自体骨块和移植材料表面覆盖可吸收性胶原屏障膜（Bio-Gide，Gestlich），我们团队称之为屏障膜保护下的自体骨移植技术

d. 无张力初期创口关闭

16.2.3 下颌骨后部取骨

临床指征

目前,下颌骨后部(升支和磨牙后区)是块状自体骨移植最常用的口内供骨区。主要的解剖学限制是下颌管走行和下颌管外侧的骨宽度。从下颌后部取骨进行块状自体骨移植的临床指征包括:

- 牙槽嵴的中度和重度水平向骨缺损,近远中向距离涉及 1~4 个牙位。
- 垂直向骨增量高度小于 5.0mm。
- 对下颌后部的牙槽嵴骨增量,解剖位置邻近。
- 分阶段的种植体植入。
- 供区无病变。

优点与缺点

下颌后部取骨的优点包括:

- 骨块呈片状,可达到 25.0mm(近远中向)× 15.0mm(垂直向)× 5.0mm(水平向)。
- 组织学结构为骨皮质,移植后吸收缓慢。
- 术后并发症风险小,几乎没有感觉和功能障碍,患者面型无改变。
- 供区创口愈合快。
- 与受区同处于口腔范围之内。

缺点包括:

- 因为下颌管的限制,厚度较薄,最多只能达到 5.0mm 左右。
- 取骨部位位于口腔深部,术野暴露困难。
- 因为组织学构成为骨皮质,生长刺激因子、骨形成蛋白和细胞成分等较少。

麻醉

局部浸润麻醉,首选酰胺类复方盐酸阿替卡因(如必兰)和盐酸甲哌卡因(如斯康杜尼)等麻醉剂。

切口与翻瓣

水平向切口开始于磨牙后区外上方 10.0mm 处,沿下颌支外斜线向前至第一磨牙近中,向下转折形成垂直向松弛切口,不能损伤颏神经。水平向切口可以位于龈沟内、膜龈线联合或牙槽嵴顶(用于同侧牙槽嵴骨增量时)。全层切开黏骨膜,翻全厚黏骨膜瓣,暴露下颌体外侧方、磨牙后区以及下颌升支外斜线。因为骨表面没有肌肉附丽容易翻瓣,出血较少、术野清晰。但要注意避免切口偏舌侧,防止损伤舌神经;尽量不要剥离舌侧黏骨膜,防止导致舌侧口底血肿或水肿。

截骨线设计

根据受区骨缺损大小,切取的骨块通常为长方形或方形。通常设计四条截骨线,高位和低位水平向截骨线、近中和远中垂直向截骨线。

- 高位水平向截骨线位于外斜线的内侧。
- 低位水平向截骨线位于下颌下缘上方,位置取决于切取骨块的高度。
- 远中的垂直向截骨线位于咬肌附丽的前端。
- 近中的垂直向截骨线通常位于磨牙的下方,位置取决于切取骨块的宽度。截骨线的深度设计,必须依靠术前的锥形束 CT 或螺旋 CT 扫描,避免进入下颌管造成下牙槽神经损伤。

如果存在阻生的第三磨牙,可以在截骨之前将其拔除。截骨的方法包括环钻、动力系统和超声骨刀截骨。

空心环钻截骨

多用于单颗牙缺失的骨增量位点截骨。截骨程序操作简单。依据骨缺损区的形态可以切取柱状、半柱状骨块。空心环钻将骨块截开之后,用配套盘锯水平向截断骨块的下方连接处,或用弯薄刃骨凿撬动后取出。

动力系统截骨

首先用球钻沿所设计的截骨线密集钻孔,然后用裂钻将其相连,或使用来复锯截开水平向截骨线,用摆锯截开垂直向截骨线。制作垂直向截骨线时,钻和锯进入下颌管均易导致下牙槽神经的损伤,是该术式要避开的第一个风险。此外,要充分截断低位水平向截骨线,否则会导致骨块的取出困难,甚至并发骨折。

超声骨刀截骨

在下颌升支取骨首选超声骨刀,因为超声骨刀对神经血管束的损伤最小(图16-5)。锯齿状切割刀头沿所设计的截骨线截骨。超声骨刀截骨具有显著的优势,包括:不需要球钻密集定点,因为锯齿状刀头很容易形成连续的截骨线;超声骨刀的可控性强,并且刀头上刻有深度指示标记,发生刀头进入下颌管的可能性较小。一旦进入下颌管,也不会导致下牙槽神经的损伤;角度切割刀头,可以充分截开低位水平向截骨线,可以避免骨块的取出困难和并发骨折的风险;超声骨刀不会损伤创口周围的软组织。

取出骨块

仔细检查截骨线,当确认截骨线相连通和达到预定的截骨深度之后,将双刃薄骨凿插入高位水平向截骨线和近中的垂直向截骨线,轻柔捶击和撬动骨凿,松动骨块、直至将其取出。

初期创口关闭

检查是否有活动性出血和下颌管是否暴露。将与骨块大小和体积相当的明胶海绵填入骨缺损区。复位黏骨膜瓣,间断缝合,初期关闭创口。

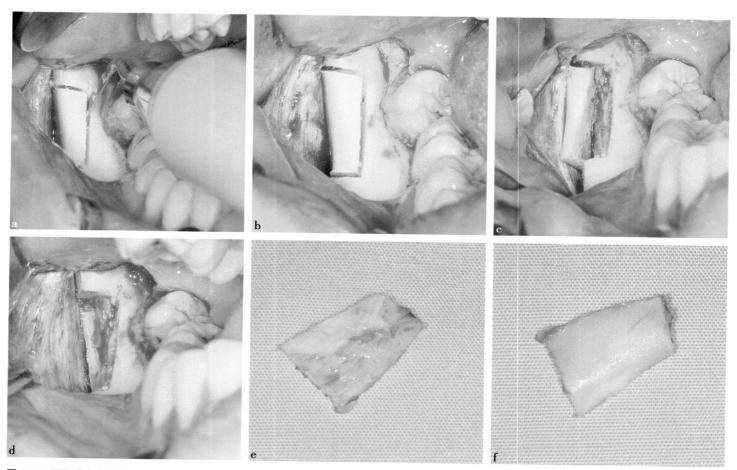

图16-5　下颌升支外斜线取骨

本图与图16-3和图16-4为同一个病例。选择超声骨刀的长锯齿状刀头,在下颌骨外斜线处(升支和磨牙后区)切取块状自体骨骨块,骨凿插入高位水平向截骨线和近中的垂直向截骨线,撬动之后造成骨块松动,将其块取出,检查骨块大小,可见骨块大部分由骨皮质组成,内侧含有少量骨松质,骨皮质的薄厚与下颌骨解剖特征中骨皮质自身厚度有关

下颌升支块状自体骨移植的愈合期

从下颌升支切取的块状自体骨，主要组织学结构为骨皮质，通常需要 6 个月以上的愈合时间，改建（remodling）成为与牙槽嵴相似的组织学结构。因此，建议在骨移植 6 个月之后植入种植体（图 16-6）。

不建议在下颌升支块状自体骨移植同期植入种植体，避免种植体骨结合不良、甚至失败的风险。

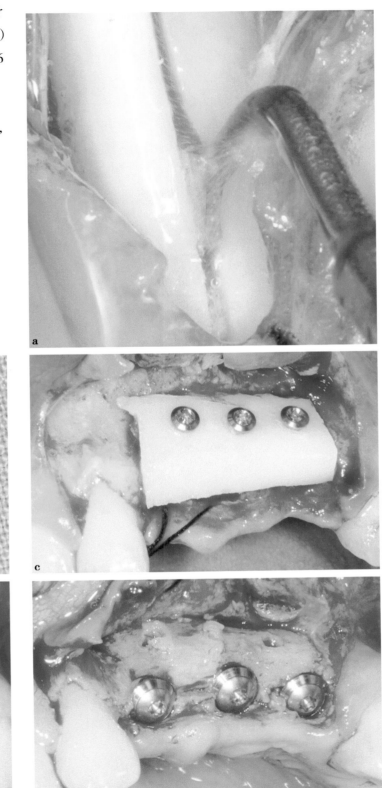

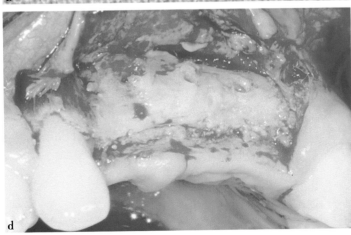

图 16-6 下颌升支块状自体骨移植、延期种植
a. 用超声骨刀在下颌骨外斜线处（升支和磨牙后区）切取块状自体骨骨块 b. 超声骨刀取骨类似于"冷切割"，无论是取骨还是骨块修整，对骨组织损伤较轻 c. 骨块修整之后用微螺钉固位于受骨区 d. 愈合 6 个月之后启动种植体植入程序。翻黏骨膜瓣，可见完美的新生骨骨塑形（modeling）和骨改建（remodeling） e. 因为良好的可用骨高度、宽度和骨弓形态，可以在理想的三维位置上植入软组织水平种植体（Straumann，种植体直径 4.1mm，种植体平台直径 4.8mm，光滑颈部高度 1.8mm，种植体长度 12mm）

下颌骨后部取骨：中切牙位点骨移植的临床程序

25岁女性患者，十余年前上颌右侧中切牙外伤导致冠折，当地的医疗条件只能用树脂修复体修复。5年前来北京上学和工作，但是一直未进行重新修复，只是因修复体反复脱落，曾在校医院反复粘接固定。患者自述2年前开始出现牙周溢脓，牙根逐渐暴露。患者不吸烟，无全身病史，依从性强。局部检查可见：牙列不齐，上颌右侧中切牙不良修复体（树脂修复体）并通过树脂与邻牙相粘接，牙周黏膜重度红肿，牙松动度Ⅰ°，龈裂、中切牙唇侧黏膜退缩至根尖、牙根暴露。患者牙周软组织属于薄

龈生物型、中弧线型龈缘，中位笑线。尽管局部条件差，患者依然有较高的美学期望值。该病例归类为高度美学风险。患者要求种植治疗。与患者详细讨论了各种可能的种植治疗方案和预后，最后患者同意如下治疗计划（图16-7）：

● 拔出患牙。
● 牙槽窝愈合2个月之后局部骨增量。
● 延期种植。
● 早期负荷。

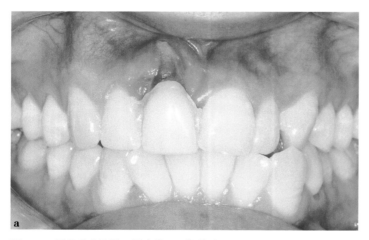
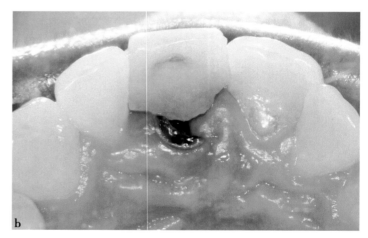

图16-7 下颌升支取骨、骨移植、延期种植
拔牙之前的临床状态。a. 正面观。上颌右侧中切牙为不良树脂修复体并粘接在两侧邻牙上。唇侧龈裂，黏膜红肿，角化黏膜消失 b. 殆面观可见右侧上颌中切牙为残根，根面位于龈下，断面发黑，周围牙龈发红，肿胀明显

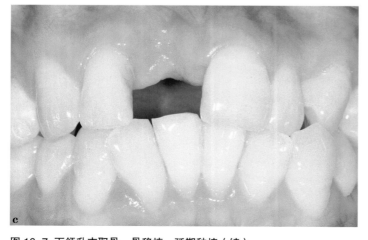
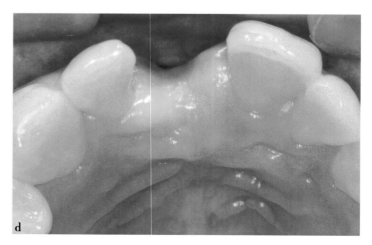

图16-7 下颌升支取骨、骨移植、延期种植（续）
拔牙2个月之后、植骨之前的临床状态。c. 正面观。可见牙槽窝黏膜愈合，龈乳头肿胀消失、退缩，牙槽窝唇侧明显凹陷。d. 殆面观。牙槽窝唇侧凹陷更为清晰，说明下方牙槽窝唇侧骨缺损严重

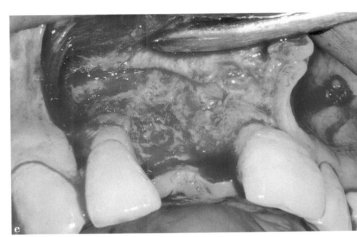

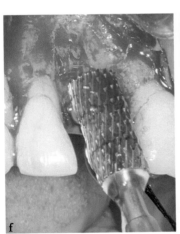
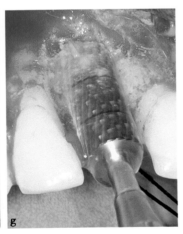
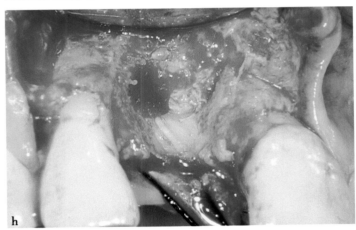

图 16-7 下颌升支取骨、骨移植、延期种植（续）
受骨床预备。e. 局部麻醉下做嵴顶水平切口和侧切牙远中垂直松弛切口，翻开黏骨膜瓣，暴露唇侧牙槽骨，牙槽窝未成骨，形成明显凹陷，唇侧骨板缺如。邻面牙槽嵴吸收，远中甚于近中　f，g. 选择柱状平顶裂钻预备受区，因为是单根牙位点，近远中距离较近，需要注意避免损伤两侧天然牙牙根和邻面牙槽嵴　h. 受骨床预备完成之后，暴露出新鲜骨创面，受区出血相对较多，未损伤两侧牙槽间隔

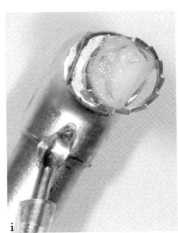
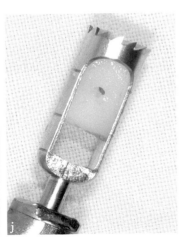
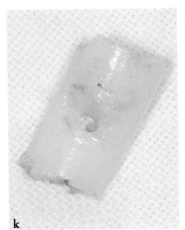
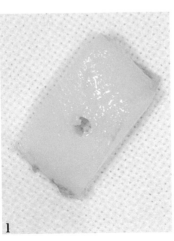

图 16-7 下颌升支取骨、骨移植、延期种植（续）
下颌升支外斜线取骨。i. 用配套空心钻（空心钻内径与柱状平顶裂钻直径相同），切取下颌升支颊侧的骨块　j. 空心钻表面标明了深度，取骨时避免损伤周围解剖结构，如神经血管及邻牙　k，l. 从空心钻取出骨块之前预备固定螺钉的通道

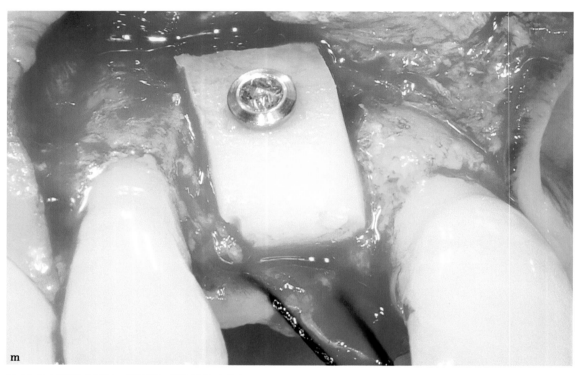

图 16-7 下颌升支取骨、骨移植、延期种植（续）

骨块固定。m. 先将骨块放置在受区，确定与受区完全密合之后，使用单颗螺钉将骨块固定在受区，因为柱状平顶裂钻和空心钻直径相匹配，因而骨块非常稳定。骨块恢复了理想牙槽嵴高度，因为周围存在骨吸收，因此唇侧过增量、骨块高于相邻的唇侧骨面。然后在骨块与受骨床之间和块状骨表面覆盖去蛋白牛骨基质 – 胶原复合材料（Bio-Oss collagen, Gestlich），无张力初期创口关闭

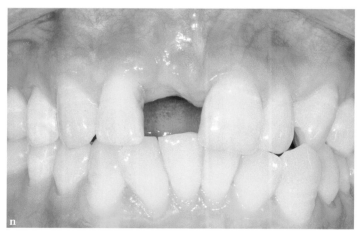
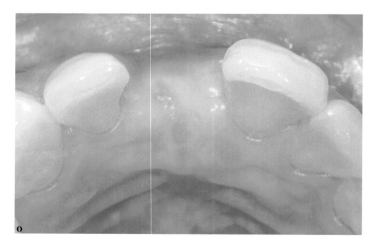

图 16-7 下颌升支取骨、骨移植、延期种植（续）

愈合 6 个月之后，骨移植位点愈合良好，启动种植体植入程序。n. 牙槽骨丰满度得到恢复，黏膜无明显退缩，角化黏膜得到重建，可以看到牙槽黏膜下方透出的钛钉帽　o. 𬌗面观可见牙槽嵴唇侧丰满度恢复极佳，角化黏膜质量良好，嵴顶角化黏膜量充分

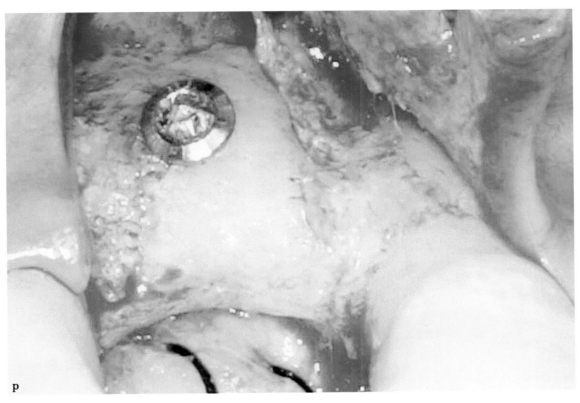

图 16-7　下颌升支取骨、骨移植、延期种植（续）

翻黏骨膜瓣，可见原来的骨块已经被新骨替代，完美的新生骨骨塑形（modeling）和骨改建（remodeling），自体骨块、骨代用品和周围骨组织完美融合在一起，螺钉钉帽的位置显示自体骨块无吸收，因为钉帽和骨面仍然紧密贴合，新骨成骨之后丰满度良好

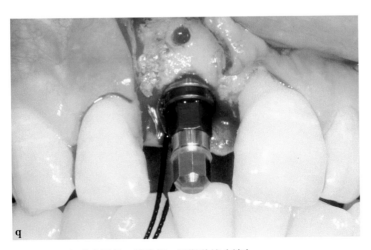

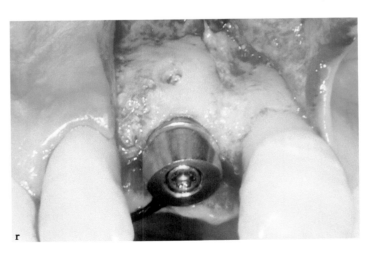

图 16-7　下颌升支取骨、骨移植、延期种植（续）

植入种植体。q. 取下钛钉之后，几乎在新骨上预备种植窝，植入软组织水平种植体（Lifecore，种植体直径 4.1mm，种植体平台直径 4.8mm，光滑颈部高度 1.8mm，种植体长度 12mm），种植体初始稳定性良好，表面完全没有任何骨缺损，新骨血供良好，钛钉孔出血丰富。因为可用骨高度、宽度和骨弓形态良好，可以在理想的三维位置上植入种植体　r. 因为种植体初始稳定性良好，无骨缺损，选择非潜入式愈合，安放 4.5mm 高唇侧带有斜面的美学愈合帽

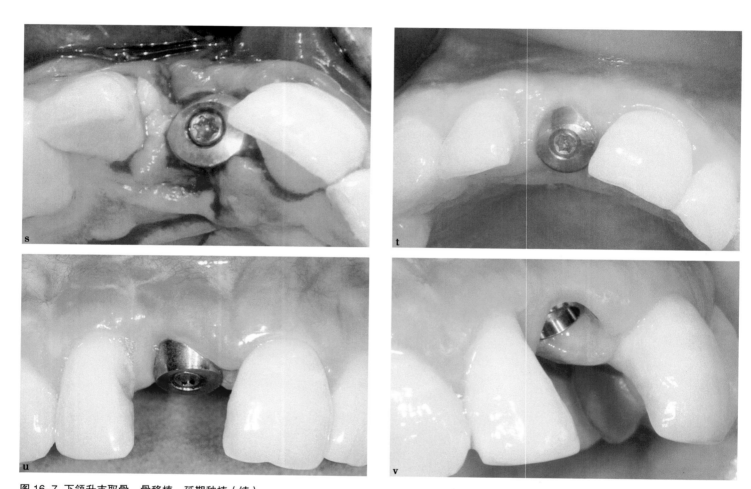

图 16-7　下颌升支取骨、骨移植、延期种植（续）

种植体周围软组织成形。s. 因为远中龈乳头缺乏邻面牙槽嵴支撑高度不足，制作腭侧带蒂黏膜瓣，重建远中的龈乳头　t～v. 2.5 个月之后，可见理想的唇侧黏膜丰满度附着龈质量，龈缘高度基本对称，龈乳头获得了重建。取下愈合帽之后，可见穿龈轮廓良好，过渡带健康。由此，可以进入修复程序

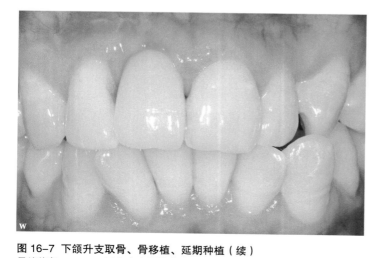
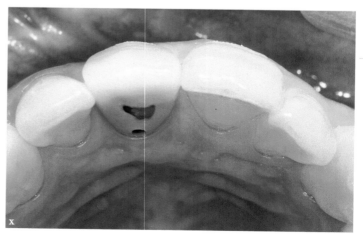

图 16-7　下颌升支取骨、骨移植、延期种植（续）

最终修复。w, x. 因为患者调往外地工作，放弃临时修复，直接戴入金属烤瓷修复体。戴入修复体当天，可见种植体唇侧角化黏膜得以重建，种植体周围软组织周围黏膜健康，龈乳头位置良好，龈缘高度略显不足

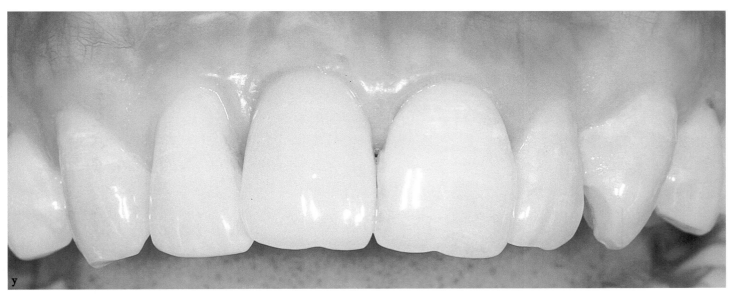

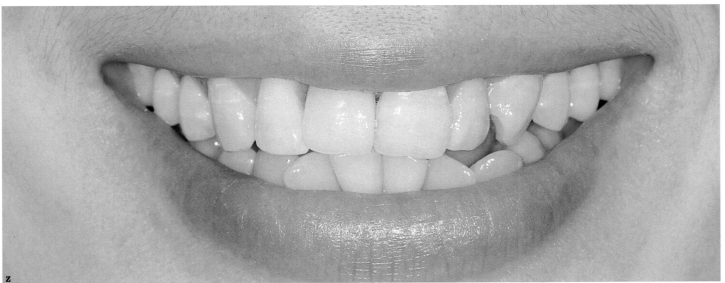

图 16-7　下颌升支取骨、骨移植、延期种植（续）

患者借来北京出差的机会，坚持每年复诊一次。最近一次复诊是患者戴入最终修复体 6 年之后。y. 正面观。可见种植体周围软组织健康、稳定，理想的龈乳头位置与形态。与刚刚戴入修复体时相比较，龈缘的位置、形态和质量得到进一步改善　z. 患者微笑像显示，最终修复体与周围牙列协调一致。患者对功能和美学效果非常满意

种植外科程序：宿玉成教授、戈怡主治医师；种植修复程序：耿威副主任医师；技工室程序：姜秀瑛；病例完成时间：2006 年

16.2.4　下颌骨正中联合取骨

口腔种植的块状自体骨移植,最早是从下颌骨正中联合取骨。但伴随下颌后部取骨的技术的广泛应用,在此切取骨块的病例越来越少,但其仍然具备某些优势。

临床指征

从下颌正中联合取骨进行块状自体骨移植的临床指征包括:

- 牙槽嵴的中度和重度水平向骨缺损,近远中向距离涉及1～6个牙位。
- 下颌前部骨缺损,解剖位置邻近。
- 颗粒状自体骨移植。
- 需要骨块含有部分骨松质。
- 分阶段的种植体植入。
- 供区无病变。

优点与缺点

下颌骨正中联合取骨的优点包括:

- 供骨量大,骨块最大可达到40.0mm(近远中向)×10.0mm(垂直向)×7.0mm(水平向)。
- 组织学结构为骨皮质松质,兼顾了骨皮质和骨松质移植的特点。
- 手术入路方便,供区和受区接近,术野清晰,操作简便。

缺点包括损伤颏肌、颏神经和下颌切牙神经导致的并发症。

麻醉

局部浸润麻醉,首选酰胺类复方盐酸阿替卡因(如必兰)和盐酸甲哌卡因(如斯康杜尼)等麻醉剂。

切口与翻瓣

有两种水平向切口可供选择,牙槽黏膜切口和龈沟内切口各有优缺点。牙槽黏膜切口具有良好的手术入路,但软组织出血较多并易于形成瘢痕。龈沟内切口存在易于发生龈缘退缩的风险。两侧的垂直向松弛切口要限制在尖牙区,以减少颏神经受损导致麻木。翻全厚黏骨膜瓣,暴露下颌骨正中联合。应该避免下颌骨完全暴露和颏肌完全剥离,预防颏部无肌肉附着或唇侧肌肉附着错位导致的颏部下垂。

截骨线设计

根据受区骨缺损大小,切取的骨块通常为长方形或方形。共设计为四条截骨线,高位和低位水平向截骨线、两侧的垂直向截骨线。高位水平向截骨线和外侧垂直向截骨线分别位于距离下牙根尖和颏孔5.0mm处,应注意避免损伤这些结构。骨切割的最大深度应不超过7.0mm,以保证舌侧骨皮质完整。截骨线的深度设计,必须依靠术前的锥束CT或螺旋CT扫描,同时参考医师的经验,在接近舌侧骨皮质时有骨质变硬的感觉。

截骨

与下颌后部截骨方法类似,包括空心环钻截骨、动力系统截骨和超声骨刀截骨。

取出骨块

仔细检查截骨线,当确认截骨线相连通和达到预定的截骨深度之后,将双刃薄骨凿插入截骨线,捶击和撬动骨凿,松动骨块、直至将其取出(图16-8)。不要在高位截骨线内插入骨凿,防止损伤上方的牙根。在取出块状骨之前,预备固定螺钉的钻孔。取出块状骨之后,可以从供骨区再挖取部分骨松质。

初期创口关闭

检查是否有活动性出血和下前牙牙根是否暴露。将与骨块大小和体积相当的明胶海绵填入骨缺损区。复位黏骨膜瓣,采用水平褥式缝合或者用双层缝合(内层为骨膜和肌层、外层为黏膜)无张力初期关闭创口。

16.2.5 髂嵴取骨

髂嵴是口腔颌面外科颌骨重建常用的取骨区,髂骨(嵴)移植(iliac bone grafting)是传统而经典的术式。口腔种植治疗中,髂嵴为主要的口外供骨源,偶尔从腓骨和颅骨等取骨(图16-9)。

髂嵴取骨的临床指征

在块状自体骨增量中,髂嵴取骨进行骨移植的临床指征最为广泛,包括:

● 牙槽嵴垂直向和(或)水平向骨缺损。

● 颊舌向的贯通性骨缺损。

● 上颌窦底块状骨移植。

● 颗粒状自体骨移植。

● 需要骨块以骨松质为主。

● 同期种植体植入。

● 上颌 Le Fort Ⅰ 型截骨术中的夹层骨移植。

● 供区无病变。

髂嵴取骨的优点与缺点

髂嵴取骨的优点包括:

● 骨量充足,骨块可达到50.0mm(长度)× 20.0mm(宽度)× 10.0mm(厚度)。

● 组织学结构以骨松质为主的皮质松质骨,含有丰富的骨生长刺激因子和骨组织细胞。

● 手术入路方便,可以避免在口腔内开辟更多的术区和由此产生的并发症。

髂嵴取骨的缺点包括:

● 容易吸收。

● 供区离口腔较远,操作不便,使得手术相对复杂。

● 患者对口腔之外取骨有恐惧心理。

髂嵴的解剖

髂骨为不规则骨,髂骨翼的上缘肥厚,且呈弓形凸向上成型,称为髂嵴,髂嵴的前、中 1/3 交界处向外侧突出称为髂结节。髂嵴的前后突起分别为髂前上棘和髂后上棘。其下方的突起分别称髂前下棘和髂后下棘。髂嵴为腹肌外侧群及后群、髂腰筋膜附着处。髂骨可用的取骨区就是髂嵴,髂嵴前部、中部和后部都可以作为供区,但髂嵴形态并不规则,髂嵴前部骨宽度大于中部,而且前部的位置更突出于皮肤表面,除了过于肥胖的体型,都可以在体外触摸到髂嵴前部。髂骨前嵴作为供区更为合适。

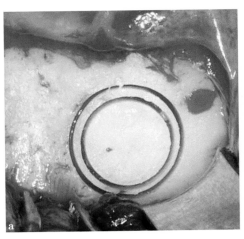
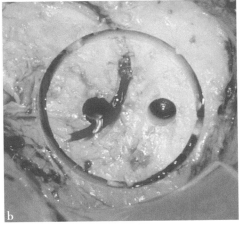
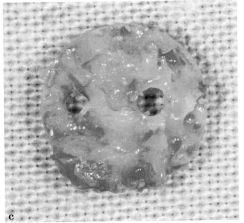

图 16-8 下颌正中联合取骨
使用空心环钻在下颌正中联合处取骨,得到皮质松质骨块,不要在高位截骨线内插入骨凿,防止损伤上方的牙根

体位与麻醉

可采用局部浸润麻醉。取单侧骨块时尽量避开患者睡眠的习惯侧卧方，并选择术者侧以方便手术。患者取平卧位，垫高取骨侧髂嵴。

切开与翻瓣

皮肤切口的解剖学标志：避免切口过分靠近髂前上棘，以防损伤股外侧皮神经。

骨切开的解剖标志：避开髂嵴的上缘和外缘，因为此处有腹股沟韧带和阔筋膜张肌附着。如果损伤将会导致长期步态异常。

切口线起于髂嵴内侧 3.0～4.0cm 处，沿着皮纹向后外越过髂嵴，止于髂前上棘后 3.0～4.0cm 处，但不要超出髂嵴的外侧缘。切口线的长度以暴露需要的取骨块长度为依据，通常不超过 6.0cm。将局部皮肤向髂嵴外侧绷紧，分层切开皮肤和皮下脂肪层，直至显露腹肌和臀肌间的腱膜。肌肉和腱膜穿过骨膜，并与髂嵴结合紧密。然后切口的方向转为沿着髂嵴向后，直达骨面（图 16-9）。仔细分离

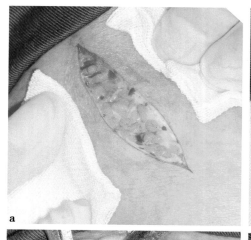
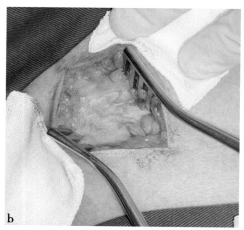
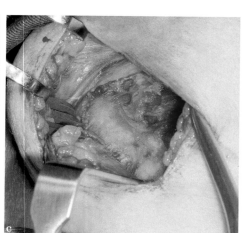
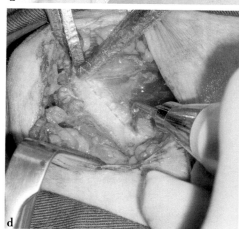
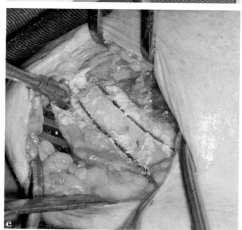

图 16-9　髂嵴取骨
切割骨块。a. 皮肤切口，切口线起于髂嵴内侧 3.0～4.0cm 处，沿着皮纹向后外越过髂嵴，止于髂前上棘后 3.0～4.0cm 处，但不要超出髂嵴的外侧缘。解剖学标志：避免切口过分靠近髂前上棘，以防损伤股外侧皮神经　b，c. 将局部皮肤向髂嵴外侧绷紧，分层切开皮肤和皮下脂肪层，直至显露腹肌和臀肌间的腱膜，仔细分离阔筋膜，暴露骨面　d，e. 截骨线通常位于髂前上棘和髂后上棘之间。根据所需骨块大小预备髂嵴的各方向截骨线，深度至各条截骨线相连

阔筋膜，保证其完整性，以便在关闭手术创口时组织有良好的适应性。

用手术刀和大而锋利的剥离子锐性分离。锐性剥离肌肉可以降低术后的不适。使用专门的髂嵴拉钩，清楚地暴露术野，并起到压力止血的作用。通常术区很少出血和渗血。

截骨线设计和截骨

截骨线通常位于髂前上棘和髂后上棘之间。用超声骨刀截骨可以减少损伤。根据所需骨块大小预备髂嵴的

各方向截骨线，深度至各条截骨线相连。因骨块下方完全是骨松质，密度较低，用薄双刃宽凿沿截骨线轻轻撬动，就可以完整取出骨块。

初期创口关闭

取骨后确定无活动性出血，用明胶海绵填塞供区。分层缝合，内层为阔筋膜层，仔细缝合以利于新骨的形成，并避免骨髓腔的血液扩散至周围的软组织中。皮肤切口可以用可吸收缝合线连续皮内缝合，或单线间断缝合，加压包扎。通常不需要放置负压引流管。术后尽量减少剧烈活动，最好卧床休息 3 天。

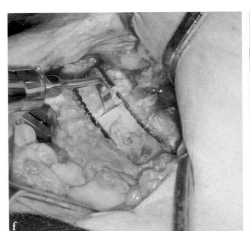
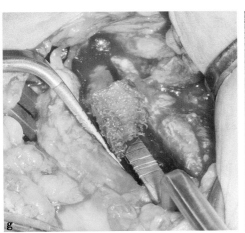
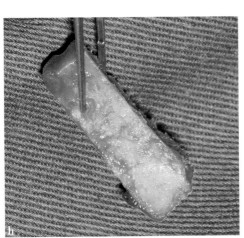

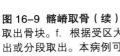

图 16-9　髂嵴取骨（续）
取出骨块。f. 根据受区大小，可以将骨块整体取出或分段取出。本病例可以将骨块分成两块，因此在取出骨块之前就先用超声骨刀将骨块一分为二 g, h. 因骨块下方完全是骨松质，密度较低，用薄双刃骨凿沿截骨线轻轻撬动、略加施力就可以将已经分段的骨块完整取出 i, j. 无论术中各个步骤的衔接多么紧密，骨块取出到植入受区总有一段间隔时间。因此，我们团队通常将取出的骨块立即浸入从术区收集的血液之中，尽最大可能保存骨组织活性

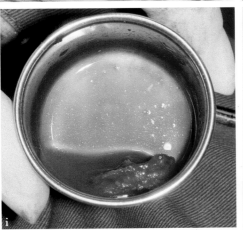
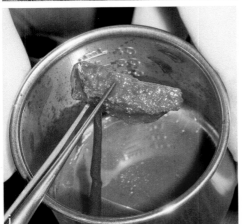

髂嵴取骨：上颌后部位点骨移植的临床程序

　　49 岁男性患者，上颌右侧后牙因慢性牙周炎拔除数年，行局部可摘义齿修复，现就诊要求种植修复。患者少量吸烟，无全身病史。局部检查可见上颌右侧第一磨牙和第二磨牙缺失，牙槽嵴颊侧重度吸收、凹陷，高度降低，颌间距离过大，属于牙槽嵴顶外置法植骨的临床指征。治疗计划如下（图 16-10）：髂嵴取自体块状骨，上颌后部骨移植，同期种植，延期修复。

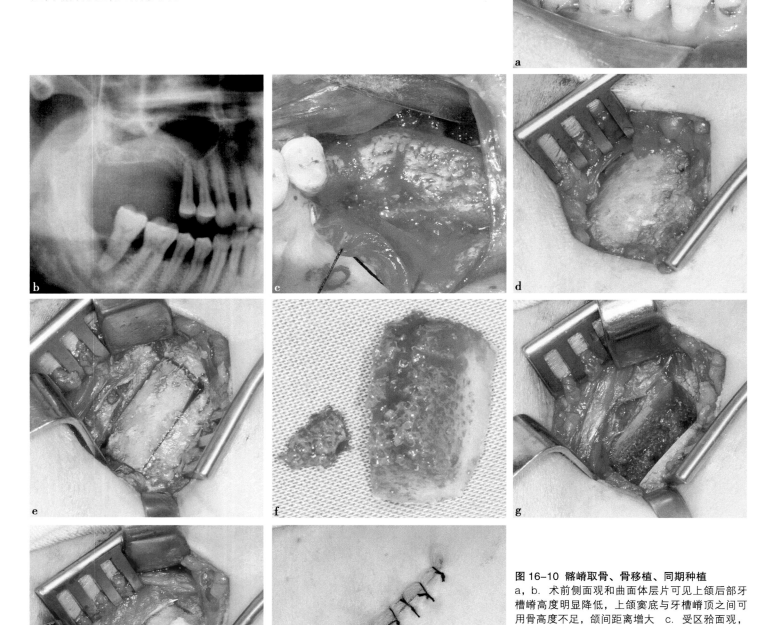

图 16-10 髂嵴取骨、骨移植、同期种植

a，b. 术前侧面观和曲面体层片可见上颌后部牙槽嵴高度明显降低，上颌窦底与牙槽嵴顶之间可用骨高度不足，颌间距离增大 c. 受区𬌗面观，翻开黏骨膜瓣，可见牙槽嵴宽度可 d～f. 切开皮肤，用专用拉钩将局部皮肤向髂嵴外侧绷紧，分层切开皮肤和皮下脂肪层，分离阔筋膜，暴露骨面，根据所需骨块大小预备髂嵴的各方向截骨线，深度至各条截骨线相连，用薄双刃骨凿沿截骨线撬动，完整取出骨块 g～i. 供区用明胶海面填塞，分层缝合创口

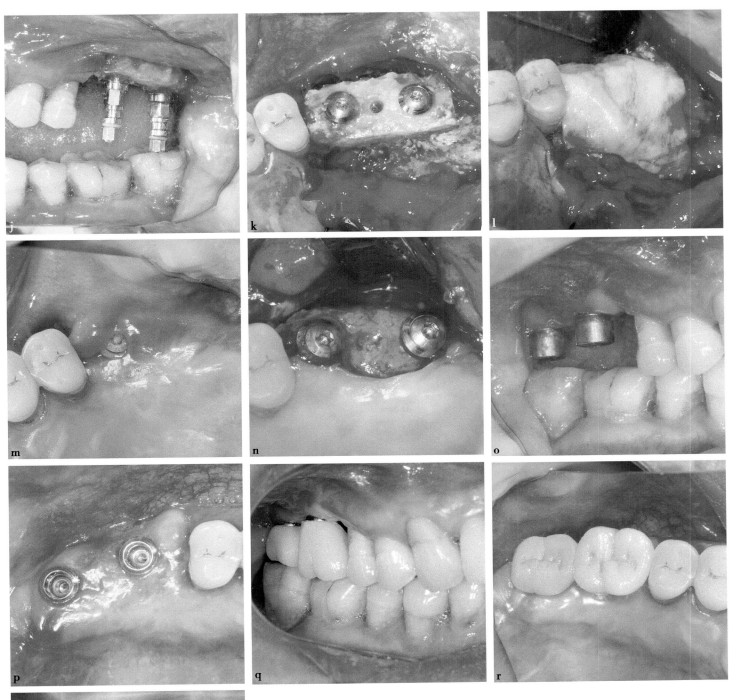

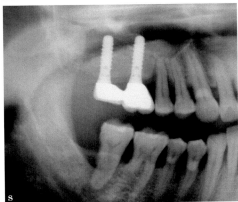

图 16-10 髂嵴取骨、骨移植、同期种植（续）

j，k. 修整骨块之后，骨松质面朝向受区骨面。因为窦底尚存 3.0mm 的骨高度，用两颗种植体（软组织水平种植体，Straumann，种植体直径 4.1mm，种植体平台直径 4.8mm，光滑颈部高度 2.8mm，种植体长度 12mm）固定骨块，因骨块宽度厚度都很充分，不会因为种植窝预备造成骨折，牙槽嵴高度得到重建　l. 骨块与受区之间的间隙用去蛋白牛骨基质（Bio-Oss, Gestlich）充填，表面覆盖可吸收性胶原屏障膜（Bio-Gide, Gestlich）。由于软组织缺损，只能拉拢缝合、关闭创口　m. 6 个月之后创口愈合良好，但颊侧龈颊沟变浅，颊侧角化黏膜消失，为牙槽黏膜附着　n，o. 二期手术，可见新骨形成，原骨块已经和牙槽骨融为一体。种植体平台位置显示，移植的骨块无吸收。同期采用带蒂腭黏膜瓣移植，重建龈颊沟。p. 二期手术 2 个月之后，可见理想的龈颊沟和种植体周围附着黏膜　q，r. 戴入最终修复体　s. 曲面体层放射线片显示，两颗种植体位于新骨内，骨结合良好，牙槽嵴高度得以重建，颌间距离恢复正常

种植外科程序：宿玉成教授、林润台主任医师、徐刚主治医师、戈怡主治医师；种植修复程序：耿威副主任医师；技工室程序：姜秀瑛；病例完成时间：2002 年

16.2.6 邻近取骨：上颌侧切牙位点骨移植

　　除以上叙述的供骨区之外，也可以从种植位点周围切取块状自体骨进行骨移植，例如上颌结节区、鼻底区和磨牙后区等。

　　从种植位点周围切取块状自体骨，其优点是邻近种植位点，不需要额外的供骨区。但通常骨量较少，不能满足大量植骨病例的需求。此外，必须严格检查与设计，避免损伤邻近的牙根等重要解剖结构。

　　男性患者，49岁，2个月之前上颌左侧侧切牙因慢性牙周炎拔除，行局部可摘义齿修复，现要求种植修复。检查可见上颌左侧侧切牙缺失，牙槽骨唇侧凹陷，牙槽嵴高度降低，侧切牙位点近远中牙龈乳头退缩消失，慢性牙周炎表现。患者牙龈软组织属于薄龈生物型。患者少量吸烟，无全身病史。治疗计划如下（图16-11）：侧切牙位点附近上颌骨体取自体块状骨，上颌左侧侧切牙位点骨移植，延期种植，延期修复。

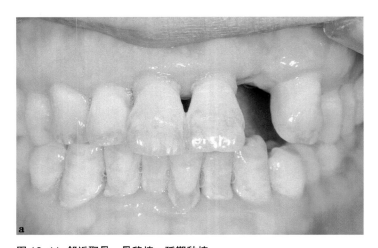
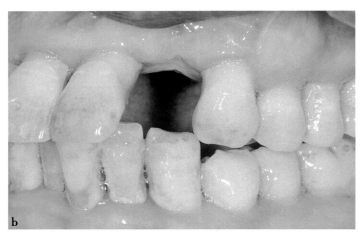

图16-11 邻近取骨、骨移植、延期种植
手术之前的临床状态。a. 术前正面观可见上颌左侧侧切牙缺失，牙槽嵴唇侧凹陷，宽度窄薄，高度降低，牙龈及龈乳头严重退缩　b. 侧面观牙龈及龈乳头退缩更为清晰

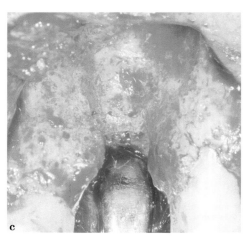
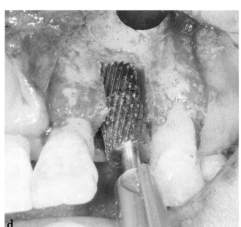
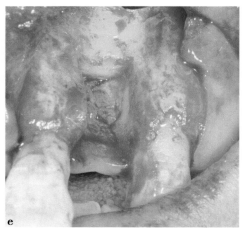

图16-11 邻近取骨、骨移植、延期种植（续）
预备受骨床。c. 翻黏骨膜瓣，可见唇腭向贯通性骨缺损（唇侧和腭侧骨板完全缺失），骨缺损高度超过7.0mm。就骨增量而言，这是极为苛刻的临床条件。唯一可以宽慰的是，两侧邻牙牙根并未暴露于骨缺损区，骨板尚存。d, e. 用柱状平顶裂钻预备受区，注意避免损伤两侧天然牙牙根和尚存的骨板

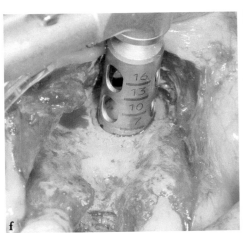
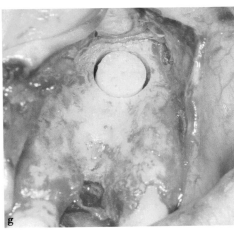
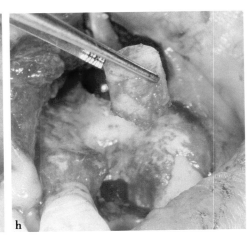

图 16-11　邻近取骨、骨移植、延期种植（续）

切取骨块。f～h. 进一步剥离侧切牙唇侧根方骨面黏骨膜瓣，使骨面暴露更为充分，在正对侧切牙位点的根方用配套空心环钻取骨，特别注意避免损伤两侧天然牙牙根，上颌骨基部相对宽厚，可以获取厚度较为充分的柱状骨块

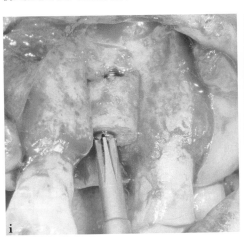
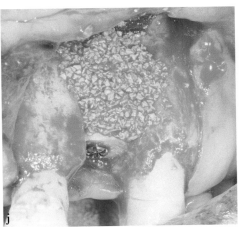
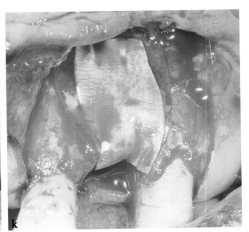

图 16-11　邻近取骨、骨移植、延期种植（续）

移植骨块。i～k. 因为是用配套空心钻（空心钻内径与柱状平顶裂钻直径相同）取骨，骨块尺寸和受区非常合适，边缘密贴。用单颗螺钉固定，唇侧表面放置大量去蛋白牛骨基质（Bio-Oss, Gestlich），表面覆盖可吸收性胶原屏障膜（Bio-Gide, Gestlich）

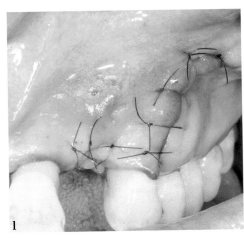
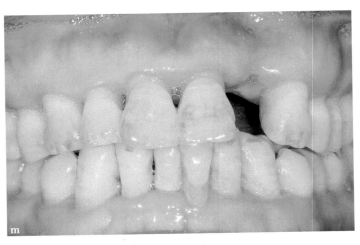

图 16-11　邻近取骨、骨移植、延期种植（续）

关闭创口。l. 松弛黏骨膜瓣，无张力初期创口关闭　m. 愈合 6 个月之后，可见创口愈合良好，恢复了唇侧丰满度

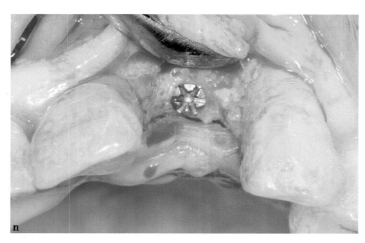
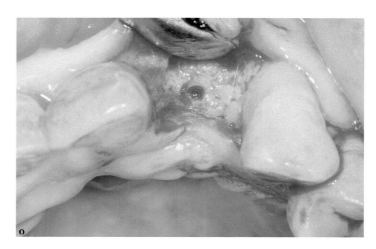

图 16-11 邻近取骨、骨移植、延期种植（续）

种植手术之前的牙槽嵴殆面观。n. 愈合 6 个月之后，翻牙槽嵴顶黏骨膜瓣，可见完美的新骨形成、牙槽嵴丰满度、钛钉牢固固定在新形成的牙槽嵴顶处。螺钉帽的位置显示，植入的块状骨无吸收　o. 将钛钉从骨内旋出，牙槽嵴成骨良好，血液从钉孔流出。牙槽嵴顶新骨表面光滑，骨皮质密度较高，与天然骨皮质几乎无差别

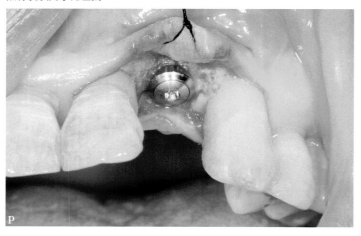
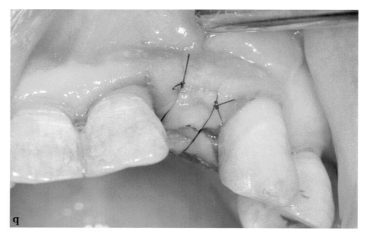

图 16-11 邻近取骨、骨移植、延期种植（续）

植入种植体。p. 按照理想的三维位置植入软组织水平种植体（Straumann，种植体直径 3.3mm，种植体平台直径 4.8mm，光滑颈部高度 1.8mm，种植体长度 12mm），初始稳定性良好，种植体周围没有任何骨缺损，安放封闭螺丝　q. 初期创口关闭，种植体潜入式愈合

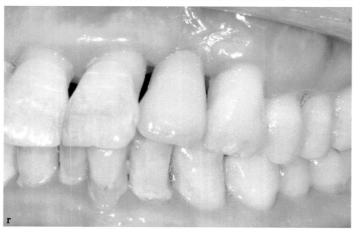

图 16-11 邻近取骨、骨移植、延期种植（续）

最终修复。r. 经过 3 个月愈合之后，完成最终修复。尽管存在着苛刻的临床条件，依然实现了良好的修复效果：唇侧丰满，修复体和种植体周围软组织与周围牙列协调一致

种植外科程序：宿玉成教授、汪霞副主任医师；种植修复程序：汪霞副主任医师；技工室程序：尤根义齿制作；病例完成时间：2011 年

16.2.7 块状自体骨移植的供区并发症

下颌后部与下颌骨正中联合取骨

● **创口裂开** 在下颌骨正中联合取骨时,牙槽黏膜切口的创口裂开的风险较大,可高达 27%。避免创口裂开的方法包括双层缝合或褥式缝合,口外加压等。前庭沟浅或颏肌张力大的患者,可以考虑做龈沟内切口,有利于避免创口裂开的并发症。下颌后部取骨,几乎不存在创口裂开的风险。

● **术后疼痛** 术后疼痛的比例,在下颌骨正中联合供区者(高达 43%)高于下颌升支供区(高达 25%),说明从下颌骨正中联合取骨比从下颌后部取骨的外科创伤(术后肿胀)更加严重。因此术中应尽量减少创伤,避免翻瓣时切断骨膜。

● **血肿** 术后活跃出血的风险较低。出血主要来源于松质骨腔、大血管损伤(下牙槽动脉)或肌肉附着的剥离(颏肌)。少量出血可以导致血肿和淤斑。

● **颏部下垂** 罕见颏部轮廓变化,但是患者会提出这样的主述,可能与颏部皮肤敏感性变化有关。术中不要破坏贯穿骨膜的颏肌附着,避免术后颏肌运动时产生不适感觉。

● **皮肤和牙齿的敏感性变化** 下颌骨正中联合供区位点,常见颏神经支配区皮肤和牙齿的暂时性感觉异常。通常,随时间的推移可以全部恢复,只有个别病例报道中存在长时间(12 个月或更长)或永久的敏感性变化[4~6]。出现这些症状的原因是刺激和损伤了颏神经。因此,切口线不应超过尖牙远中以避免损伤颏神经。同时,也有推断是切取骨块时,下颌切牙神经损伤对颏神经的可逆性影响[7]。牙齿敏感性变化的恢复速度较快,可能的原因是分布于下颌舌侧的神经血管相互吻合、支配和供应下颌前牙。相反,下颌后部取骨术后皮肤敏感性变化十分罕见。

髂嵴取骨

● **术后疼痛** 约 15% 的患者发生术后轻微疼痛,持续时间从几周到几个月不等,个别病例感觉不适或走路时存在异样感觉,可持续 2 年的时间[8]。

● **皮肤敏感性变化** 皮肤敏感性变化的发生率较低,通常是大腿外侧皮肤的感觉迟钝,与损伤股外侧皮神经有关。皮肤的感觉可以在 1 ~ 6 个月内恢复。

● **髂骨翼骨折** 文献中有 1 例病例发生髂骨翼骨折。该患者切取了大量的骨皮质和骨松质,留下了一个较薄的外侧缘供臀肌附着。髂骨翼的骨折可以采取非手术治疗,且无后遗症。

16.2.8 块状骨移植的受区并发症

创口裂开

无张力的初期创口关闭是骨移植成功的必要条件。黏膜瓣张力过大可以导致黏骨膜瓣边缘不能对合或黏骨膜瓣的血供障碍,发生创口裂开甚至唇侧瓣部分坏死。黏骨膜瓣切口设计和骨膜减张松弛切口对血运的破坏也是创口裂开的原因之一。

创口裂开是一种潜在的严重并发症,可导致尚在再血管化的骨块暴露在口腔微生物环境中,发生感染、骨块坏死甚至完全吸收。术后早期的创口裂开可以进行每天的局部冲洗和口腔内含漱剂含漱,根据感染情况使用抗生素抗感染。拆线 1 周后创口仍然未愈合,需要再次手术,局麻下去除暴露的骨块表面部分,并在减张后缝合。

创口感染

在手术过程中,受区和移植骨块的污染以及未机化的血肿可以导致创口感染。不能及时控制的创口感染可能导致骨块坏死、吸收、甚至失败。发现创口感染之后要及时清创和引流,确定发生骨块坏死之后不要抱有侥幸心理,应及时将其清除,防止感染扩散而进一步破坏受植床的正常骨组织。

移植骨吸收

严格按照块状自体骨移植的原则和临床程序进行操作,通常可以获得可以预期的骨增量结果。偏离这些要求就可能会发生移植骨的吸收,甚至导致骨增量的失败。目前,我们团队通常按照引导骨再生的原则在移植骨表面覆盖可吸收性胶原屏障膜,有效的避免了移植骨的吸收。

16.3 夹层骨移植

16.3.1 概述

夹层骨移植(sandwich bone graft),或称之为三明治骨移植,其临床概念是将骨截断并移位,在断端之间植入自体骨或骨替代材料(图6-12,图6-13)。截断的骨块仍然存在未剥离的软组织,继续向骨块提供血供。因此,与块状自体骨移植的原则性区别在于截断的骨块是没有离断血运的血管化"活骨",块状骨移植的骨块必须依靠再血管化才能成为"活骨"。

夹层骨移植的愈合机制

将牙槽嵴垂直向断开之后形成一个带有软组织附着的牙槽嵴骨块和颌骨基底骨床。牙槽嵴骨块舌侧或腭侧黏骨膜并未剥离,保证了局部血液供应,其愈合机制不再是"爬行替代",而是类似于骨折的愈合过程,愈合速度快。植入在夹层之内的自体骨或骨替代材料,因为存在来自于骨断端的骨松质的充分血供,愈合速度快。因此,夹层骨移植的优势在于:

- 牙槽嵴骨块表面不吸收或仅少量吸收。
- 同期植入种植体。
- 夹层内只植入骨替代材料。

夹层骨移植的临床指征

以下临床指征适合于选择夹层骨移植:

- 截断的牙槽嵴骨块必须有广泛附着的软组织提供血供。
- 严重的垂直向牙槽嵴缺损。
- 两颗以上缺牙间隙。
- 同期植入种植体。

夹层骨移植的优点

夹层骨移植具有良好的可预期性,具备如下优点:

- 同时进行牙槽嵴的水平向和垂直向骨增量。
- 同期种植,骨愈合期和种植体愈合期重叠,减少了手术次数,缩短了总体治疗时间并减少了患者的不适。
- 夹层植骨术只有一个术区,减少了供区取骨术后的并发症,降低了患者的不适感和对手术的恐惧感。

夹层骨移植的经典术式是用于正颌外科的 LeFort I 型截骨术。该术式可以将上颌骨断开之后,夹入取自髂嵴的块状骨,恢复上颌骨的垂直向高度。

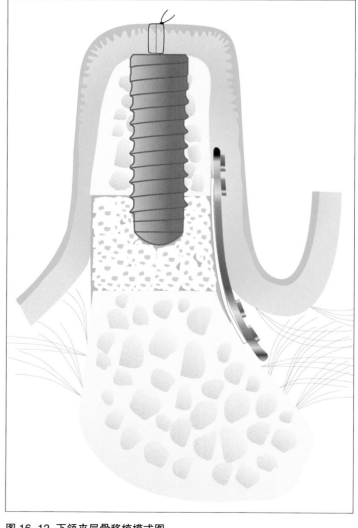

图 16-12 下颌夹层骨移植模式图
下颌的剩余牙槽嵴截断之后,形成一个带有软组织附着的牙槽嵴骨块和颌骨基底骨床,软组织切口位于颊侧,舌侧黏膜弹性较大,骨块易于垂直向移位　模式图绘制:北京口腔种植培训中心-袁苏

16.3.2　下颌夹层骨移植临床要点

下颌夹层骨移植的优点

除非进行 LeFort Ⅰ 型截骨术,上颌牙槽嵴夹层骨移植较为困难,因为与牙槽嵴腭侧附着的腭黏膜弹性较低,只能有限提高牙槽嵴的高度。因此,口腔种植的夹层骨移植通常用于下颌牙槽嵴的重度垂直向骨缺损[9]。下颌牙槽嵴适合于夹层骨移植的原因包括:

● 下颌的剩余牙槽嵴截断之后,将游离的牙槽嵴向冠方移位,能够直接恢复理想的牙槽嵴轮廓。
● 软组织切口位于颊侧,舌侧黏膜弹性较大,骨块易于垂直向移位。

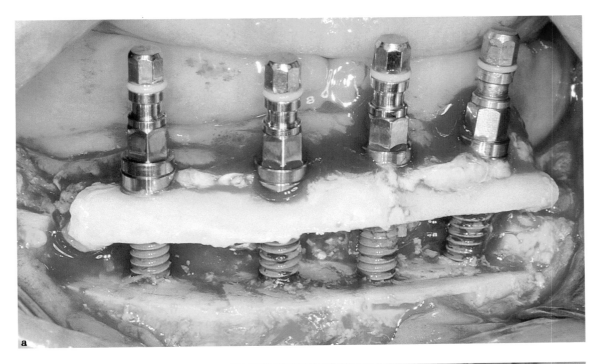

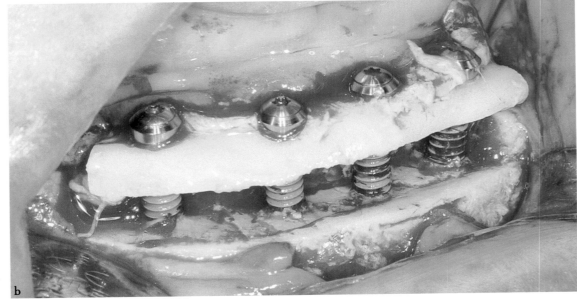

图 16-13　下颌夹层骨移植

a. 下颌无牙颌患者,将前部骨块截断抬高之后,用 4 颗软组织水平种植体(Straumann,种植体直径 4.1mm,种植体平台直径 4.8mm,光滑颈部高度 2.8mm,种植体长度 14mm)固定提升骨块,保证舌侧黏膜完整,为骨块提供血供　b. 4 颗种植体的颈部位于抬高的骨块之内,根尖区则位于下颌骨残留的基骨内,从而保证初始稳定性都很良好,取下携带体,安放封闭螺丝

麻醉

局部浸润麻醉，首选酰胺类复方盐酸阿替卡因（如必兰）和盐酸甲哌卡因（如斯康杜尼）等麻醉剂。

切口与翻瓣

水平向切口应当以最大程度地保留舌侧的黏骨膜附着为原则。水平向切口位于牙槽嵴顶正中。两侧的垂直向切口以不损伤颏神经为原则。如果在颏孔间区进行夹层骨移植，两侧的垂直向松弛切口要限制在尖牙区，以防止引起颏神经受损导致麻木。翻全厚黏骨膜瓣，暴露唇侧骨面。因为下颌骨舌侧骨壁光滑，骨膜附丽并不紧密，应该避免剥离和损伤舌侧黏骨膜，防止骨块的血供障碍。

截骨线设计

根据骨缺损大小设计截骨线。共设计为四条截骨线，高位和低位水平向截骨线、两侧的垂直向截骨线。通常剩余牙槽嵴顶呈刃状，所以设计高位水平向截骨线的目的是截除刃状牙槽嵴，形成适当的牙槽嵴顶宽度，满足同期植入种植体的需要。低位水平向截骨线的位置要考虑两种因素，即骨块的提升距离和舌侧的黏骨膜附着面积。在颏孔间区，骨块的提升高度可以达到 8.0mm，在颏孔后区则受到下颌管的限制。

垂直向截骨线至邻牙牙根的距离为 1.5mm。当颏孔影响垂直向截骨线的设计时，可以考虑进行下牙槽神经移位。低位水平向截骨线的设计，要充分考虑下颌骨基骨的高度，太低时有并发下颌骨骨折的风险。

截骨

可选择动力系统或超声骨刀截骨，但首选超声骨刀（图 16-14）。

● 避免截断舌侧骨板时损伤舌侧软组织，影响牙槽嵴骨块的血供和发生口底出血和血肿。

● 避免损伤颏神经和下牙槽神经。截骨时，要严格控制两侧的垂直向截骨线的平行度。如果形成梯形角度，牙槽嵴骨块则无法冠向移位。

牙槽嵴骨块移位

仔细检查截骨线，当确认所有截骨线均断开之后，将双刃薄骨凿插入截骨线，撬动骨块，冠向移位，达到预定的位置。

骨块固定

在截断骨块的步骤之前，在骨块上原位预备螺丝通道。骨块就位之后，用小型钛板坚固固定。移植骨块坚固

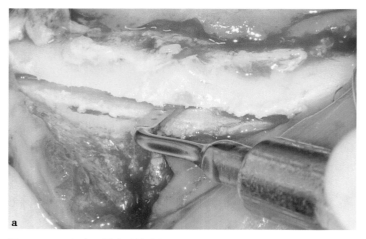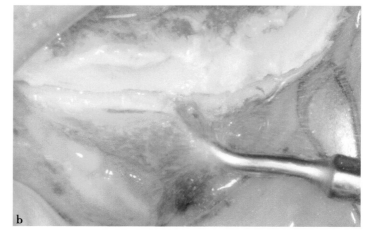

图 16-14 下颌夹层骨移植的骨切割
a. 用超声骨刀切割效率最高的锯齿状刀头做下颌骨水平截骨线　b. 该刀头刀身较薄，可以尽量多保留骨量，表面深度提示切割深度，避免误伤舌侧黏膜

固定之后，检查骨块与受区的适合程度。如果存在骨块边缘过于尖锐，将其调磨至圆钝形状，避免对黏膜的刺伤（图 16-15）。

16.3.3 夹层骨移植的并发症

只要严格遵循外科原则和临床操作程序，术中和术后并发症并不多见。主要是发生与颏部取骨类似的并发症。此外，严重的并发症是基骨骨折，主要发生在牙列缺失的患者。余留的基骨高度过低是其主要原因，因此应当认真设计截骨线的位置，避免发生骨折。

植入种植体

按照常规程序植入种植体。要控制种植体的行程扭矩，防止扭矩过大影响骨块的稳定性。如果骨块与受骨床之间存在较大间隙，可以植入自体骨松质颗粒或骨替代材料予以弥补。

骨块保护

为了防止移植骨吸收，可以在骨块表面覆盖低替代率的骨替代材料和（或）可吸收胶原屏障膜。

初期创口关闭

必须实现无张力的初期创口关闭。通常，夹层骨移植之后，黏膜量不足，需要进行黏骨膜瓣基底的骨膜切开，松弛黏骨膜瓣，使黏骨膜瓣冠向推进、关闭创口。通常用 4-0 缝合线褥式或单线间断缝合关闭创口。

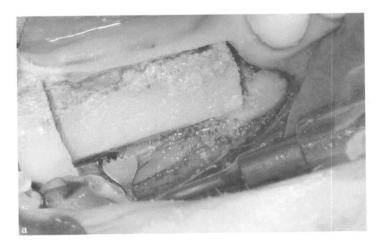

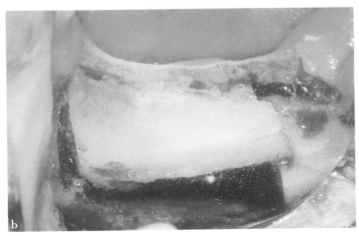

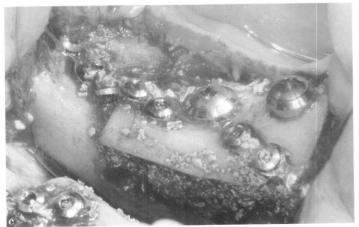

图 16-15 下颌骨后部夹层骨移植
用超声骨刀进行下颌后部截骨，既能避免损伤舌侧黏膜，还可以避免损伤下牙槽神经。骨块提高之后，用钛板钛钉将骨块和周围颌骨固定在一起

16.3.4 夹层骨移植：动力系统截骨

53 岁男性患者，爆炸伤导致下颌左侧尖牙至右侧中切牙连续缺失，同时造成骨和软组织缺损，下唇与牙槽黏膜粘连、龈颊沟消失。外伤 3 个月之后行自体皮肤移植，重建龈颊沟。半年之后寻求种植治疗下颌前部缺失牙。患者不吸烟，无高血压和糖尿病等全身病史，口腔卫生状况一般。局部检查可见下颌左侧尖牙至右侧中切牙缺失，牙槽嵴非常窄薄，骨高度略有降低，缺失牙区龈乳头消失。移植的皮肤已经口腔黏膜化，但颜色较重。口腔卫生状况一般。治疗计划如下（图 16-16）：口腔卫生宣教，下颌前部夹层骨移植，同期种植，常规修复。

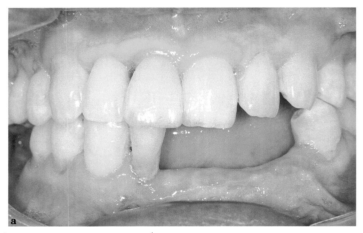
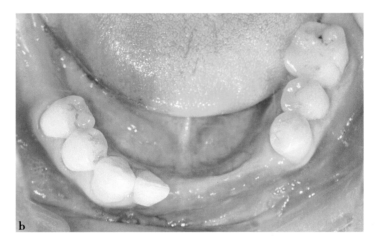

图 16-16 动力系统截骨的夹层骨移植
手术之前的临床状态。a. 正面观。下颌左侧尖牙到右侧中切牙连续缺失，骨高度略有降低，口腔卫生一般 b. 𬌗面观。下颌前部缺牙区牙槽嵴厚度明显降低，窄薄呈刃状。上部牙槽嵴窄薄，无法在理想位置植入种植体。对应的龈颊沟可见移植的皮肤，已经成活，龈颊沟深度尚可

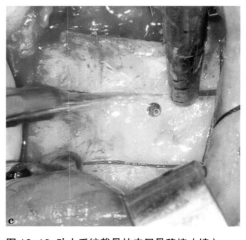
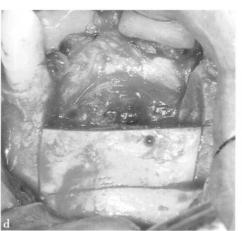
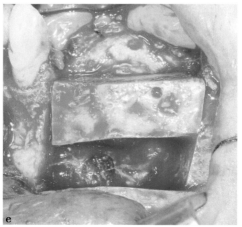

图 16-16 动力系统截骨的夹层骨移植（续）
截骨。c. 缺牙区为刃状牙槽嵴。根据术前设计，拔除右侧侧切牙，暴露唇侧骨面。为了避免过多的舌侧黏膜剥离影响骨块血供，先在预估的位置用裂钻钻孔，穿通舌侧骨壁，确认骨厚度。此处骨厚度已经超过 9.0mm，因此确定在钻孔上方 1.0mm、牙槽嵴顶下方 5.5mm 处为高位水平向截骨线位置；在钻孔下方 6.5mm 处为低位水平向截骨线位置，在缺牙区两侧邻牙近中为垂直向截骨线位置。用锯片做两条水平和垂直截骨线，形成"日"字，截骨线彼此相连，穿透舌侧骨皮质，但要避免伤及舌侧黏膜 d. 将形成的上部骨块剥离舌侧黏膜后取下 e. 下方骨块可以沿两侧垂直截骨线上下自由移动，但舌侧黏膜仍然紧密附着

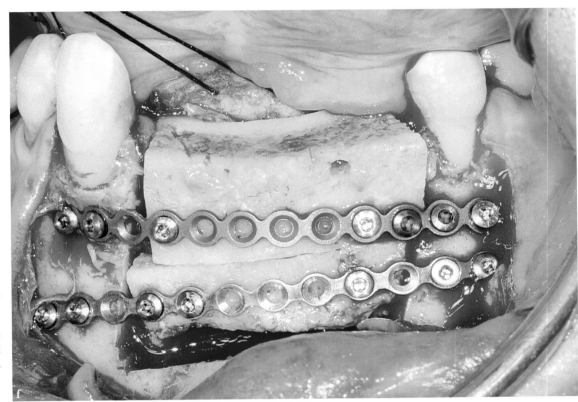

图 16-16　动力系统截骨的夹层骨移植（续）
固定骨块。f. 将下方骨块提高到预期的牙槽嵴顶高度处，用长钛板和钛钉将其和周围骨固定在一起，确保没有任何松动。确定固定钛钉位置时要避免损伤两侧天然牙牙根，将从牙槽嵴切除的上部骨块倒置、填充于下方形成的夹层中

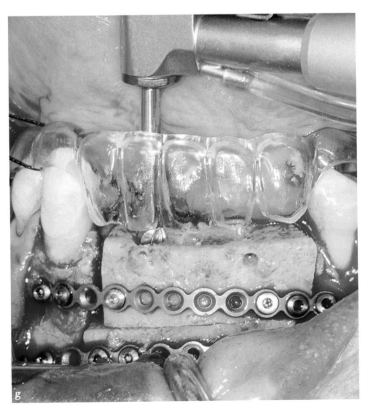

图 16-16　动力系统截骨的夹层骨移植（续）
预备种植窝。g. 夹层骨移植的优势是新提升的骨块厚度充足，富含血供，可以在骨块上同期种植。戴入术前制作的牙支持式手术模板之后，可见预期修复体冠边缘位置与提升的牙槽嵴顶相吻合，提升高度满意。固位钛钉的位置已经避开了拟植入的种植体位置。这些步骤完成之后，按照术前设计在双侧中切牙位点、左侧侧切牙位点预备种植窝

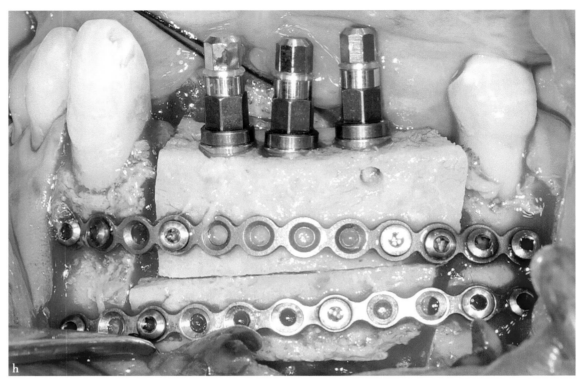

图 16-16　动力系统截骨的夹层骨移植（续）

植入种植体。h. 在右侧中切牙、左侧中切牙和侧切牙位点预备之后，植入 3 颗软组织水平种植体（Lifecore，种植体直径 4.1mm，种植体平台直径 4.8mm，光滑颈部高度 1.8mm，种植体长度 14mm）。每颗种植体周围都没有骨缺损，初始稳定性极佳。种植体将本已经和周围牙槽骨固定在一起的两块骨块又连接在一起，进一步增加了骨块的稳定性

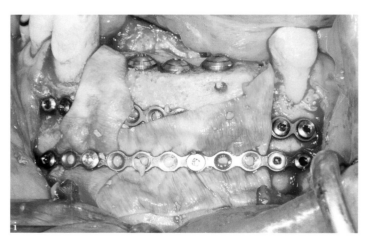

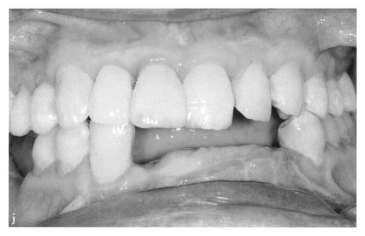

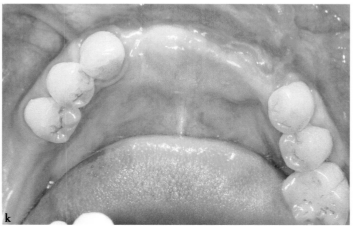

图 16-16　动力系统截骨的夹层骨移植 （续）

i. 引导骨再生程序。取下携带体，安放封闭螺丝。在夹层和两侧间隙内补充植入去蛋白牛骨基质（Bio-Oss，Gestlich），表面覆盖可吸收性胶原屏障膜（Bio-Gide，Gestlich），无张力初期创口关闭　j，k. 二期手术之前的临床状态。愈合 4 个月之后，可见缺牙区牙槽嵴提升，重建骨高度，牙槽嵴丰满度恢复良好。种植体虽然潜入式愈合，但仍然可以透过较薄的黏膜看到下方金属色

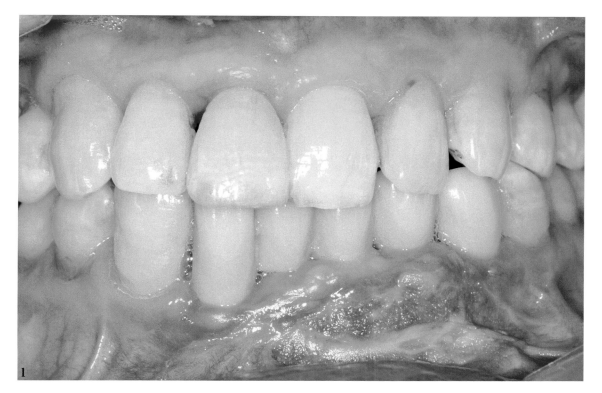

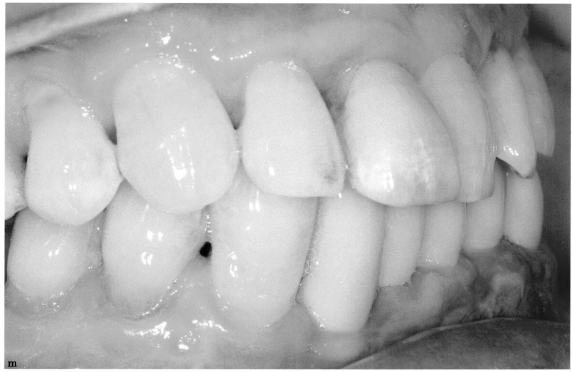

图 16-16 动力系统截骨的夹层骨移植（续）
最终修复。l，m. 经过二期手术取出固定的钛板，暴露种植体，更换愈合帽之后，制取印模，完成了 3 颗种植体支持式五单位修复体悬臂修复体。戴入口内的最终修复体照片显示牙槽嵴提升高度超过了相邻牙的牙槽嵴高度，牙槽嵴丰满度良好，种植体周围附着龈健康、稳定，患者对种植治疗效果非常满意
种植外科程序：宿玉成教授、戈怡主治医师；种植修复程序：耿威副主任医师；技工室程序：姜秀瑛；病例完成时间：2004 年

16.3.5 夹层骨移植：超声骨刀截骨

43 岁男性患者，下颌左侧尖牙到右侧侧切牙原为夹板式相连的固定修复体，2 周之前两侧基牙折断，修复体脱落，患者要求种植治疗下颌前部缺失牙。患者不吸烟，无全身病史。局部检查可见下颌左侧中切牙和侧切牙缺失，近远中缺牙间隙增加，左侧尖牙、右侧中切牙和侧切牙残根，牙龈红肿。牙槽嵴非常窄薄，骨高度降低，缺牙区龈乳头消失。口腔卫生状况一般。治疗计划如下（图 16-17）：口腔卫生宣教，下颌左侧尖牙、右侧中切牙和侧切牙即刻拔除，下颌前部夹层骨移植，同期种植，常规修复。

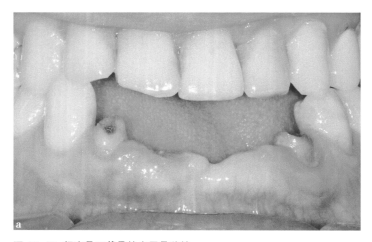
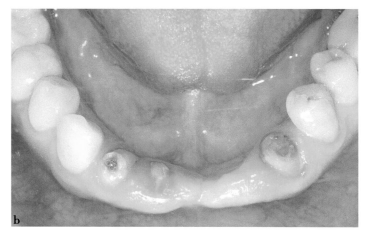

图 16-17 超声骨刀截骨的夹层骨移植
手术之前的临床状态。 a，b. 下颌左侧中切牙、侧切牙缺失，左侧尖牙、右侧中切牙和侧切牙残根，牙龈红肿，骨高度降低，牙槽嵴窄薄，呈刃状。无法在理想位置植入种植体，但牙槽骨高度充分

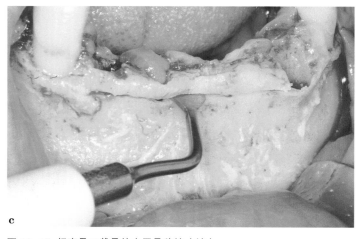
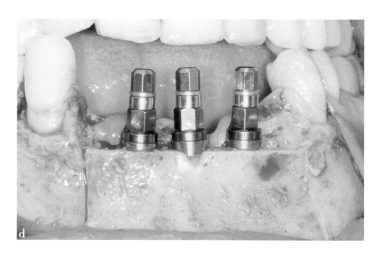

图 16-17 超声骨刀截骨的夹层骨移植（续）
c. 根据术前设计，拔除右侧尖牙、左侧中切牙和侧切牙，暴露唇侧骨面，用超声骨刀在牙槽嵴顶下方 2.0mm 处做高位水平向截骨线，切除牙槽嵴顶不健康、不规整的骨组织，在高位截骨线下方平均 12mm 处做低位 V 形截骨线，在缺牙区两侧邻牙近中做垂直向截骨线，截骨线彼此相连，穿透舌侧骨皮质，避免伤及舌侧黏膜 d. 在将骨块完全离断之前，植入 3 颗软组织水平种植体（Lifecore，种植体直径 4.1mm，种植体平台直径 4.8mm，光滑颈部高度 1.8mm，种植体长度 12mm），初始稳定性极佳

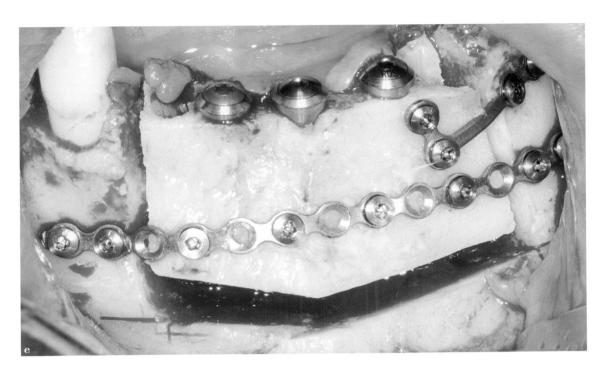

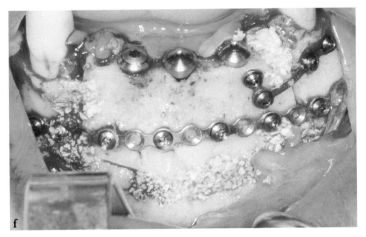

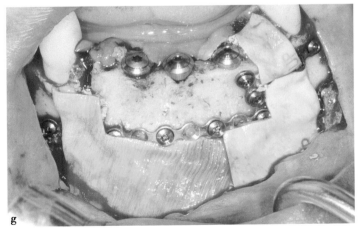

图 16-17　超声骨刀截骨的夹层骨移植（续）

e.　设计的骨块高度充足，种植体几乎完全位于提高的骨块内。将骨块提高到理想的牙槽嵴高度（提升约 3.0mm），并且种植体处于理想的轴向，用钛板和钛钉将骨块和周围骨固定在一起，确保没有任何松动。确定固定钛钉位置时需要避让两侧天然牙的牙根和种植体。取下携带体，安放封闭螺丝　f，g.　在夹层和两侧间隙内补充植入去蛋白牛骨基质（Bio-Oss，Gestlich），表面覆盖可吸收性胶原屏障膜（Bio-Gide，Gestlich）

h.　无张力初期创口关闭

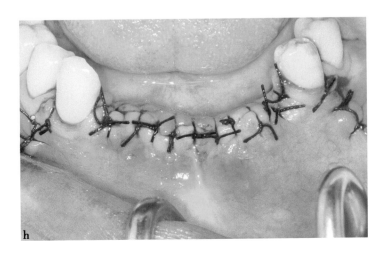

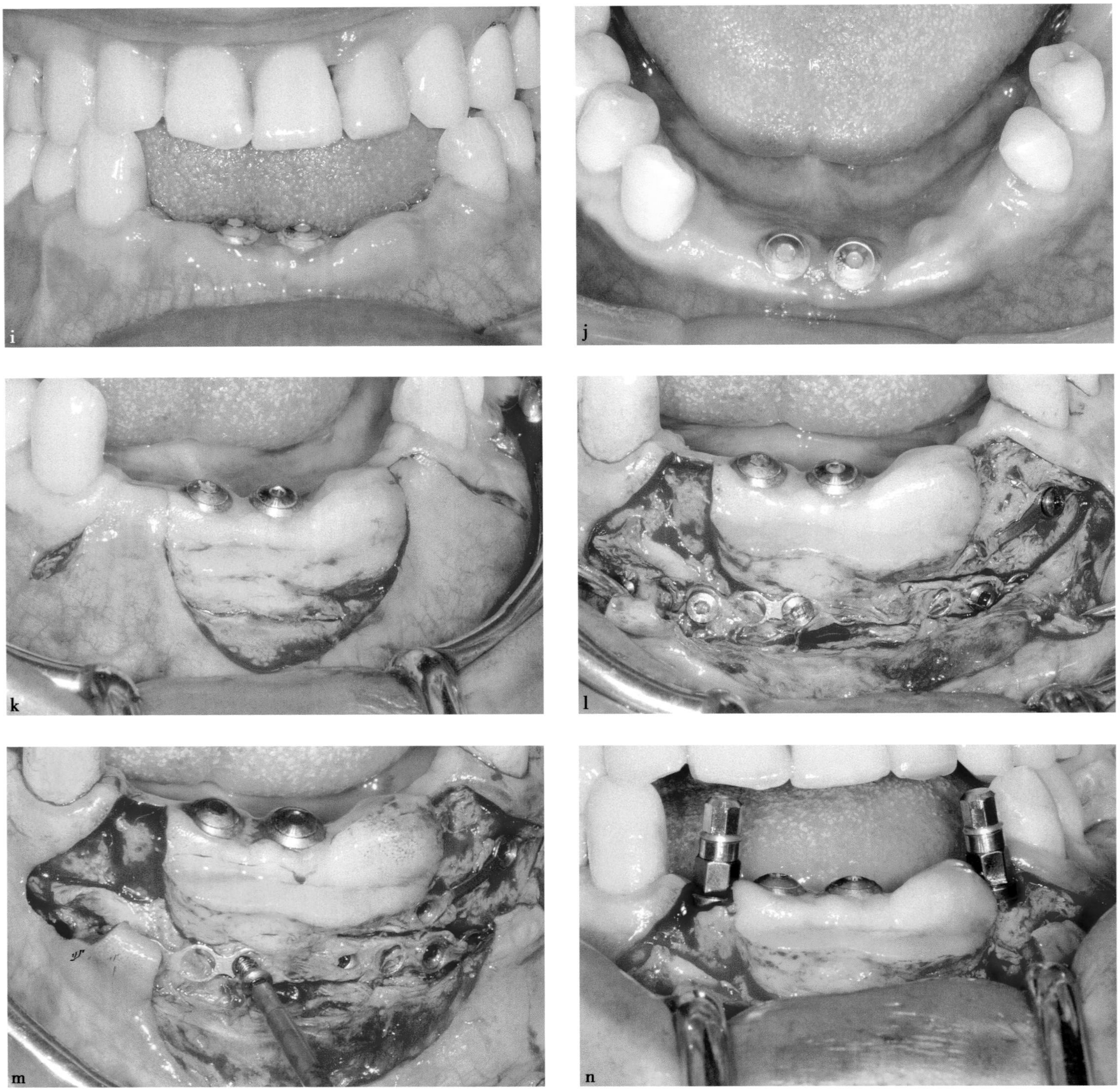

图 16-17 超声骨刀截骨的夹层骨移植（续）

i，j. 二期手术之前的临床状态。愈合 4 个月之后，可见缺牙区牙槽嵴提升，重建骨高度，牙槽嵴丰满度恢复良好，2 颗种植体平台基本处于暴露状态，种植体周围附着龈质量良好。原计划是 3 颗种植体支持式五单位修复体悬臂修复体，但由于超声骨刀截骨的夹层骨移植手术创伤相对较小、术后反应小、愈合快，患者对治疗过程极为满意、信心倍增，坚决要求再植入 2 颗种植体、取消悬臂修复体。对修复效果而言，尽管这种改变没有必要，但也并不违反种植治疗的设计原则，因此同意了患者的请求　k～m. 设计倒 W 形切口，翻黏骨膜瓣，不剥离 3 颗种植体颈部及颊侧的黏膜，取出钛板　n. 可见原截骨线处的骨愈合非常好，可以植入种植体，满足患者的心理状态。植入 2 颗软组织水平种植体（Lifecore，种植体直径 4.1mm，种植体平台直径 4.8mm，光滑颈部高度 1.8mm，种植体长度 14mm），周围无骨缺损，初始稳定性良好。非潜入式愈合

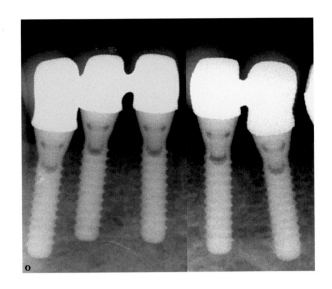
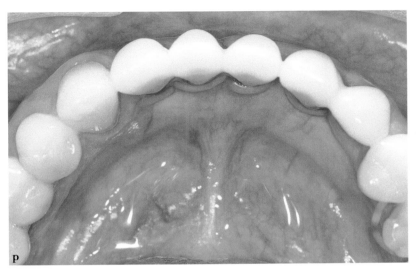
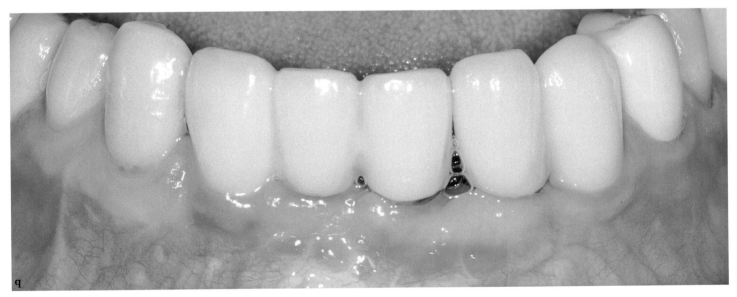

图 16-17 超声骨刀截骨的夹层骨移植（续）

最终修复。o ～ q. 第二次手术 2 个月之后，进入修复程序。1 年之后复查时的根尖放射线片检查显示，种植体骨结合良好，新骨密度较高，均匀一致。牙槽嵴顶高度稳定，无明显吸收。临床检查显示种植体周围软组织健康、稳定。患者对种植治疗效果非常满意

种植外科程序：宿玉成教授、戈怡主治医师；种植修复程序：黄庆主治医师；技工室程序：姜秀瑛；病例完成时间：2005 年

16.4 牙槽嵴劈开

16.4.1 概述

牙槽嵴劈开的概念

牙槽嵴劈开(split-ridge technique)是使用骨凿逐步劈开狭窄的牙槽嵴、增加牙槽嵴宽度的技术(图16-18,图16-19)。牙槽嵴劈开之后形成的颊舌向间隙通常可以满足种植体的植入,可在引导骨再生同期植入种植体,保证种植体的初始稳定性,并减少移植骨量。骨劈开技术扩大了种植手术适应证,是操作性较强的种植外科技术。

牙槽嵴劈开的优点

牙槽嵴劈开具有良好的可预期性,具备如下优点:
● 避免水平向块状自体骨移植。
● 同期种植体植入,骨愈合期和种植体愈合期重叠,减少了手术次数,缩短了治疗周期并减少了患者的不适。

牙槽嵴劈开的愈合机制

牙槽嵴唇舌向宽度过窄、植入的种植体表面在唇侧大部分暴露时,形成不利型骨缺损,同期引导骨再生缺乏骨增量效果的可预期性。将牙槽嵴劈开、植入种植体之后,种植体的唇侧和腭侧都存在骨板,将不利型骨缺损转化为有利型骨缺损。但是牙槽嵴骨板(尤其是唇侧骨板)会受到两种不利的影响:
● 在逐级劈开过程中,骨板在骨凿的机械力量下可能会产生微细的裂缝。
● 在裂开的过程中,唇侧骨板血运受到破坏,会激活破骨机制导致破骨活动更加活跃。必须在唇侧覆盖低替代率的骨增量材料和屏障膜,保护骨和种植体的愈合,同时增加唇侧牙槽嵴厚度,实现骨弓的轮廓扩增。

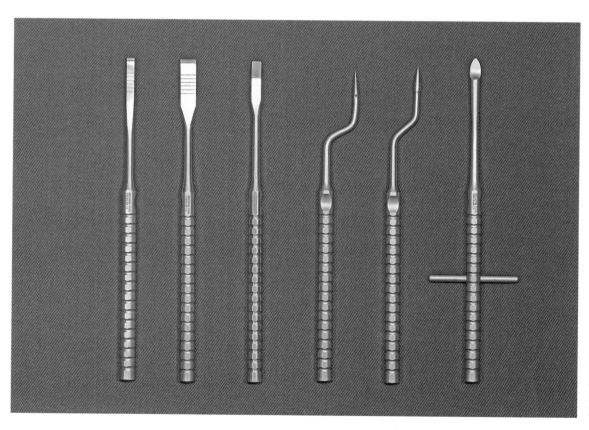

图16-18 牙槽嵴劈开器械
牙槽嵴劈开常用器械。图中为不同宽度和厚度、并标明深度的双面骨凿以及弯曲工作端的扁锥状、圆锥状骨凿

16.4.2　牙槽嵴劈开临床要点

牙槽嵴劈开的临床指征

综上所述，在屏障膜保护之下的牙槽嵴劈开的生物学愈合机制与引导骨再生相同。与单纯在种植体颊侧进行引导骨再生程序相比，牙槽嵴劈开形成的种植体唇侧骨板具有重要作用：

● 并未与牙槽骨基底完全分离，愈合过程中血供得以保证。

● 由于种植体颊舌侧均有完整的骨皮质，空间维持力和抗压能力更强，可增加骨板间和骨板唇侧增量材料的稳定性，提高骨增量效果的可预期性。

以下临床指征适合于选择牙槽嵴劈开：

● 剩余牙槽嵴高度正常，但存在严重的水平向骨吸收（Ⅳ类剩余牙槽嵴）。

● 牙槽嵴的组织学结构为骨皮质之间有骨松质间隔（Ⅱ类和Ⅲ类骨密度）。

● 牙槽嵴的唇舌向厚度超过 4.0mm。

● 可以同期实施引导骨再生程序和同期植入种植体。

以下临床指征不适合于选择牙槽嵴劈开：

● 牙槽嵴的组织学构成均为骨皮质（Ⅰ类骨密度）。这种情况常见于长时期缺失牙的下颌牙槽嵴。缺乏骨松质间隔将提高骨板断裂的风险。

● 唇侧存在严重的根方骨凹陷，牙槽嵴劈开技术无法将其向唇侧扩张。

● 单颗牙缺失位点间隙狭窄，骨劈开的操作过程可能损伤邻牙牙根的病例。

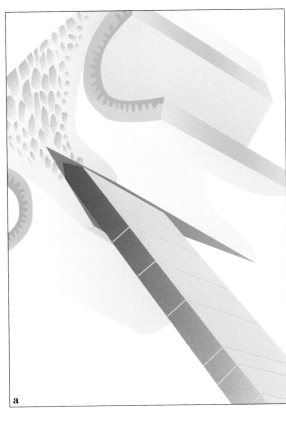
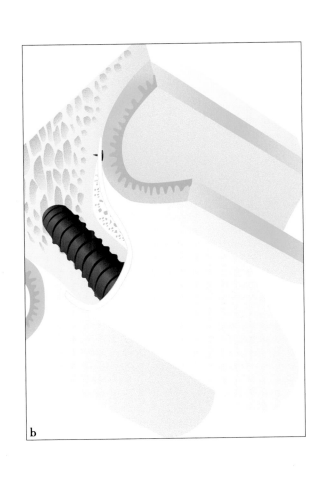

图 16-19　牙槽嵴劈开示意图
牙槽嵴厚度不足，过于窄薄，需要劈开牙槽嵴增加厚度。a. 双面骨凿从牙槽嵴正中劈开骨松质　b. 将种植体植入劈开的正中间隙内，再应用引导骨再生程序，植骨的目的是增加牙槽嵴厚度，覆盖屏障膜的目的是保护劈开的牙槽嵴的愈合
模式图绘制：北京口腔种植培训中心 - 袁苏

牙槽嵴劈开成功的要点

获得牙槽嵴劈开成功的关键因素是不能发生唇侧骨板游离性折断。折断的游离性骨板不能获得坚固固定时，必须将其取出。因为位于种植体表面的游离骨皮质骨板存在坏死的风险。

麻醉、切口和翻瓣步骤与 GBR 程序相同。翻黏骨膜瓣，暴露术区骨面，去除呈刃状的过锐骨嵴骨尖，确认剩余牙槽骨高度，计划植入种植体的长度和直径。

设计骨劈开路径

用超声骨刀设计骨劈开路径的优点包括：

● 用超声骨刀向牙槽嵴根方切割，可以控制骨劈开路径的方向，并将骨劈开路径置于骨板较厚的腭侧骨壁。而传统骨凿只能按照两侧骨皮质之间的骨松质方向形成骨劈开路径。

● 按照医师的意愿、而不是按照骨松质的方向，在窄薄的牙槽嵴上制备精确的截骨线，保证颊侧和舌侧骨皮质骨板完整，避免意外骨折，技术难度大为降低，术后效果也更可预期。

● 对单颗牙缺失位点，超声骨刀的原位骨切割特点可以将骨切割的近远中向距离控制在任意长度内，避免损伤邻面牙槽嵴和邻牙牙根。

单颗牙缺失位点，截骨线的近远中向长度与植入的种植体的直径一致，且不可损伤邻牙牙根；多颗牙连续缺失位点，水平截骨线长度和最近中种植体及最远中种植体之间的近远中距离一致。

骨劈开

用单面骨凿沿骨劈开路径逐级扩张牙槽嵴。骨凿平面朝向腭侧，骨凿斜面朝向颊侧，器械头端标明深度刻度。劈开路径颊侧牙槽嵴根方或两侧的骨皮质骨板通常会有类似"青枝样骨折"的轻度折裂现象。这样可使颊侧与腭侧的骨板分离，根端相连。最后用圆锥形骨凿形成柱状间隙（图 16-20）。

种植窝预备与种植体植入

在柱状间隙内用不同直径的扩孔钻扩大种植窝根部的直径，依靠种植体与根方种植窝的啮合以及唇侧和腭侧骨板的压力获得初始稳定性。

引导骨再生程序

按照引导骨再生程序，在种植体周围间隙和颊侧骨板表面覆盖骨替代材料，表面覆盖双层胶原屏障膜。屏障膜要盖过种植体平台表面，进入腭侧黏骨膜内侧。

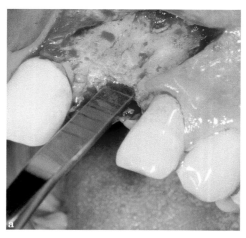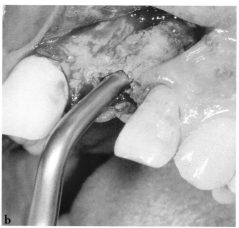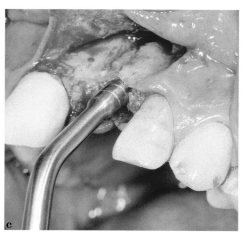

图 16-20 **牙槽嵴劈开**
上颌左侧中切牙位点牙槽嵴厚度不足、根样突起消失，但骨厚度超过 4.0mm。a. 超声骨刀制作骨劈开引导路径之后，首先用双面骨凿从牙槽嵴正中劈开骨松质，形成唇侧和腭侧骨板　b. 用扁锥状骨凿进一步增加间隙，唇侧骨板开始膨隆。在单颗牙位点，扁锥状骨凿的优势是能够在扩大间隙的同时最大限度地降低邻面牙槽嵴损伤　c. 用圆锥状骨凿继续增加间隙，膨隆更加明显

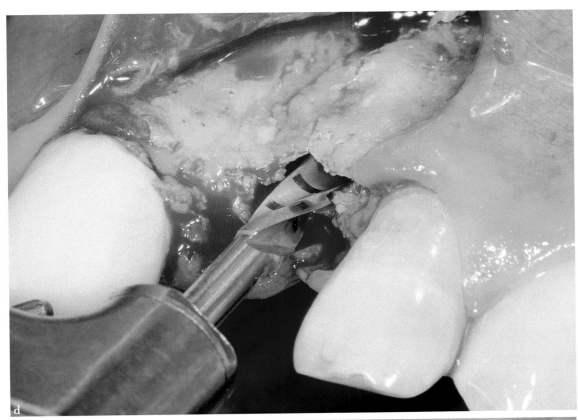

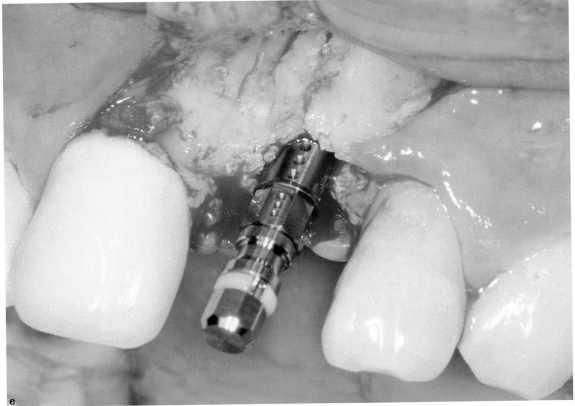

图 16-20　**牙槽嵴劈开（续）**

d. 牙槽嵴劈开完成之后，形成完美的根样突起。利用形成的间隙预备种植窝，过程中注意调整钻的方向，尽量避免损伤唇侧骨板　e. 种植窝预备完成之后，在理想的三维位置和轴向上植入种植体，种植体唇侧表面无暴露。唇侧骨板隆起通常伴有"青枝样骨折"，因此无论是否存在种植体唇侧表面暴露，均需要辅助引导骨再生程序保护"青枝样骨折"的骨板，避免在愈合过程中发生骨吸收

16.4.3 牙槽嵴劈开：中切牙位点种植

　　42 岁男性患者，上颌左侧中切牙缺失多年，胶连局部义齿修复但用树脂粘接固定在两侧邻牙上，要求种植治疗缺失牙。患者不吸烟，无全身病史，口腔卫生状况良好。患者牙龈组织属于中厚龈生物型。拆除修复体之后，可见上颌左侧中切牙缺失，近远中缺牙间隙略增大，牙龈健康，无明显退缩。治疗计划如下（图 16-21）：上颌左侧中切牙位点牙槽嵴劈开，同期种植，延期修复。

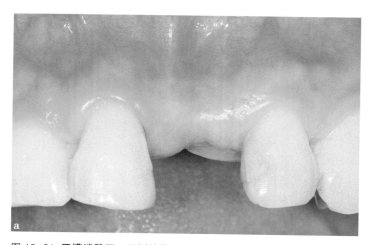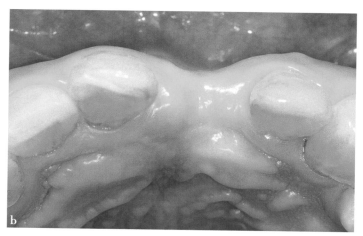

图 16-21　**牙槽嵴劈开、双侧植骨引导骨再生**
手术之前的临床状态。a. 术前正面观。上颌左侧中切牙缺失，近远中距离略增大。骨高度无明显降低，牙龈健康无红肿　b. 𬌗面观。可见上颌左侧中切牙缺失位点牙槽嵴宽度明显变薄，唇侧凹陷吸收严重

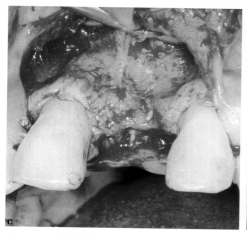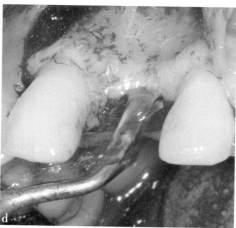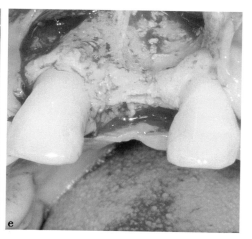

图 16-21　**牙槽嵴劈开、双侧植骨引导骨再生（续）**
牙槽嵴劈开。c. 选择嵴顶水平切口和右侧中切牙远中垂直向松弛切口，翻黏骨膜瓣，暴露骨面，唇侧骨凹陷吸收明显　d，e. 用超声骨刀锯齿状刀头做嵴顶截骨线，并切透骨皮质、深入骨松质，形成骨劈开引导路径

植入种植体。l. m. 种窝预备完成之后，植入软组织水平种植体（Straumann，SLA 表面，种植体直径 4.1mm，种植体平台直径 4.8mm，光滑颈部高度 1.8mm，种植体长度 12mm），种植体初始稳定性良好，唇侧可见部分种植体暴露　n. 从邻近的鼻嵴处获取自体骨骨屑

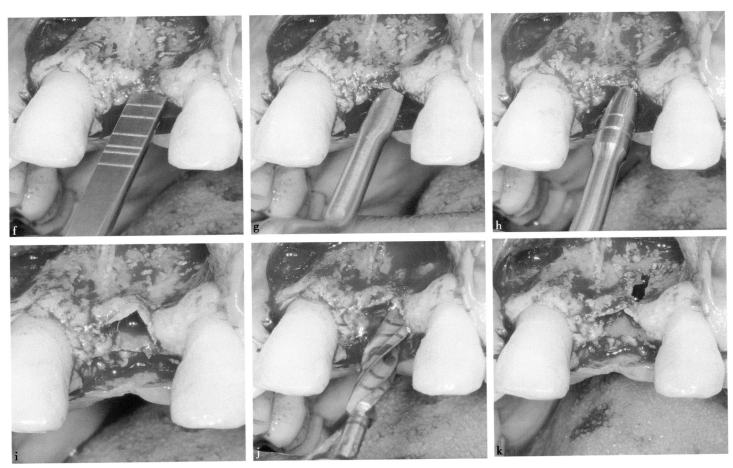

图 16-21　**牙槽嵴劈开、双侧植骨引导骨再生（续）**
牙槽嵴劈开。f. 双面骨凿沿超声骨刀所做引导路径不增加截骨线宽度，劈开骨松质　g. 用扁锥状骨凿进一步增加间隙厚度　h. 用圆锥状骨凿继续增加间隙　i. 牙槽嵴劈开完成之后，可见唇侧骨皮质形成"青枝样骨折"　j. 利用形成的间隙预备种植窝，过程中注意调整钻的方向，尽量避免损伤唇侧骨板和保证种植体的正确轴向　k. 种植窝预备完成之后，可见唇侧骨板出现了部分穿孔，但冠方仍然形成骨桥样结构

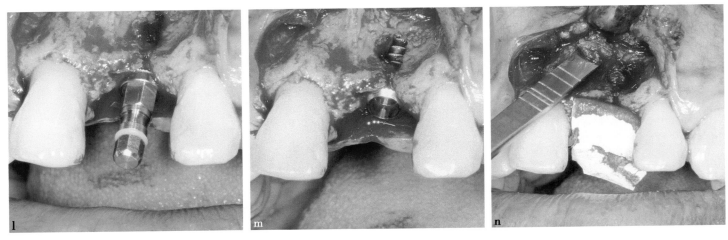

图 16-21　**牙槽嵴劈开、双侧植骨引导骨再生（续）**
植入种植体。l. m. 种窝预备完成之后，植入软组织水平种植体（Straumann，SLA 表面，种植体直径 4.1mm，种植体平台直径 4.8mm，光滑颈部高度 1.8mm，种植体长度 12mm），种植体初始稳定性良好，唇侧可见部分种植体暴露　n. 从邻近的鼻嵴处获取自体骨骨屑

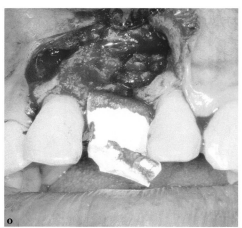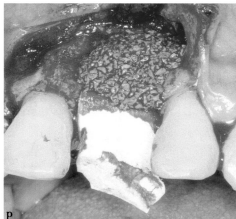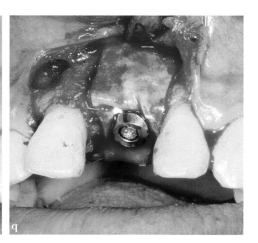

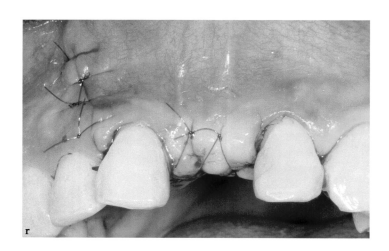

图 16-21　牙槽嵴劈开、双侧植骨引导骨再生（续）
双层植骨。o. 将从邻近的鼻嵴处获取自体骨骨屑覆盖于暴露的种植体表面。在此之前，先用愈合帽固定修剪过的可吸收性胶原屏障膜（Bio-Gide，Gestlich） p. 在自体骨骨屑表面植入大量去蛋白牛骨基质（Bio-Oss，Gestlich） q. 将屏障膜复位、覆盖唇侧植骨区域　r. 无张力初期创口关闭

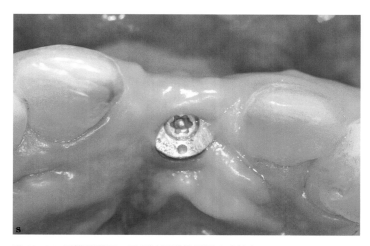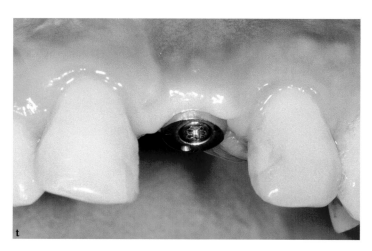

图 16-21　牙槽嵴劈开、双侧植骨引导骨再生（续）
二期手术。s. 经过 6 个月的愈合之后，𬌗面观可见种植体半潜入式愈合，部分愈合帽暴露，黏膜愈合良好　t. 二期手术之后的正面观。已经更换了更高的美学愈合帽，愈合帽穿出牙龈，压力造成唇侧黏膜发白，牙龈高度明显位于邻牙龈缘冠方，有充足的塑形空间

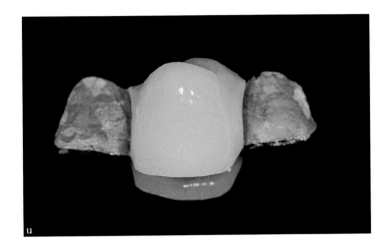
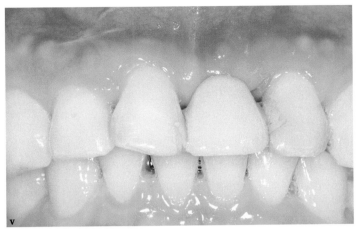

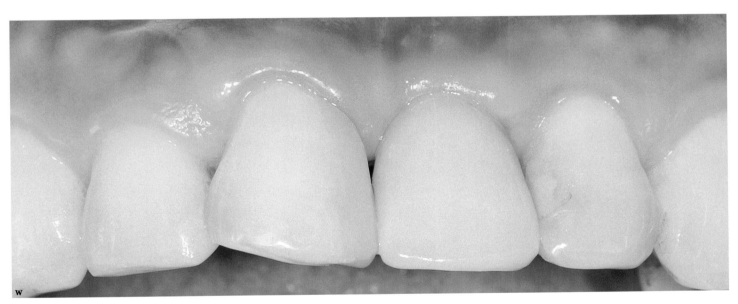

图 16-21　牙槽嵴劈开、双侧植骨引导骨再生（续）
修复阶段。u，v. 在愈合过程中（牙槽嵴劈开之后和二期手术之后）均佩戴马里兰桥作为过渡义齿　w. 戴入最终修复体，正面观可见牙龈弧线及龈乳头高度重建满意，与周围牙列协调一致，牙槽嵴丰满度也得到恢复，患者对治疗效果非常满意
种植外科程序：宿玉成教授、戈怡主治医师；种植修复程序：戈怡主治医师；技工室程序：姜秀瑛；病例完成时间：2010 年

16.4.4 牙槽嵴劈开：时代的记忆

19岁男性患者，上颌左侧中切牙外伤缺失多年，正畸调整间隙之后，选择种植治疗。患者牙龈软组织属于中厚龈生物型。局部检查可见上颌左侧中切牙缺失，牙龈无明显退缩。治疗计划如下（图16-22）：上颌左侧中切牙位点牙槽嵴劈开，同期种植，延期修复。

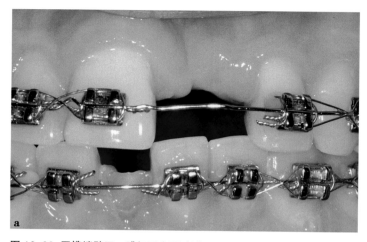

去蛋白牛骨基质和可吸收性胶原膜的引导骨再生效果获得了文献的充分证实。但是在本病例手术时，该类材料在国内难以买到。因此为了节省材料，尽量使用小块屏障膜，用多个膜钉固定以防止屏障膜移位。该病例获得了满意的治疗效果，其展示目的，一是记忆那个时代，二是提醒作者在临床治疗中应当尽可能地使用获得文献充分证实的材料。

图16-22 牙槽嵴劈开、膜钉固定屏障膜
手术之前的临床状态。a. 上颌左侧中切牙缺失，近远中距离略增大。骨高度无明显降低，但唇侧凹陷吸收，牙龈略有红肿。在手术过程中，保留正畸弓丝，引导种植体轴向

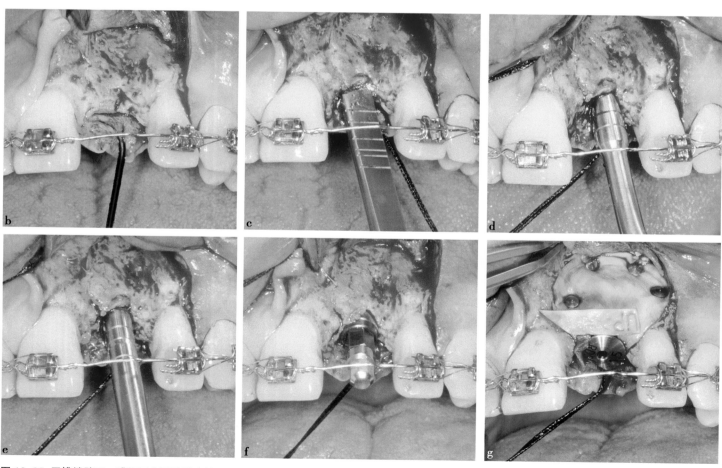

图16-22 牙槽嵴劈开、膜钉固定屏障膜（续）
手术过程。b. 选择嵴顶水平切口和左侧侧切牙远中垂直向松弛切口，翻黏骨膜瓣，暴露骨面，唇侧骨凹陷、骨吸收明显 c. 双面骨凿沿小球钻所做截骨线进一步增加截骨线宽度，劈开骨松质 d. 用圆锥状骨凿继续增加间隙直径 e：因该病例较早，当时还用圆柱状器械增加种植窝直径 f. 预备完种植窝之后，植入种植体（Lifecore，种植体直径4.1mm，种植体平台直径4.8mm，光滑颈部高度1.8mm，种植体长度12mm）。种植体三维位置理想、唇侧表面无暴露 g. 表面植入去蛋白牛骨基质（Bio-Oss，Gestlich），用多个膜钉固定裁成小块的可吸收性胶原屏障膜（Bio-Gide，Gestlich），然后无张力初期创口关闭

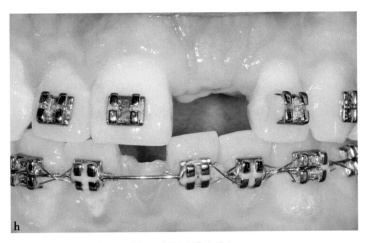 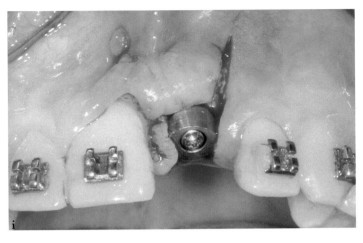

图 16-22 牙槽嵴劈开、膜钉固定屏障膜（续）

二期手术。h. 愈合 6 个月之后，可见黏膜愈合良好，牙槽嵴唇侧丰满度增加，理想的附着龈质量　i. 舌侧带蒂黏膜瓣增加近中龈乳头高度，更换愈合帽，穿龈愈合

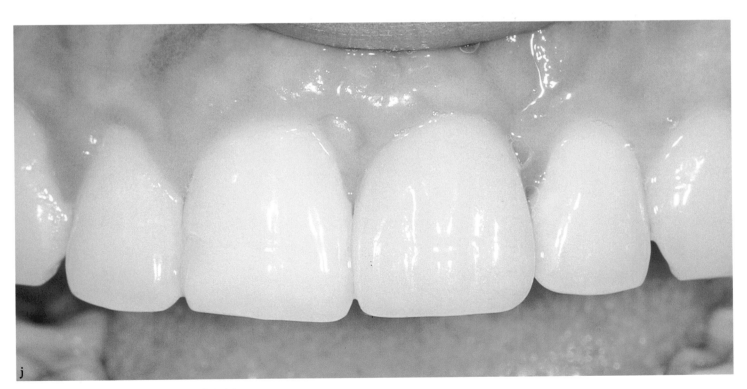

图 16-22 牙槽嵴劈开、膜钉固定屏障膜（续）

戴入最终修复体。j. 正面观可见牙龈弧线及龈乳头高度重建充分，和周围牙列协调一致，牙槽嵴丰满度也得到恢复，美学效果令人满意，唯一的问题是多次手术导致黏膜存在瘢痕，但会随时间推移逐渐淡化

种植外科程序：宿玉成教授、戈怡主治医师；种植修复程序：耿威副主任医师；技工室程序：姜秀瑛；病例完成时间：2005 年

16.4.5 牙槽嵴劈开：上颌牙列缺失

60 岁女性患者，因慢性牙周炎逐渐拔除上颌全部牙和下颌两侧后牙。上颌行可摘局部义齿修复，下颌未修复。患者自觉义齿戴用不适要求种植修复上颌与下颌缺失牙。患者体健，无吸烟史，无高血压和糖尿病史，口腔卫生状况一般。局部检查可见口内仅余留下颌左侧第一前磨牙

至下颌右侧第一前磨牙，牙龈退缩，根面部分暴露。缺牙区牙槽嵴吸收，部分愈合不良，角化黏膜吸收。口腔卫生状况一般。治疗计划如下（图 16-23）：口腔卫生宣教，上颌骨劈开植入种植体，引导骨再生，延期修复。下颌种植，常规修复。

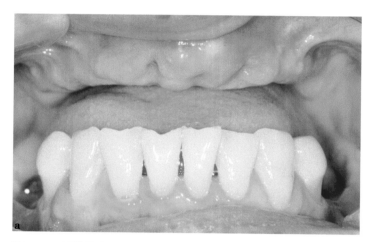
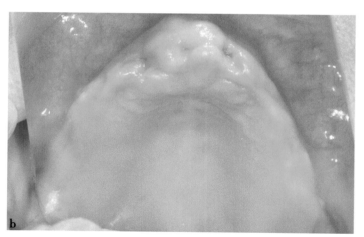

图 16-23 牙槽嵴劈开、双侧植骨引导骨再生
手术之前的临床状态。a. 术前正面观。可见口内仅余留下颌左侧第一前磨牙至下颌右侧第一前磨牙，牙龈退缩，根面部分暴露。缺牙区牙槽嵴吸收，部分愈合不良，角化黏膜吸收。口腔卫生状况一般　b. 可见缺牙区部分愈合不良，牙槽嵴吸收后上颌牙弓变窄

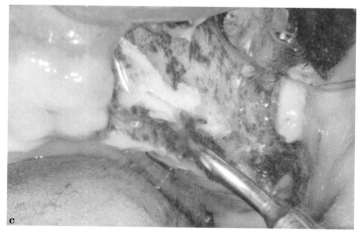
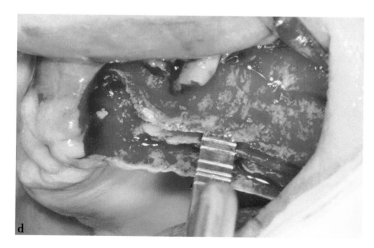

图 16-23 牙槽嵴劈开、双侧植骨引导骨再生（续）
上颌左侧牙槽嵴劈开。c. 选择牙槽嵴顶水平切口和近远中垂直切口切开，翻黏骨膜瓣，暴露骨面，用超声骨刀做牙槽嵴顶截骨线，并切透骨皮质、深入骨松质，形成骨劈开引导路径　d. 双面骨凿沿超声骨刀所做引导路径增加截骨线宽度，劈开骨松质

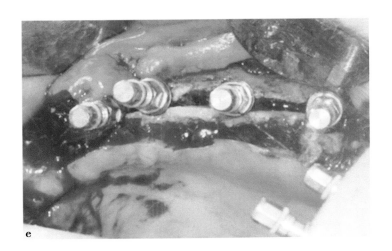

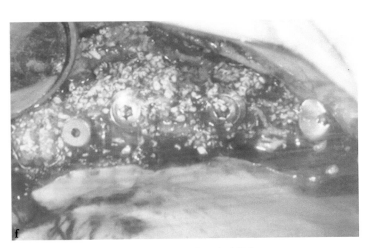

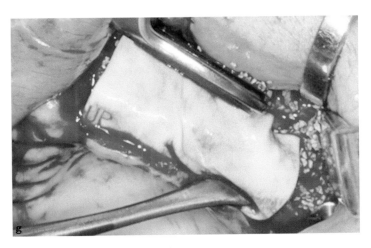

图 16-23　牙槽嵴劈开、双侧植骨引导骨再生（续）
上颌左侧植入种植体。e. 种植窝预备完成之后，植入软组织水平种植体（SLA 表面，Straumann，瑞士），种植体初始稳定性良好，可见四颗种植体角度平行　f. 在骨劈开后的间隙及种植体唇侧植入大量去蛋白牛骨基质（Bio-Oss，Geistlich）　g. 使用可吸收性胶原屏障膜（Bio-Gide，Geistlich）完全覆盖植骨区域

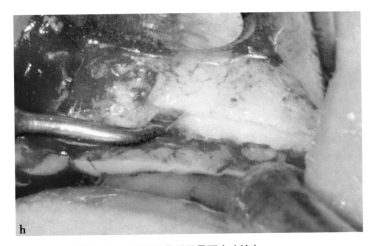

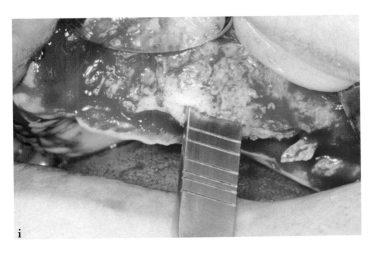

图 16-23　牙槽嵴劈开、双侧植骨引导骨再生（续）
上颌右侧牙槽嵴劈开。h. 选择牙槽嵴顶水平切口和近远中垂直切口切开，翻黏骨膜瓣，暴露骨面，用超声骨刀做牙槽嵴顶截骨线，并切透骨皮质、深入骨松质，形成骨劈开引导路径　i. 双面骨凿沿超声骨刀所做引导路径增加截骨线宽度，劈开骨松质

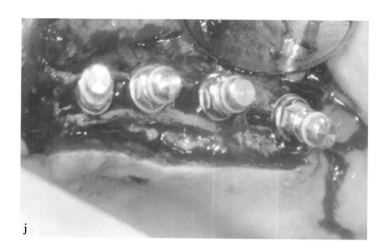

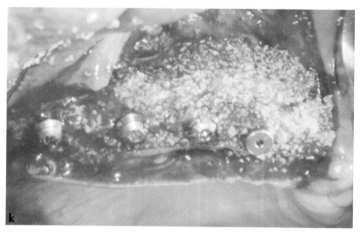

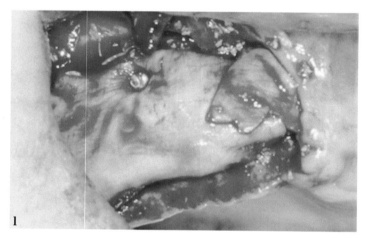

图 16-23 牙槽嵴劈开、双侧植骨引导骨再生（续）

上颌右侧植入种植体。j. 种植窝预备完成之后，植入软组织水平种植体（SLA 表面，Straumann，瑞士），种植体初始稳定性良好，可见四颗种植体角度平行　k. 在骨劈开后的间隙及种植体唇侧植入大量去蛋白牛骨基质（Bio-Oss，Geistlich）　l. 使用可吸收性胶原屏障膜（Bio-Gide，Geistlich）完全覆盖植骨区域

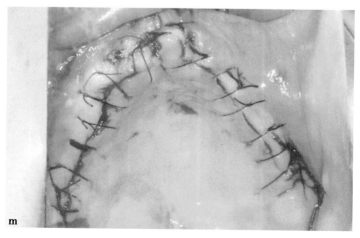

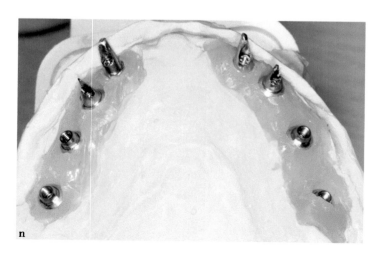

图 16-23 牙槽嵴劈开、双侧植骨引导骨再生（续）

创口关闭及修复阶段。m. 无张力创口初期关闭　n. 术后 6 个月，进入修复程序。制取印模，灌制模型，在模型上前牙区安装角度基台，并调改成共同就位道，后牙区安装八角基台

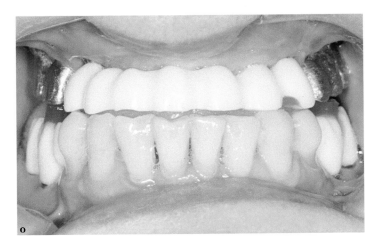

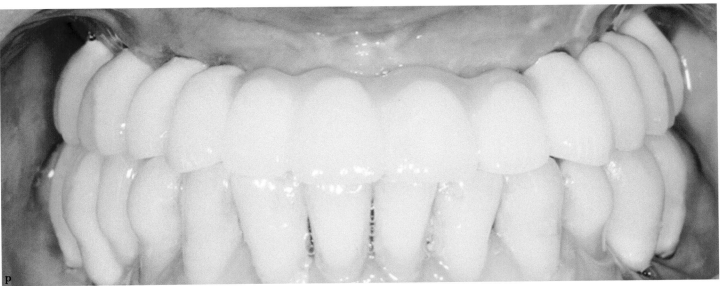

图 16-23 牙槽嵴劈开、双侧植骨引导骨再生（续）

修复阶段。o. 口内试戴二氧化锆支架及贵金属支架，并确认咬合关系　p. 戴入最终修复体，达到理想的功能与美学效果，患者对治疗效果非常满意

种植外科程序：宿玉成教授、彭玲燕主治医师；种植修复程序：彭玲燕主治医师；技工室程序：尤根义齿制作；病例完成时间：2009 年

16.5 下牙槽神经移位

16.5.1 概述

肿瘤切除或严重的牙槽嵴吸收等因素,可能导致下颌管以上的牙槽嵴高度不能满足种植体最低长度要求时,可以将下牙槽神经向颊侧移位,即下牙槽神经移位(inferior alveolar nerve mobilization)。将下牙槽神经移开后,可获得充足的种植可用骨高度,但实际骨高度并未发生改变,因此下牙槽神经移位属于骨量(结构)调整。

下牙槽神经移位是去除下颌管的颊侧骨板,暴露并移出下牙槽神经血管束,使其避开种植区(图 16-24)。种植窝预备时可穿过移位后神经管的周围骨组织,预备到理想深度,植入种植体后再将神经"复位"。

下牙槽神经移位的临床指征

下牙槽神经移位的临床应用并不多见,通常只用于无法进行其他的骨量扩增的病例:

- 下颌后部连续多颗牙缺失。
- 下颌管和颏孔位置影响实施骨增量手术。
- 严重的下颌骨萎缩,下牙槽神经直接暴露于牙槽嵴顶黏膜下方,义齿压迫下牙槽神经产生疼痛症状。

对牙列缺失患者,通常颏孔间区植入种植体支持固定修复体或覆盖义齿,可以避免在下颌后牙区植入种植体。因此,目前不提倡分离下牙槽神经的方式植入种植体。

下牙槽神经移位的优点和局限性

该术式的优点包括:

- 不需要从额外的供骨区取骨。
- 可以同期植入种植体,减少手术次数。
- 不用植骨或减少用量,减少了取骨的并发症。

手术程序的复杂性和损伤神经的并发症风险影响医师和患者对下牙槽神经移位的选择。

下颌管的解剖学位置

下颌后区多颗牙连续缺失后,牙槽骨逐渐吸收,高度降低,下颌管与牙槽嵴顶之间的距离缩小,可用骨高度也越来越少,骨吸收严重时下牙槽神经甚至可以位于牙槽嵴顶表面。但下颌后部的颌骨基部较宽,通常高度虽然降低但骨颊舌向宽度充分。

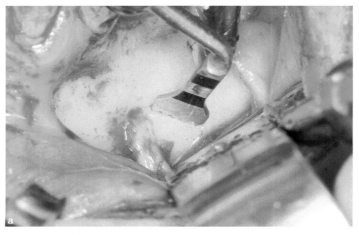

图 16-24 下牙槽神经移位术
a. 暴露颏孔之后,用超声骨刀截开唇侧骨板　b. 去掉唇侧骨板,暴露下牙槽神经,完整无损

16.5.2　下牙槽神经移位临床要点

麻醉

局部浸润麻醉,首选酰胺类复方盐酸阿替卡因(如必兰)和盐酸甲哌卡因(如斯康杜尼)等麻醉剂。

切口与翻瓣

下牙槽神经移位同期种植,水平向切口应当位于牙槽嵴顶,近中垂直向松弛切口位于颏孔的近中或远中,例如下颌后部的下牙槽神经移位,或下颌前部手术涉及颏孔时,切口位于第二前磨牙的远中。目的是能够充分暴露颏孔,便于进行下牙槽神经游离和保护颏神经。垂直向切口是从牙槽嵴顶至前庭沟,要防止越过前庭沟底时有损伤颏神经分支的风险。

翻瓣时,先剥离颏孔远中(下颌后部手术)或近中(下颌前部手术)的黏骨膜,然后再剥离至颏孔,这样可以避免对颏神经的盲目损伤。

截骨线设计与截骨

骨窗的截骨线设计是以颏孔为标志,向后形成两条水平向截骨线,即高位和低位截骨线。高位截骨线紧邻下颌管的上壁,为种植体植入余留更多的牙槽嵴高度。低位截骨线位于下颌管下方 2.0mm 处,方便游离下牙槽神经血管束的操作。两条截骨线之间的距离在 6.0mm 左右。下颌管的暴露范围为种植体近中和远中的 10.0mm 左右,以方便将神经血管束从下颌管中剥离。需要将颏神经从颏孔游离时,先在颏孔周围 3.0mm 处去骨,暴露颏管襻,再向后暴露下颌管。

以上的截骨线设计是以超声骨刀截骨为基础。超声骨刀切割不会损伤软组织,可以最大限度地接近神经血管束。

游离下牙槽神经和颏神经

用剥离端薄而钝的弯剥离子,从下颌管中剥离下牙槽神经。用弹性橡胶条牵拉和保护下牙槽神经血管束。需要游离颏神经时,首先需要小心剥离颏神经襻与颏管襻的紧密附着,并切断下颌切牙管神经。然后逐渐向后分离,将颏神经和下牙槽神经血管束移位。

植入种植体

按照常规程序植入种植体。预备种植窝和植入种植体时,用橡胶条将神经血管束拉向颊侧并加以保护,避免其损伤。

引导骨再生程序

在种植体周围的骨缺损区植入低替代率的骨替代材料,覆盖可吸收胶原屏障膜。

下牙槽神经血管束复位

通常下颌管的位置已经被种植体和骨替代材料占据,只能进行有限的复位。

初期创口关闭

无张力缝合,关闭创口。

16.5.3　下牙槽神经移位的并发症

由于术中对下牙槽神经和颏神经的刺激和损伤,每个病例都会出现神经支配区皮肤和牙不同程度的暂时性感觉异常,通常在 3~6 个月内可以恢复。牙齿敏感性变化的恢复速度较快,可能的原因是分布于下颌舌侧的神经血管相互吻合的结果。

在骨切割时,如果使用球钻和来复锯暴露下颌管,损伤和离断神经的风险较高。使用超声骨刀提高了术中的安全性,通常不会发生下牙槽神经和颏神经的离断、甚至是部分离断。

16.5.4　下牙槽神经移位：连续多颗牙缺失位点

　　20 岁女性患者，7 年前因"牙龈瘤"切除下颌前部及右侧后部部分牙、牙槽骨和黏膜，胶连局部义齿修复。要求种植修复缺失牙。患者牙龈软组织属于薄龈生物型，不吸烟，无全身病史，依从性强。局部检查可见下颌左侧中切牙到右侧第二前磨牙缺失，牙槽嵴完全消失，仅残留基骨。龈颊沟消失，无明显牙槽嵴形状，口底黏膜和唇黏膜贯通。口腔卫生状况良好。患者正在做正畸治疗，已经基本完成正畸治疗过程。治疗计划如下（图 16-25）：下颌右侧下牙槽神经移位，夹层骨移植，同期种植，龈颊沟重建，常规修复。

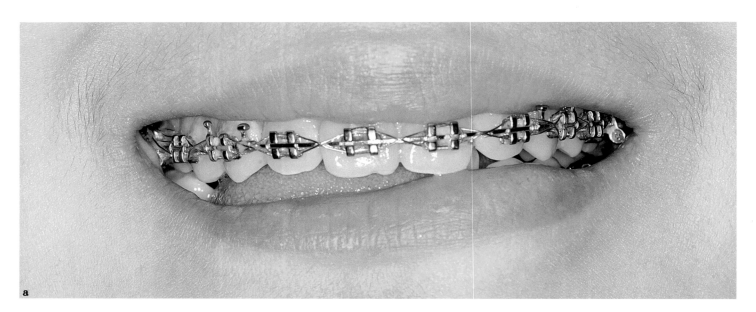

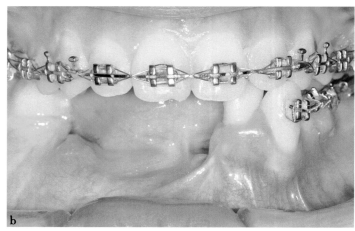

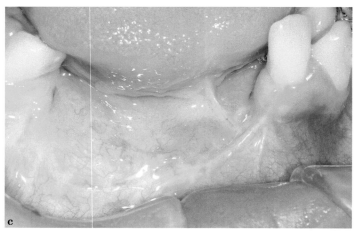

图 16-25　下牙槽神经移位术、龈颊沟重建
手术之前的临床状态。a. 由于丧失了牙和牙槽嵴的支撑，患者微笑时下唇明显塌陷，下唇向患侧偏斜　b，c. 下颌左侧中切牙到第二前磨牙缺失，牙槽嵴完全消失，仅余基骨。口底黏膜与下唇黏膜贯通，角化黏膜消失左侧侧切牙舌向、冠向移位

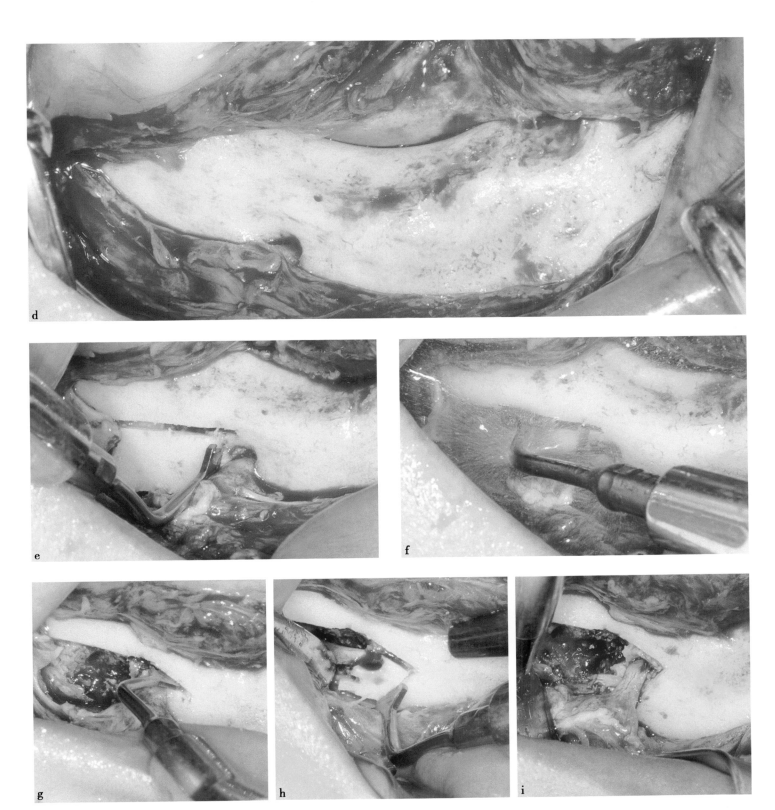

图 16-25 下牙槽神经移位术、龈颊沟重建（续）
下牙槽神经移位。d. 翻开黏骨膜瓣，暴露颏孔，可见下牙槽神经从颏孔穿出。牙槽骨高度明显不足，但因为剩余骨为基骨，宽度充分 e，f. 用超声骨刀锯齿状刀头在下颌管投影的颊侧骨壁上做矩形截骨，切透骨皮质、深入骨松质，紧贴颏孔远中做垂直截骨线，注意保护从颏孔穿出的颏神经 g～i. 将颏孔远中的骨皮质块连同内侧的部分骨松质用骨凿撬动取下，因下牙槽神经的回襻，神经还固位于下颌骨内，需要继续取下颊侧表面的骨皮质。用超声骨刀按照神经回襻的投影继续截骨，将表面骨皮质骨块完全取下，神经完整无损

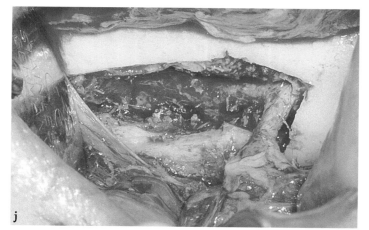

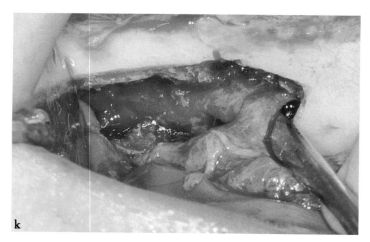

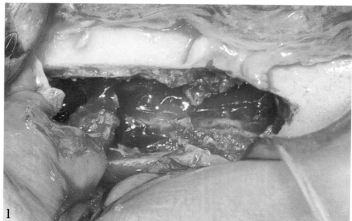

图 16-25　下牙槽神经移位术、龈颊沟重建（续）

下牙槽神经移位。j. 小心地刮去神经管周围的骨松质，将粗大的神经完全暴露。在下牙槽神经回襻处，下牙槽神经发出的下颌切牙神经继续在骨内前行，由此在槽神经襻将下牙槽神经稳固固定　k，l. 用剥离子轻柔离断下颌切牙神经之后，下牙槽神经即可从下颌管内剥离出来，周围出血较少，注意避免用力拉扯神经血管束。虽然神经血管束已经移位出来，但是牙槽嵴顶位置仍然过低，颌间距离过大，需要再增加夹层植骨术提高牙槽嵴顶高度

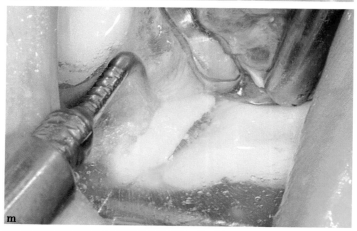

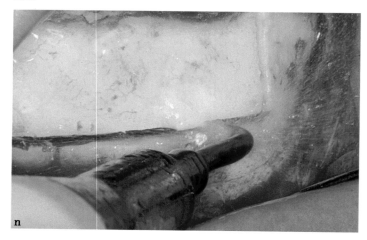

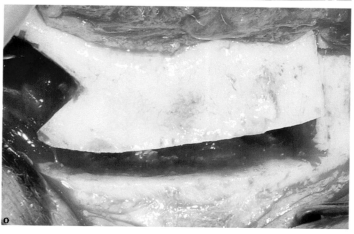

图 16-25　下牙槽神经移位术、龈颊沟重建（续）

夹层骨移植的骨切割。m. 用超声骨刀的锯齿状刀头切割第一磨牙近中嵴顶骨皮质，向下向舌侧彻底切透骨皮质，注意保护舌侧黏膜附着，切割过程中牵拉口角时注意保护已经移位的神经血管束　n. 用超声骨刀修平牙槽嵴顶之后，做垂直向和低位水平向截骨线，截骨线相连接，切透舌侧骨皮质。注意保护舌侧黏膜的完整　o. 预备完成之后，形成了刀状骨块，将骨块连同舌侧黏膜一起向冠方提升，检查舌侧黏膜完整、无出血，骨块提升顺利完成

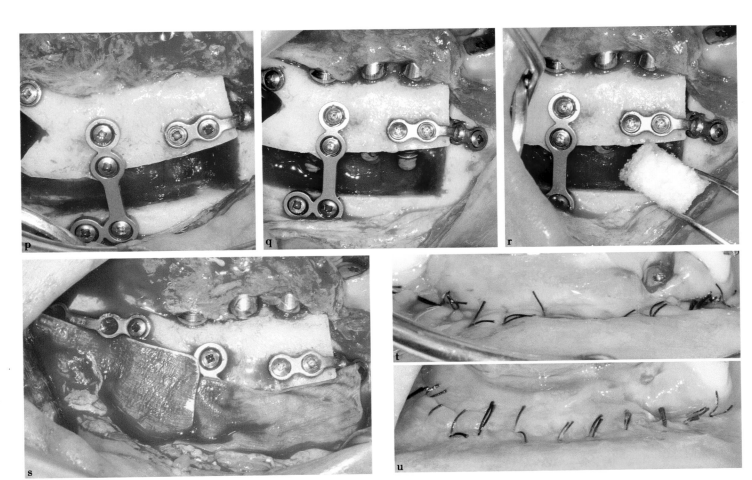

图 16-25　下牙槽神经移位术、龈颊沟重建（续）

固定骨块、植入种植体。p. 确定骨块已经抬高到预期理想高度（提升约 7.0mm）之后，用钛板钛钉将骨块和周围骨坚固固定在一起　q. 确认骨块没有任何松动，在骨块相对理想位置植入 4 颗软组织水平种植体（Straumann，种植体直径 4.1mm，种植体平台直径 4.8mm，光滑颈部高度 1.8mm，种植体长度 12mm），拔除左侧侧切牙，即刻植入 1 颗软组织水平种植体（Straumann，种植体直径 3.3mm，种植体平台直径 3.5mm，光滑颈部高度 1.8mm，种植体长度 12mm）　r, s. 由于骨皮质完整，种植体初始稳定性良好，但骨块内的 4 颗种植体的根尖都暴露在骨块提升后形成的夹层内。夹层内植入去蛋白牛骨基质 – 胶原复合材料（Bio-Oss Collagen，Gestlich），表面覆盖可吸收性胶原屏障膜（Bio-Gide，Gestlich）。下牙槽神经血管束从屏障膜远中根方穿出，随着颊侧黏膜轻柔置于膜表面　t. 无张力初期创口关闭，即刻种植的左侧中切牙部分愈合帽暴露　u. 经过 10 天愈合之后，可见黏膜愈合良好

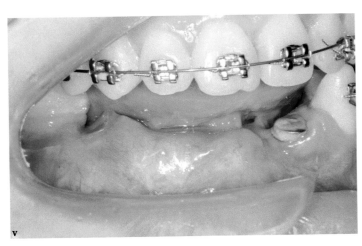

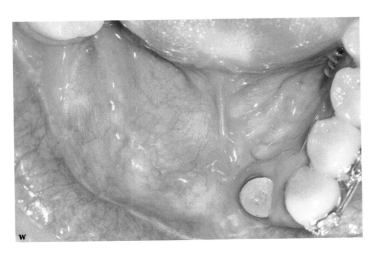

图 16-25　下牙槽神经移位术、龈颊沟重建（续）

二期手术之前的临床状态。v, w. 3 个月的愈合期之后，理想的牙槽嵴高度、宽度和丰满度，完美的骨弓轮廓将口底与颊侧黏膜相隔离，龈颊沟得以重建，但提升之后的黏膜无角化。除了左侧侧切牙，其余种植体潜入式愈合。由于术中对下牙槽神经的牵拉较为轻微，手术 3 个月之后复诊时下唇右侧皮肤和黏膜的感觉异常完全消失，处于与左侧完全相同的状态

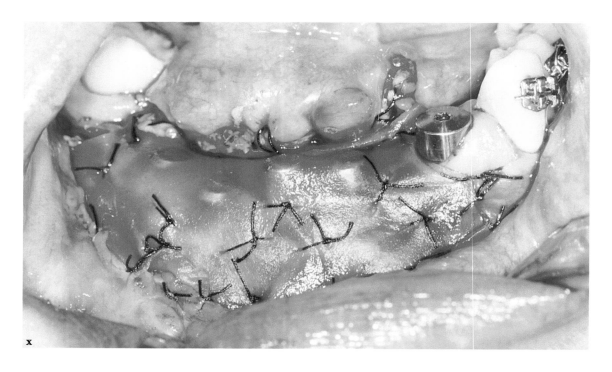

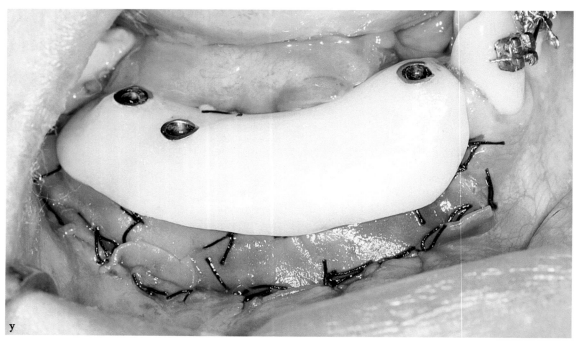

图 16-25 下牙槽神经移位术、龈颊沟重建（续）
重建附着黏膜。x. 为了改善黏膜质量，在二期手术时采用龈颊沟成形术的方式，做嵴顶的水平切口，保留骨膜，剥离表层黏膜。取出固定骨块的钛板之后，植入脱细胞真皮（海奥生物膜）。将生物膜与基底的骨膜间断缝合、消灭死腔。更换了左侧侧切牙愈合帽，穿出牙龈　y. 切开右侧远中 2 颗种植体表面的生物膜，连同左侧侧切牙种植体安装临时基台固位的种植体支持式模板，压迫生物膜，使其与下方黏膜贴紧

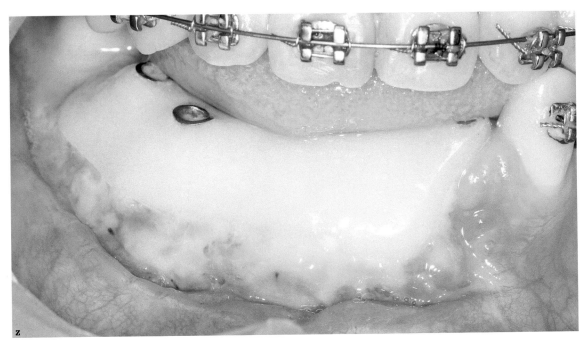

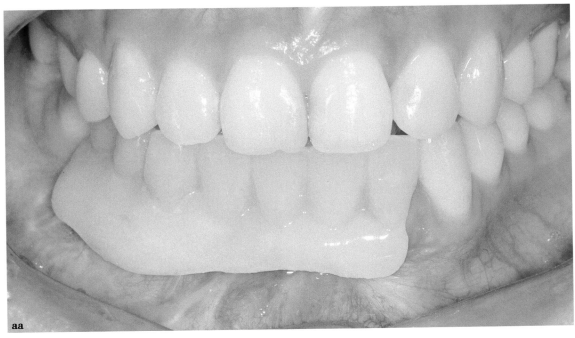

图 16-25　下牙槽神经移位术、龈颊沟重建（续）
重建附着黏膜。 z. 愈合 14 天之后，可见生物膜表面略有发白，表面开始上皮化，无感染溢脓。模板固位良好　aa. 继续戴用模板 2 周，然后戴入种植体支持式临时修复体，维持新附着黏膜的成熟与稳定。种植体支持式临时修复体的唇侧基托继续压迫、塑形新的龈颊沟黏膜。临时修复体需要戴用 3～6 周的时间，本病例共计戴用了 3 个月

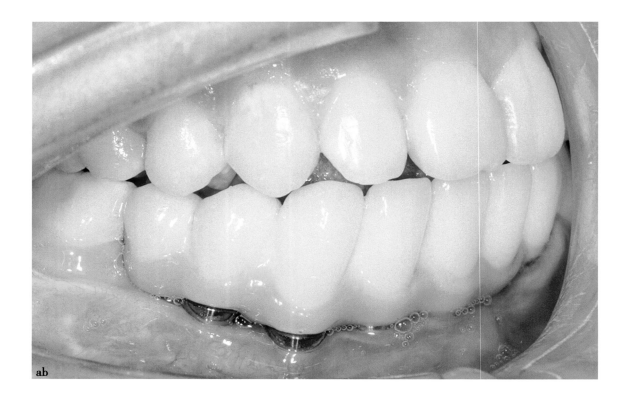

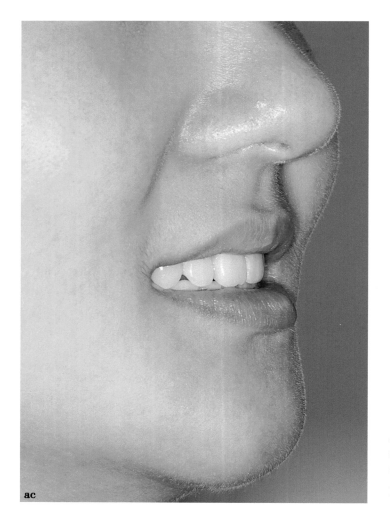

图 16-25 下牙槽神经移位术、龈颊沟重建（续）
最终修复。ab. 戴入最终修复体之后的侧面观。经过 3 个月的塑形，黏膜稳定之后，制作 5 颗种植体支持式五单位最终全瓷修复体，粘接固位。脱细胞真皮重建的附着黏膜较薄，不可能形成类似与天然牙的牙周组织，因此采用粉红色龈瓷修饰美学效果 ac. 戴入最终修复体之后，恢复了患者下唇丰满度，患者非常满意

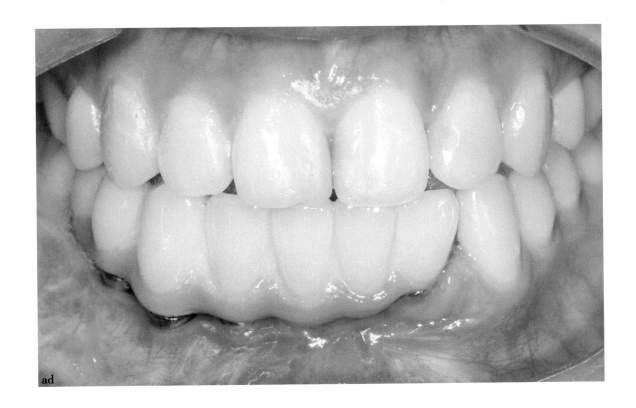

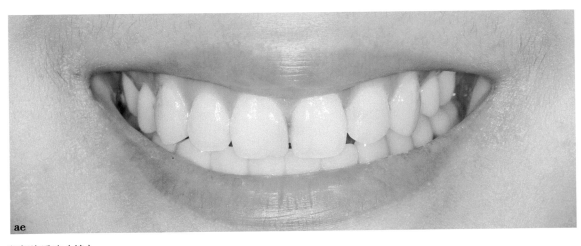

图 16-25　下牙槽神经移位术、龈颊沟重建（续）
最终修复。ad. 戴入最终修复体之后的正面观。可见牙槽嵴高度得到恢复，龈颊沟得以重建。获得了可以接受的最终美学效果　ae. 戴入最终修复体患者微笑像。可见微笑时修复体与周围环境融为一体，下唇唇线自然、对称，下唇丰满度理想。对于如此复杂的临床条件，种植治疗获得了满意的功能与美学治疗效果
种植外科程序：宿玉成教授、戈怡主治医师；种植修复程序：耿威副主任医师、彭玲燕主治医师；技工室程序：尤根义齿制作；病例完成时间：2008 年

16.6 牵张成骨

16.6.1 概述

牵张成骨（distraction osteogenisis，DO）是矫正骨畸形的外科方法。将畸形骨进行外科离断之后，通过渐进可控的牵引移动同时扩增软组织和骨量。通常是在截骨手术 1 周之后，对截骨间隙愈合中的骨痂开始施加适当的机械张力，以这种方式进行上颌骨和下颌骨增量。这样通过逐渐牵拉（每天 1mm）可以增加 10mm 或更多的骨高度[10]。

颌面部牵张成骨可以成功重建上颌骨和下颌骨的垂直向高度和宽度，多用于颅面综合征、颌骨畸形、腭裂或肿瘤等造成的重度骨缺损的病例。

牙种植治疗中，垂直骨高度的丧失是相对最难以恢复的骨缺损。有多种技术被用于恢复牙槽嵴高度，其中牵张成骨在需要大量提升骨高度时可以获得成功的效果[12~16]。牵张成骨既可以重建颌骨和牙槽嵴的高度或宽度，还可以同期恢复缺失的软组织量[11,12]。

种植治疗的牵张成骨技术有两种：用牵张器（distractor, intraoral distractor）进行牵张成骨，分阶段植入种植体；用牵张种植体（distraction implant）进行牵张成骨，牵张成骨结束之后将其留在骨内，作为支持修复体的永久种植体。目前，临床上仍然以牵张器进行牵张成骨为主。

牵张成骨的临床指征

目前，临床上还是以垂直向牵张成骨为主。
- 重度牙槽嵴骨缺损。
- 牙槽骨剩余骨高度 > 5.0mm。
- 缺牙间隙的近远中向距离 ≥ 3 颗缺牙位点。

牵张成骨的优点和局限性

牵张成骨的优点包括：
- 不需要从额外的供区取骨，避免了供区并发症。
- 同时增量骨和软组织。

- 避免大量块状自体骨移植时，可能发生的创口裂开等并发症所导致的骨增量效果不佳或失败。

牵引成骨的不足之处在于固定牵引器和形成牵引再生需要充足的骨量，即牙槽骨本身需有 > 5.0mm 的高度，否则手术难度及并发症将增加。此外，由于复杂程度及难度较高、治疗时间较长、费用较高和需要住院治疗等问题都限制了牵张成骨的临床应用。

牵张成骨的愈合机制

三种基本要素影响骨折断端和移植骨块的愈合，即骨断端(或移植骨块与受骨床)之间的桥接距离、坚固固定和血供。牵张成骨是借助可调节的牵张器将血管化的骨段每日牵引 1.0mm，并确保骨段的充足稳定性。在牵引过程中，被牵开的骨裂隙内最初充满新生的肉芽组织，接着形成类骨质，最后被新生骨组织取代。骨周围的黏膜软组织受牵引力的影响同步再生，皮下埋置气囊使皮肤扩张。牵张成骨的原理是将两骨段牵开造成微创伤和出血，继而发生骨激活。在渐进性牵张过程中，持续性牵引力在骨痂内创造空间并形成张力，此后牵引过程逐步扩大并使成骨组织充满间隙，也因此降低了纤维性瘢痕组织长入的风险。牵张成骨每日可增长约 1.0mm，新生骨和软组织能在数天之内达到临床需要。但新生骨的结构和强度还不能维持牵引骨段的最终位置和支持植入种植体。因此，牵引期结束后需要一个稳定期，使肉芽组织转变为类骨质，而后形成骨质并最后完全成熟。通常认为这需要 3 个月的稳定期。

16.6.2 牵张成骨临床要点

根据牵张成骨的愈合机制,可以将牵张成骨分为四个阶段:截骨和固定牵张器、间歇期、牵引期和愈合期,其临床过程如下:

截骨和固定牵张器

局部浸润麻醉下,距离膜龈联合根方约 5mm 处做前庭沟切口,并向缺损区两侧各延长 1 颗牙的距离。分离颊侧黏骨膜,保留舌侧及牙槽嵴顶黏膜。确认术区周围重要的解剖结构,如颏孔、下牙槽神经血管束和鼻窦等。选择适合骨解剖形态及缺损区大小的牙槽骨牵引器,用钻标记牵引拟放置处的骨切开轮廓。预备根方固定区骨面,以便固定牵引器后按照预期矢状面垂直牵引方向提升骨块,以避免最终牵引的牙槽骨长轴方向偏斜。用外科动力系统或超声骨刀仔细截骨,骨段根方近远中宽度应小于冠方近远中宽度。截骨线完全穿透颊舌侧骨皮质,预备过程中截骨线避开周围重要的解剖结构,要小心保护舌侧黏膜,尤其注意保留骨折段的软组织附着。按照之前预备的固定位置放置牵引器,用直径 1.5mm 的螺钉固定,检查骨折段是否能按照预期方向顺利移动,缝合创口。如果加力装置位于口内,要注意不能影响患者的咬合。

间歇期和牵引期

在 1 周左右的间歇期之后,进入牵引期。牵引高度为每天 1.0mm,每天 2～3 次,一般可提高 10mm 左右,达到预期高度后停止牵引。

愈合期

达到预定的牙槽嵴高度之后,保持 3 个月左右的愈合阶段。

取出牵引器、植入种植体

完成骨愈合之后再次手术,取出牵引器、植入种植体。可能存在颊舌向的骨厚度不足,这时可以辅助性引导骨再生程序。

16.6.3 牵张成骨并发症

骨段方向偏移

安装牵引器之前,应认真设计骨段的牵引方向。安装牵引器后首先要模拟牵引,检查骨块的牵引轨迹,如有偏差应及时矫正。要充分考虑舌侧或腭侧黏膜对牵引方向产生的抵抗力,避免对骨块运行轨迹的影响。

感染

牵引器的加力装置可以位于口外或口内,应当保持局部清洁,预防加力杆周围的皮肤或黏膜反应,避免感染。

骨折

通常发生于严重萎缩的下颌骨。对基骨高度不足的病例,应当预防性的钛板固定,避免牵引过程中发生骨折。

16.6.4 牵张成骨：下颌连续多颗牙缺失位点

　　46 岁女性患者，2 年前因成釉细胞瘤切除下颌左侧中切牙至右侧第二磨牙及相应下颌骨体部和升支，同期行腓骨瓣移植重建下颌骨体，因无法行可摘义齿修复，要求种植修复缺失牙。检查可见下颌左侧中切牙到右侧第二磨牙缺失，牙槽嵴完全消失，颌间距离大，重建的下颌骨与上颌为反𬌗关系。龈颊沟消失，口底和颊侧相通，无明显牙槽嵴形状，黏膜粘连重度。口腔卫生状况尚可。患者牙龈软组织属于中厚龈生物型。患者不吸烟，无全身病史。治疗计划如下（图 16-26）：下颌右侧牵张成骨，延期种植，延期修复。

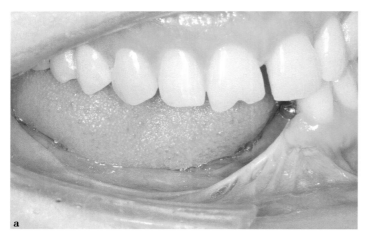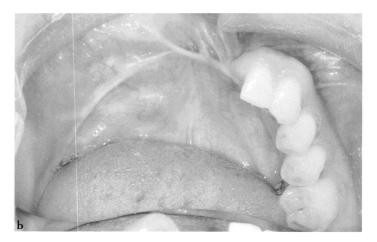

图 16-26 牵张成骨、延期种植
手术之前的临床状态。a. 侧面观，可见下颌左侧中切牙到右侧第二磨牙缺失，牙槽嵴低平，颌间距离增大。口底与颊侧相通，龈颊沟消失。黏膜瘢痕粘连，角化黏膜消失　b. 𬌗面观，缺牙区牙槽嵴形态基本消失，口底直接与颊侧相通，黏膜粘连瘢痕严重

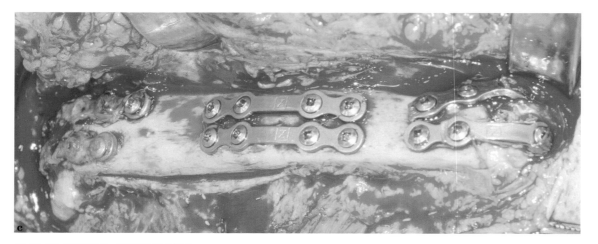

图 16-26 牵张成骨、延期种植（续）
暴露重建的下颌骨体。c. 翻开黏骨膜瓣，可见腓骨瓣重建的下颌骨成活，但高度极不充分，表面还留有固定腓骨的钛板钛钉

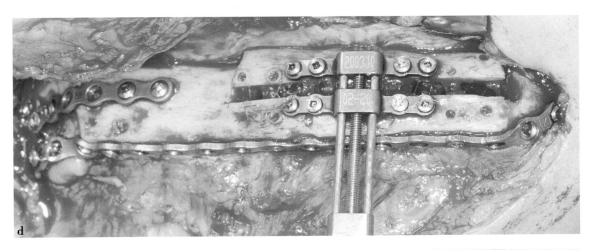

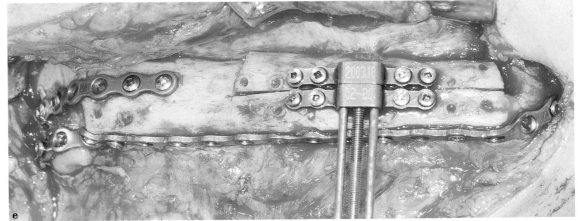

图 16-26 牵张成骨、延期种植（续）
安装牵张器。d. 拆除原来固定的两组半钛板钛钉，因腓骨瓣与下颌骨之间的间隙并未完全固化，在下颌骨下缘固定长钛板，从而稳定重建的下颌骨，选取合适的腓骨段，切开上部骨块，保留舌侧黏膜附着完整，安装牵张器，确定骨块可以自由向上移动，移动时不存在任何阻力　e. 确定骨块可以自由上下移动、无阻力之后，牵张器归位

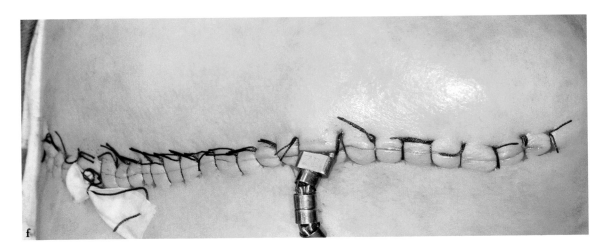

图 16-26 牵张成骨、延期种植（续）
关闭创口。f. 在手术完成之后，关闭下颌骨下缘的皮肤切口，留置引流条，同时保留牵张器加力装置，以便在后期张开牵张器，提升骨块

g. 经过每次提升 1mm、连续 10 天的牵张，并在 4 个月的愈合之后，种植之前可见牙槽嵴高度恢复，宽度良好，黏膜愈合佳，黏膜质量一般 h. 暴露腓骨瓣颊侧，拆除牵张器，可见新骨形成，但骨质量较差，密度较低，骨表面可见骨膜样组织

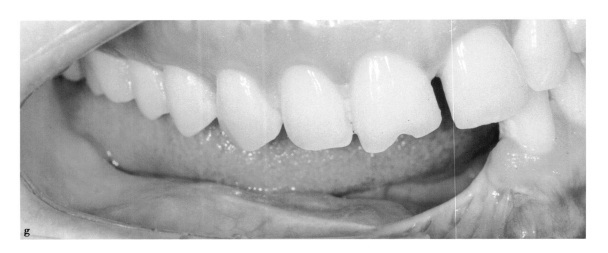

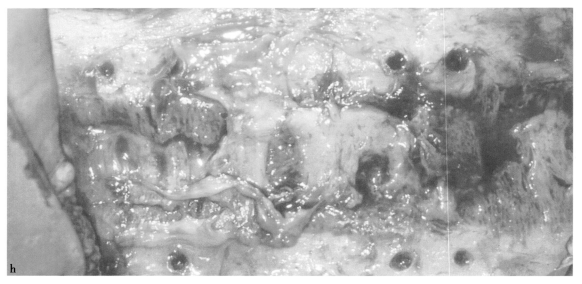

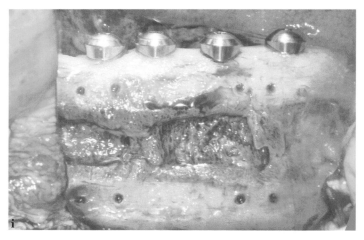
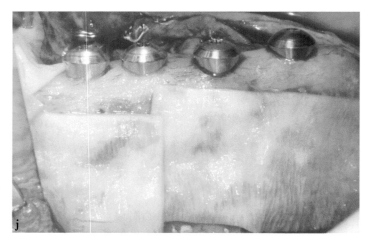

图 16-26 牵张成骨、延期种植（续）
g. 经过每次提升 1mm、连续 10 天的牵张，并在 4 个月的愈合之后，种植之前可见牙槽嵴高度恢复，宽度良好，黏膜愈合佳，黏膜质量一般 h. 暴露腓骨瓣颊侧，拆除牵张器，可见新骨形成，但骨质量较差，密度较低，骨表面可见骨膜样组织 i. 植入 4 颗软组织水平种植体（Straumann，种植体直径 4.1mm，种植体平台直径 4.8mm，光滑颈部高度 2.8mm，种植体长度 12mm），位于原来的腓骨瓣内，周围无骨缺损，较厚的骨皮质提供了良好的初始稳定性
j. 因颊侧凹陷，且中间重建的新骨密度较差，植入去蛋白牛骨基质（Bio-Oss，Gestlich），覆盖可吸收性胶原屏障膜（Bio-Gide，Gestlich）

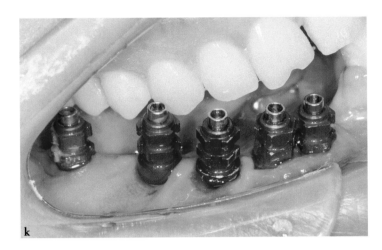

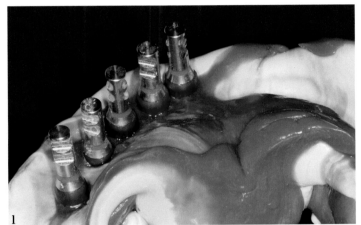

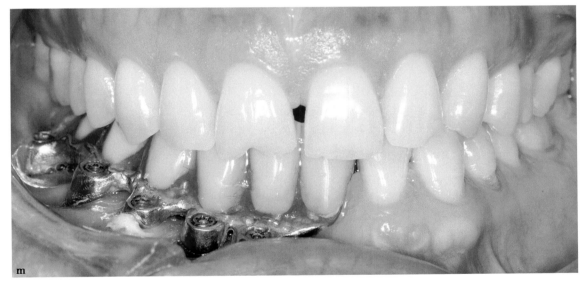

图 16-26　牵张成骨、延期种植（续）

k. 再次等待 4 个月之后，制取种植体印模。拧入螺丝固位的印模帽，制取个性化印模。通过印模帽可见，提升的骨块方向因为下方原来重建的腓骨方向限制，导致偏向颊侧，在术中难以纠正　l. 制取的印模上安放种植替代体　m. 最终修复体戴入口内，因反𬌗关系，需要制作螺丝固位的钛金属支架，上部为树脂冠。因患者自身原因，没有接受牙龈移植和龈颊沟重建。对患者进行了口腔卫生维护宣教，基本很少发生种植体周围黏膜炎症，患者对修复效果满意

种植外科程序：宿玉成教授、戈怡主治医师；种植修复程序：耿威副主任医师；技工室程序：姜秀瑛；病例完成时间：2005 年

16.7 正颌同期牙种植

　　45 岁男性患者，自幼上颌牙逐渐变长松动，至 2 周前将除了两颗第三磨牙外全部上颌牙齿拔除，局部可摘义齿修复。现义齿固位较差，要求种植修复缺失牙。检查可见上颌从左侧第二磨牙到右侧第二磨牙缺失，两颗第三磨牙无松动，骨性 Ⅲ 类面型（重度反𬌗），下颌牙深长，牙龈普遍退缩。患者不吸烟，无全身病史。治疗计划如下（图 16-27）：LeFort Ⅰ 型截骨术迁徙上颌骨，下颌马蹄形根尖下截骨后退牙槽突，同期种植，延期负荷。

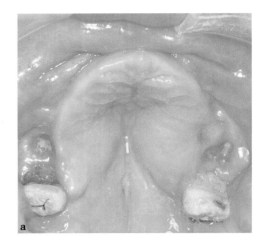

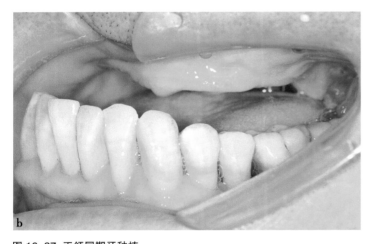

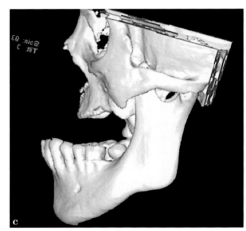

图 16-27　正颌同期牙种植
手术之前的临床状态。a. 𬌗面观，可见上颌仅存两颗第三磨牙，牙龈退缩，牙槽骨重度萎缩　b. 侧面观，可见重度反𬌗关系，左侧第二磨牙到右侧第二磨牙缺失，牙槽嵴略低平　c. CT 重建的颌骨，重度反𬌗关系清晰可见，上颌骨仍有一定的牙槽嵴可以利用

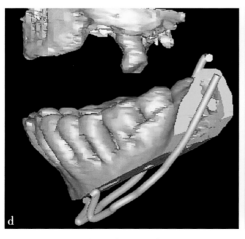

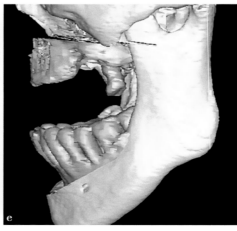

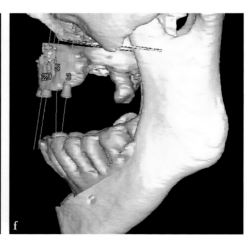

图 16-27　正颌同期牙种植（续）
虚拟外科。d. 利用计算机软件读取 CT 数据，重建并提取下牙槽神经，模拟切取的上下颌骨影像　e. 模拟进行的上颌 LeFort Ⅰ 型截骨术和下颌根尖下马蹄形截骨术，完成手术之后的模拟图像　f. 模拟在上颌骨同期植入 5 颗种植体，确定位置及长轴方向，可以达到正常𬌗关系

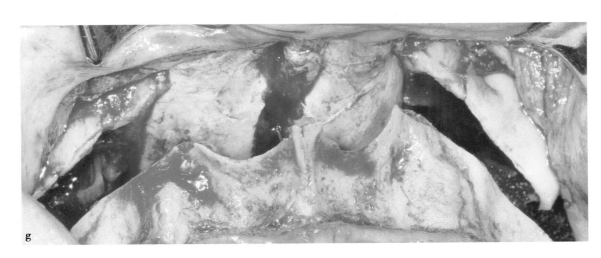

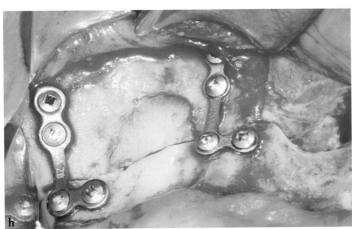

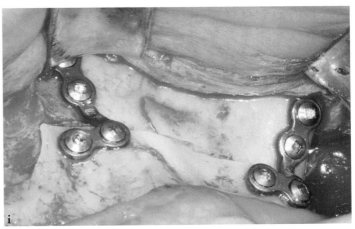

图 16-27　正颌同期牙种植（续）

上颌 LeFort Ⅰ型截骨术。g. 常规上颌 LeFort Ⅰ型截骨术，上颌骨完整截断（down fracture），鼻底黏膜完整　h，i. 按照预期位置，用 4 组钛板钛钉固定上颌骨（两侧各有两组钛板）

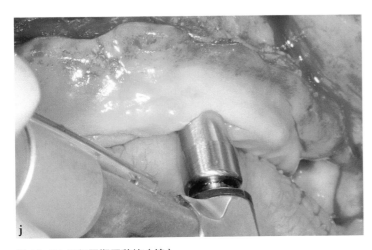

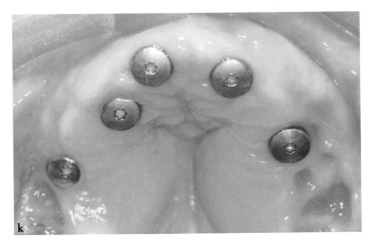

图 16-27　正颌同期牙种植（续）

植入种植体。j. 由于采用 LeFort Ⅰ型截骨术，必须保留腭黏膜完整，根据手术之前的虚拟外科设计，采取环切黏膜的不翻瓣种植，植入 5 颗软组织水平种植体（Straumann，种植体直径 4.1mm，种植体平台直径 4.8mm，光滑颈部高度 2.8mm，种植体长度 10mm），非潜入式愈合　k. 该图为愈合 6 个月之后的𬌗面观，可见种植体周围软组织健康稳定，种植体植入位置略有不佳但分布基本合理

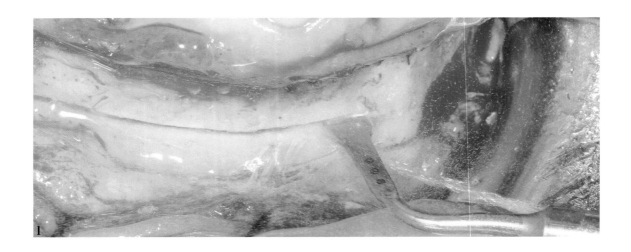

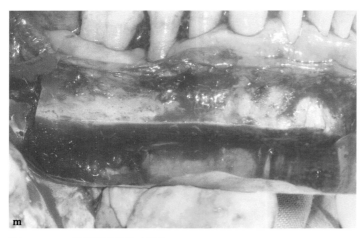

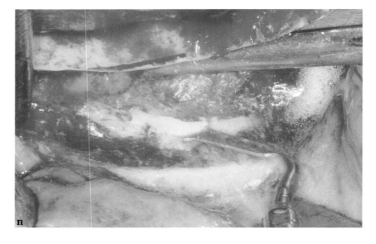

图 16-27 正颌同期牙种植（续）

下颌根尖下马蹄形截骨。l. 选择超声骨刀锯齿状刀头对下颌骨进行水平截骨，按照手术之前虚拟外科设计的截骨线位置截骨，深度需要切透舌侧骨皮质，但需要保证舌侧黏膜完整 m. 两侧第二磨牙处的骨块连同一侧残留的不健康的第二磨牙一同切除、将整体骨块后退及提升的侧面观，可见连同所有牙的下颌骨骨块，上提之后检查舌侧黏膜完整无破损 n. 截骨完成之后，用超声骨刀修整不整齐的骨断面，确保骨块后移时无障碍

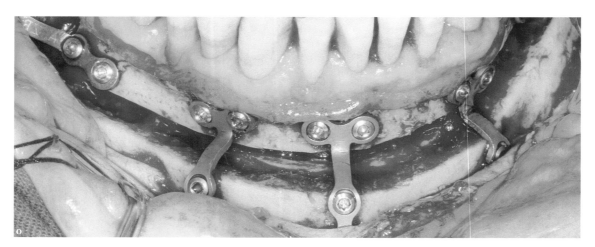

图 16-27 正颌同期牙种植（续）

固定骨块。o. 截骨完成之后，在术前导板的引导下确定骨块的理想位置，用 T 型钛板和钛钉坚固固定下颌骨

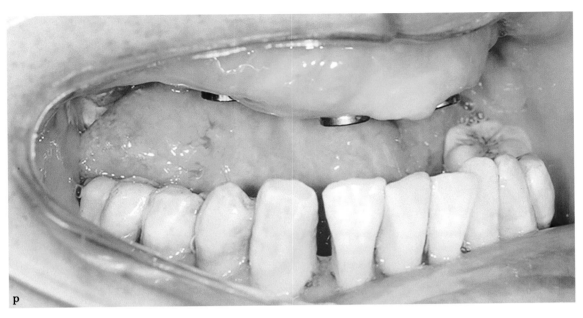

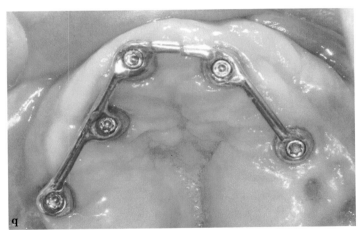

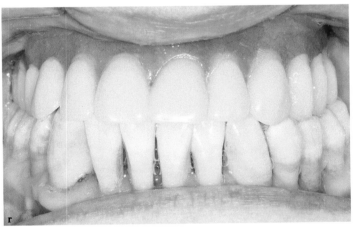

图 16-27　正颌同期牙种植（续）
修复程序。p. 经过 6 个月的愈合，侧面观可见种植体愈合良好，周围黏膜健康，丰满度良好，角化黏膜充分。颌骨关系略呈反颌关系，但不影响最终修复
q. 种植体都已经发生良好骨结合，制取印模，技术室制作杆固位式覆盖义齿　r. 戴入杆固位式覆盖义齿咬合时的正面观，咬合稳定，为正常牙合关系

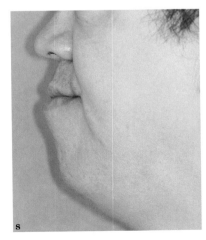

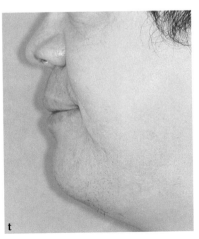

图 16-27　正颌同期牙种植（续）
术前术后侧貌对比。s. 术前侧貌可见患者反颌关系明显，上唇塌陷，下唇突出，非常不美观　t. 术后侧貌显示，患者恢复了正常颌骨关系，自然美观
种植外科程序：宿玉成教授、林润台主任医师、戈怡主治医师、徐刚主治医师；种植修复程序：耿威副主任医师；技工室程序：姜秀瑛；病例完成时间：2008 年

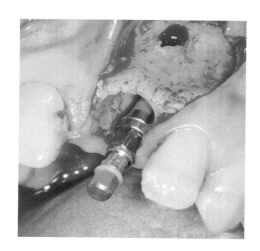

Chapter 17

Implant Placement
in Post-extraction Sites

Ge Yi, Su Yucheng

第 17 章　即刻种植

戈　怡　宿玉成

17.1 牙列缺损的即刻种植

17.1.1 概述

种植体植入时机

迄今,已经形成了如下的种植体植入时机分类:

- 即刻种植(immediately implant)(Ⅰ型种植),拔牙同期植入种植体。
- 早期种植(early implant),其中Ⅱ型种植为拔牙之后4～8周植入种植体、Ⅲ型种植为拔牙之后12～16周植入种植体。
- 延期种植(delayed implant)(Ⅳ型种植),拔牙6个月之后植入种植体。

即刻种植的种植体存留率

即刻种植的种植体存留率与延期种植类似。最近一项回顾性研究中,报道了1854颗种植体(891例患者)的即刻种植结果[1]。种植体为光滑和粗糙表面种植体,71个月的总体平均存留率为96%。种植体的相关因素包括:种植体表面(光滑表面失败率为4.5%,粗糙表面为1.8%)、种植部位(下颌前牙区失败率最高)、选用的抗生素(因过敏不能使用青霉素者失败率较高)以及牙周炎病史(失败率较高)。

美学效果

即刻种植,种植体唇侧龈缘退缩范围为0.5～0.9mm[2]。不翻瓣的即刻种植仍然可以发生龈缘退缩,退缩范围为0.5～0.75mm[3,4]。龈缘退缩的高风险因素包括:唇侧骨壁裂开、种植体平台偏牙槽窝唇侧和薄龈生物型等。尽管即刻种植获得了满意的种植体存留率和软组织美学效果,但是应当注意,这些研究结论是来自严格筛选的临床病例和经验丰富的种植医生。

即刻种植的优势

拔除不能保留的患牙并同期植入种植体具有很大的吸引力。

- 拔牙同期植入种植体,减少了一次外科手术,并缩短了治疗周期和程序简便。
- 保存骨组织,减少甚至避免牙槽嵴的水平向和垂直向骨吸收。

- 即刻种植的延期负荷是一项成熟的治疗方案,具有很高的成功率。

目前,即刻种植的即刻负荷未获得临床文献的充分证实。

17.1.2 种植体植入方案设计

即刻种植的临床指征

- **患牙不能保留** 适合即刻种植选项的疾病包括牙折、处于稳定期的牙周炎和根尖周病等。
- **种植位点无病灶** 患牙和邻牙的牙周和根尖周组织无急性病变。
- **种植体的初始稳定性** 牙槽窝的形态和骨量必须允许获得满意的种植体初始稳定性。
- **牙槽窝完整性** 牙槽窝骨壁完整,或存在有利型骨缺损,能够获得种植体初始稳定性和同期引导骨再生。
- **软组织健康和美学外形** 软组织健康有利于种植位点的愈合和形成健康、美学的种植体周围软组织形态。同期GBR并需要潜入式种植体愈合时,必须存在健康、不缺损的软组织,保证无张力的创口初期关闭。

放射线诊断

目前,CBCT扫描可以获得种植位点骨组织的准确信息。单纯依靠根尖放射线片和曲面体层放射线片来获得诊断信息,只能满足在拔牙术中探查之后再进一步选择即刻种植的情况。

引导骨再生

就获得功能和美学效果的即刻种植而言,面临着两个与修复性骨再生相关的问题,即如何确保种植体周围骨缺损的修复(实现稳定的种植体骨结合)和确保拔牙窝骨壁不发生骨吸收(实现种植体周围软组织稳定,是获得种植治疗美学效果的重要标准)。对符合临床指征的即刻种植病例,引导骨再生可以成功地应对如上两个方面的问题,尤其是在美学区实现即刻种植治疗的功能和美学效果。

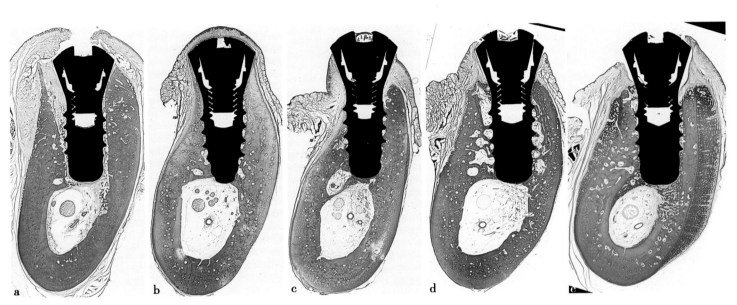

图 17-1 即刻种植覆盖与不覆盖屏障膜的组织学对比研究

本实验证实覆盖屏障膜的即刻种植可以避免唇侧骨板吸收，而不覆盖屏障膜的即刻种植存在唇侧骨板吸收的高度风险

a～c. 不翻黏骨膜瓣的即刻种植，种植体平台位置与牙槽嵴顶平齐。唇侧骨缺损间隙在 1.5～2.0mm 之间，未覆盖屏障膜、未植入骨移植材料，尽量拉拢缝合以缩小创面。在愈合过程之中唇侧骨板逐渐吸收。a. 种植体植入 1 周之后，唇侧骨板存在，唇侧与舌侧牙槽嵴高度未降低。骨缺损间隙的水平向距离＜2.0mm，充满肉芽结缔组织 b. 种植体植入 1 个月之后，已经实现唇侧骨缺损间隙骨性愈合和种植体骨结合，唇侧骨板表面发生水平向骨吸收，牙槽嵴高度降低，但尚未达到粗糙面的水平 c. 种植体植入 2 个月之后，唇侧骨板表面发生严重的水平向和垂直向骨吸收，牙槽嵴高度降低，达到粗糙面的水平

d、e. 翻黏骨膜瓣的即刻种植，种植体平台位置与牙槽嵴顶平齐。唇侧骨缺损间隙在 1.5～2.0mm 之间，覆盖双层屏障膜、未植入骨移植材料，尽量拉拢缝合以缩小创面。在愈合过程之中唇侧骨板无吸收。d. 种植体植入 1 个月之后，已经实现唇侧骨缺损间隙的部分骨性愈合和种植体骨结合，唇侧骨板表面未发生水平向骨吸收，牙槽嵴高度降低，接近粗糙面的水平 e. 种植体植入 2 个月之后，唇侧骨板表面未发生水平向和垂直向骨吸收，牙槽嵴高度降低，达到粗糙面的水平。在可吸收性胶原屏障膜覆盖的牙槽嵴表面，不但未发生水平向骨吸收，而且可见显著的新骨形成，证实可吸收性胶原屏障膜本身可以引导骨再生的理论

实验动物：比格犬；种植体：Straumann，软组织水平种植体，SLActive 表面，种植体直径 3.3mm，种植体平台直径 3.5mm，光滑颈部高度 1.8mm，种植体长度 8mm；屏障膜：Geistlich，Bio-Gide 可吸收性胶原屏障膜，13mmX25mm；实验地点：首都医科大学实验动物研究所；硬组织磨片：解放军总医院口腔医学中心 - 王东胜；读片：北京大学口腔医学院中心实验室 - 李翠英；实验时间：2011 年；王乐，戈怡，宿玉成

鉴于引导骨再生是即刻种植获得功能与美学效果的重要保障手段，美学区即刻种植应当考虑到如下相关因素：

● **即刻种植时屏障膜的作用** 上颌前牙唇侧骨板菲薄，屏障膜可以起到如下重要作用（图 17-1）：①在种植体植入之后的愈合过程中，保护唇侧骨板，免于吸收；②阻止角化上皮向下长入到种植体周围的垂直向和（或）水平向骨缺损处；③保护骨移植材料。基于这些因素，近年来我们团队提倡上颌前牙区即刻种植采取翻黏骨膜瓣、屏障膜保护的外科方案。

● **骨移植材料的作用** 即刻种植时，牙槽窝骨壁与种植体之间通常会存在间隙（又称之为间隙性骨缺损），间隙的水平向距离＞2.0mm 时，需要植入骨移植材料来发挥修复性骨再生的骨引导机制。此外，菲薄的上颌前牙唇侧骨板均为骨皮质所构成，与种植体表面接触所产生的压力将导致骨板吸收。因此，我们团队提倡在种植体表面和骨壁之间形成间隙（而间隙的水平向距离通常以 2.0mm 左右为宜），在间隙内植入骨移植材料。

17.1.3 即刻种植临床要点

翻瓣或不翻瓣手术

　　黏骨膜瓣的切口设计包括保留两侧龈乳头切口、翻开两侧龈乳头切口和包括两侧邻牙龈沟内切口等术式。翻瓣手术的优点包括：

● 暴露牙槽嵴顶，直视下拔除患牙，最大限度地降低牙槽嵴顶损伤和防止骨壁折断。

● 准确确定牙槽嵴高度、根尖病变和骨组织的破坏程度，有利于彻底处理病变。

● 按照计划和术中的临时发现，进行GBR程序。

● 选择潜入式愈合，必须进行翻瓣手术以冠向推进黏骨膜瓣。

　　只有在术前完全确定牙槽窝骨壁的厚度（尤其是唇侧）充足，患牙完整、根尖无病灶、牙根无固连以及不需要GBR程序时，才可以选择不翻瓣手术。

潜入式或非潜入式种植

　　选择潜入式种植的指征包括：

● 同期GBR程序。

● 种植体初始稳定性＜15Ncm。

● 美学区种植，保证位点的唇侧软组织的良好愈合并处于理想的愈合位置。

　　在非美学位点可以依据不同的临床程序选择非潜入式、半潜入式或潜入式种植。

微创拔牙

　　依据方案设计，在翻瓣或不翻瓣下拔除患牙。拔牙的重点在于保持牙槽窝骨壁的完整性。通常使用微创拔牙器械（图17-2），包括牙周刀（锐利刀刃切割牙周韧带）、牙挺（与牙根弧线相符，锐利挺刃）和拔牙钳（喙与牙冠或牙根弧形相符，把持力强）。必要时需分根之后拔除磨牙。

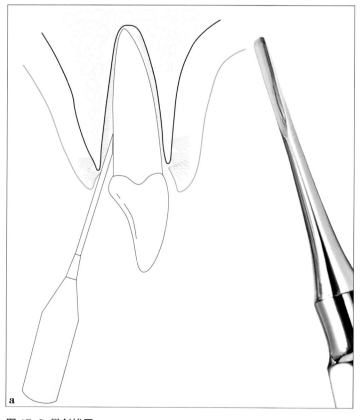
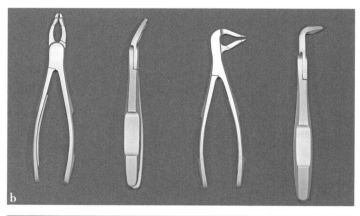
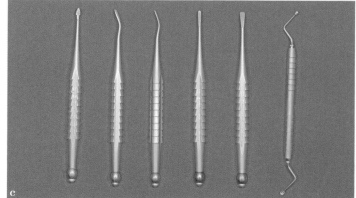

图17-2 微创拔牙
a. 微创拔牙的模式图和锐利挺刃的牙挺。这种锐利挺刃弧线形态与牙根相一致，有助于切断牙周膜翻，并且在挺松患牙时最大限度地降低骨组织的损伤
b. 微创拔牙钳。拔牙钳喙与牙冠或牙根弧形相符，把持力强，在拔牙过程中可以控制牙的拔出方向，减小骨壁损伤　c. 微创牙挺

超声骨刀也是微创拔牙的有效工具,有如下优点:①超声骨刀的刀状拔牙刀头以与牙根长轴平行的方式,最大程度地降低周围骨组织的损伤。②降低分根时对周围骨壁的损伤。③牙固连时牙周膜消失,牙骨质和牙槽骨融为一体,超声骨刀可以以最小的损伤在牙根周围形成挺松患牙的间隙,为插入牙挺创造条件。

牙槽窝清创

认真检查牙槽窝骨壁是否存在断裂和缺损,清除所有病变组织。

前牙位点的种植窝定位

● **上颌前牙位点**　在上颌前部,通常会遇到根尖处唇侧骨板凹陷。为避免开窗式骨缺损,并使种植体处于理想的修复位置,通常需要偏牙槽窝腭侧骨壁预备种植窝。牙槽窝的形态和腭侧的致密皮质骨骨壁,易引导钻针偏向唇侧位置,导致种植窝方向改变。有时造成种植体难以与预备的种植窝相啮合,危及种植体初始稳定性。因此,对于上颌前部位点行即刻种植时,尤其是上颌尖牙位点,其技术要求最为苛刻。种植窝预备的原则是获得种植体初始稳定性,在上颌前牙位点还要保证在唇侧存在超过 2.0mm 的骨板厚度(图 17-3)。

● **下颌前牙位点**　通常,下颌前牙牙槽窝的唇侧和舌侧骨壁菲薄、唇舌向直径较小,增加了骨皮质骨折和穿孔的风险。通常要使用细直径种植体来避免这些并发症。但是,由于下颌切牙的唇舌向直径宽于近远中向,常出现较大的边缘骨缺损间隙。此外,在根尖下方的牙槽嵴常出现唇舌向的缩窄。因此,增加了唇侧和舌侧骨皮质穿孔的风险。舌侧骨皮质穿孔可能损伤舌下血管,出现严重的后果。

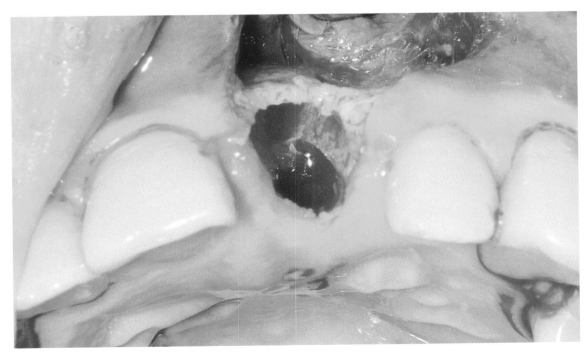

图 17-3　上颌中切牙位点即刻种植的拔牙窝预备
翻黏骨膜瓣之后微创拔出患牙,种植体周围骨组织(尤其是唇侧骨壁和邻面牙槽嵴)无损伤。在牙槽窝腭侧骨壁预备种植窝,由此可以:①获得种植体初始稳定性;②在种植体唇侧创造约 2.0mm 的间隙,将来形成超过 2.0mm 厚的骨板;③种植体轴向从舌隆突的位置穿出,实现修复体的螺丝固位

前磨牙位点的种植窝定位

● **上颌前磨牙位点**　上颌前磨牙的牙槽窝形态通常较为复杂,种植体的理想位置位于牙槽窝颊舌侧的中点。如果存在两个分开的牙根,种植窝预备常常需要进入狭窄的牙根间隔。种植体需要与根方骨以及牙槽窝近远中骨壁啮合以获得初始稳定性。

● **下颌前磨牙位点**　下颌前磨牙的牙槽窝形态通常适合Ⅰ型种植,临床操作相对简单。尽管接近颏孔可能影响种植体植入,但是牙槽窝的根尖位置易于确定,并可以此作为导向精确地判断颏孔这一重要解剖结构的位置。

磨牙位点的种植窝定位

● **上颌磨牙位点**　上颌磨牙位点种植体的理想修复位置位于牙槽窝的中央,通常在牙根间隔预备种植窝。上颌窦底可以在牙根窝之间下沉,影响种植体的植入,此时需要复杂的技术来提升上颌窦底。种植体通过与牙根间隔、上颌窦底的骨皮质、舌侧及颊侧骨壁的啮合获得初始稳定性。通常需要粗直径和(或)外展式修复肩台,获得与舌侧和唇侧的骨壁接触。不建议直接将种植体植入到上颌磨牙的任何一个牙根窝内,因为种植体会位于一个不理想的修复位置。

● **下颌磨牙位点**　在下颌磨牙种植位点,种植体也应该植入牙槽窝的中央。在第一磨牙位点,通常将种植窝预备在牙根间隔上。在第二磨牙位点,牙根间隔常常缺失。种植体通过与牙根间隔和位于下颌管上方的根尖区牙槽骨啮合,获得初始稳定性。如果选择直径合适的种植体,也能与舌侧和颊侧骨壁啮合,初始稳定性增加。在下颌第一磨牙,如果修复计划许可,可将种植体植入任何一个牙根窝内。应该避免在一个磨牙位点内植入多颗种植体。另外,要特别注意避免穿破舌侧骨皮质。

种植窝预备和种植体植入

严格按照以上所述的种植窝位置、而非原有的牙槽窝位置进行预备。首先使用球钻定点、导向钻确定种植窝的轴向和深度。之后用扩孔钻依次扩大种植窝的直径。种植窝扩大的操作要点是防止钻向阻力较低的牙根窝移位,确保按照所设计的位置和轴向植入种植体。与获得以修复为导向的种植体位置同样重要的是获得种植体初始稳定性。

从种植体–骨接触的角度来看,即刻种植的理想条件是牙槽窝几乎完全被种植体所占据。但是在美学区,选择种植体平台直径与牙槽窝直径相同的种植体的设计极具风险性,因为种植体承担的压力可以导致唇侧骨板的血运发生障碍,并发骨吸收,而且吸收的程度不可预期。同时,拔牙导致的骨壁损伤也会增加骨吸收的风险。因此,通常辅以引导骨再生程序。

潜入式愈合的创口关闭

如果临床条件允许选择非潜入式愈合,可以在种植体上安放愈合帽。在美学区位点可选择唇侧带有斜面的美学愈合帽或个性化愈合帽。

非潜入式愈合的创口关闭

如果选择潜入式愈合,则在种植体上安放封闭螺丝,用转瓣的方式关闭创口。

● **唇侧冠向推进瓣**　通常用于上颌前牙位点。在唇侧黏骨膜瓣的基底做骨膜松弛切口,将黏骨膜瓣向冠方推进,关闭创口。优点是黏骨膜瓣的血供好,但会导致膜龈联合的冠向移位。当然,多数病例会出现牙槽黏膜的附着上皮化生,使膜龈联合恢复到正常位置。

● **血管化的带蒂黏骨膜瓣**　可以选择腭侧带蒂瓣关闭即刻种植位点。其血管化特性使瓣的成活具有高可预期性,并且还可以增加该区域的软组织量,而不用破坏附着龈的量、质地或颜色。

● **局部带蒂转位黏骨膜瓣**　为包括牙龈和结缔组织的复合黏膜瓣,通常用于非美学位点。从牙槽窝周围切取带蒂转位瓣,覆盖种植体。

● **非血管化的游离黏骨膜瓣或结缔组织瓣**　通常取自腭黏膜。由于非血管化,瓣的可预期性低,易于坏死。

17.2 即刻种植临床程序

17.2.1 上颌右侧中切牙位点：即刻种植、早期修复

24 岁女性患者，2 个月之前患者上颌右侧中切牙修复体失败、脱落。患者不吸烟，身体状况良好。口腔检查可见上颌右侧中切牙残冠，Ⅱ° 牙松动，牙龈红肿，无退缩，叩诊不适，CBCT 扫描显示根尖外吸收。患者牙龈软组织属于中厚龈生物型，中弧线形龈缘，卵圆形牙冠，高位笑线。患者希望种植治疗，但有极高的美学要求。在牙冠脱落的两个月间，到多家医院就诊，向医生质询的问题主要集中于种植治疗如何确保龈缘不退缩，也知道了即刻种植、早期种植和延期种植的利弊。最后患者知情同意如下治疗计划（图 17-4）：即刻种植（Ⅰ 型种植），辅助性引导骨再生，粘接固位全瓷最终修复体。因为费用问题，患者放弃临时修复。

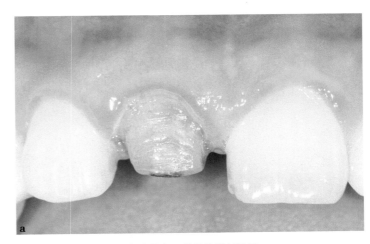

图 17-4 上颌中切牙位点的骨水平种植体即刻种植
手术之前的临床状态。a. 上颌右侧中切牙冠脱落，根尖外吸收，牙龈缘及龈乳头略红肿，龈乳头无明显退缩，唇侧丰满度尚可

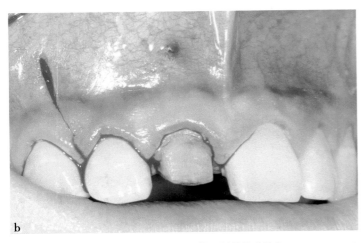

图 17-4 上颌中切牙位点的骨水平种植体即刻种植（续）
手术切口。b. 局部麻醉下，做上颌右侧中切牙、侧切牙沟内切口并切断龈乳头，增加侧切牙远中垂直向松弛切口，切口穿过膜龈联合直达牙槽黏膜

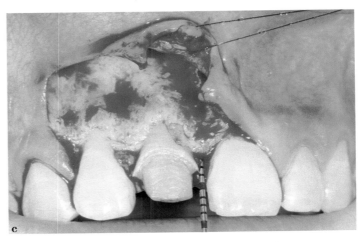

图 17-4 上颌中切牙位点的骨水平种植体即刻种植（续）
翻黏骨膜瓣。c. 剥离黏骨膜瓣，暴露唇侧骨面，牙槽嵴顶至邻面接触点之间的距离 < 5.5mm，显著降低了修复之后的"黑三角"风险

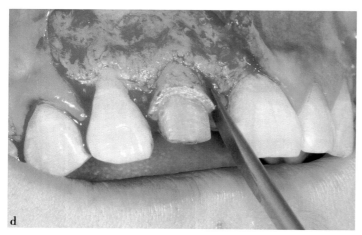

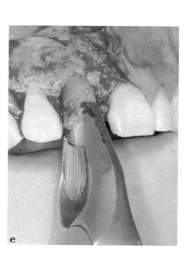

图 17-4　上颌中切牙位点的骨水平种植体即刻种植（续）
微创拔牙。d，e. 微创牙挺挺松患牙之后，用微创拔牙钳将其拔除

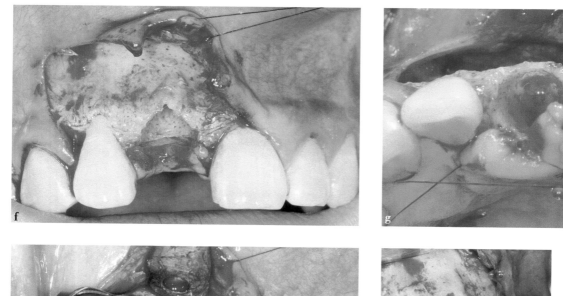

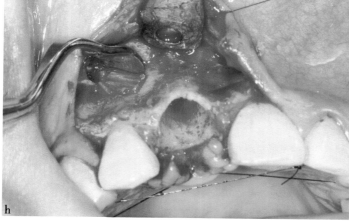

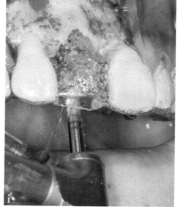

图 17-4　上颌中切牙位点的骨水平种植体即刻种植（续）
植入种植体。f. 牙槽窝骨壁完整，未损伤唇侧骨壁和邻面牙槽嵴　g. 𬌗面观显示牙槽窝骨壁完整，根样突起和骨弓轮廓良好、无凹陷　h. 在种植窝预备之前，从邻近骨壁刮取用于覆盖种植体表面的自体骨骨屑　i. 戴入牙固位式种植模板，在腭侧骨壁上预备种植窝

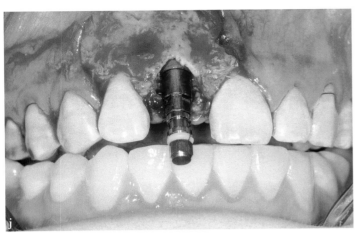

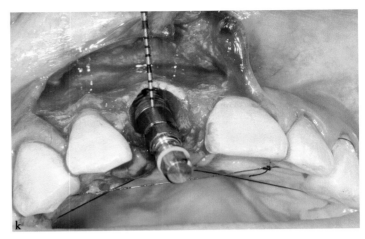

图 17-4 上颌中切牙位点的骨水平种植体即刻种植（续）

植入种植体。j. 在理想三维位置上植入骨水平种植体（Straumann，SLActive 表面，种植体直径 4.1mm，种植体长度 10mm），种植体平台位于未来龈缘根方约 3.0mm 处。腭侧骨壁为种植体提供了良好的初始稳定性 k. 在种植体唇侧形成水平向距离接近 2.0mm 的骨缺损间隙

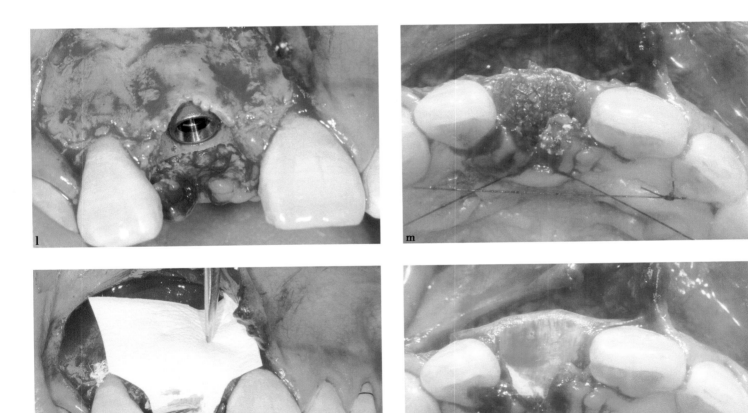

图 17-4 上颌中切牙位点的骨水平种植体即刻种植（续）

引导骨再生。l. 取下携带体，可见唇侧牙槽嵴存在约 3.0mm 的垂直向骨缺损 m. 在种植体表面覆盖一层从邻近骨壁刮取的自体骨骨屑之后，在骨缺损间隙内植入浸润自体血液的去蛋白牛骨基质（Bio-Oss，Gestlich）并一直堆积到种植体冠方 n. 在骨移植材料和唇侧骨壁表面覆盖修剪后的双层可吸收性胶原屏障膜（Bio-Gide，Gestlich）之后无张力初期创口关闭 o. 覆盖屏障膜之后的船面观，骨弓轮廓良好

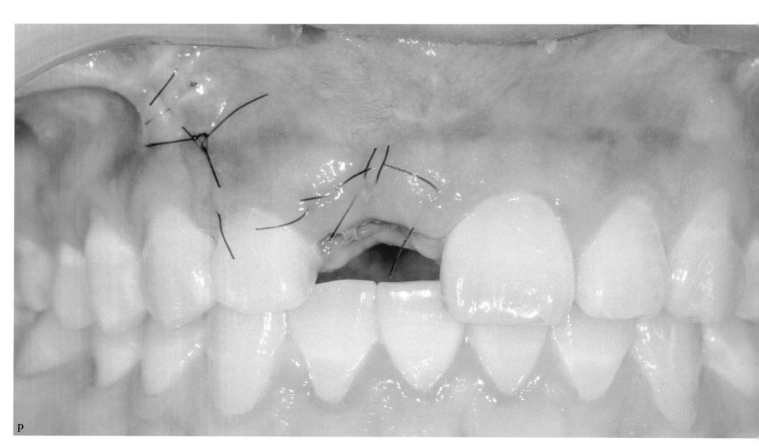

图 17-4 上颌中切牙位点的骨水平种植体即刻种植（续）
拆线。p. 手术 10 天之后拆除缝合线，可见创口愈合良好，黏膜无充血水肿，无渗出

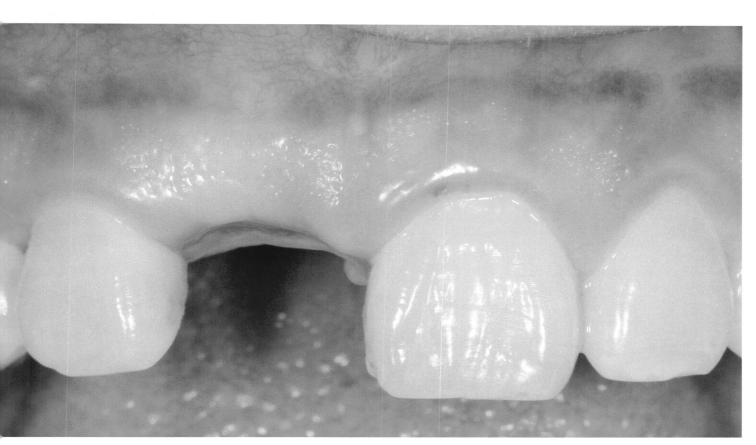

图 17-4　上颌中切牙位点的骨水平种植体即刻种植（续）
二期手术之前的正面观。q. 愈合 6 个月之后，正面观显示种植位点愈合良好，角化黏膜量充足、健康，龈缘和龈乳头高度以及龈缘曲线理想，牙槽嵴丰满

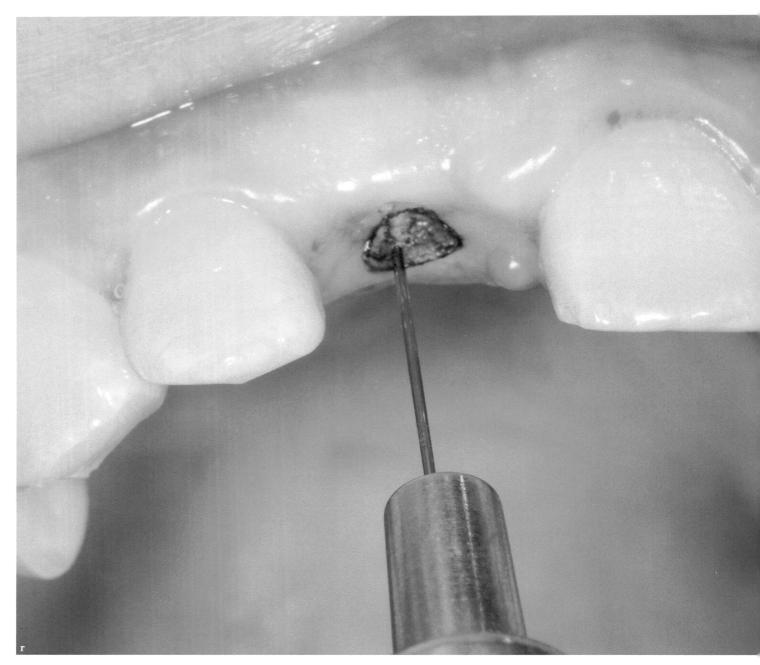

图 17-4　上颌中切牙位点的骨水平种植体即刻种植（续）
二期手术。r. 局部麻醉下使用软组织激光切割种植体表面软组织，局部出血少、微创

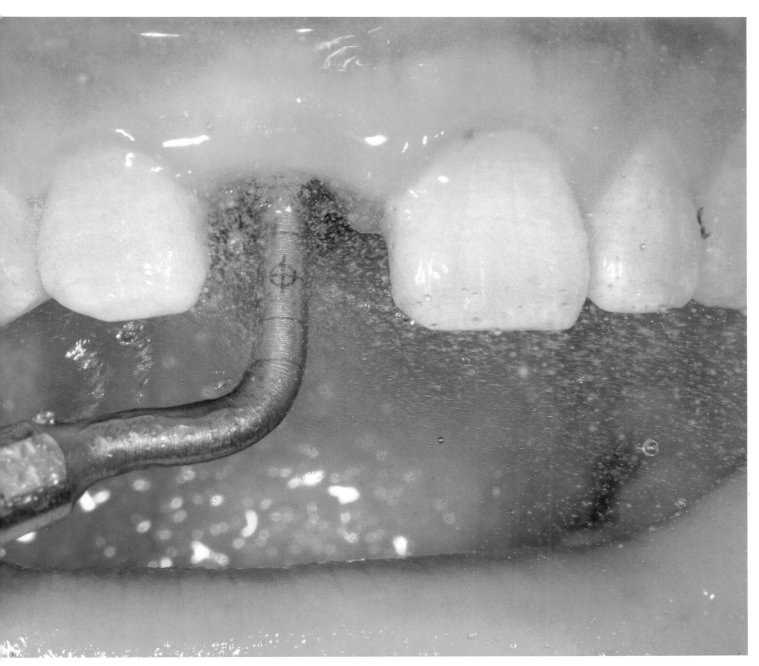

图 17-4　上颌中切牙位点的骨水平种植体即刻种植（续）

二期手术。s. 由于新骨长到种植体平台的冠方，使用超声骨刀的特定刀头将其去除。超声骨刀去除种植体表面的新骨准确而微创

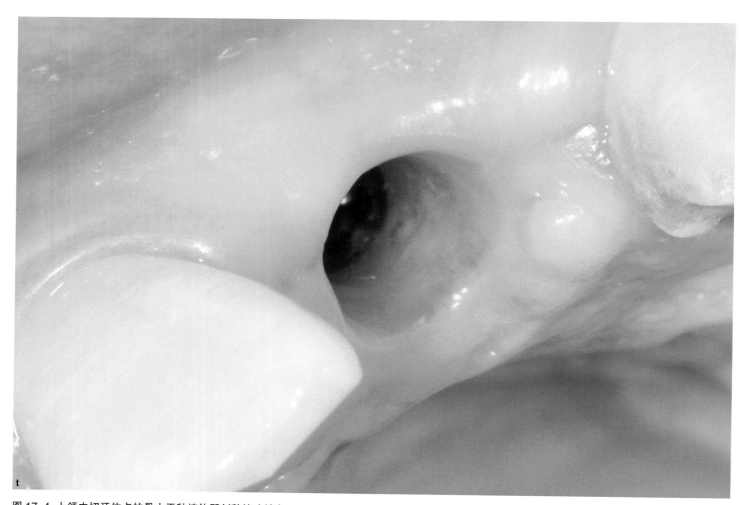

图 17-4 上颌中切牙位点的骨水平种植体即刻种植（续）

制取印模之前。t. 二期手术 2 周之后，取下愈合帽，可见种植体周围软组织愈合良好，极佳的骨弓轮廓和黏膜质量，殷实龈桥。尽管未用临时修复体成形软组织，穿龈轮廓仍然非常理想

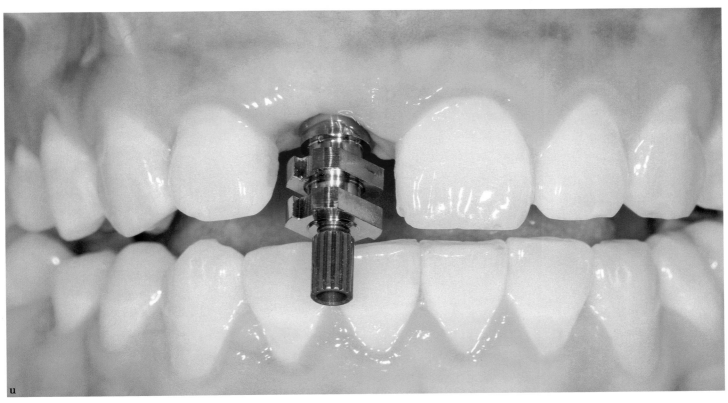

u

图 17-4 上颌中切牙位点的骨水平种植体即刻种植（续）
制取印模。u. 戴入螺丝固位印模帽，制取开窗式印模。由于种植体平台位于龈缘根方较深的位置，用螺丝固位印模帽制取印模将更加准确

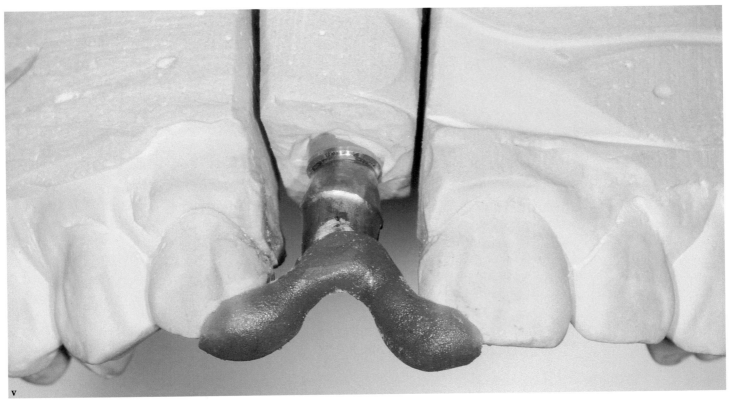

v

图 17-4 上颌中切牙位点的骨水平种植体即刻种植（续）
制作粘接固位基台。v. 用可研磨基台毛坯制作个性化钛基台，将修复体粘接线位置提高到龈缘下 0.5mm 处。使用定位器标记个性化基台在模型上的位置

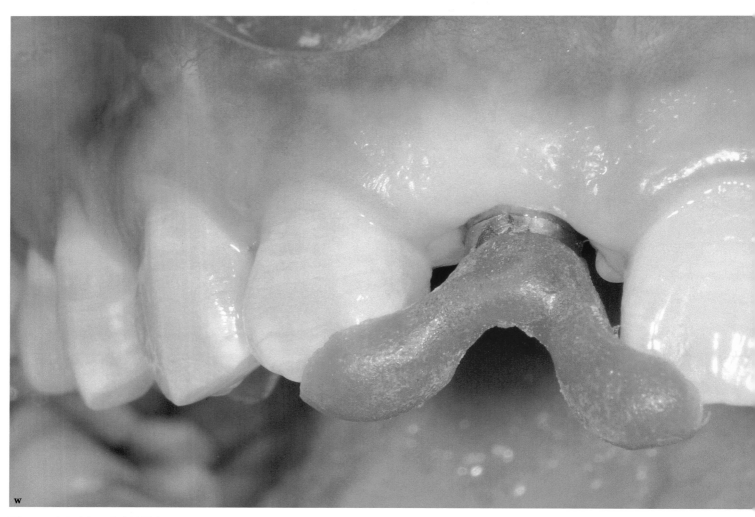

图 17-4 上颌中切牙位点的骨水平种植体即刻种植（续）
安放个性化基台。w. 在定位器的控制下精确地安放个性化基台，并拧紧至 35Ncm。刚刚戴入基台时，黏膜受压，略微变白，将在 15 分钟之内恢复正常

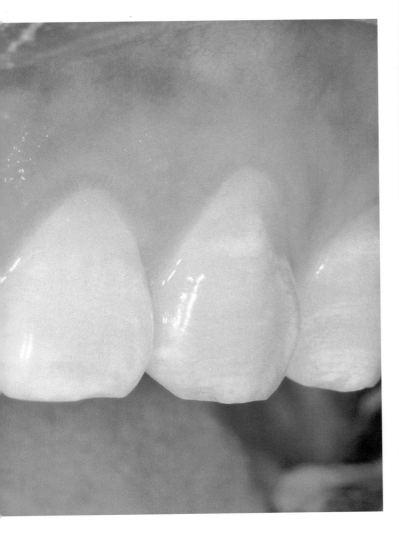

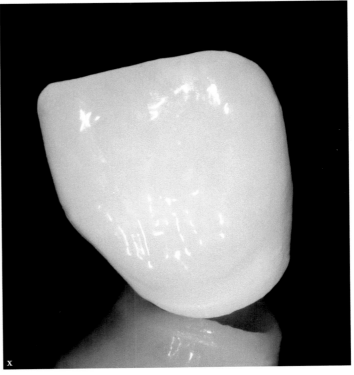

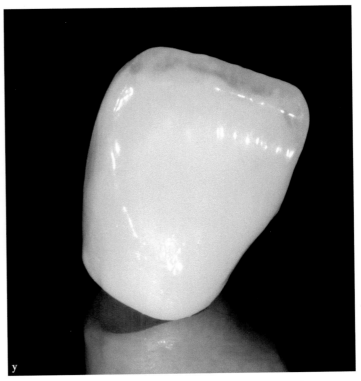

图 17-4　上颌中切牙位点的骨水平种植体即刻种植（续）
最终修复体。x，y. 技术室制作的粘接固位最终全瓷修复体，按照邻牙进行个性化染色

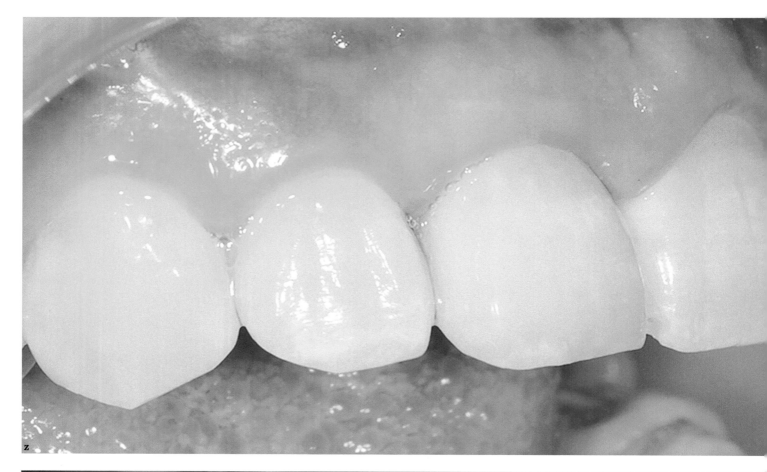

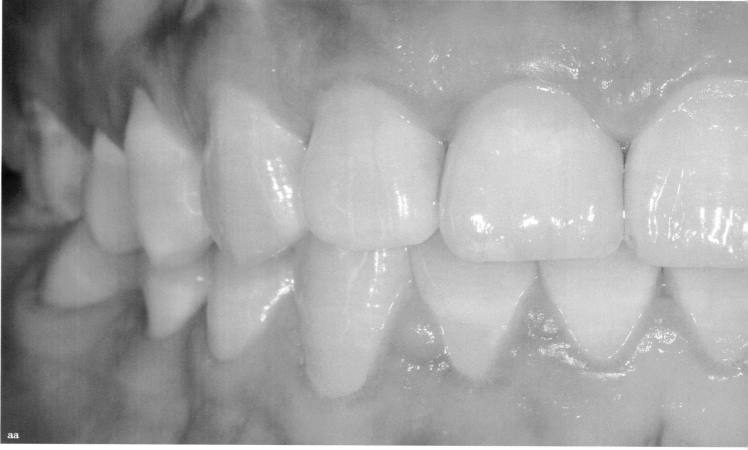

1 年之后复诊时的临床状态。z～ab. 戴入最终修复体 1 年之后复诊时可见种植体周围软组织稳定、健康，牙龈乳头充满邻间隙，龈缘和龈乳头高度理想，膜龈联合连续，角化黏膜丰富，骨弓轮廓丰满。种植修复体的形态、大小和色泽与周围牙列协调一致

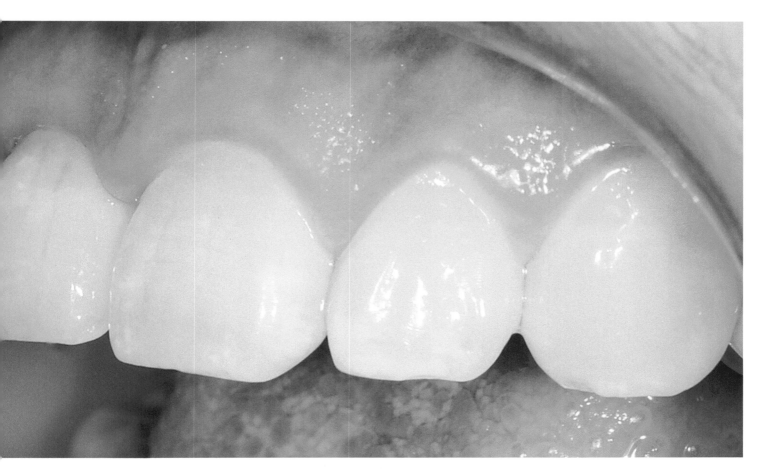

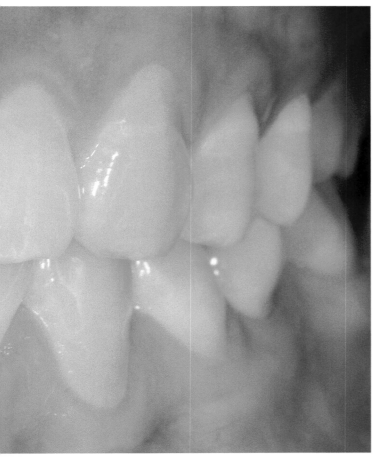

图 17-4　上颌中切牙位点的骨水平种植体即刻种植（续）

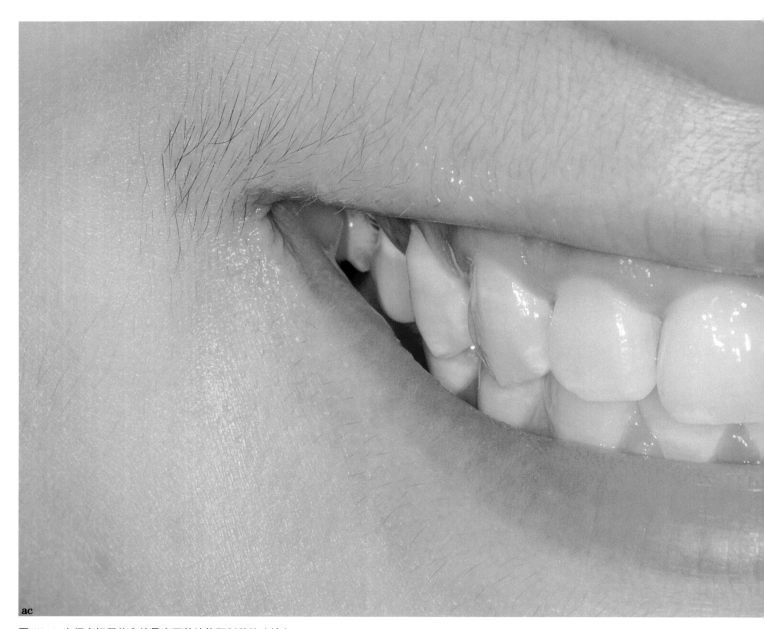

ac

图 17-4　上颌中切牙位点的骨水平种植体即刻种植（续）
1 年之后复诊时的临床状态。ac. 患者复查时拍摄的微笑像显示，种植修复体和周围软组织与整体牙列协调一致，患者对整体美学效果非常满意，可见患者微笑时自信而喜悦，达到了美学区种植修复的红色美学、白色美学和轮廓美学标准

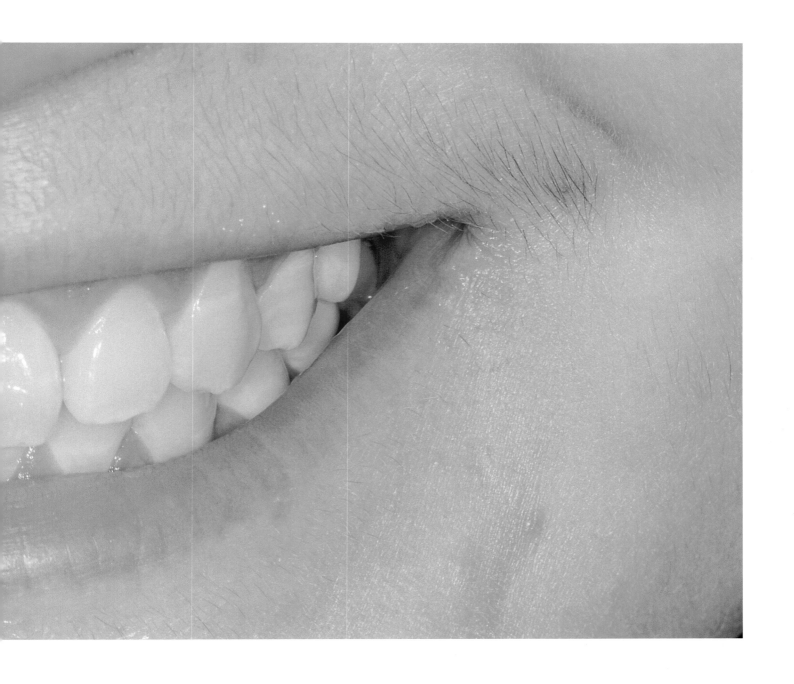

治疗全过程的放射线检查

　　治疗全过程的放射线检查显示在引导骨再生辅助下的即刻种植，获得了理想的新生骨和种植体骨结合，为种植治疗的功能美学效果奠定了基础。

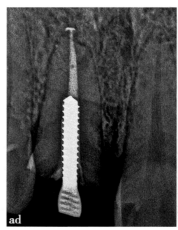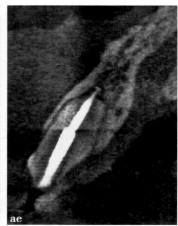

图 17-4　上颌中切牙位点的骨水平种植体即刻种植（续）
手术之前的放射线影像。ad. 根尖放射线片显示上颌右侧中切牙的桩核折断，根尖外吸收，牙周膜增宽　ae. CBCT 扫描显示唇侧骨壁菲薄、约为 0.5mm，唇侧骨板的垂直向骨吸收约 2.0mm，根尖外吸收，牙周膜增宽

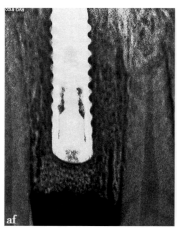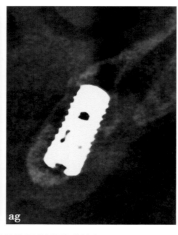

图 17-4　上颌中切牙位点的骨水平种植体即刻种植（续）
手术之后的即刻拍摄的放射线影像。af. 根尖放射线片显示理想的种植体近远中向位置、冠根向位置与轴向，去蛋白牛骨基质堆积于种植体冠方、高度约为 3.0mm　ag. CBCT 扫描显示去蛋白牛骨基质堆积于种植体唇侧与冠方，去蛋白牛骨基质在种植体唇侧的堆积厚度约 2.0mm

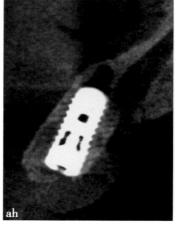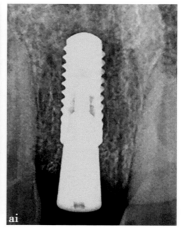

图 17-4　上颌中切牙位点的骨水平种植体即刻种植（续）
手术 6 个月之后拍摄的放射线影像，显示种植体周围骨组织健康、稳定，新骨的厚度和高度与手术之后即刻拍摄的放射线影像一致，分别约为 2.0mm 和 3.0mm。ah. CBCT 扫描显示新骨骨密度与周围骨组织一致，新形成的骨皮质与手术之前唇侧剩余骨皮质连续、无差别，一直延伸到种植体冠方骨表面，种植体平台周围完全被新骨包绕，未见任何骨吸收征象　ai. 安放愈合帽之后即刻拍摄的根尖放射线片，种植体平台周围无任何骨吸收征象，愈合帽周围也被新骨所包绕

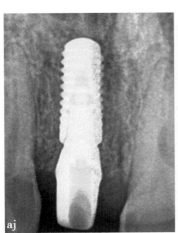 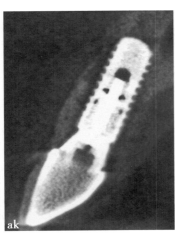 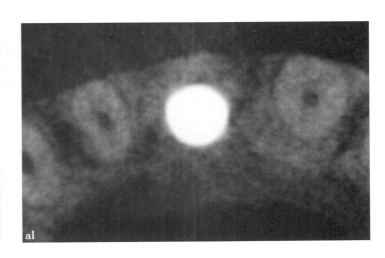

图 17-4 上颌中切牙位点的骨水平种植体即刻种植（续）

戴入修复体之前和之后即刻拍摄的放射线影像，显示种植体周围骨组织健康、稳定，新骨的厚度和高度与手术之后以及手术 6 个月之后拍摄的放射线影像一致，分别约为 2.0mmy 和 3.0mm。aj：安放基台之后即刻拍摄的根尖放射线片，基台与种植体连接密合，种植体平台和基台周围被新骨所包绕 ak，al．CBCT 扫描显示新骨骨密度与周围骨组织一致，未见任何骨吸收征象。基台水平横断面显示基台周围被新骨所包绕，理想的根样突起和骨弓轮廓

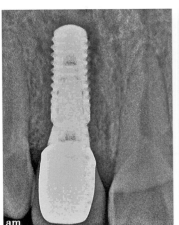 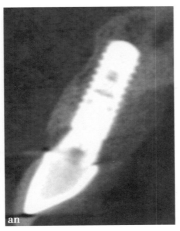 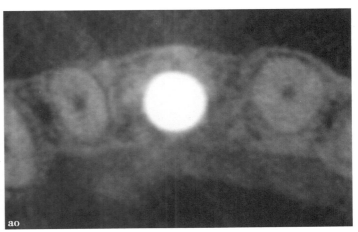

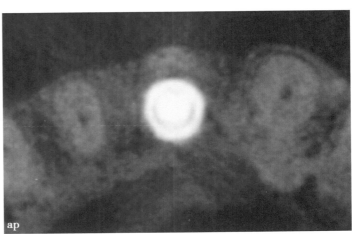

图 17-4 上颌中切牙位点的骨水平种植体即刻种植（续）

戴入修复体 1 年之后即刻拍摄的放射线影像，显示种植体周围骨组织健康、稳定，完美的种植体骨结合与引导骨再生所形成的新骨，新骨的厚度和高度与手术之后、手术 6 个月之后与戴入修复体之后即刻拍摄的放射线影像一致，分别约为 2.0mmy 和 3.0mm　am，an．根尖放射线片和 CBCT 扫描显示种植体和基台周围骨健康、无吸收　ao，ap．基台水平和种植体平台水平横断面分别显示基台周围与种植体平台周围均被新骨所包绕，完美的根样突起和骨弓轮廓

种植外科程序：宿玉成教授、戈怡主治医师；种植修复程序：戈怡主治医师；技工室程序：姜秀瑛；病例完成时间：2008 年

17.2.2　上颌左侧中切牙位点：即刻种植、临时修复体软组织成形

42 岁女性患者，1 周之前上颌左侧中切因外伤导致冠根联合折断，修复医生建议拔除后种植修复。患者不吸烟，身体状况良好。患者具有高美学要求。口腔检查可见上颌左侧中切牙部分冠折，侧切牙近中切角部分折断，牙龈无红肿，叩诊不适，口腔卫生尚可。根尖放射线片显示根折，根尖区低密度影。患者牙龈织属于中厚龈生物型，中弧线型龈缘，卵圆形牙冠，患者自述两颗中切牙牙冠无接触，存在较大间隙。与患者讨论了各种治疗选项，最后确定的治疗计划如下（图 17-5）：即刻种植（Ⅰ型种植），辅助性引导骨再生，种植体支持式临时修复体成形种植体周围软组织，全瓷修复基台和粘接固位全瓷最终修复体。

按照患者的愿望进行个性化修复，种植修复体与右侧中切牙之间留有间隙，并且暂时不修复切角受到损伤的相邻侧切牙。

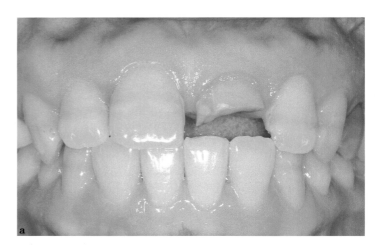

图 17-5　上颌中切牙位点的软组织水平种植体即刻种植
手术之前的临床状态。a. 术前正面观显示牙冠部分折断，腭侧和部分唇侧冠折深达龈下

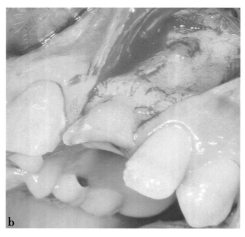 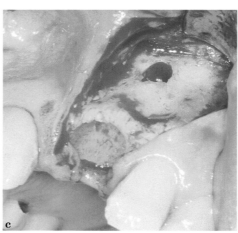 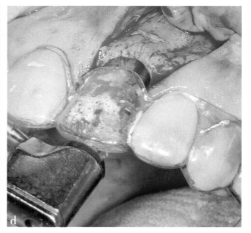

图 17-5　上颌中切牙位点的软组织水平种植体即刻种植（续）
微创拔牙及种植窝预备。b. 局部麻醉下翻粘骨膜瓣，暴露唇侧骨壁，可见根尖区的唇侧牙槽骨穿孔和根尖肉芽组织　c. 微创拔牙之后可见菲薄的唇侧骨壁，唇侧牙槽嵴顶高度正常　d. 在外科模板引导下预备种植窝

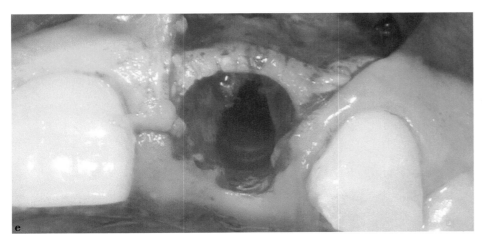
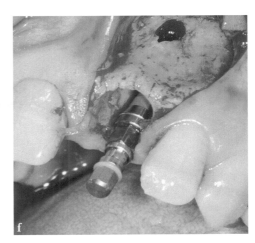

图 17-5 上颌中切牙位点的软组织水平种植体即刻种植（续）

植入种植体。e. 种植窝预备之后的骀面观。可见种植窝基本位于腭侧骨壁，唇侧骨壁完整 f. 在理想的三维位置和轴向上植入软组织水平种植体（Straumann，种植体直径 4.1mm，种植体平台直径 4.8mm，光滑颈部高度 1.8mm，种植体长度 12mm），种植体初始稳定性＞35Ncm。种植体表面与唇侧骨板间隙的水平向距离＞2.0mm

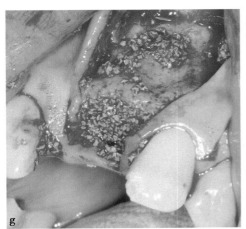
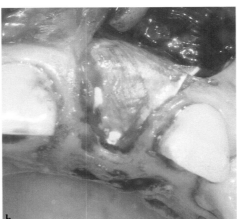
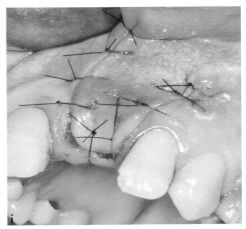

图 17-5 上颌中切牙位点的软组织水平种植体即刻种植（续）

引导骨再生程序。g. 向种植体表面与唇侧骨板间隙内植入浸润血液的去蛋白牛骨基质（Bio-Oss，Gestlich） h. 唇侧骨壁及去蛋白牛骨基质表面覆盖胶原屏障膜（Bio-Gide，Gestlich） i. 无张力初期关闭创口

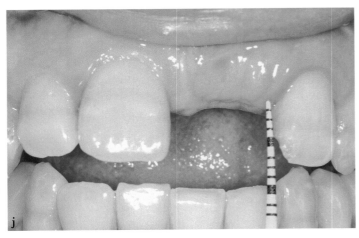
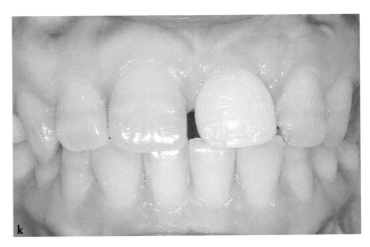

图 17-5 上颌中切牙位点的软组织水平种植体即刻种植（续）

种植体周围软组织成形。j. 6 个月的愈合期之后的正面观，可见黏膜愈合良好，软组织健康，高度充足，骨弓轮廓丰满，进入二期手术程序 k. 二期手术 2 周之后，制取印模，制作螺丝固位的种植体支持式临时修复体。戴入修复体之后，可见在修复体与相邻中切牙牙冠之间留出的个性化间隙

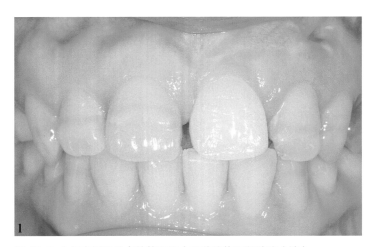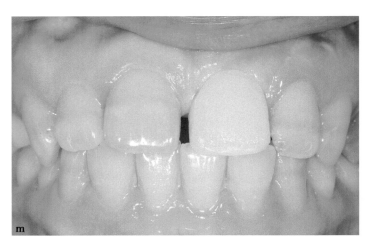

图 17-5 上颌中切牙位点的软组织水平种植体即刻种植（续）

种植体周围软组织成形。l. 戴入临时修复体 1 个月之后进行第一次修复体塑形。图为第一次临时修复体塑形 1 个月之后的软组织成形效果，可见种植体周围软组织和修复体穿龈轮廓接近理想状态，此时进行临时修复体的第二次塑形　m. 戴入第二次塑形的修复体之后的即刻拍摄的照片，可见临时修复体和种植体周围的软组织形态与天然牙列相似。临时修复体刚刚戴入之后的压力导致黏膜略微发白，这将在 15 分钟之内退去

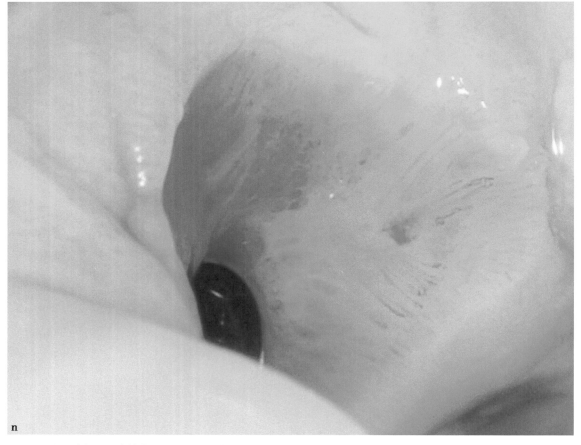

图 17-5 上颌中切牙位点的软组织水平种植体即刻种植（续）

种植体周围软组织成形。n. 戴入种植体支持式临时修复体 3 个月之后（即戴入第二次塑形的修复体 1 个月之后），取下临时修复体，可见理想的穿龈轮廓塑、过渡带形态和龈桥质量

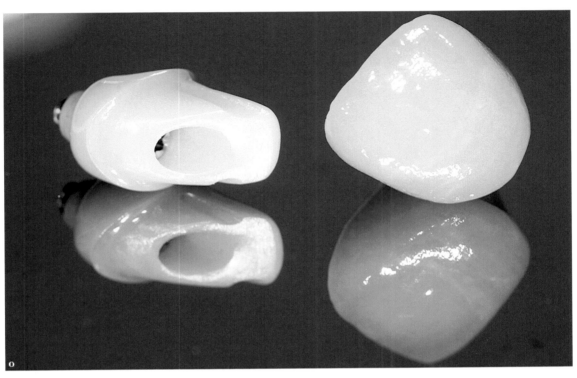

图 17-5　上颌中切牙位点的软组织水平种植体即刻种植（续）
最终修复。o. 全瓷基台和修复体。3 个月之后，制作全瓷最终修复基台和全瓷修复体

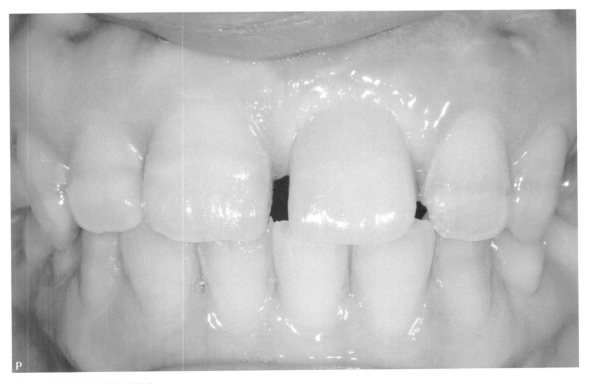

图 17-5　上颌中切牙位点的软组织水平种植体即刻种植（续）
最终修复。p. 取下临时修复体，安放全瓷基台，戴入全瓷修复体。在上颌前牙位点，取下修复体之后种植体周围软组织因失去支撑会迅速收缩，所以应当尽量缩短取下临时修复体至戴入最终修复体之间的时间。尽管如此，本病例收缩的软组织在最终修复体的轻微压力下黏膜发白，但将在 15 分钟之内消退

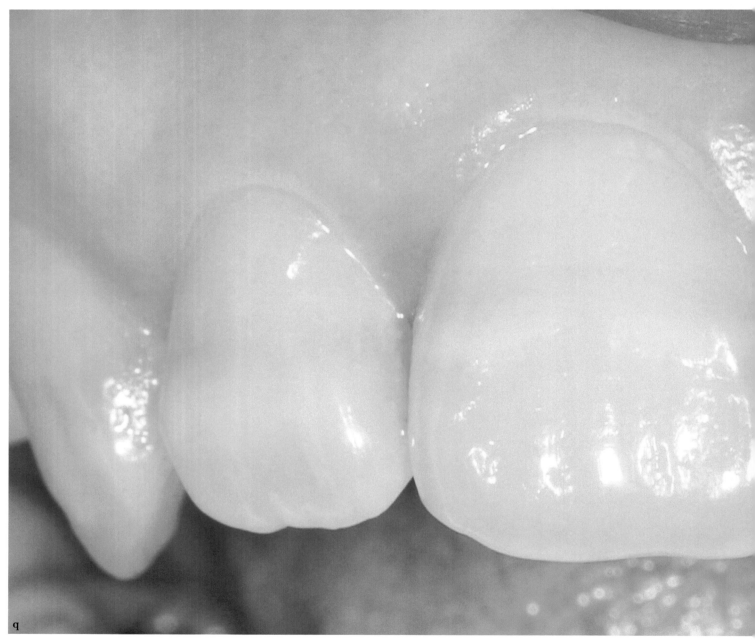

q

图 17-5　上颌中切牙位点的软组织水平种植体即刻种植（续）
最终修复之后的随访。q. 戴入最终修复体 1 年之后复查时的正面观，可见完美、健康、稳定的种植体周围软组织和骨弓轮廓，个性化修复体的近中和远中间隙自然，种植位点的龈缘位置低于右侧中切牙

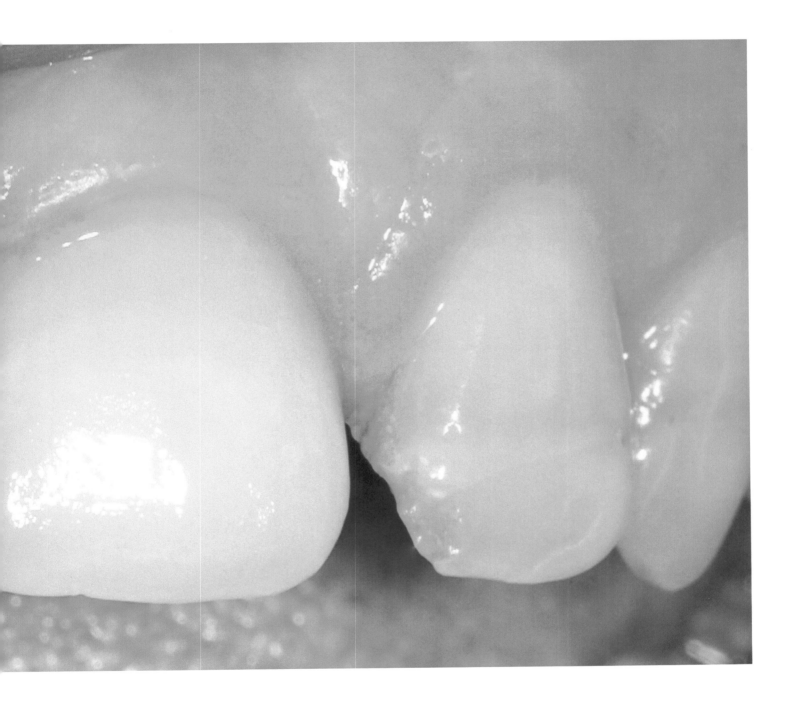

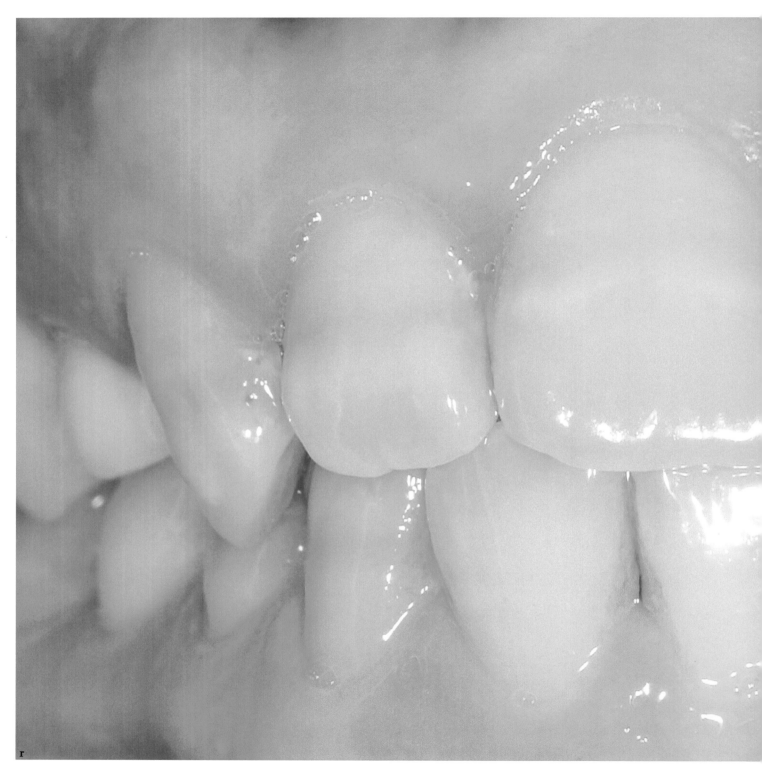

图 17-5　上颌中切牙位点的软组织水平种植体即刻种植（续）

最终修复之后的随访。r. 戴入最终修复体 2 年之后复查时的正面观。与戴入最终修复体之后和 1 年之后相比，可见完美、健康、稳定的种植体周围软组织和骨弓轮廓，龈乳头和龈缘无任何退缩，种植体周围软组织和修复体与周围牙列协调一致，达到了种植治疗的白色美学、红色美学和轮廓美学标准，患者对美学效果非常满意

种植外科程序：宿玉成教授、戈怡主治医师；种植修复程序：戈怡主治医师；技工室程序：联袂义齿制作；病例完成时间：2009 年

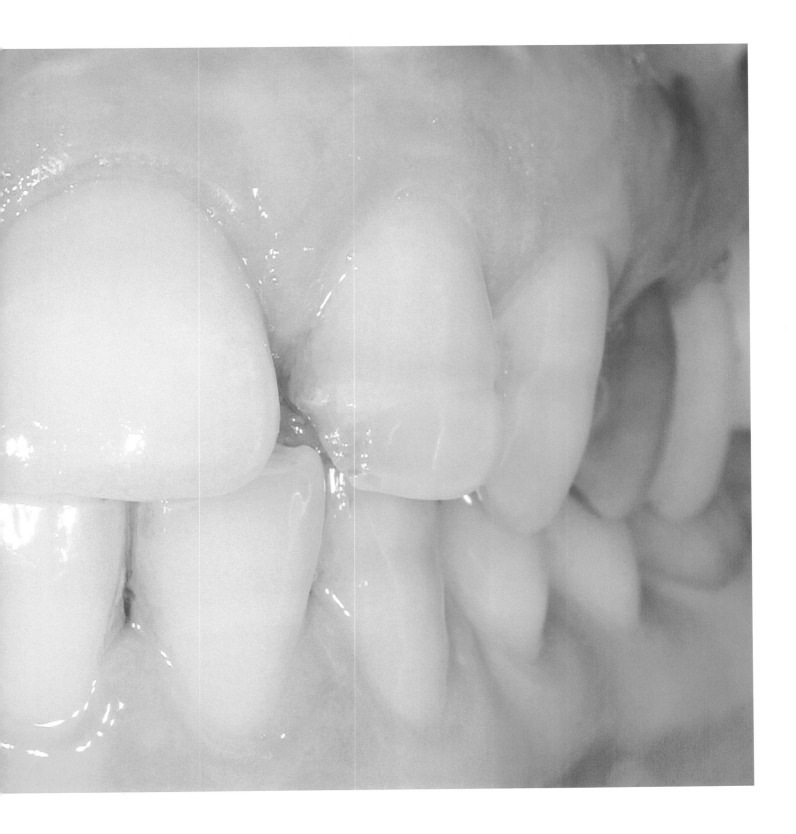

17.2.3 上颌右侧尖牙位点：即刻种植

71 岁女性患者，上颌右侧尖牙冠折 2 周，修复医生建议种植治疗。患者不吸烟，身体状况良好。口腔检查可见上颌右侧尖牙残根，断面平齐牙龈，牙龈略红肿，无明显退缩，叩诊不适，残根松动度 I 度。同侧中切牙和侧切牙之间"黑三角"、龈退缩，牙龈软组织属于薄龈生物型。治疗计划如下（图 17-6）：即刻种植（I 型种植），辅助性引导骨再生，粘接固位全瓷最终修复体。

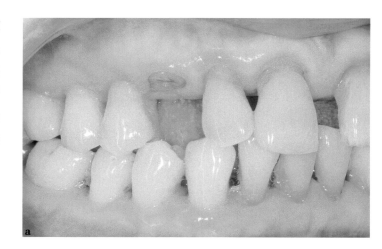

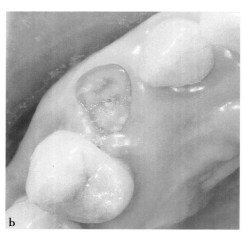 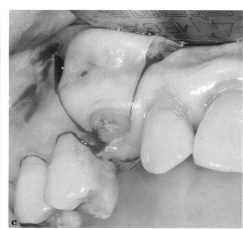 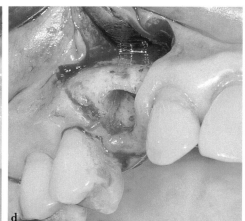

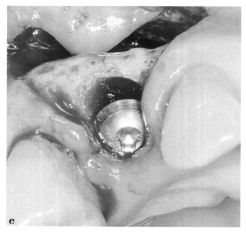 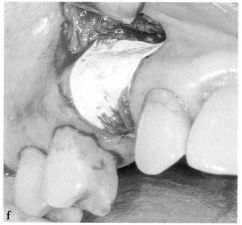 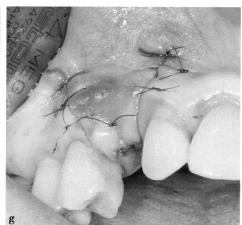

图 17-6 上颌尖牙位点的软组织水平种植体即刻种植
a，b. 侧面观（a）和𬌗面观（b）可见上颌右侧尖牙残根，断面齐龈，牙龈乳头退缩，龈缘高度尚可 c. 作尖牙位点的龈沟内切口和颊侧近中与远中垂直向松弛切口，保留两侧龈乳头 d. 翻黏骨膜瓣，微创拔牙，唇侧骨壁完整而且较厚 e. 彻底清理拔牙窝之后，在理想三维位置与轴向上植入软组织水平种植体（Straumann，种植体直径 4.1mm，种植体平台直径 4.8mm，光滑颈部高度 1.8mm，直径 12mm），初始稳定性＞ 35Ncm，种植体表面和唇侧骨壁之间间隙的水平向距离约为 2.0mm f. 骨缺损间隙内植入去蛋白牛骨基质（Bio-Oss，Gestlich），覆盖可吸收性胶原屏障膜（Bio-Gide，Gestlich） g. 松弛黏骨膜瓣之后，无张力初期创口关闭

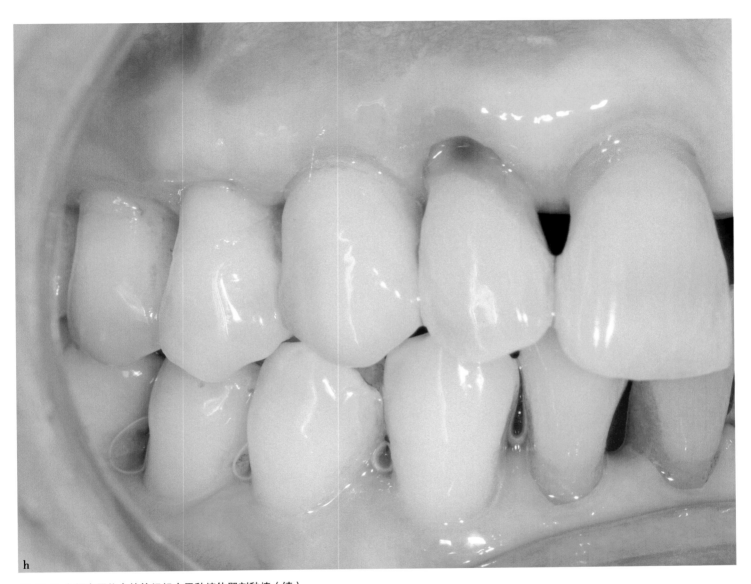

h

图 17-6 上颌尖牙位点的软组织水平种植体即刻种植（续）
最终修复。h. 戴入最终修复体 1 周之后复查时的正面观。与戴入最终修复体之后和 1 年之后相比，可见完美、健康、稳定的种植体周围软组织和骨弓轮廓，龈乳头和龈缘无任何退缩，种植体周围软组织和修复体与周围牙列协调一致，达到了种植治疗的白色美学、红色美学和轮廓美学标准，患者对美学效果非常满意戴牙 1 周之后复查，牙龈乳头高度和整体牙周状况吻合，牙龈稳定，质量良好，角化黏膜量充足，软组织和整体环境协调一致，美学效果令人满意
种植外科程序：宿玉成教授、戈怡主治医师；种植修复程序：戈怡主治医师；技工室程序：姜秀瑛；病例完成时间：2009 年

17.2.4　上颌与下颌前部连续多颗牙位点：即刻种植

　　55 岁男性患者，上颌与下颌多颗前牙松动，下颌两颗中切牙因松动拔除 2 个月，前来咨询种植治疗。患者少量吸烟，无全身病史。口腔检查可见：全口牙龈普遍退缩，上颌牙龈略肿胀，上颌 4 颗切牙和下颌双侧切牙Ⅲ°松动，2 颗上颌中切牙伸长，骨弓轮廓尚可。CBCT 显示上

颌双侧中切牙和侧切牙及下颌双侧侧切牙骨吸收至根尖 1/2～1/4。患者牙龈软组织属于薄龈生物型。治疗计划如下（图 17-7）：上颌两颗中切牙和侧切牙及下颌两颗侧切牙即刻种植，早期修复，上颌与下颌缺牙间隙均为 2 颗种植体支持式四单位粘接固位金属烤瓷最终修复体。

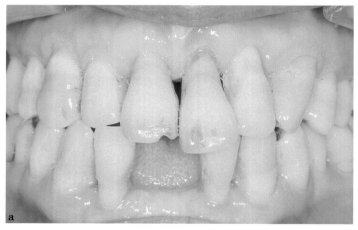

图 17-7　上颌与下颌前部连续多颗牙位点的即刻种植
手术之前的临床状态。a. 正面观可见牙龈普遍退缩，上颌前牙位点更为严重，根面暴露。上颌中切牙伸长，下颌两颗中切牙缺失，上颌 4 颗切牙和下颌双侧切牙Ⅲ°松动

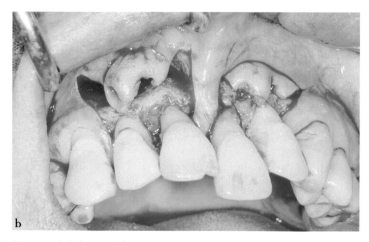

图 17-7　上颌与下颌前部连续多颗牙位点的即刻种植（续）
微创拔牙。b. 上颌保留中切牙之间龈乳头，在两侧做龈沟内切口和近中及远中垂直向松弛切口，同时切断龈乳头，形成两个黏骨膜瓣。翻黏骨膜瓣，暴露唇侧骨面，微创拔出 4 颗切牙

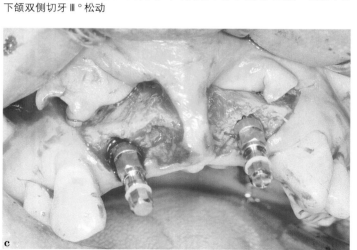

图 17-7　上颌与下颌前部连续多颗牙位点的即刻种植（续）
上颌植入种植体。c. 在两个侧切牙位点预备种植窝之后，植入 2 颗软组织水平种植体（Straumann，种植体直径 3.3mm，种植体平台直径 3.5mm，光滑颈部高度 1.8mm，种植体长度 12mm）

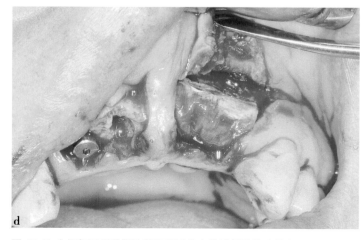

图 17-7　上颌与下颌前部连续多颗牙位点的即刻种植（续）
引导骨再生。d. 种植体植入之后，先在上颌左侧术区植入少量去蛋白牛骨基质（Bio-Oss，Gestlich），覆盖可吸收性胶原屏障膜（Bio-Gide，Gestlich）

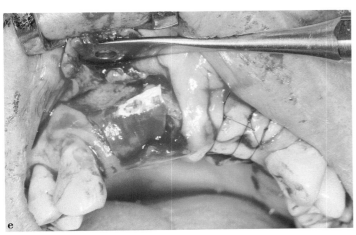

图 17-7　上颌与下颌前部连续多颗牙位点的即刻种植（续）
引导骨再生。e. 松弛左侧黏骨膜瓣、关闭左侧创口之后，在上颌右侧术区植入少量去蛋白牛骨基质（Bio-Oss，Gestlich），覆盖可吸收性胶原屏障膜（Bio-Gide，Gestlich）

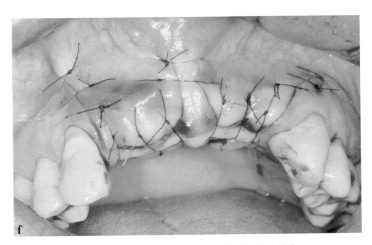

图 17-7　上颌与下颌前部连续多颗牙位点的即刻种植（续）
关闭创口。f. 在右侧黏骨膜瓣基部切断骨膜、松弛黏骨膜瓣之后，无张力初期关闭创口，潜入式愈合。上颌保留中切牙之间的龈乳头两个黏骨膜瓣优点是更好的瓣复位

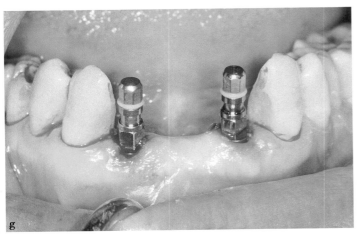

图 17-7　上颌与下颌前部连续多颗牙位点的即刻种植（续）
下颌植入种植体。g. 微创拔除下颌两颗侧切牙，不翻瓣植入 2 颗软组织水平种植体（Straumann，种植体直径 3.3mm，种植体平台直径 3.5mm，光滑颈部高度 1.8mm，种植体长度 12mm），非潜入式愈合

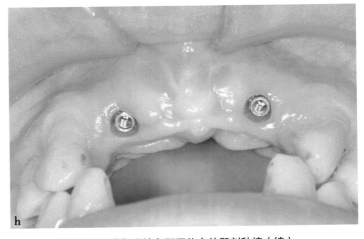

图 17-7　上颌与下颌前部连续多颗牙位点的即刻种植（续）
修复体戴入之前殆面观。h. 经过 4 个月愈合之后行二期手术。图为二期手术 1 个月之后的临床状态，取下愈合帽之后可见种植体周围角化黏膜量充足，骨弓轮廓丰满

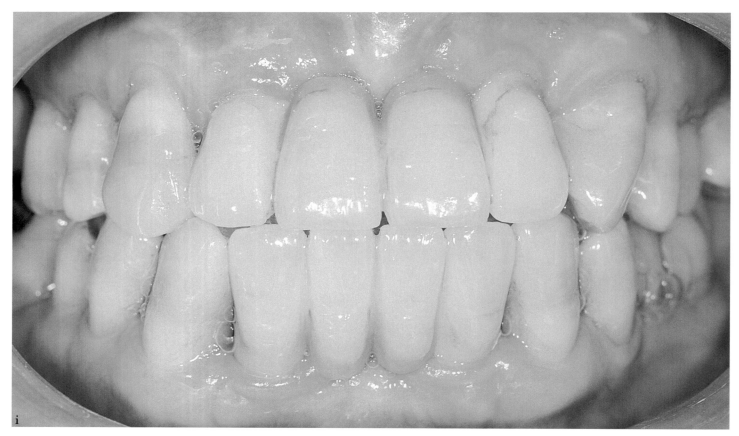

图 17-7 上颌与下颌前部连续多颗牙位点的即刻种植（续）

最终修复。i. 制取上颌及下颌种植体印模，技术室制作上颌及下颌侧切牙位点种植体支持的粘接固位的固定修复体，旋紧基台之后粘接固位，可见最终修复体形成了和周围环境协调一致的软组织形态，包括龈乳头和连续、对称、协调的龈缘曲线，黏膜质量好，牙槽嵴丰满，模拟了从牙槽嵴"长出"的感觉，修复美学效果自然

种植外科程序：林润台主任医师；种植修复程序：林润台主任医师；技工室程序：刘宁；病例完成时间：2010 年

17.2.5 下颌连续多颗牙位点：即刻种植

58 岁女性患者，下颌多颗牙缺失多年，前来咨询种植治疗。患者不吸烟，无全身病史。口腔检查可见：口腔卫生较差，全口牙龈普遍退缩，下颌 4 颗切牙、左侧第一前磨牙、第一和第二磨牙缺失，黏膜愈合良好。下颌右侧第二前磨牙残根，下颌两侧尖牙、左侧第二前磨牙和右侧第一磨牙牙龈红肿退缩，松动度Ⅱ°～Ⅲ°。患者牙龈软组织属于薄龈生物型。首先为患者进行了为期 2 个月的牙周治疗，在此期间制订了治疗计划如下（图 17-8）：下颌两侧尖牙位点、左侧第二前磨牙位点、右侧第二前磨牙和第一磨牙位点即刻种植，4 颗种植体支持式九单位粘接固位金属烤瓷最终修复体和 2 颗种植体支持式三单位粘接固位金属烤瓷最终修复体。

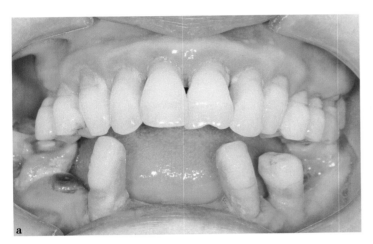
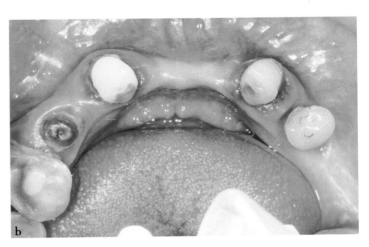

图 17-8 下颌连续多颗牙位点的即刻种植
手术之前的临床状态。a. 正面观可见下颌两侧尖牙、第二前磨牙和第一磨牙都无法保留，口腔卫生状况较差，骨吸收及黏膜退缩明显，缺失牙位点牙槽骨高度降低　b. 𬌗面观可见下颌两侧尖牙之间牙槽嵴窄薄，重度骨吸收，残留天然牙牙槽嵴宽度尚可

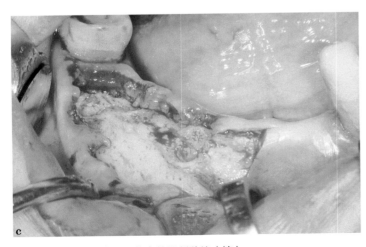
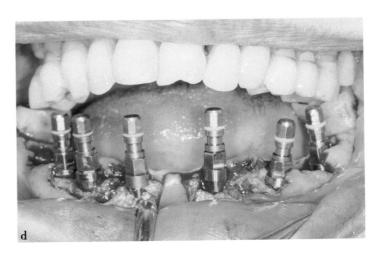

图 17-8 下颌连续多颗牙位点的即刻种植（续）
牙周治疗之后植入种植体。c. 下颌保留中切牙位点之间的龈黏膜，在两侧做近中垂直向松弛切口，形成两个黏骨膜瓣。翻黏骨膜瓣，拔除下颌右侧尖牙、第二前磨牙残根、第一磨牙和左侧尖牙和第二前磨牙，刮除肉芽组织、彻底清创牙槽窝　d. 在两侧侧切牙位点、第一前磨牙位点和第一磨牙位点植入软组织水平种植体（侧切牙位点：Straumann，种植体直径 3.3mm，种植体平台直径 3.5mm，种植体长度 12mm；中切牙位点：Straumann，种植体直径 4.1mm，种植体平台直径 4.8mm，种植体长度 10mm），骨缺损位点实施引导骨再生程序。保留双侧第二磨牙的目的是在种植治疗期间维持咬合关系

制作的种植体支持式粘结固位金属烤瓷最终修复体，充分模拟天然牙的形态与特征，进行个性化处理。

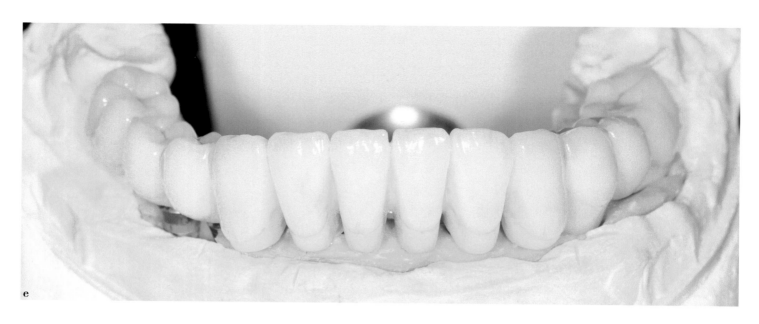

e

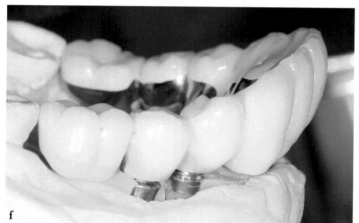

f

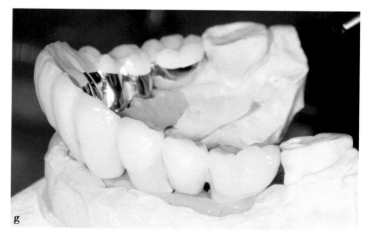

g

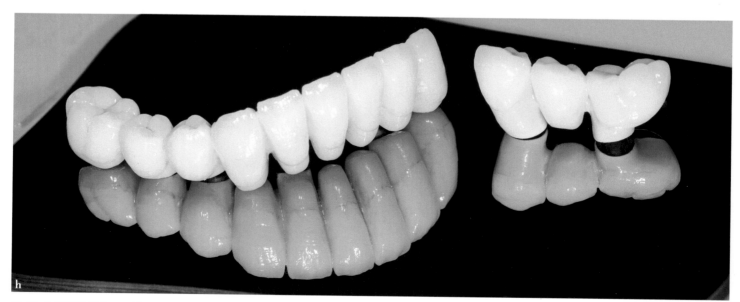

h

图 17-8 下颌连续多颗牙缺失位点的即刻种植（续）
制作的种植体支持式粘结固位金属烤瓷最终修复体，充分模拟天然牙的形态与特征，进行个性化处理。e. 最终修复体在模型上的正面观　f，g. 最终修复体在模型上的侧面观　h. 最终修复体为分体式种植体，一部分为 4 颗种植体支持式九单位金属烤瓷修复体，作尖牙位点和第一磨牙位点悬臂修复；另一部分为 2 颗种植体支持式三单位金属烤瓷修复体

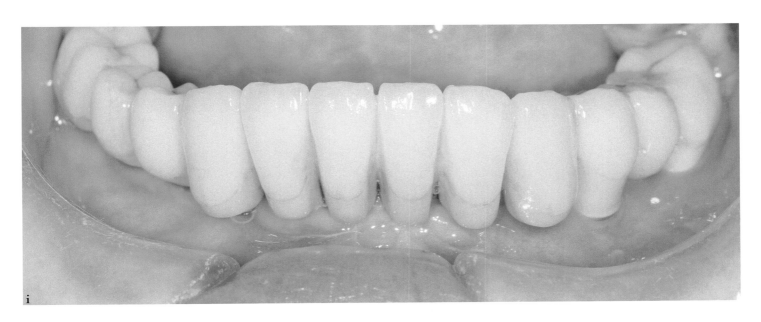

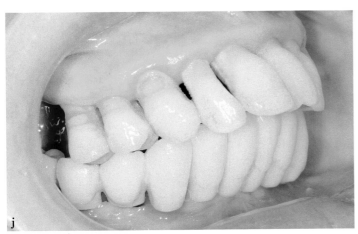

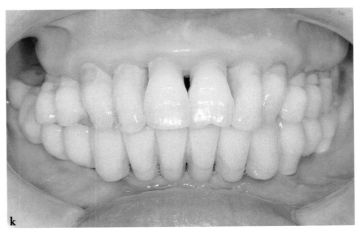

图 17-8　下颌连续多颗牙缺失位点的即刻种植（续）
种植体植入 10 周之后，戴入最终修复体。修复体美学效果良好，与上颌牙列协调一致。i. 戴入最终修复体的正面观，黏膜略有发白　j. 戴入最终修复体咬合时的侧面观　k. 戴入最终修复体咬合时的正面观
种植外科程序：宿玉成教授、汪霞副主任医师；种植修复程序：汪霞副主任医师；技工室程序：刘宁；病例完成时间：2008 年

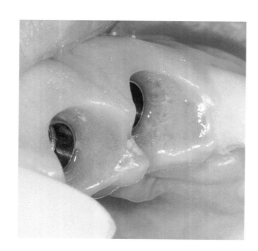

Chapter 18

**Immediate Restoration
and Loading**

Geng Wei, Su Yucheng

第 18 章　即刻修复和即刻负荷

耿　威　宿玉成

18.1 概述

种植体负荷时机

迄今,已经形成了如下的种植体负荷时机分类:

● 即刻负荷(immediate loading) 种植体植入后,1周之内戴入种植修复体。

● 早期负荷(early loading) 种植体植入后,1周~2个月之间戴入种植修复体。

● 常规负荷(conventional loading) 种植体植入后,不戴入种植修复体,允许超过2个月的愈合期。

● 延期负荷(delayed loading) 种植体植入后,经6个月的愈合期之后载入种植修复体。

● 即刻修复(immediate restoration) 种植体植入后,1周之内戴入种植修复体,修复体与对颌无功能性接触。

● 早期修复(early restoration) 种植体植入后,1周~2个月之间戴入种植修复体,修复体与对颌无功性接触。

即刻负荷的种植体存留率

伴随生物力学和材料学研究的发展,种植体形状设计和表面处理不断改进,种植体骨愈合的速度提高,即刻负荷的适用范围也在不断扩大,开始应用于牙列缺失的种植治疗患者,并且在实验和临床研究中获得了与常规负荷相似的种植体存留率[1]。但是应当指出,目前的临床报道主要是即刻修复,而非即刻负荷,采取正中及非正中咬合脱离接触,不干扰种植体稳定性。如果缺牙间隙周围存在天然牙,可以实现由邻牙保护的种植体即刻修复。

即刻负荷(修复)的美学效果

美学区单颗牙或连续多颗牙缺失的种植修复对美学要求十分苛刻,因为存在作为参照的相邻天然牙,所以必须达到与之匹配的美学治疗效果。因此,即刻负荷或修复的目的不完全在于缩短患者的缺牙时间、获得骨和软组织的生理性平衡,其中种植美学因素尤为重要[2]。即刻种植并即刻修复之后,只在短期内出现0.5~1.0mm的龈缘退缩[3],不具备临床的显著意义。而常规负荷的病例,也会发生持续性的龈缘退缩[3]。这至少说明种植体早期或即刻修复本身并不会影响美学效果。

即刻负荷的优势

● 种植体植入之后,即刻带入种植体支持的修复体,使骨组织和牙龈组织的愈合同期完成。

● 种植体植入之后,即刻恢复美观和语言功能,减轻了患者缺牙的痛苦。

● 引导和成形种植体周围软组织,逐渐建立和调整修复体的穿龈轮廓,最终获得理想的美学修复效果。

● 临时修复体可以作为制作最终修复体的参照物。

即刻负荷(修复)的临床指征

牙列缺损治疗的种植体即刻负荷应满足以下要求:

● **位点状态** 颌位关系和咬合关系正常,缺牙间隙的颊舌向、近远中向及垂直向距离正常,邻牙必须健康、稳固、无松动。

● **全身状态** 患者的全身状况良好,无骨代谢性疾病。

● **骨密度** 种植位点为Ⅰ类至Ⅲ类骨密度,牙槽嵴顶存在完整的骨皮质。但是,最为理想的是Ⅱ类骨密度,Ⅰ类和Ⅲ类骨密度谨慎考虑。骨密度的降低会导致种植体即刻负荷的失败率增加。在骨松质及低骨密度区域内的种植体不适合即刻负荷。

● **种植体初始稳定性** 单颗种植体独立支持修复体:种植体植入的行程扭矩约为15Ncm,最终扭矩>35Ncm。多颗种植体联合支持修复体:种植体植入的行程扭矩约为15Ncm,最终扭矩>25Ncm。

● **骨量** 不需要同期骨增量程序,或仅需轮廓扩增的引导骨再生程序。

● **软组织量** 种植体周围为健康、充足的附着龈。

● **牙列缺失** 牙列缺失患者的即刻负荷,必须是将所有种植体夹板式相连,并选择全牙弓、一体式固定修复体或覆盖义齿。

种植体即刻负荷的发展

19世纪70年代Uthoff和Schatzer等学者最早开始种植体即刻负荷(修复)的动物实验研究,他们的研究结果指出:种植体在愈合期内承受载荷将影响种植体的骨结合过程,容易形成纤维结缔组织界面,导致种植的失败。随后更多的学者研究了即刻负荷(修复)的可行性,研究指出即刻负荷(修复)的种植体可以与周围骨组织形成骨性结合,但与传统种植修复相比,即刻负荷(修复)的种植体颈部骨组织更容易发生边缘性骨吸收。早期的研究结果与种植材料缺乏生物相容性、种植体的设计缺乏机械稳定性以及其他一些因素密切相关。80 年代中期非潜入式种植技术开始广泛开展,Babbush 首次报告即刻负荷获得高成功率,1769 颗即刻负荷种植体获得 88% 的成功率。早期对于即刻负荷的临床研究是以无牙颌患者为主的。跨牙弓夹板形式将种植体连成一体的上部结构的设计,可以有效地限制种植体的微动,是种植体即刻负荷(修复)获得成功的重要因素。

随着生物力学和材料学研究的发展,种植体的外形设计不断改进,尤其是各种表面处理技术的问世,显著增加了种植体植入后的初始稳定性,即刻负荷(修复)的适用范围也进一步扩大,开始应用于部分牙缺失的患者[4,5]。很多学者的研究获得了理想的结果,同时也指出为了减少种植体在愈合期间承受不利的应力,提高即刻负荷(修复)的成功率需要用树脂类材料制作临时义齿、采取正中及非正中咬合脱离接触、制作牙周夹板等措施,减轻种植体负荷、增加种植体稳定性。同时也指出恰当的适应证选择和严格合理的设计是局部种植修复即刻负荷(修复)成功的重要条件。

骨结合是种植修复获得长期成功的基本保证,种植体的负荷状态是影响骨 – 种植体骨结合界面的重要因素。早期 Brånemark 等学者的研究认为,种植体植入后的愈合过程必须无干扰,即在无负荷的状态下才能完成骨结合。他们指出,种植体植入早期受到负荷,会产生微动,机械性刺激会促进骨 – 种植体界面区的间质细胞分化为成纤维细胞,形成纤维性结合界面,最终导致种植体的松动和脱落。另外在常规的种植手术中,种植窝的内表面在预备受热后形成一层没有负重能力的坏死骨,与种植体之间不存在结合力。直到坏死骨被清除,新骨产生并长入种植体表面后,才会形成一定的结合力,但如果此时施加负荷于种植体上,仍可使种植体与周围界面组织分离,只有 3～6 个月后骨结合界面成熟,才能够承受载荷并获得长期的成功。在此理论指导下,早期的种植系统以潜入式方式愈合,并且需要 3～6 个月的愈合期之后才能戴入种植修复体。

随着口腔材料学、骨组织形态学和生物力学等研究的进一步发展,很多的动物实验和临床研究表明刚植入的种植体在一定的生理性载荷的作用下,也可以形成骨结合。长期固定的长骨会发生骨吸收,不承载㑊力的牙槽骨也会发生废用性萎缩。骨组织的新生和改建都发生在一定的机械性刺激的作用下,当受控的载荷通过种植体传递到骨组织时,骨组织可以根据载荷的大小和方向进行改建。影响骨 – 种植体界面的间质细胞分化的关键因素在于种植体的稳定,而不在于种植体是否受到载荷,适当的机械性刺激可以促进种植体周围骨组织的矿化和改建。种植体即刻负荷 4 个月后组织切片表明,骨 – 种植体界面经过改建的成熟新骨与种植体及宿主骨紧密结合在一起,与传统负荷的愈合方式基本相同,证明了种植体即刻负荷(修复)可以获得骨结合。

种植体即刻负荷获得成功的最重要的条件是种植体在承受负荷时保持稳定,过度的微动会造成纤维性愈合而导致种植失败。因此合理控制微动,增加种植体的初始稳定性是即刻负荷种植体获得骨结合的关键。研究认为合理的微动应在 100 μm 左右,微动达到 150 μm 时,就会导致种植体周围产生纤维性包膜。种植体植入以后如果采用可摘义齿临时修复,其活动性往往会对种植体产生不利影响,不易控制咬合力,而即刻临时固定修复更容易控制咬合力。

综上所述,只要严格控制适应证、正确地设计并实施种植治疗方案,即刻负荷(修复)的种植体就可以获得骨结合,获得与延期负荷同样的存留率。显然,在美学区种植体即刻负荷(修复)的另一个目的是利用临时修复体成形种植体周围软组织,获得理想的美学治疗效果。

18.2　即刻修复和即刻负荷的相关影响因素

种植体初始稳定性

　　种植体初始稳定性是种植体即刻负荷(修复)获得成功的第一要素。在种植体愈合过程中,初始稳定性保证承载的种植体稳固不动,新骨在种植体表面沉积、形成继发性骨接触,快速获得种植体继发稳定性,实现骨结合。如果种植体植入时不具备初始稳定性,承受负荷时就会发生移动。一旦微动超过150μm,种植体与骨将不会发生骨结合,而形成纤维性结合。

种植体设计

- **种植体形状**　螺纹状根形种植体与周围骨组织形成宏观的机械锁结,可以获得良好的初始稳定性,并有利于将应力传递至周围骨组织,将种植体的微动减到最低。而圆柱状种植体由于抵抗垂直及剪切应力的能力较差,不适合用于即刻负荷。

- **种植体表面**　微粗糙表面种植体与机械光滑表面种植体相比,微粗糙表面种植体扩大了种植体的表面积,与周围骨组织形成微观的机械锁结,增加骨–种植体结合比率,并有利于新骨形成,缩短骨结合时间。目前,亲水性微粗糙表面种植体(SLActive 表面种植体)已经进入临床,实验和临床研究均证实其能够更快地发生骨结合,提前了种植体的愈合时间,正常情况下可以在种植体植入之后4周进行负荷,并使即刻负荷具备更高的可预期性。

- **种植体尺寸**　即刻负荷对种植体尺寸具有谨慎的要求,种植体直径应与位点相对应,例如:上颌侧切牙和下颌切牙位点的种植体直径为细直径种植体(3.3mm)、其他位点为标准直径种植体(4.1mm),或磨牙位点为粗直径种植体(> 4.1mm)。种植体长度 ≥ 10.0mm,或粗直径种植体长度 ≥ 8.0mm。

咬合因素

　　咀嚼时功能性载荷的大小和方向是影响种植体稳定性的重要因素。超载可导致即刻负荷的种植体失败率增加,而水平向剪切力对种植体稳定性的影响远大于垂直向咬合力。因此必须采取措施严格控制咬合,以保证获得较高的成功率,如降低牙尖高度和斜度、减小颊舌径、避免早接触等。对于单颗种植体支持的修复体或连续多颗种植体联合支持修复体,临时修复体与对颌牙在正中及非正中时均应脱离咬合接触。另外还要考虑咬合关系,异常的咬合关系及有夜磨牙习惯的患者都不能进行即刻负荷,以减少失败的风险。

修复方式

　　牙列缺失患者的种植体,用修复体基底(固定义齿)或用杆将种植体夹板式相连(覆盖义齿),能有效防止旋转,抵抗水平向及侧向作用力,尽可能将负荷沿轴向传递至种植体,减少即刻负荷中不利的机械应力,以达到减少微动的目的,这是理想的种植体固定形式,但是制作过程较复杂。临床上,牙列缺失患者的种植体以跨牙弓的弧线分布、并连为一体时,生物力学角度的应力分布最佳,种植体微动最小。因此,牙列缺失患者的即刻负荷应尽可能增加种植体的数目,并使种植体分散分布于整个牙弓,同时在牙弓末端植入种植体,避免形成悬臂梁结构,使应力分布更趋合理。

　　连续多颗牙缺失的即刻负荷,可采用固定桥或联冠方式固定种植体。但游离端缺失的患者不适合即刻负荷,因为当其承受水平向作用力时会产生不良应力。单颗牙种植体即刻负荷,只能通过相邻的天然牙帮助分散殆力。这对于前牙区和前磨牙区咬合力相对小的位点效果尚可,咬合力较大的磨牙区则无法获得理想效果。牙列缺失病例的即刻负荷,应当有足够数量种植体支持,在保证种植体成功的前提下获得即刻负荷的预期效果。

　　过渡带为种植体平台至软组织边缘所创造的穿龈轮廓,既可以通过螺丝固位的修复体(临时或最终修复体)成形,在很难获得种植体平台入路时也可以通过中间基台的修复体成形。在上颌前牙位点,种植体平台位于唇侧龈缘根方 2.0～3.0mm,而在邻面通常位于黏膜根方 5.0～6.0mm。

18.3　即刻修复和即刻负荷临床要点

制作诊断模板和外科模板

即刻负荷苛求种植体的三维位置与轴向,尽量在外科模板的引导下植入种植体。

● **试排牙和制取人工牙形态记录**　在𬴂架上排列人工牙,正确恢复缺失牙的外形并与邻牙协调,尽可能将牙齿排列在牙槽嵴顶上方,形成正常的覆𬴂、覆盖。调𬴂使正中与非正中𬴂均脱离咬合接触,形成 0.1mm 的空隙。雕刻外形,待咬合面及各轴面外形处理满意后,在𬴂架上用技工室专用复模硅橡胶复制一个印模,范围要包括缺隙前后相邻两颗以上的牙齿,以保留人工牙形态记录,用来制作临时义齿。此种硅橡胶的硬度大于 70 布式硬度,具有足够强度,可以保证复模后的精度。

● **制作诊断模板和手术模板**　排列完成人工牙后翻制石膏模型,用预成树脂模片热压成型法或自凝透明树脂涂布法制作 X 线诊断模板和手术模板。在设计的种植体位置上用平行研磨仪定位打孔,在孔内插入平行杆,可通过曲面体层放射线片、锥形束 CT 等进一步详细评估种植体与骨组织的位置关系、骨的高度和宽度,确定植入种植体的长度和直径,分析是否需要改变种植体的位置和方向等。取出 X 线诊断模板的平行杆,扩大钻孔使 2.2mm 种植先锋钻可以通过,试戴后消毒备用。

修复体固位方式

即刻负荷的临时修复体应采用螺丝固位,螺丝固位修复体的边缘密合性更好、摘戴方便、易于调整和形成理想的穿龈轮廓。此外,与粘接固位相比不会出现粘接剂刺激创口、影响创口愈合的问题。

基台选择

基台外形要确保形成理想的软组织穿龈轮廓。尽可能使用专用于制作临时修复体的临时基台,这些基台通常是中央螺丝固位的空心基台,可根据需要进行调改,并且便于临时义齿的拆卸。基台带有供树脂附着的固位形,可以直接将树脂成形于基台上,完成临时义齿的制作。这种方法可以保证与种植体的精密吻合。此外,基台的高度光滑可以减少对创口的刺激,有利于创口的愈合。

制作临时修复体

制作临时修复体有口内和口外两种方法。为减少对创口的刺激、避免种植体发生微动,一般采用口外方法。

● **术中印模**　为避免感染,需要将印模材料及工具严格消毒。为增加印模的准确性和制作的灵活性,最好采用开窗式印模技术进行种植体转移,以便在模型上根据需要选择合适的基台并进行修改和调整。

● **选择并调整基台**　选择合适的单冠或桥的临时基台固定于替代体上,根据咬合间隙大小修改基台,要求其周围有 2mm 空间容纳树脂,以保证临时修复体的强度。

● **制作临时修复体**　在模型上首先用牙胶或蜡封闭基台的螺丝孔,将手术前取得的硅橡胶记录复位,检查基台周围是否有足够的空间容纳树脂,如有必要可进一步调整基台。将做临时修复体的树脂材料用注射器注射到硅橡胶印模内,然后迅速将其复位到模型上,待树脂硬固后取下硅橡胶印模。松开基台的紧固螺丝,从替代体上卸下临时修复体,仔细打磨抛光,保证颈部高度光滑,以免对牙龈组织产生刺激。

戴入临时修复体

将临时修复体在患者口内就位,确认基台完全就位于种植体后用螺丝固定。检查临时修复体与相邻牙的邻接关系。要求临时修复体与邻近天然牙正常接触并尽可能增大接触面积,以提高临时义齿的稳定性,但接触点不能产生额外应力,避免导致种植体的额外侧向受力。检查咬合关系,要求临时义齿与对颌牙在正中𬴂时留出 0.03mm 间隙,前伸及侧方运动时均脱离咬合接触。

临时修复体的调改

通过削减[6] 或添加树脂材料,在椅旁就能够轻易地调整临时修复体外形,一次或逐步建立理想的修复体形态、大小和轮廓。依据所期望的穿龈轮廓和黏膜质量,需要调整临时修复体的外形 1～3 次,在 6～8 周内形成最终的软组织轮廓[7]。戴入临时修复体的时间最少为 3 个月,因为需要 3～12 个月的时间种植体周围黏膜才将趋于稳定。

18.4 即刻修复和即刻负荷临床程序

18.4.1 上颌两侧侧切牙的即刻修复

22岁女性患者，先天性缺失两侧侧切牙，1年前于正畸科完成牙齿排齐，并获得左侧及右侧侧切牙修复间隙，现来我科要求种植修复。患者全身健康状况良好，无吸烟史。局部检查可见左侧及右侧侧切牙先天性缺失，牙槽嵴丰满度欠佳，缺牙近远中间隙约5.5～6.0mm，殆龈距离约6mm，邻牙健康，缺牙区附着龈略有增生。口腔卫生状况良好，咬合关系良好。放射线检查显示：缺牙区可用骨高度约18mm，宽度约6.8mm，骨密度良好。治疗计划如下（图18-1）：种植修复两侧侧切牙，即刻修复。

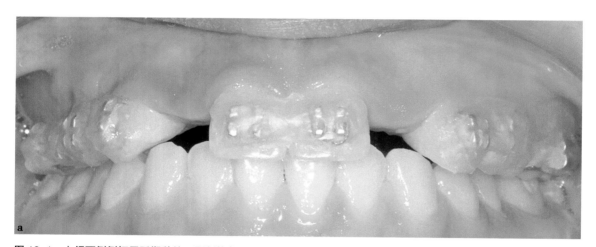

图18-1 上颌两侧侧切牙延期种植、即刻修复
a. 种植修复前口内正面像。左侧及右侧侧切牙先天性缺失，牙槽嵴丰满度欠佳，缺牙间隙近远中间隙约5.5～6.0mm，殆龈距离约6mm，邻牙健康，缺牙区附着龈略有增生

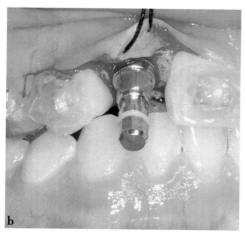
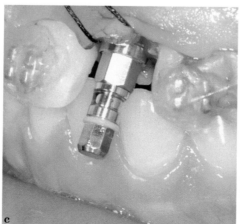
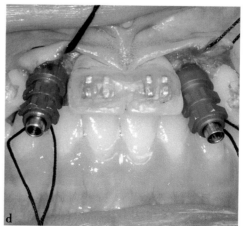

图18-1 上颌两侧侧切牙延期种植、即刻修复（续）
b. 种植体植入后正面像。显示左侧右侧侧切牙区植入 Straumann 3.3mm×12mm RN 种植体，位置方向角度理想　c. 种植体植入后正面像。显示左侧侧切牙区植入 Straumann 3.3mm×12mm RN 种植体，位置方向角度理想　d. 安装种植体印模帽。显示种植体植入后去除携带体，安装种植体印模帽，准备术中制取种植体水平开窗式印模

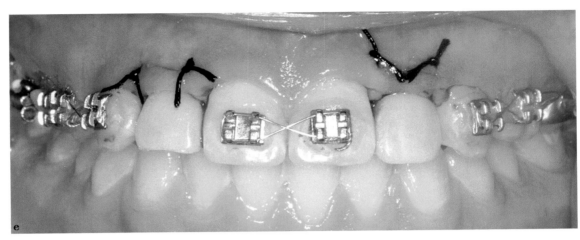

图 18-1 上颌两侧侧切牙延期种植、即刻修复（续）
e. 种植手术后当天戴入种植体支持的临时修复体正面像。两侧侧切牙戴入种植体支持式金属烤瓷冠显示种植体周围牙龈组织不足，近远中龈乳头高度与邻牙不协调，与两个中切牙之间龈乳头相比高度略显不足

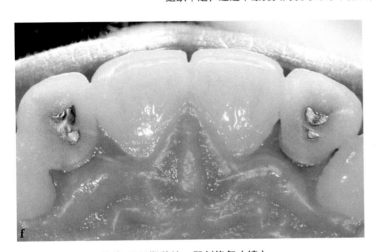

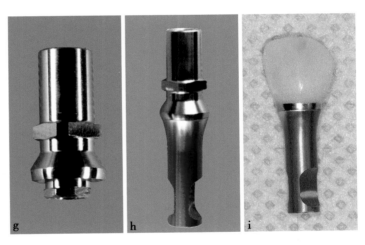

图 18-1 上颌两侧侧切牙延期种植、即刻修复（续）
f. 即刻修复后 10 天舌侧观。两侧侧切牙戴入种植体支持式金属烤瓷冠 10 天后显示种植体周围舌侧牙龈组织愈合良好，近远中龈乳头高度与两个中切牙之间龈乳头相比高度略显不足　　g～i. 临时基台与种植体支持的临时修复体

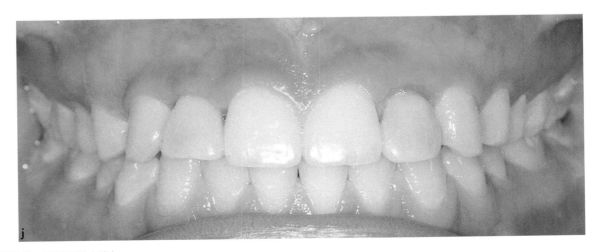

图 18-1 上颌两侧侧切牙延期种植、即刻修复（续）
j. 种植体支持的临时修复体戴入后 3 个月正面像。两侧侧切牙戴入种植体支持临时修复体 3 个月后显示种植体周围牙龈组织愈合良好，近远中龈乳头高度与邻牙协调

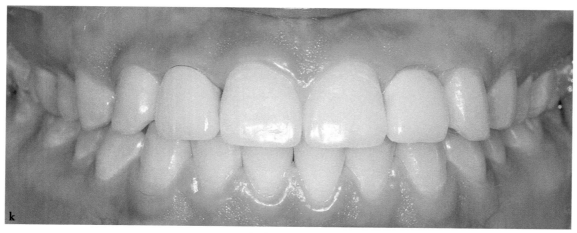

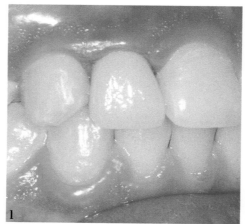

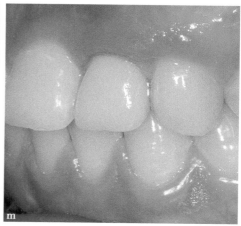

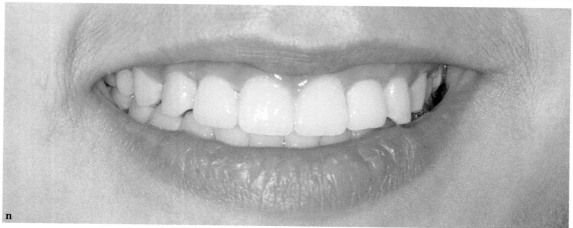

图 18-1 上颌两侧侧切牙延期种植、即刻修复（续）

种植体支持式金属烤瓷冠戴入后。k. 正面观。可见两侧侧切牙戴入种植体支持式金属烤瓷冠显示种植体周围牙龈的近远中龈乳头高度与邻牙基本协调 l，m. 侧面观。可见修复体周围牙龈组织与邻牙协调一致，美学效果满意 n. 微笑像。左右两侧侧切牙种植体支持式金属烤瓷冠外形轮廓与邻牙协调一致，唇侧龈乳头高度与邻牙接近，获得理想的美学效果

种植外科程序：宿玉成教授、耿威副主任医师；种植修复程序：耿威副主任医师；技工室程序：姜秀瑛；病例完成时间：2002 年

18.4.2　上颌两颗中切牙的即刻修复

22 岁女性患者，1 天前因外伤致上颌两颗中切牙折断，在修复科检查后发现右侧中切牙根尖 1/3 折断，左侧中切牙牙冠劈裂至龈下，因此建议患者拔除两侧中切牙后即刻种植修复。患者全身健康状况良好，无夜磨牙、紧咬牙等不良习惯，否认吸烟史。局部检查：患者颜面部对称，关节运动自如，无弹响及杂音，开口度及开口型正常。口腔检查右侧中切牙牙冠完整，松动度（Ⅱ度），叩痛（＋），唇侧中央有活动性出血点。左侧中切牙牙冠近远中向劈裂，舌侧劈裂至龈下，未探及明显断端，叩痛（＋），松动度（Ⅱ°），口腔内其余牙齿状况良好，口腔卫生状况良好，咬合关系良好。根尖片显示：左右两侧中切牙可见明显牙折线，11 根折线位于根尖 1/3，21 根折线位于根中。治疗计划如下（图 18-2）：即刻种植，即刻修复。

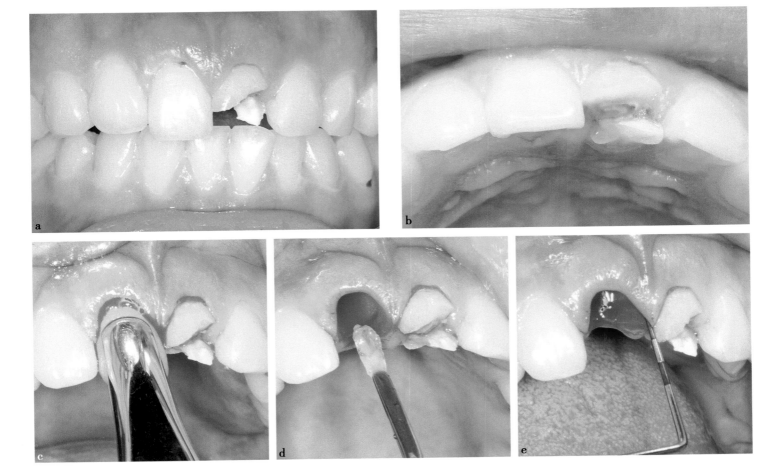

图 18-2　上颌两颗中切牙的即刻种植、即刻修复
a. 种植修复前口内正面观。可见右侧中切牙牙冠完整，唇侧牙龈出血点，左侧中切牙牙冠折裂，周围牙龈组织无明显红肿　b. 上颌殆面观。可见右侧中切牙牙冠基本完整，左侧中切牙牙冠近远中向劈裂　c. 用拔牙钳拔除右侧中切牙　d. 拔除的右侧中切牙牙根断片　e. 拔除右中切牙后用牙周探针测量牙龈厚度

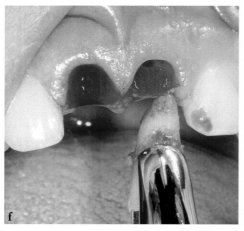
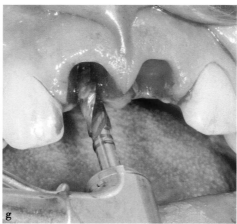
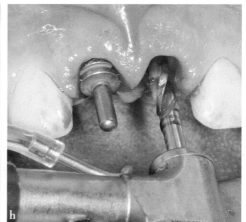

图 18-2　上颌两颗中切牙的即刻种植、即刻修复（续）

f.　拔除左侧中切牙　　g.　预备右侧中切牙的种植窝　　h.　预备左侧中切牙的种植窝

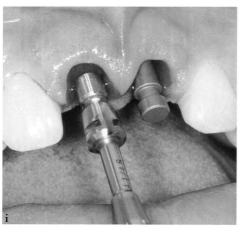
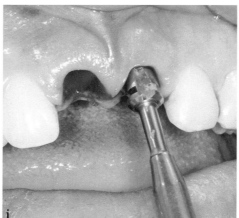
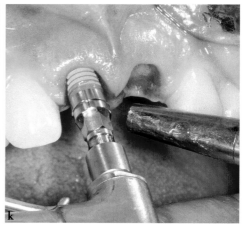

图 18-2　上颌两颗中切牙的即刻种植、即刻修复（续）

i.　用颈部成型钻预备右侧中切牙种植窝　　j.　用颈部成型钻预备左侧中切牙种植窝　　k.　两侧中切牙位点各植入一颗软组织水平种植体（Straumann，锥形柱状种植体，种植体直径 4.1mm，种植体平台直径 4.8mm）

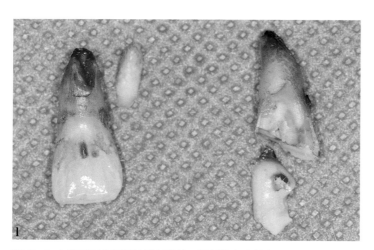

图 18-2　上颌两颗中切牙的即刻种植、即刻修复（续）

l.　拔除的患牙。可见右侧中切牙牙根尖 1/3 折裂，左侧中切牙冠根折

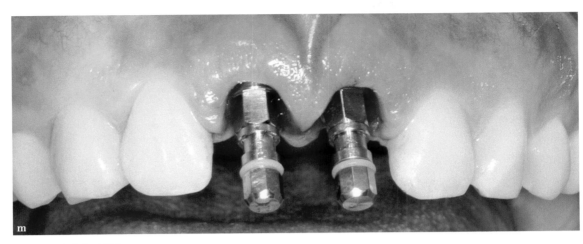

图 18-2 上颌两颗中切牙的即刻种植、即刻修复（续）
m. 种植体植入后正面观，可见种植体植入位置角度理想

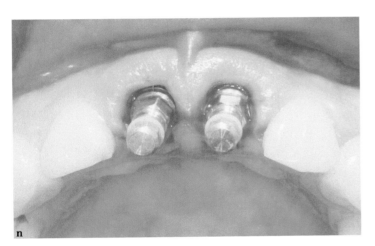

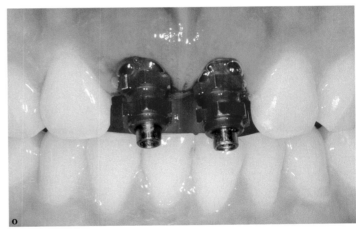

图 18-2 上颌两颗中切牙的即刻种植、即刻修复（续）
n. 种植体植入后殆面观，种植体植入位置角度理想　　o. 种植体植入后立即安装种植体印模帽唇面观，取种植体水平开窗印模

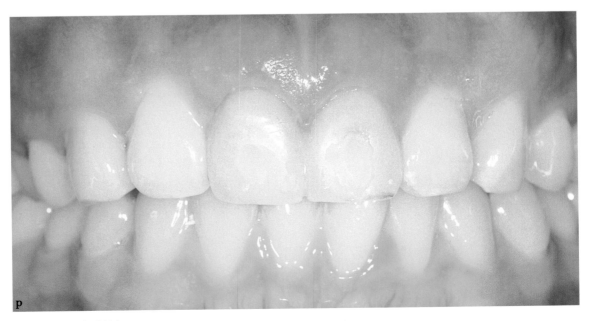

图 18-2 上颌两颗中切牙的即刻种植、即刻修复（续）
p. 临时修复体戴入后唇面观。螺丝固位种植体支持式临时修复体戴入后可见临时修复体周围牙龈组织轮廓与邻牙协调一致

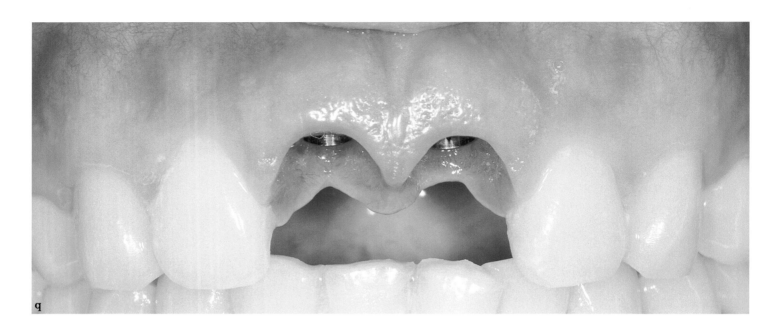

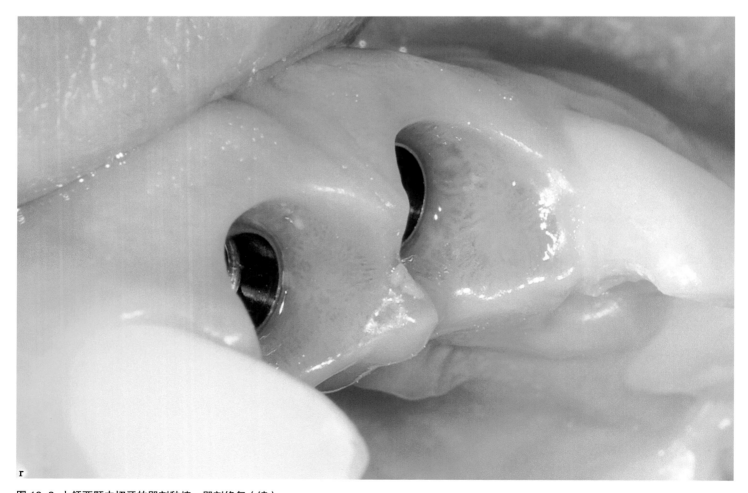

图 18-2 上颌两颗中切牙的即刻种植、即刻修复（续）

q. 穿龈轮廓正面观。临时修复体戴入后 6 个月，拆除修复体后正面像，两侧中切牙之间牙龈乳头形态理想　r. 穿龈轮廓侧面观。可见形成理想的穿银轮廓，牙龈乳头维持理想的高度

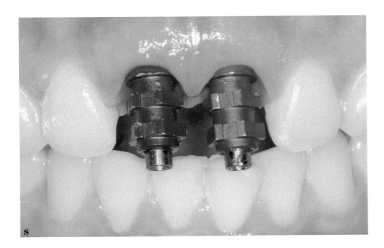
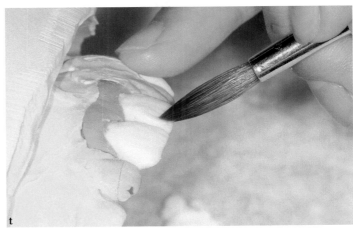
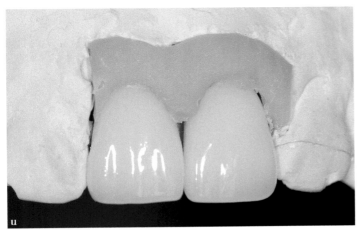
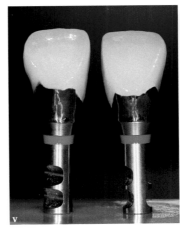
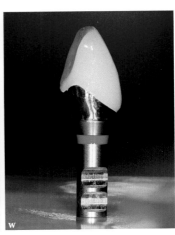

图 18-2　上颌两颗中切牙的即刻种植、即刻修复（续）
s. 种植体印模帽在种植体上就位正面观。永久修复前制备种植体水平开窗印模，在两侧中切牙的种植体上方安装螺丝固定的种植体印模帽　t. 技术室制作左右两侧中切牙种植体支持金属烤瓷冠　u. 最终修复体在模型上就位后正面观　v，w. 种植体支持的金属烤瓷冠在种植体替代体上试戴。金属烤瓷冠就位在替代体上，检查边缘密合性非常满意

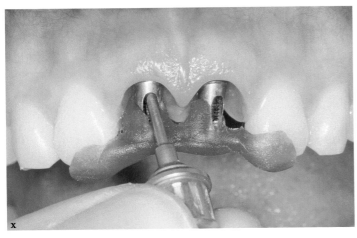
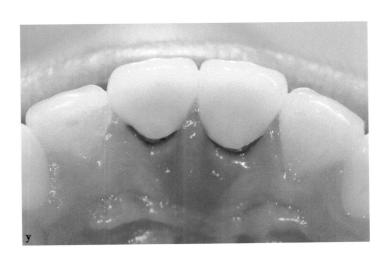

图 18-2　上颌两颗中切牙的即刻种植、即刻修复（续）
x. 基台就位引导器引导下戴入修复基台　y. 两侧中切牙种植体支持的金属烤瓷冠戴入后舌侧观。可见理想的切缘弧度，修复体的金属颈圈设计有利于获得良好的边缘密合性

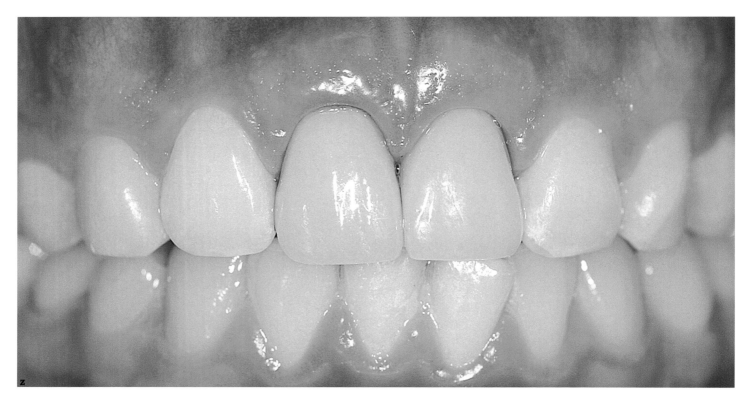

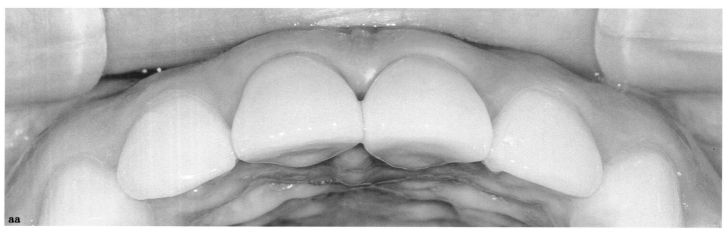

图 18-2 上颌两颗中切牙的即刻种植、即刻修复（续）

z. 戴入种植体支持式金属烤瓷冠正面观。两侧中切牙种植体周围牙龈组织外形基本满意，远中龈乳头高度与邻牙协调一致，两个中切牙之间龈乳头高度略显不足　aa. 𬌗向观 。可见左右两侧中切牙颈部牙龈丰满度理想，与邻牙基本协调

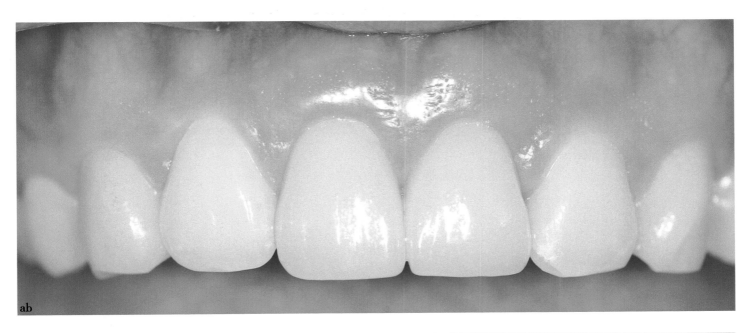

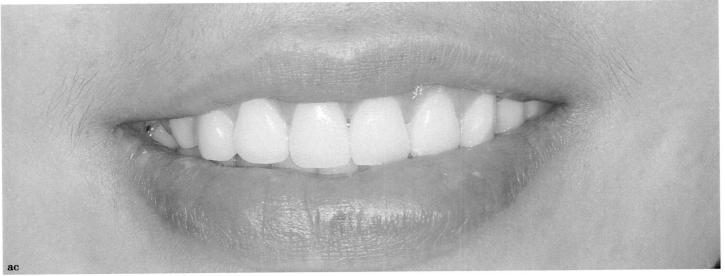

图 18-2 上颌两颗中切牙的即刻种植、即刻修复（续）

ab. 种植修复后 1 年口内正面观。两侧中切牙种植体周围牙龈组织外形稳定，龈乳头高度与邻牙协调一致　ac. 种植修复后 1 年口内正面微笑像。可见两侧中切牙周围牙龈组织外形轮廓满意，美学效果理想

种植外科程序：宿玉成教授、耿威副主任医师；种植修复程序：耿威副主任医师；技工室程序：姜秀瑛；病例完成时间：2005 年

18.4.3 牙列缺失的即刻负荷修复

　　57 岁男性患者，要求种植修复下颌缺失牙。因严重牙周病，3 个月前拔除口内全部余留牙，未行任何修复治疗。全身健康状况良好，否认吸烟史和夜磨牙。局部检查可见患者面型对称，全口无牙颌，黏膜无红肿，下颌牙槽嵴过度吸收呈低平状态，附着龈宽度理想。曲面体层放射线片可见下颌牙槽骨骨高度尚可，骨密度较好，双侧第一磨牙位点牙槽嵴顶距离下颌管约 10mm。

　　治疗计划如下（图 18-3）：①下颌诊断模板制作及上颌常规总义齿修复；②快速成型技术制作下颌三维物理模型；③三维物理模型完成下颌种植外科定位导向模板；④应用种植外科定位导向模板进行种植外科操作；⑤应用皮卡（pick-up）技术，下颌即刻戴入临时修复体；⑥CAD/CAM 技术制作纯钛切削的金属树脂复合桥，行下颌种植体支持的永久修复。

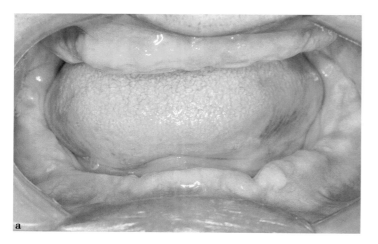
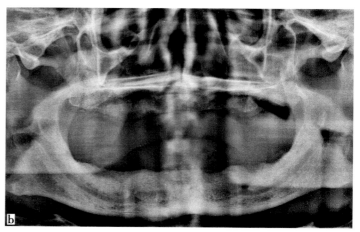
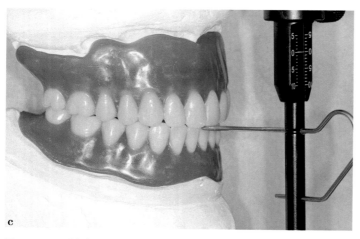
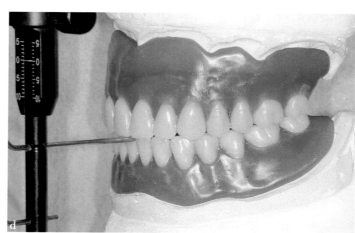

图 18-3　牙列缺失的即刻负荷修复

a. 种植修复前口内正面观。上下颌牙列缺失，牙槽骨吸收明显，牙槽嵴低平　b. 种植修复前拍摄曲面体层放射线片。下颌牙槽骨拟种植区骨高度尚可，下颌两侧第一磨牙区牙槽嵴顶距离下牙槽神经管约 10mm　c，d. 种植修复前诊断评估。取上下颌印模灌注石膏模型并制取颌位关系记录上𬌗架，在𬌗架上评估颌位关系并进行诊断排牙，评估修复体与牙槽嵴的位置关系，并预期修复效果。图为诊断排牙侧面观

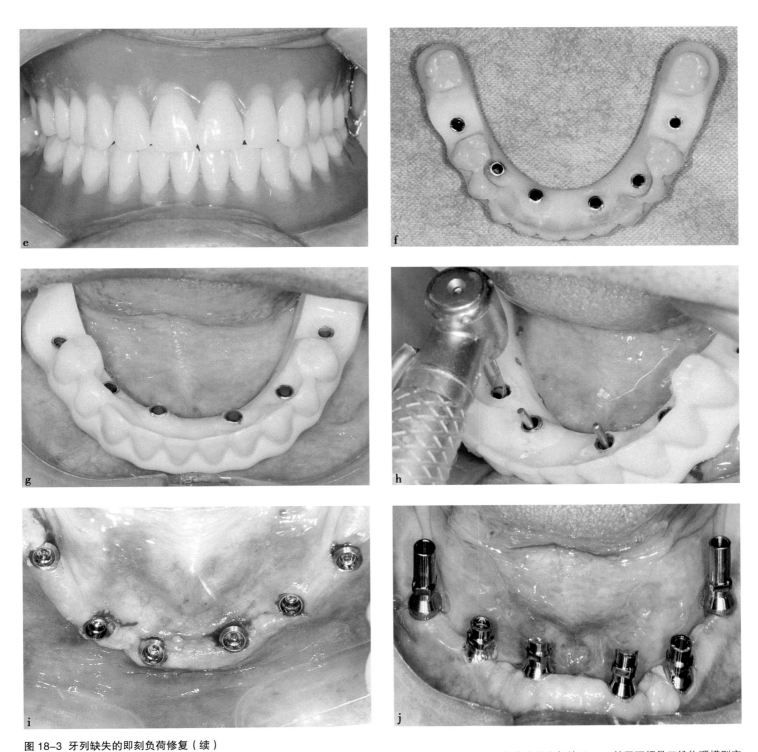

图 18-3 牙列缺失的即刻负荷修复（续）

e. 戴入过渡义齿正面观。种植修复前完成的上下颌总义齿，做为过渡义齿可以帮助评估颌位关系及预期未来的修复效果　f. 基于下颌骨三维物理模型完成的外科模版。模版制作可参见第12章，外科模板内金属管确定了种植体的植入位点、方向、角度。两侧第一磨牙区被磨除部分咬合面避免因咬合面过高而干扰种植窝的预备　g. 种植外科模板在患者口腔内就位。利用上下颌牙咬合关系引导外科模板就位　h. 外科模板引导不翻瓣的种植外科手术。扩孔钻在金属管引导下预备种植窝，插入指示杆以维持模板稳定　i. 种植修复植入后𬌗面观。下颌 6 颗种植体分别植入在两侧侧切牙、第一前磨牙、第一磨牙位置。种植体植入后初期稳定性理想，植入扭矩大于 25Ncm，可以进行即刻负荷修复　j. 种植术后当天在种植体上方安装临时基台。图为用于桥修复的临时基台被磨改至不影响咬合后固定于种植体上方

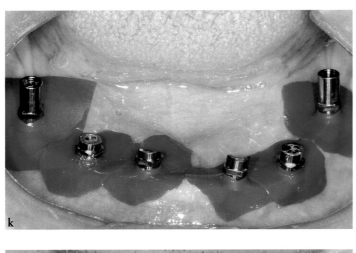
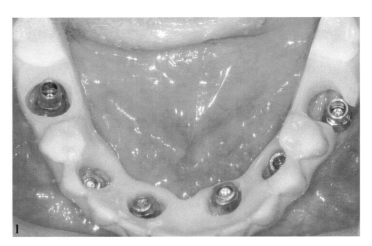
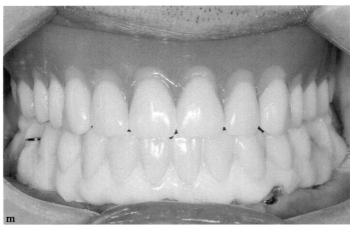
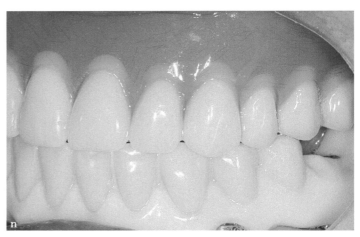

图 18-3 牙列缺失的即刻负荷修复（续）

k. 临时基台上方戴入橡皮障。临时修复基台上方用橡皮障遮挡种植体肩台下方倒凹，避免口内自凝树脂重衬时，自凝树脂进入倒凹内　l. 外科模板在下颌就位后殆面观。外科模板中的引导管被取出，适当扩孔，试戴下颌模板确认临时基台不干扰外科模板复位　m. 应用皮卡技术完成种植体支持的临时修复体。用自凝树脂在患者口腔内重衬下颌义齿，待自凝树脂凝固后，旋下临时基台，基台被固定于义齿内部　n. 下颌种植体支持的临时修复体口内侧面观。临时修复体就位后检查咬合关系，调殆，确定无早接触及殆干扰，由于上颌是常规总义齿，咬合设计为平衡殆

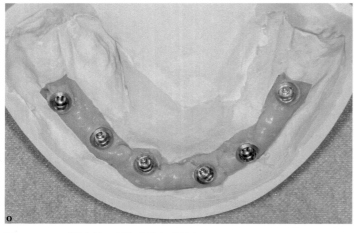
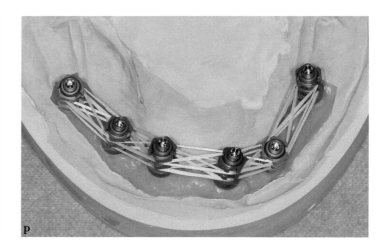

图 18-3 牙列缺失的即刻负荷修复（续）

o. 永久修复前制取的初印模灌制的初始模型。制取种植体水平的非开窗式初印模，并灌制模型　p. 个性化印模帽制作中。在初始模型的种植体替代体上方安装螺丝固位的印模帽，然后用牙线把6个印模帽连接起来以便于之后用成型树脂将所有印模帽连接成一个整体

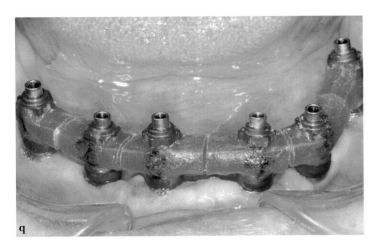
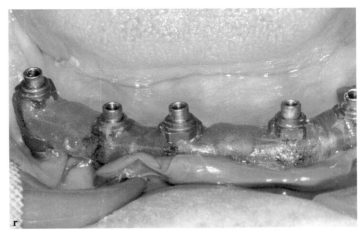
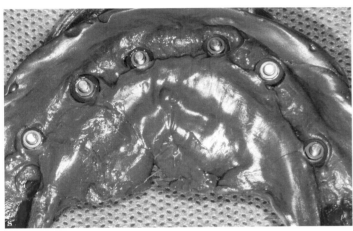
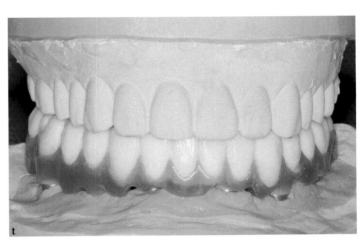

图 18-3　牙列缺失的即刻负荷修复（续）

q. 制取印模前个性化印模帽被螺丝固定在种植体上方。在初模型上种植体印模帽用成型树脂连接成一个整体然后被分切成独立的转移体，标记每一个转移体的位置后，按顺序转移到口腔内种植体上方并用螺丝固定　r. 用聚醚橡胶制取种植体水平开窗式印模。用成型树脂将分切的种植体印模帽重新连接成一个整体后开始制取印模，图示先用注射器将聚醚橡胶印模材料注射到成型树脂下方的空隙处　s. 图示聚醚橡胶印模材料凝固后，旋松固定螺丝，将开窗式个性化托盘从口内取出，可见种植体印模帽被固定在印模内　t. 制作永久修复体的蜡型𬌗架上正面观。工作模型被转移到𬌗架上，在𬌗架上制作修复体蜡型，由于缺牙间隙过大，拟设计龈色树脂

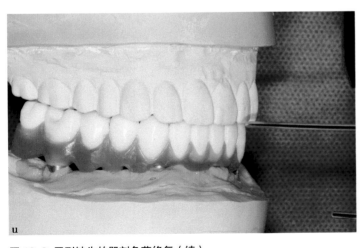
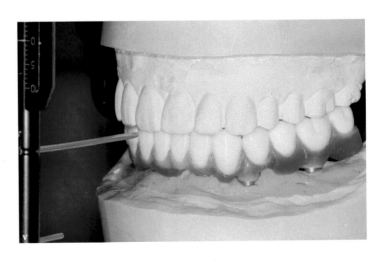

图 18-3　牙列缺失的即刻负荷修复（续）

u. 制作永久修复体的蜡型𬌗架上右侧面观。在𬌗架上制作修复体蜡型，由于缺牙间隙过大，种植体颈部留出卫生通道以利于间隙刷清洁　v. 制作永久修复体的蜡型𬌗架上左侧面观。在𬌗架上制作修复体蜡型，由于缺牙间隙过大，种植体颈部留出卫生通道以利于间隙刷清洁

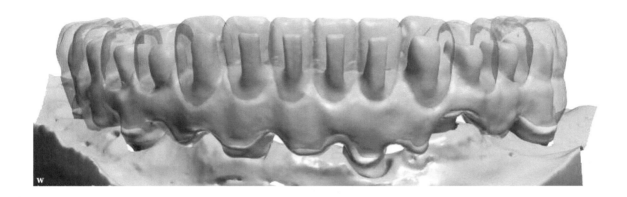

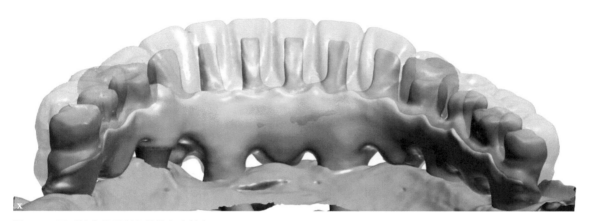

图 18-3 牙列缺失的即刻负荷修复（续）

w. 应用计算机辅助设计技术设计一体式纯钛切削支架外形上正面观。利用修复体蜡型，在留出 2 ～ 2.5mm 的烤塑空间后设计出支架的外型，唇侧面全部留出烤塑空间 x. 应用计算机辅助设计技术设计一体式纯钛切削支架外形上舌面观。利用修复体蜡型，基底部设计成金属，仅留出牙齿舌侧的烤塑空间

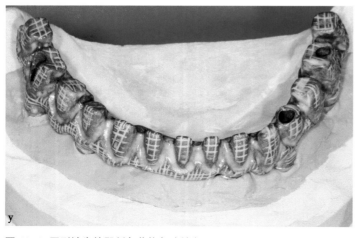

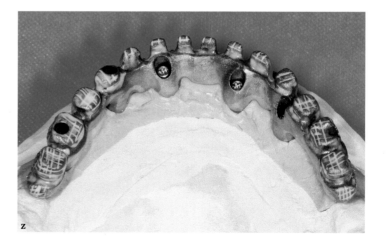

图 18-3 牙列缺失的即刻负荷修复（续）

y. 应用计算机辅助制作技术制作一体式纯钛切削支架外形正面观。支架在模型上就位，检查边缘密合性并确认被动就位无应力集中   z. 舌面观。检查舌侧边缘密合性并确认被动就位，无应力集中

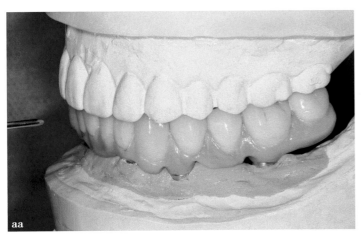
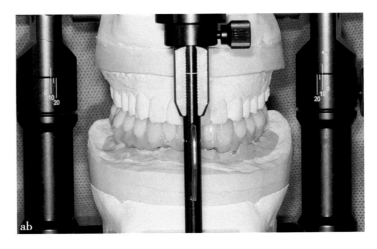

图 18-3　牙列缺失的即刻负荷修复（续）

aa. 下颌一体式纯钛切削支架烤塑修复体颌架上的侧面观。修复体远中带有悬臂梁结构，由于缺牙间隙过大，设计带有龈色树脂复合式基底，并留出间隙刷的缝隙，以利于清洁　ab. 正面观。由于缺牙间隙过大，设计复合式基底龈色树脂，并留出间隙刷的缝隙，以利于清洁

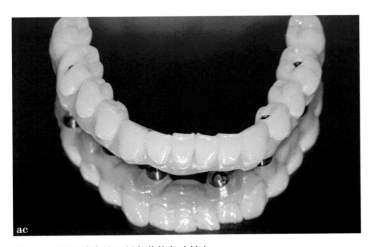
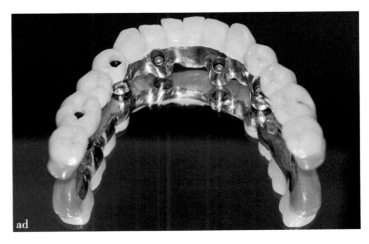

图 18-3　牙列缺失的即刻负荷修复（续）

ac. 下颌一体式纯钛切削支架烤塑修复体正面观。纯钛切削支架烤塑修复体组织面与牙槽嵴组织接触面呈圆球形，尽量将少接触面积并避免食物存留
ad. 纯钛切削支架烤塑修复体舌侧面观，基底部设计成金属，并留出间隙刷的缝隙，以利于清洁

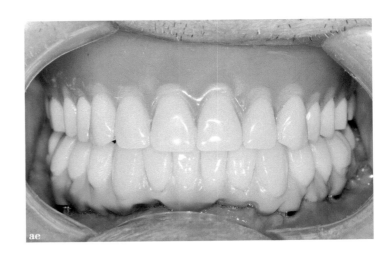

图 18-3　牙列缺失的即刻负荷修复（续）

ae. 下颌一体式纯钛切削支架烤塑修复体在患者口腔内戴入正面观。纯钛切削支架烤塑修复体龈色树脂部分可以适当弥补患者软硬组织的不足，获得满意的修复效果

种植方案设计：耿威副主任医师；种植外科程序：李钧教授；种植修复程序：耿威副主任医师；技工室程序：孙井德技师；病例完成时间：2010 年

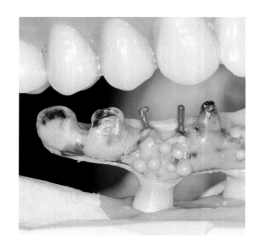

Chapter 19

Implant Prosthetics for Edentulous Patient

Geng Wei

第19章　牙列缺失的种植治疗

耿　威

19.1　种植修复体分类与特点

19.1.1　概述

牙列缺失患者采用传统义齿修复往往存在咀嚼时缺乏固位力,发音受限、影响自信等诸多问题。种植体支持的固定修复体或覆盖义齿显著提高了患者的满意度[1],成为牙列缺失患者的理想治疗手段。

牙列缺失患者种植修复体的上部结构由金属基底、人工牙、修复螺丝、基托和附着体组成。根据固位方式、支持方式、义齿制作工艺、附着体种类等不同,义齿的设计有多种不同的形式,牙列缺失患者的种植修复体分为多种类型,最主要的分类是根据患者能否自行取戴义齿分为种植体支持式固定修复体和种植体固定式覆盖义齿。

19.1.2　种植体支持式全颌固定修复体

种植体支持式全颌固定修复体的概念

种植修复体的上部结构用粘接剂或螺丝固定在种植体或基台上,患者不能自由摘戴,义齿所承担的咬合力完全由种植体承担,完全由种植体提供支持作用的固定义齿。固定修复体的种植体数目较多,咬合力全部由种植体传递到牙槽骨,能最大限度地恢复患者的咀嚼功能,咀嚼功能接近天然牙,能够满足患者拥有固定牙齿的心理需求,舒适度较高。适用于植入 4 颗以上种植体并且牙槽嵴吸收较少的病例。

种植体支持式全颌固定修复体的优点
- 具有固定义齿特性,可以恢复类似天然牙的咀嚼功能。
- 明显提高患者的舒适度,更容易恢复患者的自信。
- 咬合力通过种植体分散到种植体周围骨组织,可以有效地减少牙槽骨的吸收。

种植体支持式全颌固定修复体的缺点
- 需要种植体的数目多,手术相对复杂,费用高,对于牙槽骨吸收较多的病例难以解决美观和发音问题。
- 上部结构加工制作复杂,精度要求高。

- 患者不能自行将修复体取下。
- 患者自行对修复体清洁比较困难。
- 种植体与修复体之间是刚性连接,无弹性缓冲,在种植体与修复体内部容易产生不良应力。

种植体支持式全颌固定修复体的分类
- **根据修复体的固位方式分类**　①粘接固位的固定种植修复:种植修复体的上部结构用粘接剂固定在基台上方,患者不能自由摘戴,完全由种植体提供支持作用的固定义齿。②螺丝固位的固定种植修复:种植修复体的上部结构用螺丝固定在种植体或基台上方,患者不能自由摘戴,完全由种植体提供支持作用的固定义齿。
- **根据修复体是否带有悬臂梁分类**　①带有悬臂梁的固定种植修复:受局部解剖条件(上颌窦、下颌管)或局部骨量的限制,种植体往往只能被植入颌弓的前段,在末端种植体的远中需要设计游离臂即悬臂,增加对义齿的固位和支持作用。此种修复方式的特点是末端种植体受杠杆力的影响容易发生应力集中,必须合理设计悬臂梁的长度,防止机械并发症的发生。②不带有悬臂梁的固定种植修复:在颌弓后段磨牙区植入种植体,支持义齿的末端种植体远中不带有悬臂梁结构,采用这种修复方式种植体承受载荷较为均匀、咬合力分布合理,不容易产生应力集中和机械并发症。
- **根据种植修复体上部结构特点分类**　①传统式基底固定种植修复:类似于传统的固定义齿,患者的剩余骨量充足并且颌位关系有利,不需要带有粉红色龈瓷或树脂弥补牙龈组织和骨组织的缺陷,可选择传统金属或氧化锆基底烤瓷制作完成的固定修复体。②复合式基底固定种植修复:是指种植修复体的上部结构基底带有粉红色龈瓷或树脂,适用于存在一定的骨吸收并且不采取重建外科方案,修复体的最终设计通常带有粉红色龈瓷或树脂复合式基底,拟恢复丧失的软组织和硬组织,避免美学缺陷。

19.1.3　种植体固位式全颌覆盖义齿

种植体固位式全颌覆盖义齿的概念

患者可以自行取戴义齿,种植修复体的上部结构通过特殊的附着体包括球帽式附着体、自固位附着体、杆卡式附着体、磁性附着体或套筒冠等与种植体连接,由附着体提供义齿的固位和稳定作用,是由种植体、牙槽嵴共同提供支持作用的覆盖义齿。

2002 年的 McGill 共识研讨会上提出"目前的证据证明,传统义齿不再是牙列缺失修复最恰当的首选方案,而种植体支持的覆盖义齿作为第一选择已经获得了充分的证实"[2]。2009 年的 York 共识研讨会[3] 提出了相同的结论。通常而言,支持覆盖义齿的种植体,10 年成功率高于93%。磁附着体、圆锥型套筒冠附着体、杆附着体和球附着体的种植体成功率相同。然而,从长期的临床效果来看,杆卡附着体可获得更好的固位力并减少对黏膜支持的需求[4]。

种植体固位式全颌覆盖义齿是牙列缺失患者种植修复中最为普遍的一种修复方式。适用于绝大多数牙列缺失患者,尤其适用于以下患者:牙槽嵴吸收较多,固定修复难以恢复美观及发音者;全身状况及经济条件不能耐受复杂的种植手术及高额费用者;自己不能完成种植义齿的清洁和维护者。

种植体固位式全颌覆盖义齿的优点

● 牙槽嵴吸收严重时,义齿的基托部分能为软组织提供支持,容易恢复美观及面部丰满度。
● 与牙列缺失固定式种植修复相比种植体数目少,减少了手术创伤,也降低了费用。
● 患者可以自行摘戴,有利于上部结构和种植覆盖义齿的清洁。
● 种植体和组织共同支持义齿,可保证殆力的均匀分散,减少应力的集中。有利于保护种植体周围骨组织的健康。
● 制作工艺相对简单,一旦发生并发症易于修理及调整。

种植体固位式全颌覆盖义齿的缺点

● 由于义齿基托的存在,患者有异物感。
● 覆盖义齿需要定期修改,更换附着体。
● 义齿取下后口腔内的附着体暴露使患者感觉不适,并影响美观。

种植体固位式全颌覆盖义齿按附着体类型分类

● **杆固位式种植覆盖义齿(bar attachment overdenture)**

杆固位式种植覆盖义齿由种植体、杆附着体和全颌义齿组成。用连接杆将种植体连接成一体,而固位夹位于义齿的基托内,通过连接杆和固位夹的相互套叠和摩擦使义齿获得固位和稳定。杆附着体固位的种植修复体支持、固位和稳定效果良好,是种植体支持式全颌覆盖义齿最普遍应用的形式。杆固位式种植覆盖义齿的特点包括:①义齿的活动度与杆的横切面外形有关,圆形及椭圆形杆可以使义齿沿杆的长轴旋转,而U 形杆和研磨杆则不能旋转。②固位夹带有弹性装置时,义齿可以有一定的垂直向运动,弹起或下沉。不带有缓冲装置时,义齿无法下沉。③调整固位夹的数目可以改变义齿的固位力。一般 2 支固位夹即可获得满意的固位力,增加固位夹的数目,义齿的固位力也随之增加。④通过调整研磨杆的切削角度可以调整固位力的大小。0° 时固位力最大,角度增加固位力下降,达到 8° 时则仅有支持作用。⑤固位夹的位置越分散,固位效果越好。当杆和固位夹数目增加时,由于相互制约将限制义齿的动度。杆卡附着体常用于牙槽骨吸收严重、颌间距离大的患者。而当种植植入数目较少、间距较大、颌间距离不足或牙弓呈尖形,不适于杆卡附着体时,可选用球帽附着体。

● **球固位式种植覆盖义齿(ball attachment overdenture)**

球固位式种植覆盖义齿由种植体、球附着体和全颌义齿组成。球附着体由安装于种植体上的球基台(阳型)及对应固定于基托组织面的带有弹性缓冲装置的固位环(附着体阴型)构成,利用球与固位环的套叠固位使全颌义齿获得固位和稳定。球附着体可以为全颌义齿提供最简单的固位力。球固位式种植覆盖义齿的特点包括：① 由于具有弹性结构，允许义齿下沉和向各个方向转动，适用于以组织支持为主的全颌覆盖义齿。②与杆式附着体相比，可以减少对种植体的水平向作用力，应力分布更均匀，有利于种植体周围骨组织的健康。③种植体的长轴尽量平行，差别不要超过15°，否则容易造成附着体的快速磨损。④与杆式附着体相比，所需要的空间小。⑤与杆式附着体相比，基托与黏膜接触面积增大，种植体周围软组织增生反应减少。⑥易于清洁，有利于维护种植体周围软组织的健康。⑦费用相对较低，制作工艺相对简单，甚至可用原有的义齿进行改装。⑧即使有种植体并发症出现，在调整和修改时也不影响原义齿的使用。⑨需要定期检查和重衬，定期更换附着体。

● **双层冠附着体固位式种植覆盖义齿**（telescope overdenture）双层冠附着体固位式种植覆盖义齿是指在种植体或基台上制作双层金属冠，内冠用粘接剂或螺丝固定于基台或种植体上，外冠固定于基托组织面，义齿就位后利用两者间的摩擦力固位的覆盖义齿。这种义齿适用于因牙槽嵴吸收比较严重、颌间距离大、种植体角度差异较大、无共同就位道和种植体数目不多等原因不能作固定修复的病例。

● **磁性附着体固位式种植覆盖义齿**（magnetic attachment overdenture）磁性附着体固位式种植覆盖义齿由种植体、磁性附着体和全颌义齿组成。磁性附着体阳型软磁合金被固定于种植体顶端，永磁体固定于相对应的基托组织面，借助磁力增强全颌覆盖义齿的固位。磁性附着体结构简单，价格低廉，固位力长久，并且磁体接触面可有轻微的移位，有利于应力分散。其特点有：①磁性附着体可以提供垂直方向的固位力，但不能抵抗侧向力，需要后牙区牙槽嵴有一定的高度，使义齿获得侧向运动的稳定性。②磁性附着体在高温条件下磁力会减弱，因此不能与义齿一起热处理，只能用自凝树脂在口内粘接固定。③磁性附着体允许义齿有少许移动，可以明显降低种植体周围骨组织的应力，有利于骨组织的健康。④与杆附着体和球附着体相比，磁性附

着体固位力差，但与传统全颌义齿相比，仍然可以提供满意的固位和稳定。⑤磁性附着体的阴阳型之间呈平板样接触，种植体之间无共同就位道的限制，尤其适用于种植体植入位置、方向不理想的患者。

● **自固位式种植覆盖义齿**（Locator attachment overdenture）自固位附着体固位式种植覆盖义齿由种植体、自固位附着体和全颌义齿组成。自固位附着体由安装于种植体上的自固位基台（阳型）及对应固定于基托组织面的带有衬垫的固位装置（附着体阴型）构成，利用自固位基台与衬垫的按扣固位使全颌义齿获得固位和稳定。自固位附着体可以为全颌种植覆盖义齿提供理想的固位力。自固位式种植覆盖义齿的特点包括：①自固位附着体的基台有不同的高度可以选择。以 Straumann 种植体系统为例，其自固位基台的高度从 1mm 到 6mm 不等，对种植体植入后平台高度差异大的患者，可以通过选择不同高度的自固位基台纠正。②对颌间距离的最低要求小于球基台，降低了对颌间距离的要求。③通过选择不同衬垫自固位附着体最大可以调节两种植体间 40° 的角度偏差。④固位力可调节。可通过更换不同固位力的衬垫选择最佳固位强度，减少义齿基托折断。⑤自对位准确，易于患者自行摘戴。⑥选择预成的自固位基台及相关部件，降低了义齿的制作难度和费用。

种植体固位式覆盖义齿按种植体的连接方式分类

● **夹板式连接种植体固位式覆盖义齿**（splineted implant-supported overdenture）应用连接杆把两个或多个种植体夹板式相连，种植覆盖义齿依靠杆–卡之间的卡抱力和两者接触产生的磨擦力固位，杆附着体对种植体起到了固定夹板的作用。常用形式是杆卡式附着体。

● **非夹板式连接种植体固位式覆盖义齿**（unsplineted implant-supported overdenture）种植体彼此独立，不用杆进行相互连接，而是采用独立的附着体，常用形式有球附着体、自固位附着体、磁性附着体及双层冠附着体。

19.2　诊断与评估

种植治疗前的诊断评估是进行种植治疗的第一步。准确全面的诊断评估是获得理想的修复效果的根本保证。修复医师需要了解患者对义齿的心理需求和期望值，根据患者的年龄、身体状况、颌骨条件及所能承担的治疗费用等进行术前评估，根据评估的结果进行诊断分析，选择最合适的修复方案。

牙列缺失患者的种植诊断评估包括全身健康状况的评估、笑线和面部丰满度的评估、牙槽嵴状况的评估、颌位关系的评估、软组织的评估、诊断性试排牙、放射线评估以及患者的期望值和经济状况的评估。

19.2.1　全身健康状况评估

牙列缺失患者的种植治疗前应对患者的健康状况进行分析评估，未控制的糖尿病或免疫性疾病、正在口服双磷酸盐类药物或接受放射治疗、免疫缺陷或吸烟等均为种植修复的高风险因素[5]。应详细询问患者的病史，包括：
● 医疗保健，现在或过去的（包括目前使用的药物）。
● 既往史与现病史（心血管、呼吸、胃肠、内分泌、肾脏、肝脏或造血系统疾病）。
● 精神状况。
● 传染病。
● 过敏史。
● 不良习惯（如吸烟史、饮酒史）。

19.2.2　笑线和面部丰满度评估

牙列缺失后，颜面凹陷的患者，牙槽嵴通常不能为上唇提供充分的支撑，种植体固位的覆盖义齿的唇侧基托可以为上唇提供一定程度的支撑并恢复患者的面部侧貌，而种植体支持的固定修复体通常达不到覆盖义齿的美学效果。因此在唇部支持不足的情况下进行固定修复，就需要通过大范围的移植来重建颌骨水平向缺损，从而获得理想

的种植体植入位置和软组织外形轮廓。另外，对高位唇线和笑线的患者，设计种植体支持的固定修复体必须谨慎，这类患者将面临较高的美学风险[6]，在某些情况下就成为选择金属 – 树脂复合修复体或覆盖义齿的决定因素，义龈和唇侧基托可以显著降低美学风险。

微笑时水平向牙齿暴露（horizontal tooth display）量是决定固定或可摘修复方案的另一个关键性因素。Dong 等[7]的文献综述中描述有 57% 的样本存在微笑时水平向牙齿暴露至第二前磨牙（水平向 10 颗牙齿暴露），20% 至第一磨牙（水平向 12 颗牙齿暴露）。如果牙暴露限于 6～10 颗牙，那么包含远中悬臂的固定修复体往往能获得满意的效果。如果暴露 12～14 颗牙，只有在更靠后的位置能够植入种植体（需要或不需要进行骨增量）时才能考虑固定修复。种植体位于前部时选择覆盖义齿是正确的治疗方案。

19.2.3　牙槽嵴状况评估

包括对牙列缺失后颌弓外形和牙槽嵴结构的评估。颌弓的形状影响种植体的位置和分布，在相同的缺牙区域内种植体分布面积越大越能有效地抵抗垂直及侧方殆力。植入同等数目的种植体，尖形牙弓种植体排列呈弧形，而方形牙弓种植体分布却接近线形。因此尖形牙弓比方形牙弓更易获得理想的力学支持。颌弓的形状影响种植体植入方向的设计，如果一个牙弓呈方形，而对侧牙弓呈尖形，这种解剖条件下必须控制种植体植入的轴向，否则可能有一个或多个种植体被植入在修复体之外，难以达到满意的修复效果。

牙列长期缺失的患者，通常伴有牙槽嵴的大量吸收呈刃状牙槽嵴，在种植体植入之前需要进行矫正，以创造出宽度可以植入合适直径种植体的牙槽嵴平台。此外，承托区软组织下方不规则的骨结构，也应该进行必要的纠正，避免义齿使患者产生不适。

19.2.4　颌位关系评估

牙列缺失后,由于垂直关系丧失,下颌围绕铰链轴旋转,咬合平面常向上向前移位,因此对牙列缺失患者进行种植修复时、无论是单颌还是双颌,修复医师都必须正确确定上下颌的颌位关系,制取诊断模型,取颌位记录后,在𬌗架上对颌位关系、垂直距离进行测量分析,然后才能制订出完整的种植修复计划。

评估上下颌弓的垂直位置关系

种植治疗开始前,通过诊断性排牙可以确定修复体的可用空间。不同的修复技术需要的空间不同,种植体支持的金属-树脂复合修复体需要更多的垂直向距离容纳上部结构、支架、义齿饰面材料,修复肩台至对𬌗所需要的最小距离为10~15mm,而金属烤瓷修复体可用于最小颌间距离7~8mm的空间。牙列缺失患者如果牙槽骨丰满,颌间距离不足,不能获得上部结构所需要的最小空间(单颌间隙7mm);或者牙槽骨过度吸收,颌间距离增大,种植修复体难以获得合适的冠根比例,这两种情况均不适合设计固定修复,而应尽可能选择种植体固位的全颌覆盖义齿。覆盖义齿中应用的附着体,杆卡设计所需要的空间最大,非夹板式连接的附着体(自固位附着体)需要的空间最小。另外,当颌间距离不足时,也可以通过种植外科前的牙槽骨整形术来降低下颌骨的高度,为杆附着体或固定修复体提供足够的空间。

评估上下颌弓的水平位置关系

● **牙列缺失患者的上下颌位置呈Ⅰ类关系**　这是上颌与下颌之间正常的位置关系,种植体可以沿牙槽骨轴向植入,牙齿呈正中咬合关系。上牙与下牙之间形成正常的覆𬌗和覆盖。

● **下颌骨前牙区过度吸收,上下颌位置呈Ⅱ类关系**　要同时获得功能和美学的理想效果比较困难。如果种植体沿牙槽骨轴向植入,正中咬合时前牙常常形成深覆盖,不能正常接触,修复医师将下颌前牙向唇向伸出排列能够达到正常覆𬌗和覆盖关系,但是义齿在咬合状态下会对种植体产生杠杆力;外科医师改变种植体的植入方向使种植体颈部斜向唇侧倾斜植入,但可能导致修复螺丝从义齿的唇侧穿出而影响美观,另

外种植体在一定角度下承受载荷,同样增加对种植体的剪切力。理想的方法是先进行下颌或上颌牙槽骨的外科重建,形成正常的颌位关系后,再进行种植修复。

● **上颌骨前牙区过度吸收,上下颌位置呈Ⅲ类关系**　如果将种植体沿牙槽骨轴向植入,义齿的前牙将形成反𬌗,将人工牙向唇侧突出排列、或将种植体偏向唇侧倾斜植入牙槽骨,可以达到正中咬合接触,但义齿在行使功能时,种植体将承受较大的杠杆力,并且可能导致螺丝从义齿的唇侧穿出;Ⅲ类位置关系比较严重,需要进行下颌或上颌牙槽骨的外科重建、然后再进行种植修复。异常的上下颌位关系,如反𬌗严重的安氏Ⅱ类或Ⅲ类错𬌗,以及颌间距离过小,这些异常均可以导致在修复阶段出现生物力学风险。对于严重的反𬌗、安氏Ⅱ类或Ⅲ类错𬌗的患者,需要选择可避免机械并发症的覆盖式种植修复方案,而不能设计固定修复体。必要时需要在种植体植入前进行正颌手术以矫正异常的颌位关系。

19.2.5　软组织的质与量评估

患者口腔内牙槽嵴黏膜的质量影响种植修复患者的舒适程度。如果种植体颈部周围有角化黏膜袖口,可以避免种植体颈部暴露,患者不会对种植修复体感到不适。这种宽而厚的角化组织易于重建种植体间软组织、刺激固定修复体的龈乳头增生。如果种植体周围缺乏角化黏膜组织,游离的软组织在种植体和基台表面受到牵拉,会造成疼痛,并容易产生种植体周围炎,这种情况下设计覆盖式种植修复,易于清洁,也可以减少患者的抱怨。

19.2.6　放射线分析评估

一般情况下,曲面体层放射线片可提供足够的诊断信息。而对于某种程度萎缩的病例,并且拟固定修复时,应通过计算机断层扫描(CT)获得准确的放射线影像诊断。

19.3 种植修复设计原则

计算机体层摄影（CT）

当计划进行固定修复、种植体植入位置为颏孔远中或邻近上颌窦时，CT 扫描有利于作出精确的外科计划，包括选择种植体植入位点、直径、长度以及确定水平向或垂直向骨增量的范围和类型。CT 扫描时，通常戴有置入放射线阻射标记的诊断模板，以获得更多信息，来确定修复体和骨之间的确切关系。

CT 扫描可能发现以下三种情况：

● **修复体引导的种植体位置与牙槽嵴的剖面轮廓之间处于理想的关系** 诊断性试排牙可以被理解为最终修复体，并依据阻射标记确定种植体轴向。在这种理想的临床情况下，不需要骨增量技术，无需改变种植体轴向以代偿牙槽嵴的萎缩。CT 扫描测量可以选择最佳种植位点，以及确定种植体直径和长度。

● **修复体引导的种植体位置与牙槽嵴的剖面轮廓之间存在轻度差异** 可以按计划植入种植体，但必须补偿一定程度的牙槽嵴萎缩。可能的解决方案包括：设计种植体固位的可摘修复体，用树脂基托弥补现有的缺陷；同期骨增量，纠正按照正确的、以修复为导向的种植体植入造成的种植体周围开窗式或裂开式骨缺损；适当调整种植体位置和轴向或使用直径／长度减小的种植体，按照可用的剩余骨量植入种植体，通过调整修复方案弥补种植位点方向的缺陷。

● **修复体引导的种植体位置与牙槽嵴的剖面轮廓之间存在严重差异** 对于颌骨严重萎缩的患者，刃状牙槽嵴、下颌管和颏孔位置表浅以及上颌窦气化合并上颌骨垂直向吸收等，种植体植入前必须先进行骨增量，待骨增量手术获得成功后再进行种植体植入。

19.2.7 患者的期望值与经济条件

在治疗早期，医师应该同患者就其对种植治疗的效果进行深入地讨论，清楚了解患者的期望值。并且，对牙列缺失的患者，不同修复方案所需要的费用差别较大。医师必须根据患者的期望值和能够承受的费用做出合理的选择。

牙列缺失患者种植修复设计考虑的因素包括：牙槽骨的吸收状况、上下颌骨的生物力学特点、咬合关系，义齿的固位方式、支持方案等。

19.3.1 牙列缺失牙槽骨吸收状况

对无牙颌患者进行种植修复设计时，首先要考虑上下颌骨余留骨量。根据牙列缺失牙槽骨吸收的程度，可大致分为三类进行诊断设计。

Ⅰ 类牙槽嵴

上下颌牙槽骨高度和宽度足够，不存在严重的骨萎缩，解剖条件适合固定修复体。

可以选择各种治疗方案，而选择固定或覆盖义齿取决于术前评估时患者的期望和费用预算，个别病例假如没有任何骨萎缩、并且选择了种植体支持的覆盖义齿，在外科阶段可能要去除一定骨量为修复体创造更大的颌间距离。

Ⅱ 类牙槽嵴

骨量有一定程度的减少，有中度垂直向或水平向骨萎缩，有三种主要治疗方案可以选择：

● **种植体支持的覆盖义齿** 覆盖义齿的基托可以补偿软硬组织的缺陷，治疗费用通常低于固定修复体；易于清洁和口腔卫生维护。

● **金属－树脂复合式固定修复体** 包括用粉红色龈瓷或树脂补偿软硬组织的萎缩，也可以采用牙冠较长的固定修复体。

● **进行种植体植入前的外科治疗** 包括下牙槽神经移位术、上颌窦底的抬高、或进行牙槽嵴的增高，为实现种植体支持的固定修复体创造理想条件。

Ⅲ 类牙槽嵴

严重骨萎缩的病例，牙槽骨吸收到基底骨部分，骨内种植在上下颌均难以实现，种植体植入前必须进行骨增量的外科治疗。

对于此类病例,应根据种植体植入前骨增量外科治疗对骨萎缩的修复程度选择最终修复体类型。尽管进行了骨重建,但很难将上颌的解剖类型由Ⅲ类完全转换为Ⅰ类,骨增量和种植体植入获得成功之后,建议用金属 – 树脂复合式固定修复体修复下颌,用种植体支持的覆盖义齿(研磨杆)修复上颌,以满足患者的美学要求。

19.3.2　牙列缺失种植修复的生物力学设计原则

对牙列缺失患者进行种植修复诊断设计时,要根据上下颌骨的机械力学特点设计种植体的植入位置和植入数目。

上颌骨

上颌骨与颅骨之间有着较宽大的基础附着,可以被看成相对固定的刚性体,与下颌骨相比它的结构疏松,在牙齿拔除后常会发生明显的骨量减少和骨质变化。如果在上颌的远中植入种植体并形成夹板式连接可以提高种植义齿的支持力,获得更合理的应力分布,因此以金属桥架或杆的形式连接种植体形成夹板结构,是上颌种植义齿上部结构普遍采用的设计。设计同样的支持方式,上颌种植体的数目是下颌的 1.5~2 倍。修复体上部结构的类型取决于前部牙弓的形状,尖圆形牙弓允许使用远中带有悬臂梁的上部结构,如果牙弓呈方形,则要避免采用这种设计,因为方形牙弓往往使种植体的排列接近线形,不能有效对抗垂直向及侧向载荷。如果骨量充足应尽可能将种植体植入磨牙区,种植体分布整个牙弓,可以使应力分布合理化并更有效地向种植体周围骨组织传递,提高种植义齿的长期成功率。

下颌骨

下颌骨是一个特殊的水平分支结构,开口运动时在附着肌肉的作用下颌骨会发生一定的形变,从颏孔远中开始向中线收缩,其形变量随骨的质量及开口大小而定。如果在下颌远中磨牙区植入种植体,采用较长的刚性杆连接固位,就会阻碍这种弹性形变,增加种植体周围骨组织的负荷,引起螺丝松动、种植体的边缘骨吸收、开口疼痛等症状。下颌骨两侧颏孔间的骨组织强度和硬度较高,弹性形变很小,因此在两侧颏孔间植入种植体并以夹板形式连接是牙列缺失患者种植修复比较常用的方法。

以夹板形式连接下颌前部的种植体形成杆附着体,使全颌义齿获得固位和稳定,从功能角度看属于混合支持型,义齿在前牙区由种植体支持,而在后牙区是组织支持。植入两颗种植体以圆形或卵圆形杆连接,在义齿前方形成一个转动轴,义齿可以发生一定程度下沉和转动;植入 4 颗种植体,固位杆之间以一定角度连接固定,限制了义齿的转动,使义齿获得更加刚性的支持。在下颌植入 4 颗以上种植体,可以设计完全由种植体支持的固定式种植义齿,在远中设计悬臂梁结构支持磨牙。种植义齿行使咀嚼功能,殆力传递到种植体周围骨组织,垂直向载荷显著高于水平向的载荷。将种植体用杆连接,在远中植入只起支持作用的短的种植体,可以有效分散殆力,减少应力集中。

悬臂梁长度的设计原则

受局部解剖条件及其他因素的影响,种植体经常被植入颌弓的前段,在末端种植体的远中常需要设计游离臂即悬臂,以支持磨牙。生物力学分析结果表明,义齿承载时,在所有牙位中,末端种植体承受的来自水平向和垂直向的作用力最大,受应力集中的影响,其周围骨组织容易发生骨吸收,悬臂越长,末端种植体承受的破坏性应力越大,过长的悬臂会导致种植体骨结合界面破坏、螺丝松动或悬臂断裂等。

设计悬臂梁长度时需要考虑以下几个方面:
- **种植体植入的位置和数目**　种植体的数目越多、分布面积越大,越能提供有效的支持作用,可以适当增加悬臂梁长度。种植体呈线形排列时应避免悬臂梁设计。
- **牙列缺失牙弓的形状**　尖形牙弓有利于种植体形成分散布局,与方形牙弓相比悬臂梁的长度可适当增加。
- **种植体的角度**　取决于种植体的植入方向是否垂直于预计的咬合平面,当种植体与咬合平面不垂直时,咬合时种植体承受较大的剪切力,悬臂梁的长度应尽量缩短。

- **骨的质量**　骨质条件差时，为避免骨吸收，悬臂梁的长度要缩短，因此上颌义齿的悬臂比下颌短。
- **咬合力量**　设计悬臂梁之前先考虑患者的咬合力，对咬合机能紊乱的患者考虑缩短悬臂梁的长度；与对殆牙是天然牙相比，对颌为全颌义齿时悬臂梁的长度可以适当增加。
- 悬臂梁的长度越短越好，下颌悬臂梁的最大值为 20mm，一般情况下悬臂梁的长度应小于 15mm，上颌悬臂梁的长度不应超过 10mm。

19.3.3　牙列缺失种植修复的咬合设计原则

牙列缺失种植修复咬合关系的设计直接影响到种植体的生物力学反应。正确的咬合设计，可以控制咀嚼时向种植体传递殆力的大小和方向，避免机械并发症的发生。

传统全颌义齿修复中为使义齿获得良好的固位和稳定要求获得双侧平衡殆，这是因为全颌义齿借助基托与黏膜之间的密切接触获得固位，只要有一颗牙发生早接触或殆干扰，就会影响整个义齿的固位和稳定，使义齿出现翘动及黏膜压痛。尤其是牙槽骨过度吸收的患者，正中殆及非正中殆都应达到平衡殆。而牙列缺失的种植修复体由种植体提供固位和支持，在咬合设计方面有许多特殊内容。

建立正确的殆面形态

降低牙尖高度和斜度，减小颊舌径，加深窝沟深度可以有效地减少侧向力，是理想的殆面形态。

遵循全颌义齿的排牙原则

人工牙的排列应该与唇颊舌的肌肉和黏膜结构相协调；咬合平面位于舌中线的水平；为了获得良好的咬合关系及咀嚼功能，每侧至少要有三对牙相接触，尖窝锁结关系明确；牙齿排列与颌弓方向一致，并尽可能位于种植体正上方，前牙可以位于种植体唇侧，但应尽可能减小与种植体的间距；殆曲线的最低点应位于咀嚼稳定区（第二前磨牙及第一磨牙）；在正中殆时，后牙区必须达到双侧平衡；上下颌之间形成 1mm 的覆殆及覆盖。

根据种植修复的固位支持方式和对殆牙的状况设计合理的咬合关系

全颌种植义齿咬合关系的设计取决于义齿的固位方式，种植体固位式覆盖义齿设计为双侧平衡殆，种植体支持的固定全颌义齿采用组牙功能殆。

无牙颌种植义齿咬合关系的设计还取决于对颌牙的情况：若患者上颌是传统的黏膜支持式全颌总义齿，下颌是种植体支持的全颌义齿，种植体支持的义齿产生的力较大，使上颌牙在功能运动中有一定的移动。当下颌处于前伸位时，仅有前牙接触的患者会出现偶合综合征（combination syndrome）现象，发生上颌前牙区牙槽骨的明显吸收、上颌结节的下垂和殆平面的后仰。为避免产生偶合综合征现象，通常选择双侧平衡。当对颌同为种植体支持的固定义齿时，由于上下颌同为刚性结构，咬合时各自的动度极小，这样就会产生较大的应力，因此功能状态下应采用组牙功能殆。正中咬合时前后牙同时接触使咬合力量直接加载至种植体上，侧方运动时多颗种植体支持的多颗牙同时接触，避免单颗牙接触，悬臂处的磨牙脱离接触。当对颌是天然牙或有局部义齿时，也采用组牙功能殆。

19.3.4 种植覆盖义齿设计原则

牙列缺失患者种植体固位式覆盖义齿的设计应满足以下要求：符合生物学及生物力学原则，选择合理的附着体固位支持方式，符合义齿支持、固位和稳定的原则；义齿基托合适的伸展，有良好的美学形态；建立理想的咬合关系。

种植覆盖义齿支持方式的选择

● **以组织支持为主型** 使用自固位附着体、球附着体、磁性附着体。义齿可以发生一定的转动和下沉，附着体仅在义齿侧向和离心移动时起固位作用。义齿稳定性略差，种植体主要起固位作用，对义齿的支持作用主要由牙槽嵴和粘膜完成。适用于种植体植入数目较少的患者。

● **组织与种植体共同支持型** 以杆式支架将种植体连接固定，种植体承担一部分殆力，牙槽嵴承担另一部分，种植体及杆式附着体具有支持和固位的双重功能，义齿不容易发生转动，可以有一定的下沉。以杆为轴，义齿可以转动，在义齿向心移动时，前牙区种植体承担了义齿负荷，而后牙区义齿承托区黏膜承担义齿负荷，义齿的固位和稳定性都很好，基托可适当减小。

● **以种植体支持为主型** 在颌骨内植入4颗以上种植体，以杆连接，连接杆可以向远中延伸形成悬臂梁，承担支持和固位作用。义齿承受的殆力可通过连接杆传递到种植体上。受连接杆限制，义齿承受殆力时几乎不发生移动，主要由种植体完成支持作用[8]。

附着体的选择

● 种植体数目少时，以牙槽骨和黏膜组织支持为主，应选择弹性附着体，义齿咀嚼时能以附着体为中心或旋转或下沉，将殆力传递至支持组织上。可选择的附着体有球附着体、杆附着体和磁性附着体。

● 种植体数目多、完全由种植体支持时，可选择非弹性的附着体。非弹性附着体无缓冲结构，义齿被卡在附着体上无法晃动，其活动度接近于零。为修复体提供全方位的支持和稳定，咬合力完全传导至种植体上。附着体主要是双层冠附着体和切削杆附着体。

19.3.5 种植固定修复体设计原则

种植固定修复体比覆盖义齿更接近于天然牙，使患者感觉舒适，因此牙列缺失患者更愿意选择固定修复体。然而固定修复体并非适合于所有的牙列缺失患者，为了获得良好的功能和美学效果必须严格选择和评估。

● 固定修复体患者不能自己摘下，口腔卫生的维护非常重要，否则会导致种植体周围炎的发生。固定修复体的设计应有利于患者的口腔卫生维护。修复医生必须向技师提供间隙刷，使其制作的固定修复体能够允许间隙刷通过，便于患者进行必要的口腔卫生维护。

● 认真分析获得良好美学修复效果所需要的唇部支持量和唇侧延伸范围；只有在能够获得充分的唇部支持时，才考虑固定修复。因此分析研究模型至关重要。只有将患者的模型上架研究，并进行诊断性排牙后，才能得出准确的结论。

● 对颌骨严重吸收、又倾向于固定修复体的患者，需告知患者，固定修复体并非总是能够在给予必须的组织支持，又能同时满足机械力学和口腔卫生清洁的要求。如果不能实现，优先选择种植体固位的覆盖义齿，而不是固定修复体。金属支架和丙烯酸树脂人工牙构成的复合式固定修复体类似螺丝固位的"总义齿"，不仅可以提供类似天然牙的咀嚼功能，义齿的复合式基底还可以修复软组织的缺损与不足。缺点是义齿和牙龈之间有缝隙可能影响发音；螺丝孔的存在和悬臂梁长度的限制，咬合面积受到影响。

● 设计固定修复时，应根据修复计划制作诊断和外科模板，精确确定种植体植入位点和轴向。CBCT有助于确定修复体指导的种植位点，是否有充足的骨量。

19.4　上颌牙列缺失的治疗方案

19.4.1　种植体独立固位覆盖义齿

由于上颌骨量不足和骨质疏松，在上颌前部植入 2 颗种植体固位的覆盖义齿是高风险的治疗方案。有文献[9]报告此类设计的修复体上部及中间结构发生折断，因此不支持这种治疗方案。

上颌 4～6 颗非夹板式相连的种植体支持的覆盖义齿，这种设计只有在种植体植入的空间位置（种植体之间过近或过远）或角度不理想的情况下采用（图 19-1）。如采用圆锥型套筒冠，尽可能在远中植入种植体，否则，支持义齿的远端种植体可能过度负荷。

种植体独立固位覆盖义齿特点包括：

- 容易清洁。
- 适用于颌间距离不足的病例。
- 如果种植体分布不合理易发生过度负荷。
- 技工室程序要求高。
- 费用高。

19.4.2　种植体夹板相连固位覆盖义齿

在牙列缺失的上颌前部、双侧第一前磨牙之间植入种植体，通常可以避免上颌窦底提升程序，减少患者的并发症和治疗费用（图 19-2）。而在此区域植入 4 颗分布良好、夹板式相连的种植体（最小的直径和长度分别为 4.1mm 和 8mm），就上颌牙列缺失而言，是种植体支持的覆盖义齿的最少数目。在这些条件下，种植体早期负荷被认为是可预期的，所以该治疗方案的治疗周期通常较短。如果计划采用多尔德杆作为最终的上部结构，种植体的分布应当允许杆有足够的长度、种植体间距必须充分。如果剩余牙槽嵴的解剖条件限制了种植体的直径和长度，应该考虑种植体数目从 4 颗增加到 6 颗的治疗方案。通常认为 6 颗以上的种植体支持上颌覆盖义齿是非常理想的治疗方案。特点包括：

- 种植体支持的覆盖义齿具备较高的稳定性和固位力。
- 颊侧基托的延伸有利于获得足够的唇部支持。
- 易于解决发音问题，也适合于骨密度较低的患者。
- 对患者口腔卫生维护的要求较高。
- 义齿和中间结构需要较大的颌间距离。
- 临床和技工室程序要求较高。
- 费用较高。

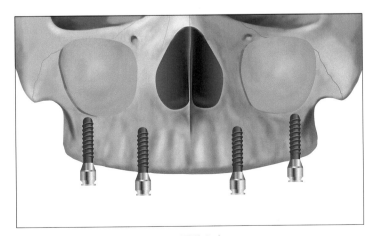

图 19-1　上颌 4 颗种植体独立固位覆盖义齿
上颌植入 4 颗种植体，4 颗种植体独立提供固位支持　模式图绘制：北京口腔种植培训中心 - 袁苏

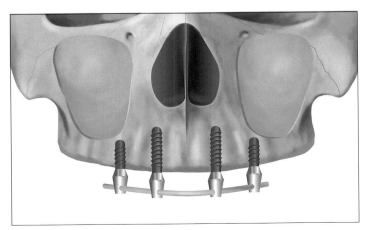

图 19-2　上颌 4 颗种植体夹板式相连固位覆盖义齿
上颌前部、双侧第一磨牙之间植入种植体，可避免上颌窦提升程序，减少患者的并发症和治疗费用　模式图绘制：北京口腔种植培训中心 - 袁苏

19.4.3 4～6颗种植体，夹板式相连的一体式固定修复体

6颗分布良好的种植体，足以支持上颌固定修复体。当骨量和骨密度理想时，也可以考虑4颗种植体支持一体式固定修复体。

种植体位置及型号：

● 如果植入6颗种植体，前后种植体（AP）间距大于1cm，首选常规尺寸的种植体。如果选用短种植体（6mm）和细种植体（3.3mm），应当在治疗计划中增加种植体数目，特别是对颌牙列中有天然牙或固定修复体时。

● 在侧切牙位点，为了获得良好的穿龈轮廓，可以选择窄修复平台的种植体（窄颈种植体）。

● 通常将修复体延伸到第一磨牙区。但是就咀嚼功能和美学而言，当AP间距受限时，根据短牙弓修复理念只延伸到第二前磨牙区也已足够。

● 理想情况下，远端种植体尽可能向远中植入以缩短悬臂长度。

● 尽可能平行植入种植体并维持充足的种植体间距，以利于口腔卫生维护。

4～6颗种植体，夹板式相连的一体式固定修复体特点包括（图19-3，图19-4，图19-5）：

● 上部结构只能采取螺丝固位，出现机械问题时易于处理。

● 如果剩余骨量充足并且颌位关系有利，可选择传统的金属烤瓷制作固定修复体；如果存在大量的骨吸收和（或）软组织缺损，并且不准备采取外科重建方案予以矫正，修复体的最终设计通常要首选带有粉红色龈瓷或树脂的复合式基底，拟恢复丧失的软组织和硬组织，避免美学缺陷。

● 分段式或一体式基底的选择：分段式修复体便于调整或修理、简化了技工室程序、易于获得被动就位。然而一般情况下6颗种植体只有设计短牙弓修复，否则很难做出分段设计。可是当种植体分布不理想、植入了短种植体、远中带有悬臂或最终修复体需要龈瓷等，需要整体式固定修复设计。一旦选择一体式复合式基底，种植体周的清洁和维护非常困难，要求患者较高的依从性维护口腔卫生。

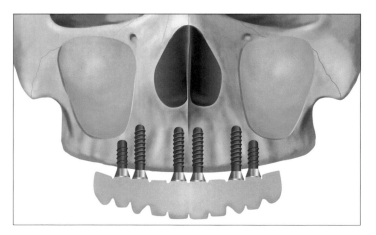

图19-3 上颌6颗种植体，夹板式相连的带悬臂的一体式固定修复体
上颌6颗种植体，可分散至上颌后部，通常将修复体可延伸到第一磨牙区
模式图绘制：北京口腔种植培训中心-袁苏

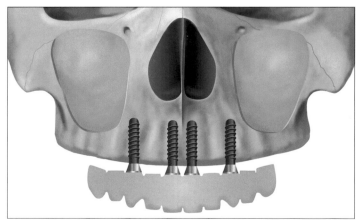

图19-4 上颌4颗种植体，夹板式相连的带悬臂的一体式固定修复体
上颌植入4颗种植体，多集中在上颌前部，根据短牙弓修复理念只延伸到第二前磨牙区，远端种植体尽可能向远中植入以缩短悬臂长度
模式图绘制：北京口腔种植培训中心-袁苏

19.4.4 8 颗以上种植体，分段式固定修复体

如果没有解剖学限制，可以在中切牙、尖牙、第一前磨牙和第一磨牙位点植入 8 颗种植体，固定修复体分段为 4 个三单位固定修复体（图 19-6）。可以简化技工室程序，易于获得被动就位，便于出现问题时进行处理和修复体的修理。特点包括：

● 修复体获得最大的稳定性。

● 可以避免短牙弓设计，有利于患者获得最大的咀嚼功

能，满足患者的自信。

● 如果种植体分布合理，植入 8 颗种植体能够分段式修复有利于修理和维护。

● 但是这种修复方案难于获得充分的唇部支持。

● 患者的口腔卫生维护比较困难。

● 临床和技工室程序要求更高。

● 费用较高。

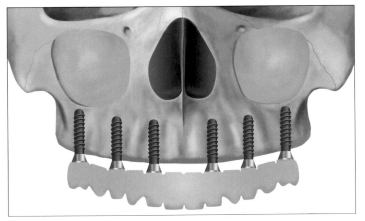

图 19-5 上颌 6 颗种植体，夹板式相连的一体式固定修复体
上颌 6 颗分布良好的种植体，足以支持上颌固定修复体，理想情况下，远端种植体尽可能向远中植入以缩短悬臂长度。
模式图绘制：北京口腔种植培训中心 - 袁苏

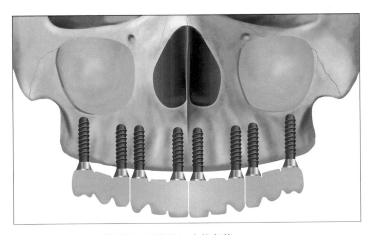

图 19-6 上颌 8 颗种植体，分段的固定修复体
在中切牙、尖牙、第一前磨牙和第一磨牙位点植入 8 颗种植体，固定修复体分段为 4 个三单位固定修复体。
模式图绘制：北京口腔种植培训中心 - 袁苏

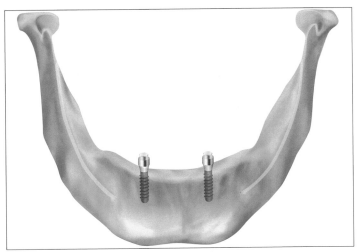

图 19-7 下颌 2 颗种植体独立固位式覆盖义齿
种植体的植入位点一般位于下颌侧切牙位置，种植体尽可能远离颌骨中线位置，减少咀嚼运动时修复体翘动的风险，如果采用球或自固位附着体，要求平行植入两颗种植体　模式图绘制：北京口腔种植培训中心 - 袁苏

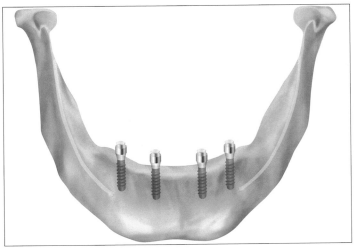

图 19-8 下颌 4 颗种植体独立固位式覆盖义齿
种植体的植入位点一般位于下颌侧切牙和第一前磨牙
模式图绘制：北京口腔种植培训中心 - 袁苏

19.5 下颌牙列缺失的治疗方案

19.5.1 独立固位式种植覆盖义齿

　　独立固位式种植覆盖义齿适应证包括：
● 下颌骨重度吸收或剩余牙槽骨垂直高度不足的患者。
● 下颌牙弓呈尖形，导致连接杆的设计影响到舌的功能，不适宜采用杆卡设计的患者。
● 独立种植体支持的附着体更有易于清洁和维护，适用于口腔卫生维护困难的患者和老年患者。

　　独立固位式种植覆盖义齿特点包括：
● 种植体数目一般2~4颗，独立支持固定义齿的基台附着体。
● 独立基台的假想连线形成了义齿的旋转轴，允许义齿围绕附着体基台有一定程度的旋转、摆动或下沉，提供了垂直向固位但侧向稳定性较差，通常在咀嚼时下颌义齿翘动而使患者产生不适。
● 当植入2颗种植体依靠彼此独立的基台固位时，种植体尽可能远离颌骨中线位置，同时尽量在基台上方排列2颗下颌前牙，确保基台和附着体受到的是垂直向负荷，减少咀嚼运动时修复体翘动的风险（图19-7，图19-8）。

● 这种方案需要经常调节固位系统，球附着体或自固位附着体的阴型互不平行容易导致固位力丧失；磁性附着体固位力有限，并且不能被重新激活。义齿基托需要金属加强，避免折断。

19.5.2 夹板式相连固位种植覆盖义齿

　　种植体以杆相连成一个整体，而固位夹位于义齿的基托内，通过连接杆和固位夹的相互套叠和摩擦使义齿获得固位和稳定。杆附着体固位的种植修复支持、固位和稳定效果良好，是种植体固位式全颌覆盖义齿最普遍应用的形式。
　　夹板式相连固位种植覆盖义齿适应证包括：
● 下颌骨严重吸收导致下牙槽神经游离，或黏膜条件差，独立附着体的覆盖义齿负荷时易引发疼痛。如果下颌骨可用骨高度超过10mm，可以设计2颗种植体并以圆形或卵圆形杆相连，但不适合于尖圆形下颌牙弓和剩余下颌牙槽嵴高度小于10mm者（图19-9）。
● 对于牙槽嵴高度小于10mm或骨密度较低的患者，建议

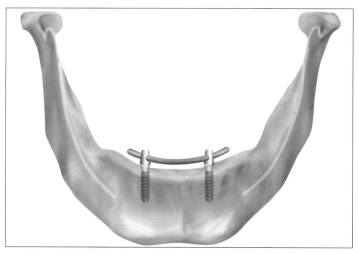

图19-9 下颌2颗种植体夹板式相连的覆盖义齿
卵圆形或方形牙弓，可用骨高度超过10mm，可设计2颗种植体，并以圆形或卵圆形杆相连　模式图绘制：北京口腔种植培训中心-袁苏

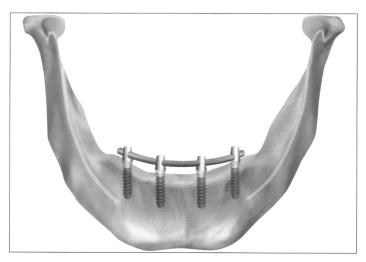

图19-10 下颌4颗种植体夹板式相连的覆盖义齿
尖圆形牙弓，或可用牙槽骨高度小于10mm、牙槽骨密度低，可设计4颗种植体夹板式相连　模式图绘制：北京口腔种植培训中心-袁苏

植入 4 颗种植体并采用杆卡式附着体,为种植体支持的覆盖义齿提供更可靠的稳定性和固位力(图 19-10)。

● 下颌为尖圆形牙弓,建议选择植入 4 颗种植体并连为一体(图 19-10)。

● 对颌为天然牙或为部分天然牙,种植体存在过度负荷的风险,需要植入 4 颗以上种植体并连为一体。

夹板式相连固位种植覆盖义齿特点包括:

● 相对于选择独立的附着体,对患者的口腔卫生维护要求较高;义齿及中间结构需要较大的颌间距离。固位系统不需要经常调节。

● **种植体位置** 如果植入 2 颗种植体,通常将种植体植在尖牙或尖牙近中的位置。尤其当患者是锥形牙弓时或者为了避免杆偏心放置。如果植入 4 颗种植体,通常将种植体植在两侧颏孔之间的位置。

● **杆与牙槽嵴的位置关系** 垂直关系:杆与牙槽嵴顶的间隙要大于 2mm,以方便种植体和杆的清洁,保持局部软组织的健康。前后关系:杆尽可能位于牙槽嵴顶上方,可防止食物嵌塞,有助于保持口腔卫生。如果

杆的位置偏后,将不利于唾液的流动,且易引起食物嵌塞,同时也影响舌的运动造成患者的不适。水平关系:杆应与两侧颞下颌关节转动轴平行,否则在咀嚼过程中𬌗力容易向低的一侧传递,增加该处种植体的负荷。因此当牙槽嵴高度差异较大时,需通过调改基台高度,使杆的主体与颞颌关节转动轴平行。

● **杆的外形** 2 颗种植体的杆卡,建议使用多尔德(Dolder)卵圆形杆,可以提供更好的固位力,并降低了义齿转动的风险。将杆略呈角度安放,使卡向后的旋转余地大于向前。不建议应用圆杆,因为在圆杆上义齿容易旋转。如果植入 4 颗以上种植体,可以选择研磨杆,杆的聚合度通常 0°～2°,设计成完全由种植体支持的覆盖义齿。

● **杆的走行** 杆的走行为直线形,避免设计成弧形。因为弧形杆的前部无种植体支持,当义齿前部受力时,会对种植体产生扭力。杆的弧度越大,对种植体造成的损伤越大。

某些病例在颏孔间区植入 4 颗种植体,种植体之间的

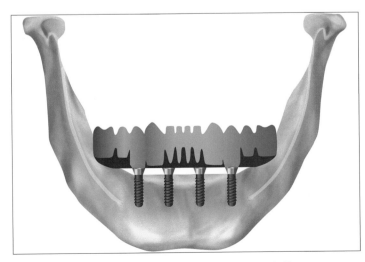

图 19-11 下颌 4 颗种植体夹板式相连的一体式固定修复体
两侧颏孔间植入 4 颗种植体,修复体的远中可设计成悬臂梁结构
模式图绘制:北京口腔种植培训中心 - 袁苏

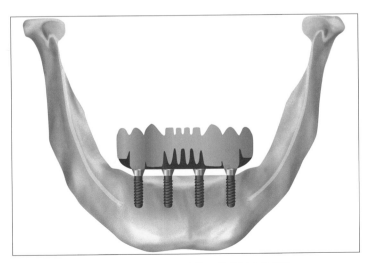

图 19-12 下颌 4 颗种植体夹板式相连的一体式固定修复体
两侧颏孔间植入 4 颗种植体,修复体的远中可设计成悬臂梁结构
模式图绘制:北京口腔种植培训中心 - 袁苏

距离相对较近时,杆长度相对较短,降低了覆盖义齿的卡固位力[10]。可以将杆向远中延伸设计悬臂,在杆的远中焊接 2 个 Roach 球附着体,提供所需要的额外固位力[11]。缺点为:临床和技工室程序要求较高;因为种植体植入位置靠近颏孔,损伤颏神经的外科风险较高;费用较高。

19.5.3 夹板式相连一体式固定修复体

下颌牙列缺失患者的一体式固定修复体,在两侧颏孔间至少需要植入 4 颗种植体,修复体的远中可以设计悬臂梁结构。悬臂的长度取决于下颌牙弓形态、种植体间距、种植体长度直径以及种植体的分布。如果种植体几乎呈直线排列,由于悬臂长度受限,一般为患者设计短牙弓的固定修复体。如果种植体呈曲线排列,修复的牙弓可以设计悬臂,建议悬臂的长度不超过 AP 间距的 1.5 倍。AP 间距为最前方种植体中心点至两侧远端种植体后缘连线之间的垂直距离。如果患者不能接受短牙弓修复体,可选择覆盖义齿(图 19-11~图 19-13)。

夹板式相连一体式固定修复体特点包括:

● 在严重吸收的下颌骨,带有悬臂梁结构的下颌一体式固定修复可以避免远中植入种植体损伤下牙槽神经。

● 对患者口腔卫生清洁要求更高;悬臂梁处容易发生应力集中,一旦发生机械并发症难以处理。

● 一体式修复设计需要更高的外科精度。

● 临床和技工室程序要求更高。

● 费用较高。

19.5.4 夹板式相连分段式固定修复体

与对颌为上颌总义齿相比较,当对𬌗为天然牙或悬臂太长时 悬臂的折断风险较高。因此,当下颌后部的垂直向和水平向骨吸收较少时,建议在颏孔的远中植入种植体,种植体数目不再受到颏孔间区可用骨量的限制,可以植入 6~8 颗或更多的种植体,设计 3 个或 4 个分段的夹板式固定修复体,减小种植体过度负荷和修复体折断的风险(图 19-14)。特点包括:与一体式修复相比,修复技工的加工制作难度相对较低,一旦产生并发症容易处理。

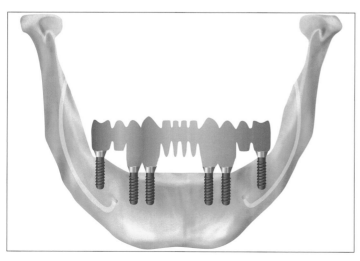

图 19-13 下颌 6 颗种植体夹板式相连的一体式固定修复体
两侧颏孔间至少植入 4 颗种植体,颏孔的远中植入 2 颗种植体,设计不带悬臂的短牙弓修复　模式图绘制:北京口腔种植培训中心-袁苏

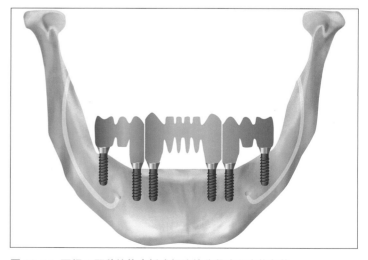

图 19-14 下颌 6 颗种植体夹板式相连的分段式固定修复体
两侧颏孔间至少植入 4 颗种植体,颏孔的远中植入 2 颗种植体,设计不带悬臂的短牙弓修复,3 个分段的夹板式固定修复　模式图绘制:北京口腔种植培训中心-袁苏

19.6　牙列缺失患者种植修复临床程序

19.6.1　上颌牙列缺失：上颌 6 颗种植体支持十二单位一体式固定修复体

60 岁女性患者，要求种植修复上颌缺失牙。患者 10 年前上颌开始佩带金属烤瓷桥，因基牙陆续脱落，来我院要求种植修复上颌缺失牙。下颌全部是金属烤瓷修复体，美观及功能不理想，要求重新制作。否认系统疾病史，否认抽烟、饮酒及夜磨牙等不良习惯。临床检查：面型左右对称，颞颌关节运动无异常，开口度及开口型正常。上下唇丰满度欠佳，上唇略短。口腔检查上颌牙列缺损，仅左侧第二磨牙残留，但是近中严重龋坏至龈下 3mm。牙槽骨吸收较多，牙槽嵴平整，黏膜无红肿，附着龈状况良好。放射线检查：CBCT 检查显示上颌前牙区可用骨宽度 5～7mm，后牙区可用骨高度大于 10mm，宽度 6～8mm 患者，下颌从左侧第二磨牙至右侧第二磨牙全部为金属烤瓷修复体，修复体边缘密合性差，患者自述美观性差要求全部重新修复。

治疗计划如下（图 19-15）：

①制作上颌传统总义齿做为过渡义齿，同时用义齿翻制下颌诊断模板；②制作数字化外科模板；③外科方案：上颌两侧上颌两侧中切牙及第二前磨牙牙位第一磨牙植入 Straumann 种植体；下颌右侧第一磨牙，左侧第一前磨牙、第一磨牙植入 Straumann 种植体；④修复方案：上颌：螺丝固位种植体支持一体式氧化锆支架全瓷固定桥。下颌：右侧第一磨牙，种植体支持单冠；左侧第一前磨牙第二前磨牙第一磨牙，种植体支持固定桥；右侧第二前磨牙至左侧尖牙氧化锆基底烤瓷冠。

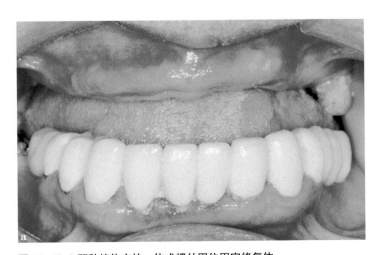
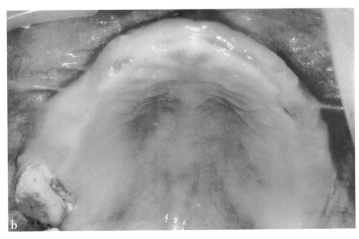

图 19-15　6 颗种植体支持一体式螺丝固位固定修复体
a. 口内唇面观：上颌牙列缺损区牙槽嵴平整，𬌗龈距离良好　b. 口内𬌗面观：缺牙区附着龈质和量良好，上颌仅左侧第二磨牙残留，近中严重龋坏至龈下 3mm

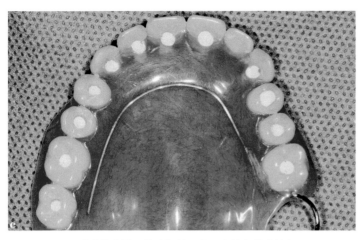
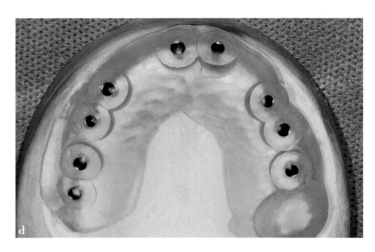

图 19-15 6 颗种植体支持一体式螺丝固位固定修复体（续）

c. 为放射线诊断模板，前牙在舌隆突上方，后牙在殆面中央钻孔，孔直径约 2mm，直达组织面填塞放射线阻射材料   d. 为外科模板，两侧上颌中切牙、第一前磨牙和第一磨牙位点设计植入 6 颗种植体，其余位点来固定外科模板

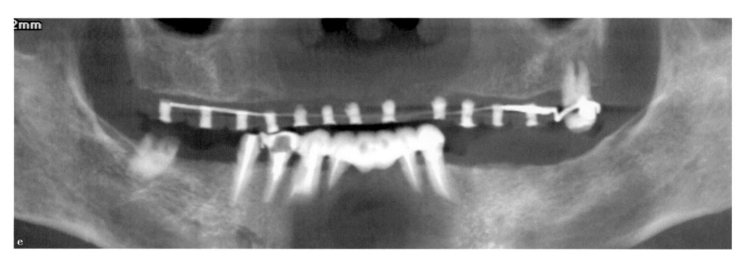

图 19-15 6 颗种植体支持一体式螺丝固位固定修复体（续）

e. 患者佩戴放射线模板拍摄 CBCT 放射线模板显示修复体的位置，评估修复体与对应牙槽骨的位置关系，及对应牙槽骨的骨质和骨量 可初步确定种植体的位点

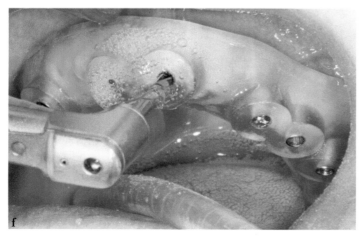
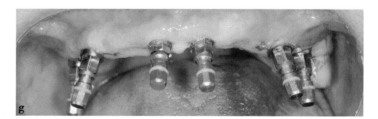
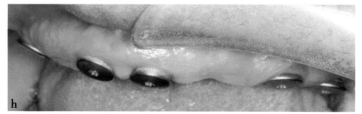

图 19-15 6 颗种植体支持一体式螺丝固位固定修复体（续）

f. 种植体植入，数字化种植外科模板引导下不翻瓣预备种植窝，两侧上颌中切牙、第一前磨牙和第一磨牙位点植入 6 颗种植体   g. 种植体植入后正面像可见种植体良好的三维位置，术中创伤小   h. 术后 6 个月印模前口内像，软组织愈合良好

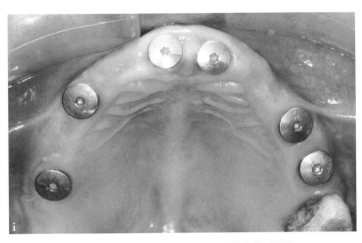
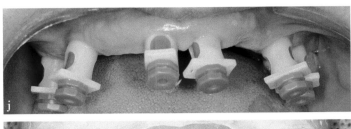
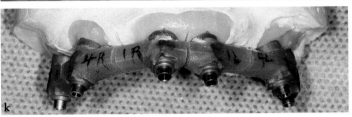

图 19-15 6 颗种植体支持一体式螺丝固位固定修复体（续）

i. 种植体植入后 6 个月，印模前𬌗面像显示种植周围龈组织健康，附着龈量充足　j. 将印模帽、定位柱稳固地安装在种植上方，制取非开窗式种植体水平初印模　k. 在用初印模灌注的石膏模型上安装螺丝固位的印模帽，牙线和成型塑料将 6 颗印模帽连接成为一个整体，然后将印模帽之间的连接处断开完成个性化印模帽制作

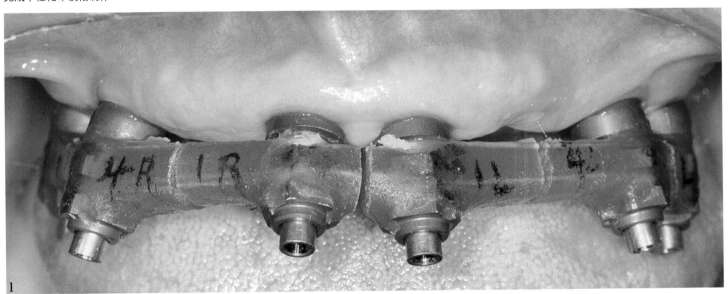

图 19-15 6 颗种植体支持一体式螺丝固位固定修复体（续）

l. 按照模型上的个性化印模帽的位置将断开的印模帽戴入患者口内，断端之间没有任何的阻碍，确认个性化印模帽完全就位于种植体上方

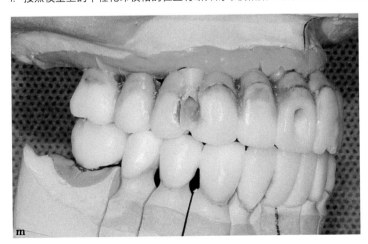
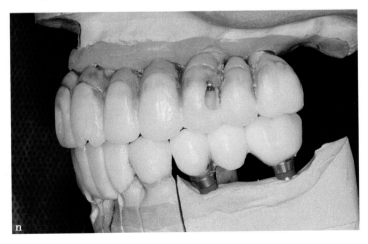

图 19-15 6 颗种植体支持一体式螺丝固位固定修复体（续）

m. 在工作模型上制作修复体美学蜡型左侧面观显示上颌右侧中切牙及第一前磨牙螺丝开孔位于唇颊侧　n. 修复体美学蜡型显示上颌左侧中切牙螺丝开孔位于切端，左侧第一前磨牙螺丝开孔位于颊侧

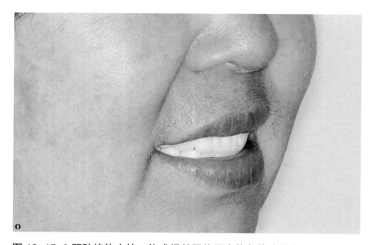

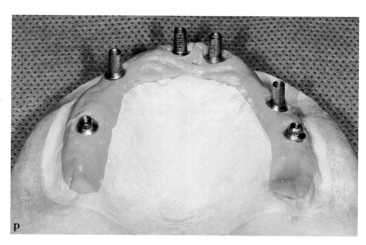

图 19-15 6 颗种植体支持一体式螺丝固位固定修复体（续）

o. 美学蜡型试戴。种植体支持螺丝固位美学蜡型唇面观显示唇部丰满度理想，上颌中切牙切缘位于龈下 3mm

图 19-15 六颗种植体支持一体式螺丝固位固定修复体（续）

p. 石膏模型上选择螺丝固位修复基台：前部 4 颗种植体选择螺丝固位的角度基台，使螺丝开孔位于修复体的腭侧或𬌗面；两侧第一磨牙选择低咬合螺丝固位的直基台

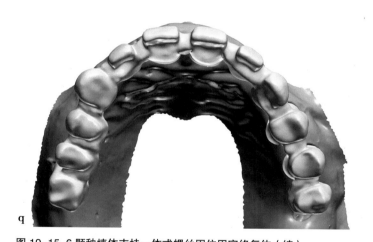

图 19-15 6 颗种植体支持一体式螺丝固位固定修复体（续）

q. 计算机辅助设计及制作氧化锆支架𬌗面观 r. CAD/CAM 氧化锆支架在工作模型上试戴𬌗面观 支架良好的被动就位于石膏模型上

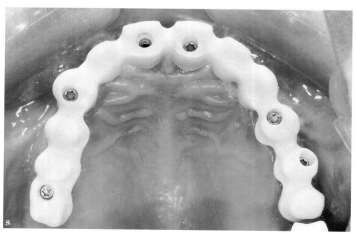

图 19-15 6 颗种植体支持一体式螺丝固位固定修复体（续）

s. CAD/CAM 氧化锆支架在口内试戴，氧化锆支架被动就位于口腔内的种植体上 腔内的种植体上，氧化锆支架和种植体肩台衔接处无缝隙，精密吻合

t. CAD/CAM 氧化锆支架口内试戴唇面观 氧化锆支架良好的就位于口腔内的种植体上

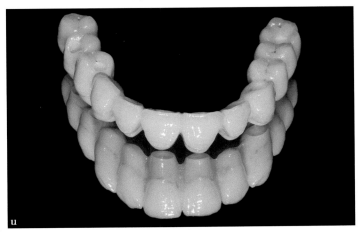

图 19-15　6 颗种植体支持一体式螺丝固位固定修复体（续）
u. CAD/CAM 一体式螺丝固位最终修复体𬌗面观，因牙齿较长，根方染色处理形成牙根的形态

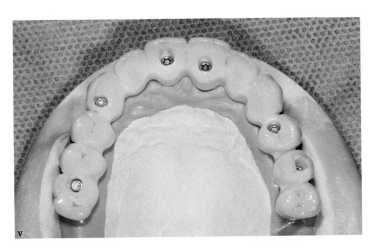

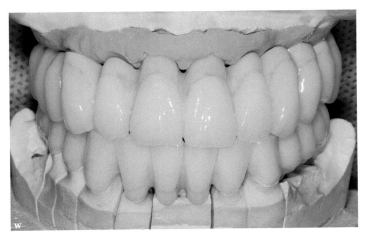

图 19-15　6 颗种植体支持一体式螺丝固位固定修复体（续）
v. CAD/CAM 夹板式一体式螺丝固位最终修复体工作模型上试戴𬌗面观，螺丝开孔于修复体的腭侧或者修复体的𬌗面　w. 石膏模型上试戴最终修复体唇面观，为便于清洁，未设计龈瓷或龈色树脂，根部染色处理

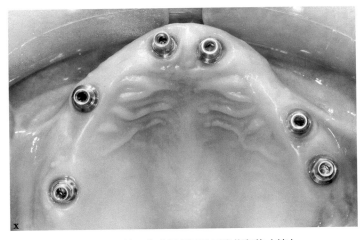

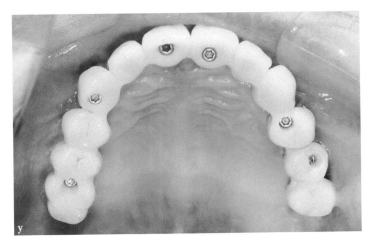

图 19-15　6 颗种植体支持一体式螺丝固位固定修复体（续）
x. 口腔内戴入螺丝固位修复基台𬌗面观　y. CAD/CAM 夹板式一体式螺丝固位最终修复体戴入口腔内𬌗面观，修复体就位良好
种植方案设计：耿威副主任医师；种植外科程序：李钧教授；种植修复程序：耿威副主任医师；技工室程序：孙井德；病例完成时间：2011 年

19.6.2　下颌牙列缺失：下颌 4 颗种植体支持十二单元一体式金属树脂复合桥

55 岁男性患者，全口牙全部缺失多年，要求种植修复下颌缺失牙。患者上下颌牙 10 年前因牙周炎陆续拔除，后行全口总义齿修复，此后多次全口总义齿修复，目前自觉下颌义齿固位稳定性欠佳，现要求种植修复。否认系统疾病史，否认抽烟、饮酒及夜磨牙等不良习惯。临床检查：面型对称，颞下颌关节运动无异常，开口度及开口型正常。口腔检查显示全口牙列缺失，牙槽骨过度吸收呈低平状态，黏膜无红肿，附着龈状况良好。放射线 CBCT 检查显示：下颌两侧下牙槽神经管之间可用骨高度 10～12mm，宽度 5～7mm，两侧磨牙区可用骨高度小于 7mm。

治疗计划（图 19-16）：

①制作上下颌传统总义齿做为过渡义齿，同时用下颌义齿翻制下颌诊断模板及外科模板；②在下颌两侧侧切牙及第二前磨牙植入 Straumann 种植体；③修复方案：螺丝固位种植体支持金属树脂复合固定桥。

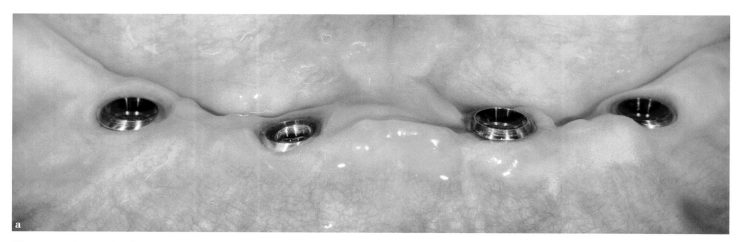

图 19-16　下颌 4 颗种植体支持金属树脂复合桥
a. 下颌植入 4 颗种植体，制取印模前，旋出愈合基台后口内像，附着龈牙龈量充足，牙龈色泽、质地健康

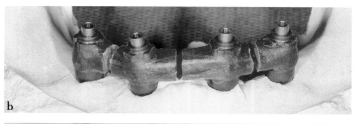

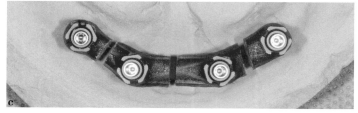

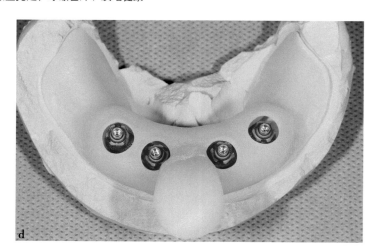

图 19-16　下颌 4 颗种植体支持金属树脂复合桥（续）
b. 在用初印模灌注的石膏模型上安装螺丝固位的印模帽，用牙线和成型塑料将四颗印模帽连接成为一个整体，片切砂片将印模帽之间的连接处断开 0.2～0.5mm，在模型上完成个性化印模帽的制作　c. 模型上制作完成的个性化印模帽的𬌗面像　d. 在个性化的印模帽的颊舌侧铺大约 2mm 厚的蜡片，然后铺光固化个别托盘材料，印模帽的中心处开大约 5mm 的孔，孔的边缘最好和印模帽的红色边缘相平齐，便于临床的操作

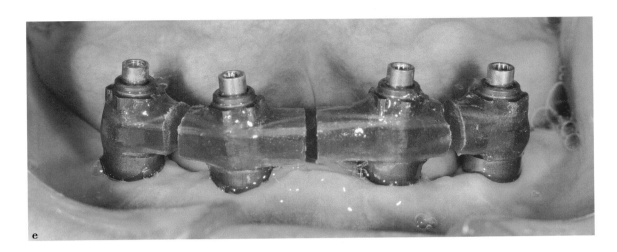

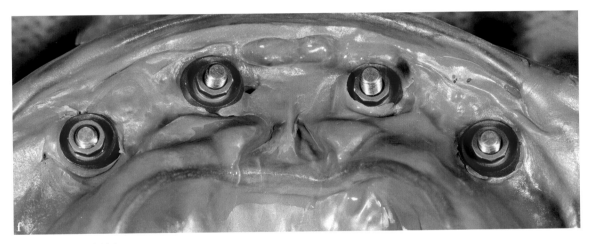

图 19-16　下颌 4 颗种植体支持金属树脂复合桥（续）
e. 按照模型上的个性化印模帽的位置将断开的印模帽戴入患者口内，断端之间没有任何的阻碍，印模帽完全就位于种植体上　f. 用聚醚橡胶印模材料制取种植体水平开窗式印模，组织面可见印模帽稳固地位于印模材内，印膜清晰无气泡，和种植体的肩台衔接处无印模材残留

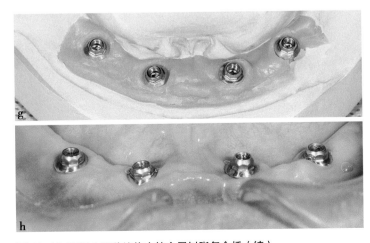

图 19-16　下颌 4 颗种植体支持金属树脂复合桥（续）
g. 在有人工牙龈的工作模型上安装低咬合八角基台，基台就位良好　h. 口内试戴低咬合八角基台，基台就位良好

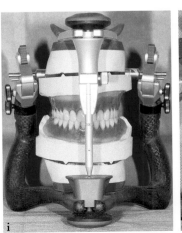

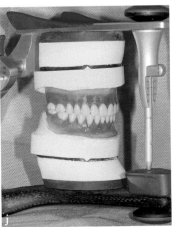

图 19-16　下颌 4 颗种植体支持金属树脂复合桥（续）
i. 𬌗架上完成美学蜡型的正面观　j. 𬌗架上完成美学蜡型的侧面观

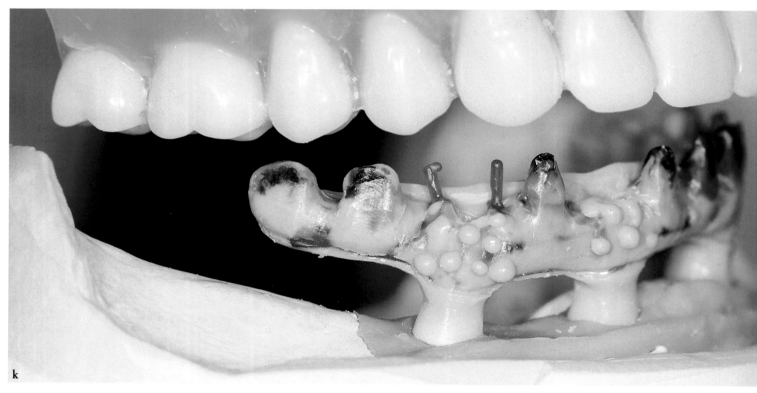

图 19-16 下颌 4 颗种植体支持金属树脂复合桥（续）

k. 下颌修复体金属基底支架的蜡型右侧观，参照对颌观察咬合关系，检查垂直间隙（右侧），预留的间隙均匀一致，基底表面设计突起的固位形，便于固定树脂，悬臂梁的长度＜ 12mm　l. 下颌修复体金属基底支架的蜡型左侧观，参照对颌牙观察咬合关系，检查垂直间隙（左侧），预留的间隙均匀一致，金属基底底部距离黏膜距离≥ 4mm

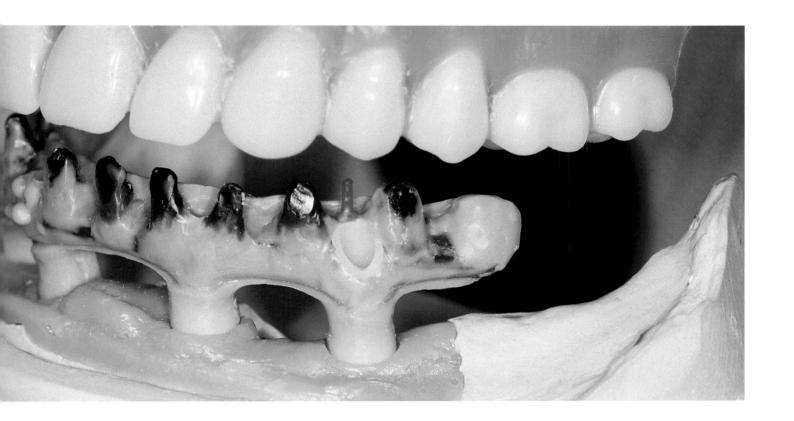

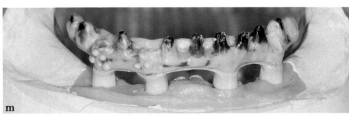

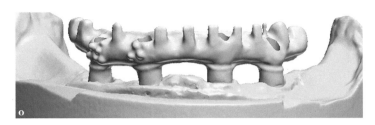

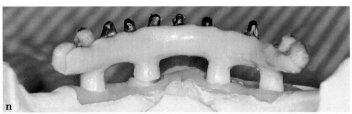

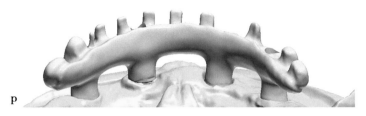

图 19-16 下颌 4 颗种植体支持金属树脂复合桥（续）
m. 工作模型上的金属基底支架蜡型的唇面观，设计树脂的机械固位形，并预留人工牙和树脂的空间　n. 工作模型上完成的金属基底支架蜡型舌面观，舌侧设计金属舌面，以增加机械强度并利于清洁　o. 将金属基底支架蜡型扫描入计算机，计算机辅助设计金属基底支架唇面观　p. 计算机辅助设计金属基底支架舌面观

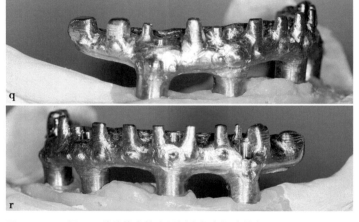

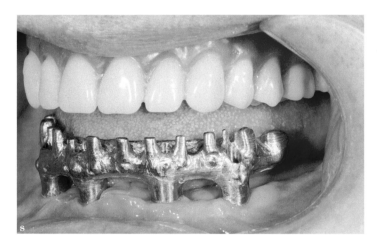

图 19-16 下颌 4 颗种植体支持金属树脂复合桥（续）
q. CAD/CAM 纯钛切削金属基底支架就位于模型的种植体上右侧观，衔接处密合无缝隙　r. CAD/CAM 纯钛切削金属基底支架，就位于模型的种植体上左侧观　s. 口内试戴 CAD/CAM 纯钛切削金属基底支架，金属支架被动就位于口腔内的种植体上，支架和种植体衔接处密合

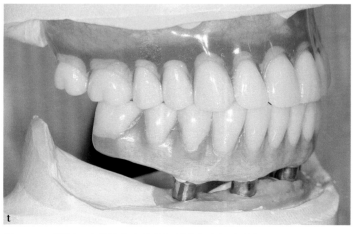

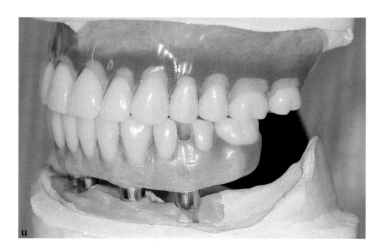

图 19-16 下颌 4 颗种植体支持金属树脂复合桥（续）
t. 最终修复体完成后工作模型右侧面观显示上颌传统总义齿与下颌金属树脂复合桥咬合设计为平衡𬌗　u. 最终修复体完成后工作模型左侧面观显示上颌传统总义齿与下颌金属树脂复合桥咬合设计为平衡𬌗，下颌左侧前磨牙种植位点螺丝开口位置偏颊侧

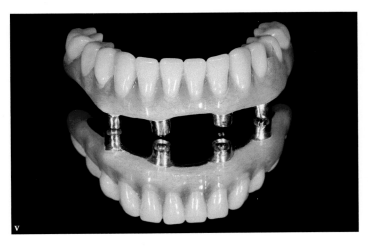
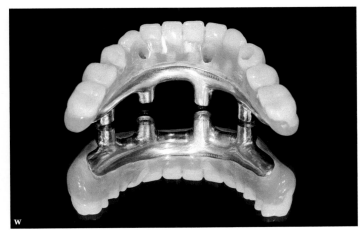
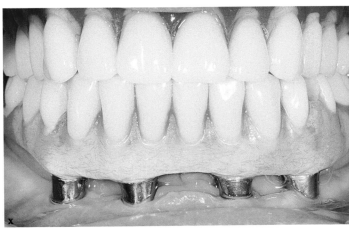
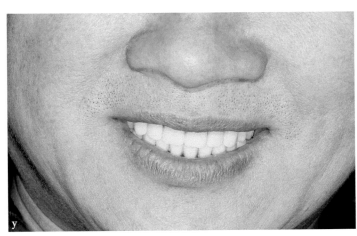

19-16 下颌 4 颗种植体支持金属树脂复合桥（续）

v. CAD/CAM 金属树脂复合桥唇面观显示唇侧基托树脂边缘与金属基底接缝处在基底下方，可以防止唇侧面金属暴露而影响美观　w. CAD/CAM 金属树脂复合桥舌面观，基底与树脂基托接缝在螺丝孔稍下方，金属基底的底部光滑、圆钝，便于保持和维护口腔卫生，避免食物存留　x. 最终修复体完成后戴入口内的正面咬合像显示咬合关系良好，修复体边缘与种植体密合性良好　y. 患者戴入最终修复体的微笑像显示良好的美学效果

种植方案设计：耿威副主任医师；种植外科程序：李钧教授；种植修复程序：耿威副主任医师；技工室程序：孙井德；病例完成时间：2012 年

19.6.3　下颌牙列缺失：杆固位式种植覆盖义齿

60 岁女性患者，要求种植修复下颌缺失牙。患者20 年前开始佩戴全口总义齿，因下颌义齿固位不良，稳定性差，来我院要求种植修复。否认系统疾病史，否认抽烟、饮酒及夜磨牙等不良习惯。临床检查：面型对称，颞下颌关节运动无异常，开口度及开口型正常，颜面略显凹陷，口腔检查全口牙列缺失，牙槽骨过度吸收呈低平状态，无牙颌间隙大，黏膜健康，附着龈状况良好。CBCT 影像学检查显示下颌两侧颏孔位置接近黏膜，颏孔之间下颌前部可用骨高度 8～10mm，宽度理想大于6mm。

治疗计划如下（图 19-17）：

①制作上下颌传统全口总义齿　翻制下颌诊断模板，并制作数字化外科模板；②外科方案　下颌两侧侧切牙及第一前磨牙植入 4 颗 Straumann 种植体；③修复方案　下颌种植体支持的杆固位覆盖义齿。

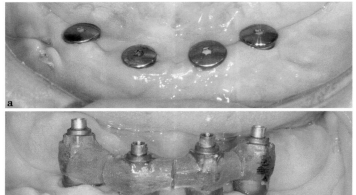
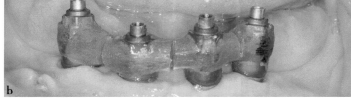
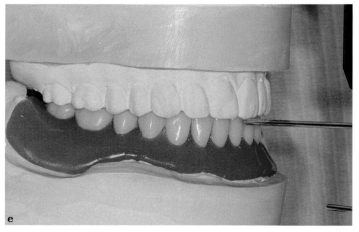

图 19-17 下颌 4 颗种植体支持的杆固位覆盖义齿
a. 下颌两侧侧切牙与第一前磨牙位置植入 4 颗 Straumann 种植体，种植体周围牙龈健康　b. 在种植体上方安装种植体的个性化印模帽，准备制取种植体水平的开窗式印模　c. 在患者口内的种植体上方安装种植体的个性化印模帽，试戴开窗式个别托盘，准备制取种植体水平的开窗式印模

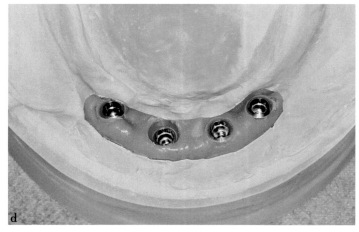

图 19-17 下颌 4 颗种植体支持的杆固位覆盖义齿（续）
d. 灌制工作模型，获得带有种植体替代体的工作模型

图 19-17 下颌 4 颗种植体支持的杆固位覆盖义齿（续）
e. 将工作模型上𬌗架后，在模型上试排蜡牙完成修复体的雏形

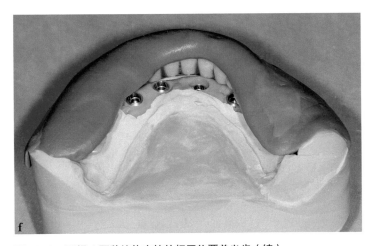

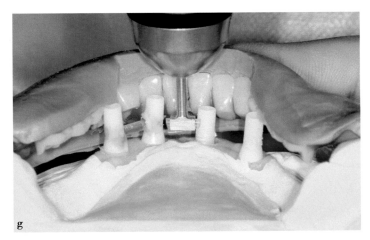

图 19-17　下颌 4 颗种植体支持的杆固位覆盖义齿（续）
f. 在工作模型上完成排牙后，制作硅橡胶导模，去除蜡后人工牙被固定在导模组织面，从模型舌侧可以观察修复体支架的空间　g. 参照硅橡胶导模在可用的合适空间内用平行研磨仪安装杆附着体

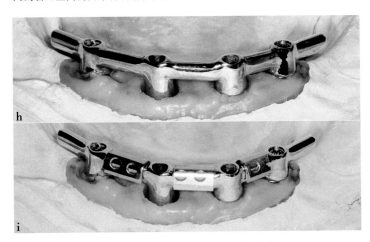

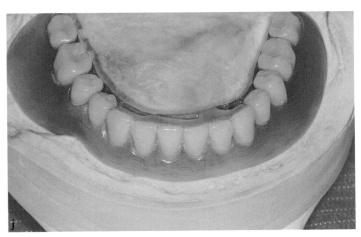

图 19-17　下颌 4 颗种植体支持的杆固位覆盖义齿（续）
h. 将铸造完成的金属杆戴入工作模型，铸造的金属杆与种植体连接紧密无缝隙　i. 在模型上设计三个固位夹，固位于杆上

图 19-17　下颌 4 颗种植体支持的杆固位覆盖义齿（续）
j. 在工作模型附着体的上方完成的下颌总义齿

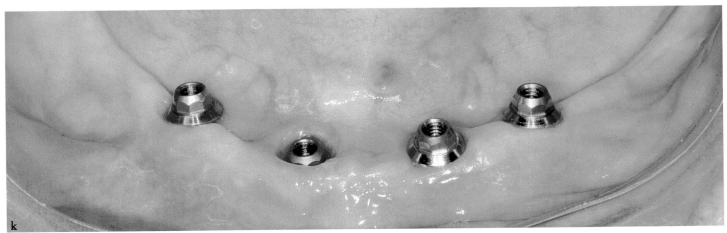

图 19-17　下颌 4 颗种植体支持的杆固位覆盖义齿（续）
k. 戴牙时首先在患者口腔内种植体上方安装八角基台

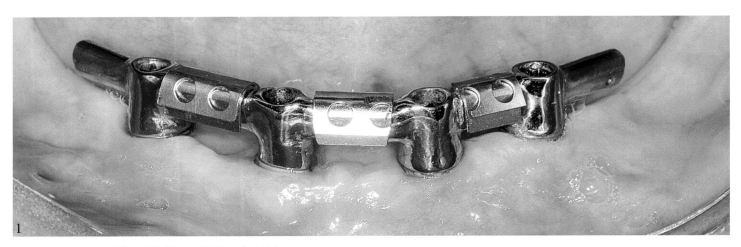

图 19-17　下颌 4 颗种植体支持的杆固位覆盖义齿（续）

l. 将铸造完成的贵金属杆固定在基台上方，然后放置对应的附着体阴型金属固位夹

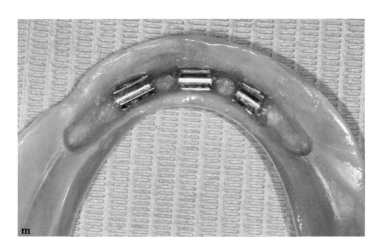 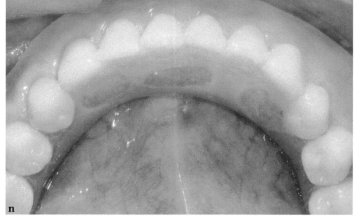

图 19-17　下颌 4 颗种植体支持的杆固位覆盖义齿（续）

m. 填塞杆附着体下方的倒凹后，将义齿在患者口腔内重衬，应用"Pick-up"技术将固位夹用自凝树脂固定于义齿组织面　n. 覆盖义齿的舌侧观显示基托在固位夹所在部位用自凝树脂封闭

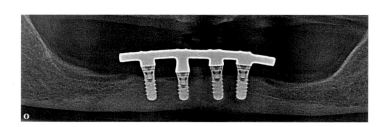

图 19-17　下颌 4 颗种植体支持的杆固位覆盖义齿（续）

o. 种植体与周围骨组织结合良好，杆附着体与种植体肩台精密吻合

种植方案设计：耿威副主任医师；种植外科程序：李钧教授；种植修复程序：耿威副主任医师；技工室程序：刘宁；病例完成时间：2010 年

19.6.4 下颌牙列缺失：自固位式种植覆盖义齿

60 岁女性患者，要求种植修复下颌缺失牙。患者数年前因全口牙列缺失行传统总义齿修复，因下颌总义齿固位及稳定性欠佳，来我院要求种植修复下颌缺失牙。否认系统疾病史，否认抽烟、饮酒及夜磨牙等不良习惯。临床检查：面型对称，颞下颌关节运动无异常，开口度及开口型正常。上下唇丰满度欠佳，颜面略显凹陷，口腔检查见上下颌牙列缺失，牙槽骨过度吸收呈低平状态，黏膜无红肿，

下颌附着龈宽度小于 5mm。放射线检查：CBCT 检查显示下颌两侧尖牙可用骨高度 12～14mm，宽度 6～7mm，下颌两侧磨牙区可用骨高度小于 6mm。

治疗计划如下（图 19-18）：

① 在下颌两侧尖牙牙位植入 Straumann 种植体；② 修复方案：自固位附着体固位种植覆盖义齿。

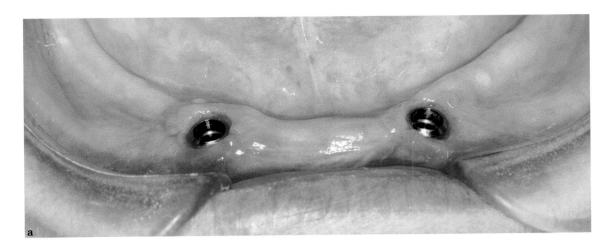

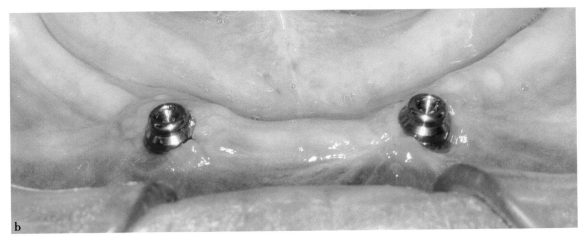

图 19-18　2 颗种植体支持自固位附着体固位覆盖义齿
a. 两侧尖牙位置植入 Straumann 标准种植体，种植体稳固，周围牙龈无红肿及渗出，唇侧附着龈缺失　b. 旋下愈合基台后，在种植体上方安装自固位基台，基台高度选择要保证基台肩台位置在牙龈上方 1mm，然后用 35N 的力量扭紧基台

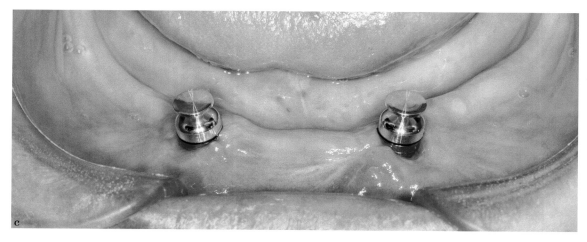

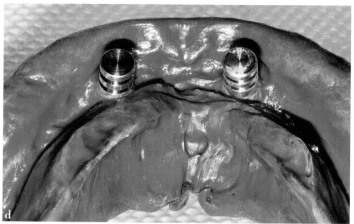
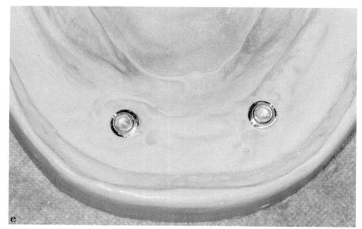

图 19-18 2 颗种植体支持自固位附着体固位覆盖义齿（续）
c. 在自固位基台上安装基台印模帽，可以听见咔嗒就位声　d. 用聚醚橡胶制取的自固位基台水平印模组织面，可见自固位基台替代体已经插入印模帽水平印模组织面　e. 带有自固位基台替代体的工作模型

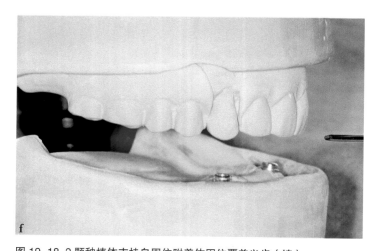
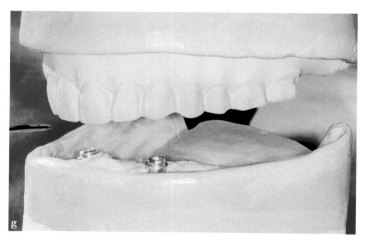

图 19-18 2 颗种植体支持自固位附着体固位覆盖义齿（续）
f. 工作模型在𬌗架上右侧面观，可见缺牙间隙的𬌗龈距离较大　g. 工作模型在𬌗架上左侧面观，可见缺牙间隙的𬌗龈距离较大

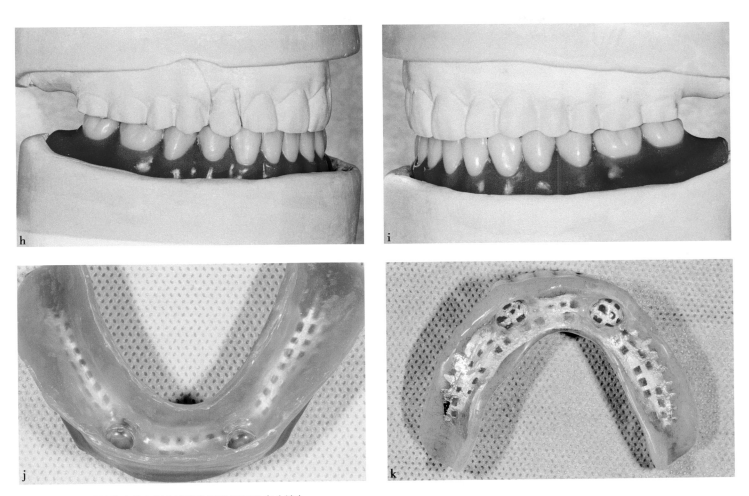

图 19-18　2 颗种植体支持自固位附着体固位覆盖义齿（续）
h. 工作模型在𬌗架上右侧面观。在基台上安装附着体阴型及薄层占位后，在𬌗架上排蜡牙　i. 在𬌗架上排牙左侧观　j. 下颌试排牙的组织面观。可见基台对应位置呈相应的空洞　k. 已经制作完成的义齿组织面观。可见基台对应位置呈相应的空洞

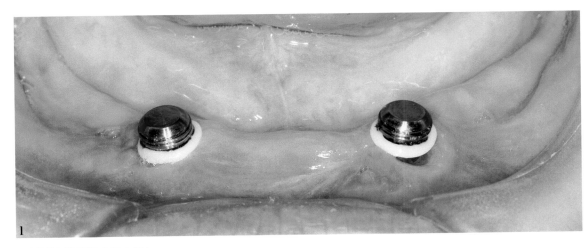

图 19-18　2 颗种植体支持自固位附着体固位覆盖义齿（续）
l. 在基台上方安放自固位附着体阴型及封闭圈，确认完全就位，为口腔内重衬已经完成的义齿做准备

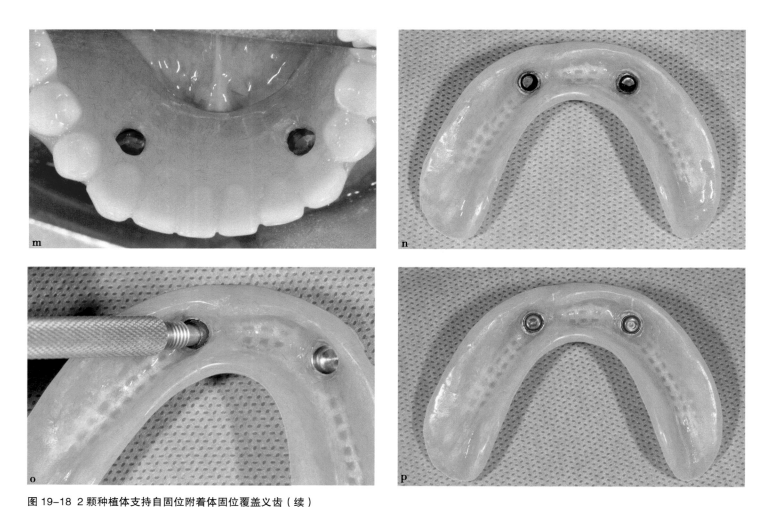

图 19-18 2 颗种植体支持自固位附着体固位覆盖义齿（续）

m. 将下颌义齿对应基台的位置制备空洞，以便重衬时为自凝树脂溢出留出通道，试戴下颌义齿，确认能准确复位   n. 用自凝树脂在患者口腔内重衬后义齿组织面，附着体的阴型被固定到义齿组织面   o. 将义齿组织面内附着体阴型内的黑色垫圈取出后，用专用的工具将蓝色垫圈安放到附着体阴型内
p. 更换垫圈后义齿的组织面观

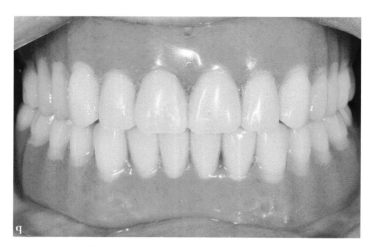

图 19-18 2 颗种植体支持自固位附着体固位覆盖义齿（续）

q. 患者戴入最终修复体的正面像

种植外科程序：谭包生教授；种植修复程序：耿威副主任医师；技工室程序：刘宁；病例完成时间：2011 年

19.6.5 上颌牙列缺失：8 颗种植体支持十四单位固定修复体

66 岁男性患者，上颌牙全部缺失 15 年，要求种植修复。患者全部上颌牙 15 年前因牙周炎拔除，曾行上颌全口总义齿修复，自觉佩戴不适，要求种植修复。否认系统疾病史，否认抽烟、饮酒及夜磨牙等不良习惯。临床检查：面型对称，颞下颌关节运动无异常，上颌 7～7 缺失，前牙区牙槽嵴接近刃状。CBCT 显示：上颌前牙区及左侧第一前磨牙牙位对应的牙槽嵴可用骨厚度约 2～3mm，两侧上颌第一和第二前磨牙及第一和第二磨牙牙位所对应的牙槽嵴可用骨厚度为 5～10mm，双侧上颌窦底至牙槽嵴顶的距离均大于 10mm。

治疗计划如下（图 19-19）：
①制作上颌诊断模板及数字化种植外科定位导向模板；
②外科方案：两侧上颌第一和第二前磨牙及第一和第二磨牙牙位行不翻瓣种植外科手术；左侧第一前磨牙牙位行 GBR 术；③修复方案：上颌螺丝固位种植体支持 CAD/CAM 技术纯钛切削支架并烤塑固定修复体。

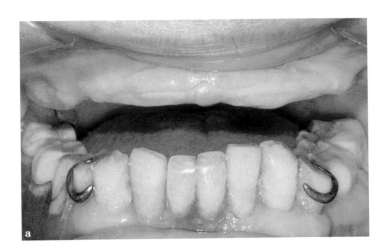
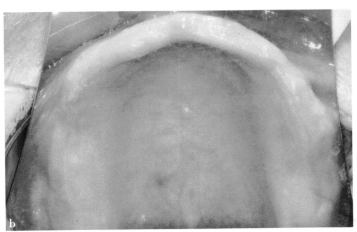
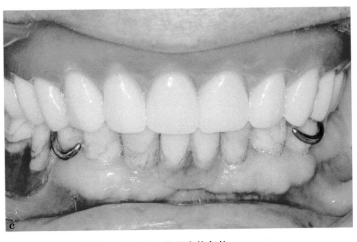
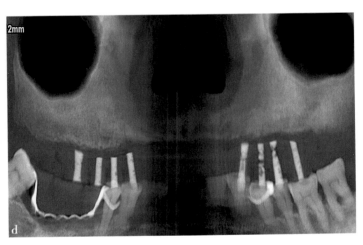

图 19-19 8 颗种植体支持螺丝固位固定修复体
a. 修复前口内像。患者上颌牙列缺失，下颌可摘局部义齿修复　　b. 上颌𬌗面像显示牙槽嵴过度吸收，前牙区吸收呈刃状，牙槽嵴松软，后牙区牙槽嵴平整，黏膜健康，附着龈状况良好　　c. 制作诊断模板在患者口腔内试戴，评估咬合关系，预期修复效果　　d. 患者戴放射线模板拍摄 CBCT 评估种植位点可用骨量，修复体与牙槽骨的位置关系

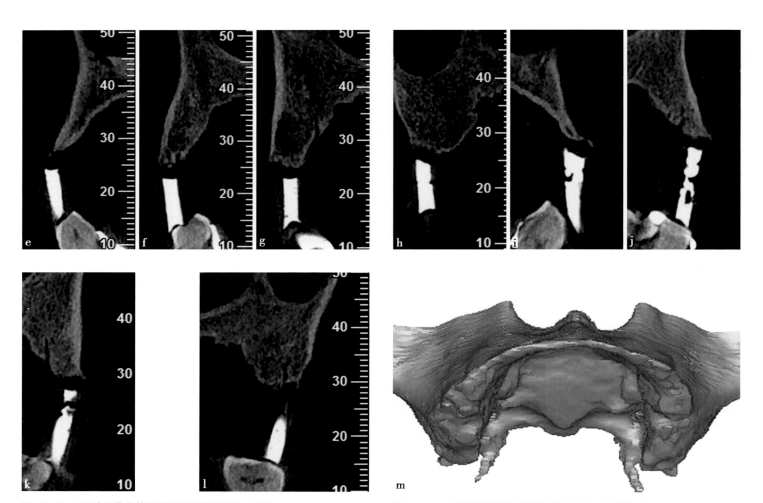

图 19-19　8 颗种植体支持螺丝固位固定修复体（续）

e ～ l. 患者戴放射线模板拍摄 CBCT 评估种植位点可用骨量，右侧第一前磨牙可用骨宽度略显不足，第二前磨牙和两颗磨牙可用骨高度大于12mm、宽度大于 6mm。左侧第一前磨牙可用骨宽度 3mm，第二前磨牙和两颗磨牙可用骨高度大于 10mm、宽度大于 6mm。修复体长轴与牙槽骨的长轴位置关系基本一致

图 19-19　8 颗种植体支持螺丝固位固定修复体（续）

m. 三维重建后上颌骨的解剖形态，上颌骨解剖形态可以完全再现到计算机中

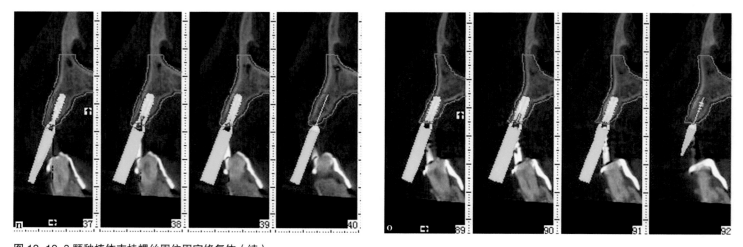

图 19-19　8 颗种植体支持螺丝固位固定修复体（续）

n. Simplant 口腔种植软件设计右侧第一前磨牙种植位点，植入 Straumann 种植体 3.3mm×10mm 种植体后矢状面截图，唇颚侧可用骨宽度，唇侧骨板剩余骨量约 1mm　o. Simplant 口腔种植软件设计左侧第一前磨牙种植位点，植入 Straumann 种植体 3.3mm×10mm 种植体后矢状面截图，唇颚侧可用骨宽度明显不足，种植体唇侧暴露，提示需要进行骨增量

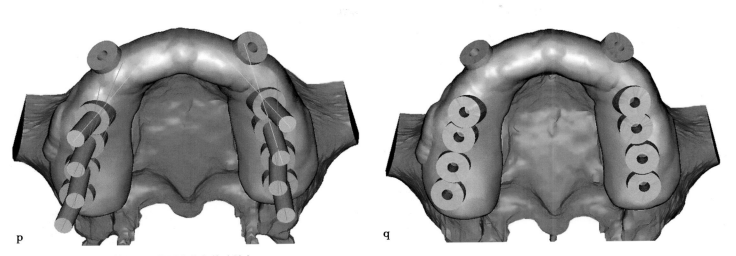

19-19 8 颗种植体支持螺丝固位固定修复体（续）

p. Simplant 口腔种植软件设计 8 颗种植体的种植位点殆面观。在两侧的前磨牙和磨牙区设计植入 8 颗 Straumann 种植体，除左侧第一前磨牙种植体骨量不足，其余牙位骨量充足　q. Simplant 口腔种植软件设计数字化外科模板殆面观，完成种植位点设计后，Simplant 口腔种植辅助规划软件将种植体的位点方向角度转换生成数字化外科模板，这是先锋钻导航的外科模板

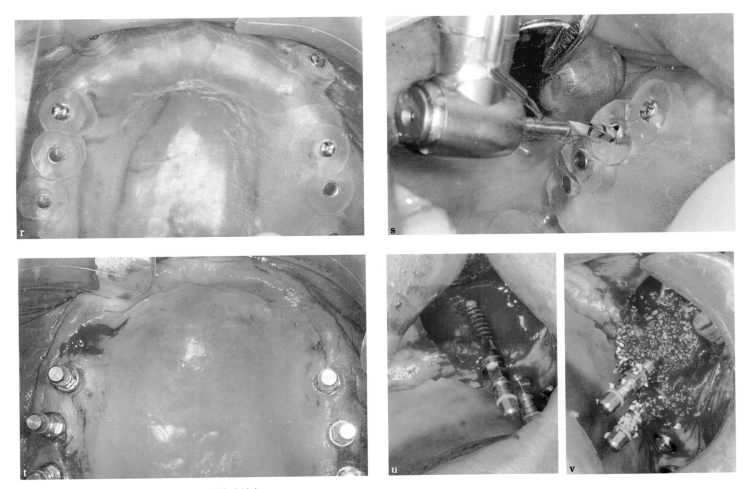

19-19 8 颗种植体支持螺丝固位固定修复体（续）

r. 黏膜支持的先锋钻导航数字化外科模板在口腔内就位后殆面观。在咬合纪录硅橡胶引导下，上颌数字化外科模板在口腔内就位，用 4 颗螺钉自唇侧和殆方第一前磨牙的引导环将模板固定到上颌　s. 在数字化外科模板引导下先锋钻预备右侧第二前磨牙的种植窝　t. 数字化外科模板引导不翻瓣的种植体植入，两侧第二前磨牙和磨牙种植体按照设计的位点方向植入到颌骨内　u. 左侧第一前磨牙植入 Straumann 3.3mm×10mm 种植体后唇颈侧可用骨宽度明显不足，种植体唇侧暴露　v. 左侧第一前磨牙位点同期进行骨增量，表面覆盖 Bio-Oss 骨移植材料

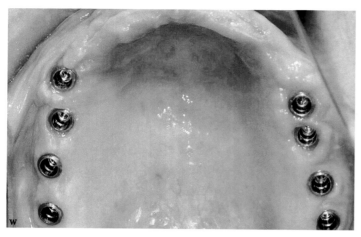
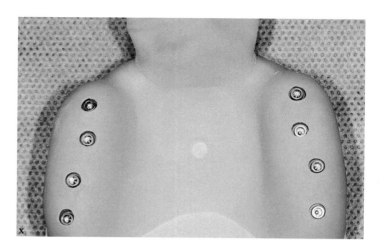

图 19-19 8 颗种植体支持螺丝固位固定修复体（续）

w. 种植修复印模前口腔殆面观，制取终印模前，去除种植体上方的愈合基台，显示上颌 8 颗种植体愈合良好，种植体植入深度满意，牙龈组织健康   x. 个性化托盘在模型上试戴殆面观。在初始模型的种植体替代体上方安装螺丝固位的印模帽，用光固化树脂材料制作开窗式个别托盘

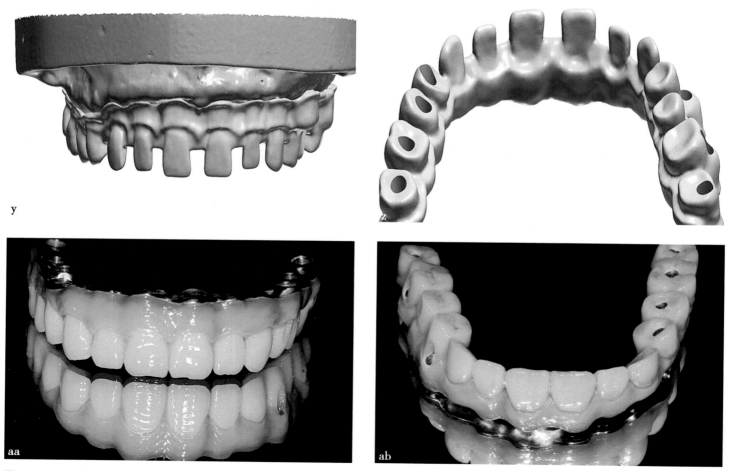

图 19-19 8 颗种植体支持螺丝固位固定修复体（续）

y. 计算机辅助设计技术设计一体式纯钛切削支架外形正面观。利用修复体蜡型留出 2～2.5mm 烤塑空间后设计出支架的外型，唇面全部留出烤塑空间
z. 计算机辅助设计技术设计一体式纯钛切削支架外形上舌面观。舌侧基底部设计成金属，仅留出牙齿舌侧的烤塑空间   aa. 上颌一体式纯钛切削支架烤塑修复体正面观。纯钛切削支架烤塑修复体组织面与牙槽嵴组织接触面为纯钛金属，尽量减少接触面积并避免食物存留   ab. 上颌一体式纯钛切削支架烤塑修复体殆面观。纯钛切削支架烤塑修复体殆面观，上颌左侧螺丝通道位于颊侧，右侧螺丝通道位于殆面中央

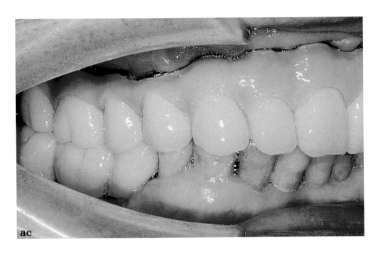
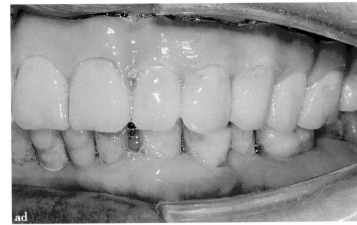

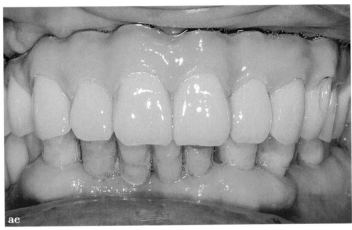
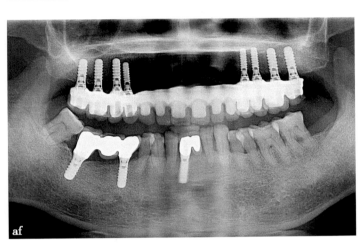

图 19-19　8 颗种植体支持螺丝固位固定修复体（续）
ac. 上颌一体式纯钛切削支架烤塑修复体口腔内戴入右侧面观。显示上下颌咬合关系良好　ad. 左侧面观显示上下颌咬合关系良好，螺丝孔位于颊侧，用 15N 力量扭紧修复螺丝后用光固化树脂封闭螺丝口　ae. 纯钛切削支架烤塑修复体正面观。龈色树脂部分可以适当弥补患者软硬组织的不足，获得满意的美学修复效果　af. 上颌一体式纯钛切削支架烤塑修复体戴入后曲面体层片显示纯钛切削支架与种植体精密吻合，种植体骨结合良好
种植方案设计：耿威副主任医师；种植外科程序：谭包生教授；种植修复程序：耿威副主任医师；技工室程序：孙井德；病例完成时间：2012 年

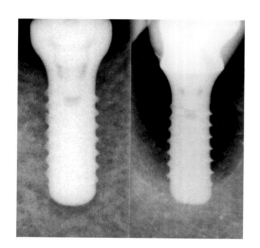

Chapter 20

Prevention and Management
of Complications

Liu Qian, Su Yucheng

第20章　种植治疗并发症及防治

刘　倩　宿玉成

20.1　概述

牙种植的整个治疗过程,包含了种植诊断与设计、种植外科、种植修复、技工工艺以及种植维护等诸多治疗程序。每种治疗程序又包含了多种治疗技术,所有应用于治疗程序中的技术均与种植治疗的功能与美学效果、成功与失败密切相关。

与所有的其他医疗技术一样,种植治疗程序所涉及的技术同样存在着风险,或是瑕疵和问题,甚至失败。无论是患者个体的全身状况或解剖因素、还是材料或技术因素,当前还无法完全避免影响种植治疗效果的风险因素。人们往往乐意用"并发症"的概念讨论这些医疗风险。但是,应当牢记,并非所有的医疗风险都是并发症。只有建立了这样的观念,医师才能从主观上规避风险,提高种植治疗效果。

在本章,将牙种植治疗中所涉及的这些"医疗风险"分为种植治疗中的问题和种植治疗中的并发症两大类。

种植治疗中的问题

"种植治疗中的问题"是指在种植治疗中受患者的局部解剖条件、临床设备器械、种植相关材料,以及医师对治疗认识的不同阶段等综合因素导致的治疗结果或效果欠佳。其中,最主要的"种植治疗中的问题"是种植体植入位置错误,尤其是在美学区,一旦发生,则可能会导致极其严重的后果,能够缓解患者对最终修复效果不满情绪的唯一修正因素是低位笑线[1]。

种植治疗中的并发症

并发症根据其属性可大致分为四类:机械并发症、工艺并发症、生物学并发症以及其他并发症。对于这些并发症,应以预防为主,临床医师与修复技师要掌握预防原则,尽可能避免其发生。必须在术前做好完善的治疗设计;术中规范操作;技师保证制作工艺精良;术后定期随访复查,实施高质量的维护。一旦出现并发症,应及时干预,积极采取相应措施,早期治疗,正确处理,减轻患者痛苦,提高治疗效果。

20.2　种植治疗中的问题

在临床上,最为常见的"种植治疗中的问题"是种植体植入位置错误,其中包括:种植体植入的近远中向位置错误、颊舌向位置错误、冠根向位置错误(植入过浅或过深)、种植体植入角度异常,以及由这些错误导致的重要解剖结构(如下牙槽神经和上颌窦)损伤、邻牙牙根损伤等。在美学区,如果出现此类位置错误的情况,往往导致难以接受的美学效果。

种植体的三维位置

在正确的三维位置植入种植体是种植治疗获得成功的关键因素之一,尤其是美学区,无论使用的是何种系统的种植体,只要不能将种植体植入到理想的三维位置,就一定会对美学治疗效果产生不利的影响。

种植体的植入位置错误涵盖了近远中向位置错误、唇舌向位置错误、冠根向位置错误以及相邻种植体之间的位置错误。这些位置错误可能会导致的临床问题包括:美学区的美学效果不佳、种植体舌侧穿出、神经损伤、邻牙牙根损伤等,甚至在个别情况下,可能会进一步导致出现种植体折断等机械并发症。

《美学区连续多颗牙缺失间隙的种植修复》[国际口腔种植学会(ITI)口腔种植临床指南第六卷]提出了导致种植体植入位置错误的可能原因有:诊断信息或解释不充分、治疗计划和交流欠缺、骨量不充足、水平向或垂直向修复空间受限、模板不正确或模板位置不正确、未使用模板、备选的种植体不充足、缺乏知识或经验,以及粗心或疏忽[1]。

《美学区种植治疗:单颗牙缺失的种植修复》[国际口腔种植学会(ITI)口腔种植临床指南第一卷]指出:在三维方向上确定种植体理想位置时,要区分每个维度的"安全带"和"危险带",如果种植体平台位于这些危险带内,种植体周围骨吸收等则可能引起软组织退缩,从而导致美学效果不佳。种植体平台位于安全带内可以为长期稳定的美学修复提供良好的基础[2]。

问题之一：上颌前部种植体侵犯唇（舌）侧安全带

针对于软组织水平的种植体，在唇舌向，安全带位于未来修复体理想外形高点的腭侧，宽度约为 1.5～2.0mm；危险带则位于安全带的唇侧和腭侧。种植体植入位置过于偏唇侧，会侵犯唇侧危险带，存在软组织退缩的潜在风险，因为错位的种植体将导致唇侧骨壁明显变薄。此外还

将导致潜在的修复效果不良，即修复体-种植体的轴向不一致，最终修复难以操作。种植体植入位置过于偏腭侧，则进入腭侧的危险带，这种情况往往会导致最终修复需要盖嵴式设计[2]，而难以获得理想的龈缘形态与完美的龈乳头充填（图 20-1）。

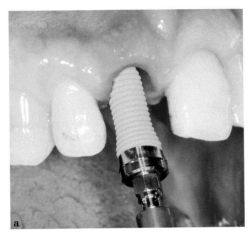

图 20-1 美学区种植体侵犯唇侧危险带
a. 67 岁男性患者，上颌右侧中切牙外伤致冠根折就诊。牙周健康，根尖无炎症，治疗方案为不翻瓣即刻种植，植入 1 颗软组织种植体（Straumann，SLA 表面，锥形柱状种植体，种植体直径 4.8mm，种植体平台直径 6.5mm，种植体长度 14mm）

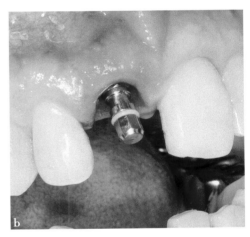

图 20-1 美学区种植体侵犯唇侧危险带（续）
b. 所选种植体为宽颈，平台直径过大，导致种植体植入后侵犯了唇侧的危险带；另外，由于采用了不翻瓣的即刻种植体植入，术中近乎盲视操作，受牙槽嵴的引导，种植窝预备过于偏向唇侧

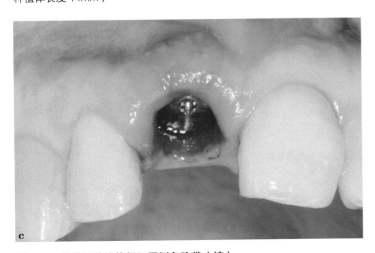

图 20-1 美学区种植体侵犯唇侧危险带（续）
c. 种植体植入后，唇侧龈缘弧线形与上颌左侧中切牙基本协调一致，龈乳头的高度较为理想

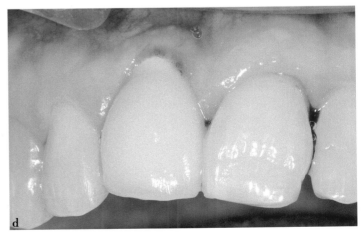

图 20-1 美学区种植体侵犯唇侧危险带（续）
d. 完成修复 3 个月后，种植修复体的唇侧发生了软组织退缩，几乎暴露修复体边缘，尽管邻面龈乳头充填效果理想，但最终的美学效果仍难以接受

病例介绍

　　47 岁女性患者，因上颌前部种植治疗后存在美学与口腔卫生维护问题转诊来就诊。患者 3 年前对因外伤缺失的上颌前牙进行了种植修复，由于种植体三维位置不良，修复体制作成种植体与邻牙混合支持式，修复完成后种植体周围长期刷牙出血，伴有严重口腔异味，且龈缘不断退缩，导致屡次重新制作修复体。2 年前，上颌左侧中切牙种植体金属边缘暴露。

　　转诊来就诊后，设计的治疗方案为种植体及周围骨联合腭向移位至理想的三维位置，重新制作有利于龈缘稳定和口腔卫生维护的种植体支持式修复体，以获得长期稳定的最终效果（图 20-2）。

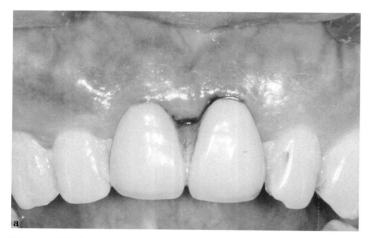

图 20-2　种植体及周围骨联合腭向移位

a. 就诊时的口内观，上颌双侧中切牙丙烯酸树脂修复体依靠种植体基台与双侧侧切牙共同固位。种植体周围探诊出血阳性，龈缘充血，丙烯酸树脂修复体压迫龈乳头，周围大量菌斑积聚，口腔异味严重，上颌左侧中切牙种植体金属边缘暴露

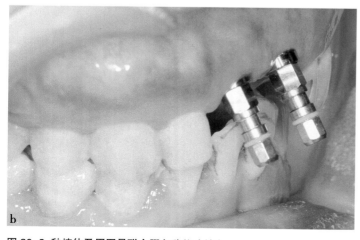
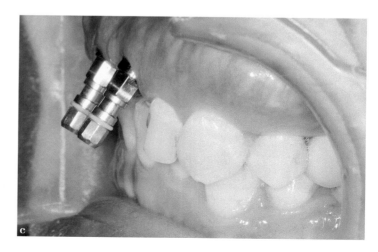

图 20-2　种植体及周围骨联合腭向移位（续）

b. 种植体轴向（右侧观），拆除上颌双侧中切牙树脂修复体，取下基台，将匹配的种植体携带体安放于种植体上，可见种植体轴向极端错误，种植修复体需要校正 30°　　c. 种植体轴向（左侧观），拆除上颌双侧中切牙树脂修复体，取下基台，将匹配的种植体携带体安放于种植体上，可见种植体轴向极端错误，种植修复体需要校正 30°

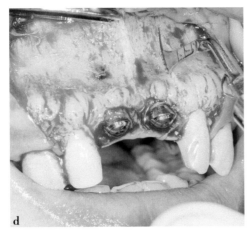
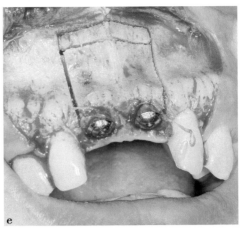

图 20-2　种植体及周围骨联合腭向移位（续）
d. 翻瓣暴露种植位点，设计的治疗方案为上颌双侧中切牙种植体及周围骨联合腭向移位，使种植体平台位于理想的三维位置后，用钛板固定，待其愈合后重新修复　e. 使用超生骨刀离断骨块的近中和远中，根方截骨线贯穿唇侧骨皮质和骨松质，保留腭侧骨皮质的完整，骨块的腭侧面与黏骨膜不剥离，保证骨块能够获得良好的血供

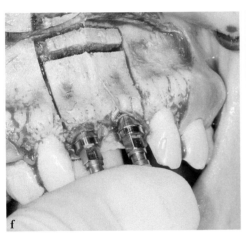
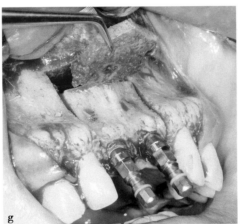
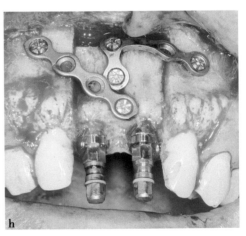

图 20-2　种植体及周围骨联合腭向移位（续）
f. 手法移动包含种植体的骨块，使得骨块的根方形成折断降下骨折（down-fracture）　g. 根方的块状骨对将种植体平台放置于理想的三维位置有影响，遂将其取出　h. 使用钛板将移位后的包含种植体的骨块固定，此时，种植体的轴向位置理想

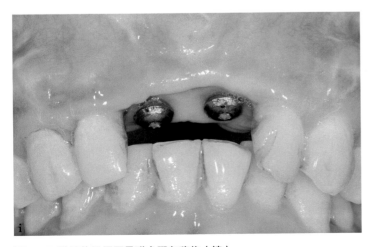
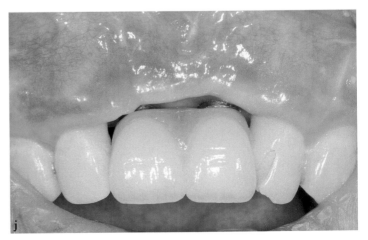

图 20-2　种植体及周围骨联合腭向移位（续）
i. 愈合 4 个月之后的口内观，种植体平台的三维位置理想，但在冠根向，由于骨吸收而出现了种植体平台的暴露　j. 完成修复后，修复体根方与牙龈之间留有卫生通道，牙龈颜色粉红，质地坚韧，易于进行口腔卫生维护

问题之二：上颌前部种植体垂直向位置错误

在没有牙周组织丧失的位点，垂直向的安全带是一条宽约1mm的窄带。理想状态下，软组织水平种植体的平台应位于未来修复体唇侧龈缘中点的根方约2~3mm处，骨水平种植体的平台应位于未来修复体唇侧龈缘中点根方约3~4mm处。如果种植体平台进入根方危险带，会导致难以接受的唇侧骨吸收及继发的牙龈退缩。如果种植体平台进入冠方危险带，则会导致金属边缘暴露以及穿龈轮廓不良[2]。

问题之三：上颌前部种植体近远中向位置错误

在美学区，近远中向，危险带位于接近邻牙根面的区域，宽约1.0~1.5mm。种植体平台过于接近邻牙将导致邻面牙槽嵴吸收，进而龈乳头退缩，出现黑三角或导致修复体必须形成较长的邻面接触区，破坏临床效果[2]。

两颗牙连续缺失设计为单颗种植体支持的悬臂修复时，近远中向位置也很重要，在这种临床情况下，植入的种植体必须位于其中一颗缺失牙的理想三维位置，绝对要避免种植体植入到两颗缺失牙中间的情况发生。

问题之四：神经损伤

种植体植入位置不良可能涉及的神经损伤主要为下牙槽神经和颏神经。为避免神经受损，临床种植医师必须掌握细致的解剖知识，术前应用CBCT准确测量牙槽嵴顶距下颌管或颏孔之间的可用骨高度，必要时制作诊断蜡型、应用钻针止停设备或手术模板；术中必须预留出1~2mm的安全距离，并应考虑可能位于颏孔前的颏管，避免术中损伤。此外，绝大多数种植系统的先锋钻和扩孔钻等钻针的末端并非平头，而是呈具有向下切削刃缘的圆锥状，因而钻针的实际长度会比钻针的标示刻度长约0.5mm左右，在钻针接近神经区域时，必须考虑到钻针略长的尖端部分。在神经损伤的高风险位点实施种植操作时，必须在种植计划制订阶段与患者讨论潜在的神经损伤风险并签署知情同意书（图20-3）。

问题之五：种植体脱入上颌窦腔内

在骨量不足的上颌后部进行种植治疗时，往往需要上颌窦底提升，如果上颌后部的可用骨不仅高度低，而且骨质差、密度低时，种植体脱入上颌窦内的风险会显著增加。因此，必须在术前仔细评估上颌后部的可用骨情况，明确骨高度和密度，确保种植体能够获得良好的初始稳定性。如果认为上颌窦底提升同期植入种植体难以获得理想的初始稳定性，术后种植体脱入上颌窦内的风险较高时，则应考虑分阶段的治疗方案，先期实施上颌窦底提升，等待愈合后再次手术植入种植体。一旦发生种植体脱入上颌窦腔内，则应采取方法将其取出，避免发生上颌窦腔的病变，例如反应性鼻炎或口腔上颌窦相通。必要时转诊耳鼻咽喉科（图20-4）。

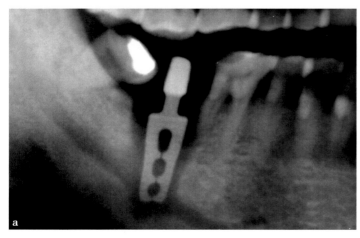
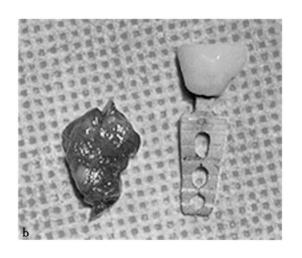

图20-3 种植体侵犯下颌神经管
a. 下颌右侧第二磨牙位点植入了叶片状种植体，种植体侵犯下颌神经管，患者右侧下唇永久性麻木。放射线片显示该种植体周围有严重骨吸收，临床检查种植体出现动度，无法行使咀嚼功能　b. 由于该种植体的骨结合已完全丧失，临床表现为种植体出现松动，遂将其取出、搔刮肉芽组织并行引导骨再生。但下牙槽神经永久性损伤造成的下唇麻木无法恢复

问题之六：非美学区种植体三维位置错误

在非美学区，同样也需要将种植体植入在理想的颊舌向位置，使得未来修复体所受的船力尽可能沿着种植体长轴传导（即轴向负荷）。如果种植体的植入位置过于偏颊或过于偏舌，可能导致潜在的生物机械风险，如种植体折断、基台螺丝松动与折断、或修复螺丝松动与折断等。而且过于偏颊或偏舌的种植体植入位置往往会导致修复体形成盖嵴式设计，导致盖嵴部位口腔卫生难以维护，易于出现生物学并发症。

在下颌进行种植体植入时，应特别注意种植体的轴向位置，避免种植体从下颌舌侧穿出。因为下颌舌侧距口底较近，该区域血管丰富，解剖结构复杂，在实施种植外科时，一旦种植窝预备过程中或种植体植入后伤及该区域，则可能发生口底血肿、舌后移、造成窒息，导致极其严重的后果。口底的软组织较为疏松，发生出血血肿时难以进行压迫止血，发生水肿时组织水肿反应快而重。血肿或水肿有时还可影响呼吸道畅通，导致气道阻塞，甚至引起窒息。另外，口底的出血往往是慢性出血，且经常是在局部麻醉效果消失后才出现。有时在发生气道阻塞之前，出血可持续数小时。在口底出血早期，气道阻塞不严重时，患者通常会代偿性加深加快呼吸，因而难以察觉明确的气道阻塞，待到出现明显的气道阻塞症状时，则可能危及生命。气道阻塞的前驱症状通常表现为患者烦躁不安、出汗、口唇发绀、鼻翼扇动和呼吸困难。严重者可出现

"三凹"征，即吸气时出现锁骨上窝、胸骨上窝及肋间隙明显凹陷。如此时仍未及时处理，则可出现脉弱、脉数、血压下降和瞳孔散大等危象。在舌侧骨壁较薄或存在倒凹的下颌区域进行种植临床操作时，建议使用模板引导进行种植窝预备；或种植窝预备完成后立即使用刮匙探查舌侧骨壁是否完整；对于疑似伤及舌侧者，术后应拍摄CBCT，如果明确种植体已穿通舌侧骨壁，则应延长术后观察时间，保证及时发现可能发生的水肿或血肿，一旦发生，必须尽快经口或经鼻插入通气导管；如情况紧急，不能找到通气导管时，要尽快行环甲膜切开术，也可用粗针头由环甲膜刺入气管解除窒息（图20-5和图20-6）。

问题之七：种植体侵犯邻牙牙根

缺隙近远中距离较小时，可能出现种植体损伤邻牙牙周膜或牙根。充分的术前准备（CBCT扫描测量缺失牙间隙、正畸治疗增加缺失牙间隙、使用外科模板和选择细种植体等）完全能够避免发生损伤。术后要拍摄放射线片明确种植体与邻牙的关系，一旦怀疑伤及邻牙，则应进行CBCT扫描进一步明确，只要出现邻牙牙髓炎症，就应进行髓病治疗，必要时根尖切除。如果种植体与邻牙牙周膜的接触，说明种植体平台过于靠近牙颈部，则可能导致二者之间冠方无骨性分隔，此时需要尽早取出种植体，若不及时取出，最终可能导致种植体和天然牙均失败（图20-7）。

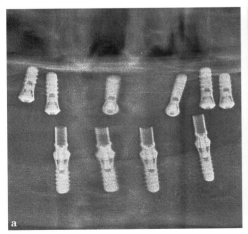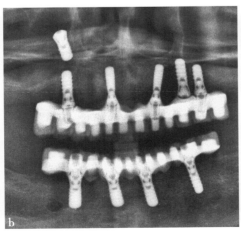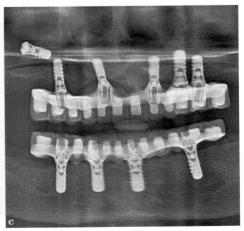

图 20-4　种植体脱入上颌窦腔内
a. 患者上颌植入了6颗种植体，其中右侧最远中的种植体为上颌窦底提升同期植入，该种植体初始稳定性不良，图为种植当日的曲面体层放射线片　b. 术后短期出现上颌右侧最远中种植体脱入上颌窦内，未予处理。术后4个月戴入修复体时的曲面体层放射线片，种植体倒置于上颌窦腔内　c. 修复完成4个月之后的曲面体层放射线片，脱入上颌窦腔内的种植体横置于窦腔内，其余种植体周围的骨高度维持稳定

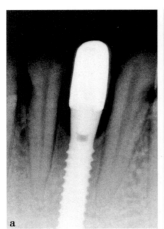
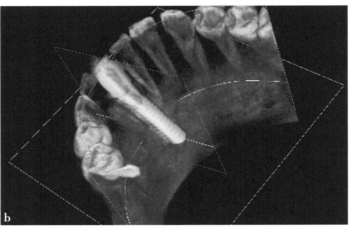

图 20-5 下颌前部种植体舌侧穿出
a. 可见修复体密合，种植体冠根向位置与近远中向位置理想　b. 锥形束 CT 检查显示种植体轴向位置极端错误，舌侧几乎无骨质覆盖，尤其是根尖区已完全从舌侧骨板穿出。术后一旦发生口底血肿，后果极其严重

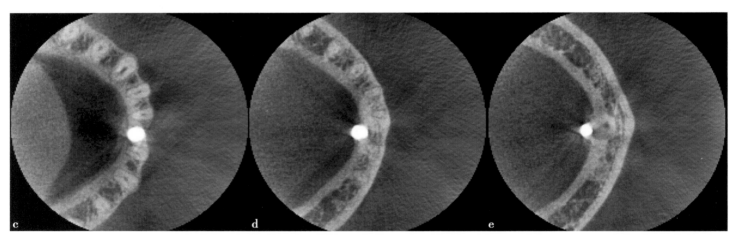

图 20-5 下颌前部种植体舌侧穿出（续）
c. 种植体颈 1/3 锥形束 CT 水平截面，种植体的颈部区域完全位于骨内，唇侧与舌侧均有骨质包绕　d. 种植体中 1/3 锥形束 CT 水平截面，种植体的中部有一半穿透舌侧骨皮质，位于舌侧黏膜下　e. 种植体根 1/3 锥形束 CT 水平截面，种植体的根端区域已完全从舌侧骨板穿出，只有种植体的唇侧部分与患者的舌侧骨板接触

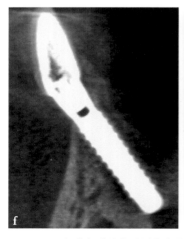
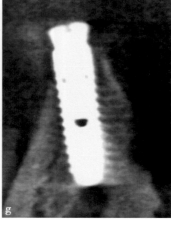

图 20-5 下颌前部种植体舌侧穿出（续）
f. 患者就诊时种植体 CBCT 矢状面，明确显示种植体根方舌侧穿出　g. 拔除原种植体，重新在理想的三维位置植入 1 颗新的种植体

病例介绍

　　28 岁女性患者，因下颌前部种植治疗后长期舌侧不适而转诊就诊，临床检查种植位点牙龈颜色、形态、质地未见明显异常，根尖放射线片示种植体近远中向与冠根向位置理想，修复体边缘密合，无粘接剂残留，但锥形束 CT 检查显示种植体根方从下颌前部舌侧穿出（图 20-5）。

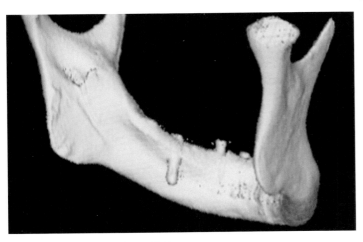

图 20-6 下颌后部种植体舌侧穿出
患者种植术后的锥形束 CT 检查显示，下颌左侧最远中的种植体根方从舌侧穿出。幸运的是，经过术后的严密观察监测，并未发生血肿与严重水肿

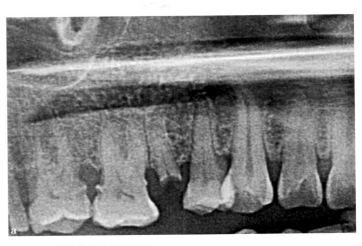

图 20-7 种植体侵犯邻牙牙根
a. 患者上颌右侧第二前磨牙残根不能保留，曲面体层放射线片显示残根斜向远中，根尖未见炎症。治疗方案为拔除上颌右侧第二前磨牙残根，同期不翻瓣即刻植入 1 颗种植体

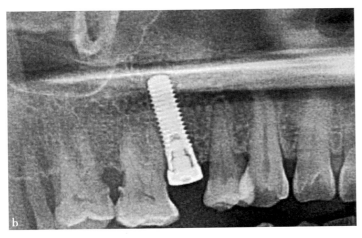

图 20-7 种植体侵犯邻牙牙根（续）
b. 软组织种植体（Straumann，SLA 表面，锥形柱状种植体，种植体直径 4.8mm，种植体平台直径 6.5mm，种植体长度 14mm）植入，由于应用了拔牙后即刻种植的理念，受原拔牙窝形态的影响，种植窝预备时斜向远中，最终导致种植体斜向远中，侵犯了邻牙牙根

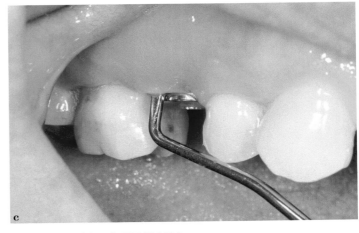

图 20-7 种植体侵犯邻牙牙根（续）
c. 愈合 4 个月之后，患者开始出现上颌右侧第一磨牙咬合不适的症状，临床检查发现，上颌右侧第二前磨牙种植体的远中可探及大于 10mm 的深袋

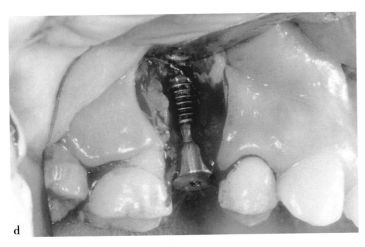

图 20-7 种植体侵犯邻牙牙根（续）
d. 决定取出种植体，翻瓣后可见种植体颊侧已无骨组织覆盖，有大量肉芽组织，使用持针器即轻松将种植体取出

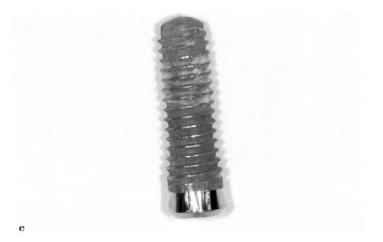

图 20-7 种植体侵犯邻牙牙根（续）
e. 取出的种植体只有很少的面积有骨组织附着。种植体取出 1 周之后，患者上颌右侧第一磨牙的不适感即完全消失

20.3　种植治疗的机械并发症

种植治疗的机械风险(mechanical risk)定义为:"由于机械力量导致的种植体及相关预成部件出现并发症或失败的风险"。牙种植治疗中的机械风险至关重要,是导致机械并发症或失败的重要原因,机械并发症或失败则有可能引起患者复诊次数增加、就诊疗程延长,甚至可直接导致种植治疗失败。

机械并发症可发生于种植体、基台、修复螺丝等部件,具体包括:基台螺丝松动与折断、修复螺丝松动与折断、种植体折断、附着体折断等。Goodacre[3]等对1981～2001年的文献进行系统性回顾发现种植体支持的固定修复体的并发症中基台螺丝松动占6%、修复螺丝松动占7%。该评述也报道了种植体固位式覆盖义齿的机械并发症,其中,附着体折断占17%。

机械并发症之一:基台螺丝松动与折断

基台螺丝松动与折断的原因有:不正确的预紧力,过度负荷以及螺丝材料等原因。螺丝折断更易发生于松动的螺丝以及侧向负荷更大者。

在很多种植体系统中,基台是通过基台螺丝固位于种植体的。基台螺丝旋紧时产生的回弹力将基台"夹持"固定于种植体,这种回弹力叫做"预负荷(preload)"。夹持力越大,抗螺丝松动的能力就越大。换言之,预负荷越大,螺丝越稳定,越不容易松动。当界面所受的负荷超过螺丝连接产生的预负荷时,螺丝就会松动。没有预负荷,螺丝就独自承担施加在连接部分的负荷,而使螺丝的寿命大大缩短。因此,预负荷对螺丝具有保护作用。如果将材料不同的螺丝以相同的预紧力旋入,螺丝的预负荷不同。因为螺丝的预负荷值与螺丝的材料密切相关,可以通过减小摩擦系数来增加预负荷,较低的摩擦系数允许螺丝在达到预紧力前旋入略多,因而可以获得更高的预负荷。为了提高预负荷与降低摩擦,许多干性润滑涂层已经应用于种植体基台,如纯金和无定形碳。

Byrne D等[4]的研究比较了三种相同几何结构但不同材料(钛合金、金合金和金涂层)的螺丝分别在10、20和35Ncm的固定扭矩下的预负荷值,研究的结论很有趣:三种不同材料的种植体螺丝(钛螺丝、金螺丝和金涂层螺丝),在任意扭矩下金涂层螺丝的预负荷均为最高。当以35Ncm的扭矩首次旋紧螺丝时,以上三种螺丝的预负荷分别为钛(142N)、金(134N)、金涂层(386N)。在反复旋紧时,金涂层螺丝的预负荷也明显高于其他两种螺丝。钛螺丝在重复使用35Ncm的扭矩旋紧时,其预负荷的改变或下降不多,而金螺丝和金涂层螺丝的预负荷下降显著。其中,金涂层螺丝的预负荷在重复旋紧与旋松时下降最为明显,但其预负荷总是显著性高于其他两种螺丝。金螺丝的旋入预负荷最低。这可能是由于金的低抗张强度以及较好的延展性的结果。由于金涂层螺丝的预负荷高,它的抗螺丝松动能力最强。

Byrne D等和Weiss等的研究均显示反复旋紧与旋松螺丝会导致最终修复后螺丝松动的可能性增加。原因是在反复旋紧与旋松的过程中,螺丝所能达到的预负荷会不断下降,最终导致在扭矩扳手所示的预紧力下,螺丝的预负荷较低,抗螺丝松动的能力也较低。所以在临床和技工室修复体制作过程中,均应尽量减少不必要的螺丝反复旋入与旋出,以降低螺丝的松动率。

Byene D的团队还发现螺丝松动也可能是种植体"沉降(settling)"的结果。随着种植体的功能负荷,螺丝或种植体-基台界面会变得疲劳。基台随之"沉降",螺丝的预负荷也降低,导致螺丝易于松动。

Basten[5]比较了制造商所推荐的的标准预紧扭矩与在此基础上±20%的预紧扭矩之间的抗疲劳性,结果发现两者之间无显著性差异,得出结论:额外的扭矩,只会增加螺丝形变而不会增大预负荷。所以,在临床上,一定要遵循制造商提供的额定预紧扭矩。过大的扭矩不仅不会减少螺丝松动,反而会增加螺丝形变和滑丝风险。

对于多数种植体系统,种植体和基台是通过固位螺丝来连接的，种植体和基台的连接处存在微间隙，细菌、龈沟液会乘虚而入，长期的微生物腐蚀、电化学腐蚀、缝隙腐蚀也是造成固位螺丝松动的原因之一。

在内基台连接中，通常有额外的形态辅助抗侧向力。而在外基台连接的设计中，抗侧向力的能力有限，除压应力之外，很大部分的力量都要通过基台螺丝集中。这使得外基台连接的连接方式更易发生螺丝的松动与折断。

Misch 指出螺丝松动与过度负荷、夜磨牙、紧咬牙等相关。多数文献研究的结果认为，磨牙症患者修复后出现基台螺丝松动等机械并发症的风险更高。如果种植修复体的咬合面较窄，则基台螺丝松动的可能性较低。选择粗直径的种植体也能够降低基台螺丝的应力。某些种植体系统的扭矩扳手经过反复使用与消毒会有一定程度的不精确，应当定期进行再校准。

基台螺丝松动与折断是种植治疗的机械并发症，其预防要比治疗更为重要，医师应尽量做到每一步骤都按照规范操作以降低其发生率。制订正确的治疗计划、选择合理的基台连接方式、保证基台螺丝被动就位、遵循额定的预紧扭矩、精确调𬌗，使修复体不受到过度的𬌗力，可将基台螺丝松动的发生率降到最低。Theoharidou 等报道在过去的十年间，由于种植体生产和设计的进步，基台螺丝松动和折断的病例数目有所减少。

机械并发症之二：修复体螺丝松动及折断

修复螺丝的松动与折断，除了与预负荷、摩擦力、螺丝预紧力等相关外，非常重要的影响因素有修复体的被动就位以及咬合力。被动就位对种植体支持式修复体的长期成功非常重要。制作种植修复体过程中任一步骤的错误都会导致难以获得被动就位，如印模帽未准确就位、模型不准确、灌注石膏模型的失误等。从生物机械学方面，被动就位是重要的潜在影响预后的因素。

非被动就位会产生静止负荷，从而导致种植体受到持续性的循环负荷。然而，机体对这种静止负荷似乎有很强的生物耐受（骨弹性）。尚无明确的证据证明修复体非被动就位与种植体周围骨丧失之间有关，但是非被动就位与修复螺丝的松动与折断却关系密切。

Goodacre 等报道修复螺丝松动的发生率为 1%～38%，其中修复体未获得被动就位可能是此种并发症的最主要的原因之一。然而，机械并发症与非被动就位之间的关系还需进一步的研究验证。

已有文献研究的结果显示，与修复螺丝松动相关的结论性描述有：
- 如果种植修复体的咬合面较窄，则修复螺丝松动的可能性较低。
- 可以通过减少修复体高度，增加基台的高度，来减少修复螺丝所受的应力，可能最好的降低基台螺丝应力的办法是增加种植体的直径，种植体直径越宽，应力分布越好。
- 当扭矩扳手经过使用和消毒失去校准时，应当定期返回工厂进行再校准。
- 非美学区的种植修复体应尽量不制作解剖式的牙尖斜度，因为正常的牙尖斜度会大大增加种植体的侧向力，从而引起螺丝松动、骨吸收并增加失败率。理想的修复形态是有一个宽的中央窝基本位于种植体的长轴上。
- 种植修复体的邻面接触过紧，导致修复体就位时受到邻面阻力，不能获得完全的被动就位，也易于出现修复螺丝松动。

种植修复体的调𬌗需要特殊考量。由于种植体对𬌗力的本体感受（骨感知）极其微弱，所以必须保证种植体不受到过度的𬌗力。天然牙周围有牙周膜，垂直向可压入 $27\,\mu m$，行使功能时侧向可移动 $50\sim100\,\mu m$。而种植体周围无牙周膜，行使功能时无任何动度。人类肉眼可发现的最小动度为 $80\,\mu m$，如果按照天然牙的调𬌗方式对种植修复体进行调𬌗，使种植修复体与对颌牙有轻接触的话，种植体在行使功能时必然会受到过大的𬌗力。

因此，建议在较大的咬合力量下进行调𬌗，使口内余留的所有天然牙均受压力。由于种植体周围的本体感受器微弱，在种植修复体与对颌牙有轻接触时，患者不会告诉医师种植修复体太高。需要用非常薄的咬合纸记录早接触点。在全口较大的咬合压力下，任何重的咬合接触点都需要调磨。种植修复体的咬合接触应仅存在于中央窝，而中央窝应位于种植体的长轴。边缘嵴区域的咬合接触会产生非轴向负荷，增加螺丝松动、骨吸收以及饰面瓷崩裂的几率。种植修复体的咬合面积不能以天然牙为参照。前磨牙与磨牙区种植体最佳的咬合接触是轻咬时无接触。这可以降低种植体所受的侧向力。

在应力分布方面，种植体长度并不是最重要的因素，因为种植体的应力集中于牙槽嵴顶，仅分布于种植体的冠方 5～8mm 处，所以，更长的种植体的应力分布不会更好。也没有文献支持更长的种植体其螺丝松动率会更低。

机械并发症之三：种植体断裂

种植体断裂是最严重的并发症之一。其病因主要是应力集中、材料疲劳、各种腐蚀以及创伤等。其在临床可表现为种植体松动、咬合痛、咬合紊乱、断裂的冠方部分直接从口内脱落等，通常可以通过放射线检查发现断裂纹，且断裂位置周边有明显骨吸收。种植体断裂于骨内的部分较难取出，只能用环形取骨钻钻骨，在尽量少破坏附近骨质的情况下连同种植体一起取出（图 20-8）。需要注意，在取出位于骨内的种植体断裂部分时，不可伤及邻近的解剖结构（上颌窦底、鼻底和下颌管）。如果发生折断的种植位点不计划再次进行种植修复，也可以让断裂于骨内的部分保留于原位，但是必须保证其周围黏膜愈合后可将种植体完全包埋，以免残留的断裂种植体与口腔相通，造成周围的长期慢性炎症。

机械并发症之四：种植覆盖义齿相关的机械并发症

球固位、杆固位、自固位附着体系统是种植体固位式盖义齿最常用的附着体系统。目前，关于附着体临床效果的比较研究以及可能的并发症研究较少[6]。

其常见的机械并发症有：圆杆折断、基台螺丝松动、球磨损、固位帽松动和固位卡折断等。其中，在球固位附着体系统中，多数机械并发症与帽变形、球变形相关。杆或自固位附着体系统出现机械并发症的情况较少，更多的是口腔卫生不良引起的生物学并发症。在球固位附着体系统中，种植体缺乏平行度会导致阴型部件磨损而引起固位丧失。van Kampen[7]等观察发现，所有的固位并发症都发生于不能完美平行的种植体。

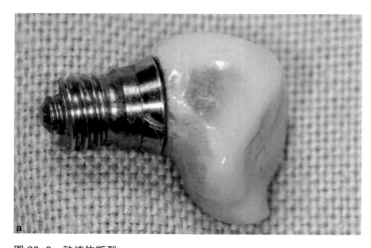

图 20-8 种植体断裂
a. 下颌种植修复体颊侧形成小悬臂，非轴向负荷过大、种植体周围骨吸收，以及种植体本身设计等原因，在功能负荷 3 年之后种植体发生了断裂

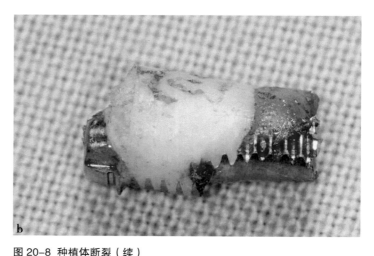

图 20-8 种植体断裂（续）
b. 使用环切骨刀将断裂种植体位于骨内的部分取出，断裂线冠方的种植体表面几乎无骨附着，断裂线根方的种植体与骨的愈合良好

20.4　种植治疗的工艺并发症

种植治疗的工艺风险(technical risk)定义为:"技工室加工的种植体修复结构或修复材料本身出现并发症或失败的风险"。工艺风险可能会引发工艺并发症或失败。

种植修复后的工艺并发症一直是临床上备受困扰的问题。工艺并发症涉及技工室制作过程所应用的设备、材料、以及工艺制作程序的标准化等。此外,技师在修复体制作过程中对于部件或材料的错误操作、也可能会导致工艺并发症的发生。目前,虽然开展种植治疗的医疗机构、医师,以及接受种植治疗的患者越来越多,但是经过规范培训的从事种植修复体制作的技师仍相对缺乏,且部分技师经验水平有限,在制作种植体支持式修复体时难免会发生一些错误和误导。但是追究导致工艺并发症发生的原因,其许多重要方面尚不清楚,既没有对照研究、也缺乏长期临床研究报道[1]。

已经明确的是,对于特殊的修复体设计、基台分布、解剖条件和功能紊乱的病例,工艺并发症的发生率会更高。临床上的多数病例,工艺并发症的后果可能很轻微,仅仅需要增加复诊次数与疗程;但对于某些病例,工艺并发症的后果则可能是灾难性的。

工艺并发症主要发生于修复体,具体包括有:修复体折断、修复体瓷崩裂或树脂崩裂、覆盖义齿支架折断、树脂基托折断、固位问题、修复体基底折断等。Goodacre[3]等对1981～2001年的文献进行系统性回顾,发现种植体支持式固定修复体的并发症中丙烯酸树脂饰面折断占22%,饰面瓷崩裂占7%,修复体金属折断占3%。该评述也报道了种植体固位式覆盖义齿的工艺并发症发生率,如修复体折断占12%。

工艺并发症之一:瓷崩裂或树脂崩裂

种植修复体出现饰面瓷崩裂或树脂崩裂在临床上相当常见,导致其发生的原因很多,包括修复体加工制作因素、临床技术,以及患者因素等。Pjetursson等2007的研究发现,饰面瓷崩裂在种植体支持式修复体中的发生率要高于天然牙支持式修复体。其原因可能在于种植体周围缺乏本体感受器,行使功能时难免殆力过大。

修复体加工制作因素导致的瓷崩裂或树脂崩裂需要由技师在修复体制作过程中注意。与临床技术相关的可能原因有临床医师在戴入修复体时使用暴力、修复体仍有明显咬合高点时要求患者用力咬牙、以及调殆不精确造成的患者在行使功能时仍有咬合早接触点等。与患者相关的因素通常是副功能咬合习惯,如夜磨牙,可以通过制作殆垫来减少由夜磨牙导致的过大力量;另外,患者的一些不良习惯也会导致瓷崩裂或树脂崩裂,如咬铅笔、叼烟斗等,应予以纠正。

工艺并发症之二:基底断裂

多颗种植体夹板式相连的固定修复体,还存在修复体基底折断的可能,其原因往往是基底的连接体强度不够。在美学区,有时为了单方面追求唇颊侧邻间隙处的瓷层厚度以获得理想的色泽时,技师可能会牺牲掉连接体的面积,从而导致最终修复体从连接体处折断。

工艺并发症之三:种植覆盖义齿相关的工艺并发症

常见的种植体固位式覆盖义齿的工艺并发症有覆盖义齿折断和树脂崩裂。

种植体缺乏平行度易于导致覆盖义齿的折断。因此,计划做覆盖义齿的种植体应尽量相互平行,以获得附着固位,并防止相关部件过早的磨损或疲劳[8]。

许床临床医师认为当种植体不平行时,应尽量避免使用球附着体系统,而应尝试选用角度基台、杆固位式附着体、自固位式附着体等以补偿种植体的不平行[9],降低工艺并发症发生的风险。

临床上,还应检查金属基底的强度(厚度)和有无过度负荷情况(过长悬臂等),以防支架折断。已经明确,覆盖义齿采用金属基底可减少覆盖义齿折断的发生率。

20.5　种植治疗的生物学并发症

在临床中,最常见的种植治疗的生物学并发症就是种植体周围感染,基本上,种植体周围感染的临床表现可分为3种形式:种植体周围黏膜炎、种植体周围炎和种植体根尖周损伤。此外,临床上常见的种植体周围黏膜增生属于种植体周围黏膜炎的一种表现形式。

第6届欧洲牙周病学研讨会的共识性报告中将种植体周围黏膜炎和种植体周围炎定义为感染性疾病。

20.5.1　种植体周围黏膜炎

概念与患病率

种植体周围黏膜炎是种植体周围黏膜的可逆炎症性病变,由菌斑积聚和细菌侵袭所致,不伴有种植体周围的骨组织吸收。Zitzmann NU 等的随访研究证实,负荷5年以上后,多数种植体系统中约80%的患者、50%的种植体发生了种植体周围黏膜炎。天然牙和种植体或种植修复体表面都会形成菌斑,引起机体的防御反应,从而导致软组织炎症。在天然牙会引发牙龈炎,而在种植体则称之为种植体周围黏膜炎(peri-implant mucositis)。种植体周围黏膜炎的病变局限于软组织,类似牙龈炎,及时治疗可使病变逆转,但如果菌斑的刺激长期存在,黏膜炎可以继续进展,甚至发展为种植体周围炎。

发病原因
● 口腔卫生状况差,菌斑堆积,会刺激牙龈黏膜充血肿胀,导致炎症反应。
● 修复原因包括:①各个部件之间的边缘密合性差或抛光度不足;②修复结构部分松动,连接部位菌斑堆积,且松动的修复体龈端经常摩擦牙龈;③修复体外形过突或过平,咀嚼时食物对牙龈缺乏按摩作用或对牙龈刺激过度等都会造成种植体周围黏膜炎。

Julia Karbach 等的研究结果显示,吸烟是种植体周围黏膜炎的重要风险因素。其次,放疗也是各种各样炎症出现的原因。但种植体的表面粗糙度以及是牙列缺损还是牙列缺失对种植体周围组织的炎症症状基本无影响。

种植体周围黏膜炎的组织学表现

种植体周围黏膜炎的组织病理变化可大致分为三期:早期病变、病损确立期以及进展期。

在种植体周围黏膜炎的早期阶段,菌斑积聚首先引起结合上皮和边缘上皮下结缔组织的改变。在上皮下结缔组织中,中性多形核白细胞、巨噬细胞、T淋巴细胞和个别浆细胞侧向增殖,中性多形核白细胞能够穿过结合上皮到达龈沟内。上皮下结缔组织内、外部区域内胶原结构丧失,冠部的结合上皮侧方增殖。此时,根方的结合上皮尚未发生改变。

如果不对菌斑积聚进行干预的话,种植体周围黏膜炎会进入病损确立期,炎症细胞的侧方和根方浸润进一步增多,胶原结构进行性丧失,此时结合上皮仅在侧方和根方出现少量的增殖。上皮少量增殖和结合上皮细胞变性导致龈袋和典型的"袋内上皮"形成。种植体周围的牙槽嵴顶与之仅有一薄层健康结缔组织相隔。T淋巴细胞和浆细胞浸润进一步增加。此期无种植体周围牙槽嵴的骨吸收,破骨细胞仍位于插入牙槽嵴的上皮下结缔组织纤维内。

一旦形成真性种植体周围袋,即意味着病变过渡到进展期。炎症细胞浸润进一步增多,且以根方浸润为主,上皮下结缔组织变性伴有胶原结构丧失,袋内出现小溃疡,形成微脓肿,又进一步促进了微生物对组织的侵袭。破骨细胞活化,种植体周围牙槽嵴顶初步出现组织学吸收,真性种植体周袋开始形成。

必须明确,从种植体周围黏膜炎的进展期到种植体周围炎,其组织病理学的分界并不明显。

临床表现

种植体周围黏膜炎可表现为种植修复体表面有菌斑或软垢积聚、软组织充血、肿胀、质地松软,有时伴有增生、甚至发生黏膜糜烂、溃疡，同时存在口腔异味，临床检查探诊出血、探诊深度增加。诊断种植体周围黏膜炎常用的指数有改良菌斑指数、改良出血指数和种植体周围袋探诊深度。其中，探诊出血指数是最为重要的诊断指标。

Engquist B[10]等（1988 年）报道固位覆盖义齿的种植体周围发生黏膜炎的可能性更高。尤其是杆附着体，因为杆附着体与黏膜间的距离较小，不易清洁，对于实施了此类修复的患者，必须更加注意口腔卫生宣教，叮嘱患者维持良好的口腔卫生，并且提高复诊的频率，防止种植体周围黏膜炎的发生，以保证更好的种植治疗效果。疼痛常发生于种植体周围黏膜炎的早期，因此，当患者主诉为疼痛时，一定要考虑到有种植体周围黏膜炎的可能性。而种植体周围黏膜增生较常见于角化黏膜缺如的种植体周围（图 20-9）。

放射线表现

种植体周围黏膜炎是不累及骨的可逆性炎症，因此，放射线检查此时期没有种植体周围骨的病理性吸收，但是评估时必须要将种植体周围的生理性骨吸收纳入考量。

预防与治疗

种植修复后加强口腔卫生宣教，嘱患者注意保持良好的口腔卫生，及时清除食物嵌塞，避免长期刺激局部黏膜。定期复查，清洁修复体及余留天然牙，嘱患者发现问题后及时就诊，查明原因以便处理，必要时拆除不良修复体重新进行制作，以免发生更严重的并发症。

一旦发生种植体周围黏膜炎，除针对以上病因进行处理外，还应进行局部对症处理，推荐采用下列方法：

- 使用塑料刮治器对种植体和修复体表面进行机械清洁。
- 用蘸有 0.2% 氯己定溶液的无菌棉球对暴露的种植体表面进行清洁，缓冲局部微生物环境。
- 龈下用 5ml 的 0.2% 氯己定冲洗，可使用钝头的种植体专用塑料冲洗针头，注意要从袋最深的部位进行冲洗。
- 局部应用 2% 米诺环素凝胶或 0.2% 氯己定凝胶。

有一种特殊的种植体周围黏膜炎，常发生于非潜入式或半潜入式种植体愈合期间，偶尔发生于种植修复完成后，临床表现为种植位点颊侧或舌侧（多为颊侧）有靠近龈缘的微小瘘管形成，其原因是种植体平台与愈合帽或基台连接处有内部污染，局部感染导致瘘管形成。一旦发生，需要清洁种植体平台与愈合帽或基台连接处的污染，应用 0.2% 氯己定溶液冲洗，通常会很快愈合。为了防止此类种植体周围黏膜炎的发生，我们建议在安放愈合帽或基台之前，将有防腐抑菌作用的微间隙封闭剂注射入清洁后的种植体内部，以有效防止内污染。

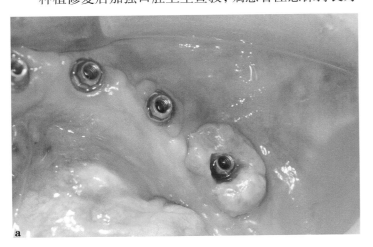

图 20-9　增生性种植体周围黏膜炎
a. 下颌右侧 4 颗种植体支持式固定义齿修复，由于口腔卫生维护不良及种植体周围附着龈缺如，最远中种植体出现了增生性种植体周围黏膜炎

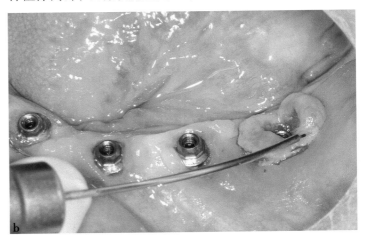

图 20-9　增生性种植体周围黏膜炎（续）
b. 加强口腔卫生宣教和局部对症处理的同时，使用软组织激光切除增生的牙龈，种植体周围增生性黏膜炎可以获得痊愈

20.5.2 种植体周围炎

通常所说的种植体周围炎特指顺行性种植体周围炎（anterograde peri-implantitis）。

概念与患病率

种植体周围炎（peri-implantitis）表现为种植体周围软组织感染、支持骨组织吸收和种植体周围袋形成，且伴有探诊出血，有时有自发出血和溢脓的临床状况。其定义是：对已经形成骨结合并行使功能种植体的周围组织产生不利影响的感染性疾病，可以导致支持骨丧失，甚至骨结合失败。

Zitzmann NU[11]等的评述表明，负荷 5 年以上后，多数种植体系统种植体周围炎的发生率介于 12% 和 43% 之间，涉及约 28% 甚至大于 56% 的种植患者。

发病原因

流行病学资料显示，种植体周围组织的破坏是多种因素造成的。一般可以分为原发病因和累加病因。

原发病因即为菌斑生物膜，大量的动物实验研究和临床检查证实菌斑生物膜的积聚是种植体周围炎发生和发展的主要病因。Pontoriero[12]等的实验发现菌斑积聚导致了种植体周围黏膜炎，种植体的牙龈指数和临床探诊深度有所增加，动物实验显示种植体周围菌斑积聚增加可形成炎性浸润，最终的浸润范围与天然牙相似。对比健康和炎症状态的种植体，其周围菌群的数量和质量有显著性差异。

累加病因包括有：牙周炎病史、系统性疾病（如糖尿病）、吸烟、负荷状况、饮酒、服用二磷酸盐类药物、遗传因素、黏膜状况以及种植体位置等。

有牙周炎病史患者的种植体周围感染发生率和种植体周围边缘骨的丧失明显增加，尤其是侵袭性牙周炎。种植体周围炎相关的细菌组成与牙周炎几乎无差别，牙周致病菌可以从天然牙迁徙至种植体。因此，有牙周炎病史的患者，在种植体植入之前需要进行系统性牙周治疗。

Ferreira SD[13]等（2006 年）的一项针对于糖尿病患者种植体周围黏膜炎和种植体周围炎发病率的研究表明，患有牙周炎、糖尿病且口腔卫生不良的种植患者，更易于感染种植体周围炎。

吸烟是对骨内牙种植体的维护有严重影响的潜在风险因素。与不吸烟的种植患者相比，大量的证据表明吸烟加重了边缘骨丧失并与种植体周围炎相关。吸烟习惯可以影响到侵袭性牙周炎病史患者的种植体存留率。在口腔卫生指数无显著差别的情况下，吸烟者在出血指数、平均种植体周围袋深度、种植体周围黏膜炎症程度和放射线片可辨别的种植体近远中骨吸收等方面的指数值都高于非吸烟者，已经证实吸烟者进行牙种植治疗后发生种植体周围炎的风险更高。

过度负荷能引起骨 - 种植体界面冠方压力大和微折断，并导致种植体颈部骨的丧失。在种植体周围有炎症存在的情况下，导致牙周组织本身支持力不足，不能胜任正常或者过大的咬合力，牙周组织进一步损伤，过度负荷加重了菌斑引起的骨吸收。由于种植体周围无牙周膜，缺乏本体感受器，骨对受力和位移感觉较迟钝，不能对过度的力量和方向不适的力量通过反射弧途径有效的进行自身保护，从而更增加了创伤的机会。

Galindo-Moreno P[14]等的研究表明每天饮酒 > 10g 可能比吸烟导致更高的边缘骨吸收。

关于二磷酸盐导致牙槽骨暴露的文献报道不断增加。二磷酸盐能够减少甚至抑制破骨细胞的功能，因此，可用于治疗各种疾病导致的骨吸收异常。目前，摄入二磷酸盐被视为影响种植治疗短期或长期效果的一个风险因素。

种植体周围炎的组织学表现

病程由种植体周围黏膜炎的进展期发展至种植体周围炎时，真性种植体周围袋持续存在，侧方和根方的炎症细胞大量浸润和增殖，几乎完全覆盖溃疡性袋内上皮，结合上皮根向迁移，炎细胞浸润的组织内胶原结构继续丧失，种植体周围骨组织的吸收更加明显。

临床表现

种植体周围炎的病变已突破黏膜屏障并累及骨组织。在临床可表现为龈沟内有渗出、溢脓、探诊深度增加、骨吸收、感染，甚至发生松动（图 20-10）。

1999 年 Mombelli 总结了种植体周围炎的临床特征：
- 放射线片显示有牙槽嵴顶骨垂直向吸收。
- 种植体周围袋形成。
- 轻柔探诊后出血。
- 黏膜肿胀与充血。
- 无典型疼痛。

种植体周围炎骨缺损的分类

Schwarz F[15] 根据临床检查，将种植体周围骨缺损进行了分类。基本上分为骨内型（Ⅰ型）和骨上型（Ⅱ型）2 类缺损。而在同一颗种植体，常合并出现Ⅰ型和Ⅱ型骨缺损。其中，Ⅰ型骨缺损又可分为 5 个亚型：
- Ⅰa 型：骨表面颊侧或舌侧为裂开式骨缺损，种植体颊侧或舌侧无骨组织覆盖，种植体其余侧面与骨组织之间无间隙。
- Ⅰb 型：骨表面颊侧或舌侧为裂开式骨缺损，种植体颊侧或舌侧无骨组织覆盖，近中侧和远中侧与骨组织之

间有间隙，𬌗面观缺骨区呈颊侧或舌侧穿通的月牙形。
- Ⅰc 型：骨表面颊侧或舌侧为裂开式骨缺损，种植体颊侧或舌侧无骨组织覆盖，种植体其余侧面与骨组织之间有间隙，𬌗面观缺骨区呈颊侧或舌侧穿通的环形。
- Ⅰd 型：骨表面颊侧和舌侧均为裂开式骨缺损，种植体颊侧和舌侧无骨组织覆盖，种植体近中侧和远中侧与骨组织之间有间隙，𬌗面观缺骨区呈颊侧和舌侧均穿通的环形。
- Ⅰe 型：骨表面无缺损，种植体四周均与骨组织之间有间隙，𬌗面观缺骨区呈颊侧和舌侧均不穿通的环形。

放射线表现

种植体周围炎通常都伴有影像学可见的支持骨组织吸收。但需要注意，对于早期的少量骨吸收，放射线检查的敏感性较低，有可能出现假阴性结果，因此，需要将放射线检查结果与临床参数相结合再进一步做出判断。图 20-11 所示为种植体周围炎病程进展的放射线片。

Spiekermann[16] 在 1994 年建立种植体周围炎所致骨缺损的放射线分类（图 20-12）：
- Ⅰ型：水平向骨吸收。
- Ⅱ型：碟形骨吸收。
- Ⅲ型：漏斗状骨吸收。
- Ⅳ型：裂隙状骨吸收。

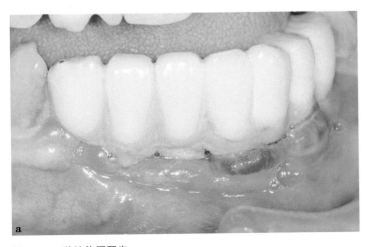

图 20-10 种植体周围炎
a. 转诊患者，下颌前部于外院植入了 5 颗种植体，制作了种植体支持式固定修复体，但患者依从性极差，口腔卫生维护不良，长期大量吸烟，且未按照要求规律复诊。修复后 3 年，已经出现严重的种植体周围炎

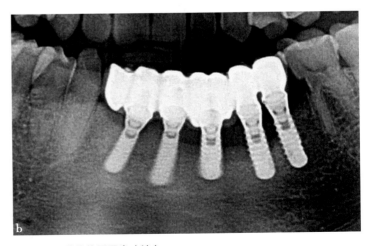

图 20-10 种植体周围炎（续）
b. 曲面体层放射线片显示 5 颗种植体均有不同程度的骨吸收，最严重者骨吸收范围多达种植体长度的 3/4，建议患者积极治疗，配合戒烟及良好的口腔卫生维护。但此次就诊后，患者失访

治疗

种植体周围炎的治疗目标为：防止炎症继续进展，中断骨吸收，尽可能恢复种植体周围原有的骨量。

治疗种植体周围感染的原则是持之以恒地彻底去除菌斑、控制感染、消除种植体周围袋、中断骨吸收并引导骨再生。在所有的治疗方法中，患者完善的自我菌斑控制和维护是治疗成功的前提。当只需要去除菌斑生物膜时，可以选择应用非手术方法。但是需要种植体表面成型或引导骨再生时则应采用手术方法。手术治疗必须在基础治疗实施之后，且种植体周围的指数值获得改善之后才可以进行。

非手术基础治疗方法包括有机械治疗、药物治疗和激光治疗等。

机械治疗

由于种植体周围炎属于牙周致病微生物引起的感染类疾病，想要终止病程进展，必须彻底去除菌斑生物膜，因而，机械治疗就成为种植体周围炎治疗中最基础的治疗手段。临床上，推荐使用塑料刮治器对种植体周围的菌斑生物膜或牙石进行清除，体外实验已经证实，塑料刮治器不会对钛种植体的表面形态产生不利影响。目前，多数种植体为粗糙表面，仅靠机械治疗很难彻底去净感染种植体表面的生物污染，因此，在机械治疗的基础上，通常还要辅助其他治疗方法，例如药物治疗。

药物治疗

药物治疗可以是全身用药，也可以是局部用药。临床上通常采用的是局部应用抗生素，其优点有：龈沟液中药物浓度高、患者的依从性好、全身副作用发生率低等，因此，可优先考虑辅助应用。常用于种植体周围炎局部给药的抗生素是 0.2% 氯己定或 2% 米诺环素凝胶。

激光治疗

激光治疗在 1964 年首次引入了口腔治疗中。与刮治器治疗相比，激光所需的治疗时间更短。激光用于种植体周围炎的治疗效果已经获得了临床的肯定。目前常用于种植体周围感染治疗的有固体激光、气体激光和半导体激光。Er:YAG 激光为目前最具代表的固体激光治疗方法。单独使用 Er:YAG 激光进行非手术治疗的 6 个月之内，种植体周围相关临床参数有所改善，探诊出血指数显著减少。光动力抗菌法（aPDT）是种植体表面去污染比较前沿的方法，aPDT 使用的无毒染料，称为"感光剂"，在低强度的可见光（660～905 nm）及氧的参与下形成一种具有细胞毒性的物质。感光剂可以准确放置在靶组织处，光照可以直接对准病损区。现有的实验和临床资料表明，应用 aPDT 可有效减少种植体表面的致病菌，而不会对种植体表面及邻近组织造成任何不良的副作用。

手术治疗

手术方法包括切除性手术和再生性手术。切除性手术的指征为种植体周围炎感染位点的水平向、一壁型或二壁型骨缺损，主要目的是减少或消除仅靠患者自我口腔卫生维护难以清洁的细菌藏匿部位，并使暴露的种植体粗糙部分光滑化，以利于后期的口腔卫生维护。种植体表面成形术是切除性手术的重要组成部分，具体指的是使用涡轮机、砂石、橡皮杯及抛光膏等工具和材料，将因种植体周围炎而暴露于牙槽嵴顶冠方或穿黏膜部分的种植体粗糙表面打磨抛光，形成光滑的表面，利于清洁。Romeo E[17,18] 等观察得出结论：种植体周围炎进行切除性手术治疗能够获得临床指数和放射线检查的改善，但是其应用仅局限于非美学区。

种植体周围炎感染位点的裂开式、三壁型或四壁型骨缺损是再生性手术治疗的指征。再生性手术治疗必须在彻底的基础治疗之后，待炎症症状消失，才能考虑施行。种植体周围炎的再生性手术治疗一般采用标准的引导骨再生（GBR）术式。术前准备包括清洁种植体，尽量消除软组织的炎症；术前两天开始口服抗生素，可选用甲硝唑、阿莫西林、四环素类药物等。手术过程：翻全厚瓣，彻底刮治，去净肉芽组织，植入自体骨或骨代用品。需要注意，在自体骨或骨代用品植入之前，必须再次对已污染的种植体表面进行处理：①机械清洁：可采用塑料刮治器或气压喷砂 30～60 秒彻底清除种植体表面的菌斑、结石和大部分内毒素，并做好种植体的表面平整，必要时可使用涡轮钻针磨除种植体表面的污染物。②化学清洁：使用蘸有无菌生理盐水的棉球清洁种植体表面。被污染表面处理完毕后,将自体骨或骨代用品植入种植体周围的骨缺损区,用合适的屏障膜完全覆盖植骨区,注意保证膜的稳定性。软组织瓣复位,应完全覆盖骨增量材料。无张力缝合,如软组织量不足,可采用冠向复位法缝合。

一般术后 10～14 天拆线。如果使用不可吸收屏障膜,应在术后 4～6 个月行二次手术取出。

经过治疗,大部分种植体周围炎能够消退。但是,关于新生骨组织和种植体重新形成骨结合(再生性骨结合)的文献报道差异很大。一些学者发现在原污染的种植体表面可部分获得再生性骨结合,但是也有学者认为其主要的愈合方式仍是结缔组织包绕处理后的种植体。所以,预防种植体周围炎的发生要比对其进行治疗更为重要,尽可能控制菌斑和防止过度负荷,加强患者的自我口腔卫生维护。

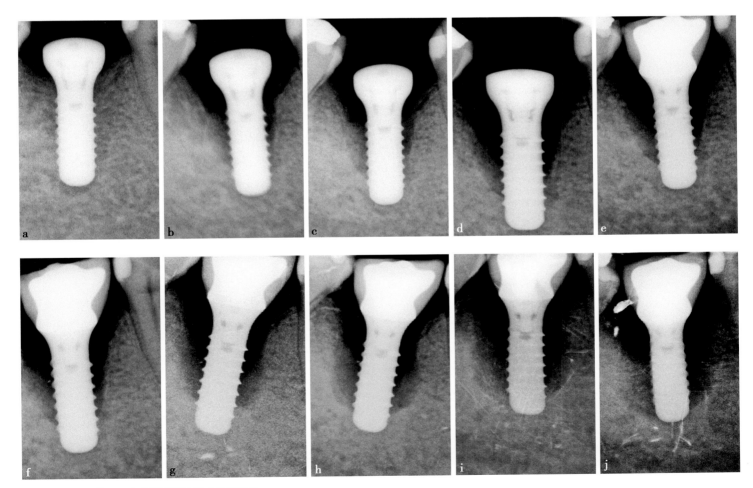

图 20-11 种植体周围炎病程进展的根尖放射线片

a. 种植体植入当时的根尖放射线片,软组织水平种植体,光滑颈部部分位于骨内,非潜入式愈合　b. 愈合 13 周时,种植体周围出现明显的骨吸收,颈部呈碟形骨吸收,体部为裂隙状骨吸收　c. 愈合 17 周时的根尖放射线片,骨吸收多达种植体长度的 1/2　d. 愈合 20 周时,种植体周围的骨吸收略呈漏斗状,仅剩根尖 1/3 区域与骨组织有接触　e. 愈合 22 周时完成修复,修复体极其密合,未见粘接剂残留　f. 修复后 2 周时的放射线片,种植体周围骨进一步吸收　g. 修复后 7 个月时,仅剩种植体根尖 1/4 区域与骨组织有接触　h. 修复后 13 个月时,显著的漏斗状骨吸收　i. 修复后 20 个月时的根尖放射线片,由于种植体根端与骨组织尚有极少量骨结合,因而未出现临床动度　j. 修复后 23 个月时,临床出现种植体松动,种植治疗彻底宣告失败

累加阻断性支持治疗

累加阻断性支持治疗(cumulative interceptive supportive therapy, CIST)是一种治疗上的策略,它以临床和影像学诊断为基础,根据感染的严重程度和范围来决定治疗方案,以阻止种植体周围感染的继续进展。Mombelli & Lang[19] 提供了一个 CIST 表格,可以用作种植修复维护及治疗的参考。这种支持治疗系统是累加性的,包括四个步骤,每个步骤不可作为单一的治疗程序,而必须根据病损的严重程度和范围,作为一种多步骤的序列治疗(表 20-1)。

其依据的主要临床参数包括:

● 有无菌斑(PLI)。
● 有无探诊出血(BOP)。
● 有无溢脓。
● 探诊深度(PD)。
● 影像学骨吸收的证据和范围。

健康的种植位点具有以下特点:

● 无菌斑和牙石。
● 周围软组织健康。
● 无探诊出血。
● 无溢脓。
● 探诊深度不超过 3mm。

如果临床检查的结果显示种植位点符合健康种植位点的这五项标准,我们可以认为此种植体是稳定的,无需进行治疗干预。

CIST 方案前的维护

种植修复体在口内就位后,则立即进入到种植体维护的阶段,患者必须学会正确地刷牙与使用牙线,对于种植体支持式覆盖义齿,还应教会患者摘戴覆盖义齿,并有效清洁义齿和位于口内的附着体阳型部件。

机械清创:CIST 方案 A

有菌斑和牙石,探诊出血阳性、无溢脓、种植体周围袋小于 4mm 者应当进行机械清洁。牙石可以用塑料刮治器去除,菌斑可以通过橡皮杯和抛光膏抛光种植体表面去除,并进行更有效的口腔卫生宣教。

杀菌治疗:CIST 方案 B

在探诊出血阳性、探诊深度 4~5mm,伴有或不伴有溢脓的位点,通常需要 3~4 周的杀菌治疗。建议在机械清创(CIST A)的基础上,用大约 10ml 的 0.1%~0.2% 的氯己定液含漱 30 秒,持续 3~4 周,辅以局部氯己定溶液冲洗或应用氯己定凝胶。

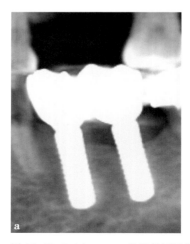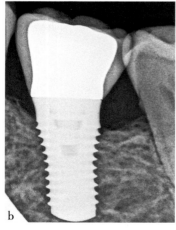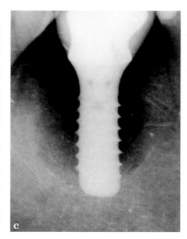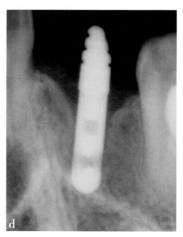

图 20-12 Spiekermann 种植体周围炎所致骨缺损的放射线分类
a. 水平向骨吸收(下颌左侧第二磨牙骨水平种植发生了水平向骨吸收) b. 碟形骨吸收(下颌左侧第一磨牙位点种植体显著碟形骨吸收) c. 漏斗状骨吸收(失败中的种植体,重度种植体周围炎,明显的漏斗状骨吸收) d. 裂隙状骨吸收(种植体靠近颈部区域为水平向合并碟形骨吸收,体部为裂隙状骨吸收)

抗生素治疗：CIST 方案 C

在探诊出血阳性、有深种植体周袋（6mm），伴有或不伴有溢脓，通常也没有影像学骨吸收征象的位点，此类种植体周围袋是病原微生物的栖息处，革兰氏阴性与厌氧牙周致病菌积聚。此治疗必须包括应用抗生素去除或削弱栖息在该处的病原微生物。

在应用抗生素之前，必须先实施机械清创（CIST A）和杀菌治疗（CIST B）方案。可以全身给药或局部控释给药，控释给药的治疗效果与全身应用抗生素的效果相同。建议：①全身应用奥硝唑（500mg，bid）或甲硝唑（250mg，tid）10 天，或甲硝唑（500mg，qd）与阿莫西林（375mg，qd）联合使用 10 天。②局部应用控释抗生素（25% 四环素纤维）。

再生性或切除性治疗：CIST 方案 D

再生性或切除性治疗必须在种植体周围的感染控制之后才可进行，这一点极其重要。因此，在计划手术干预前，先前的受累位点的指数检查必须为探诊出血阴性、无溢脓，且探诊深度减少。根据局部骨丧失的范围和严重程度，决定采用切除性手术或是再生性手术。对于再生性治疗，尽管形成再生性骨结合的范围有限，但是仍能够在种植体周围骨缺损区域形成新骨，维持种植体的稳定（图 20-13）。

总之，对于实施了种植治疗的患者，必须持续进行支持治疗，定期复诊，评估种植体与周围支持软组织与硬组织的状况，一旦发现出现种植体周围的感染，必须及早治疗干预，尽可能维持种植体周围的长期健康。

表 20-1 累加阻断性支持治疗（CIST）

累加阻断性支持治疗系统由 Mombelli & Lang 提出，包括 A、B、C、D 四个步骤，每一步骤不可作为单一的治疗程序，而是根据病损的严重程度和范围，作为一种多个步骤的序列治疗

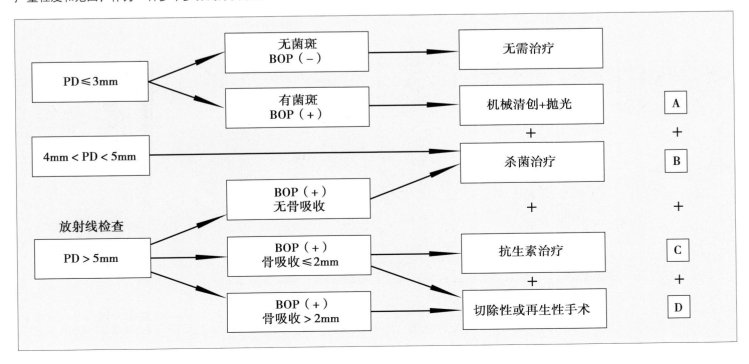

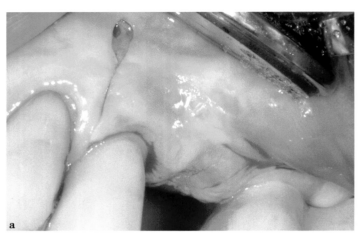

图20-13　种植体周围炎的再生性治疗
a. 上颌左侧第一前磨牙发生种植体周围炎,积极进行CIST治疗的机械治疗、杀菌治疗及抗生素治疗后,该位点探诊出血转为阴性,无溢脓,下一步的治疗方案是再生性手术治疗

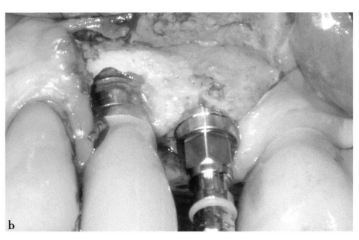

图20-13　种植体周围炎的再生性治疗(续)
b. 再生性治疗的同期完成上颌左侧第二前磨牙的种植。翻瓣后去净上颌左侧第一前磨牙周围的肉芽组织,可见种植体周围碟形骨吸收,已经暴露近两圈种植体螺纹

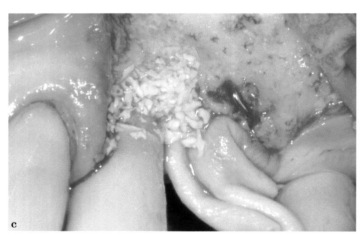

图20-13　种植体周围炎的再生性治疗(续)
c. 暴露的种植体表面去污染后,使用去蛋白牛骨基质(Bio-Oss, Geistlich)充填骨缺损区,并准备覆盖可吸收性胶原屏障膜

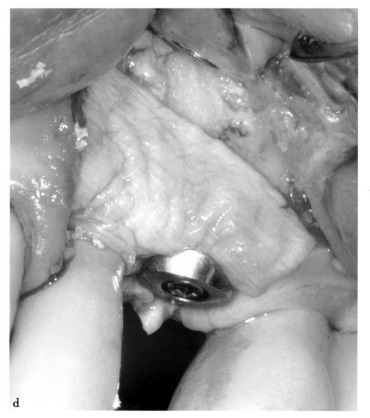

图20-13　种植体周围炎的再生性治疗(续)
d. 将可吸收性胶原屏障膜(Bio-Gide, Geistlich)覆盖于再生性手术的植骨区,并通过新植入的上颌左侧第二前磨牙种植体愈合帽辅助固定屏障膜

20.5.3 种植体根尖周损伤

概念、临床分类

种植体根尖周损伤(implant periapical lesion,IPL)是一种较为少见的损伤,是种植体根尖周围区域的紊乱,也被称之为逆行性种植体周围炎(retrograde periimplantitis)。可分为两类,第一类为感染型种植体根尖周损伤(infected implant periapical lesion),通常由种植体根尖周区域的细菌感染引起,表现为活动型种植体根尖周损伤(active implant periapical lesion),常伴有临床症状:如触痛、肿胀、溢脓以及瘘管形成等,也是种植治疗失败的原因之一;第二类为非感染型种植体根尖周损伤(non-infected implant periapical lesion),是无菌性的种植体根尖周区域损伤,表现为静止型种植体根尖周损伤(inactive implant periapical lesion),不伴有临床症状。

病因与临床及放射线表现

种植体根尖周损伤的病因不明,一般认为,其病因有多因素背景,主要包含既存的致病微生物引发感染和外科创伤两类。文献报道的相关病因[20,21]有:
- 植入的种植体短于预备的种植窝,导致种植体植入后放射线片显示种植体根尖区有低密度影,此类 IPL 一般为静止型 IPL,可以长期稳定存在,而不影响种植体的功能和寿命。
- 种植窝预备过程中过热导致的骨坏死。
- 来自相邻天然牙根尖周病损的种植体表面污染。
- 种植体植入位点原天然牙失败的髓病治疗或根尖手术遗留的细菌引发炎症。
- 种植体的过度负荷或过早负荷。
- 种植体旋入过紧压缩了骨屑,种植体植入过深会引起备孔过程中产生的骨屑压缩,随后导致缺血、坏死以及形成死骨片。
- 前庭区骨开窗(穿孔)。如果骨皮质薄于 0.5mm,骨改建会导致骨皮质穿孔,与感染的软组织相通。
- 既存的骨病变。
- 种植体表面污染。如手术使用有滑石粉的手套导致植体表面被滑石粉污染。
- 植入位点骨质差。
- 种植体植入感染的上颌窦。
- 残留的牙根片段及异物组织。
- 种植体缺乏初始稳定性。
- 宿主的愈合能力低。

Yoon[22]等指出在众多因素中,最可能的因素是既存感染和手术创伤(如种植窝预备过程中骨过热)。根尖周损伤累及的种植体在叩诊时与健康种植体的高清音不同,略呈低钝音。非感染型种植体根尖周损伤通常无临床症状,可以由种植窝预备的深度大于种植体植入的长度所致,或由种植窝预备时过热引起的无菌性骨坏死引起;感染型根尖周损伤的范围通常会比非感染型大,通常有临床症状,如:疼痛、肿胀、溢脓等,并往往会引起瘘管形成。在无肿胀、溢脓或瘘管等临床表现的情况下,难以区分感染型种植体根尖周损伤与非感染型种植体根尖周损伤。

通常根尖周损伤的种植体在放射线片显示为根尖周区域的透射影,而种植体的冠方部分则通常被正常骨组织包绕,因此在临床上多数是稳定的,极少因为种植体根尖周损伤而导致种植体松动。Esposito M 等报道,种植体根尖周放射线透射影的发生率为 0.26%。

预防与治疗

放射线片显示的根尖周病损并不意味着临床或组织学上需要去除细菌性感染源。因此,是否进行手术治疗,必须结合临床状况。对无症状的非感染型种植体根尖周损伤无需进行特殊处理,但是必须定期对其进行临床监测和放射线评估。

对于感染型种植体根尖周损伤,需要用手术方法进行治疗,如翻瓣清创、种植体根尖切除、引导骨再生、甚至取出种植体等。感染型根尖周病损所累及的种植体,决定是否将其拔除时需考虑以下因素:
- 种植体是否稳定(骨结合)。
- 根尖区域感染的范围。
- 未受感染累及的种植体剩余长度是否充足,是否允许切除根尖部分而不影响种植体的长期稳定性。

如果不切除种植体受累的根尖部分也可以彻底清创，则无需进行根尖切除；一旦根尖部分妨碍清创，即需行种植体根尖切除术。

外科治疗方法包括刮净种植体根尖周区域的肉芽组织，对感染累及的根尖部分种植体表面进行处理，在必要的情况下切除未形成骨结合或骨结合已经丧失的种植体根尖部分，然后行 GBR 治疗。虽然形成再生性骨结合的百分比未得到验证，但经此外科方式治疗后的种植体在临床上通常是稳定的，而无需将其取出（图 20-14）。

另外，对种植体根尖周病损的治疗要考虑其病因，如果是由邻牙根尖周炎所致，一定要同时治疗病灶牙的根尖周炎，才能保证种植体根尖周病损的治疗效果。

稳定的种植体出现化脓性根尖周感染时，常推荐全身应用抗生素，如阿莫西林、甲硝唑，或二者联合。但是，单独应用抗生素难以获得成功，必须在外科治疗的基础上辅助以药物治疗。

总之，对于种植体根尖周病损应早期诊断并早期治疗，从而防止种植体取出。

病例介绍

46 岁男性患者，下颌右侧第一磨牙残根，CBCT 示残根浮于牙龈内，治疗方案为拔除残根，即刻植入种植体。术后 10 天，种植位点出现种植体根尖周炎症状，瘘管形成并溢脓，CBCT 示种植体根尖区出现低密度影，使用 0.2% 氯己定与生理盐水交替冲洗瘘管口，每日 1 次，连续 3 周。术后 2 个月时，瘘管口仍存，但溢脓消失，CBCT 示种植体根尖区低密度影范围略有缩小，制作并戴入修复体。戴牙后 2 个月，瘘管口仍未闭合，CBCT 示种植体根尖区低密度影无显著变化，进入手术治疗阶段（图 20-14）。

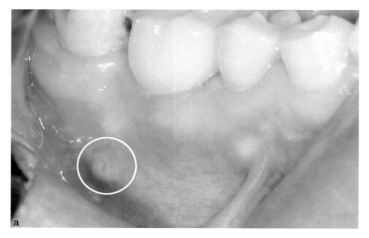

图 20-14 种植体根尖周炎
a. 下颌右侧第一磨牙种植体戴入修复体 2 个月之后的口内观，虽然瘘管口尚未闭合（白色圈内），但挤压瘘管口，已经无脓溢出，种植体临床无动度，叩诊呈清脆音，决定进行手术治疗

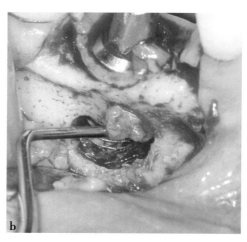
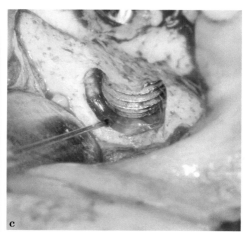
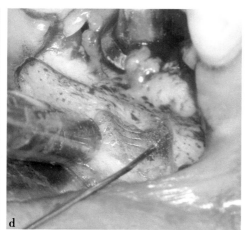

图 20-14 种植体根尖周炎（续）
b. 取下修复体，翻瓣后可见种植体根端颊侧骨已穿孔，大量肉芽组织充填于骨缺损区　c. 去净肉芽组织后，使用激光处理无组织覆盖的种植体表面　d. 3% 过氧化氢溶液与 0.9% 生理盐水交替冲洗骨缺损区。推荐再生性手术中使用 0.9% 生理盐水冲洗

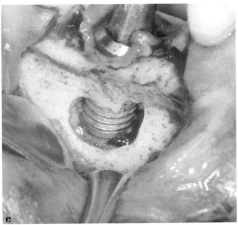
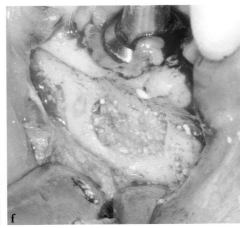
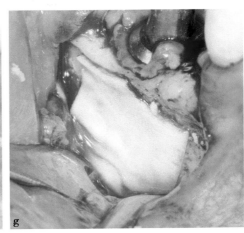

图 20-14　种植体根尖周炎（续）
e. 种植体根尖周感染区域经过机械与化学清洁后，本病例无需截除种植体即可彻底去净感染组织　f. 骨缺损区植入去蛋白牛骨基质（Bio-Oss, Geistlich）
g. 将可吸收性胶原屏障膜（Bio-Gide, Geistlich）覆盖于去蛋白牛骨基质表面

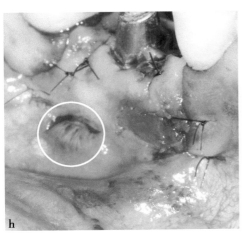
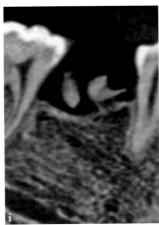
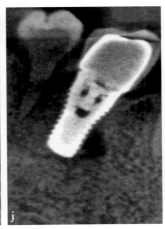
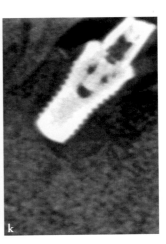

图 20-14　种植体根尖周炎（续）
h. 黏骨膜瓣复位，缝合。白色圈内所示为种植体根尖周炎的瘘管口，为获得骨再生区域的无干扰愈合，决定 2 个月之后再戴入修复体　i. 残根拔除前，可见下颌第一磨牙残根浮于牙龈组织内，与骨无接触　j. 再生性手术治疗前，种植体根尖区近中显示近圆形低密度影　k. 再生性手术之后，种植体根尖的骨缺损区由 DBBM 充填

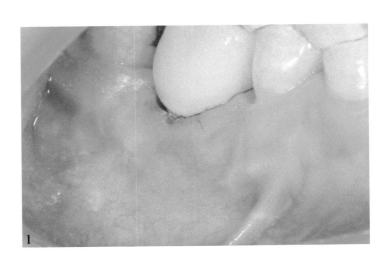

图 20-14　种植体根尖周炎（续）
l. 术后 2 周拆除缝线时，瘘管口已闭合，上图所示为术后 2 个月重新戴入修复体时的口内情况，瘘管口完全消失

20.6 种植治疗的其他并发症

骨折

骨折是种植治疗较少出现的并发症，偶尔发生于种植体植入严重萎缩的下颌骨时，尤其是骨质疏松的患者。在临床操作中要尽量避免使用暴力，一旦骨折发生，需要用钛板复位固定。

骨结合失败

种植体骨结合失败曾经是种植治疗最常见的并发症之一，但随着种植体表面处理方式的不断更新和临床医师技术的不断提高，这种并发症越来越少。过度吸烟对种植体骨结合有负面影响。在种植体愈合期间戒烟有利于预后。在种植体愈合早期增加其初始稳定性也非常重要。减小种植窝的预备直径、使用螺距较小的螺纹状种植体、不使用颈部成形钻、以及使用表面粗糙的种植体都是增加二期手术种植体暴露之前初始稳定性的因素。另外，种植体的表面污染，如碘、滑石粉等都会影响骨结合，因此，在进行种植体植入的外科操作时，要选择无滑石粉的无菌手套，并小心操作，避免种植体表面被污染，防止影响骨结合。

出血和血肿

在种植外科的手术过程中，上颌出血比较多见，但很少出现严重的并发症。原因在于上颌区域的软组织回缩可起到止血作用。

在严重萎缩的下颌缺牙区进行手术或在下颌骨正中联合部取骨时，口底出血的风险较高。出血来源包括骨松质骨髓腔、大血管断裂（下牙槽动脉）或剥离肌肉（颏肌）等。手术操作中需要注意明确出血点，并采取适当的出血控制措施以使术后血肿的风险最小化。另外，实施出血风险较大手术时，必须向患者明确说明一旦出现口底严重肿胀或出血等情况，必须迅速就近到有资质的医疗机构进行紧急处理，以防危及生命。

在 Le Fort I 型截骨联合夹层骨移植的术中可能出现大量出血。因为该手术创伤较大。术中意外损伤腭大动脉或其他上颌动脉的分支可造成明显出血。如果出血发生在全麻手术中，通常问题不大；但若发生在术后不久，就需要采取措施来止血。

术后水肿

术后水肿是最常见的术后并发症，与创伤程度和手术时间等相关。上颌窦底提升术后患者颊部常发生明显的肿胀。骨移植和 GBR 术后也可能出现较明显的术区水肿。预防方法为减小黏膜剥离范围、缩短手术时间、减少组织创伤、以及术前 1 小时预防性应用泼尼松等抗水肿药物。一旦出现水肿，术后可采用冷敷及用药控制。水肿主要会造成患者明显的不适感，一般在术后 3～7 天内可以自行消退。

上颌窦或鼻腔损伤

侧壁开窗上颌窦底提升、穿牙槽嵴顶上颌窦底提升和上颌后部种植都有可能造成上颌窦黏膜穿孔。上颌前部种植体植入则有可能发生鼻底穿孔，甚至种植体进入上颌窦和鼻腔内。有上颌窦炎病史的患者在施行上颌窦底提升后并发症的风险增加。在狭窄上颌窦邻近中部的窦底黏膜提升不足时，会导致隐窝形成，隐窝太小而难以进行物质交换，有可能引发感染。所以，在上颌窦底提升的操作中，需要充足地剥离提升黏膜，防止隐窝的形成。侧壁开窗上颌窦底提升时选用超声骨刀可以大大减小上颌窦底黏膜穿孔的风险。小的穿孔一般可自行愈合，较大的穿孔则需要修补或停止手术。上颌窦感染的治疗方法通常是灌洗。待窦底黏膜恢复后，可以按计划再次进行上颌窦底提升和种植治疗。

感染

牙种植手术通常需要预防性应用抗生素以避免术后感染的发生，常规建议术前 1 小时应用负荷剂量的抗生素，如 2g 阿莫西林，阿莫西林过敏者可使用 600mg 克林霉素。Esposito M 等报道，术前预防性应用抗生素可以有效预防感染的发生，显著降低种植治疗的失败[23]。可能在短期内发生且后果最严重的感染为急性种植体根尖周炎，会出现局部跳痛等症状，术区叩痛明显，放射线片显示根尖区局限性低密度透射影，具体见生物学并发症章节。

钻折断

在骨质密度较高的术区（如下颌前部）进行种植窝预备时，一旦施加侧向力，则可能造成导向钻或先锋钻的折断。折断位置过深不便取出时，需要磨除部分牙槽骨，暴露钻的断端后取出，取出过程可能对牙槽骨产生严重破坏，应进行同期 GBR 处理，或推迟种植手术。

创口裂开与屏障膜暴露

如果潜入式愈合的种植体在愈合阶段出现微小的创口裂开，封闭螺丝未发生暴露或部分暴露时，通常只需注意局部清洁，避免感染即可。而创口裂开较大，种植体暴露过多时则应在清创后重新复位缝合或进行软组织移植处理。

创口裂开最常见的发生部位为下颌正中联合部取骨后的牙槽黏膜，其发生率可高达 27%；另外，引导骨再生后软组织瓣局部血供不足、黏膜瓣缝合过紧引起黏膜边缘坏死、或组织严重的水肿等都可能造成创口裂开和黏膜不能正常愈合。避免创口裂开的方法有：慎重选择切口以保证软组织瓣血供、双层缝合或褥式缝合使创口边缘外翻、谨慎处理软组织、保证初期创口被动无张力关闭、应用抗感染药物以及术后冷敷等。

GBR 垂直向骨增量最常见的并发症是屏障膜提前暴露导致的细菌性污染。出现这一并发症的主要原因是软组织松弛不足和关闭创口时的缝合张力过大。因此，在进行 GBR 垂直向骨增量时，必须保证良好的软组织处理，将术后膜暴露的风险降到最低。

不同材料的屏障膜在愈合过程中发生并发症的风险不同，且出现并发症后的预后也不尽相同。不可吸收性屏障膜提前暴露，会导致创口感染并继发骨再生不良。发生提前暴露的不可吸收性屏障膜，其促进骨再生的能力显著低于未发生暴露者，可导致细菌定植进而感染，甚至需要在愈合之前将其取出。而可吸收性屏障膜，尤其是非交联胶原屏障膜提前暴露的风险低，即使提前暴露，也通常会在 2～4 周自发上皮化，仍然能够促进良好的骨再生。可吸收性屏障膜暴露的处理包括局部氯己定凝胶（0.2%）涂布或氯己定溶液（0.12%）含漱，也可以配合使用极软毛的牙刷清洁暴露区，必须定期复查（图 20-15）。

骨移植不成功

上颌窦底提升术中需要进行大量的骨移植，一旦发生炎症出现瘘道或死腔，会造成种植失败。移植物发生坏死后只能取出，待黏膜愈合后再予处理。

外置法骨移植（onlay）的不成功在临床也较为多见，可表现为移植骨块表面黏膜出现炎症、发生萎缩、移植骨块大量吸收或坏死、甚至直接暴露于口腔。病因有：移植骨块密度过低或骨皮质成分太少；移植骨块和基骨间接触面积较小导致再血管化的程度不足；移植骨块固定不良，有微小的动度；软组织瓣缝合有张力引起黏骨膜瓣的缺血，并对骨块产生压力；软组织瓣早期裂开导致移植骨块暴露；移植骨块的成熟前负荷等。如果在软组织愈合期发生骨块暴露伴有炎症时必须应用抗生素、保持口腔卫生、使暴露骨表面的上皮细胞存活，这种保守处理的预后效果肯定，一旦有死骨形成，死骨通常也很小，且边界清楚、易于分离。

应用颗粒状骨代用品进行 GBR 的不成功在临床可表现为：伴有或不伴有渗出的骨代用品通过黏膜表面的瘘孔排出。处理方式一般为抗感染治疗，尽量控制炎症，保存余留的骨移植材料和屏障膜，使之达到骨再生；一旦炎症难以控制，或炎症控制后骨移植材料已完全排出，则需重新进行二次骨增量。

修复体就位不良

临床上常见的非工艺并发症类修复体就位不良的原因如下：

● 由于缺少粘接剂排溢道导致粘接剂存留。
● 夹板相连修复体不能就位的原因还可能是没有良好的共同就位道所致。必要时需要重新选择基台或制作修复结构。

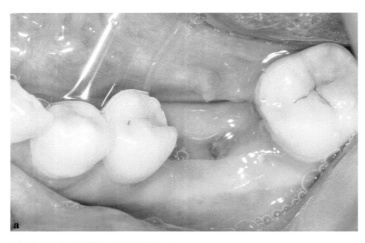

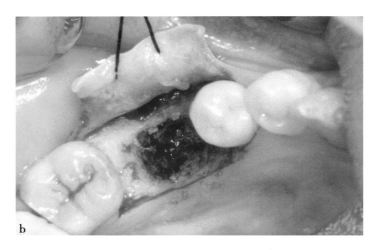

图 20-15 引导骨再生后创口裂开

a. 3个月前因根分叉病变拔除下颌右侧第一磨牙，牙槽窝愈合不良，治疗计划为分阶段种植体植入（先期引导骨再生，愈合后再次手术植入种植体），注意：牙槽嵴顶正中为拔牙窝愈合时形成的瘢痕组织　b. 牙槽嵴顶偏舌侧切口，翻瓣，暴露愈合不良的牙槽窝，见牙槽窝内大量肉芽组织，彻底刮除肉芽组织。注意：切口过于偏舌侧，导致黏骨膜瓣游离端瘢痕舌侧部分的血供受损

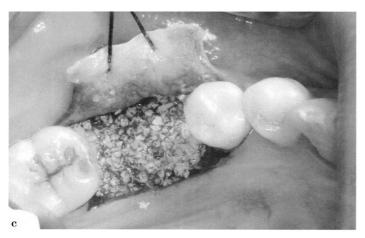

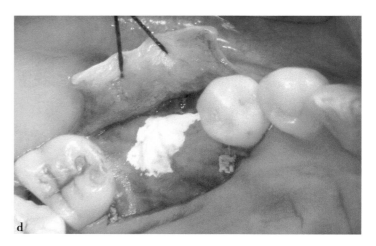

图 20-15 引导骨再生后创口裂开（续）

c. 去净肉芽组织后的牙槽窝内植入去蛋白牛骨基质（Bio-Oss, Geistlich）　d. 将双层可吸收性胶原屏障膜（Bio-Gide, Geistlich）覆盖于去蛋白牛骨基质表面

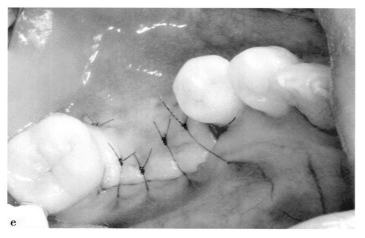

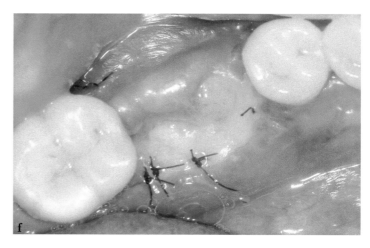

图 20-15 引导骨再生后创口裂开（续）

e. 黏骨膜瓣复位缝合，黏骨膜瓣瘢痕舌侧部分血供差，色泽苍白，而切口舌侧血供良好，色泽红润　f. 愈合 12 天之后，患者复诊拆线，发现创口裂开，屏障膜暴露，创口边缘洁净，无脓液，无 DBBM 颗粒暴露，嘱患者用 0.12% 氯己定溶液含漱

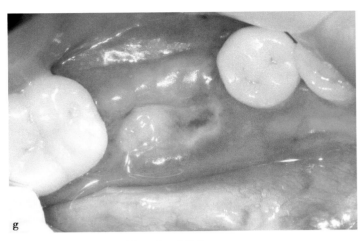
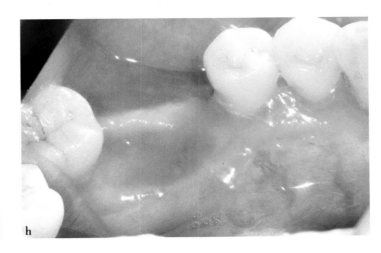

图 20-15　引导骨再生后创口裂开（续）

g. 继续愈合 1 周之后，裂开的创口处开始愈合，新生组织逐渐覆盖长入屏障膜表面，创口裂开部分明显缩小，无 DBBM 颗粒泄漏，继续使用 0.12% 氯己定溶液含漱　h. 继续愈合 3 周之后，原创口暴露区域已完全被新生组织覆盖，嘱患者停止使用氯己定含漱液。由于新形成的黏膜较薄，所以牙槽嵴顶原创口暴露区域略呈凹坑状，且色泽偏红

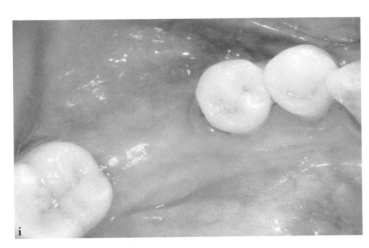
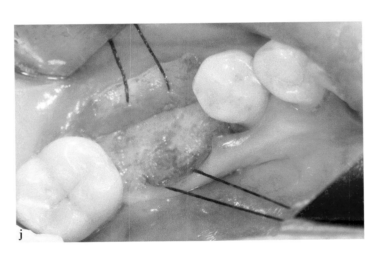

图 20-15　引导骨再生后创口裂开（续）

i. 引导骨再生术后 9 个月，患者再次就诊准备种植体植入。原创口裂开处新形成的黏膜厚度及色泽与周围黏膜一致　j. 牙槽嵴顶正中切口，翻瓣，暴露已愈合的引导骨再生区域，可见骨量充足，骨质良好

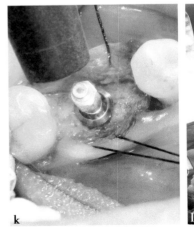
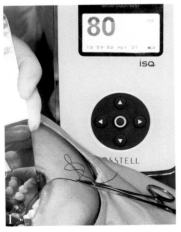

图 20-15　引导骨再生后创口裂开（续）

k. 种植体植入当时，使用共振频率分析仪测量种植体稳定系数　l. 测得的 ISQ 值高达 80，极其理想的种植体稳定系数

髂骨移植供区并发症

Ume 大学 2003 年报道了接受髂骨移植的 70 位患者的并发症和供区损伤的研究结果。髂骨移植的供区并发症有：血肿、感染、疼痛、暂时性皮肤感觉迟钝、髂骨骨折和神经损伤、步态失调等。血肿无需任何治疗，观察即可。感染的治疗需要改变术区的包扎方式，并应用抗感染药物。个别病例会有臀部外形的轻微改变，这主要是由于瘢痕所致，而非骨外形的改变所引起。

髂骨翼的骨折多是因为取走了大量的骨皮质和骨松质，或术后短期患者搬重物所致。一旦发生，可以采取非手术治疗，一般无后遗症。

有些病例术后出现大腿外侧皮肤的感觉迟钝，这与损伤股外侧皮神经有关。通常，皮肤的感觉可以在 1~6 个月内恢复。神经损伤还可表现为臀部皮肤烧灼感。可能是由于肋下及髂腹下神经的外侧皮支损伤所致的，并且伴发了结节区软组织的挛缩。神经损伤也可表现为长期的步态异常。可进行股四头肌注射局部麻醉药物联合糖皮质激素的神经封闭治疗。

牵张成骨的并发症

牵张成骨可能出现的并发症有疼痛、肿胀、创口裂开、游离骨块和固定螺钉暴露、牵张过程中的矢量偏移等。其中，牵张过程中的矢量偏移是其特有的并发症。牵张成骨过程中一旦出现矢量偏移，需要及时调整，可以通过制作夹板来辅助调整方向。

神经损伤

下颌骨正中联合位点取骨，常见颏神经支配区皮肤的暂时性感觉异常。其原因可能是下颌切牙神经或颏神经终末支的传导阻滞。多数患者所诉的皮肤敏感性变化可随时间的推移完全恢复。一旦发生神经损伤，可以给予营养神经的药物，如维生素 B_1、B_{12}，促进其恢复。

种植适应证选择不当

对于牙种植治疗，没有绝对的禁忌证，但某些全身和局部状况会使种植治疗的风险显著增加，因而病例的选择也非常重要，要从数个方面来评估患者是否属于种植治疗的适应证，包括全身状况、口腔状况、以及患者依从性等。有较大风险因素的患者，如：放疗后的骨、不能控制的糖尿病、长期应用二磷酸盐、重度牙周炎以及严重的磨牙症等，一定要在最初阶段进行细致评估，不能盲目进行种植。

种植体植入方式选择不合理

选择翻瓣或不翻瓣技术进行种植体植入是种植方案的重要方面，不翻瓣技术有严格的要求：计划非潜入式愈合、健康已愈合位点、新鲜健康的拔牙位点、黏膜健康、有足够的附着龈、龈乳头高度充足、无需 GBR、骨密度良好等。如果只为一时简单而盲目选择不翻瓣术式，则有可能导致种植治疗失败。

种植体数目选择不合理

适当增加种植体的数目可以减少牙槽骨的应力，也可以减少骨种植体界面的应力。临床上需要根据缺牙区的位置与缺牙间隙的长度来确定种植体的植入数目，既要遵循修复学的原则，也要符合种植的生物力学原则，还要考虑受植位点的骨质条件、对𬌗牙情况、副功能咬合状况，以及患者的主观要求与经济可承受力。在患者口腔条件与经济条件允许的情况下，可适当增加种植体数目。但是对于覆盖义齿，当种植体数目过多时则可能会使局部种植体密集，不利于均匀分散力，有时还会影响种植体之间牙龈组织的健康。

种植体类型与型号选择不合理

目前各个系统的种植体基本可分为两类：软组织水平种植体和骨水平种植体。这两种设计各有利弊，软组织水平种植体适用于有充足、厚且角化良好的黏膜组织的患者，美学区种植的患者如果黏膜过薄，应用软组织水平的种植体就会从唇侧组织带透出种植体光滑颈部的灰色，影响美学效果；此时应该选用骨水平种植体，并配合瓷基台或全瓷基台获得理想的美学效果。

种植体的型号选择也非常重要，在上颌侧切牙与下颌切牙位点，通常应该选用细种植体，如果植入常规直径种植体或粗种植体，会导致邻面保存骨量不足，而引发龈乳头退缩，影响美学效果。

修复类型设计不合理

种植体选择粘接固位还是螺丝固位是修复设计的重要部分，例如，上颌前部位点的种植体三维位置难以形成位于切缘舌侧的螺丝通道，或尽管能够形成位于切缘舌侧的螺丝通道但螺丝通道会影响表面饰瓷的光学特征时，就需要选择粘接固位，如果仍强行设计为螺丝固位，最终的美学效果就会大打折扣。在临床方案设计时，必须严格遵循修复方式的选择原则，避免出现由于修复方式不正确而导致的并发症。

此外，修复体的材料也很重要，尤其在美学区。研究证实，修复材料的颜色会显著影响软组织的表面色泽。Ronald E.Jung 等[24]在猪不同厚度的上颌黏膜下放置 4 种不同材料（钛、钛表面饰瓷、氧化锆、氧化锆表面饰瓷），在处死实验动物后 2 小时之内，用分光测色仪评估色差。结果显示，黏膜厚度为 1.5mm 和 2.0mm 时，钛组有显著的黏膜表面光学颜色改变；黏膜厚度为 1.5mm 时，钛表面饰瓷组也有黏膜颜色变化；黏膜厚度为 2.0mm 和 3.0mm 时，氧化锆表面饰瓷的黏膜表面颜色无变化；氧化锆组不会因黏膜的厚度不同而产生颜色变化。因此，在美学区选择修复体的材料时，必须考虑到最终的软组织美学效果，选择合适的修复体材料。

连续多颗种植体植入后的修复，必须考虑修复方式为单冠还是夹板相连。单冠修复易于口腔卫生维护，好拆卸接近于自然牙列；夹板相连修复可以分散𬌗力，多颗种植体当中有短种植体时，短种植体必须与常规种植体做夹板相连式修复。

所以，在种植设计中，一定要细致考量影响修复方案的各个方面，做出精准的设计，保证最好的修复效果，尽可能达到医师与患者的预期。

负荷方案不合理

D. Wismeijer[25]等提出在骨质较好、骨量充足以及其他因素适宜时，可以进行种植体即刻负荷；如果骨质较差、骨量不充足，但能够在相对短的时间内发生骨生成，可以进行种植体早期负荷；其余情况均需要常规负荷。在种植计划治疗是必须细致考虑负荷时机的相关因素，选择合适的负荷时机，避免出现本应常规负荷的病例却进行了即刻负荷等情况，否则可使种植治疗的预后不可预期。

致谢：

在此，衷心感谢同行医生向笔者提供了存在种植治疗并发症的病例。在此叙述这些病例，将有利于读者对种植治疗病发症的理解和借鉴，并避免之。

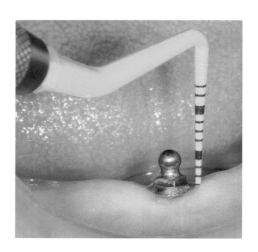

Chapter 21

Implant Maintenance

Lin Ting, Su Yucheng

第 21 章　种植体周围维护

林　婷　宿玉成

21.1 口腔种植的围术期维护

种植体的维护是种植治疗中是不可或缺的重要步骤，要伴随种植体的一生。2008年第六届欧洲牙周研讨会上共识性报告称，在种植体研究对象中有接近80%存在黏膜炎症，28%～56%发生了种植体周围炎[1]。因此种植体维护要及时发现并阻断种植相关的轻微病变，做到预防为主、早发现、早治疗，以保证种植修复的长期成功。

围术期患者维护是种植体维护的一部分，其中种植患者的用药非常重要。种植患者的用药包括预防性抗生素应用、止痛药应用、漱口水应用以及防水肿药物的应用。

21.1.1 抗生素的应用

对于牙种植患者和骨增量患者来说，合理使用抗生素与精湛的外科技术同样重要，有助于减少术后创口感染的发生，从而避免感染带来的不良后果。许多研究表明应用抗生素可以使术后创口感染的发生率显著下降。在应用抗生素时需要考虑许多因素：外科术式、药物的选择、用药时机、剂量等，以保证药效。关于预防性使用抗生素，已有前瞻性研究证实术前使用抗生素和术前不使用抗生素的失败率相比有显著性差异。口腔环境中寄居着400种以上的细菌种系，通常厌氧菌与需氧菌的比例超过10∶1或100∶1，导致感染的微生物常常是宿主体内的常见寄生菌群，所选择的抗生素需要能有效对抗病原菌。在口腔种植外科应用到的抗生素主要有β-内酰胺类、四环素类、大环内酯类、林可酰胺类和氟喹诺酮类。临床医师应该了解所选用药物的靶向微生物、半衰期、峰值浓度和达峰时间。与牙周炎和骨吸收相关的主要细菌有伴放线放线杆菌（革兰阴性，需氧短杆菌）、中间普氏菌（革兰阴性，厌氧杆菌）、具核梭杆菌（革兰阴性，厌氧杆菌）等[2]，应该选用能够有效和特异性杀灭致病菌的抗生素。不合理使用抗生素会导致抗菌效果不佳、细菌产生耐药性以及胃肠功能紊乱等。应用抗生素最普遍的不良反应是胃肠道刺激，为预防出现抗生素相关性腹泻，可以让患者服用益生菌片剂，调节肠道功能。

由于药物的血浆浓度需要达到最小抑菌浓度的3～4倍，才能够杀死特异性细菌，所以通常需要至少在术前1小时应用抗生素，才能在手术时达到此水平。需要注意的是，进行预防性用药应在术前2小时内，且不能超过12小时，以避免产生耐药性。阿莫西林相比其他青霉素类药物更容易被肠道迅速吸收，因此成为临床常用的抗生素之一，并且可以与克拉维酸制成合剂扩大其抗菌谱。通常情况下，建议术前1小时口服阿莫西林2g，青霉素过敏者，也可术前应用克林霉素600mg。克林霉素口服吸收良好，但与食物同时服用时其达峰时间延长。

2008年Misch等提出了牙种植外科相关的预防性用药方案[3]：

- **第1类：低度感染风险**　健康患者无需位点保存的简单拔牙或Ⅱ期手术。无需使用抗生素，推荐术前和术后使0.12%氯己定漱口水。
- **第2类：中度感染风险**　有创伤的拔牙，同期牙槽窝植骨（位点保存）或即刻种植体植入。推荐术前应用负荷剂量的抗生素，术后应用抗生素1次。0.12%氯己定漱口每日2次，直到拆线。
- **第3类：中度到高度感染风险**　广泛软组织翻瓣的多颗种植体植入，或多颗种植体即刻植入，或植骨需要覆盖屏障膜者。术前应用负荷剂量抗生素1次，术后应用抗生素3天，每日3次。0.12%氯己定含漱每日2次，直到拆线。
- **第4类：高度感染风险**　上颌窦底提升或自体块状骨移植同期种植体植入，另外，当第2、3类预防性用药方案中提及的治疗实施于全身状况较差的患者时。用药与第3类基本相同，不同点是术后用药延长为5天
- **第5类：高风险**　所有的上颌窦增量程序。术前1天应用负荷剂量的抗生素（保证手术时上颌窦组织有充足的药物浓度），术后持续使用5天β-内酰胺酶抑制剂（阿莫西林与克拉维酸钾合剂）。这是因为上颌窦感染时产β-内酰胺酶的致病菌的出现率较高。0.12%氯己定含漱，每日2次，直到拆线。

21.1.2 止痛药的应用

控制种植术中和术后的疼痛应该选择有效而副作用最少的药物。口腔种植及相关手术的术后疼痛属于轻度疼痛，一般选用三级止痛方案中的第一级非甾体类抗炎药（NSAIDs）即可止痛。NSAIDs 药物与阿片类止痛药相比过敏反应更常见，但可避免阿片类药物带来的便秘、呼吸抑制和对药物的生理依赖等副作用。如有需要再加用阿片类止痛药。建议术前 1 小时服用 400～600mg 布洛芬，如果有过敏或胃肠道问题可以不服用；也可服用阿司匹林 300～600mg。值得注意的是，所有的 NSAIDs 药物都会和降压药（钙离子通道阻断剂除外）发生相互作用，从而降低降压药的效果。因此对于有发生心脑血管疾病风险的患者服用 NSAIDs 药物时应监测血压，如发现血压升高，最好停止服用 NSAIDs 药物。

21.1.3 漱口水的应用

口腔种植术后最常用的漱口水为氯己定溶液，它为广谱消毒剂，刺激性小，故使用广泛，口腔内消毒浓度为0.2%。氯己定的作用机制为吸附于细菌胞浆膜的渗透屏障，使细胞内容物漏出而发挥抗菌作用。低浓度有抑菌作用，而高浓度则有杀菌作用。由于氯己定中的阳离子可被牙膏中最常使用的表面活性剂十二烷基硫酸钠阴离子中和，刷牙后应间隔一段时间再使用氯己定含漱。氯己定具有使舌体、牙齿、修复材料着色，味觉异常，黏膜烧灼感以及过敏反应等副作用，其应用时间应控制在 3 周之内。建议术后应用 0.12% 氯己定含漱每日 2 次，至拆线。

21.1.4 防水肿药物应用

在实施口腔种植术后，合理使用糖皮质激素可减少局部充血，从而减少术后肿胀和疼痛。用量应根据患者术中创伤的程度进行调节，对于老年患者或者全身状态不佳的患者应该降低剂量。

21.2 修复后的自我口腔卫生维护

同天然牙一样，种植体的健康需要医师和患者的共同努力和精心维护，种植体修复后的自我口腔卫生维护包括刷牙、牙线、牙签、牙缝刷、橡皮牙龈按摩器以及冲牙器的使用等。在进行种植手术之前就应该向患者讲解牙周疾病的基本知识及维护的必要性，种植修复完成之后继续使患者了解不良口腔卫生环境的危害，以及正确清除牙菌斑的方法。种植体比天然牙更易受到炎症的感染，并且更易由于菌斑引起骨吸收，这都使得精细的口腔卫生维护成为必然。告知患者应定期进行口腔检查，接受牙周洁治。针对每个患者的不同情况，分别或联合使用各项口腔卫生维护措施，做到有效去除菌斑。

21.2.1 固定修复的自我口腔卫生维护

刷牙

研究表明，软毛牙刷、单束牙刷、间隙刷等对钛种植体无损伤。告知患者使用低研磨的牙膏刷牙去除菌斑。使用低研磨的颗粒可以保证不会划伤表面或种植体周围的组织袖口[4]。需要使用软毛牙刷，可以是手动牙刷也可以是电动牙刷、牙间隙刷。有学者将电动旋转牙刷和声波振动牙刷对种植患者使用效果进行了研究，显示两种牙刷均明显减少了牙龈出血和探诊深度，并且安全可靠、患者的接受度都非常高[5,6]。很难简单地说手动或者电动牙刷更适用于种植患者，2004 年 Esposito 综合了多篇文献结果认为，就种植修复体而言，在使用正确的刷牙方法后，手动牙刷与电动牙刷的清洁效果没有显著差异[7]。

手动牙刷建议采用改良 Bass 刷牙法，尽量避免对种植体和牙龈的损伤。刷牙方法的要点如下：
- 将刷头放于牙颈部，毛束与牙面成 45°角，毛端向着根尖方向，轻轻加压，使毛束末端一部分进入龈沟，一部分在沟外并进入邻面。
- 牙刷在原位做近远中方向水平颤动 4～5 次，颤动时牙刷移动仅约 1mm，这样可将龈缘附近及邻面的菌斑揉碎并从牙面除去。

- 转动牙刷,使刷毛由龈缘刷向牙合面方向,即刷上牙时刷毛顺着牙间隙向下,刷下牙时从下往上。
- 刷上前牙与下前牙的舌面时,可将牙刷头竖起,使刷头的前部接触近龈缘处的牙面,做上下的颤动。
- 每个部位按上述方法刷5~6次。依次移动牙刷到邻近的牙齿,重复同样的动作。
- 每次刷牙应持续3~5分钟,每日至少早、晚各1次。

牙线

是清除牙齿邻面菌斑的一种方法,尤其适用于牙间乳头无明显退缩的牙间隙。一般在刷牙后进行,每日1次。

- 取一段长约20~25cm的牙线,将两端打结形成一个线圈。用双手示指和拇指绷紧长约1~1.5cm的一段,或者使用牙线夹夹持一段牙线。
- 将绷紧的牙线沿颊舌方向做拉锯式动作,使之从牙合面通过两牙的接触点进入龈方外展隙,注意用力不要过大,以免损伤牙龈。
- 将牙线贴近一侧牙面使呈C形,同时使牙线进入龈缘以下。
- 将牙线上下移动,刮除该牙面上菌斑,重复4~5次。同样方法刮除另一侧牙面菌斑。
- 以上述方法同样清除其他的邻面菌斑。注意操作时要有一定的顺序,不要遗漏。

- 清水漱口或再次刷牙,清理口腔。

种植体的近中和远中需要每天使用牙线,推荐在颊侧和舌侧也使用牙线。可以将牙线环绕牙齿,去除菌斑。市场上有很多种类的牙线,单颗种植体通常推荐采用与天然牙相同的牙线,也可以选用种植牙线,对于邻间隙较大者和附着体修复者,推荐采用粗牙线(图21-1)。

牙签

是清除种植修复体邻面菌斑的一种方法,一般适用于牙间乳头退缩或牙间隙增大的情况。应选用表面光滑无毛刺的木制或塑料制牙签,最好横断面为椭圆形或三角形。注意不要损伤牙龈和种植体表面。

牙缝刷

也是清除种植修复体邻面和附着体表面菌斑的一种方法,适用范围类似于牙签。在为种植修复体选择牙缝刷时,应注意牙缝刷中间的金属部分要有尼龙外层,这样牙缝刷的金属部分才不会直接碰到种植体表面,从而避免对种植体表面的损伤(图21-3)。由于牙缝刷容易折断,使用时要注意使刷头顺着牙缝的方向,分别从颊侧或舌侧进入,做颊舌向运动即可。指导患者根据邻间隙的大小,选用不同直径的牙缝刷头。

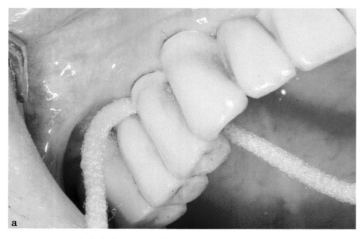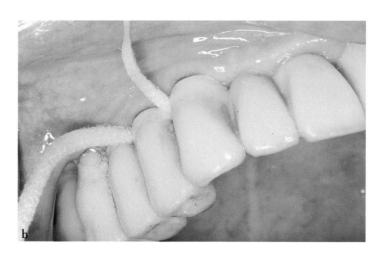

图 21-1 粗牙线清洁种植固定修复体的邻间隙
a. 使用粗牙线特殊设计的硬质端从颊侧穿过固定修复体间隙 b. 牙线硬质端从腭侧穿过修复体另一侧间隙,形成环形包绕修复体,拉锯式移动,清除邻面外展隙附着的菌斑

橡皮牙龈按摩器

研究发现每天使用橡皮牙龈按摩器清洁种植修复体可以帮助维持组织健康。如果患者有炎症倾向，则推荐定期应用氯己定或其他漱口水联合橡皮按摩器。

冲牙器

近年来，冲牙器（又称水牙线）的使用逐渐普遍，相比传统牙线，冲牙器的使用甚至能减少 50% 的牙龈炎，和减少 93% 的牙龈出血[8]。对于种植患者，冲牙器的使用能减少 81% 种植体周围牙龈出血，而传统牙线减少出血为 33%[9]。另外，使用特殊设计的喷头后，冲牙器还可以清洁 4～6mm 的牙周袋，这是传统清洁方法难以达到的。建议每天使用冲牙器 2 次，使用时要选择非金属尖的冲牙器并按照适合的方法冲洗（图 21-2）。

21.2.2　覆盖义齿的自我口腔卫生维护

覆盖义齿口腔卫生维护的第一步就是教会患者摘戴覆盖义齿。覆盖义齿摘取下来之后应放入义齿清洁剂中按照清洁剂的要求浸泡一定的时间，并用软毛牙刷轻轻刷洗，需要注意不能损伤海德杆卡等结构。随后，用清水或抗菌漱口水冲洗浸泡过的义齿，并使用牙刷和牙线按照清洁单颗种植体的方法来清洁位于口内的附着体基台。推荐采用牙缝刷清洁单颗种植体或海德杆。簇装刷可以清洁杆卡或球帽附着体。对于杆卡附着体，也可应用粗牙线进行清洁（图 21-4）。

另外，无论是固定义齿还是覆盖义齿，都可以适当使用抗菌药物，由于其无损伤的除菌作用，既能去除菌斑，又不损伤种植体的表面。使用 0.1%～0.2% 的葡萄糖酸氯己定液含漱，每次 30 秒到 1 分钟。研究表明 0.12% 的葡萄糖酸氯己定含漱 30 秒，5 小时后可以杀死几乎 100% 的口腔内细菌。也可以用牙刷、间隙刷或牙线配合葡萄糖酸氯己定局部使用，以减轻长期使用葡萄糖酸氯己定造成的染色等副作用。因此，必须结合适当的临床检查进行评估。

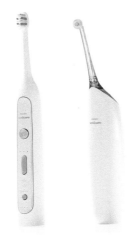

图 21-2　电动牙刷和冲牙器
电动牙刷有多种不同设计，图左侧为声波振动牙刷，可选择刷头、振动强度和振动方式，以去除菌斑和部分色素。右侧为冲牙器，利用压缩空气形成高速水雾，可以清洁牙和种植体修复体间隙（图片由飞利浦公司提供）

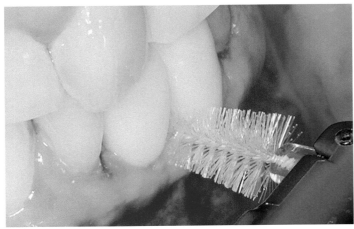

图 21-3　牙缝刷清洁种植修复体邻间隙
牙缝刷（中间金属部分有尼龙涂层）清洁种植体支持固定义齿邻面的菌斑

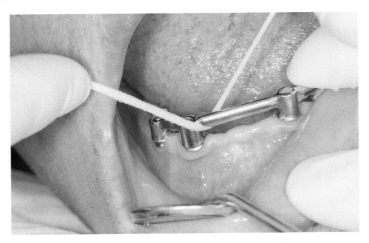

图 21-4　粗牙线清洁种植体支持的杆附着体
戴入种植体支持杆卡覆盖义齿时，即向患者讲解杆附着体的清洁方法。使用粗牙线包绕杆附着体，去除牙刷难以清洁的位置的菌斑

21.3 修复后的常规临床维护

全面、规律和规范的复诊对所有种植体的维护都很重要，复诊内容包括评估更新患者的全身和局部情况，控制风险因素，监测种植体周围软组织和硬组织的状态，针对性地进行口腔卫生宣教，指导患者维持种植体和余留天然牙的清洁，对出现问题的种植体及时、正确地采取治疗措施。首先检查各项指标，正确判断种植体周围软组织、硬组织以及上部结构的状况；其次，应彻底清洁种植修复体和余留的天然牙；最后，要强调维持良好口腔卫生的重要性，并指导患者正确的口腔卫生维护方法。正常情况下，第一年应分别在修复后 1 周、1 个月、3 个月、6 个月和 1 年时复诊，以后每半年或 1 年复诊一次。至少每年拍摄一张放射线片，最好每次复诊时都拍摄放射线片（图 21-5）。

21.3.1 评估检查标准及方法

口腔卫生情况（oral hygiene, OH）

肉眼观察余留天然牙的口腔卫生情况：

好：轻度牙石或软垢。

中：中度牙石或软垢。

差：重度牙石或软垢。

改良菌斑指数（modified plaque index, mPLI）

0：无菌斑。

1：探针尖轻划种植修复体表面可发现菌斑。

2：肉眼可见菌斑。

3：大量软垢。

牙龈指数（gingival index, GI）

0：牙龈颜色、点彩正常，探诊无出血。

1：牙龈轻度充血，探诊无出血。

2：牙龈充血呈红色，点彩消失，探诊出血。

3：牙龈明显红肿，指压出血。

探诊出血指数（bleeding on probing, BOP）

用探针探诊检查每颗种植体 6 个位点：近中颊、颊、远中颊、近中舌、舌和远中舌。探诊压力不应超过 0.25 N。探诊之后等待 15 秒判断是否发生出血，按照下面的公式进行计算：

BOP（%）= 出血位点的总和 / 受检牙面的总和

BOP 值越高，种植体周围炎症越重，一般被认为是用来评估稳定的种植体周围状况或病程进展的可靠参数[1]。

牙龈乳头指数（gingival papilla index, GPI）

采用 Jemt 1997 年公布的牙龈乳头高度分类方法。通过种植修复体和相邻天然牙 / 种植修复体的唇侧牙龈曲度最高点做一连线，并从接触点至连线做一垂直线，测量龈乳头顶点在此垂线上的位置：

0：无龈乳头。

1：龈乳头高度不足一半。

2：龈乳头高度超过二分之一，但未达两牙的接触点。

3：龈乳头完全充满邻间隙并与相邻牙的乳头一致，软组织外形恰当。

4：龈乳头增生，覆盖单个种植修复体和（或）相邻牙面过多。

种植体松动度（implant mobility）

0：肉眼观察单个种植体无松动。

1：有松动。

探诊深度（probing depth, PD）

如果外冠可拆卸，应拆除外冠暴露基台后记录近中、颊侧正中、远中、舌侧正中等 4 个位点的探诊深度；如果外冠不能拆卸，应记录近中颊、颊侧正中、远中颊、近中舌、舌侧正中、远中舌 6 个位点的探诊深度。

牙龈退缩（gingival recession）

记录基台与种植修复体外冠连接处到牙龈边缘的距离，每次复诊时进行比较，计算牙龈退缩量。

上部结构松动（superstructure loosening）

包括固位螺丝松动，外冠松动和基台松动。

吸烟习惯（smoking）

WHO 将"一生中连续或累积吸烟 6 个月或以上者"定义为吸烟者。根据 WHO 关于吸烟情况调查方法的标准化建议，将吸烟者又分为：①经常吸烟者（regular smoker）：每天吸卷烟 1 支以上，连续或累计 6 个月；②偶尔吸烟者（occasional smoker）：每周吸卷烟超过 4 次，但平均每天不足 1 支；③从未吸烟者（non-smoker）。

记录患者每天平均吸烟量，如果戒烟，记录戒烟时间及原吸烟量。

21.3.2 常规临床维护的步骤

问诊

一般第一次复诊在种植修复安装修复体后 1 周进行。患者经过 1 周的使用会发现一些问题，医师应主动询问种植修复体的使用情况、患者的自觉症状和满意度，如咀嚼效果、美观效果、有无食物嵌塞等。另外应询问患者是否继续吸烟、每日吸烟数量、偏侧咀嚼习惯等，帮助患者纠正，并再次进行口腔卫生宣教。以后复诊需要更新病史，了解患者是否有新发现的系统疾病或者接受了其他的口腔治疗。

种植体周围软组织的检查

注意检查种植修复体周围软组织的颜色、形态、质地，邻面龈乳头的高度，附着龈的宽度。探诊时注意检查探诊深度、附着水平、探诊出血情况。

正常及理想的种植修复体周围软组织应与天然牙龈相似，色泽粉红，质地坚韧，菲薄且紧贴修复体，呈领圈状包绕种植体颈部，龈乳头充满邻间隙并与邻牙的牙龈乳头形态一致。有一定的附着龈宽度，最好大于 2mm，唇颊黏膜运动时不会牵拉到牙龈边缘。

一般来说，适用于天然牙的菌斑指数也可以用来评估种植体菌斑。根据 Humphrey 的研究，延续使用同一标准相比使用何种特定的标准更为重要[10]。所以无论使用何种检查标准，一定要注意延续性和一致性。另外有研究表明，粗糙表面的种植体比光滑表面种植体更易引起细菌沉积，因此如果有种植体的粗糙表面暴露在口腔内时，应该引起高度重视并严密监测。

建立种植体周围探诊深度的基线非常重要。探诊建议使用塑料探针，并且最好带有压力控制装置。探针尽量平行于种植体长轴，探诊压力控制在 0.25 N 左右。在临床实践中，可以用位于种植体上或基台上的肩台的位置来代替天然牙的釉牙骨质界，从而评价附着丧失水平。常规植入的种植体在牙龈健康的状态下探诊深度一般介于 2~4mm，骨水平种植体的探诊深度略大。探诊深度可能有个体差异性和种植系统差异性，即不同的个体或不同的种植体系统，其正常的探诊深度可能有所不同。

建议在第一次复诊时应进行探诊检查，将测得的数值作为基线探诊深度，以后至少每年探诊一次，如果复诊中出现以下症状，如：探诊出血、牙龈充血、肿胀、溢脓、疼痛或放射线片上有骨丧失，应随时进行探诊检查，并与基线探诊深度进行对比。

BOP 被认为是用来评估稳定的种植体周围状况或病程进展的可靠参数。当临床探诊深度增加并且探诊出血时，通常伴有附着丧失和骨吸收，应作为种植体周围炎的表现。为了确保早期诊断，至少每年 1 次监测临床参数，并分别与术后的即刻记录相比较。

修复体检查

良好的种植修复体外形应利于自洁，尖窝沟嵴形态适当，邻面接触良好，无食物嵌塞，外展隙大小适合。种植修复体表面高度抛光，不易滞留菌斑，各组成部分之间的边缘密合性良好。修复体应为被动就位，固位效果佳，有良好的抗旋转能力。

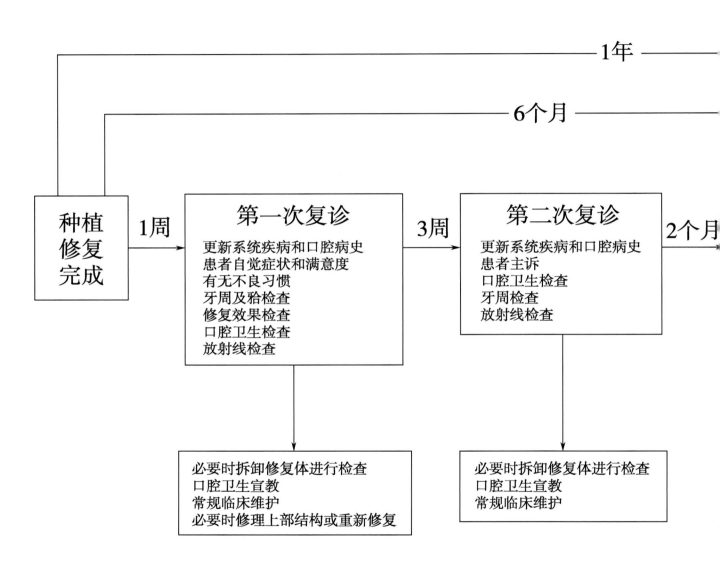

图 21-5 口腔种植修复后种植体维护流程图

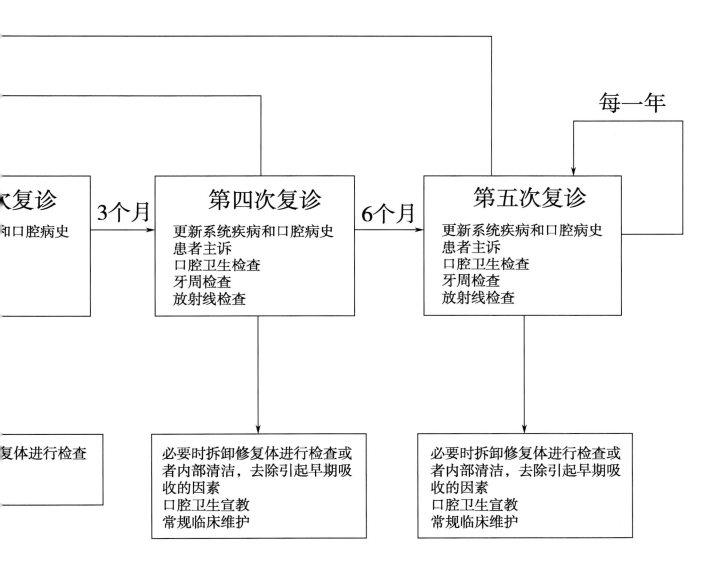

种植修复体的咬合应为仅在种植体长轴对应的修复体殆面有接触，正中殆、侧方殆及前伸殆均没有早接触或殆干扰，咀嚼功能良好。对于种植体支持的全颌义齿，Zarb 等提出了对咬合关系的要求：①上下颌建立双侧一致、稳定的牙尖交错殆关系；②在全口关系中建立正中自由域；③消除最大牙尖交错位和后退接触位之间的任何干扰；④在侧方和前伸殆运动中，提供协调、自由、有轻微牙接触的下颌运动。

美学效果检查

理想的种植修复体的美学效果应该从红色美学、轮廓美学和白色美学三个方面来评价。种植修复体周围龈缘形态曲线与周围牙列协调一致。龈乳头充满邻间隙并与邻牙牙龈乳头形态相似，没有"黑三角"。种植位点的唇侧轮廓形成稳定、自然的根样凸起，与自然牙列协调。修复体的形态、色调、亮度、饱和度、透光度等与对侧同名牙一致。

骨结合情况

骨结合良好时，种植体稳固，单颗种植体没有动度，叩诊音清脆，无疼痛。拍摄根尖放射线片或曲面体层放射线片显示无异常骨吸收，无创伤表现，种植体周围无透射区，骨吸收量在成功种植体的标准范围之内。如果怀疑颊舌侧骨质的吸收，也可以拍摄锥形束 CT。

天然牙的牙周情况

检查患者口腔卫生及口腔内余留天然牙的牙周情况，是否有牙石、软垢沉积，探诊是否出血，以及确定是否需要牙周治疗。如患者有牙周炎病史，检查是否已经控制良好。

确定下次复诊时间

根据患者全身风险因素和口内种植体以及修复体的状态来判断是否改变最初的复诊计划。如果患者自我维护不良，或者存在未控制的糖尿病以及吸烟习惯等导致出现种植体周围炎的风险因素，应适当缩短复诊的间隔时间。

21.3.3　对评估内容的探讨

关于口腔种植体维护的许多评价指标和方法尚在探索和讨论阶段，本章就下面一些评估内容作如下讨论。

探诊

Mombelli 等提出在确定临床参数时，使用牙周探针已被证明是非常切实可行的，不会影响到种植体的组织整合[11]。目前使用牙周探针是检查牙周袋和种植体周袋深度、附着丧失水平和探诊出血指数最常使用的临床方法。主流观点认为对种植体周围进行探诊要使用塑料探针。Mombelli 等还认为，在确定组织学附着方面，与天然牙相比，种植体对探诊压力更加敏感。0.25 N 的探诊压力被定义为天然牙牙周检查的标准，也可推荐用于种植体周围探诊深度的确定。

尽管探诊出血指数与牙周状况相关，但在确定种植体周围的炎症状况时其敏感性和特异性尚有争议。Leckholm 等报道不能确定探诊指数阳性与种植体的组织学、微生物学和放射线学方面的改变有相关性，作者猜测可能由于种植体周围组织的创伤导致出血。这些观察得到一项动物实验的证实[12]。与此相反，Lang 等通过动物模型证实健康的种植体周围状况与探诊指数阴性相关，而种植体周围黏膜炎的指数值显著性增加到 67%，种植体周围炎为 91%[13]。这些结果之间差异的最好解释是探诊压力，不同的探诊压力可能会导致不同结果。

附着龈

附着龈中血管较少，组织致密，形成纤维防御系统，可以阻挡炎症向下方发展，加强了黏膜封闭的效果。另外，由于附着龈的机械抵抗力相对较强，可以使患者更有效地进行菌斑控制，避免软组织受伤。尽管出于美学方面的考量，力求获得种植体周围的附着龈，但附着龈的有无对于种植修复长期成功率是否产生影响尚存有争议。

Warrer 等的研究结果发现：①在没有角化龈的区域容易发生附着丧失；②无角化龈的区域软组织退缩更多；③在有角化龈的区域，骨与种植体的接触面积更大。他们指出角化龈组织"领圈"提供了软组织的封闭，起到了保护种植体的作用[14]。

而 Wennström 等的研究表明，天然牙角化龈的存在对维持健康牙周状况并不是必需的[15]。此外，Hanisch 等报道在猴模型中角化黏膜的宽度对 HA 表面种植体的种植体周围骨丧失无影响[16]。目前，多数文献基本认可缺乏角化黏膜只会增加患者的不适，而不会影响种植体的寿命。

如果能够维持良好的口腔卫生，即使种植体周围没有角化的附着龈，也能保持软组织的健康；如果口腔卫生不良，无论有无角化黏膜，均有相似的种植体周围感染进程。然而，临床经验表明，角化黏膜的存在易于进行种植体维护。

天然牙的牙周状况

有研究证明：成功种植体周围的微生物群与健康天然牙龈沟中的相似，而失败种植体周围与牙周病区域近似；在牙列缺损的患者口腔中，种植体周围微生物群与天然牙相似；牙列缺损患者口腔中的种植体周围的微生物群不同于牙列缺失患者。由此表明，牙周致病菌在天然牙周围的积聚会加大种植体被牙周致病菌感染的可能性。而以 Nevins 为代表的学者认为，患者的牙周炎病史对植入的种植修复体只有轻微的影响，没有强有力的证据证明患有牙周疾病的牙列缺损患者进行种植修复时，种植修复的成功时间会缩短。另一项长达 140 个月的前瞻性研究显示，慢性牙周炎患者和健康人群相比，种植体的存留率没有明显差异，但侵袭性牙周炎患者的种植体周围炎发生率和骨吸收都比较高，种植体存留率较低。SLA 表面的种植体预后比 TPS 表面种植体预后更好。

综合以上观点以及在临床实践中的体会，我们认为天然牙的牙周健康与种植体的维护是相关联的，两者都不能被忽略。对于牙列缺损的患者，应首先检查其余留牙是否患有牙周炎，如果有牙周炎，尤其是侵袭性牙周炎，必须予以治疗，消除病因，控制发展，然后再进行种植体植入，而且在种植修复后也一定要重视种植修复体和余留天然牙的牙周维护。

骨吸收

骨吸收可能由以下原因引起：细菌侵入、感染、创伤或过大的殆力、修复体不够精密、修复体悬臂过长、水门汀粘结剂破坏、螺丝松动引起的修复体轻微松动、种植体数目不足、种植体尺寸不合适等。而骨吸收又进一步造成菌斑的积聚，从而导致种植体的失败。

当吸收区的骨平面与种植体长轴形成的角度小于60°时，我们将其称之为垂直骨吸收，当大于等于60°时，则称之为水平骨吸收。水平骨吸收通常伴有软组织的萎缩和根向移位，垂直骨吸收则常导致牙周袋形成，上皮组织向根方增生。当探诊深度大于 5.0mm 时，有可能导致感染。

影像学检查

影像学检查是复诊内容中判断种植体是否健康的一个重要方法。而临床上多数显著骨变化发生在种植修复完成后的第 1 年，因此建议 6~12 个月内定期拍摄放射线片，对照观察骨组织的变化，并应在上部结构安装完成的当时拍摄基线影像。拍摄时应尽量使用定位水平投照装置，以保证放射线片的可重复性。需要注意，二维放射线片不能提供颊侧或舌侧骨高度的信息，因此，也可应用锥形束 CT 等方法进行三维方向上的检查。

种植体松动度

对于种植体来说，出现临床动度是一项高度特异性但非敏感性的指标。即使在炎症引起的种植体周围骨组织极度丧失的情况下，剩余的骨结合仍能保证种植体体部以及其上部结构的稳定锚固。与天然牙的渐进性松动相反，种植体最小限度的松动即应被考虑为骨结合的完全丧失。因此，临床上种植体出现动度，并不能作为初始或进展性骨结合丧失的有效判断方法。在使用牙动度仪（periotest）检查种植体动度值（periotest value，PTV）时，如果发现其 PTV 增加，应结合其他指标的变化来综合分析其变化的意义。一旦发现种植体有临床动度，则往往意味着骨结合的丧失，即预示着种植失败。所以，不能将种植体松动作为评估种植体周围感染进程的早期诊断指征。

21.3.4 种植体的临床维护

患者完善的自我维护可以有效清除菌斑，但要完全地去尽菌斑牙石还有赖于专业手段，因此，种植患者的菌斑控制和清除必须结合定期的复查和专业清洁。

Thomson-Neal 首先发现手用金属洁治器会在钛种植体表面形成明显的划痕，不宜用于种植体的维护[17]。以后一些学者的研究也证实了这一结果，无论是钛合金、纯钛、还是镀金的金属洁治器都会在种植体表面形成划痕、加剧菌斑堆积，只有在需要去除大量牙石而不接触种植体表面时，金属洁治器才能适当使用。

因此清洁种植体不能使用常规器械，常用的种植体机械清除器械有（图 21-6）：抛光刷、橡皮杯、Teflon 塑料、碳或钛刮治器、塑料刮治器、聚四氟乙烯头的超声工作尖以及气压喷砂。但应注意，使用硬度小于钛的材料在钛表面进行机械操作时可能会发生材料本身的磨损和沉积，从而干扰细胞附着。体外实验显示，碳纤维工作尖的超声处理会损伤钛表面并导致碳纤维碎片残留；体外实验也证实，塑料刮治器未对不同的钛种植体表面形态造成不利影响。传统的超声治疗因为工作尖呈水平向振动，可影响重度骨缺损位点的剩余骨结合，另外超声金属洁治器也会对钛种植体表面造成明显的损伤。而改良超声治疗系统的工作尖以 25kHz 的频率进行垂直向振动，可通过水的冲刷力去除细菌沉积物。气压喷砂可以在体外实验中可成功用于种植体表面去污染，能有效去除菌斑、牙石等，尤其是对钛浆喷涂的粗糙种植体表面效果明显[18]。但气压喷砂对种植体表面形态和粗糙度会有不同程度的影响，与喷砂颗粒、气压、作用时间、种植体表面处理类型有关。当有开放创口时使用气压喷砂应慎重，有可能引起皮下气肿[19]。

近年来，也有学者使用激光对种植体进行维护（图 21-7），其中 Er:YAG 激光波长为 2.94 μm，接近水的吸收峰 2.95 μm，很容易被水吸收，对邻近组织的热损伤效应轻。体外实验表明，Er:YAG 激光在能量依赖状态时能去除种植物表面的细菌污染，而且它的特异性波长很少被二氧化钛吸收，照射时种植体温度不会显著升高[20]。由于牙周袋内含有液体，Er:YAG 激光在用于龈下洁治过程中对周围组织无明显的损伤。研究亦报道 Er:YAG 激光还具有比 Nd:YAG 激光更强的杀菌力，此外还有去除脂多糖、去除根面玷污层、清除牙石和病变牙骨质等多重生物学效应[21,22]。所以在种植体周围袋比较深、机械洁治难以完全去除牙石和菌斑时，激光的应用可取得良好效果。

种植体的临床维护程序见图 21-8 示。

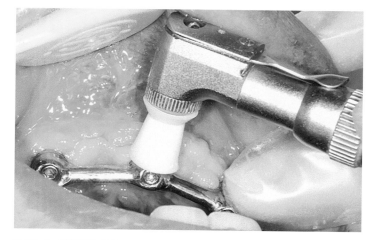

图 21-6 杆附着体维护
使用橡皮抛光杯去除种植体支持覆盖义齿杆附着体上的菌斑并抛光

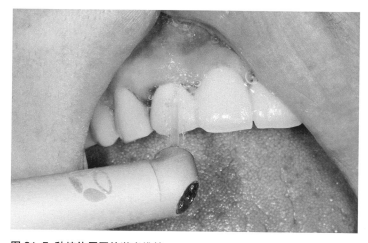

图 21-7 种植体周围的激光维护
上颌右侧侧切牙种植修复体周围有少量软垢，牙龈红肿，探诊出血。使用 Er:YAG 激光（Syneron，以色列），工作尖与牙长轴略成角度斜伸入种植体周围袋内，去除软垢、菌斑和感染的沟内上皮，同时对袋内进行消毒

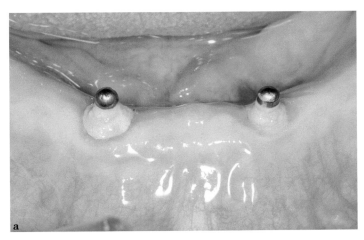

图 21-8　种植体的检查和临床维护
a. 下颌两颗种植体支持的球帽覆盖义齿，在佩戴义齿 1 个月后复诊时发现患者清洁不良，大量食物残渣和菌斑堆积

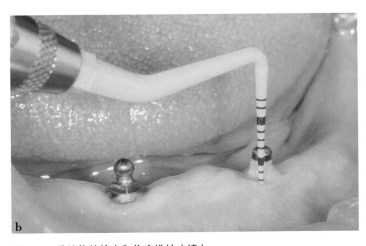

图 21-8　种植体的检查和临床维护（续）
b. 使用塑料探针对球帽附着体周围 6 个位点进行探查，对探诊深度和探诊出血指数进行记录

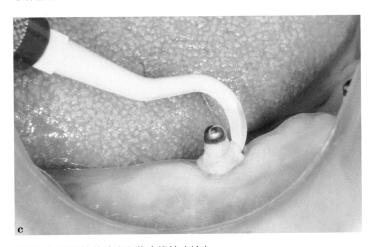

图 21-8　种植体的检查和临床维护（续）
c. 塑料刮治器去除堆积在球帽和种植体周围的食物残渣和菌斑，并对患者进行口腔卫生宣教，讲解自我维护知识

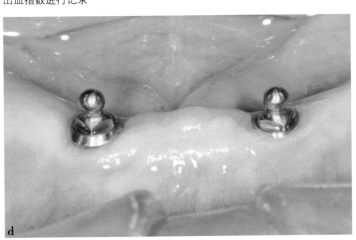

图 21-8　种植体的检查和临床维护（续）
d. 1 个月后复诊，球帽附着体周围无明显菌斑，牙龈无红肿

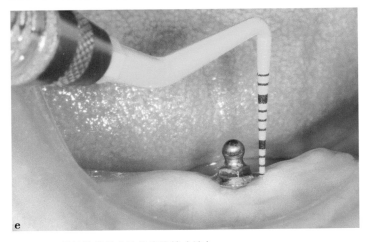

图 21-8　种植体的检查和临床维护（续）
e. 再次使用塑料探针进行探诊，探诊深度和探诊出血指数有明显改善

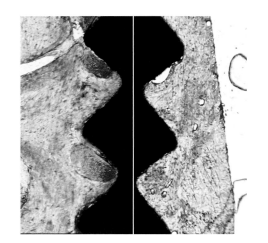

Chapter 22

Implant Anchorage

Zhao Ying, Si Wujun

第 22 章 种植支抗

赵 颖 司武俊

22.1 概述

成人正畸治疗的需求显著增加,主要原因有两个方面:一方面是患者对口腔健康知识的了解和对美观要求的提高;另一方面是牙科医师对咬合稳定和牙列整齐问题在口腔治疗中重要性认识的提高。但成人正畸与儿童正畸存在着明显的差异,尤其是在正畸力和支抗的生物机械原理上。牙列缺损的成人患者需要修复前正畸,修复前正畸治疗所面临的最大问题就是如何获得足够的支抗。种植支抗是一种新型的支抗形式,正是由于正畸治疗对稳固支抗体日益增长的需求和口腔种植技术的飞跃发展促进了种植支抗的发展。

1969 年 Brånemark[1]医师将骨结合种植体引入口腔修复,为修复临床开创了一个全新的时代。随着骨结合种植体技术的日益成熟和不断创新,其应用范围越加广泛,也为现代正畸学的临床应用提供了新的思路。

稳定的支抗是正畸治疗成功的关键。而支抗不足一直是口腔正畸学临床所面临的难题和挑战之一,尤其是成人正畸,往往由于支抗牙缺失或支抗牙的牙周支持组织退缩而导致口内支抗不足。

传统口内加强支抗的方法包括横腭杆、舌弓、Nance弓、唇挡、颌间牵引以及增加支抗牙数目等,其支抗主体均为牙、牙列和肌肉,难以达到强支抗的要求。而以颅骨、枕骨为支抗主体的口外支抗(如头帽 – 口外弓等),虽然理论上可以获得绝对支抗,但在临床应用中存在着以下三个方面的问题:

美观性和舒适性问题

由于头帽 – 口外弓影响美观,患者(尤其是成人患者)只能在夜间戴用。睡眠时戴用还存在舒适性问题。另外口外弓每侧需承载 450~500g 支抗力或矫形力,其固位牙(即支抗牙)易出现疼痛等不适症状。

支抗强度问题

头帽 – 口外弓的支抗强度完全依赖于患者的配合,如不能全天戴用势必影响绝对支抗的效果,部分病例由于患者的不配合而导致治疗失败。头帽 – 口外弓成功辅助内收前牙的病例报道中,前牙内收量仅达拔牙间隙的 70%~80%,意味着支抗强度最大为 80%。

安全性问题

1982 年美国正畸协会(AAO)对其会员使用头帽 – 口外弓的状况进行调查统计,发现 4% 正畸医师经历过患者遭受头帽 – 口外弓损伤,其中 40% 为口外损伤;超过半数的口外损伤发生于面中部眼周围,包括眼睑和鼻梁;永久性视力损伤者占总损伤人数的 3%,且 2/3 患者因视力损伤导致受伤眼失明[2]。

如何获得稳定而可靠的支抗是众多正畸学专家一直努力探索的方向。种植支抗作为一种新型的支抗方式,正是在这种临床刚性需求下得到了推广应用和飞速发展,成为口腔正畸学发展史上一个划时代的标志和里程碑。

如今,正畸种植支抗已被广泛应用于前牙整体内收和压低、尖牙内收、埋伏牙导萌、磨牙压低以及后牙锁𬌗的矫正。如何设计出临床表现更优异的正畸种植支抗系统,以及如何扩大种植支抗在正畸与修复和种植修复、正颌以及牙周等多学科联合治疗中的应用,已经成为了正畸学者们临床研究的热点。

目前正畸临床常用的微螺钉种植支抗材质多为纯钛或钛合金,以及不锈钢。长度约为 6.0~12.0mm,直径约为 1.2~2.0mm,在受力 2~3Ncm 的情况下仍保持稳定,可以满足正畸临床的需要。

本章将综合介绍种植支抗的发展史和临床分类,并对种植支抗的生物机械原理做简要介绍,重点从临床适应证、种植体植入部位、时机和手术步骤等方面阐述种植支抗在正畸及多学科联合治疗中的应用,最后综合分析种植支抗稳定性的影响因素和风险以及可能带来的并发症和预防并发症发生的方法。

22.2　种植支抗的发展简史

早在 1945 年，Gainsforth 和 Higley[3]就第一次报道了种植体作为正畸支抗的动物实验，他们将钴铬合金制作的支抗钉植入实验犬的下颌升支来内收犬的尖牙，但其研究中所有支抗钉均在 16～31 天内松动脱落，作为正畸支抗的种植体未能获得长期的稳定性。1969 年，Linkow 使用刀状种植体作为支抗内收牙齿，但是该研究缺乏远期疗效观察的报道。

20 世纪 60、70 年代，种植支抗技术的发展暂时进入了瓶颈期，但是正畸学界对于寻求稳定支抗的探索并没有停止。许多学者分别对牙种植体支抗、腭部骨结合种植支抗[4]和腭部骨膜下种植支抗等进行了一系列有益的研究和尝试。

1969 年 Brånemark[1]提出将种植体直接植入骨内，以永久修复缺失牙。1977 年又提出钛金属表面与活性骨组织之间在结构和功能上能够达到直接结合，并将这种结合定义为"骨结合"（osseointegration）[5]。正是在该理论的支持下，骨结合种植体修复技术得到了快速发展，被应用于缺牙修复及颌骨重建。随着种植材料、植入技术和种植体载荷技术等方面的不断发展和创新，种植手术的成功率和种植体的长期稳定性也逐步提高。

直至 20 世纪 70 年代后期和 80 年代早期骨结合种植体再次被应用于正畸领域，作为先天发育不良、外伤和缺牙区的支抗，其效果陆续得到大量动物实验和临床研究的验证。1984 年，Roberts[6]将钛种植体用于正畸支抗的动物实验研究。他在兔股骨上分别植入两颗钛种植体，在 6～12 周的骨愈合期后通过拉簧在钛种植体之间施加 100g 的力并持续 4～8 周，实验结束时 20 颗钛种植体仅一颗出现松动。结果显示钛种植体与周围骨组织形成了紧密的骨结合，持续载荷不影响这种骨结合。该研究证实了骨结合种植体可以为正畸治疗提供稳定的骨支抗，并可在正畸治疗完成时直接进行永久修复体的修复。但是这种骨结合的修复种植体只能植入缺牙区牙槽嵴，解决了有缺失牙成人支抗不足的问题，但对于大多数牙列完整的儿童患者又并不适用。

1989 年 Roberts 和 1991 年 Higuchi 与 Slack 分别描述了将暂时性种植体植于磨牙后区作为最大支抗；1992 年 Triaca 等、1995 年 Block 和 Hoffman、1996 年 Wehrbein[7]等临床医师先后报道以腭中缝作为正畸支抗种植体的植入部位；随后关于腭骨解剖形态学和骨密度的研究也支持支抗种植体能够与腭骨形成良好骨结合，承载各个方向正畸力，并能有效避免对正畸牙根移动的干扰。之后十年欧洲学者们先后在临床应用修复种植体植入腭部、磨牙后区、颧牙槽嵴等部位作为支抗，并发明了 Zygoma Anchors[8]系统、Orthosystem[9]系统和 Onplant 系统等正畸专用的种植支抗系统。但是由于临床操作复杂、创伤较大、费用高昂等因素未能在临床广泛应用。

第一次成功地将微螺钉种植支抗应用于正畸临床的报道出现于 1983 年，Creekmore 和 Eklund 将钴铬合金微螺钉植入患者前鼻棘，成功地矫治了深覆殆。但是，由于微螺钉种植支抗的稳定性有待检验，当时并未被正畸学者们所接受。1997 年 Kanomi[10]研制了专用于正畸支抗的微型种植系统。次年，Costa 等学者在临床使用一种头部带有托槽样结构的微型种植体为正畸提供支抗。随后不同设计的微型种植支抗系统纷纷涌现，并在正畸临床实践中取得了较好的效果。

1999 年 Sugawara 报道了骨性支抗系统（SAS 微型钛板支抗系统）在正畸临床的应用。2000 年 Melsen[11]报道了一种名为 Aarhus Screw 的钛钒合金种植体，种植体根部表面形态呈锥状，可以提高机械稳定性并降低种植体颈部应力。Freudenthaler 于 2001 年报道了双皮质支抗种植体的应用，这种直径双皮质支抗微螺钉同时穿透牙槽嵴颊、舌侧骨皮质以获得更好固位，得到了很好的初期稳定性。

为了避免正畸治疗结束时取出支抗种植体的二期手术，可生物降解的种植支抗系统也应用于临床研究，如 1996 年 Glatzmaier 研发的 BIOS 系统[12]。

22.3 种植支抗的分类

随着种植支抗技术的不断发展和临床应用理念的不断成熟，多种形式的种植支抗相继应用于正畸临床，并取得了良好的临床效果。本小节将根据种植支抗的固位方式、种植体的材质、大小、形态以及植入方式等进行分类，由于固位原理不同、植入部位和植入方式不同，种植支抗的结构设计也存在很大的差异。

22.3.1 根据种植支抗固位方式分类

分为骨结合类和机械啮合类种植支抗，骨结合类包括骨内骨结合种植支抗、骨膜下骨结合种植支抗。

骨结合类种植支抗

● 骨内骨结合种植支抗　其固位原理同修复种植体，纯钛或钛合金的种植体植入腭骨、牙槽嵴、磨牙后区或颧骨等骨体内，与骨组织直接形成骨结合，因此被称为"骨结合种植支抗"（osseointegrated implant anchor）。目前临床常用的骨内骨结合种植支抗经过宏观外形结构设计和表面微观结构处理，植入骨内的体部为螺纹设计，表面经粗糙化处理以促进骨结合的形成。Wehrbein设计的 Orthosystem 系统（图 22-1）是专为正畸设计的

腭部骨内骨结合种植支抗系统。Roberts[13]等研究发现使用骨内种植体作为正畸支抗，要求种植体与骨组织直接结合最小表面积达总接触面积的 10% 即可，即使偶然碰到牙周韧带和邻牙牙根，骨结合仍然能够完成。有研究显示，临床常用的即刻加载微螺钉种植支抗，也多在植入 3～6 周后形成少量骨结合，正畸力的加载并不影响骨结合形成。因此，骨内骨结合支抗种植体植入后脱落率低，能长期承受正畸力。

● 骨膜下骨结合种植支抗　目前 Onplant 是唯一应用于临床的专为正畸支抗设计的腭部骨膜下骨结合种植支抗（subperiosteal bone anchor）系统。Onplant 植入于腭部黏骨膜与腭骨骨皮质之间，种植体的骨接触面经羟基磷灰石喷涂，与激活的腭骨骨皮质发生骨结合，因此也属于骨结合种植支抗（图 22-2）。与骨内骨结合种植支抗相比，Onplant 的植入手术更容易，但据临床研究报道脱落率较高，而且骨结合失败往往在 3～4 个月骨结合期后的二期手术时才发现，耽误了正畸治疗时间，甚至错过正畸治疗的最佳时机。

机械啮合类种植支抗

这类种植支抗源于外科种植体，由于不需要骨结合，材质可为不锈钢或钛合金。其特点为直径较小，表面光

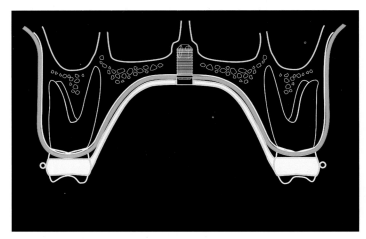

图 22-1 腭部骨内骨结合种植支抗
采用扩孔钻在腭中缝扩孔后植入骨内骨结合种植体，待骨结合愈合期后制作支抗臂与支抗牙带环连接成整体支抗
模式图绘制：北京口腔种植培训中心-袁苏

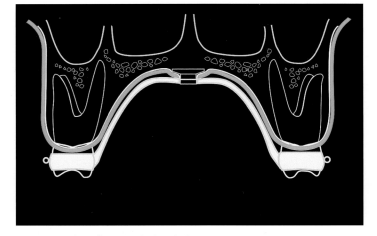

图 22-2 腭部骨膜下骨结合种植支抗
黏骨膜翻瓣，将 onplant 植入腭中缝的黏骨膜和腭骨骨皮质之间，待骨结合愈合期后二期手术暴露并制作支抗臂与支抗牙带环连接成整体支抗
模式图绘制：北京口腔种植培训中心-袁苏

滑,机械啮合强度较大,植入后可以即刻负载。微螺钉种植支抗属于此类。Creekmore 和 Eklund 第一次将其用于正畸临床,现在多植入牙槽嵴颊侧牙根之间或上方,用来辅助牙齿各个方向的移动,甚至牙列的整体内收。

22.3.2 根据种植支抗形态分类

牙种植体支抗

牙种植体(dental implant)支抗即常规种植修复中的根状种植体,依据植入区域不同而有不同的直径和长度。牙种植体可植入缺牙区和磨牙后区,在牙种植体上制作正畸装置作为正畸支抗,待正畸治疗结束后进行常规种植体修复。

微螺钉种植支抗

微螺钉(micro screw)种植支抗,体积仅为传统牙种植体的1/3,其植入位置受解剖结构的限制较少,可植入牙槽嵴的颊舌侧,位于相邻两牙牙根之间,作为种植支抗往往成对用于内收前牙、压低并打开前牙深覆𬌗、压低后牙等。微螺钉种植支抗与周围骨组织之间形成机械啮合,可以即刻负载,治疗结束后直接反向旋出即可。由于微螺钉种植支抗体积较小,因此取出后遗留的创口也较小,是临床性价比较高、应用最广的一类支抗种植体。

微型钛板种植支抗

微型钛板(micro plate)种植支抗源于骨折固定用的小型钛板(mini plate),但体积更小,一般植于上下颌骨后牙根尖区颊侧骨板,可以设计成各种形状,由数枚固位螺钉固定于颊侧骨皮质上,其支抗臂经手术切口暴露于口腔内承受正畸力。日本 Sugawara 教授发明了 SAS 微型钛板支抗系统(skeletal anchorage system)。相比于微螺钉种植支抗,微型钛板种植支抗固位更好,不仅植入后可以即刻负载,而且能承受较大的矫形力。但是正畸治疗结束后需二期手术取出,创伤较大。由于植入和取出手术较繁琐,限制了在正畸临床的应用。

22.3.3 根据种植支抗植入部位分类

可以分为腭部种植支抗、牙槽嵴种植支抗、磨牙后区和下颌升支种植支抗以及上颌结节和颧牙槽嵴种植支抗。

腭部种植支抗

腭部种植支抗(palatal implant anchor)植入的部位包括腭中缝和腭正中旁区,后者主要用于腭中缝尚未完全闭合的年轻患者或磨牙伸长、跨𬌗需要压低的患者。硬腭虽然骨板较薄,但主要由骨皮质构成,有利于种植体的稳固,从而能提供足够的支抗。腭部种植支抗适用于推磨牙向后,或增强后牙支抗以最大限度内收上前牙。腭中缝的钙化程度和骨板的厚度,是影响腭部种植支抗稳定性的重要因素。腭部种植支抗的缺点是可能造成生长发育期患者腭部横向发育不足。

牙槽嵴种植支抗

将种植体植于缺牙区的牙槽嵴或者从牙槽嵴的颊舌侧骨板植入于牙根之间。前者使用牙种植体,适用于有缺失牙并需要修复的成年病例,因此临床应用范围有限。后者使用微螺钉种植体,包括前牙区种植支抗和后牙区种植支抗。前牙区种植支抗多植入双侧侧切牙与尖牙之间,用于压低上下前牙。对于上颌前牙舌倾的安氏Ⅱ类2分类病例和骨性下颌前突下前牙代偿性舌倾的病例,还可以辅助唇向扩展上下前牙。后牙区种植支抗多植入双侧前磨牙和磨牙牙根之间的牙槽嵴,用于增强后牙支抗内收前牙。或者在后牙区牙槽嵴的颊舌侧同时植入以纠正磨牙和(或)前磨牙的伸长、锁𬌗等。

磨牙后区和下颌升支种植支抗

下颌磨牙后三角区和下颌升支前外侧面没有牙根、窦腔和神经等重要结构,而且骨板致密,是种植支抗植入的良好选择。在这个部位植入的种植体主要用于拉磨牙向远中移动或者直立磨牙解除后牙区的拥挤。1990年 Roberts[14]等提出以磨牙后区种植体为支抗推磨牙向前关闭牙槽骨萎缩的拔牙区域。

上颌结节和颧牙槽嵴种植支抗

当上颌牙根间距离过小时，牙槽嵴颊、舌侧植入微螺钉很难避免损伤牙根，此时可以选择上颌骨的其他解剖结构，如上颌结节或者颧牙槽嵴，作为种植支抗植入的部位。上颌骨外形大致分一体和四突，上颌体后面的下部，有粗糙的圆形隆起，称上颌结节，为翼内肌浅头的起始处，植入微螺钉可作为直立上颌后牙的支抗。颧牙槽嵴为上颌骨颧突伸向上颌第一恒磨牙的骨嵴，通常骨质较为致密，适宜种植支抗植入所需的稳定性，可作为内收前牙、远中移动后牙或整个上牙列的支抗。

但随着影像技术的发展，借助三维锥体束CT(cone beam computer tomography，CBCT)的三维重建进行种植支抗植入的辅助定位已成为可能。一方面可以借助三维影像定位尽量避免在传统植入部位植入支抗种植体时对牙根、上颌窦或神经等重要解剖结构造成损伤；另一方面在三维影像的辅助下可以极大地扩展支抗种植体可植入的范围。因此该分类正在逐渐失去其临床意义。

22.3.4 根据种植支抗材质分类

金属种植支抗

包括纯钛、钛合金或不锈钢制作的支抗种植体，通过外形结构的优化设计和表面处理，能够提供牢固的机械啮合或骨结合固位。其优点是固位良好，缺点是需要二次手术取出。

可降解种植支抗

可降解种植支抗(biodegradable implant)的代表是1996年Glatzmaier[15]等研发的BIOS系统(bioresorbable implant anchor for orthodontics system)，其种植体由α-聚乳酸酯制成，植入骨内9～12个月后骨内部分可以自动分解成CO_2、ATP和H_2O，不需要二次手术取出。缺点是自动降解的时机不宜控制，太短无法满足正畸支抗的需要，太长则失去了可降解种植体的意义。

陶瓷类种植支抗

Smith[16]和Turley[17]等分别报道了生物陶瓷涂层氧化铝支抗种植体(bioglass-coated aluminium oxide implant)作为正畸支抗的研究，结果显示稳定性不佳，推测这可能与生物陶瓷涂层不能与骨组织进行良好的骨结合有关。Livers等也将碳化玻璃种植体(vitreous carbon implant)引入正畸支抗的领域，但其稳定性也有待于进一步研究。

22.3.5 根据种植支抗植入方式分类

助攻型种植支抗

助攻型(pretapping)种植支抗在植入前先使用低速手机(转速低于1000rpm)预备一个直径略小于种植体骨内部分直径的钉道，深度小于种植体长度2.0～3.0mm的孔，然后再将种植体旋转植入。多用于纯钛、钛合金等材质机械强度不足的种植体，以避免在植入时发生支抗种植体的变形折断。缺点是器械的反复进出造成植入钉道过大影响支抗种植体的稳定性，另外使用手机备孔时易造成产热过多和皮下气肿。

自攻型种植支抗

自攻型(selfdrilling)种植支抗不需要先预备植入钉道，可直接旋转植入骨内。多使用材料机械强度较好的不锈钢种植体。自攻型种植支抗的优点是能够避免预备植入钉道时的产热、皮下气肿和额外创伤。缺点是植入过程中支抗种植体折断的发生率明显高于助攻型种植支抗。2010年Sebastian[18]指出，种植支抗植入时承受的扭矩越大，越有利于机械啮合，从而有利于植入初期的支抗种植体稳定；但是扭矩过大会造成支抗种植体周围组织的压迫坏死，从而导致长期稳定性的降低。

因此在骨皮质相对薄弱的上颌唇侧牙槽嵴可以使用自攻型支抗种植体。但腭部、下颌牙槽嵴、磨牙后区和下颌升支等骨皮质较厚的部位更适用助攻型种植支抗，从而提高支抗种植体的成功率和相对长期稳定性。

22.4 种植支抗的生物机械原理

Proffit[19]对支抗的定义是：支抗就是阻止不需要的牙齿移动。支抗原理的理论基础是牛顿第三定律"作用于两个物体之间的力量总是大小相等、方向相反"。

当正畸力施加于需要移动的牙齿时，其反作用力必然作用于支抗牙及其周围组织，使支抗牙具有相对移动的趋势。如果缺乏对支抗的深刻认识，治疗计划设计不当，则必然导致支抗牙出现不希望发生的移动。

种植支抗虽位于口腔内部，但不同于传统的口内增强支抗的方式。它与头帽－口外弓等口外强支抗相似，是以骨骼作为支抗的载体。不同类型种植支抗的种植体之所以能够在正畸力作用下保持稳固，主要得益于以下两种生物机械原理。

22.4.1 种植体与周围骨形成骨结合

1977 年 Brånemark 发表文章阐明钛金属表面与活性骨组织之间能够达到"骨结合"。牙种植体支抗和腭部种植支抗都是典型的骨结合种植支抗系统（图 22-3）。以骨结合种植体为支抗不难实现所需要的牙齿移动，各种研究报道证实骨结合种植体可以作为不同类型牙齿移动的支抗（包括倾斜、旋转、压入、伸长和整体移动）。种植支抗作为标准方丝弓矫治技术或片断弓技术的支抗单位，能支抗多达 10 颗牙槽嵴高度与牙根长度之比介于 44%～85%（平均 72.9%）的牙齿的移动。

尽管种植体位于口内的位置和负荷情况各不相同，但所有研究样本均证明在骨－种植体界面 1.0mm 以内的骨改建率最高，每年可达 500%。显然这种高密度的改建过程是保证种植体持续骨结合的机制。

能够形成骨结合的生物相容性材料较多，常用于支抗种植体制作的有纯钛和钛合金。临床常用的骨结合增强技术如下：

钛氧化膜的形成

由于钛氧化膜对离子和蛋白质具有吸附作用，在支抗种植体表面形成钛氧化膜可以通过吸附钙离子以及与蛋白类无定型构造物质相结合，然后与骨组织直接结合。

种植体表面粗糙化处理

表面粗糙化处理可以增加表面张力。种植体一定的表面张力对成骨细胞的吸附、分化和扩增具有积极作用，有利于界面的早期愈合。表面粗糙化的钛支抗种植体与表面光滑的支抗种植体相比，可获得更大的骨结合面积和更强的抗剪切能力。目前常用的支抗种植体表面粗糙化处理技术包括钛浆喷覆、喷砂、酸蚀和激光处理等。

种植体表面涂层

纯钛具有良好的生物相容性，但本身没有骨引导性，因此合成可诱导骨组织再生的种植体表面是目前的研究热点，常用的技术包括钙磷陶瓷涂层、玻璃陶瓷涂层和复合涂层等。

22.4.2 种植体与周围骨形成机械啮合

种植体骨内部分与周围骨形成良好的机械啮合，是微螺钉种植支抗和微型钛板种植支抗形成正畸支抗的生物机械原理。机械啮合包括宏观和微观两个方面，螺旋状种植体表面的螺纹设计使之与周围骨形成宏观的机械啮合，种植体经粗糙化处理的表面与骨组织形成微观的机械啮合。

Miyawaki[20]和 Park[21]等研究认为由于支抗种植体与牙槽骨之间成功的机械啮合，微螺钉种植支抗能获得良好的初期稳定性，而微螺钉种植支抗系统正是利用这种良好的初期稳定性来提供足够的支抗。如果正畸力低于 2Ncm 完全可以即刻负重，而且建议采用即刻负重。

无论是形成紧密的骨结合还是形成机械啮合，支抗种植体周围骨的质量都是种植体能否成功获得支抗稳定性的关键因素。预测支抗种植体是否足以作为正畸力和矫形力的支抗，要求对骨生理有所了解。相关的前瞻性研究发现种植支抗的稳定性受到骨质减少（osteopenia）、骨质疏松（osteoporosis）或其他医学问题的影响。

骨质减少（又称骨量不足）反映了功能性骨萎缩和（或）钙离子的负平衡。骨质疏松能导致骨结构破坏，严重的骨质疏松不仅造成骨质量下降，而且导致相关生物力学缺陷和代谢机制不足，愈合反应难以达到正常骨结合的质量，使支抗种植体无法行使功能。其他的代谢性骨病，如肾性骨营养不良、甲状旁腺增生、骨软化等，以及年龄、性别、种族、研究和药物等因素都可能造成骨量减少、骨质改变。因此使用种植支抗之前应先对患者全身骨生理和局部骨生物机械情况进行系统评估。

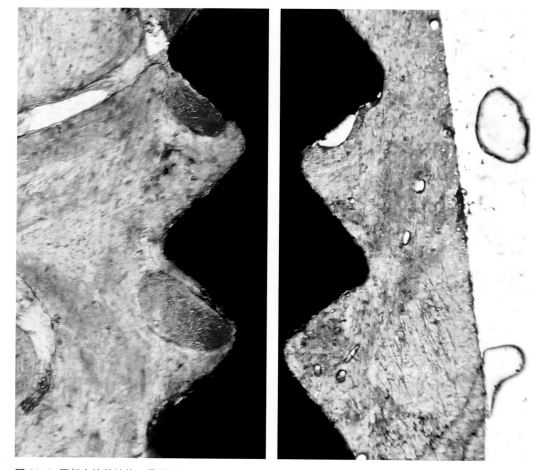

图 22-3　腭部支抗种植体 – 骨界面
患者腭部支抗种植体行使完功能之后，环钻取出进行硬组织磨片，可见骨结合效果和牙种植体 – 骨界面一致（×66）
种植体：Anthogyr；硬组织磨片：解放军总医院口腔医学中心 - 王东胜；读片：北京大学口腔医学院中心实验室 - 李翠英；实验时间：2003 年；宿玉成

22.5 种植支抗在正畸治疗中的应用

基于稳定、舒适且不依赖于患者配合的新型正畸种植支抗系统一经引入正畸领域就得到了飞速的发展。近年来,种植支抗技术作为正畸领域的研究热点,经过大量的动物研究和越来越广泛的临床应用而不断成熟与进步。本章节我们分别对微螺钉种植支抗、腭部种植支抗、微型钛板种植支抗和多学科联合治疗时种植支抗的临床应用进行介绍。

22.5.1 微螺钉种植支抗

微螺钉种植支抗又称口内弓外支抗系统或临时支抗装置(temporary anchorage device, TAD)[22],指广义上的一类专为正畸支抗设计且体积小于常规牙种植体支抗系统。这类支抗种植体植入骨内以机械啮合方式行使支抗功能,植入后可以即刻加载正畸力,无需等待骨结合所需的愈合期。

微螺钉种植支抗系统的优点
- 由于微螺钉种植支抗体积小,对种植部位限制较少,甚至可以植入相邻牙牙根之间的牙槽嵴;
- 手术操作简单;
- 可以即刻加力,缩短疗程;
- 植入后不适感较轻;
- 不依赖患者配合;
- 治疗完成后容易取出;
- 价格相对低廉。

基于上述优点,微螺钉种植支抗深受临床正畸医师喜爱,成为正畸临床使用最广泛的种植支抗手段。本小节将对微螺钉种植支抗的材质和设计特点、临床适应证及植入步骤进行详述。

微螺钉种植支抗的设计
- **材质** 制作支抗种植体的材料应该无毒副作用,生物相容性高,机械性能强,能耐受一定的拉力、压力和扭转力。目前常用的微螺钉种植支抗,一般为纯钛、钛合金材质,而自攻型微螺钉种植支抗也有部分采用不锈钢材质以增强抗扭力,防止折断。

- **尺寸** 种植支抗有效载荷的大小取决于支抗种植体与骨接触面积的大小。而影响接触面积的因素包括支抗种植体的长度、直径、螺纹形状和表面处理(光滑或粗糙)。采用何种尺寸的微螺钉,取决于植入部位的骨质密度和所需正畸力的大小。Costa[23]在其临床研究中发现,微螺钉种植支抗骨内部长度在 4.0～6.0mm 时,对于大多数解剖部位都是安全的。临床依设计的不同,长度一般在 4.0～12.0mm 之间。支抗种植体的直径过大会增加邻牙牙根损伤的风险,过小则增加了支抗种植体折断的风险,因此支抗种植体的直径一般在 1.2～2.0mm 之间,直径小于 1.2mm 的微螺钉种植支抗折断概率大大增加。

- **形态和结构** 微螺钉种植支抗一般包括头部、颈部和骨内部。①微螺钉种植支抗头部:大多数成品微螺钉种植支抗系统都用不同的头部设计,以满足直接和间接支抗的需要,同时可以尽量减少组织刺激。大多数的支抗种植体头部都设计成圆形或六棱形,还有些为了治疗的需要在头部设计有托槽或挂钩形。②微螺钉种植支抗颈部:也称穿龈部,颈部的长度取决于微螺钉种植支抗植入区域牙龈的厚度,正畸支抗专用微螺钉种植支抗系统通常会有两种颈部长度的选择。③微螺钉种植支抗骨内部:是支抗种植体与周围骨组织的接触部位,是应力分布区,决定着植入初期的稳定性,因此其形状设计应尽可能减少手术创伤,从而有利于初期稳定。骨内部最常见的形状是带螺纹的圆柱状或圆锥状,自攻型微螺钉种植支抗骨内部多为圆锥状,尖端越尖自攻性越好[24]。螺纹间距也是骨内部设计的重要因素,自攻型微螺钉种植支抗的螺纹间距往往较助攻型种植支抗螺纹间距更大。

- **表面处理** 研究证实支抗种植体表面的粗糙度与骨结合的程度有关。微螺钉种植支抗与周围骨以形成机械啮合为主,所以通常不需要做特殊的表面处理。自 1997 年 Kanomi 研制了第一套正畸专用的微螺钉种植支抗系统以来,目前国内外应用于临床的成品正畸专用微螺钉种植支抗系统已达10多种(表22-1)。

微螺钉种植支抗临床适应证

由于体积较小,植入位置受限较少,而且植入手术操作简单,微螺钉种植支抗在正畸临床中应用极为广泛,其临床适应证如下:

表 22-1 常用成品微螺钉种植支抗系统

种植体系统	公　司	国家
Aarhus Anchorage System	MEDICON eG	德国
	ScanOrto A/S	丹麦
AbsoAnchor System	Dentos	韩国
C-Implant	Dentium Inc.	韩国
Lin/Liou Orthodontic Mini Anchorage Screw(LOMAS)	Mondeal Medical Systems GmbH	德国
Miniscrew Anchorage System(MAS)	Micerium S. p. a.	意大利
Orthoanchor K1 System	Dentsply Sankin Corporation	日本
Cizeta Titanium Miniscrew	Cizeta Surgical	意大利
Dual-Top Anchor System	Jeil Medical Corporation	韩国
IMTEC Mini Ortho Implant	IMTEC Corporation	美国
Orthodontic Mini Implant(OMI)	Leone S. p. A.	意大利
Spider Screw Anchorage System	HDC	意大利
Universal Skeletal Anchorage System	Stryker Corporation	美国
Temporary Mini Orthodontic Anchorage System(TOMAS)	Dentaurum	德国
自攻型微螺钉种植体	杭州新亚	中国
MAS 系统	陕西中邦	中国
自攻型微钛钉支抗	宁波慈北	中国

● **局部压低或伸长牙齿**　由于对殆牙缺失而造成牙齿伸长的情况在老年患者中极其常见。借助植入于拟压低牙齿根方牙槽嵴的微螺钉种植支抗可以更快地压低，同时防止支抗牙的伸长。利用对颌的种植体颌间牵引则可伸长牙齿。磨牙的压低可借助植入其颊舌侧牙槽嵴的两颗支抗种植体。在压低牙齿时，要特别注意支抗种植体植入的部位，以免发生支抗种植体对牙根和牙周膜的损伤。

● **增强后牙支抗**　在后牙区牙槽嵴植入微螺钉种植支抗作为支抗，内收前牙以关闭拔牙间隙，能够有效地避免后牙的相对近中移动，最大量内收前牙。

● **关闭长期缺失牙间隙**　先天或后天原因造成的牙齿长期缺失，缺牙区颊舌侧牙槽嵴变窄形成骨皮质支抗，大大增加了移动邻牙关闭缺隙的难度。在微螺钉种植支抗的辅助下，可以有效地移动牙齿至缺隙处，并能够及时调整牙齿的轴倾度。

● **开辟长期缺失牙牙间隙**　邻牙（尤其是后牙）向缺牙区倾斜并占据部分缺牙间隙时会影响缺失牙修复，在磨牙后区或下颌升支上植入微螺钉种植支抗作为支抗直立前倾的磨牙，可以有效地为缺失牙修复开辟间隙。

● **整体内收上下颌牙列**　对于上牙列或下牙列前突的患者，可以分别在上颌颧牙槽嵴或下颌升支区植入微螺钉种植支抗，进行上下牙列的内收。

● **纠正前牙深覆殆（图 22-4）**　前牙深覆殆，尤其是内倾型深覆殆，必须通过压低前牙来解决，使用摇椅形弓压低前牙会使后牙有升高的趋势，下颌出现顺时针旋转。在前牙唇侧牙槽嵴植入微螺钉种植支抗作为支抗压低前牙，能够有效地打开咬合，同时避免后牙伸长。

● **颌骨矫形**　传统上颌前方牵引器的矫形力直接作用于上牙列，结果显示上牙列的前移大于上颌骨的向前发育，不可避免地造成上前牙的唇倾，从而影响治疗效果。在双侧上颌后牙区牙槽嵴颊侧各植入一枚微螺钉种植支抗，使前方牵引力直接作用于支抗种植体并传导至上颌骨，产生真正的颌骨矫形作用。在上下颌牙槽嵴分别植入微螺钉种植支抗，将颌间牵引力交互作用于上下颌支抗种植体，可改善上下颌骨关系不调。

微螺钉种植支抗临床应用程序

● **确定微螺钉植入的部位**　首先根据矫治设计明确支抗的目的和合适的植入范围，研究显示上颌前牙唇侧根尖部植入较为安全。上颌结节处的骨质较差，不推荐种植体植入。下颌安全的植入部位则在第二前磨牙与第一磨牙间和第一、第二磨牙间。成人上颌腭中缝和下颌正中联合处骨组织致密，软组织较薄，也是较理想的植入部位。然后通过临床检查和X线检查最终确定最佳植入位点。临床检查包括对植入区牙齿排列、

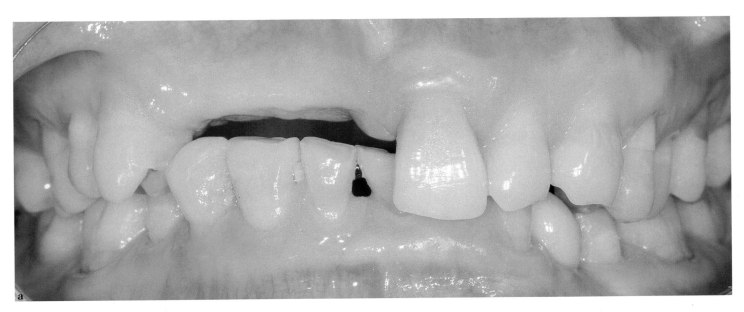

图 22-4　微螺钉种植支抗压低前牙
a. 正畸前口内像正面观显示上下前牙伸长，深覆殆Ⅲ°。

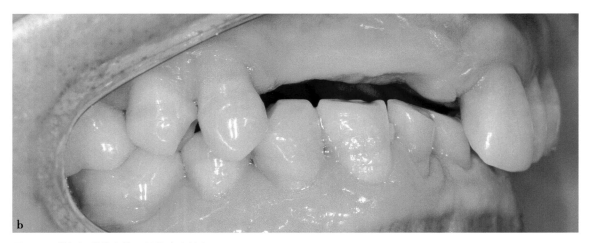

图 22-4　微螺钉种植支抗压低前牙（续）
b. 正畸前口内像侧面观显示上下前牙伸长，𬌗龈距不足

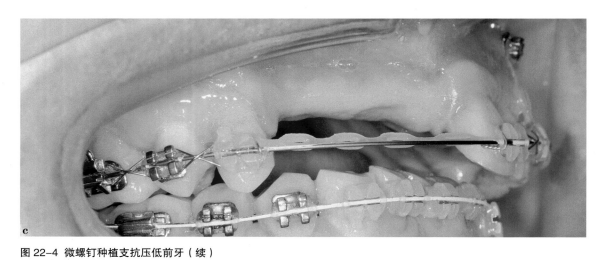

图 22-4　微螺钉种植支抗压低前牙（续）
c. 固定矫治器排齐牙列后，在左上中切牙和侧切牙之间植入微螺钉种植支抗，通过链状皮圈与主弓丝牵引压低伸长的上前牙，下颌摇椅形弓丝压低下前牙

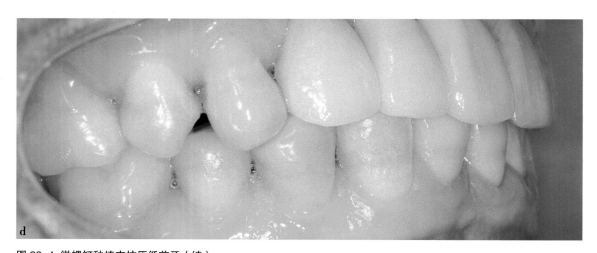

图 22-4　微螺钉种植支抗压低前牙（续）
d. 使用微螺钉种植支抗压低前牙后，获得足够的修复空间，完成前牙缺失的修复，建立上下前牙正常覆𬌗和覆盖

牙周情况、黏膜厚度和系带位置的检视。X 线检查可采用全口曲面体层片或 CBCT 检查进行植入区骨量和空间的评估。但是借助二维的全口曲面体层片进行评估有着诸多缺陷，如解剖结构的重叠、放大和扭曲变形，而且无法实现牙槽嵴厚度、骨皮质厚度和密度的测量[20,25]；而 CBCT 三维重建和测量技术则可以实现以下评估。

● **观察植入部位的解剖结构毗邻关系**　Kim[26]研究报道了借助 CBCT 的图像重建，明确相邻牙牙根的三维空间关系，以及周围如上颌窦、下颌神经管等重要解剖结构的关系，通过测量牙根间距、牙槽嵴高度及宽度而确定有足够空间和骨量的最佳植入点和合适的植入角度。

● **测量局部骨皮质厚度和密度等**　Baumgaertel[27]对 30 例人颌骨标本进行 CBCT 扫描，以测量牙槽骨颊侧骨皮质的厚度，结果发现：上下颌均为离牙槽嵴顶越远，骨皮质越厚，但是上颌第二磨牙远中的骨皮质开始逐渐变薄。Choi[28]对 30 例成年个别正常𬌗颌骨的 CBCT 检查发现：上颌骨密度由后牙区向前牙区逐渐升高；上颌颊腭侧密度没有明显差异；下颌前牙区舌侧密度大于唇侧，后牙区则相反；下颌后牙颊侧骨密度明显大于上颌后牙。

● **三维影像重建以进行种植体植入的辅助定位**　Kim[29]通过 CBCT 进行牙列的三维重建并辅助制作种植体植入导板，使复杂解剖部位精确的种植定位成为可能。

● **植入后的复查**　评估微螺钉植入的位置和角度是否合适，与相邻牙根、上颌窦和下颌神经管的邻接关系。

确定微螺钉种植支抗的型号

　　明确微螺钉种植支抗植入部位后，选择合适型号的微螺钉也很重要。不同系统的微螺钉都有不同长度、直径、骨内部分形态和头部正畸附件的设计。临床上结合对植入部位的临床检查和 X 线检查，根据植入位置、毗邻解剖结构、牙槽骨的厚度和密度以及牙龈或黏膜厚度选择合适的微螺钉系统和型号。

● **根据拟植入区两侧牙根间距的测量选择微螺钉直径**　提出安全距离的公式：安全距离 = 微螺钉直径 + 2×[PDL 宽度（通常为 0.25mm ± 50%）+ 种植体与牙根

间最小间隙（1.5mm）]。

● **根据牙槽嵴厚度或植入区骨皮质外表面至重要解剖结构的间距选择微螺钉长度**　若使用双骨皮质微螺钉则需要测量颊舌侧骨皮质外表面间的长度。

● **根据拟植入区软组织厚度选择微螺钉颈部长度**　上颌腭部和牙槽嵴唇颊侧附着龈处组织较薄且致密，不易覆盖支抗种植体而形成黏膜刺激，是理想的植入部位，可选择较小的颈部长度；而牙槽嵴游离龈厚度和动度较大，且随着口腔功能运动容易覆盖支抗种植体因此这些部位应该选择较大的颈部长度。

● **根据拟采用的正畸施力方式**　选择托槽、十字型等特殊头部设计的微螺钉。

微螺钉种植支抗的植入方式

● **助攻型微螺钉种植支抗植入（图 22-5）**　①消毒麻醉：0.02% 氯己定含漱液含漱 1 分钟，重复 3 遍；0.5% 碘伏口周消毒 3 遍；然后 2% 利多卡因或 4% 阿替卡因肾上腺素注射液局部麻醉。Kyung 建议限制麻醉范围于软组织处，避免牙齿的麻醉。②植入位点标记：根据 X 线测量植入位点与釉牙骨质界的距离，使用探针在牙龈上标记植入部位。植入部位最好位于颊侧膜龈联合处接近附着龈的位置。③切开剥离：在植入位点做平行于𬌗平面的短切口，切口长度较微螺钉直径大 2.0mm 即可，切透骨膜达骨面，剥离骨膜。④钉道预备：使用转速低于 1000rpm 的慢速手机，选择直径小于微螺钉直径 0.2~0.3mm 的专用车针按照 X 线评估的方向和角度预备钉道，深度较微螺钉长度小 2.0~3.0mm。⑤微螺钉植入：使用专用扳手取合适尺寸的微螺钉，沿着预备好的钉道旋入种植体，旋入速度控制在 20~25 转 / 分钟，直至骨内部分完全旋入。

● **自攻型微螺钉种植支抗植入**　无需进行植入钉道预备，切开剥离后直接旋入。需要注意的是，当骨皮质厚度大于 2.0mm 时，仍需采取钉道预备，以免支抗种植体弯曲变形甚至折断。

正畸力的加载

　　微螺钉植入后可以即刻加载，推荐在初期使用轻力。但是，微螺钉在正畸治疗的过程中能否始终保持静止仍然存在争议。Liou[30]等报道发现少数病例微螺钉种植支抗

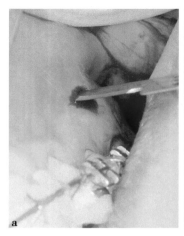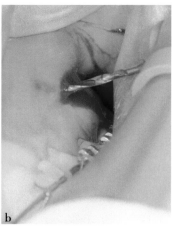

图 22-5 微螺钉种植支抗植入手术
a. 局部麻醉后标记植入点，作约 3.0～4.0mm 切口，深达骨面
b. 选择比微螺钉骨内部直径小 0.2～0.3mm 导钻，以 800rpm/min 穿透骨皮质预备钉道，深度小于拟植入微螺钉长度 2mm

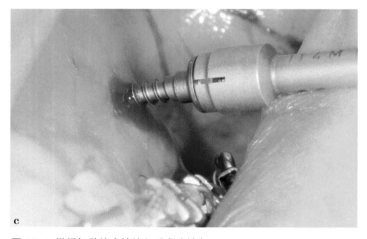

图 22-5 微螺钉种植支抗植入手术（续）
c. 使用专用扳手取出合适长度、直径微螺钉，顺着预备好的钉道，缓慢的旋入支抗钉

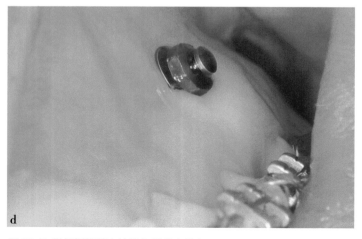

图 22-5 微螺钉种植支抗植入手术（续）
d. 使支抗钉头部底边紧紧接触黏膜或骨面后，再反向回旋 1～2 圈以减轻支抗钉对周围组织的挤压，切口无需缝合

在正畸力作用下的位移。因此建议在支抗种植体与牙根间保持 1.5mm 的安全距离。

微螺钉种植支抗的取出

正常情况下，微螺钉种植支抗的取出较为简单。无需局部麻醉，在保持局部清洁的情况下，使用专用扳手或者持针器将种植体反向旋出即可，遗留的创口也无需特别护理，可自行愈合。当局部软组织增生覆盖微螺钉或者患者较为敏感时，可在局麻下操作，先切除增生软组织再取出微螺钉。

如果微螺钉与周围骨形成了少量骨结合而出现取出困难时，切不可蛮力操作，以免造成支抗种植体折断。应在初次尝试松动后 3～7 天再次尝试，一般均可取出。这是因为初次尝试造成的支抗种植体周围微骨折或骨改建会破坏骨结合，使微螺钉松动而易于取出[31]。如果发生了微螺钉折裂，则需要局部麻醉下去除周围部分骨皮质，使用持针器夹持并缓慢反向旋转将残留部分取出。

种植支抗成功的标准

Miyawaka[20]等认为，在微螺钉种植支抗持续负载小于 2Ncm 正畸力的情况下，能够保持稳固达一年或者至正畸治疗完成即为成功。

22.5.2 腭部种植支抗

腭部种植支抗是一种在牙种植体支抗的基础上发展起来的，以腭骨为支抗体的骨内骨结合种植支抗，能够为正畸治疗提供稳定的绝对支抗。由于青少年患者牙列完整，无法使用牙种植体作为支抗，骨板致密的硬腭成为理想的支抗种植体植入部位。1996 年 Wehrbein 设计的 Straumann Orthosystem 系统是腭部种植支抗系统的代表[32]。2008 年 Peter[33]的动物实验研究证实，腭部种植支抗植入时良好的机械固位使得即刻或早期加载成为可能，但植入 4 周后开始形成骨结合，为种植支抗的长期稳定提供了生物力学基础。本小节分别介绍腭部解剖结构的特点、腭部支抗种植体的结构、临床适应证和临床应用程序。

腭部解剖结构的特点

　　腭部种植支抗植入必须选择骨量充足、骨密度正常的部位，腭中缝的骨化程度和硬腭部骨板的厚度是影响腭部种植支抗稳定性的关键因素。腭中缝在 23 岁以后才能完全骨化，其前部的垂直骨量较大，骨松质居多，后部垂直骨量少，但多为骨皮质，钙化程度较前部更高。因此通常情况下，单颗腭部种植支抗可植于第二前磨牙和第一恒磨牙之间的腭中缝区，也可在腭部正中旁区对称植入两颗支抗种植体共同形成支抗。腭部正中旁区垂直骨量最大的部位距中线和切牙孔各 3.0mm，垂直骨量平均 7.8mm。

腭部种植支抗的结构

　　Straumann Orthosystem 系统中的腭部种植支抗为纯钛制作的一体式结构，长度为 4.0mm 和 6.0mm，直径 3.3mm；头部为八角形，通过正畸愈合帽与支抗臂连接；穿龈的颈部高 2.5mm，表面光滑；腭部种植支抗骨内部分设计为圆柱状螺纹结构，表面经过喷砂和酸蚀，以促进骨结合。2003 年 Gedrange[34]借助三维有限元法对几种与 Orthosystem 系统尺寸类似的种植支抗进行研究后证实 Orthosystem 系统的肩台和螺纹设计更有利于腭部种植支抗正畸力的加载。

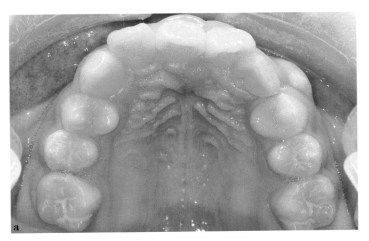

图 22-6　腭部种植支抗推磨牙向远中
a. 矫治前口内像显示左上尖牙完全颊侧位、上牙列 Ⅲ 度拥挤

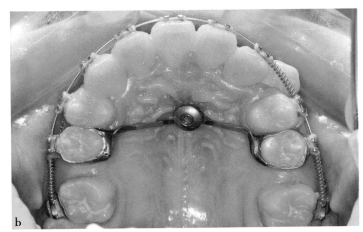

图 22-6　腭部种植支抗推磨牙向远中（续）
b. 植入腭部种植体，制作双侧第二前磨牙 – 支抗臂 – 种植体 – 腭骨整体支抗装置，在第二前磨牙与第一磨牙间放置推簧推磨牙向远中

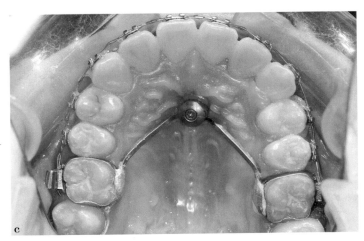

图 22-6　腭部种植支抗推磨牙向远中（续）
c. 更换第一磨牙间支抗臂以保持推磨牙向远中获得的间隙，排齐拥挤牙列

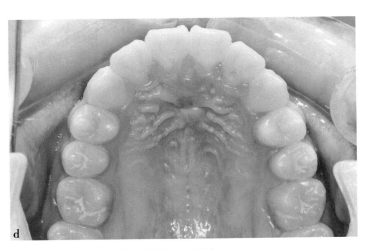

图 22-6　腭部种植支抗推磨牙向远中（续）
d. 矫治结束口内像显示阻生尖牙已完全排入牙列，上牙列拥挤解除

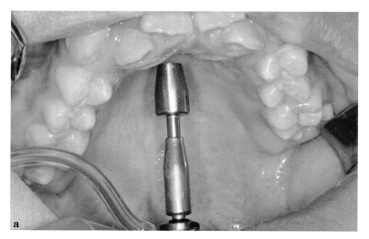

图 22-7 腭部种植支抗植入手术
a. Straumann Orthosystem 系统，环钻环切腭部植入位点的黏骨膜，暴露骨面

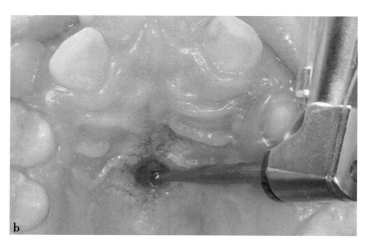

图 22-7 腭部种植支抗植入手术（续）
b. 用球钻定位并去除部分骨皮质，先锋钻导向

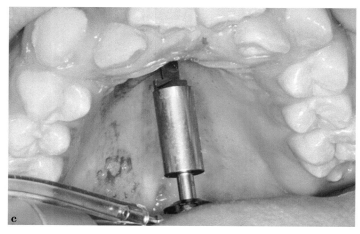

图 22-7 腭部种植支抗植入手术（续）
c. 顺序使用扩孔钻逐级扩孔，深度达到小于植体长度 1.0～2.0mm 即可

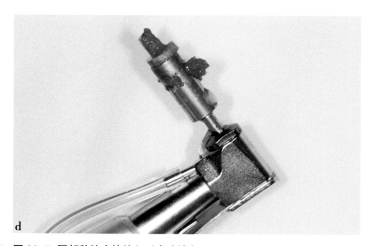

图 22-7 腭部种植支抗植入手术（续）
d. 种植体植入钉道预备过程中扩孔钻带出的骨屑

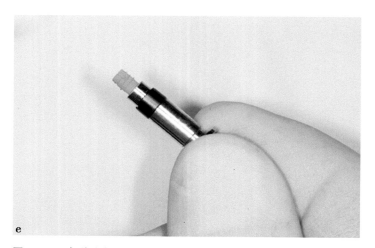

图 22-7 腭部种植支抗植入手术（续）
e. 专用的扳手取合适长度和直径的腭部骨内种植体

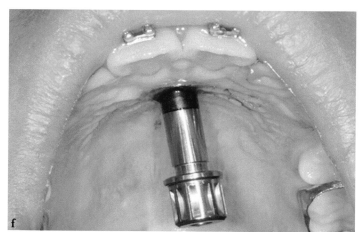

图 22-7 腭部种植支抗植入手术（续）
f. 用手动或机动器械沿着预备钉道植入种植体

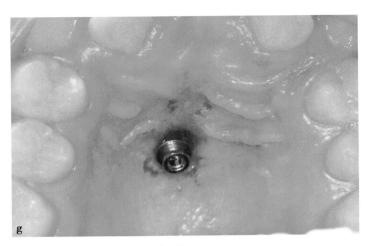

图 22-7 腭部种植支抗植入手术（续）
g. 腭部骨结合种植体植入

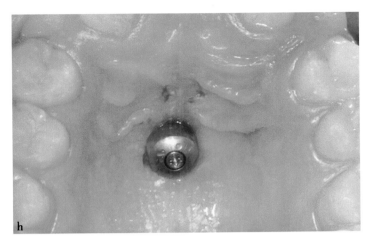

图 22-7 腭部种植支抗植入手术（续）
h. 安放外科愈合帽，固位螺钉固定，手术切口无需缝合

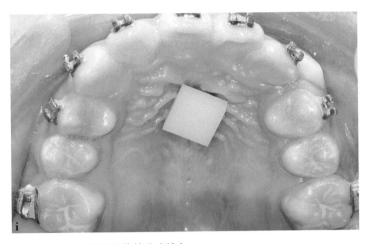

图 22-7 腭部支抗种植体转移（续）
i. 腭部骨结合种植体植入四周后，旋出外科愈合帽，置入替代体 – 印模帽进行种植体转移

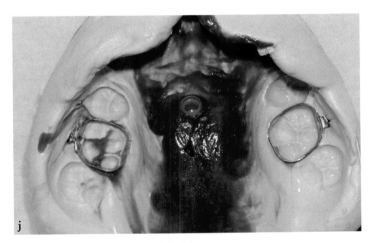

图 22-7 取腭部支抗种植体印模（续）
j. 用硅橡胶印模材制取带有双侧磨牙带环和印模帽的阴模

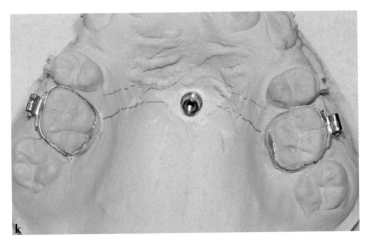

图 22-7 技工室制作腭部支抗臂（续）
k. 灌制超硬石膏模型后，在工作模型上标记出支抗臂的位置

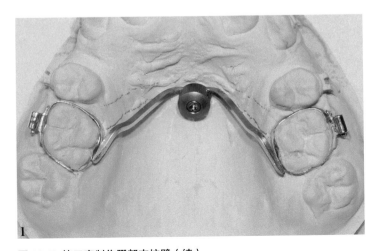

图 22-7 技工室制作腭部支抗臂（续）
l. 技工室采用 Orthosystemt 系统特制 0.032 英寸 ×0.032 英寸 ss 方形弓丝弯制支抗臂，支抗臂双侧远中端与上颌磨牙带环焊接为整体

腭部种植支抗的临床适应证

- 增强后牙支抗以内收上前牙；
- 推磨牙向远中解除拥挤（图22-6）；
- 上颌骨前牵引；
- 垂直压低上颌双侧磨牙；
- 进行Ⅱ类或Ⅲ类颌间牵引时增强上颌支抗，使颌间牵引的效能作用于下颌；
- 进行单侧或双侧上颌扩弓。

腭部种植支抗临床应用步骤（图22-7）
（以 Straumann Orthosystem 系统为例）

腭部种植支抗植入位点的选择

采用头颅侧位片或 CBCT 评估硬腭的垂直骨量，并确定支抗种植体植入的理想位置和角度。Wehrbein 研究发现头颅侧位片上显示的垂直骨量较实际的垂直骨量少2.0mm，同时建议在植入时，至少预留2.0mm的安全距离以避免鼻腔穿孔。外科模板可帮助腭部种植支抗植入手术时的精确定位。CBCT 对牙槽骨的三维重建，可以准确地评估植入部位的骨量，如今已经成为评估硬腭垂直骨厚度和骨密度的最精确的手段。Bernhart 等调查发现，95%患者在垂直方向上有足够的厚度来植入长度至少为4.0mm的腭部种植支抗，他认为腭部种植支抗不仅适用于成人和发育完全的青少年，儿童也可使用腭部种植支抗提供正畸支抗。

腭部种植支抗植入方式

- **环切黏骨膜** 使用环钻去除硬腭植入位点的黏骨膜。
- **定位** 用3.1mm球钻穿透骨皮质。
- **导向** 用先锋钻导向。
- **扩孔** 用扩孔钻逐级扩孔预备钉道。对于腭骨骨量不足情况下，可以采用类似上颌窦提升技术，使用平顶或凹顶骨挤压器械冲顶，以获得更充分空间容纳种植体。
- **支抗种植体植入** 专用扳手旋入种植体，达到25Ncm扭矩。
- **安装愈合帽** 此时使用外科愈合帽。

取印模制作支抗臂

- **转移并制取印模** 4周骨愈合期后复诊，先试双侧支抗牙带环并就位，然后旋下外科愈合帽，将专用转移体 - 印模帽安装到支抗种植体上，取硅橡胶印模，上替代体，然后灌制超硬石膏模型。
- **技工室弯制连接种植体和双侧支抗牙带环的支抗臂** 使用 Straumann Orthosystem 种植支抗系统特制的0.032英寸×0.032英寸的不锈钢方形弓丝在硬石膏模型上弯制支抗臂，将支抗臂远中段与双侧带环腭侧面直接焊接；然后在口内将带环粘接在支抗牙上，支抗臂通过正畸愈合帽固定于支抗种植体，从而将双侧支抗牙通过支抗臂与支抗种植体和腭骨连接形成完整的支抗体。

正畸力加载

经过4周的骨愈合期后，腭部种植支抗可以开始承载正畸力。将技工室制作完成的支抗臂放入口内，带环粘接于双侧支抗牙，支抗臂通过正畸愈合帽固定于腭部种植支抗，如此双侧支抗牙与腭部种植支抗就连接成为完整的支抗体以承载施加于支抗牙上的正畸力。

腭部种植支抗取出

正畸治疗结束后在腭部种植支抗上安放专用扳手，然后用手机轴柄反向旋出；若骨结合难以旋出时，可以使用直径稍大于植入种植体直径的环钻，环切取出腭部种植支抗及其周围少量骨质。对于腭部伤口较大者直接拉拢缝合，创伤较小者可自行愈合。

22.5.3 微型钛板种植支抗

微型钛板（micro implant）与小型钛板（mini implant）一样是由纯钛制成，具有良好的生物相容性，但后者已被安全有效地应用于口腔颌面外科手术（包括骨折内骨固定和正颌外科等），而前者是专为正畸设计的种植支抗系统。1992年日本 Sugawara[35,36]等开始将微型钛板种植支抗应用于正畸临床，并研制开发了"骨性支抗系统"（skeletal anchorage system, SAS），成为微型钛板种植支抗系统的代表。

微型钛板种植支抗的结构

微型钛板种植支抗由三个部分构成：

● **头部**　头部暴露于口腔内并位于牙弓之外，承载正畸支抗力时不会影响牙齿的移动。不同形式的头部设计方便施加不同角度的正畸力。

● **臂部**　臂部穿过黏膜，是头部与体部的连接体。例如，SAS 系统有三种不同的长度：短臂（10.5mm）、中臂（13.5mm）和长臂（16.5mm），可根据患者局部解剖结构的差异适当选用。

● **体部**　微型钛板种植支抗的体部可以 2～4 颗固位螺钉固定于颌骨或牙槽嵴骨膜下的骨面，通常固位螺钉直径＜ 2mm、长度＜ 5mm。

微型钛板种植支抗的形态和植入部位

微型钛板种植支抗有三种常用的形态：T 型板、Y 型板和 L 型板。T 型板也可根据需要将一端去除而成为 L 型板（图 22-8）。

微型钛板种植支抗的植入部位需要骨皮质厚度至少为 2.0mm，因此一般植于上颌颧牙槽嵴、下颌体、升支前缘和正中联合等骨皮质较厚的部位。根据需植入的部位，选择使用不同形态的微型钛板种植支抗。

● **上颌**　Y 型板多植于颧牙槽嵴处以压低或远中移动上颌磨牙。L 型板多植于梨形孔前缘，以压低上前牙或近中移动磨牙。

● **下颌**　下颌骨体部除了颏孔附近不宜植入，其余部位均有足够的骨皮质厚度。T 型板或 L 型板多植于下颌体部以压低、近中移动或远中移动磨牙；也可植入升支前缘以导萌阻生的磨牙。

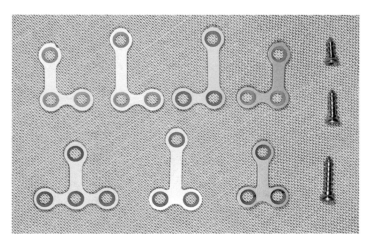

图 22-8　微型钛板种植支抗
L 型和 T 型微型钛板种植体及固位螺钉

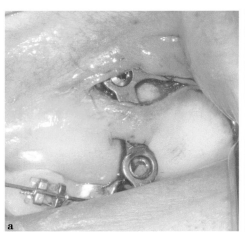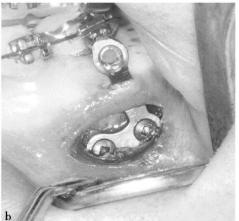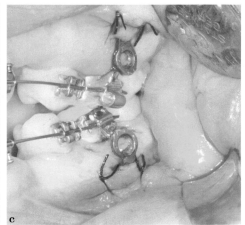

图 22-9　微型钛板种植支抗植入
a. 在磨牙颊侧前庭沟处作 8.0 ～ 10.0mm 主切口、翻瓣植入小型钛板，平其冠方作 3.0mm 副切口　b. 选择合适钛板，修整形态使其与骨面（主要是凸度）相贴合，固位螺钉固定　c. 植入完成后暴露微型钛板头部与口腔中，缝合主切口

微型钛板种植支抗植入方式

首先根据植入部位及其与牙列的距离选择相应形态和长度的微型钛板种植支抗。植入需在局麻下进行,先在颊侧前庭沟处做一个长度为 8.0～10.0mm 的主切口;剥离黏骨膜瓣暴露骨皮质;微型钛板种植支抗的体部应根据骨面形态进行微调以更好地贴合植入部位骨面的轮廓;在主切口的冠方根据需要再做一个长度 3.0mm 的副切口;将微型钛板种植支抗体部置于黏骨膜下,并将头部和臂部经副切口穿出于口腔内,然后使用固位螺钉固定钛板体部;然后复位黏骨膜瓣、缝合主切口(图 22-9)。

微型钛板种植支抗加力时机

微型钛板种植支抗的固位以机械固位为主,一般在植入手术 2 周后,待表面软组织愈合即可加力。

微型钛板种植支抗的取出

正畸治疗结束后需行二期手术将微型钛板种植支抗取出。首先切开黏骨膜,翻瓣以暴露微型钛板种植支抗体部;由于微型钛板种植支抗上往往有新骨沉积,因此将固位螺钉倒旋取出后,微型钛板种植支抗仍会与骨壁紧密贴合,可使用骨凿轻力使其松动;小心将微型钛板种植支抗取下,然后复位黏骨膜瓣进行缝合。

微型钛板种植支抗临床适应证

- **压低磨牙,矫正开𬌗**　纠正骨性前牙开𬌗。前牙开𬌗往往是由于后牙区牙槽嵴过高或后牙的过度萌长造成,利用微型钛板种植支抗系统能够有效压低后牙,矫正前牙开𬌗。

- **增强支抗内收前牙,改善牙列拥挤和面型前突**　双侧

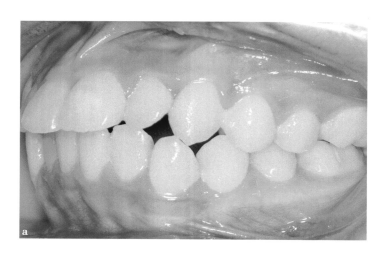

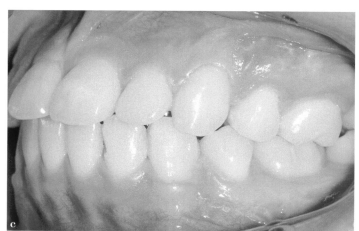

图 22-10　微型钛板种植支抗矫治双颌前突
a. 矫治前患者口内像显示双颌前突伴切牙唇倾　b. 减数双侧第一前磨牙,双侧上下颌微型钛板种植支抗整体内收前牙,关闭拔牙间隙　c. 矫治结束后拆除口内微型钛板种植支抗,显示前突上下牙列得到明显改善,咬合关系达尖窝交错稳定咬合

上颌颧牙槽嵴或下颌后牙颊侧骨板对称植入微型钛板种植支抗(图 22-10),作为强支抗最大限度地内收前牙,有效利用拔牙间隙解决牙列拥挤和前突。Higuchi 利用牙种植体成功的进行了下颌的全牙列内收移动。

- **纠正缺牙区对𬌗牙伸长** 由于牙齿长期缺失,对𬌗牙过度伸长,修复前常需压低对𬌗牙。由于磨牙牙根多、牙周膜面积较大,压低磨牙往往是正畸难点。使用微型钛板种植支抗压低磨牙能够有效避免单纯以弓形调整压低磨牙所造成前牙伸长。

- **近中移动磨牙以关闭缺失牙间隙** 牙齿长期缺失,近远中牙齿的飘移造成缺牙间隙明显减小,通常设计将缺牙区远中的牙齿近中移动以关闭间隙,减少修复治疗的需要。但是长期缺失磨牙区的牙槽嵴易出现颊舌径萎缩变窄,使牙齿近中移动非常困难。借助于微型钛板种植支抗,并配合牙槽嵴的骨修整,可以使后牙有效前移。

- **压低前牙改善唇齿关系** 微型钛板种植支抗植于梨形孔前缘,可以有效压低上前牙,以纠正露龈笑和开唇露齿。

- **远中移动磨牙解决拥挤** ①远中移动上颌磨牙:通过上颌磨牙远中移动,为前牙内收提供足够的间隙。②远中移动下颌磨牙:被认为是正畸临床中最难以达到的治疗目标之一,它比远中移动上颌磨牙更难以实现。迄今为止临床应用于远中移动下颌磨牙的技术包括下颌头帽口外弓、唇挡、远中扩展舌弓、J 钩、Franzulum 矫治器和多曲方丝弓技术等,但所有这些技术都或多或少造成其他牙的一些不利移动,而且所获得的远中移动量有限。微型钛板种植支抗系统则能够有效地解决这些问题(图 22-11)。

微型钛板种植支抗的优缺点

与微螺钉种植支抗系统相比,其体部面积较大,且由 2~4 个固位螺钉固定于骨皮质表面,因此初期和后期稳定性都更好。微型钛板种植支抗所使用的固位螺钉较短,植入后微型钛板种植支抗和固位螺钉均位于上下牙列之外,不会影响矫治牙齿的移动,而且可以在三维方向上较为有效地控制牙齿移动。

但由于其体部较大,植入时手术创伤亦较大,且需要二次手术取出,因此在正畸临床应用较为受限。

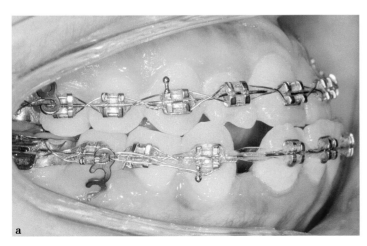 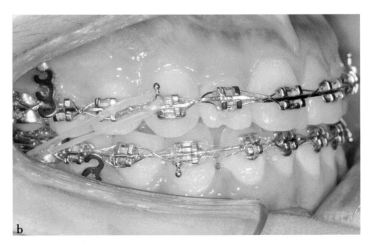

图 22-11 微型钛板种植支抗远中移动磨牙矫正反𬌗
a. 使用微型钛板远中移动下颌后牙后,在微型钛板头部和双侧尖牙牵引钩间作结扎,双侧尖牙间链状皮圈内收下前牙

图 22-11 微型钛种植支抗远中移动磨牙矫正反𬌗(续)
b. 配合颌间牵引调整咬合关系

22.5.4　多学科联合治疗时对种植支抗的充分理解和应用

种植支抗在正畸－修复或正畸－种植修复联合治疗中的作用

如果缺失牙长期得不到修复，可能出现对𬌗牙伸长，邻牙向缺牙区倾斜，占据部分缺牙间隙。多数牙缺失而长期未修复则可能导致更严重的后果，即稳定咬合关系的丧失。由于牙缺失时间过长给修复带来一定的困难，甚至无法修复，往往需要正畸与种植或修复的多学科联合治疗，而种植支抗技术在其中也发挥了不可替代的作用。

对于此类患者，多学科联合治疗的目标包括：恢复缺失牙近远中向和𬌗龈向距离，以容纳修复体；平行化邻牙

牙根为种植体植入创造间隙；合理分布咬合力；重建咬合平面；改善牙齿的冠根比例；改善唇的闭合度和容貌美观；改善咀嚼功能等。

种植支抗在正畸－种植或正畸－修复联合治疗中的作用

● **种植支抗压低伸长磨牙和前磨牙（图 22-12）** 上下牙列缺损且长时间未修复，缺牙区对𬌗牙过度伸长造成𬌗龈距离不足难以修复。此时若常规借助邻牙支抗进行压低，往往由于邻牙缺失支抗不足或反而造成邻牙随之伸长。以种植支抗作为支抗压低过度伸长的牙齿

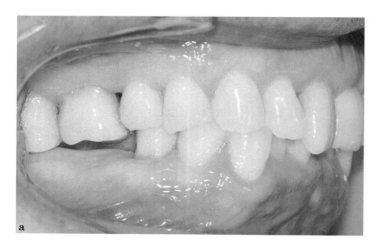
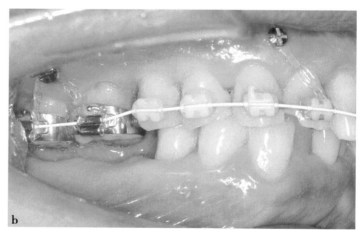
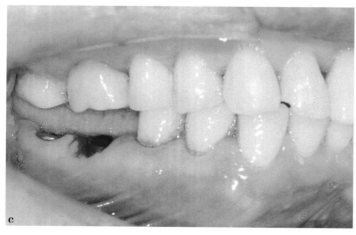
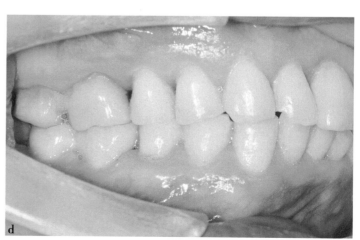

图 22-12　微螺钉种植支抗压低伸长磨牙并打开咬合

a. 矫治前口内像显示右侧下颌磨牙缺失，对𬌗磨牙伸长几乎达下颌牙槽嵴，𬌗龈距离不足　b. 在右上第一、二磨牙间颊舌侧牙槽嵴分别植入支抗微螺钉，使用链状皮圈辅助固定矫治器压低伸长的上颌磨牙；在上颌双侧侧切牙与尖牙间牙槽嵴分别植入支抗微螺钉，辅助压低上前牙以打开深覆𬌗　c. 上颌磨牙压入正常位置后，获得足够的𬌗龈向距离，在下颌缺牙区植入两颗 ITI 种植体，安装愈合帽　d. 经过 3 个月种植体骨愈合期，取印模制作烤瓷冠修复缺失牙，恢复咀嚼功能

可获得更加理想的效果。若使用牙种植体支抗作为支抗，正畸治疗前植入牙种植体应精确定位，以保证在牙齿移动完成后达到良好的种植修复效果。

● **种植支抗移动个别牙和组牙**　如果牙列内同时存在牙齿缺失和牙列拥挤，则缺牙间隙可用来解除拥挤，余隙再行种植修复。这种情况下，可在诊断性排牙和蜡颌重建的辅助下精确定位牙种植体的位置，再利用牙种植体为支抗排齐余牙。也可以利用微螺钉种植支抗植入颊侧牙槽嵴、磨牙后区或下颌升支等部位直立倾斜牙或近远中移动牙齿，甚至关闭缺牙间隙以及开辟缺牙间隙以利修复。

● **种植支抗压低前牙打开咬合**　前牙长期缺失导致覆𬌗加深影响修复，以微螺钉或微型钛板种植支抗系统压低对𬌗前牙以打开咬合，改善覆𬌗、覆盖关系，为前牙修复创造条件。

● **种植支抗进行颌间牵引**　借助颌间牵引（Ⅱ类牵引、Ⅲ类牵引或不对称牵引）进行颌骨矢状向或横向关系微调是正畸常用的治疗方式。如果患者多数牙缺失，余牙支抗不足，往往导致余牙倾斜移动。此时在缺隙处植入牙种植体或颊侧牙槽嵴植入微螺钉种植支抗，成为颌间牵引的稳固支抗，可以直接在支抗种植体上做牵引，正畸治疗结束后直接在牙种植体上完成修复。

种植支抗在正畸 – 正颌联合治疗中的应用

针对骨性畸形患者的正畸 – 正颌联合治疗通常包含三个阶段：术前正畸、正颌手术及术后正畸。特殊设计的微螺钉种植支抗在各个阶段都可以起到事半功倍的效果其主要作用如下：

● **辅助去代偿**　正畸 – 正颌联合治疗的患者，由于颌骨相对位置的异常，往往导致上下颌牙齿出现代偿性倾斜。纠正这些牙齿的代偿性倾斜，往往需要牙列以外的强支抗，使用微螺钉种植支抗大大降低了治疗难度。对于代偿性舌倾的前牙和后牙，均可在其唇颊侧牙槽嵴植入微螺钉种植支抗，帮助压低和唇倾牙齿；对于严重唇倾的前牙，可通过减数和种植支抗辅助内收前牙，改善唇倾度[37]。

● **术后颌间固定**　正颌手术后需要进行一定时间的颌间固定。传统的方式是在上下颌弓丝上放置牵引钩，或在上下颌牙齿的托槽上绑牵引钩以便进行颌间牵引固定。这种方法经常造成托槽脱落、牙龈增生、弓丝变形、牙齿伸长和移位，从而影响颌间固定的效果。如果患者采用了舌侧矫治，为了颌间固定，还需在牙齿唇侧粘附件以进行颌间固定。因此，越来越多的医师开始采用双颌支抗种植体进行颌间牵引固定，其优点包括植入技术成熟、颌间固定安全方便、患者不适度较低和易于取出[38]。

● **辅助颌骨关系的调整**　正颌手术后，由于肌肉功能还没有完全适应颌骨新的位置，因此会有强烈的复发趋势，传统的颌间牵引在稳定颌骨位置的同时，往往给牙列施加了不良的牵引力。微螺钉种植支抗则可以提供强大而无副作用的颌骨支抗，上下颌种植体间的牵引使得颌骨关系的调整更为方便和有效。

● **辅助牵张成骨**　一种新的技术即种植体牵张成骨被逐渐应用于临床，使得许多复杂的颅颌面畸形的治疗成为可能。种植体牵张成骨指将支抗种植体植入骨块，作为固定骨块及施加牵张力的装置，从而有效地引导牵张成骨[39，42]。目前临床应用较广的包括以下两个方面：①牙槽嵴牵张成骨：利用牵张成骨的原理，对缺损的牙槽嵴进行三维重建和修复，恢复其高度和宽度，为后续的种植和修复治疗创造良好的条件。②颌骨牵张成骨：上颌骨或下颌骨重度发育不足或外伤导致颌骨重度缺损的患者，传统的正颌手术由于受到周围肌肉牵拉的影响，骨的延长量受到制约，无法恢复理想的面型。而牵张成骨由于在骨块移位的同时形成新骨，因此使得骨延长量明显增加。牵张成骨不仅形成新骨支撑，而且在牵张的同时使软组织发生适应性改建，有利于治疗后的稳定。在分离的骨块上植入支抗种植体承载牵张成型器的力量也是一种新的方法。

● **缺牙区牙种植体进行颌骨矫形治疗**　上颌快速打开腭中缝或上颌前方牵引，在使用组牙支抗时往往会因为牙齿的倾斜移动而抵消了颌骨的矫形效果。这类患者如果有牙齿缺失，可以考虑使用牙种植体来增强支抗。但对于生长发育高峰期患者应慎用。

22.6　种植支抗并发症及失败原因

种植支抗成为正畸临床增强支抗的最佳手段的同时,我们也应该对种植支抗所带来的风险有所了解。在种植支抗植入及正畸力加载时产生的并发症,不仅可能降低种植支抗的稳定性,并为患者的健康带来隐患[40]。为了安全有效地应用种植支抗,医师应该对种植支抗植入技术、植入部位解剖结构和局部骨密度等有深入的了解,以减少并发症的发生,并为患者提供口腔卫生维护指导。本小节对正畸种植支抗应用过程中可能出现的风险并发症及失败原因进行综合介绍。

22.6.1　植入术中并发症

对牙周膜和牙根的损伤

在牙槽嵴植入微螺钉种植支抗时,位置和方向选择不好,有可能损伤毗邻牙的牙周膜和牙根。术前拍摄根尖片或 CBCT 有助于选择最安全的植入部位和角度,在上颌最佳植入位点位于第二前磨牙和第一磨牙之间,在下颌最佳植入位点位于第一磨牙与第二磨牙之间。植入过程中如果过于靠近牙根,医师会有阻力感,同时患者会有痛觉,此时应该终止手术并拍摄 X 线片重新评估。

对周围神经的损伤

腭部种植支抗的植入易造成鼻腭神经损伤,应尽量避免选择上颌双侧第二前磨牙连线以前腭中缝区域的植入。下颌颊侧牙槽嵴和磨牙后区植入牙种植体或微螺钉种植支抗易损伤下牙槽神经,上颌磨牙腭侧牙槽嵴植入微螺钉种植支抗易造成上牙槽神经的损伤,术前 X 线影像学的评估和支抗种植体长度的选择非常重要。

黏膜下气肿

腭部种植支抗和助攻型微螺钉种植支抗植入时使用手机预备钉道,可能造成空气在高压下进入牙龈或黏膜组织,从而造成黏膜下气肿。

穿通鼻腔和上颌窦

植入腭部种植支抗时易于穿通腭板达到鼻底;上颌后牙颊侧和颧牙槽嵴处植入微螺钉种植支抗时,需防止上颌窦的穿通。上颌后部牙槽嵴萎缩的成人患者发生窦腔穿通的风险极高,应引起注意。

支抗种植体弯曲变形和折断

植入过程中产生扭力过大时,尤其是自攻型微螺钉种植支抗植入,容易出现支抗种植体的弯曲和折断,并可能导致周围骨的微折裂,从而影响种植支抗的稳定性。建议在支抗种植体植入到位后,再反向旋转 1~2 圈,以减轻支抗种植体体部和周围骨界面所承受的压力。

22.6.2　正畸加载中的并发症

种植体周围炎和种植体松动

种植体周围炎是导致种植支抗松动最常见的原因,通常发生于植入后 1 个月内。研究显示植于附着龈上的支抗种植体较游离龈更易清洁,更少发生种植体周围炎。正畸力加载后,微螺钉种植支抗的静态支抗丧失比率 11%~30%[41, 42]。一旦出现种植支抗松动,说明种植体周围骨组织已遭到破坏,一般不会自行改善,需要将支抗种植体取出重新植入。影响静态支抗的主要因素是骨密度。

种植体移位

由于微螺钉种植支抗主要依靠螺纹与周围骨形成的机械固位,而非骨结合固位。因此加载正畸力过大时,可能造成种植体少量的移位,这就要求医师早期使用轻力。

黏膜溃疡

多见于支抗种植体周围与支抗种植体相接触的颊黏膜,主要由于创伤性刺激。

黏膜覆盖或黏膜炎症

多见于支抗种植体植入过深或植入牙槽黏膜区及唇系带周围时,易出现黏膜增生覆盖于支抗种植体表面,继发炎症。

22.6.3 种植支抗取出时的并发症

腭骨和鼻腔黏膜穿孔

取出腭部种植支抗时，由于骨结合的形成，易发生腭骨和鼻腔黏膜的穿孔，因此应精确测量腭骨骨板厚度、选择适合长度的支抗种植体、植入术中避免备孔过深，以防止取出支抗种植体时形成腭骨和鼻腔黏膜穿孔。

支抗种植体折断

支抗种植体植入时扭矩过大，或者植入后形成较好的骨结合，反向旋转取出时易发生支抗种植体颈部的折断。

22.6.4 种植支抗失败的原因

种植支抗失败的原因包括患者身体因素、医师技术因素、种植支抗设计和选择因素以及正畸载荷因素等方面。

患者身体因素

● **全身因素** ①骨代谢疾病，例如骨质疏松、甲状旁腺增生、骨软化等全身性疾病造成患者全身骨代谢异常；②糖尿病患者抗感染能力差，易发生种植体周围炎，且无法有效控制；③长期服用皮质类固醇、抗惊厥类药物（如苯妥英钠）、等药物造成骨量减少者；④患者吸烟、喝酒等不良生活习惯，易诱发种植体周围炎症，破坏周围骨组织，造成支抗种植体早期松动。以上患者不适合使用种植支抗。

● **局部因素** ①解剖结构，如植入区牙槽骨吸收、骨密度过低、牙龈过厚等状况均可能导致种植支抗失败。Miyawaki[20]等发现高下颌平面角病例的支抗种植体动度明显加大，可能与其骨皮质薄、密度低有关。②不良的口腔卫生习惯，使得支抗种植体周围容易发生炎症，破坏周围骨组织，造成支抗种植体的早期松动。

医师技术因素

● **种植支抗患者选择** 由于患者全身和局部因素对种植

支抗失败的影响，因此适宜患者的选择是基本要素。

● **种植支抗植入技术** 种植支抗植入术中，如果钻孔直径过大，支抗种植体植入后与周围骨质无紧密接触，无法形成骨结合或良好的机械啮合。备孔深度不够或支抗种植体暴露于口内的部分过长，由于杠杆作用易造成松动。支抗种植体植入的位置和角度欠佳，正畸附件不合适，就位后造成支抗种植体受到侧方挤压，也是导致支抗种植体松动的潜在因素。

种植支抗设计和选择因素

● **种植体形状** 螺纹型种植体界面易于形成牢固的骨结合，锥状种植体的机械稳定性比柱状种植体高。

● **种植体长度** 种植体长度过短，不能保持有效的固位。例如微螺钉种植支抗的骨内长度通常为 6.0～12.0mm，不能小于 6.0mm。

● **种植体直径** 种植体直径大于 5.0mm 时，种植体的长度变化对其稳定性基本无影响；但是直径小于 1.0mm 时，脱落率显著增加。

● **种植体颈部设计** 在微螺钉种植支抗穿骨皮质段局部直径增粗，可以有效增大骨组织应力面，减少骨微裂的发生[43]

● **种植体的材质** Prosterman[44]等指出，含钛种植体与骨接触形成骨结合，可以提高种植体的稳定性。

● **种植体表面处理技术** 种植体表面采用酸蚀、喷砂、涂层等机械化学方法处理可以提高与骨组织的结合力。

正畸载荷因素

● **正畸载荷的大小** 支抗种植体可以承受一般的正畸力，当正畸载荷超过它所能承受的最大作用力时，就可能引起支抗种植体松动。

● **种植支抗载荷的方向** 研究显示扭转力载荷将影响支抗种植体的稳定性。

● **正畸力加载的时机** 传统观点认为支抗种植体需要一定时间的"无负载愈合期"，主要指腭部骨结合种植支抗，另一种观点则主张"即刻负载"，在机械固位的情况下仍能获得骨愈合，微螺钉种植支抗、微型钛板种植支抗系统可即刻负载。

参考文献

第1章

1. Collins RJ, Dugoni AA, Formicola AJ, et al. A glimpse into the 21st century. The Journal of the American Dental Association, 1992, 123 (5): 59–64.

2. Watzek G1, Solar P, Ulm C, Matejka M. Surgical criteria for endosseous implant placement: an overview. Pract Periodontics Aesthet Dent, 1993, 5(9): 87–94, quiz 96.

3. Albrektsson T. Surface roughness of intraoral dental implant fixtures. Dental implantology update, 1998, 9(10): 73.

4. Misch CE. Comtemporary implant dentistry. 3rd ed, St. Louis: Mosby, 2008.

5. Bell. WH. Modern practice in orthognathic and reconstructive surgery, vol. 2. Philadelphia: W. B. Saunders Company, 1992.

6. Dawson A, Chen S. 牙种植学的SAC分类. 宿玉成译. 北京: 人民军医出版社, 2009: 8.

7. 王大章. 与骨结合的种植牙. 国外医学·口腔医学分册, 1982, 6: 012.

8. 陈志洪, 李超, 赵玉尧. 钛合金牙颌骨内种植的初步观察. 中华口腔科杂志, 1982, 17: 7-7.

9. 陈安玉. 口腔种植学. 成都: 四川科学技术出版社, 1991.

10. 邱蔚六. 口腔颌面外科学. 第4版. 北京: 人民卫生出版社, 2000.

11. 徐君伍. 口腔修复学. 第4版. 北京: 人民卫生出版社, 2001.

12. 曹采方. 牙周病学. 第2版. 北京: 人民卫生出版社, 2003.

13. 宿玉成. 现代口腔种植学. 北京: 人民卫生出版社, 2004.

14. 刘宝林. 口腔种植学. 北京: 人民卫生出版社, 2011.

15. 王兴. 中国口腔种植临床精粹(2013年卷). 北京: 人民军医出版社. 2013

16. Buser D, Chen S T, Weber H P, Belser UC. Early implant placement following single-tooth extraction in the esthetic zone: biologic rationale and surgical procedures. Int J Periodontics Restorative Dent, 2008, 28(5).

17. Albrektsson T, Zarb G, Worthington P, Eriksson AR. The long-term efficacy of currently used dental implants: a review and proposed criteria of success. Int J Oral Maxillofac Implants. 1986 Summer; 1(1): 11–25.

18. 刘宝林, 韩科, 吴大怡. 全国种植义齿学术工作研讨会会议纪要. 中华口腔医学杂志, 1995, 30(5): 307.

19. 宿玉成, 译. 牙种植学的负荷方案——牙列缺失的负荷方案. Wismeijer D, Buser D, Belser U. ITI Treatment Guide, Loading Protocols in Implant Dentistry: Edentulous Patients. 北京: 人民军医出版社, 2011

第2章

1. Laney WR. Glossary of Oral and Maxillofacial Implant. Berlin: Quintessence, 2007.

2. Lazzara RJ, Porter SS. Platform switching: a new concept in implant dentistry for controlling postrestorative crestal bone levels. Int J Periodontics Restorative Dent, 2006, 26: 9–17.

3. Albrektsson T, Brånemark PI, Hansson HA, Lindström J. Osseointegrated titanium implants. Requirements for ensuring a long-lasting, direct bone-to-implant anchorage in man. Acta Orthop Scand, 1981, 52: 155–170.

4. Buser D, Mericske-Stern R, Bernard JP, Behneke A, Behneke N, Hirt HP, Belser UC, Lang NP. Long-term evaluation of non-submerged ITI implants. Part 1: 8-year life table analysis of a prospective multi-center study with 2359 implants. Clin Oral Implants Res, 1994, 9: 627–635.

5. Barclay CW, Last KS, Williams R. The clinical assessment of a ceramic-coated transmucosal dental implant collar. Int J Prosthodont, 1996, 9: 466–472.

6. Bollen CM, Papaioanno W, Van Eldere J, Schepers E, Quirynen M, van Steenberghe D. The influence of abutment surface roughness on plaque accumulation and peri-implant mucositis. Clin Oral Implants Res, 1996, 7: 201–211.

7. Eckert SE, Parein A, Myshin HL, Padilla JL. Validation of dental implant systems through a review of the literature supplied by system manufacturers. J Prosthet Dent, 1997, 77: 271–279.

8. Binon PP. Implants and components: Entering the new millennium. Int J Oral Maxillofac Implants, 2000, 15: 76–94.

9. Andersson B, Taylor A, Lang BR, Scheller H, Schärer P, Sorensen JA, Tarnow D. Alumina ceramic implant abutments used for single-tooth replacement: A prospective 1-to 3-year multicenter study. Int J Prosthodont, 2001, 14: 432–438.

10. Geurs NC, Jeffcoat RL, McGlumphy EA, Reddy MS, Jeffcoat MK. Influence of implant geometry and surface characteristics on progressive osseointegration. Int J Oral Maxillofac Implants, 2002, 17: 811–815.

11. Jokstad A, Braegger U, Brunski JB, Carr AB, Naert I, Wennerberg A. Quality of dental implants. Int Dent J, 2003, 53(S6P2): 409–443.

12. Quek HC, Tan KB, Nicholls JI. Load Fatigue Performance of Four Implant-Abutment Interface Designs: Effect of Torque Level and Implant System. Int J Oral Maxillofac Implant, 2008, 23: 253–262.

13. Misch CE. Comtemporary implant dentistry. 3rd ed, St. Louis: Elsevier Medicine, 2008.

14. Gottlow J, Sennerby L, Rosengren A, Flynn M. An experimental evaluation of a new craniofacial implant using the rabbit tibia model: part I. Histologic findings. Otology & Neurotology, 2010, 31(5): 832–839.

15. Bernhard N, Berner S, de Wild M, Wieland M. The binary TiZr alloy –a newly developed Ti alloy for use in dental implants. Forum Implantologicum, 2009, 5(1): 30–39.

16. Buser D, Broggini N, Wieland M, Schenk RK, Denzer AJ, Cochran DL, Hoffmann B, Lussi A, Steinemann SG. Enhanced bone apposition to a chemically modified SLA titanium surface. J Dent Res, 2004, 83: 529–533.

17. Zhao G, Schwartz Z, Wieland M, Rupp F, Geis-Gerstorfer J, Cochran DL, Boyan BD. High surface energy enhances cell response

to titanium substrate microstructure. J Biomed Mater Res A, 2005, 74: 49–58.

18. Hermann H. Plasma spray deposition processes. MRS Bull, 1988, 60–67.

19. Schroeder A, van der Zypen E, Stich H, Sutter F. The reactions of bone, connective tissue and epithelium to endosteal implants with titanium sprayed surfaces. J Maxillofac Surg, 9: 15–25, 1981.

20. Hench LL, Clark AE. Adhesion to bone. In Williams DF, editor: Biocompatibility of orthopaedic implants, vol 2, Boca Raton Fla, 1982, CRC Press.

21. Kirsch A. The two phase implantation method using IMZ intramobile cylinder implant. J Oral Implantol, 11(2): 197–210, 1983.

22. Clemow AJ, Weinstein AM, Klawitter JJ, Koeneman J, Anderson J. Interface mechanics of porous titanium implants. J Biomed Mater Res 1: 73–82, 1981.

23. Bobyn JD, Pilliar RM, Cameron HU, Weatherly GC. The optimum pore size for the fixation of porous surfaced metal implants by the ingrowth of bone. Clin Ortop Rel Res Jul, Aug 150: 263–207, 1980.

24. Cook SD, Kay JF, Thomas KA, Jarcho M. Interface mechanics and histology of titanium and HA coated titanium for dental implant applications. Int J Oral Maxillofac Impl, 2(1): 15–22, 1987.

25. Buser D, Schenk RK, Steinemann S, Fiorellini JP, Fox CH, Stich H. Influence of surface characteristics on bone integration of titanium implants. A histomorphometric study in miniature pigs. J Biomed Mater Res, 1991, 25: 889–902.

26. Wilke HJ, Claes L, Steinemann S. The influence of various titanium surface on the interface shear strength between implants and bone. Adv Biomater, 1990, 9: 309–311.

27. Buser D, Nydegger T, Oxland T, Cochran DL, Schenk RK, Hirt HP, Snétivy D, Nolte LP. Interface shear strength of titanium implants with a sandblasted and acid-etched surface: A bio-mechanical study in the maxilla of miniature pigs. J Biomed Mater Res, 1999, 45: 75–83.

28. Bornstein MM, Wittneben JG, Brägger U, Buser D. Early loading at 21 days of non-submerged titanium implants with a chemically modified sandblasted and acid-etched surface: 3-year results of a prospective study in the posterior mandible. J Periodontol, 2010, 81(6): 809–818.

29. Roccuzzo M, Bunino M, Prioglio F, Bianchi SD. Early loading of sandblasted and acid-etched(SLA)implants: a prospective split-mouth comparative study. Clinical Oral Implants Research, 2001, 12(6): 572–578.

30. Cochran DL, Buser D, ten Bruggenkate CM, Weingart D, Taylor TM, Bernard JP, Peters F, Simpson JP. The use of reduced healing times on ITI® implants with a sandblasted and acid-etched(SLA) surface. Clin Oral Implants Res, 2002, 13(2): 144–153.

31. Textor M, Sittig C, Frauchiger V, et al. Properties and biological significance of natural oxide films on titanium and its alloys. // Brunette DM, Tengvall P, Textor M, et al. Titanium in medicine. Berlin: Springer, 171–230.

32. Schwarz F, Wieland M, Schwartz Z, Zhao G, Rupp F, Geis-Gerstorfer J, Schedle A, Broggini N, Bornstein MM, Buser D, Ferguson SJ, Becker J, Boyan BD, Cochran DL. Potential of chemically modified hydrophilic surface characteristics to support tissue integration of titanium dental implants. J Biomed Mater Res B Appl Biomater. , 2009, 88(2): 544–557.

33. Rupp F, Scheideler L, Olshanska N, de Wild M, Wieland M, Geis-Gerstorfer J. Enhancing surface free energy and hydrophilicity through chemical modification of microstructured titanium implant surfaces. J Biomed Mater Res A, 2006, 76: 323–334.

34. Schwarz F, Ferrari D, Herten M, Mihatovic I, Wieland M, Sager M, Becker J. Effects of surface hydrophilicity and microtopography on early stages of soft and hard tissue integration at non-submerged titanium implants: an immunohisto-chemical study in dogs. J Periodontol, 2007, 78: 2171–2184.

35. Ferguson SJ, Broggini N, Wieland M, de Wild M, Rupp F, Geis-Gerstorfer J, Cochran DL, Buser D. Biomechanical evaluation of the interfacial strength of a chemically modified sandblasted and acid-etched titanium surface. J Biomed Mater Res A, 2006, 78: 291–297.

36. Oates TW, Valderrama P, Bischof M, Nedir R, Jones A, Simpson J, Toutenburg H, Cochran DL. Enhanced implant stability with a chemically modified SLA surface: A random-ized pilot study. Int J Oral Maxillofac Implants, 2007, 22: 755–760.

37. Zöllner A, Ganeles J, Korostoff J, Guerra F, Krafft T, Brägger U. Immediate and early nonocclusal loading of Straumann implants with a chemically modified surface(SLActive)in the posterior mandible and maxilla: interim results from a prospective multicenter randomized-controlled study. Clin Oral Implants Res, 2008, 19: 442–450.

第3章

1. 宿玉成, 戈怡. 犬牙槽窝愈合的实验研究. 北京口腔种植中心培训教程. 2008

2. Araújo MG, Lindhe J. Ridge alterations following tooth extraction with and without flap elevation: an experimentalstudy in the dog. J Clin Periodontol, 2005, 32: 212–218.

3. Adell R, Lekholm U, Rockler B, Brånemark PI. A 15-year study of osseointegrated implants in the treatment of the edentulous jaw. Int J Oral Surg, 1981, 10(6): 387–416.

4. Schropp L, Wenzel A, Kostopoulos L, Karring T. Bone healing and soft tissue contour changes following single-tooth extraction: a clinical and radiographic 12-month prospective study. Int J Periodontics Restorative Dent, 2003, 23: 313–323.

5. Covani U, Bortolaia C, Barone A, Sbordone L. Bucco-lingual crestal bone changes after immediate and delayed implant placement. J Periodontol, 2004, 75(12): 1605–12.

6. Lekovic V, Kenney EB, Weinlaender M, Han T, Klokkevold P, Nedic M, Orsini M. A bone regenerative approach to alveolar

ridge maintenance following tooth extraction. Report of 10 cases. J Periodontol, 1997, 68: 563–570.

7. Lekovic V, Camargo PM, Klokkevold PR, Weinlaender M, Kenney EB, Dimitrijevic B, Nedic M. Preservation of alveolar bone in extraction sockets using bioabsorbable membranes. J Periodontol, 1998, 69: 1044–1049.

8. Camargo PM, LekovicV, Weinlaender M, Klokkevold PR, Kenney EB, Dimitrijevic B, Nedic M, Jancovic S, Orsini M. Influence of bioactive glass on changes in alveolar process dimensions after exodontia. Oral Surg Oral Med Oral Pathol Oral Radiol Endod, 2000, 90: 581–586.

9. Lasella JM, Greenwell H, Miller RL, Hill M, Drisko C, Bohra AA, Scheetz JP. Ridge preservation with freeze–dried bone allograft and a collagen membrane compared to extraction alone for implant site development: a clinical and histologic study in humans. J Periodontol, 2003, 74: 990–999.

10. Serion G, Biancu S, Iezzi G, Piattelli A. Ridge preservation following tooth extraction using a polylactide and polyglycolide sponge as space filler: a clinical and his–tological study in humans. Clin Oral Implants Res. 2003, 14(5): 651–658.

11. Araújo MG, Sukekava F, Wennström JL, Lindhe J. Ridge alterations following implant placement in fresh extraction sockets: an experimental study in the dog. J Clin Periodontol, 2005, 32: 645–652.

12. Botticelli D, Berglundh T, Lindhe J. Hard–tissue alterations following immediate implant placement in extraction sites. Journal of clinical periodontology, 2004, 31(10): 820–828.

13. Cawood J I, Howell RA. A classification of the edentulous jaws. International journal of oral and maxillofacial surgery, 1988, 17(4): 232–236.

14. Zarb G A, Albrektsson T. Tissue–integrated prostheses: osseointegration in clinical dentistry. Chicago: Quintessence Pub Co, 1985.

第4章

1. Schroeder A, Pohler O, Sutter F. Tissue reaction to an implant of a titanium hollow cylinder with a titanium surface spray layer. SSO Schweiz Monatsschr Zahnheilkd, 1976, 86(7): 713–727.

2. Branemark PI, Zarb GA, Albrektsson T. Tissue–integrated prostheses: osseointegration in clinical dentistry. Chicago: Quintessence Pub Co, 1985.

3. Steineman SG, Eulenberger J, Maeusli PA, et al. Adhesion of bone to titanium. // Christel P, Meunier A, Lee AJC, eds. Biological and Biomechanical Performance of Biomaterials. Amsterdam: Elsevier, 1986.

4. American Academy of Implant Dentistry. Glossary of terms. Oral Implant, 1986, 12: 284

5. Brånemark PI. Osseointegration methods for rehabilitation in mouth, jaw and face regions. Phillip Journal, 1990, 7(6): 275.

6. Albrektsson T, Zarb GA. Current interpretations of the osseointegrated response: clinical significance. Int J Prosthodont. , 1993, 6(2): 95–105.

7. Dorland Saunders. Dorland's illustrated medical dictionary. Pennsylvania: Saunders/Elsevier, 1994.

8. Roberts WE. The use if dental implants in orthodontic therapy.
//Davidovitch Z. The Biologicalmechanisms of Tooth Eruption, Resorption and Replacement by Implants. Boston: Harvard Society for the Advancement of Orthodontics, 1994.

9. Laney WR. Glossary of Oral and Maxillofacial Implants. Berlin: Quintessence, 2007.

10. Lambrichts I, Creemers J, van Steenberghe D. Morphology of neural endings in the human periodontal ligament: an electronmicroscopic study. J Periodontal Rescarch, 1992, 27, 191–196.

11. Jacobs R. , van Steenberghe D. From osseoperception to implant–mediated sensory–motor interactions and related clinical implications. J Oral Rehabilitation, 2006, 33: 282–292.

12. Jacobs R, Wu CH, Goossens K, Van Loven K, Van Hees J, van Steenberghe D. Oral versus cutaneous sensory testing: a review of the literature. J Oral Rehabilitaion, 2006, 29: 923–950.

13. Schwarz F, Ferrari D, Herten M, Mihatovic I, Wieland M, Sager M, Becker J. Effects of surface hydrophilicity and microtopography on early stages of soft and hard tissue integration at non–submerged titanium implants: an immunohisto–chemical study in dogs. J Periodontol, 2007, 78: 2171–2184.

14. Schwarz F, Wieland M, Schwartz Z, Zhao G, Rupp F, Geis–Gerstorfer J, Schedle A, Broggini N, Bornstein MM, Buser D, Ferguson SJ, Becker J, Boyan BD, Cochran DL. Potential of chemically modified hydrophilic surface characteristics to support tissue integration of titanium dental implants. J Biomed Mater Res B Appl Biomater, 2009, 88: 544–557.

15. Ferguson SJ, Broggini N, Wieland M, de Wild M, Rupp F, Geis–Gerstorfer J, Cochran DL, Buser D. Biomechanical evaluation of the interfacial strength of a chemically modified sandblasted and acid–etched titanium surface. J Biomed Mater Res A, 2006, 78: 291–297.

16. Oates TW, Valderrama P, Bischof M, Nedir R, Jones A, Simpson J, Toutenburg H, Cochran DL. Enhanced implant stability with a chemically modified SLA surface: A randomized pilot study. Int J Oral Maxillofac Implants, 2007, 22: 755–760.

17. Zo'llner A, Ganeles J, Korostoff J, Guerra F, Krafft T, Bragger U. Immediate and early nonocclusal loading of Straumann implants with a chemically modified surface(SLActive)in the posterior mandible and maxilla: interim results from a prospective multicenter randomized–controlled study. Clin Oral Imp lants Res, 2008, 19: 442–450.

18. Berglundh T, Lindhe J, Ericsson I, Marinello CP, Loljenbery B, Thomsen P. The soft tissue barrier at implant and teeth. Clin Oral Implants Res, 1991, 2: 81–90.

19. Abrahamsson I, Berglundh T, Wennström J, Lindhe J. The peri–implant hard and soft tissues at different implant systems. A comparative study in the dog. Clin Oral Implants Res, 1996, 7: 212–219.

20. Liljenberg B, Gualini F, Berglundh T, Tonetti M, Lindhe J. Some characteristics of the ridge mucosa before and after implant installation. A prospective study in humans. J Clin Periodontol, 1996, 23: 1008–1013.

21. Schwarz F, Herten M, Sager M, Wieland M, Dard M, Becker J. Histological and immunohisto–chemical analysis of initial and early subepithelial connective tissue attachment at chemically modifi–ed

and conventional SLA titanium implants. A pilot study in dogs. Clin Oral Investig, 2007, 11: 245–255.

22. Moon IS, Berglundh T, Abrahamsson I, Linder E, Lindhe J. The barrier between the keratinized mucosa and the dental implant. An experimental study in the dog. J Clin Periodontol, 1999, 26: 658–663.

23. Hansson HA, Albrektsson T, Brånemark PI. Structural aspects of the interface between tissue and titanium implants. J Prosthet Dent, 1983, 50: 108–113.

24. Gould T R L, Brunette D M, Westsury L. The attachment mechanism of epithelial cells to titanium in vitro. J Periodontal Res, 1981, 16(6): 611–616.

25. Seymour GJ, Gemmell E, Lenz LJ, Henry P, Bower R, Yamazaki K. Immunohistologic analysis of the inflammatory infiltrates associated with osseointegrated implants. Int J Oral Maxillofac Implants, 1989, 4: 191–198.

26. Gargiulo AW, Wentz FM, Orban B. Dimensions and relations of the dentogingival junction in humans. J Periodontol 1961; 32: 261.

27. Vacek JS, Gher ME, Assas DA, Richardson AC, Giambiaressi LI. The dimensions of the human dentogingival junction. Int J Periodontics Restorative Dent, 1994, 14: 155–165.

28. Maynard Jr JG, Wilson RDK. Physiologic Dimensions of the Periodontium Significant to the Restorative Dentist. J Periodontol, 1979, 50(4): 170–174.

29. Berglundh T, Lindhe J, Ericsson I, Marinello CP, Liljenberg B. Experimental breakdown of the peri–implant and periodontal tissues. A study in the beagle dog. Clin Oral Implants Res, 1992, 3: 9–13.

30. Abrhamsson I, Berglundh T, Wennström J, Lindhe J. The peri–implant hard and soft tissue characteristics at different implant systems. A comparative study in dogs. Clin Oral Implants Res, 1996, 7: 212–220.

31. Weber HP, Buser D, Donath K, et al. Comparison of healed tissues adjacent to submerged and non–submerged unloaded titanium dental implants. A histometric study in beagle dogs. Clin Oral Implants Res, 1996, 7: 11–19.

32. Hurzeler MB, Quiñones CR, Schüpbach P, Vlassis JM, Strub JR, Caffesse RG. Influence of the superstructure of the peri–implant tissues in beagle dogs. Clin Oral Implants Res, 1995, 6: 139–148.

33. Chehroudi B, Gould TR, Brunette DM. The role of connective tissue in inhibiting epithelial downgrowth on titanium–coated percutaneous implants. J Biomed Mater Res, 1992, 26: 493–515.

34. Berglundh T, Lindhe J. Dimension of the peri–implant mucosa. Biological width revisited. J Clin Periodontol, 1996, 23: 971–973.

35. Sclar A. Soft tissue and esthetic considerations in implant therapy. Berlin: Quintessence, 2003.

36. Abrahamsson I, Berglundh T, Glantz PO, Lindhe J. The mucosal attachment at different abutments. An experimental study in dogs. J Clin Periodontol, 1998, 25: 721–727.

37. Cochran DL, Hernman JS, Schenk PK, Higginbottom FL, Buder D. Biologic width around titanium implants. A histometric analysis of the implanto–gingival junction around unloaded and loaded non–submerged implants in the canine mandible. J Periodontol, 1997, 68: 186–198.

38. Berglundh T, Gotfredsen K, Zitzmann NU, Lang NP, Lindhe J.

Spontaneous progression of ligature induced peri–implantitis at implants with different surface roughness: an experimental study in dogs. Clin Oral Implants Res, 2007, 18(5): 655–661.

第 5 章

1. Mealey BL, Oates TW. Diabetes mellitus and periodontal diseases. J Periodontal, 2006, 77: 1289–1303.

2. Morris HF, Ochi S, Winkler S. Implant survival in patients with type 2 diabetes: placement to 36 months. Ann Periodontal, 2000, 5(1): 157–65.

3. Ferreira SD, Silva GL, Cortelli JR, Costa JE, Costa FO. Prevalence and risk variables for peri–implant disease in Brazilian subjects. J Clin Periodontol, 2006, 33(12): 929–935.

4. Olson JW, Shernoff AF, Tarlow JL, Colwell JA, Scheetz JP, Bingham SF. Dental endosseous implant assessments in a type 2 diabetic population: A prospective study. Int J Oral Maxillofac Implants, 2000, 15(6): 811–818.

5. Peled M, Ardekian L, Tagger–Green N, Gutmacher Z, Machtei EE. Dental implants in patients with type 2 diabetes mellitus: A clinical study. Implant Dent, 2003, 12: 116–122.

6. Behneke A, Behneke N, d'Hoedt B. A 5–year longitudinal study of the clinical effectiveness of ITI solid screw implants in the treatment of mandibular edentulism. Int J Oral Maxillofac Implants, 2002, 17: 799–810.

7. Fiorellini JP, Chen PK, Nevins M, Nevins ML. A retrospective study of dental implants in diabetic patients. Int J Periodon–tics Restorative Dent, 2000, 20: 366–373.

8. Roos–Jansaker A–M, Renvert H, Lindahl Ch, Renvert S. Nine– to fourteen–year follow–up of implant treatment. Part Ⅲ: factors associated with peri–implant lesions. J Clin Periodontol, 2006, 33: 296–301.

9. Bain CA, Moy PK. The association between the failure of dental implants and cigarette smoking. Int J Oral Maxillofac Implants, 1993, 8(6): 609–615.

10. Lambert PM, Morris HF, Ochi S. The influence of smoking on 3–year clinical success of osseointegrated dental implants. Ann Periodontol, 2000, 5: 79–89.

11. Klokkevold PR, Han TJ. How do smoking, diabetes, and periodontitis affect outcomes of implant treatment? J Biomed Mater Res A, 2007, 22:(Suppl)173–202.

12. Buser D, Ingimarsson S, Dula K, Lussi A, Hirt HP, Belser UC. Long–term stability of osseointegrated implants in augmented bone: A 5–year prospective study in partially edentulous patients. Int J Periodontics Restorative Dent, 2002, 22: 109–117.

13. Wallace SS, Froum SJ. Effect of maxillary sinus augmentation on the survival of endosseous dental implants. A systematic review. Ann Periodontol, 2003, 8(1): 328–343.

14. Esposito M, Grusovin MG, Worthington HV. Efficacy of various bone augmentation procedures for dental implants: a Cochrane systematic review of randomized controlled clinical trails. Int J Oral Maxillofac Implants, 2006, 21(5): 696–710

15. Durie BGM, Katz M, Crowley J. Osteonecrosis of the jaws and bisphosphonates. N Engl J Med, 2005, 353: 99–102.

16. American Association of Oral and Maxillofacial Surgeons, Advisory Task Force on Bisphosphonate-Related Osteonecrosis of the Jaws. American Association of Oral and Maxillofacial Surgeons position paper on bisphosphonate-related osteonecrosis of the jaws. J Oral Maxillofac Surg, 2007, 65(3): 369-376.

17. Marx RE. Pamidronate(Aredia)and zoledronate(Zometa)induced avascular necrosis of the jaws: A growing epidemic. J Oral Maxillofacial Surg, 2003, 61(9): 1115-1118.

18. Starck WJ, Epker BN. Failure of osseointegrated dental implants after diphosphonate therapy for osteoporosis: A case report. Int J Oral Maxillofac Implants, 1995, 10(1): 74-78.

19. Jeske AH, Suchko GD. Lack of a scientific basis for routine discontinuation of oral anticoagulation therapy before dental treatment. J Am Dent Assoc, 2003, 134(11): 1492-1497.

20. Steiner M, Ramp WK. Endosseous dental implants and the glucocorticoid-dependent patient. J Oral Implantol, 1990, 16: 211-217.

21. Misch CE. Contemporary implant dentistry. 3rd ed. Louis: Mosby Elsevier, 2008, 445-446.

22. Colella G, Cannavale R, Pentenero S. Oral implant in radiated patients: a systematic review. Int J Oralmaxillofac Implants, 2007, 22(4): 616-22.

23. Granström G. Osseointegration in irradiated cancer patients: an analysis with respect to implant failures. J Oral Maxillofac Surg. 2005(5): 63: 579-585.

24. Yerit KC, Posch M, Seemann M, Hainich S, Dörtbudak O, Turhani D, Ozyuvaci H, Watzinger F, Ewers R. Implant survival in mandibles of irradiated oral cancer patients. Clin Oral Implants Res, 2006, 17: 337-344.

25. Ben Slama L, Hasni W, De Labrouhe C, Bado F, Bertrand JC. Osteoradionecrosis and dental implants. Rev Stomatol Chir Maxillofac, 2008, 109: 387-391.

26. Galindo-Moreno P, Fauri M, Avila-Ortiz G, Fernandez-Barbero JE, Cabrera-Leon A, Sanchez-Fernandez E. Influence of alcohol and tobacco habits on peri-implant marginal bone loss: a prospective study. Clin Oral Implants Res, 2005, 16: 579-586.

27. Isidor F, Brondum K, Hansen HJ, Jensen J, Sindet-Pedersen S. Outcome of treatment with implant-retained dental prosthe-ses in patients with Sjögren syndrome. Int J Oral Maxillofac Implants 1999; 14: 736-743.

28. 李秉崎. 口腔黏膜病学. 北京: 人民卫生出版社. 第2版, 2003.

29. Apse P, El len RP, Overal l CM, Zarb GA. Microbiota and crevicular fluid collagenase activity in the osseointegrated dental implant sulcus: a comparison of sites in edentulous and partially edentulous patients. J Periodontal Res, 1989, 24: 96-105.

30. Quirynen M, Listgarten MA. Distribution of bacterial morphotypes around natural teeth and titanium implants ad modum Brånemark. Clin Oral Implants Res, 1990, 1: 8-12.

31. Papaioannou W, Quirynen M, Van Steenberghe D. The influence of periodontitis on the subgingival flora around implants in partially edentulous patients. Clin Oral Implants Res, 1996, 7: 405-409.

32. Van Winkelhoff AJ, Goene RJ, Benschop C, Folmer T. Early colonization of dental implants by putative periodontal pathogens in partially edentulous patients. Clin Oral Implants Res, 2000, 11: 511-520.

33. Gouvoussis J, Sindhusake D, Yeung S. Crossinfection from periodontitis sites to failing implant sites in the same mouth. Int J Oral Maxillofac Implants, 1997, 12: 666-673.

34. Sumida S, Ishihara K, Kishi M, Okuda K. Transmission of periodontal disease-associated bacteria from teeth to osseointegrated implant regions. Int J Oral Maxillofac Implants, 2002, 17: 696-702.

35. Schou S, Holmstrup P, Worthington HV, Esposito M. Outcome of implant therapy in patients with previous tooth loss due to periodontitis. Clin Oral Implants Res, 2006, 17(Suppl)2: 104-123.

36. Van der Weijden GA, van Bemmel KM, Renvert S. Implant therapy in partially edentulous, periodontally compromised patients: a review. J Clin Periodontol, 2005, 32(5): 506-511.

37. Karoussis IK, Salvi GE, Heitz-Mayfield LJ, Brägger U, Hämmerle CH, Lang NP. Long-term implant prognosis in patients with and without a history of chronic periodontitis: a 10-year prospective cohort study of the ITI Dental Implant System. Clinical Oral Implants Research 14(3): 329-339.

38. Evian CI, Emling R, Rosenberg ES, Waasdorp JA, Halpern W, Shah S, Garcia M. Retrospective analysis of implant survival and the influence of periodontal disease and immediate placement on long-term results. Int J Oral Maxillofac Implants, 2004, May-Jun; 19(3): 393-398.

39. Mengel R, Flores-de-Jacoby L. Implants in patients treated for generalized aggressive and chronic periodontitis: a 3-year prospective longitudinal study. Journal of Periodontology 76(4): 534-543.

第6章

1. 宿玉成. 现代口腔种植学. 北京: 人民卫生出版社, 2004.

2. 马绪臣. 口腔颌面医学影像诊断学. 第3版. 北京: 人民卫生出版社, 2001.

3. 金征宇. 立体像素CT成像图谱. 北京: 科学出版社, 2004.

4. 马绪臣. 口腔颌面锥形束CT的临床应用. 北京: 人民卫生出版社, 2011.

5. Miles, Dale A. Color atlas of cone beam volumetric imaging for dental applications. Berlin: Quintessence, 2008.

6. Zoller, Joachim E. Cone-beam volumetric imaging in Dental, Oral and Maxillofacial medicine: fundamentals, diagnostics and treatment planning. Berlin: Quintessence, 2008.

7. González-Santana H, Peñarrocha-Diago M, Guarinos-Carbó J, Sorní-Bröker M. A study of the septa in the maxillary sinus and the subantral alveolar process in 30 patients. Journal of Oral Implantology, 2007, 33: 340-343.

8. Malkinson S, Irinakis T. The influence of interfering septa on the incidence of Schneiderian membrane perforations during maxillary sinus elevation surgery: a retrospective study of 52 consecutive lateral window procedures. Oral Surgery, 2009, 2: 19-25.

9. van Zyl AW, van Heerden WF. A retrospective analysis of maxillary sinus septa on reformatted computerised tomography scans. Clin. Oral Impl. Res, 2009, 20: 1398-1401.

10. Schwartz-Arad D, Herzberg R, Dolev E. The prevalence of surgical complications of the sinus graft procdure and their impact on implant survival. Journal of periodontology 2004; 75: 511–516.

11. Shibli JA, Faveri M, Ferrari DS, Melo L, Garcia RV, d'Avila S, Figueiredo LC, Feres M. Prevalence of maxillary sinus septa in 1024 subjects with edentulous upper jaws: a retrospective study. J Oral Implantol, 2007, 33: 293–296.

12. Becker ST, Terheyden H, Steinriede A, Behrens E, Springer I, Wiltfang J. Prospective observation of 41 perforation of the Schneiderian membrane during sinus floor elevation. Clin. Oral Impl. Res. 2008; 19: 1285–1289.

13. Ardekian L, Oved-Peleg E, Mactei EE, Peled M. The clinical significance of sinus membrane perforation during augmentation of the maxillary Sinus. J Oral Maxillofac Surg, 2006, 64: 277–282.

14. Kim MJ, Jung UW, Kim CS, Kim KD, Choi SH, Kim CK, Cho KS. Maxillary sinus septa: prevalence, height, location, and morphology. A reformatted computed tomography scan analysis. J J Periodontol, 2006, 77: 903–908.

15. Dawson A, Chen S. The SAC classification in implant Dentistry. Berlin: Quintessence Publishing Co. Ltd, 2009.

第7章

1. Wilson TG Jr, Weber HP. Classification of and therapy for areas of deficent bony housing prior to dental implant placement. Int J Periodontics Restorative Dent, 1993, 13(5): 451–459.

2. Mayfield LJA. Immediate, delayed and late submerged and transmucosal implants. //Lang NP, Karring T, Lindhe J, editors. Proceedings: of the 3rd European Workshop on Periodontology: Implant Dentistry. Berlin: Quntessenz, 1999.

3. Hammerle CH, Chen ST, Wilson TG Jr. Consensus statements and recommended clinical procedures regarding the placement of implants in extraction sockets. Int J Oral Maxillofac Implants, 2004, 19 suppl: 26–28.

4. Hämmerle CHF, Glauser R. Clinical evaluation of dental implant treatment. Periodontology 2000, 2004, 34(1): 230–239.

5. Chen ST, Buser D. Clinical and esthetic outcomes of implants placed in postextraction sites. Int J Oral Maxillofac Implants, 2009; 24 Suppl: 186–217.

6. Araújo M G, Lindhe J. Dimensional ridge alterations following tooth extraction. An experimental study in the dog. J Clin Periodontol, 2005, 32(2): 212–218.

7. Wood DL, Hoag PM, Donnenfeld OW, Rosenfeld LD. Alveolar crest reduction following full and partial thickness flaps. J Periodontol, 1972, 43(3): 141–144.

8. Von Arx T, Buser D. Horizontal Ridge augmentation using autogenous block grafts and the guided bone regeneration technique with collagen membranes: a clinical study with 42 patients. Clin Oral Implants Res, 2006, 17(4): 359–66.

9. Sclar AG. Strategies for management of single_tooth extraction sites in aesthetic implant therapy. J Oral Maxillofac Surg, 2004, 62(9 suppl 2): 90–105.

10. Fugazzotto PA. Placement in maxillary first premolar fresh extraction sockets: description of technique and report of preliminary result.

Periodontol, 2002, 73(6): 669–674.

11. Schwartz-Arad D, Grossman Y, Chaushu G. The clinical effectiveness of implants placed immediately into fresh extraction sites of molar teeth. J Periodontol, 2000, 71(5): 839–844.

12. Fugazzotto PA. Impant placement at the time of maxillary molar extraction: technique and report of preliminary results of 83 sites. J Periodontol. 2006 Fed; 77(2): 302–309

13. Fugazzotto PA. Implant placement at the time of maxillary molar extraction: treatment protocols and report of results. J Periodontol. 2008, 79(2): 216–223.

14. Schroeder A, Pohler O, Sutter F. Tissue reaction to an implant of a titanium hollow cylinder with a titanium surface spray layer. SSO Schweiz Monatsschr Zahnheilkd, 1976, 86(7): 713–727.

15. Brånemark P I. Osseointegrated implants in the treatment of the edentulous jaw. Experience from a 10-year period. Scand. J Plast Reconstr Surg, 1977, 16: 1–132.

16. Esposito M, Grusovin MG, Willings M, Coulthard P, Worthington HV. The effectiveness of immediate, early, and conventional loading of dental implants: a Cochrane systematic review of randomized controlled clinical trials. Int J Oral Maxillofac Implants, 2007, 22(6): 893–904.

17. Szmukler-Moncler S, Piattelli A, Favero GA, Dubruille JH. Considerations preliminary to the application of early and immediate loading protocols in dental implantology. Clin Oral Implants Res, 2000, 11(1): 12–25.

18. Lioubavina-Hack N, Lang NP, Karring T. Significance of primary stability for osseointegration of dental implants. Clin Oral Implants Res, 2006, 17(3): 244–250.

19. Szmukler-Moncler S, Salama H, Reingewirtz Y, Dubruille JH. Timing of loading and effect of micromotion on bone-dental implant interface: review of experimental literature. J Biomed Mater Res, 1998, 43(2): 192–203.

20. Buser D, Martin W, Belser U. Optimizing esthetics for implant restorations in the anterior maxilla: anatomic and surgical considerations. Int J Oral Maxillofac Implants, 2004, 19 Suppl: 43–61.

21. Tarnow D, Elian N, Fletcher P, Froum S, Magner A, Cho SC. Vertical distance from the crest of bone the height of the interproximal papilla between adjacent implants. J Periodontol, 2003, 74(12): 1785–1788.

第8章

1. Cardaropoli D, Re S, Corrente G, Abundo R. Reconstruction of the maxillary midine papilla following a combined orthodontic-periodontic treatment in adult periodontal patients. J Clin Periodontol, 2004, 31(2): 79–84.

2. Kan JY, Rungcharassaeng K, Umezu K, Kois JC. Dimensions of peri-implant mucosa: An evaluation of maxillary anterior single implants in the humans. J Periodontol, 2003, 74(4): 557–562.

3. Kois JC, Kan JY. Predictable peri-implant gingival aestheics: Surgical and prosthodontic rationales. Pract Proced Aesthet Dent, 2001, 13(9): 691–698; quiz 700, 721–722.

4. Weisgold AS. Contours of the full crown restoration. Alpha Omegan, 1977, 70(3): 77–89.

5. Tarnow D, Elian N, Fletcher P, Froum S, Magner A, Cho SC, Salama M, Salama H, Garber DA. Vertical distance from the crest of bone the height of the interproximal papilla between adjacent implants. J Periodontol, 2003, 74(12): 1785–1788.

6. Bain CA, Moy PK. The association between the failure of dental implants and cigarette smoking. Int J Oral Maxillofac Impl,. 1993, 8: 609–615.

7. De Bruyn H, Collaert B. The effect of smlking on early implant failure. Clin Oral Implants Res, 1994, 5(4): 260–264.

8. Lambert PM, Morris HF, Ochi S. The infiuence of smoking on 3-year clinical success of osseointegrated dental implants. Ann Periodontol, 2000, 5(1): 79–89.

9. Wallace RH. The relationship between cigarette smoking and dental implant failure. Eur J Prosthodont Restor dent, 2000, 8(3): 103–106.

10. Choquet V, Hermans M, Adriaenssens P, Daelemans P, Tarnow DP, Malevez C. Clinical and radiographic evaluation of the papilla lebel adjacent to single-tooth dental implants. A retrospective study in the maxillary anterior region. J Periodontol, 2001, 72(10): 1367–1371.

11. Tarnow DP, Cho SC, Wallace SS. The effect of inter-implant distance on the height of inter-implant bone crest. J periodo, 2000, 71(4): 546–549.

12. Ellegaard B, Baelum V, Karring T. Implant therapy in periodontally compromised patients. Clin Oral Implants Res, 1997, 8(3): 180–188.

13. Karroussis IK, Salvi GE, Heitz-Mayfield LJ, Bragger U, Hammerle CH, Lang NP. Long-term implant prognosis in patients with and without a history of chronic periodontitis: a 10-year prospective cohort study of the ITI Dental Implant System. Clin Oral Implants Res, 2003, 14(3): 329–339.

14. Belser U, Bernard JP, Buser D. Implant-supported restorations in the anterior region: Prosthetic considerations. Pract periodontics Aesthet dent, 1996, 8(9): 857–883; quiz 884.

15. Belser U, Buser D, Hess D, Schmid B, Bernard JP, Lang K. Aesthetic implant restorations in partially edentulous patients: A critical appraisal. Periodontol 2000, 1998, 17: 132–150.

16. Belser U, Buser D, Higginbottom F. Consensus statements and recommended clinical procedures regarding esthetics in implant dentistry. Int J Oral Maxillofac Implants, 2004, 19 Suppl: 73–74.

17. Buser D, Martin W, Belser U. Optimizing esthetics for implant restorations in the anterior maxilla: anatomic and surgical considerations. Int J Oral Maxillofac Implants, 2004, 19 Suppl: 43–61.

18. Grunder U. Stability of the mucosal topography around single-tooth implants and adjacent teeth: 1-year results. Int J Periodontics Restorative Dent, 2000, 20(1): 11–17.

19. Oates TW, West Jones J, Kaiser D, Cochran DL. Longterm changes in soft tissue height on the facial surface of dental implants. Implant Dent. 2002. 11(3): 272–279.

20. Small PN, Tarnow DP. Gingival recession around implants: a 1-year longitudinal prospective study. Int J Oral Maxillofac Implants, 2000, 15(4): 527–532.

21. Ekfeldt A, Erilsson A, Johansson LA. Peri-implant mucosal level in patients treated with implant-supprted fixed prostheses: a 1-year follow-up study. Int J Prosthodont, 2003, 16(5): 529–532.

第9章

1. Fickl S, Zuhr O, Stein JM, Hürzeler MB. Peri-implant bone level around implants with platform-switched abutments. Int J Oral Maxillofac Implants, 2010, 25(3): 577–581.

2. Enkling N, Johren P, Klimberg V, Bayer S, Mericske-Stern R, Jepsen S. Effect of platform switching on peri-implant bone levels: a randomized clinical trial. Clin Oral Implants Res, 2011 Feb 15. doi: 10. 1111/j. 1600–0501. 2010. 02090. x.

3. Daniel Buser, Jun-Young Cho, Alvin BY. Surgical Manual of Implant Dentistry: Step-By-Step Procedures. Hanovor Park: Quintessence, 2007.

4. 宿玉成. 现代口腔种植学. 北京: 人民卫生出版社, 2004.

5. Brodala N. Flapless surgery and its effect on dental implant outcomes. Int J Oral Maxillofac Implants, 2009, 24 Suppl: 118–125.

6. Lindeboom JA, van Wijk AJ.. A comparison of two implant techniques on patient-based outcome measures: a report of flapless vs. conventional flapped implant placement. Clin Oral Implants Res. 2010, 21(4): 366–70. doi: 10. 1111/j. 1600–0501. 2009. 01866. x. Epub 2010 Feb 1.

7. Eriksson RA, Albrektsson T. The effect of heat on bone regeneration: An experimental study in the rabbit using the bone growth chamber. J Oral Maxillofac Surg, 1984, 42(11): 705–711.

8. Eriksson RA. Heat-induced bone tissue injury. An in vivo investigation of heat tolerance of bone tissue and temperature rise in the drilling of cortical bone. Sweden: Thesis, 1984.

9. Chacon GE, Bower DL, Larsen PE, McGlumphy EA, Beck FM. Heat Production by 3 Implant Drill Systems After Repeated Drilling and Sterilization. J Oral Maxillofac Surg, 2006, 64(2): 265–269.

10. Eriksson RA, Adell R. Temperatures during drilling for the placement of implants using the osseointegration technique. J Oral Maxillofac Surg, 1986, 44(1): 4–7.

11. Da Cunha HA, Francischone CE, Filho HN, de Oliveira RC. A comparison between cutting torque and resonance frequency in the assessment of primary stability and final torque capacity of standard and TiUnite single-tooth implants under immediate loading. Int J Oral Maxillofac Implants, 2004, 19(4): 578–585.

12. Cavallaro J Jr, Greenstein B, Greenstein G. Clinical methodologies for achieving primary dental implant stability: the effects of alveolar bone density. J Am Dent Assoc, 2009, 140(11): 1366–1372.

13. Quesada-García MP, Prados-Sánchez E, Olmedo-Gaya MV, Munoz-Soto E, González-Rodríguez MP, Valllecillo-Capilla M. Measurement of dental implant stability by resonance frequency analysis: a review of the literature. Med Oral Patol Oral Cir Bucal, 2009, 14(10): e538–546.

14. Meredith N. Assessment of implant stability as a prognostic determinant. Int J Prosthodont, 1998, 11(5): 491–501.

15. Turkyilmaz I. A comparison between insertion torque and resonance frequency in the assessment of torque capacity and primary stability of Branemark system implants. J Oral Rehabil, 2006, 33(10): 754–759.

16. 宿玉成, 译. 牙种植学的负荷方案: 牙列缺损的负荷方案. Wismeijer D, Buser D, Belser U. Loading protocols In implant

dentistry: partially dentate patients. 北京：人民军医出版社, 2008.

17. Javed F, Romanos GE. The role of primary stability for successful immediate loading of dental implants. A literature review. J Dent. 2010, 38(8): 612–620.

18. A. Norman Cranin, Michael Klein, Alan Simons. Atlas of Oral Implantology. New York: Thieme, 1993.

19. 耿威, 译. 实用口腔种植学：治疗程序与临床技巧. 北京. 人民军医出版社, 2009.

20. Juan Ramon Maestre Vera, Maria Luisa Gomez-Lus Centelles. Antimicrobial Prophylaxis in oral surgery and dental procedures. Med Oral Patol Oral Cir Bucal, 2007, 12: E44–52.

21. Jaime Santiago Guerrero. Use of Prophylactic antibiotic therapy in oral surgical procedures: A critical review. CDA Journal, 2008, 12: 943–950.

22. Resnik RR, Misch C. Prophylactic antibiotic regimens in oral implantology: rationale and protocol. Implant Dent, 2008, 17(2): 142–150.

23. Esposito M, Worthington HV, Loli V, Coulthard P, Grusovin MG. Interventions for replacing missing teeth: antibiotics at dental implant placement to prevent complications. Cochrane Database Syst Rev, 2010, 7(7): CD004152.

24. Sandra González-Lemonnier, Maite Bovaira-Forner, María Penarrocha-Diago, David Penarrocha-Oltra. Relationship between preoperative anxiety and postoperative satisfaction in dental implant surgery with intravenous conscious sedation. Med Oral Patol Oral Cir Bucal. 2010, 15(2): e379–382.

25. Dennis Flanagan. Oral Triazolam Sedation in Implant Dentistry. J Oral Implantol, 2004, 30: 93–97.

26. Worthington P. Injury to the inferior alveolar nerve during implant placement: a formula for protection of the patient and clinician. Int J Oral Maxillofac Implants. 2004, 19(5): 731–734.

27. 戈怡, 陈德平, 译. 口腔种植的软组织美学. 北京：人民军医出版社, 2009.

28. Lambrecht JT. Oral and implant surgery. London: Quintessence, 2010.

29. Ivanoff CJ, Widmark G. Nonresorbable versus resorbable sutures in oral implant surgery: a prospective clinical study. Clin Implant Dent Relat Res. 2001; 3(1): 57–60.

30. 刘宝林. 口腔种植学. 北京：人民卫生出版社, 2011.

31. Thomas G. Wilson, Jr. ITI Dental Implants: Planning, Placement, Restoration, and Maintenance. Illinois: Quintessence, 1993.

32. Ganeles J, Zollner A, Jackowski J, ten Bruggenkate C, Beagle J, Guerra F. Immediate and early loading of Straumann implants with a chemically modified surface(SLActive)in the posterior mandible and maxilla: 1-year results from a prospective multicenter study. Clin Oral Implants Res. 2008, 19(11): 1119–1128.

33. Zollner A, Ganeles J, Korostoff J, Guerra F, Krafft T, Bragger U. Immediate and early non-occlusal loading of Straumann implants with a chemically modified surface(SLActive)in the posterior mandible and maxilla: interim results from a prospective multicenter randomized-controlled study. Clin Oral Implants Res, 2008, 19(5): 442–450.

34. Misch CE. Generic Root Form Coponent Termilogy. // Misch CE. Contemporary Implant Dentistry. 3rd ed. St. Louis: Mosby Elsevier, 2008.

35. Albrektsson T, Zarb G, Worthington P, Eriksson AR. The long-term efficacy of currently used dental implants: a review and proposed criteria of success. Int J Oral Maxillofac Implants, 1986, 1(1): 11–25.

36. 宿玉成, 译. 牙种植学的引导骨再生：20年的进展. 北京：人民军医出版社, 2010.

37. 宿玉成, 译. 美学区种植治疗：单颗牙缺失的种植修复. 北京. 人民军医出版社, 2007.

38. Choi Byung-Ho, Jeong Seung-Mi, Kim Jihun, Engelke Wilfried. Flapless Implantology. London: Quintessence, 2010.

第 10 章

1. 宿玉成. 种植外科中的软组织处理及其美学效果. 中华口腔医学杂志, 2006, 41: 148–150.

第 11 章

1. Labban N, Song F, Al-Shibani N, Windsor LJ. Effects of provisional acrylic resins on gingival fibroblast cytokine/growth factor expression. J Prosthet Dent, 2008, 100(5): 390–397.

2. Welander M, Abrahamsson I, Berglundh T. The mucosal barrier at implant abutments of different materials. Clin Oral Implants Res, 2008, 19(7): 635–641.

3. Kapos T, Ashy LM, Gallucci GO, Weber HP, Wismeijer D. Computer-aided design and computer-assisted manufacturing in prosthetic implant dentistry. Int J Oral Maxillofac Implants, 2009, 24Suppl: 110–117.

4. Sailer I, Philipp A, Zembic A, Pjetursson BE, Hämmerle CH, Zwahlen M. A systematic review of the performance of ceramic and metal implant abutments supporting fixed implant reconstructions. Clin Oral Implants Res, 2009, 20(s4): 4–31.

5. Kelly J R, Benetti P. Ceramic materials in dentistry: historical evolution and current practice. Aust Dent J, 2011, 56(s1): 84–96.

6. Coachman C, Salama M, Garber D, Calamita M, Salama H, Cabral G. Prosthetic gingival reconstruction in a fixed partial restoration. Part 1: introduction to artificial gingiva as an alternative therapy. Int J Periodontics Restorative Dent. , 2009, 29(5), 471–477.

7. Salama M, Coachman C, Garber D, Calamita M, Salama H, Cabral G. Prosthetic gingival reconstruction in the fixed partial restoration. Part 2: diagnosis and treatment planning. Int J Periodontics Restorative Dent, 2009, 29(6): 573–581.

8. Kreissl ME, Gerds T, Muche R, Heydecke G, Strub JR. Technical complications of implant – supported fixed partial dentures in partially edentulous cases after an average observation period of 5 years. Clin Oral Implants Res, 2007, 18(6): 720–726.

9. Salvi GE, Bragger U. Mechanical and technical risks in implant therapy. Int J Oral Maxillofac Implants, 2009, 24 Suppl: 69–85.

10. Carlsson GE. Critical review of some dogmas in prosthodontics. J Pro Res, 2009, 53(1): 3–10.

第 12 章

1. 马绪臣. 口腔颌面锥形术 CT 的临床应用. 北京：人民卫生出版社, 2011.

2. Verstreken K, Van Cleynenbreugel J, Martens K, Marchal G, van

Steenberghe D, Suetens P. An image-guided planning system for endosseous oral implants. IEEE Trans Med Imaging, 1998, 17: 842-852.

3. Barone S, Paoli A, Razionale AV. An Innovative Methodology for the Design of Custom Dental Prostheses by Optical Scanning. In Proceedings of XXI INGEGRAF. 2009: 264-272.

4. 刘宝林, 林野, 李德华. 口腔种植学. 北京: 人民卫生出版社, 2011.

5. Voitik A J. CT data and its CAD and CAM utility in implant planning: part I. J Oral Implantol, 2002, 28(6): 302-303.

6. 高勃, 谭永生, 卿侯, 李延民, 黄卫东, 王健. 应用激光快速成型方法复制下颌骨——(2)用 LOM 由三维重建数据制作下颌骨. 实用口腔医学杂志, 2000, 16(2): 140-142.

7. Lal K, White GS, Morea DN, Wright RF. Use of stereolithographic templates for surgical and prosthodontic implant planning and placement. Part I. The concept. J Prosthodontics, 2006, 15(1): 51-58.

8. Assche N, Vercruyssen M, Coucke W, Teughels W, Jacobs R, Quirynen M. Accuracy of computer-aided implant placement[J]. Clinical oral implants research, 2012, 23(s6): 112-123.

9. Schneider J, Decker R & Kalender W. A. Accuracy in medicinal modelling. 2002, Phidias Nesletters 8: 5-14.

10. Horwitz J, Zuabi O, Machtei EE. Accuracy of a computerized tomography-guided template-assisted implant placement system: an in vitro study. Clin Oral Implants Res, 2009, 20(10): 1156-1162.

11. D'haese J, De Bruyn H. Effect of Smoking Habits on Accuracy of Implant Placement Using Mucosally Supported Stereolithographic Surgical Guides. Clin Implant Dent Relat Res, 2013, 15(3): 402-411.

12. Verhamme LM, Meijer GJ, Boumans T, de Haan AF, Berge SJ, Maal TJ. A Clinically Relevant Accuracy Study of Computer-Planned Implant Placement in the Edentulous Maxilla Using Mucosa-Supported Surgical Templates. Clin Implant Dent Relat Res, 2013, 24. doi: 10. 1111/cid. 12112. [Epub ahead of print]

13. Fuster-Torres MA, Albalat-Estela S, Alcañiz-Raya M, Peñarrocha-Diago. CAD/CAM dental systems in implant dentistry: update. Med Oral Patol Oral Cir Bucal, 2009, 14(3): E141-145.

第13章

1. Melcher AH. On the repair potential of periodontal tissues. J Periodontol, 1976, 47(5): 256-260.

2. Nyman S, Karring T, Lindhe J, Plantén S. Healing folloing implantation of periodontitis-affected root into gingival connective tissue. J Clin Periodontol, 1980, 7(5): 394-401.

3. Nyman S, Gottlow J, Karring T, Lindhe J. The generative potential of the periodontal ligament: an experimental study in the monkey. J Clin Periodontol, 1982, 9(3): 257-265.

4. Nyman S, Lindhe J, Karring T, Rylander H. New attachment following surgical treatment of humen periodontal disease. J Clin Periodontol, 1982, 9(4): 290-296.

5. Gottlow J, Nyman S, Lindhe J, et al. New attachment formation in the human periodontium by duided tissue regeneration. J Clin Periodontol, 1986, 13(3): 604-616.

6. Dahlin C, Linde A, Gottlow J, et al. Healing of bone defects by guided tissue regeneration. Plast Reconstr Surg, 1988, 81: 672-676.

7. Dahlin C, Sennerby L, Lekholm U, Linde A, Nyman S. Generation of new bone around titanium implants using a membrane technique: an experimental study in rabbits. Int J Oral Maxillofac Implants, 1989, 4: 19-25.

8. Dahlin C, Gottlow J, Linde A, Nyman S. Healing of maxillary and mandibular bone defects using a membrane technique. An experimental study in monkeys. Scand J Plast Reconstr Surg Hand Surg, 1990, 24: 13-19.

9. Schenk RK, Buser D, Hardwick WR, Dahlin C. Healing pattern of bone regeneration in membrane-protected defects: a histologic study in the canine mandible. Int J Oral Maxillofac Implants, 1994, 9: 13-29.

10. Lazzara RJ. Immediate implant placement into extraction sites: surgical and restorative advantages. Int J Periodontics Restorative Dent, 1989, 9: 332-43.

11. Becker W, Becker BE. Guided tissue regeneration for implants placed into extraction sockets and for implant dehiscences: surgical techniques and case report. Int J Periodontics Restorative Dent, 1990, 10: 376-91.

12. Jovanovic SA, Spiekermann H, Richter EJ. Bone regeneration around titanium dental implants in dehisced defect sites: a clinical study. Int J Oral Maxillofac Implants, 1992, 7: 233-245.

13. Buser D, Dula K, Hirt HP, Schenk RK. Regeneration and enlargement of jaw bone using guided tissue regeneration. Clin Oral Implants Res, 1990, 1: 22-32.

14. Gottlow J. Guided tissue regeneration using bioresorbable and non-resorbable devices: initial healing and long-term results. J Periodontol, 1993, 64: 1157-1165.

15. Hammerle CH, Lang NP. Single stage surgery combining transmucosal implant placement with guided bone regeneration and bioresorbable materials. Clin Oral Implants Res, 2001, 12: 9-18.

16. Buser D. 20 Years of Guided Bone Regeneration in Implant Dentistry. 2nd ed. Chicago: Quintessence, 2009.

17. Aghaloo TL, Moy PK. Which hard tissue augmentation techniques are the most successful in furnishing bony support for implant placement? Int J Oral Maxillofac Implants, 2007, 22 Suppl: 49-70.

18. Jung RE, Glauser R, Schärer P, Hämmerle CH, Sailer HF, Weber FE. Effect of rhBMP-2 on guided bone regeneration in humans. Clin Oral Implants Res, 2003, 14(5): 556-568.

19. Gautschi OP, Frey SP, Zellweger R. Bone morphogenetic proteins in clinical applications. ANZ journal of surgery, 2007, 77(8): 626-631.

20. Gher M E, Quintero G, Assad D, et al. Bone grafting and guided bone regeneration for immediate dental implants in humans. J periodontology, 1994, 65(9): 881-891.

21. Nowzari H, Slots J. Microbiologic and clinical study of polytetrafluoroethylene membranes for guided bone regeneration around implants. Int J Oral Maxillofac Implants, 1995, 10(1): 67-73.

22. Augthun M, Yildirim M, Spiekermann H, Biesterfeld S. Healing of bone defects in combination with immediate implants using the membrane technique. Int J Oral Maxillofac Implants, 1995, 10(4): 421-428.

23. Dupoirieux L, Pourquier D, Picot MC, Neves M. Comparative study

of three different membranes for guided bone regeneration of rat cranial defects. Int J Oral Maxillofac Surg, 2001, 30: 58–62.

24. Speer DP, Chvapil M, Eskelson CD, Ulreich J. Biological effects of residual glutaraldehyde in glutaraldehyde–tanned collagen biomaterials. Journal of biomedical materials research, 1980, 14(6): 753–764.

25. Postlethwaite A E, Seyer J M, Kang A H. Chemotactic attraction of human fibroblasts to type I, II, and III collagens and collagen– derived peptides. Proc Natl Acad Sci U S A, 1978, 75(2): 871–875.

26. 耿威, 宿玉成, 徐刚. Bio-oss 结合 Bio-gide 修复牙种植体周围骨缺损的组织学研究. 口腔医学研究, 2005, 21: 119–122.

27. von Arx T, Buser D. Horizontal ridge augmentation using autogenous block grafts and the guided bone regeneration technique with collagen membranes: a clinical study with 42 patients. Clin Oral Implants Res, 2006, 17: 359–366.

28. Eggli P S, Moller W, Schenk R K. Porous hydroxyapatite and tricalcium phosphate cylinders with two different pore size ranges implanted in the cancellous bone of rabbits: a comparative histomorphometric and histologic study of bony ingrowth and implant substitution. Clin Orthop Relat Res, 1988, 232: 127–138.

29. Pallesen L, Schou S, Aaboe M, Hjørting–Hansen E, Nattestad A, Melsen F. Influence of particle size of autogenous bone grafts on the early stages of bone regeneration: a histologic and stereologic study in rabbit calvarium. Int J Oral Maxillofac Implants, 2002, 17(4): 498–506.

30. Johansson B, Grepe A, Wannfors K, Hirsch JM. A clinical study of changes in the volume of bone grafts in the atrophic maxilla. Dentomaxillofac Radiol, 2001, 30(3): 157–61.

31. Piattelli M, Favero GA, Scarano A, Orsini G, Piattelli A. Bone reactions to anorganic bovine bone(Bio-Oss)used in sinus augmentation procedures: a histologic long–term report of 20 cases in humans. Int J Oral Maxillofac Implants, 1999, 14(6): 835–40.

32. 徐刚, 耿威, 林润台, 宿玉成. 自固化磷酸钙骨水泥修复牙种植体周围骨缺损实验研究. 口腔医学研究, 2006, 22: 353–356.

33. 宿玉成. 牙种植学的引导骨再生: 20 年的进展. 北京: 人民军医出版社, 2010.

34. 耿威, 宿玉成, 徐刚. Bio-oss 复合 BMP 修复牙种植体周围骨缺损的骨组织学定性与定量分析. 口腔医学研究 2005, 21: 4–7.

第 14 章

1. Lekovic V, Kenney EB, Weinlaender M, Han T, Klokkevold P, Nedic M, Orsini M. A bone regenerative approach to alveolar ridge maintenance following tooth extraction. Report of 10 cases. J Periodontol, 1997, 68(6): 563–570.

2. Pinho MN, Roriz VL, Novaes AB Jr, Taba M Jr, Grisi MF, de Souza SL, Palioto DB. Titanium membranes in prevention of alveolar collapse after tooth extraction. Implant Dent, 2006, 15: 53–61.

3. Froum S, Cho SC, Rosenberg E. Histological comparison of healing extraction sockets implanted with bioactive glass or demineralized freeze dried bone allograft: a pilot study. J Periodontol, 2002, 73: 94–102.

4. Brugnami F, Then PR, Moroi H, Leone CW. Histologic evaluation

of human extraction sockets treated with demineralized freeze–dried bone allograft(DFDBA)and cell occlusive membrane. J Periodontol, 1996, 67: 821–825.

5. Block M, Finger I, Lytle R. Human mineralized bone in extraction sites before implant placement. JADA, 2002, 133: 1631–1639.

6. Artzi Z, Tal H, Dayan D. Porous bovine bone mineral in healing of human extraction sockets. Part 2: histomorphometric evaluations at 9 months. J Periodontol, 2001, 72: 152–159.

7. Indovina A, Block M. Comparison of 3 bone substitutes in canine extraction sites. J Oral Maxillofac Surg, 2002, 60: 53–58.

8. Sclar AG. Preserving alveolar ridge anatomy following tooth removal in conjunction with immediate implant placement. The Bio–Col technique. Atlas Oral Maxillofac Surg Clin North Am, 1999, 7: 39–59.

9. Sclar AG. Strategies for management of single–tooth extraction sites in aesthetic implant therapy. J Oral Maxillofac Surg, 2004, 62: 90– 105, suppl 2.

10. Sclar AG. Soft tissue and esthetic considerations in implant therapy. Quintessence, 2003.

11. Jung R, Siegenthaler D, hammerle C. Postextraction tissue management: a soft tissue punch technique. Int J Periodontics Restorative Dent, 2004, 24: 545–553.

12. Wang HL, Kiyonobu K, Neiva R F. Socket augmentation: Rationale and technique. Implant dent, 2004, 13(4): 286–296.

13. 宿玉成. 种植外科中的软组织处理及其美学效果. 中华口腔医学杂志, 2006, 41(3): 148–150.

第 15 章

1. Misch CE. Maxillary sinus augmentation for endosteal implants: organized alternative treatment plans. Int J Oral Implantol, 1987, 4(2): 49–58.

2. Misch CE. Contemporary implant dentistry. 2nd ed. Louis: Mosby, 1999.

3. Jensen OT. The Sinus Bone Graft. Chicago: Quintessence Publishing, 1999.

4. 张志勇. 口腔颌面种植修复学. 北京: 世界图书出版公司, 2009.

5. Smiler DG, Johnson PW, Lozada JL, Misch C, Rosenlicht JL, Tatum OH Jr, Wagner JR. Sinus lift grafts and endosseous implants. Treatment of the atrophic posterior maxilla. 1992, 36(1): 1511–86.

6. Summers RB. A new concept in maxillary implant surgery: the osteotome technique. Compendium, 1994, 15: 152, 154–156, 158.

7. Boyne PJ. Analysis of performance of root–form endosseous implants. Clin Oral Implants Res, 2006, 17: 194–205.

8. Tatum H Jr. Maxillary and sinus implant reconstructions. Dental Clinics of North America, 1986, 30(2): 207–229.

9. Zitzmann NU, Schärer P. Sinus elevation procedures in the resorbed posterior maxilla: Comparison of the crestal and lateral approaches. Oral Surg Oral Med Oral Pathol Oral Radiol Endod, 1998, 85(1): 8–17.

10. Misch CM. Comparison of intraoral donor sites for onlay grafting prior to implant placement. Int J Oral Maxillofac Implants, 1997, 12(6): 767–776.

11. Chan HL, Wang HL. Sinus Pathology and Anatomy in Relation to

Complications in Lateral Window Sinus Augmentation. Implant Dent, 2011, 20(6): 406–12. doi: 10. 1097/ID. 0b013e3182341f79. Review.

第 16 章

1. Adell R, Lekholm U, Gröndahl K, Brånemark PI, Lindström J, Jacobsson M. Reconstruction of severely resorbed edentulous maxillae using osseointegrated fixtures in immediate autogenous bone grafts. Int J Oral Maxillofac Implants, 1990, 5(3): 233–246.

2. Alberius P, Gordh M, Lindberg L, Johnell O. Influence of surrounding soft tissues on onlay bone graft incorporation. Oral Surg Oral Med Oral Pathol Oral Radiol Endod, 1996, 82(1): 22–33.

3. 宿玉成. 超声骨切割技术的发展及其在口腔临床中的应用研究. 上海口腔医学, 2007, 16: 1–7

4. Nkenke E, Schultze-Mosgau S, Radespiel-Tröger M, Kloss F, Neukam FW. Morbidity of harvesting of chin grafts: a prospective study. Clin Oral Implants Res, 2001, 12(5): 495–502.

5. Sethi A, Kaus T. Ridge augmentation using mandibular block bone grafts: preliminary results of an ongoing prospective study. Int J Oral Maxillofac Implants, 2001, 16(3): 378–388.

6. Clavero J, Lundgren S. Ramus or chin grafts for maxillary sinus inlay and local onlay augmentation: comparison of donor site morbidity and complications. Clin Implant Dent Relat Res, 2003, 5(3): 154–160.

7. von Arx T. Apical surgery: A review of current techniques and outcome. Saudi Dent J, 2011, 23(1): 9–15. Epub 2010 Nov 11. Review.

8. Cricchio G, Lundgren S. Donor site morbidity in two different approaches to anterior iliac crest bone harvesting. Clin Implant Dent Relat Res, 2003, 5(3): 161–169.

9. 戈怡, 耿威, 姜秀瑛, 宿玉成. 下颌前部连续多颗牙缺失区夹层植骨和种植修复的临床研究. 口腔颌面外科杂志, 2011, 21: 275 – 280.

10. Laney WR. Glossary of Oral and Maxillofacial Implant. Quintessence Publishing Co, Ltd 2007.

11. 林野, 王兴, 李健慧, 邱立新, 陈波. 牙槽骨垂直牵引成骨种植术的临床研究. 中华口腔医学杂志. 2002, 37(4): 253–256

12. 范海东, 王兴, 林野, 周彦恒, 伊彪, 李自力. 牵引成骨技术在矫治唇腭裂继发重度上颌发育不全畸形中的应用. 中华医学杂志, 2002, 82(10).

第 17 章

1. Wagenberg B, Froum SJ. Int J Oral Maxillofac Implants. Int J Oral Maxillofac Implants, 2006, 21(1): 71–80.

2. Chen ST, Buser D. Clinical and esthetic outcomes of implants placed in postextraction sites. International Journal of Oral & Maxillofacial Implants, 2009, 24 Suppl: 186–217.

3. Kan JYK, Rungcharassaeng K, Lozada J. Immediate placement and provisionalization of maxillary anterior single implants: 1-year prospective study. Int J Oral Maxillofac Implants, 2003, 18(1): 31–39.

4. Cornelini R, Cangini F, Martuscelli G, Wennström J. Deproteinized bovine bone and biodegradable barrier membranes to support healing following immediate placement of transmucosal implants: a short-term controlled clinical trial. Int J Periodontics Restorative Dent. , 2004, 24(6): 555–563.

5. Hinds KF. Custom impression coping for an exact registration of the healed tissue in the esthetic implant restoration. Int J Periodontics Restorative Dent, 1997, 17(6): 584–591.

6. Vogel R C. Enhancing implant esthetics with ideal provisionalization. J Indiana Dent Assoc, 2002, 81(3): 11–14.

第 18 章

1. Cochran DL, Morton D, Weber HP. Consensus statements and recommended clinical procedures regarding loading protocols for endosseous dental implants. Int J Oral Maxillofac Implants, 2004, 19 Suppl: 109–113.

2. Goodacre CJ, Bernal G, Rungcharassaeng K, Kan JY. Clinical complications with implants and implant prostheses. J Prosthet Dent. 2003 Aug; 90(2): 121–32.

3. Tjan AH, Miller GD, The JG. Some esthetic factors in a smile. J Prosthet Dent, 1984, 51(1): 24–28.

4. Maló P, Rangert B, Nobre M. All-on-4 immediate-function concept with Brånemark System implants for completely edentulous maxillae: a 1-year retrospective clinical study. Clin Implant Dent Relat Res, 2005, 7 Suppl 1: S88–94.

5. Cooper LF, Rahman A, Moriarty J, Chaffee N, Sacco D. Immediate mandibular rehabilitation with endosseous implants: simultaneous extraction, implant placement, and loading. Int J Oral Maxillofac Implants, 2002, 17(4): 517–525.

6. Belser UC, Bernard JP, Buser D. Implant placement in the esthetic zone. // Lindhe J, Karring T, Lang NP. Clinical periodontology and implant dentistry. Blackwell Munksgaard, 2003: 915–944.

7. Bernard JP, Schatz JP, Christou P, Belser U, Kiliaridis S. Long-term vertical changes of the anterior maxillary teeth adjacent to single implants in young and mature adults. A retrospective study. J Clin Periodontol, 2004, 31(11): 1024–1028.

第 19 章

1. Meijer HJ, Raghoebar GM, Van't Hof MA. Comparison of implant-retained mandibular overdentures and conventional complete dentures: a 10-year prospective study of clinical aspects and patient satisfaction. Int J Oral Maxillofac Implants, 2003, 18(6): 879–885.

2. Feine JS, Carlsson GE, Awad MA, Chehade A, Duncan WJ, Gizani S, Head T, Lund JP, MacEntee M, Mericske-Stern R, Mojon P, Morais J, Naert I, Payne AG, Penrod J, Stoker GT, Tawse-Smith A, Taylor TD, Thomason JM, Thomson WM, Wismeijer D. The McGill consensus statement on overdentures. Mandibular two-implant overdentures as first choice standard of care for edentulous patients. Montreal, Quebec, May 24–25, 2002. Int J Oral Maxillofac Implants, 2002, 17(4): 601–602.

3. Thomason JM, Feine J, Exley C, Moynihan P, Müller F, Naert I, Ellis JS, Barclay C, Butterworth C, Scott B, Lynch C, Stewardson D, Smith P, Welfare R, Hyde P, McAndrew R, Fenlon M, Barclay S, Barker D. Mandibular two-implant-supported overdentures as the first-choice standard of care for edentulous patients—the York Consensus Statement. Br Dent J, 2009, 207(4): 185–186.

4. Stoker GT, Wismeijer D, van Waas MA. An eight-year follow-up to a randomized clinical trial of aftercare and cost-analysis with three types of mandibular implant-retained overdentures. J Dent Res,

2007, 86(3): 276-280.

5. Ferreira SD, Silva GL, Cortelli JR, Costa JE, Costa FO. Prevalence and risk variables for peri-implant disease in Brazilian subjects. J Clin Periodontol, 2006, 33(12): 929-935.

6. Goodacre CJ, Bernal G, Rungcharassaeng K, Kan JY. Clinical complications with implants and implant prostheses. J Prosthet Dent, 2003, 90(2): 121-132.

7. Dong JK, Jin TH, Cho HW, Oh SC. The esthetic of the smile: a review of some recent studies. Int J Prosthodont, 2002, 15(1): 9-13.

8. van Waas MA, Denissen HW, de Koomen HA, de Lange GL, van Oort RP, Wismeyer D, Wolf JW. Dutch consensus on guidelines for superstructures on endosseous implants in the edentulous mandible. J Oral Implantol, 1991, 17(4): 390-392.

9. Weng D, Richter EJ. Maxillary removable prostheses retained by telescopic crowns on two implants or two canines. Int J Periodontics Restorative Dent, 2007, 27(1): 35-41.

10. Mericske-Stern R. Clinical evaluation of overdenture restorations supported by osseointegrated titanium implants: a retrospective study. Int J Oral Maxillofac Implants, 1990, 5(4): 375-383.

11. den Dunnen AC, Slagter AP, de Baat C, Kalk W. Adjustments and complications of mandibular overdentures retained by four implants. A comparison between superstructures with and without cantilever extensions. Int J Prosthodont, 1998, 11(4): 307-311.

第20章

1. 宿玉成, 译. 美学区连续多颗牙缺失间隙的种植修复. Wittneben JG, Webe H. P. ITI Treatment Guide, Extended Edentulous Spaces in the Esthetic Zone. 北京: 人民军医出版社, 2014.

2. 宿玉成, 译. 美学区种植治疗: 单颗牙缺失的种植修复, Buser D, Belser U, Wismeijer D. ITI Treatment Guide, Implant Therapy in the Esthetic Zone, Single-Tooth Replacements. 北京: 人民军医出版社, 2008.

3. Goodacre CJ, Bernal GK, Kan JY. Clinical complications with implants and implant prostheses. J Prosthet Dent, 2003, 90: 121-132.

4. Byrne D, Jacobs S, O'Connell B, Houston F, Claffey N. Preloads generated with repeated tightening in three types of screws used in dental implant assemblies. J Prosthodont, 2006, 15: 164-171.

5. Basten CH, Nicholls JI, Daly CH, Taggart R. Load fatigue performance of two implant-abutment combinations. Int J Oral Maxillofac Implants, 1996, 11(4): 522-528.

6. Karabuda C, Tosun T, Ermis E, Ozdemir T. Comparison of 2 retentive systems for implant supported overdentures: Soft tissue management and evaluation of patient satisfaction. J Periodontol, 2002, 73: 1067-1070.

7. van Kampen F, Cune M, van der Bilt A, Bosman F. Retention and postinsertion maintenance of bar-clip, ball and magnet attachments in mandibular implant over-denture treatment: An in vivo comparison after 3 months of function. Clin Oral Implants Res, 2003, 14: 720-726.

8. Landa LS, Cho SC, Froum SJ, Elian N, Tarnow DP. A prospective 2-year clinical evaluation of overdentures attached to nonsplinted implants utilizing ERA attachments. Pract Proced Aesthet Dent, 2001, 13: 151-156.

9. Mericske-Stern RD, Zarb GA. Clinical protocol for treatment with implant-supported overdentures. //Bolender CE, Zarb GA, Carlsson GE, ed. Boucher's Prosthodontic Treatment for Edentulous Patients. St. Louis: Mosby, 1997.

10. Engquist B, Bergendal T, Kallus T, Linden U. A retrospective multicenter evaluation of osseointegrated implants supporting overdentures. Int J Oral Maxillofac Implants, 1988, 3: 129-134.

11. Zitzmann NU, Berglundh T. Definition and prevalence of peri-implant diseases. J Clin Periodontol, 2008, 35: 286-291.

12. Pontoriero R, Tonelli MP, Carnevale G. Mombelli A, Nyman SR, Lang NP Experimentally induced peri-implant mucositis. A clinical study in humans. Clin Oral Implants Res, 1994, 5: 254-259.

13. Ferreira SD, Silva GL, Cortelli JR, Costa JE, Costa FO. Prevalence and risk variables for peri-implant disease in Brazilian subjects. J Clin Periodontol, 2006, 33: 929-935.

14. Galindo-Moreno P, Fauri M, Avila-Ortiz G, Fernandez-Barbero JE, Cabrera-Leon A, Sanchez-Fernandez E. Influence of alcohol and tobacco habits on peri-implant marginal bone loss: a prospective study. Clin Oral Implants Res, 2005, 16: 579-586.

15. Schwarz F, Herren M, Sager M, Bieling K, Sculean A, Becker J. Comparison of naturally occurring and ligature-induced peri-implantitis bone defects in humans and dogs. Clin Oral Implants Res, 2007, 18: 161-170.

16. Spiekermann H. Implantologie. Stuttgart: Thieme Verlag, 1994.

17. Romeo E, Ghisolfi M, Murgolo N, Chiapasco M, Lops D, Vogel G. Therapy of peri-implantitis with resective surgery. A 3-year clinical trial on rough screw-shaped oral implants. Part I: clinical outcome. Gin Oral Implants Res, 2005, 16: 9-18.

18. Romeo E, Lops D, Chiapasco M, Ghisolfi M, Vogel G. Therapy of peri-implantitis with resective surgery. A 3-year clinical trial on rough screw-shaped oral implants. Part II: radiographic outcome. Clin Oral Implants Res, 2007, 18: 179-187.

19. Mombelli A, Lang NP. Antimicrobial treatment of periimplant infection. Clin Oral Implants Res, 1992, 3: 162-168.

20. Peñarrocha-Diago M, Boronat-Lopez A, García-Mira B. Inflammatory implant periapical lesion: etiology, diagnosis, and treatment--presentation of 7 cases. J Oral Maxillofac Surg. , 2009, 67(1): 168-173.

21. Jalbout ZN, Tarnow DP. The implant periapical lesion: four case reports and review of the literature. Pract Proced Aesthet Dent, 2001, 13(2): 107-112.

22. Yoon J, Oh TJ, Wang HL. Implant periapical lesion: Potential etiology and treatment. J Korean Dent Assoc, 2002, 40: 388-397.

23. Esposito M, Worthington HV, Loli V, Coulthard P, Grusovin MG. Interventions for replacing missing teeth: antibiotics at dental implant placement to prevent complications. Cochrane Database Syst Rev, 2010, 7(7): CD004152.

24. Jung RE, Sailer I, Hammerle CH, Attin T, Schmidlin P. In vitro color changes of soft tissues caused by restorative materials. Int J Periodontics Restorative Dent, 2007, 27(3): 251-7.

25. 宿玉成, 译. 牙种植学的负荷方案: 牙列缺损的负荷方案. Wismeijer D, Buser D, Belser U. ITI Treatment Guide, Loading Protocols in Implant Dentistry: Edentulous Patients. 北京: 人民军医出版社, 2009.

第21章

1. Lindhe J, Meyle J; Group D of European Workshop on Periodontology. Peri-implant diseases: Consensus Report of the Sixth European Workshop on Periodontology. J Clin Periodontol, 2008, 35(s8): 282-285.

2. Gouvoussis J, Sindhusake D, Yeung S. Cross-infection from periodontitis sites to failing implant sites in the same mouth. Int J Oral Maxillofac Implants, 1997, 12: 666-673.

3. Resnik RR, Misch C. Prophylactic antibiotic regimens in oral implantology: rationale and protocol. Implant dentistry, 2008, 17(2): 142-150.

4. Yukna R. Optimizing clinical success with implants: maintenance and care. Compend Contin Educ Dent, 1993, 15: S554-S561.

5. Rasperini G, Pellegrini G, Cortella A, Rocchietta I, Consonni D, Simion M. The safety and acceptability of an electric toothbrush on peri-implant mucosa in patients with oral implants in aesthetic areas: a prospective cohort study. Eur J Oral Implantol, 2008, 1(3): 221-228.

6. Vandekerckhove B, Quirynen M, Warren PR, Strate J, van Steenberghe D. The safety and efficacy of a powered toothbrush on soft tissues in patients with implant-supported fixed prostheses. Clin Oral Investig, 2004, 8(4): 206-210.

7. Esposito M, Worthington HV, Thomsen P, Coulthard P. Interventions for replacing missing teeth: maintaining health around dental implants. Cochrane Database Syst Rev, 2004, (3): CD003069.

8. Barnes CM, Russell CM, Reinhardt RA, Payne JB, Lyle DM. Comparison of irrigation to floss as an adjunct to tooth brushing: effect on bleeding, gingivitis, and supragingival plaque. J Clin Dent, 2005; 16(3): 71-77.

9. Rosema NA, Hennequin-Hoenderdos NL, Berchier CE, Slot DE, Lyle DM, van der Weijden GA. The effect of different interdental cleaning devices on gingival bleeding. J Int Acad Periodontol, 2011, 13(1): 2-10.

10. Humphrey S. Implant maintenance. Dent Clin North Am, 2006, 50(3): 463-478.

11. Mombelli A, Lang NE. The diagnosis and treat-ment of peri-implantitis. Periodontol 2000, 1998, 17: 63-76.

12. Lekholm U, Ericsson I, Adell R, Slots J. The condition of the soft tissues at tooth and fixture abutments supporting fixed bridges A microbiological and histological study. J Clin Periodontol, 1986, 13(6): 558-562.

13. Lang NP, Wetzel AC, Stich H, Caffesse RG. Histologic probe penetration in healthy and inflamed peri-implant tissues. Clin Oral Implants Res, 1994, 5(4): 191-201.

14. Warrer K, Buser D, Lang NP, Karring T. Plaque-induced peri-implantitis in the presence or absence of keratinized mucosa. An experimental study in monkeys. Clin Oral Implants Res, 1995, 6(3): 131-138.

15. Wennström J, Lindhe J. Plaque-induced gingival inflammation in the absence of attached gingiva in dogs. J Clin Periodontol, 1983, 10: 266-276.

16. Hanisch O, Cortella CA, Boskovic MM, James RA, Slots J, Wikesjo UM. Experimental peri-implant tissue breakdown around hydroxyapatite-coated implants. J Periodontol, 1997, 68: 59-66.

17. Thomson-Neal D, Evans GH, Meffert RM. Effects of various prophylactic treatments on titanium, sapphire, and hydroxyapatite-coated implants: an SEM study. Int J Periodontics Restorative Dent, 1988, 9(4): 300-311.

18. Chairay JP, Boulekbache H, Jean A, Soyer A, Bouchard P. Scanning electron microscopic evaluation of the effects of an air-abrasive system on dental implants: a comparative in vitro study between machined and plasma-sprayed titanium surfaces. J Periodontol, 1997, 68(12): 1215-1222.

19. Meffert RM, Langer B, Fritz ME. Dental implants: a review. J Periodontol, 1992, 63(11): 859-870.

20. Schwarz F, Sculean A, Berakdar M, Georg T, Reich E, Becker J. Clinical evaluation of an Er: YAG laser combined with scaling and root planing for non-surgical periodontal treatment. A controlled, prospective clinical study. J Clin Periodontol, 2003, 30(1): 26-34.

21. Mehl A, Folwaczny M, Haffner C, Hickel R. Bactericidal effects of 2.94 microns Er: YAG-laser radiation in dental root canals. J Endod, 1999, 25(7): 490-493.

22. Matsuyama T, Aoki A, Oda S, Yoneyama T, Ishikawa I. Effects of the Er: YAG laser irradiation on titanium implant materials and contaminated implant abutment surfaces. J Clin Laser Med Surg, 2003, 21(1): 7-17.

第22章

1. Brånemark PI, Aspegren K, Breine U. Microcirculatory studies in man by high resolution vital microscopy. Angiology, 1964, 15: 329-332.

2. Gary NH, David AW, Bartly JM, Stuart HC, Stephen JR. Severe Ocular Injuries form Headgear. Am J Orthod, 1986, 89: 173.

3. Gainsforth BL, Higley LB. A study of orthodontic anchorage possibilities in basal bone. Am J Orthod Oral Surg, 1945, 31: 406-416.

4. Wehrbein H, Glatzmaier J, Mundwiller U, Diedrich P. The Orthosystem: a new implant system for orthodontic anchorage in the palate. J Orofac Orthop, 1996, 57: 142-153.

5. Brånemark PI, Hansson BO, Adell R, Breine U, Lindström J, Hallén O, Ohman A. Osseointegrated Implants in the Treatment of the Edentulous jaw. Experience from a 10-year period. Scand J Plast Reconstr Surg Suppl, 1977, 16: 1-132.

6. Roberts WE, Smith RK, Zilberman Y, Mozsary PG, Smith RS. Osseous adaptation to continuous loading of rigid endosseous implants. Am J Orthod, 1984, 86: 95-111.

7. Wehrbein H, Merz BR, Diedrich P, Glatzmaier J. The use of palatal implants for orthodontic anchorage. Design and clinical appliancation of the Orthosystem. Clin Oral Implants Res, 1996, 7: 410-416.

8. De Clerck H, Geerinckx V, Siciliano S. The Zygoma Anchorage System. J Clin Orthod, 2002, 36: 455-459.

9. Mark VT, Terry LD, Thomas K. Implant anchorage in orthodontic practice: the Straumann Orthosystem. . Dent Clin North Am, 2006, 50: 425-437.

10. Kanomi R. Mini-implant for orthodontic anchorage. J Clin Orthod, 1997, 31: 763-767.

11. Melsen B, Costa A. Immediate loading of implants used for orthodontic anchorage. Clin Orthod Res, 2003, 3: 23–28.

12. Glatzmaier J, Wehrbein H, Diedrich P. The development of a resorbable implant system for orthodontic anchorage. The BIOS implant system. Bioresorbable implant anchor for orthodontic systems. Fortschr Kieferorthop, 1995, 56(3): 175–181.

13. Roberts WE, Smith RK, Zilberman Y, Mozsary PG, Smith RS. Osseous adaptation to continuous loading of rigid endosseous implants. Am J Orthod, 1984, 86: 95–111.

14. Roberts WE, Marshall KJ, Mozsary PG. Rigid endosseous implant utilized as anchorage to protract molars and close an atrophic extraction site. Angle Orthod, 1990, 60: 134–152.

15. Glatzmaier J, Wehrbein H, Diedrich P. Biodegradable implants for orthodontic anchorage. A preliminary biomechanical study. Eur J Orthod, 1996, 18(5): 465–469.

16. Smith JR. None dynamics associated with the controlled loading of bioglass–coated aluminum oxide endosteal implants. Am J Orthod, 1979, 76: 618–636.

17. Turley PK, Shapiro PA, Moffett BC. The loading of bioglass–coated aluminium oxide implants to produce sutural expansion of the maxillary complex in the pigtail monkey(macaca nemestrina). Arch Oral Biol, 1980, 25: 459–469.

18. Sebastian B. Predrilling of the implant site: Is it necessary for orthodontic mini–implants? Am J Orthod Dentofacial Orthop, 2010, 137: 825–829.

19. Proffit WR, Fields HW Jr, Ackerman JL, et al. Contemporary Orthodontics, 2nd ed. St Louis: Mosby–Year Book, 1986.

20. Miyawaki S, Koyama I, Inoue M, Mishima K, Sugahara T, Takano–Yamamoto T. Factors associated with the stability of titanium screws placed in the posterior region for orthodontic anchorage. Am J Orthod Dentofacial Orthop, 2003, 124(4): 373–378.

21. Hyo–Sang Park, Seong–Hwa Jeong, Oh–Won Kwon. Factors affecting the clinical success of screw implants used as orthodontic anchorage. Am J Orthod Dentofacial Orthop, 2006, 130(1): 18–25.

22. Cope J. Temporary anchorage devices in orthodontics: a paradigm shift. Semin Orthod, 2005, 11: 3–9.

23. Costa A, Pasta G, Bergamaschi G. Intraoral hard and soft tissue depths for temporary anchorage devices. Semin Orthod, 2005, 11: 10–15.

24. Klokkevold PR, Nishimura RD, Adachi M, Caputo A. Osseointegration enhanced by chemical etching of the titanium surface. A torque removal study in the rabbit. Clin Oral Implants Res, 1997, 8: 442–447.

25. Poggio P, Incorvati C, Velo S, Carano A. Safe zones: a guide for miniscrew positioning in the maxillary and mandibular arch. Angle Orthod, 2006, 76: 191–197.

26. Seong–Hun Kim, Hyeong–Gun Yoon, Yong–Suk Choi, Eui–Hwan Hwang, Yoon–Ah Kook, Gerald Nelsonf. Evaluation of interdental space of the maxillary posterior area for orthodontic mini–implants with cone–beam computed tomography. Am J Orthod Dentofacial Orthop, 2009, 135: 635–641.

27. Baumgaertel S, Hans MG. Buccal cortical bone thickness for mini–implant placement. Am J Orthod Dentofacial Orthop, 2009, 136: 230–235.

28. Choi JH, Park CH, Yi SW, Lim HJ, Hwang HS. Bone density measurement in interdental areas with simulated placement of orthodontic miniscrew implants. Am J Orthod Dentofacial Orthop, 2009, 136: 766. e1–766. e12.

29. Kim SH, Choi YS, Hwang EH, Chung KR, Kook YA, Nelson G. Surgical positioning of orthodontic miniimplants with guides fabricated on models replicated with cone–beam computed tomography. Am J Orthod Dentofacial Orthop, 2007, 131(4 Suppl): S82–89.

30. Liou EJ, Pai BC, Lin JC. Do miniscrews remain stationary under orthodontic forces? Am J Orthod Dentofacial Orthop, 2004, 126: 42–47.

31. Melsen B, Verna C. Miniscrew implants: the Aarhus Anchorage System. Semin Orthod, 2005, 11: 24–31.

32. Wehrbein H, Merz BR, Diedrich P, Glatzmaier J. The use of palatal implants for orthodontic anchorage: design and clinical application of the Orthosystem. Clin Oral Implant Res, 1996, 7: 410–416.

33. Borbély P, Dunay MP, Jung BA, Wehrbein H, Wagner W, Kunkel M. Primary loading of palatal implants for orthodontic anchorage –A pilot animal study. J Craniomaxillofac Surg, 2008, 36: 21–27.

34. Gedrange T, Bourauel C, Kobel C, HarzerW. Three–dimensional analysis of endosseous palatal implants and bones after vertical, horizontal, and diagonal force application. Eur J Orthod, 2003, 25: 109–115.

35. Umemori M, Sugawara J, Mitani H, Nagasaka H, Kawamura H. Skeletal anchorage system for open–bite correction. Am J Orthod Dentofacial Orthop, 1999, 115: 166–174.

36. Sugawara J, Daimaruya T, Umemori M, Nagasaka H, Takahashi I, Kawamura H, Mitani H. Distal movement of mandibular molars in adult patients with the skeletal anchorage system. Am J Orthod Dentofacial Orthop, 2004, 125: 130–138.

37. Seong–Hun Kim, Yoon–Ah Kook. Two–component mini–implant as an efficient tool for orthognathic patients. Am J Orthod Dentofacial Orthop, 2009, 135: 110–117.

38. Gibbons AJ, Cousley RR. Use of mini–implants in orthognathic surgery. Br J Oral Maxillofac Surg, 2007, 45(5): 406–407.

39. Ilizarow GA. The tension–stress effect on the genesis and growth of tissues: Part I. The influence of stability of fixation and soft–tissue preservation. Clin Orthop Relat Res, 1989, 238(1): 249–259.

40. Neal D. Kravitz, Budi Kusnoto. Risks and complications of orthodontic miniscrews. Am J Orthod Dentofacial Orthop. 2007, 131: 00.

41. Adell R, Lekhockler B, Brånemark PI. A 152 year study of osseointegrated implants in the treatment of the edentulous jaw. Int J Oral Surg, 1981, 10(6): 387–416.

42. Cheng SJ, Tseng IY, Lee JJ, Kok SH. A prospective study of the risk factors associated with failure of mini–implants used for orthodontic anchorage. Int J Oral Maxillofac Implants, 2004, 19: 100–106.

43. 邓锋, 张磊, 张翼, 宋锦璘, 樊瑜波. 微植体支抗 – 骨界面的生物力学研究及微植体颈部优化设计探讨. 四川大学学报. 2007, 38(4): 701–704.

44. Prosterman B, Prosterman L, Fisher R. The use of implant for orthodontic correction of an open bite. Am J Orthod Dentofac Orthop, 1995, 107(3): 245–250.

索引

跋

本书于 2014 年 6 月 16 日凌晨 3 点向人民卫生出版社正式交稿。之后，作者团队完成了为期 8 天的国家级口腔种植继续教育项目（口腔种植高级培训课程），随后前往重庆休假一周。在休假期间，笔者完成了本书的最后部分——跋。以下零散记述，或为与口腔种植学相关的重要事件（例如邱蔚六教授和王兴教授的讲话节录），或为重要的口腔种植学概念（这些概念或是由本书提出的，或是先前已经存在的），以便加深读者对口腔种植学的理解，并有利于口腔种植的研究和临床实践。

"口腔种植与上帝粒子"说

牙缺失是口腔临床中发病率最高的疾病之一，近百年来一直是口腔医学临床与研究的热点，促使一代又一代的口腔修复医生持之以恒地努力提高传统修复方法的效果，以满足患者的需求。种植体骨结合理论的诞生、种植体材料的确立、种植体设计的完善以及种植临床技术的提高，使多数牙缺失病例实现了功能和美学的完美修复，获得了可以与天然牙相媲美的修复效果。正如中国工程院院士邱蔚六教授所提出："牙种植是上帝赐予人类的一颗上帝粒子，解救人类牙缺失之痛苦"（中华口腔医学会 2013 年年会期间邱蔚六教授与笔者的谈话，2013 年 8 月 16 日，上海），此话一语中的，也反映出邱蔚六教授等口腔医学界元老对口腔种植事业发展的肯定。

"口腔种植与专业洗牌"说

口腔种植技术在国内迅速发展，既为患者缺失牙带来了"仿真"的修复效果，也激烈震荡和变革了口腔医学的学科布局，2010 年口腔种植学被卫生部正式批准为口腔种植专业（卫生部"卫医政发〔2010〕55 号"文，2010 年 6 月 11 日发布）。正如中华口腔医学会会长王兴教授在多次会议讲话中提出"口腔种植学的发展是口腔医学的一次革命，促使口腔医学学科重新大洗牌"〔王兴教授在国际口腔种植学会（ITI）第二届中国学术会议开幕式上的讲话，2008 年 9 月 6 日，广州〕，这段话寓意深长，为口腔种植学在口腔医学中的学科布局进行了明确定位。

穿龈轮廓

"Emergence profile"，是指牙或修复体的唇面或颊面轴向轮廓，从上皮性龈沟底向软组织边缘延伸至外形高点（W.R. Laney, Glossary of Oral and Maxillofacial Implant. Berlin:Quintessence, 2007），简而言之是指牙或修复体的唇面或颊面在牙龈内的轮廓，作者团队将其翻译为"穿龈轮廓"以表述种植修复体在牙龈之内的轮廓与突度〔宿玉成译. 国际口腔种植学会（ITI）口腔种植临床指南第一卷，人民军医出版社，2008 年〕。

弧线形龈缘

尽管英文"scalloped"包含"扇边、扇边样"、"扇贝、扇贝样"或"弧线、弧线形、弧线型"等多种含义，但在英文将这个词引入牙龈生物型和种植窝预备时取"弧线"之意，所以作者团队用"弧线形 / 弧形"(scalloped) 描述以下两种情况：①弧线形龈缘，指牙龈唇 / 颊侧软组织边缘走行及其弧度，例如高弧线形龈缘、中弧线形龈缘和低弧线形龈缘；②种植窝预备时的弧形处理〔宿玉成译. 国际口腔种植学会（ITI）口腔种植临床指南第一卷，人民军医出版社，2008 年〕。

种植体初始稳定性和继发稳定性

以往的中文文献中将"primary bone contact 和 secondary bone contact"翻译为"初级骨接触（或初期骨接触）和次级骨接触"。因为"primary bone contact"所表达的是在种植体植入完成时的骨与种植体表面（或界面）的即刻接触，属于机械性接触；而"secondary bone contact"所表达的是在种植体植入后的愈合过程中新骨在种植体表面的沉积或改建后新形成的骨 – 种植体接触（或界面），即骨结合。因此，作者团队分别将"primary bone contact"和"secondary bone contact"中文表述为"初始骨接触"和"继发骨接触"，由此所产生的相应种植体稳定性表述为"初始稳定性（primary stability）和"继发稳定性（secondary stability）"〔宿玉成译. 国际口腔种植学会（ITI）口腔种植临床指南第一卷，人民军医出版社，2008 年〕。

龈桥

天然牙牙列中，邻面接触将龈乳头分为唇（颊）侧龈乳头和舌（腭）侧龈乳头两个部分，并由"山谷样"的龈谷所连接。龈乳头和龈谷由邻牙和邻面牙槽嵴所支撑，越隔纤维、牙槽龈纤维和龈牙纤维对其起到稳定作用，这种解剖学特征在上颌前牙区（或称之为种植治疗的美学区）尤为显著。

拔牙之后，在牙槽窝的愈合过程中龈谷发生角化并与龈乳头和新生的牙槽窝表面黏膜融为一体。如果邻牙缺失以及邻面牙槽嵴支撑和上述龈纤维稳定作用受到破坏，将会导致不同程度的龈乳头退缩。

种植治疗之后，尤其是戴入修复体（或经过临时修复体成形）后，唇（颊）侧龈乳头和舌（腭）侧龈乳头不再由脆弱的"山谷样"龈谷所连接，而是由宽厚、坚实和稳定的"桥梁样"结缔组织所构成，这对获得长期稳定的龈乳头位置与形态极为重要，是获得美学种植治疗效果的关键因素之一。作者团队将这种"桥梁样"结缔组织结构称之为"龈桥（gingival bridge）"，并在本书的不同章节中叙述了如何获得健康而稳定的龈桥。

由此可见，合理穿龈轮廓的种植修复体、理想高度的邻面牙槽嵴和健康稳定的龈桥共同构成了龈乳头的长期稳定状态。而宽厚、坚实与稳定的龈桥源自如下多种临床技术：即刻或早期植入种植体，苛求种植体的近远中向距离，结缔组织瓣转移重建龈桥（或龈乳头），愈合帽或临时修复体软组织成形，建立合理的种植修复体穿龈轮廓等。

机械并发症与工艺并发症

本书将种植治疗所发生的负面结果分类为种植治疗中存在的问题和种植治疗并发症。其中种植治疗并发症包括生物学并发症（bilogical complications）、机械并发症（mechanical complications）和工艺并发症（complications）。以往的中文种植文献中，习惯性地将"technical complications"翻译为"技术并发症"，但是基于 Salvi and Br.a.gger 的定义"Mechanical risk: Risk of a complication or failure of a prefabricated component caused by mechanical forces. Technical risk: Risk of a complication or failure of the laboratory-fabricated suprastructure or its materials."（Salvi GE, Brägger U. Mechanical and technical risks in implant therapy. Int J Oral Maxillofac Implants. 2009），作者团队将"technical complications"表述为"工艺并发症"。

口腔种植学的牙缺失分类与表述

本书基于口腔种植的功能和美学特点，将口腔种植学的牙缺失分类为牙列缺损与牙列缺失。其中将牙列缺损分类为单颗牙缺失和连续多颗牙缺失（"extended edentulous"或"adjacent missing teeth"）。无论是单颗牙缺失还是连续多颗牙缺失，遇到远端游离缺失需要单独表述，例如单颗牙游离缺失或连续多颗牙游离缺失。

皮卡印模和皮卡技术

"pick-up impression"和"pick-up technique"，偶见于传统口腔修复学文献，但常见于口腔种植学文献中。迄今为止，并未见到"pick-up"在医学上的中文翻译，但在其他领域已经有公认的中文译法。例如"pick-up car"被译为"皮卡车"，与种植治疗中"pick-up"的含义类似，都表示"承载"某物之意。因此将"pick-up impression"和"pick-up technique"分别译为"皮卡印模"和"皮卡技术"。皮卡印模和皮卡技术为不同的概念，并且存在较大差别。

皮卡印模帽印模，即用于印模帽印模的技术。印模帽有两种基本类型，一种是螺丝固位的印模帽。使用开窗式印模托盘，或归类为开窗式托盘印模；另一种是使用塑料的卡抱式印模帽，使用非开窗式印模托盘，或归类为非开窗式托盘印模。（Heeje Lee, Joseph S. So, J. L. Hochstedler, Carlo Ercoli. The of implant impressions: A systematic review. J Prosthet Dent 2008）。

皮卡基底印模，即用基底印模的技术。制取印模之前，将修复体基底或上部结构安放在基台上，从口腔内取下的印模包含了修复体基底或上部结构。（A. Sethi, T. Kaus. Practical Implant Dentistry. Quintessence. 2005）。

皮卡技术，基于临时模板制作种植体支持式修复体的即刻负荷技术。通常，皮卡技术的种植体数为6～8颗，在外科模板引导和控制下植入种植体，而后通过该预成的临时模板直接获取临时基台（用树脂将基台和模板粘合），避免了术中印模和直接重衬，完全采用术前义齿排列和𬌗位关系，当天戴入临时修复体。皮卡技术简化了临时修复体和印模制取过程，提高了就位的准确性（G. O. Gallucci, J-P. Bernard, M. Bertosa, U. C. Belser. Immediate Loading with Fixed Screw-retained Provisional Restorations in Edentulous Jaws: The Pickup Technique. Int J Oral Maxillofac Implants 2004）。

结束语

从租住的乡间小舍望眼窗外,近在咫尺的俊美武隆仙女山层叠起伏,仿佛头披面纱、腰缠玉带。这山峰若隐若现,这面纱似云似雾,这玉带随风飘绕,变幻着群山的雄伟壮丽与多姿妖娆。盘古开山不仅赐予人类生息繁衍的大地,还造就了供世代欣赏的河谷山川。感叹之余,联想到这与先辈们所开创的口腔种植事业具有异曲同工之美,口腔种植医生以其高超的艺术为缺失牙患者不仅恢复了功能,还再次创造了美与灿烂的微笑。

在本书就此收笔之时,笔者突然产生了强烈的悔意(绝不仅仅是一丝悔意):假如以往多一些努力,或许能够为牙缺失患者的种植治疗实现更理想的功能与美学效果;假如平时少一些酒酌,或许能够更好地避免本书中的瑕疵;假如出版社能够给我再多一点点时间,或许能够将百忙之中亲自为我提笔作序的专家所提出的建议,完全补充于本书。现在,只能将这些遗憾留在心中,留给热心的读者,留给本书的下一版。

2014 年 6 月 27 日

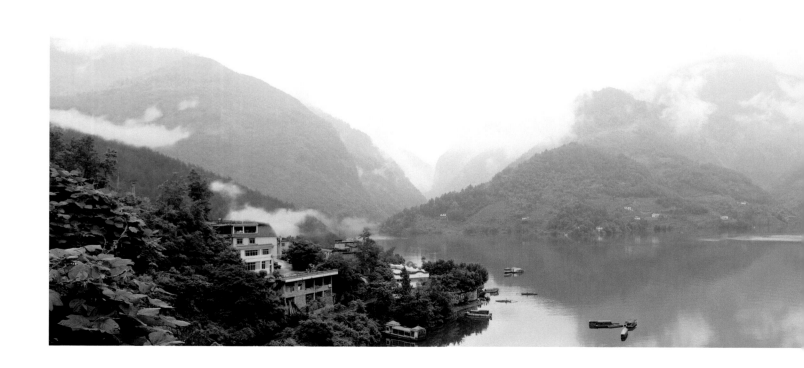

附图：芙蓉江

本书交稿之后，作者团队赴重庆休假一周。

休假的目的一是休息，二是真正离开书稿。

因为除本书的最后部分——跋未完成之外，

几乎所有的书稿工作均已完成，所以这次旅游可谓之"淋漓畅快"。

从仙女镇住所至景点"天生三桥"的途中，在芙蓉江畔拍摄此照片。

2014 年 6 月 26 日上午 10 点 2 分，宿玉成

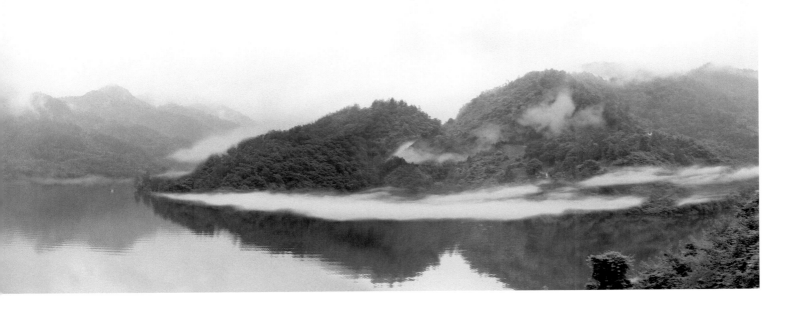

编辑手记——如何铸就精品

我相信每位看到此书的读者都会感到震惊。不熟悉主编宿玉成教授者会感叹：这部期待已久的口腔种植学巨著竟如此精美、内容如此丰富！熟悉主编宿玉成教授者则会惊叹：老宿每天做大量种植手术、每月1~2期的培训课程，每年频繁的京外学术交流，他哪里有精力完成内容如此精美、庞大的口腔种植学巨著。熟悉与不熟悉中国口腔种植界者会震惊：中国口腔种植起步较晚，却取得了如此骄人的成就！

鉴于此，笔者受编辑团队的委托梗概记述本书的成稿轨迹，以赐读者。

编辑眼中的口腔种植学专著

众所周知，人民卫生出版社以编辑出版医学生教材与医学专著而见长。因此，作为一名人民卫生出版社负责口腔医学类教材与专著的编辑，笔者始终在关注国内口腔种植学教材和专著的出版动向。令人欣慰的是，人民卫生出版社在2011年出版了第一部口腔种植学教材（研究生教材，第1版，刘宝林教授主编），第二部口腔种植学教材（本科生教材，宫苹教授主编）第1版将于今年下旬出版。但是，至今不能出版与国外相媲美的口腔种植学专著如鲠在喉。

那么，什么是编辑眼中"与国外相媲美的口腔种植学专著"？这开创历史的第一部专著什么时间出版？笔者从本书中找到了答案。

编辑眼中的宿玉成教授与其团队

10年前笔者有幸结识宿玉成教授及其团队，正值他在人民卫生出版社申请出版一部口腔种植学专著。当时他申报的题目是《口腔种植学》，但是出于当时出版社已有同名选题立项，为了突出本书的时代性，更好地推广口腔种植技术，最终所批准的书名为《现代口腔种植学》。市场是检验著作品质的标准。该书出版后，出版社得到读者对该书的高度评价，并在10年间不断再次印刷，印证了该书的

品质和受读者的欢迎程度（这也是10年后将第二版书名改为《口腔种植学》的原因）。由此却产生了两个疑问，第一：为什么在口腔种植学快速变化的10年间，此书能够有如此生命力？答案当然是优异的著作质量。可是对于宿玉成教授这样一个繁重的行政与临床工作缠身的教授，是如何创造了如此高品质的作品？由于在出版第1版之前笔者并不熟悉宿玉成教授，在当时还找不到答案。第二，什么时候能完成第2版编写？2011年，宿玉成教授与出版社达成了第2版出版协议，但是他爽约了。在2013年中华口腔医学年会期间（上海，2013年8月）再次达成出版协议，这次他能够履行约定吗？

出于对作者的尊敬，笔者不好反复催促。但是，当了解到宿玉成教授对口腔种植学的孜孜以求与拼命工作，并见识了宿玉成教授团队的敬业与忠诚，两个疑问便迎刃而解。

编辑眼中的作者排版

为了展现口腔种植学的成就，体现口腔种植治疗的"严谨与浪漫、科学与艺术、功能与美学"，作者团队多次与出版社讨论并确定了本书的版式设计。但是，本书内容庞大，仅图片就多达两千余幅，作者为了达到期望的排版效果，在春节放假前最后一天，宿玉成教授仍亲自来到人民卫生出版社向美编学习 InDesign 排版软件，拷贝了版面设计，决定为900多页的图书亲自排版，从此开始了为期5个月的"铁人冲刺"。作者团队的同事告诉笔者：宿玉成教授除去会诊、手术和讲课，他将所有的时间都用于排版。他根据出版社的版面设计，重新调整了文字内容并按设计尺寸重新裁切了两千余张图片。对于一个非出版业专业人士而言，这需要非同一般的耐心、意志与体力。为了节省时间，5个月中基本是每天早晨在家一顿饭，晚上10点回家一顿晚饭，中午连续工作几乎未曾吃过一顿午饭。他的同事刘倩医师说："宿老师这几年从未这样过，如果是我们根本承受不了，他就是个'铁人'"。

"宿玉成自己排版"给了我们一个启发：尽管是作者初步排版，最终出版社还要从专业角度完成排版的所有流程，但是对于如此巨著，作者的初步排版能够充分展现作者风格，便于作者与编辑的沟通并缩短出版周期。

编辑眼中的病例记录

其实在当年第 1 版交稿时，作者团队就完成了全部排版、绘图，他们对图书精致品质的追求让笔者感动。如今第 1 版已经成为很多口腔种植医生的收藏，10 年来一直不断重印。图片之精美，今天仍然不显陈旧。但出版之后宿玉成教授对图片却并不满意，自 2005 年开始购置专业摄像设备、研究拍摄技巧、培训医师和护士，10 年间宿玉成团队又积累了 5 万余张系列性病例照片资料和 500 余例病例录像资料。

笔者在接受交稿时曾感叹到："有宿老师这样庞大的积累，才有这本书 900 页和 2000 余张插图。"宿玉成教授诙谐地答到："如果你允许这本书达到 9000 页，我依然能给你塞满图片。"此时，笔者突然意识到，如何帮助专家将他们沉睡的宝贵资料奉献于社会，推动医学的发展与进步，是编辑的历史责任。

编辑眼中的史实记载

为了能够如期出版本书，笔者和出版社的同事在交稿前最后的 3 个月间与作者团队进行了多次沟通和讨论，如下几件事儿给笔者留下了深刻印象。之一，关于第一章中"口腔种植在中国的进展"的记述，宿玉成教授将其发至王兴会长的邮箱，请其把关。之二，关于照片。本书附有大量的解剖学、组织学和临床病例照片，白色美学与红色美学的完美效果令人惊叹。宿玉成教授按照国外专著的出版规则，邀请两位责任编辑几乎查看了入书照片的所有原始图片。之三，关于插图。作者团队在临床实践的基础上，用手绘示意图细腻而准确地表达了文字和照片难以叙述的内容。之四，关于文献引用。每个引用的观点和图表都像发表文章一样标注了角码出处，由于写作时间跨度较大，特意向笔者说明了漏引之处。之五，关于实验与临床工作记录。对收录于本书的动物实验研究、临床病例和模式图等，宿玉成教授均一一客观地记录了完成人与完成时间。

笔者换位于读者的角度，发现这不仅是史实的真实记录，也有助于读者从时间概念上理解口腔种植学的发展轨迹。

编辑眼中的第 2 版《口腔种植学》

当笔者接过作者排版后的书稿时，马上意识到这是口腔种植学的一部精品、一部巨著！因为：内容涵盖口腔种植学的组织学研究、解剖学研究、生物学研究和临床研究；文字精炼，要点突出，临床流程与原则清晰，对专业名词字字斟酌；图片量巨大，信息丰富，展现了种植治疗的功能与美学效果；注重史实；尊重出版流程。本书在口腔医学学术专著中首次实现网络增值服务（出版时在人卫医学网将上传数例视频病例，之后会随时更新和增加）。尽管笔者并非口腔种植医生，翻看此书顿觉口腔种植学的恢宏与细腻。

十年一剑。这是作者献给口腔种植学发展的一份厚重贺礼，也必将成为中国口腔种植学进步与发展的历史见证。

通过与宿玉成教授及其作者团队的合作，笔者更加坚信：编辑与作者密切合作、携手努力，必将铸就精品！笔者期待，与更多的口腔种植学专家合作，出版更多的口腔种植学专著，推动口腔种植学的进步与发展。

诚然，尽管出版社的领导高度重视此书的出版，但限于出版时间限制、作者的工作时间分配以及笔者的能力，难以充分优化本书。在此，引用本书主编宿玉成教授在"跋"中的一句话结束本书："现在，只能将这些遗憾留在心中，留给热心的读者，留给本书的下一版"。

策划编辑
2014 年 6 月 29 日于北京